针刀医学基础与临床

骨关节疾病分册

学术顾问 王雪苔 钟世镇 董福慧 朱汉章

主　　编 庞继光

副 主 编 翟忠信 宋兴刚 苏支建 贝抗胜
王庆志 孙振洪 王建秀 张建军

编　　委 刘希贵 刘　建 罗云峰 李　戬 王　岩
卢党荣 许光东 赵新娜 王　琢 庞　巍
胡少瑾 谢科卡 张　特 王　凡 王春久

协助整理 翟忠信 宋兴刚

人民卫生出版社

图书在版编目（CIP）数据

针刀医学基础与临床 . 骨关节疾病分册 / 庞继光主编 . —北京：人民卫生出版社，2019
ISBN 978-7-117-23537-2

Ⅰ. ①针…　Ⅱ. ①庞…　Ⅲ. ①骨疾病 – 针刀疗法
Ⅳ. ①R245.31

中国版本图书馆 CIP 数据核字（2016）第 249242 号

人卫智网	**www.ipmph.com**	**医学教育、学术、考试、健康，购书智慧智能综合服务平台**
人卫官网	**www.pmph.com**	**人卫官方资讯发布平台**

针刀医学基础与临床

骨关节疾病分册

主　　编：庞继光
出版发行：人民卫生出版社（中继线 010-59780011）
地　　址：北京市朝阳区潘家园南里 19 号
邮　　编：100021
E - mail：pmph @ pmph.com
购书热线：010-59787592　010-59787584　010-65264830
印　　刷：北京盛通印刷股份有限公司
经　　销：新华书店
开　　本：787 × 1092　1/16　　**印张：**29
字　　数：705 千字
版　　次：2019 年 11 月第 1 版　2024年 10 月第 1 版第 3 次印刷
标准书号：ISBN 978-7-117-23537-2
定　　价：186.00 元
打击盗版举报电话：010-59787491　E-mail：WQ @ pmph.com
质量问题联系电话：010-59787234　E-mail：zhiliang @ pmph.com

主编简介

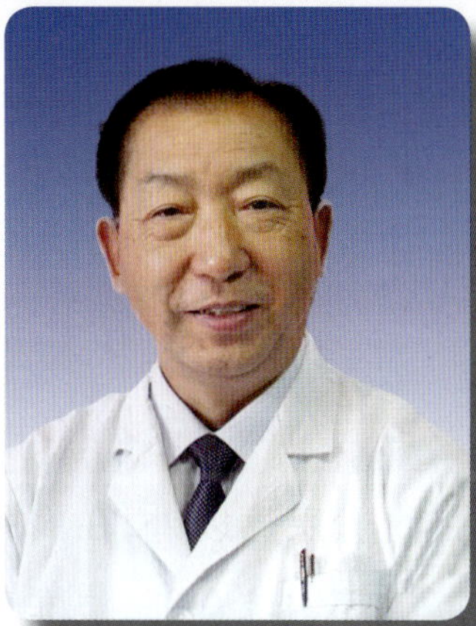

庞继光，外科主任医师，1936年生，1956年考入中国医科大学医疗系本科，1961年毕业。毕业后曾在母校附属二院骨科进修一年，又多次进行医学考察，并一直从事普外与骨外科临床工作。1993年晋级外科主任医师。1994年5月，受聘于北京中国中医研究院附属长城医院（任科研处主任兼三病区病房主任），历任中华中医药学会针刀医学分会常务理事、常务副秘书长（主管学术），中国中医研究院针刀医学培训中心教授、教学组组长、资深专家组副组长，《中国针刀医学》杂志顾问等职，专门从事针刀的医、教、研工作。2004年在广东省粤北人民医院（三级甲等医院）创建了“颈肩腰腿痛微创针刀诊疗中心”。

在科研中，由他负责组织的研究课题“针刀治疗骨关节炎的临床及实验研究”已通过国家中医药管理局专家鉴定。发表了多篇论文，具有很大的影响。如在《腰椎后路针刀松解治疗腰椎间盘突出症186例报告及机理探讨》一文中，第1次提出椎体运动单位后部横向松解、纵向减压及椎间管外口松解，增加神经根蠕变率对腰椎间盘突出症的治疗价值，被许多同道认可，并经实践验证。在此期间，他还亲身做了多例人体解剖，取得了很多有价值的资料。他利用业余时间编著了《针刀医学临床规范治疗手册》和《脊柱四肢关节针刀入路解剖图谱》，深受广大针刀医生的欢迎。近年来，在“C”型臂X线电视监视下进行的人体深部解剖标志的研究也取得了丰硕成果，发表了《在“C”型臂X线下关于腰椎横突形态与体表投影关系的研究》，第1次提供了准确的定点方法，并纠正了过去不确切的做法，使针刀闭合型手术的体表定点和操作更加科学和明确。由他执笔（副总）撰稿、副总导演、制作(后期制作技术指导)及示范操作的大型《针刀医学系列教学片》15集,第1次全面总结了针刀对60余种常见病和疑难病的规范治疗,入选国家“九五”规划技术推广项目。

他多年以来,从未脱离临床。在大量临床实践和刻苦钻研中,对一些疾病有所发现,有所创新。除颈椎病、腰椎间盘突出症、椎管狭窄症、股骨头缺血坏死、关节强直等疾病以外,在面肌痉挛症、脊神经后支卡压综合征、跗骨窦高压症、慢性肌筋膜间室综合征、腰椎侧隐窝狭窄症、骨内高压症等疾病的针刀闭合型松解减压治疗上都有所突破,临床疗效良好。

庞继光主任现任北京中研集团东城中医医院特聘专家,从事临床、科研、教学、培训的指导工作。

官方微信平台:pangjg1936

目 录

肌损伤、周围神经卡压分册

骨关节疾病分册

第四篇

骨关节病

第一章

颈 椎 病

有学者认为，颈椎病是颈椎间盘的退行性改变，它是一个持续存在的自然过程。退行性变的过程表现为相对的无症状或偶然发生的轻微表现，如椎间隙狭窄、骨赘形成、椎间盘膨隆；较为严重者形成椎间盘突出、椎间管狭窄，以及其后引起的脊髓或神经根受压。颈椎病是国际性多发病，其发病率占成人的60%，在某些职业中甚至高达90%以上。近年来，呈现不断增长和年轻化的趋势，给社会带来很大负担。对此，有学者说，20世纪80年代我们面临腰背痛的挑战，今天则是我们向颈椎病挑战的时代。继续深入地开展对颈椎病的研究，有着积极的现实意义和深远的社会意义。

颈椎病是一个医疗上的老大难疾病。到目前为止，颈椎病的定义还没有统一。

杨克勤教授主编的《脊柱疾病的临床与研究》颈椎病的定义是："颈椎病是指颈椎间盘退行性改变及其继发性椎间关节退行性变所致邻近组织（脊髓、神经根、椎动脉、交感神经等）受累而引起的相应的症状和体征。"

赵定麟主编的《现代颈椎病学》颈椎病的定义是："因颈椎椎间盘本身及其继发性改变刺激或压迫邻近组织，并引起各种症状和体征者，称之为颈椎病。"

这表明，颈椎病的病因、病理、临床诊断和治疗等方面的复杂性。现在，颈椎病有多种治疗方法。然而，手术疗法或保守疗法的疗效都不甚理想。就是这样一种处境，才促使人们进一步探索新的疗法。针刀的出现，为人们开辟了一条新途径。应用针刀闭合型（微创）手术治疗颈椎病，取得了可喜的成绩。尽管针刀微创手术不可能将颈椎病全部治愈，但对于大多数病人来说的确是一个福音；尽管针刀微创手术确有较大的难度，但不是不可掌握的技术。正因为如此，才需要较详细的介绍有关颈椎病的各方面的知识，以求全面、深入、细致地把握颈椎病的诊断；还需要娴熟掌握针刀微创手术的技巧，方能为颈椎病病人祛除病痛。

第一节 相关解剖

一、颈椎椎骨与连结

第3~7颈椎（C）为普通颈椎，第1、2颈椎为特殊颈椎。因此，在7节颈椎和在整个脊椎之间，在椎骨的结构和连结上各有其共同点和不同点。本节叙述的是普通颈椎的共同特点。

(一) 普通颈椎的骨结构

1. 哺乳动物颈椎的特征 哺乳动物的颈椎只有 7 节，包括海洋里的鲸鱼和陆地上的长颈鹿，当然包括人类。颈椎可分为两个部分：上部 $C_{1\sim2}$(寰枢椎) 为特殊颈椎，下部 $C_{3\sim7}$ 的普通颈椎。而下部普通颈椎又可分为前方要素与后方要素：前方要素为椎体与钩椎关节；后方要素主要为椎间关节、椎弓与棘突，椎间关节是颈椎承重的中心。

(1) 一个椎体(图 4-1-1-1)：$C_{3\sim7}$ 椎体的横径较矢状径为大，横径约为矢径的 2 倍。

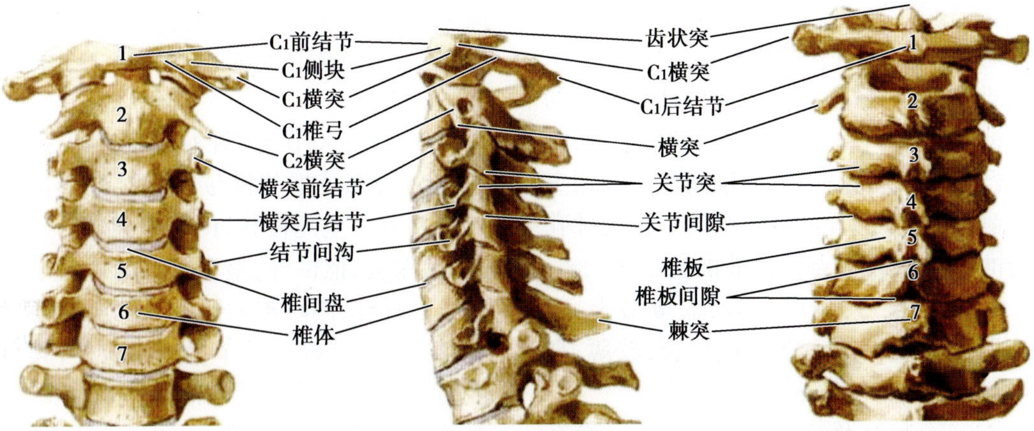

图 4-1-1-1

椎体上面在横径上凹陷，在矢径上凸隆；下面在横径平面上凸隆，而在矢径平面上凹陷，前面圆，后面扁平。故椎体的上、下面均为鞍状，相互嵌插，使相邻椎体更加稳定。颈椎椎体由上向下逐渐增大，呈扁椭圆形，前下缘稍突出。

(2) 两个钩突与斜坡(图 4-1-1-2)：于 1858 年首先由德国人 Van Luschka 描述钩突和钩椎关节，故称 Luschka 关节(钩椎关节)。从 C_2 起，由椎体上面两侧部的骺环增高形成钩突，为颈椎椎体上面两侧稍后方的骨嵴，椎体下面的侧方钝面称斜坡，下一椎体的钩突。

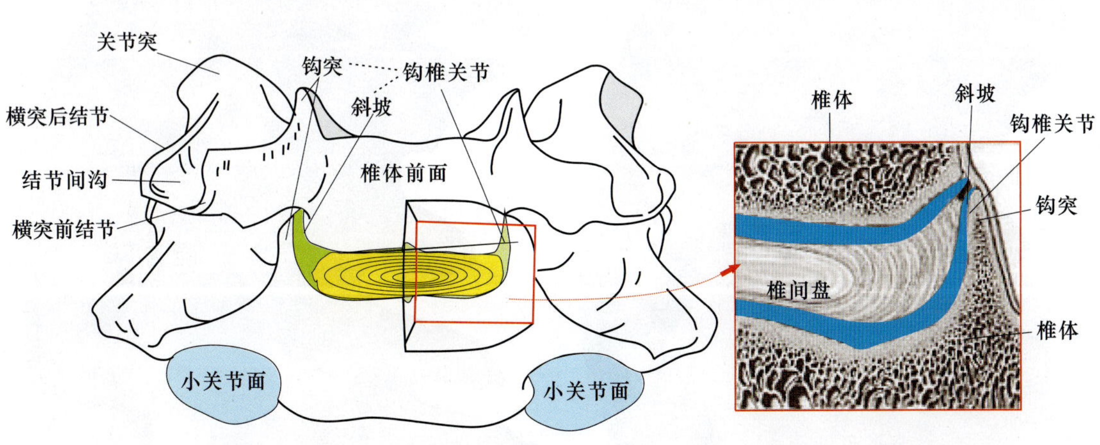

图 4-1-1-2

与上一椎体的斜坡相对形成钩椎关节，亦称 Luschka 关节。此关节因无关节滑膜，实际上是假关节。经测量，钩突各径线如下：钩突在 $C_{3\sim7}$ 呈矢状位，钩突与椎体上面形成100° 夹角。$C_{3\sim7}$ 钩突高 5.9~6.2mm，其中，C_5、C_6 较高，C_3、C_7 较低。钩突宽 10.8~12.1mm，C_5、C_6 较大，C_7 最小。钩突厚 5.9~6.8mm，C_3 较厚，C_5 较薄，钩突斜度 55.8°~67.2°，能限制椎体向侧方移位，保持颈段稳定。但，钩突前外侧毗邻椎动、静脉及缠绕在椎动脉周围的交感神经丛；后外侧参与构成椎间管前壁，毗邻神经根及根动脉；内侧为椎间盘。如钩突向外侧倾斜度过大，可挤压横突中椎动脉孔内的椎动脉，影响脑部的血液供应。

(3) 两个椎弓：椎弓根较细，椎弓上、下切迹凹度大致相等。椎弓板窄长，较薄，高 11~13mm，厚 2.9~3.7mm。

(4) 一个棘突及各棘突的排列：$C_{2\sim6}$ 棘突末端分叉，稍向下伸出（不是叠瓦状！）。枢椎（C_2）的棘突最大，比较坚强，常作为定位标志，恒定而准确！ C_7 的棘突在整个颈椎中最为突出，隆起于皮下，但较 T_1 的棘突又稍小，是颈、胸椎的分界标志。颈椎棘突并非均呈分叉状。无分叉者 C_7 占 96%，C_6 占 50%，C_5 占 13%~23%，C_2 占 2%。棘突末端常发育不对称。据统计，颈椎棘突偏歪者占 23%，棘突左右结节距中线的距离常不一致。判断椎体有无移位应以中线为准。如上、下棘突末端接触，则称为吻性棘突。在棘突上缘与椎板的交界处常有一个小突起，在针刀沿棘突上缘铲切的操作中，常有一个阻挡或卡住的感觉，对针刀微创手术操作是一个有用的标志。

(5) 两对关节突（图 4-1-1-3~4）：颈椎的关节突从椎弓根与椎弓板相接处伸出。颈椎的关节突呈短柱状，位于横突之后。由侧面看，除寰、枢椎外，整个颈椎的各关节突形成一个骨柱，同时被斜行“切断”分成若干小节。除第 1、2 椎间关节呈水平位外，其余各椎间关节的上关节突与椎体呈 40°~45° 角。上关节面朝向上后方，下关节面朝向下前方；因此，可以在下一个颈椎的上关节面上向前滑动。关节面平滑，呈卵圆形，覆盖有关节软骨（透明软骨），关节囊附着于关节软骨的边缘，关节囊比较松弛，外伤时易引起半脱位。

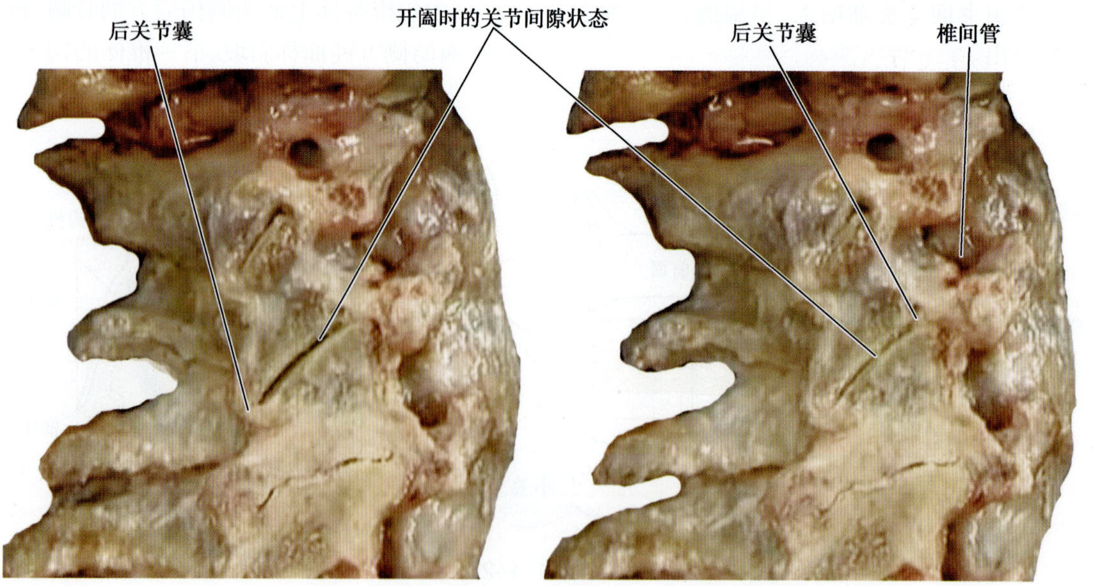

图 4-1-1-3

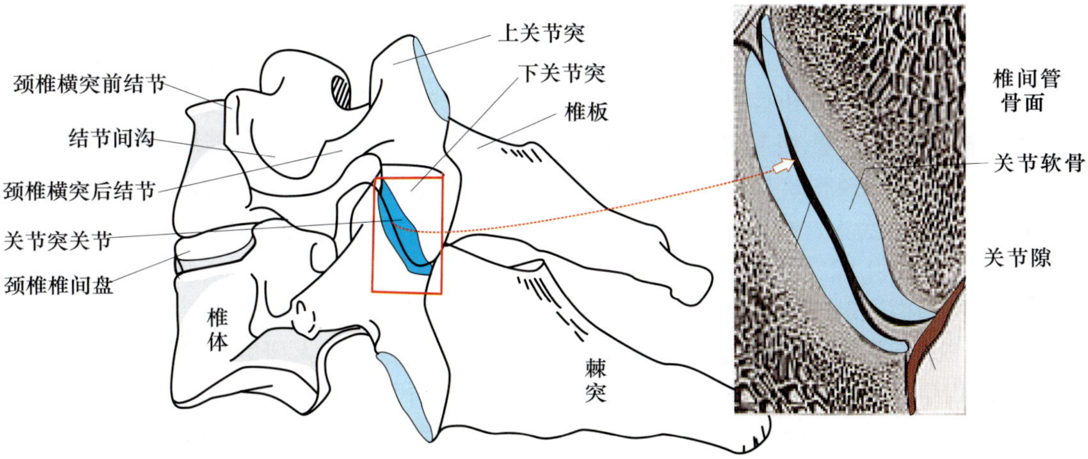

图 4-1-1-4

关节囊内有滑膜，滑膜在关节面的周缘部，有薄层皱襞伸入关节面之间，类似膝关节的半月板，关节运动过度时可被嵌压而引起剧烈疼痛；滑膜具有分泌滑液润滑关节的功能，故为真关节，同时也可以产生骨关节炎的病变。椎间关节构成椎间管的后壁，其前方与椎动脉与神经根邻近。颈椎关节突的方向有利于屈、伸、侧屈和旋转运动，但不够稳定。如有损伤，可致关节突关节发生半脱位、脱位，甚至关节突跳跃，即上一颈椎下关节突滑至下一颈椎上关节突的前方，发生绞锁引起脊髓损伤（在关节突关节囊针刀松解手术中有时遇到上关节突向下方移位，上关节骨缘在下关节突骨缘的后方，并遮挡了关节间隙。从而，针刀寻找关节间隙发生困难。这种关节突关节的移位很像民房的屋檐，即上位关节突向下后突出，称之为"屋檐状错位"，使椎间管变小而压迫神经根或脊髓）。下部颈椎的椎间关节所承受的压力较上部者为大，引起增生的机会也较多。此关节的增生可使椎间管变小而压迫颈神经。关节突关节的神经支配为脊神经后支，即有内侧支与外侧支的小分支到关节突关节囊。这些小分支受压或由于骨的移位，神经受到牵扯均可引起颈肩痛。

(6) 两个横突四个结节与一对横突孔（图 4-1-1-5）：颈椎横突排列于椎骨的两侧，以短、宽、小为特点，由椎体和椎弓根的结合处向两侧并稍向前下伸出。横突有两根：前根为横突孔前侧部分，自椎体侧面发出；后根位于关节突的前部，为真正的横突。

横突的前根终止于前结节，前结节为肋骨退化的遗迹，也称肋横突，在 C_7 可肥大而成为颈肋；横突后根终止于后结节。第 1~7 颈椎横突的中部有横突孔（约 5mm × 5.5mm 大小），多呈椭圆形，内有椎动、静脉及交感神经丛通过。椎动脉一般由 C_6 横突孔进入，向上经颈椎各横突孔，再经寰椎后弓的椎动脉沟，穿寰枕后膜入颅；孔内尚走行椎静脉丛和呈网状的交感神经。动脉多位于横突孔的内侧。横突孔周围结构的改变，如钩突增生、横突孔内骨刺、上关节突增生等均可影响横突孔的大小。横突上面的后方有脊神经沟（结节间沟），颈神经由沟中通过。

(7) 椎间管（孔）（图 4-1-1-5）：椎间管截面呈椭圆形，高大于宽，国人分别为 7.9mm 和 6.7mm。由相邻上、下椎弓根切迹围成，左右对称，为骨性管道。椎间管的上、下壁为椎弓根切迹；前壁为椎体后面和椎间盘；后壁为相邻椎骨的椎间关节、关节囊及韧带；前内侧壁为钩突的后面、椎间盘和椎体的下部；后外侧壁为椎间关节的内侧部和关节突的一部分。椎间管底部，在横突孔（椎动脉纵行于孔内）之后有神经根（横行）通过，椎间管的其余空间为血管、淋巴管和脂肪组织所占据。神经根贴椎间管的下壁，各神经根自上而下逐渐增粗。下位神经根占椎间管截面积的50%左右，受压机会大。神经根与椎间管的相对比例为1∶8~1∶2。第1椎间管（孔）大于其他椎间管，而通过的神经较小，所以不易受压；而第5、6椎间管离钩突较近，神经根粗大，当钩突增生肥大时，尤其是横向增生时易造成神经根受累。

（8）椎管（图4-1-1-5）：由多个颈椎椎孔叠加而成。椎管的前壁为椎体、椎间盘及后纵韧带；后壁为椎弓板及黄韧带；两侧壁的前部为椎弓根，后部为椎间关节。其孔呈三角形，孔内通过颈段脊髓。经X线测量：$C_{3\sim7}$矢状径平均男16~17mm、女15~16mm；最小为男13mm、女12mm。当矢状径为12mm（下限为10~11mm）时，即认为有椎管狭窄。当颈部屈伸时椎管长度发生改变。颈部完全屈曲时，椎管前缘可增长15mm，后缘增长50mm，脊髓被牵拉而紧张；颈部后伸时，椎管变短，颈髓松弛，黄韧带形成皱褶，易于压迫脊髓。有人研究比较了黄种人与白种人的脊髓和椎管发现，两者的脊髓粗细基本相同，而白种人的椎管比黄种人的椎管宽阔很多，特别是$C_{3\sim7}$的下颈椎。临床证明，恰恰是黄种人易于出现脊髓型颈椎病。这说明黄种人在颈椎的解剖结构上有先天的不足。

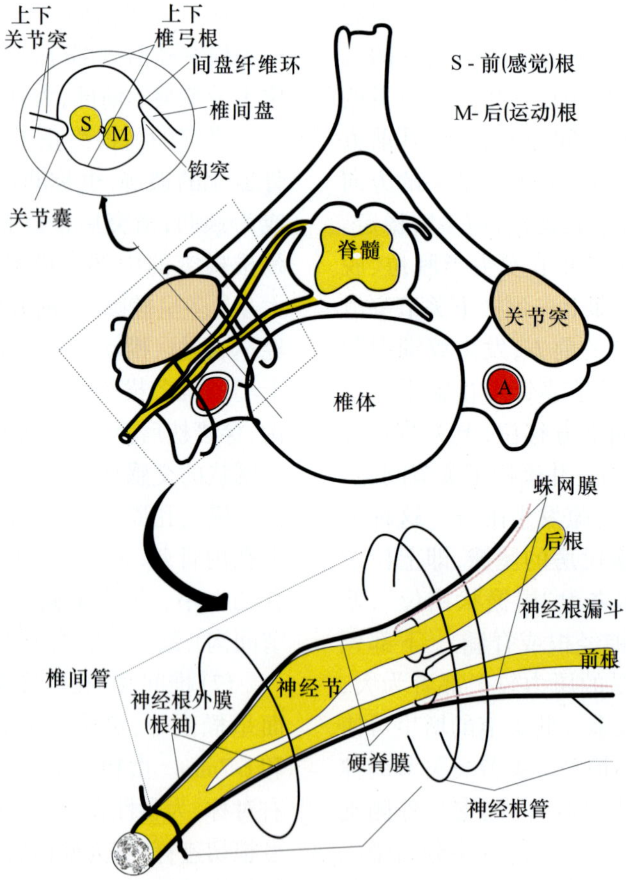

图4-1-1-5

（二）椎间盘

C_1 与 C_2 之间为椎间关节，无椎间盘。在其余的颈椎椎体间有椎间盘。椎间盘是椎体间的主要连结结构。椎间盘由周围部的纤维环、上下软骨终板和中心部的髓核三部分组成。纤维环的纤维互相交叉排列，而在横断面上为同心环状，牢固的包绕髓核。髓核由含水量较多的类黏蛋白，为胶状；上下软骨板为纤维软骨组织，具有一定的张力和弹性。颈椎间盘的厚度占整个颈椎高度的1/4。其特点如下：C_2~T_1 的椎体间，共有6个椎间盘连结上、下椎体。颈椎间盘纤维环的后部比其他部分明显增厚与增宽，前部较薄，其上、下纤维由软骨细胞与软骨板相连结，组成一个封闭的球状体，不论外力从上、下、左、右方向而来，都不会影响它的体积，且可将压力平均地分配到各个方向。椎间盘起着弹性垫的作用，可缓冲外力对脊柱的震动，同时可增加脊柱运动的幅度。因此，它有缓冲压力的作用，并对相邻的神经、血管起保护作用。椎间盘的周边有血管和神经分布（包括脊神经、交感神经、窦椎神经、脊膜返支等神经纤维）。

成人的椎间盘血液供应缺乏，其纤维环与髓核可逐渐发生变性，并易受结核菌侵犯而坏死。颈椎间盘突出要比腰椎间盘突出少得多。这是由于颈椎间盘在解剖上的特点决定的。颈椎间盘的髓核体积较小，且位于椎间盘的前部，椎间盘呈前高后低状，髓核受力趋向亦位于椎间盘的前部。颈椎间盘的后部纤维环较厚且坚韧，整个纤维环被坚韧的后纵韧带所加强，使髓核不易穿破后方纤维环与后纵韧带而突入椎管。钩椎关节及其关节突关节囊加强了后外侧纤维环，限制了颈椎间盘从后侧方突出。因此，颈椎间盘髓核组织只有通过后纵韧带向后方突出，形成中央型颈椎间盘突出，而椎间盘本身并无神经及血管，它的营养来自渗透至软骨板及纤维环的淋巴液，故一经损坏将无法修复。

（三）普通颈椎的椎间韧带

1. 前纵韧带　在椎体前面有前纵韧带，上起枕骨底部和寰椎前结节，下至骶骨上半部，借纤维束紧密附着于椎体的边缘，韧带宽厚而坚韧，有限制脊柱过伸的功能。

2. 后纵韧带　在椎体后部有后纵韧带，上起枢椎，下达骶骨前壁。后纵韧带骨化多见于颈段，是引起脊髓压迫的原因之一，是一新型颈椎病。

3. 关节突关节囊　在关节突关节周围包绕关节囊，前方有黄韧带与关节突关节囊结合而增强其强度，后方还有棘间韧带加强，可限制颈椎的屈曲运动。关节囊由脊神经后支支配。

4. 黄韧带　又称弓间韧带，位于相邻两个椎骨的椎弓板之间，即附着于上、下椎板之间，外侧止于关节突。自 C_{2-3} 至 L_5-S_1，共22对，为弹力纤维膜，其弹力纤维含量高达80%。颈、腰段者为长方形，胸段者为蝶翅形。正常厚度为2~4mm，超过5mm为增厚。起自上位椎弓板的下缘和前面；止于下位椎弓板的上缘和后面，在后面正中有一裂隙，其中有连结椎管内、外静脉丛的小静脉通过。黄韧带向外延展至椎间关节囊，但并不与其融合。黄韧带在脊椎中立位时已处于绷紧状态，其预张力比前纵韧带还大。当过伸位时，黄韧带可缩短10%并变厚，可避免黄韧带过多突入椎管；当过屈位时，韧带可延长35%~45%。国人新鲜尸体测量，C_{2-3}~C_7-T_1 的黄韧带，其厚度自1.74mm渐增至2.60mm；长度自4.5mm渐增至7.3mm；过伸时黄韧带可突入椎管3~3.5mm；此时可减少颈椎矢状径的30%左右。如椎管原已有狭窄，即导致过伸性脊髓损伤。这一点，在对颈部推拿按摩、手法复位或手术时应予充分注意。

5. 横突间韧带　在上、下两横突间应有横突间韧带，但颈椎横突本为肋横突的遗迹，很小，故横突间韧带大部缺如。这是颈、腰椎横突在结构上的重大区别。

6. 棘间韧带　在相邻两椎骨棘突间有棘间韧带，棘间韧带前方与黄韧带相邻，后方与项韧带相续。

7. 项韧带 为棘上韧带在颈段的延续。可分为表层的索状部和深层的膜状部。索状部张于 C_7 棘突与枕外隆凸之间；膜状部自索状部发出，向深面依次附着至 C_6~C_2 的棘突、寰椎后结节和枕外嵴。此韧带富含弹力纤维，在病理情况下可出现块状或条状软骨化或骨化灶，多见于变性的椎间盘的后方。常见的部位是 C_{5-6} 棘突之后。这可能是颈椎椎间盘变性后的一种代偿性骨质增生的表现。

二、颈椎功能解剖

颈腰椎功能单位在结构上的不同，主要表现除有特殊的枕－寰与寰－枢关节外，在普通颈椎功能部位的前部的结构上还增加了一个钩椎关节，与腰椎有明显的不同。

（一）颈腰椎功能单位结构的不同（图 4-1-1-6）

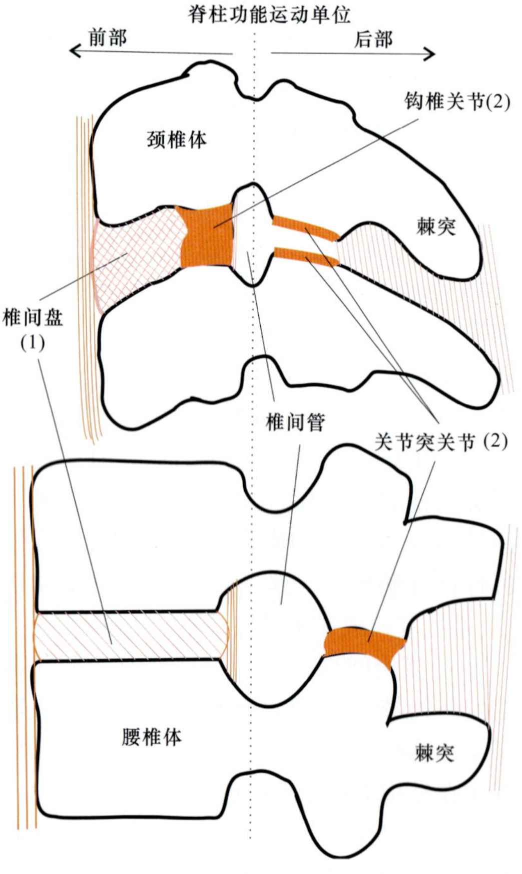

图 4-1-1-6

每两个相邻的椎骨及其间的组织构成一个脊椎功能部位（运动单位），颈椎脊柱是由七个椎骨连结并由其各个功能单位重叠集合而形成的。在腰部所有功能单位基本上相似，但在颈椎却有两个独特的功能部位与其他的功能部位完全不同，即上部的枕－寰和寰－枢部位。枢椎以下的功能单位则彼此相似，如同腰部一样，由负重并吸收震动的前部和具有导向作用的后部组成。这些差别能够影响运动的机制、节段的稳定性和由损伤引起的潜在的功能衰减。

1. 颈椎功能部位的前部 包括两个相邻的椎体，其间有椎间盘（髓核和弹性纤维环），使椎骨间可以进行“摇椅”状运动、旋转和水平方向的运动。在腰部每个功能部位有三个关节，其中一个“关节”位于功能部位的前部；而在颈椎每个功能单位有五个关节，其中三个关节位于功能单位的前部，即椎间盘和两侧的钩椎关节，它们在颈椎的病理上具有重要意义。

2. 颈椎功能单位后部 包括两个椎弓、两个关节突、两个横突和一个棘突。在这里关节突关节是真正的滑膜关节，因此它可以具有骨关节炎的改变，在颈椎病的病理上具有重要意义。而钩椎关节亦称椎体间关节（外侧椎体间关节），这一关节无关节滑膜，无关节囊，虽然称之为关节，但它只不过是由骨性隆凸彼此关联而形成的假关节。然而，由于它所处位置的重要，所以它在颈椎的功能、颈痛与神经根受压等的生理与病理方面颇为重要。

3. 颈肌（请参阅颈椎病第八节“颈肌损伤型颈椎病”）

4. 颈部血管和神经（见后）

（二）颈前后筋膜部结构

1. 颈前部筋膜 以颈段脊柱前部为中心，外包皮肤、皮下组织和肌、呼吸道、消化管颈段及甲状腺等，这些器官位居颈前肌群与颈椎体之间，颈部的大血管及重要神经纵行于两侧。

颈部的浅筋膜为由皮下起至颈肌表面的

一层疏松结缔组织，覆盖于颈肌的表面。实际上，在颈部很难说是一层独立的组织，尤其在女性它含有大量脂肪组织。

颈部的深筋膜分浅、中、深三层包裹颈部诸肌、颈部脏器和血管神经，并形成筋膜鞘和筋膜间隙。颈深筋膜由浅入深分层如下：

颈深筋膜浅层，亦称封套筋膜。它像围脖一样包绕胸锁乳突肌和斜方肌，后连项韧带。

颈深筋膜中层，亦称气管前筋膜，又称内脏筋膜，它包绕颈部脏器和两侧的大血管。

颈深筋膜深层，亦称椎前筋膜，覆盖于颈椎体、头长肌、颈长肌及交感干等深层结构的前面，两侧向后续于项筋膜，包绕项部诸肌。在颈前部的组织器官均在较疏松的结构中存在，因此，有较大的移动性。故在针刀手术中，可将这些血管、神经推移开来，使术野中无重要组织，避免副损伤。

2. 项（颈后）部筋膜　颈后部浅筋膜和深筋膜浅层与颈前、外侧部浅筋膜及深筋膜浅层相互移行，项部深筋膜的深层称项筋膜。项筋膜位于斜方肌、菱形肌和上后锯肌的深面，遮盖在头夹肌、颈夹肌和头半棘肌的表面。上方附着于上项线，下方移行于胸腰筋膜，内侧自上而下附着于项韧带、C_7 和上位 6 个胸椎的棘突上。自该层筋膜的深面，向颈后各肌之间发出许多肌间隔，构成各深层肌的肌纤维鞘。项部各肌纤维鞘中无大血管和神经干通过，是极好的手术入路。

（三）椎动脉

椎动脉（图 4-1-1-7）起于锁骨下动脉的后上部，上行多进入第 6 颈椎横突孔，少数也有经第 5、4、3、7 颈椎横突孔进入。椎动脉的全部行程可分为四段：

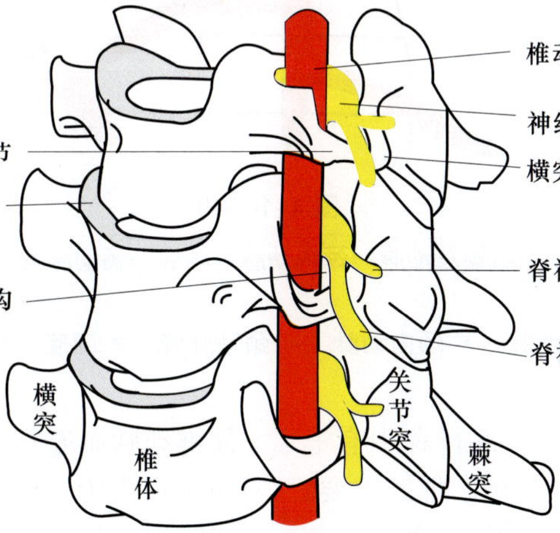

图 4-1-1-7

1. 第 1 段（椎前段）　自锁骨下动脉的椎动脉起始部至进入颈椎横突孔之前。

2. 第 2 段（椎骨段或横突段）　穿行各横突孔部分。此段中，椎动脉在前，神经根在后。

3. 第 3 段（寰椎段）　位于枕下三角。第 2 段的椎动脉一直位于颈神经之前；穿寰椎横突孔后，椎动脉呈锐角向后，并围绕寰椎上关节面的后外侧向内，经寰椎侧块后方的椎动脉沟，向前内穿寰枕后膜入颅，此段椎动脉则位于神经根之后。此段椎动脉从项部观察，除项部肌外无骨性组织保护。

4. 第 4 段（颅内段）　椎动脉经枕骨大孔入颅。在延髓腹侧面向前行，至脑桥下缘，左右汇合形成椎 - 基底动脉；继续沿脑桥腹侧面上行。椎 - 基底动脉沿途发出分支供应脊髓颈段、脑干、小脑、丘脑后部、大脑枕叶和颞叶下部的内侧部。两侧椎动脉供血占全部脑供血的 20%~30%，是一条重要的供血通道；如有供血障碍，则必将引起相应的症状和体征（图 4-1-1-8）。

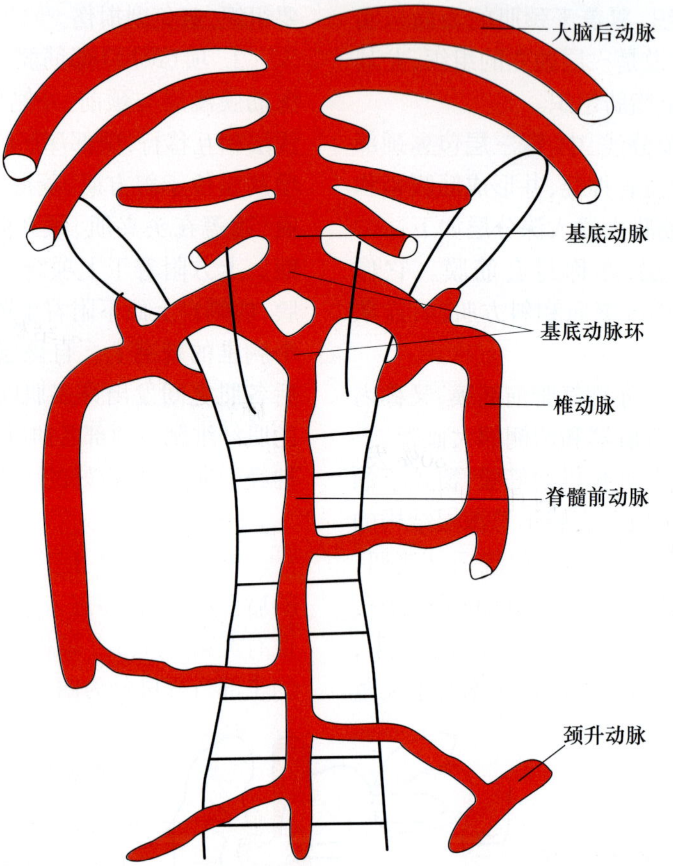

图 4-1-1-8

┌右头臂干→右颈总动脉→颈内动脉→颅底→颈动脉管→入颅┐
主动脉 脑与脊髓
└左颈总动脉 → 颈内动脉 → 颈动脉管 → 颅底 → 入颅┘

经观察，椎动脉在它的全部行程中有七个弯曲，其中在上颈区的三个弯曲最重要。这三个弯曲分别在 C_{2-3} 横突之间、寰齿关节和寰椎侧块之后。寰枢部椎动脉的弯曲大部分呈向外凸出的反“C”形，少数呈“S”形。这些弯曲可能是适应寰枢部复杂旋转运动的需要而形成的，在运动时对颈部动脉血流起一定的代偿作用。椎动脉由 8 对颈神经、第 1 胸神经及迷走神经的感觉神经支配，也接受颈交感神经节的神经纤维，彼此交错组成血管周围神经丛。在颈部发生位置变化或有骨质增生等改变时，可刺激周围神经丛，引起血管痉挛，使椎－基底动脉系血流减少。椎动脉在寰椎部走行曲折，寰齿关节移位也可使椎动脉血流发生障碍而引起脑缺血。在椎动脉行程中不可忽略的是，椎动脉并非有如保险箱一样全部被横突孔骨质所包围；恰恰相反，椎动脉的大部分是裸露于相邻横突的间隙中，因此从侧方进针刀极有可能伤及椎动脉。

附 1. 椎动脉在脊髓内的具体分支

①脊髓前动脉：两侧椎动脉在汇合成基底动脉前发出，沿延髓锥体和中线行走，在出枕骨大孔前两侧合成一干，供应脊髓前半部，并至脊髓末端为止；②脊髓后动脉：每侧椎动脉在进入颅腔前，发出脊髓后动脉，并与脊髓前动脉汇合，主要供血脊髓后部。

附 2. 椎 – 基底动脉后在脑内的分支

(1) 小脑后下动脉：在延髓的两侧每条椎动脉均发出一支小脑后下动脉，分别供血小脑后部和延髓后外侧部。该动脉行程迂曲易发生栓塞而出现同侧面部浅感觉障碍，对侧躯体浅感觉障碍（交叉性麻痹）和小脑共济失调等。

(2) 小脑前下动脉：供血给小脑下面前部。

(3) 迷路动脉（内听动脉）：是左右椎动脉汇合后发出的细长而迂曲的分支，有 80% 发出于小脑后下动脉，供血给内耳。供血障碍时可引起平衡失调。

(4) 脑桥动脉：供应脑桥基底部。

(5) 小脑上动脉：供应小脑上部。

(6) 大脑后动脉：主要供应大脑颞叶基底部和枕叶。

当椎动脉受压后，必将导致由椎动脉供血的组织器官出现一系列缺血症状和体征。了解这些解剖结构，便可以解释在椎动脉缺血时所产生的复杂症状。

(四) 颈神经

颈部神经比较复杂，有前支和后支，为系统、明了起见，列表说明，请见表 4–1–1–1 与表 4–1–1–2。

1. 窦椎神经的配布　窦椎神经多发自脊神经后支，也可发自总干，接受交感神经小支后，经椎间管返回椎管，故亦称之为返神经（脊神经返支或脊膜支）。窦椎神经入椎间管后，先贴行于椎间盘后面，发出升降支，该支沿后纵韧带两侧上、下行，可各跨两个椎间盘，分布至四个椎体，其中横支可与对侧吻合。这样，每节椎骨及所属韧带、脊膜等组织则受到 3 个节段神经的支配。经组织学观察，窦椎神经在椎管内诸结构的分布状态如下：感觉神经末梢分布密度最高的部位是后纵韧带、硬脊膜前部、神经根袖、椎管内前静脉丛的静脉壁；其次是椎骨骨膜与硬脊膜囊的侧部；而配布最少的部位是硬脊膜囊的后部与黄韧带内。这可以解释为什么侧隐窝狭窄、椎间盘突出时可引起强烈的疼痛而腰椎穿刺时却不敏感。同时，在组织学的观察中也发现，在椎间盘纤维环浅层可见游离感觉神经末梢，但纤维环深层和髓核内却未见任何神经组织。

2. 椎间关节的神经配布　椎间关节接受脊神经后支的配布，主要是来自脊神经后内侧支的支配。后内侧支在未进入乳副突骨纤维管之前发出 1~2 支关节支，布于关节的上份；出骨纤维管后，又发 1 支绕向上的返支布于关节的下部。同时，内侧支还发一支，布于下位关节的上内侧份。因此，每一个椎间关节要接受 2~3 个神经节段的神经支配，这一点，在临床工作中是不能忘记的。

表 4–1–1–1　颈脊神经脊膜支和后支表

分类 \ 功能	名称	脊髓节段	支配肌	皮肤
脊膜支	窦椎神经	相应节段	脊膜　椎骨血管韧带	
脊神经后支	枕下神经	C_1	椎枕肌	枕部
	枕大神经	C_2	项肌　夹肌	枕部
	第 3 枕神经	C_3	项肌（头半棘肌）	相应节段
	$C_{4\sim8}$ 后支	$C_{4\sim8}$	按节段支配项部夹肌竖脊肌	项部中线两侧皮肤

表 4-1-1-2　颈丛臂丛神经(前支)结构与功能示意图

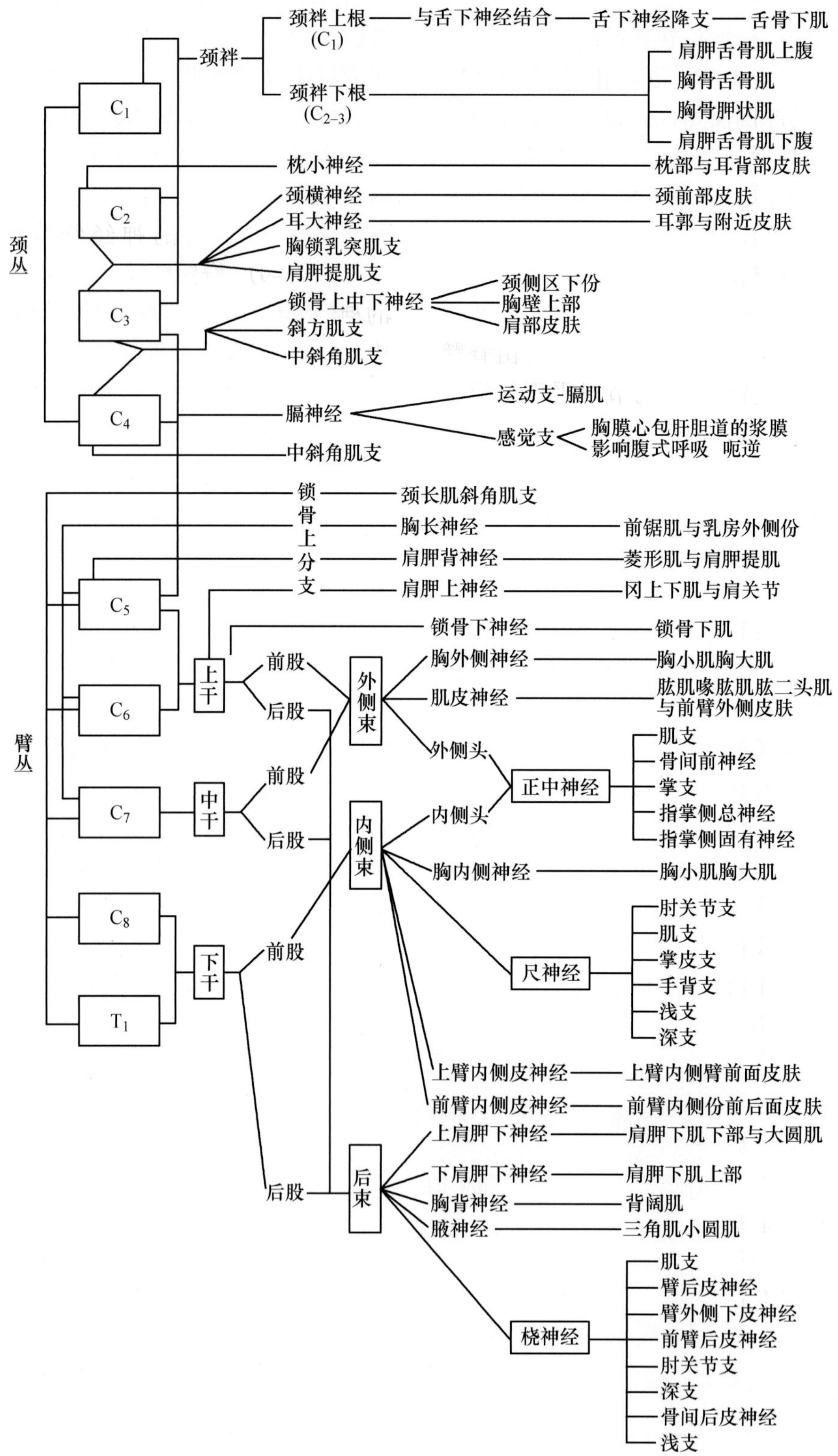

3. 脊柱交感神经的配布 椎管内外结构上都有丰富的交感神经分布。血管的痛觉纤维是通过交感干及其交通支传入冲动的。脊柱病变或椎管内组织受卡压所引起的疼痛，其重要的原因便是该处血管壁的交感神经纤维受到波及所致。同理，钩椎关节骨质增生对椎动脉周围交感神经的牵扯与压迫，也可导致一系列特殊的症状。

（五）脊髓结构及意义

正常脊髓的末端圆锥只到达第一腰椎下缘，第二腰椎以下为马尾。因此，由脊髓分出的运动及感觉神经的节段平面与脊髓的平面并不一致，临床诊断及手术时很易弄错。

1. 可用如下方法推算脊椎与脊髓节段的关系

在颈中段（$C_{3\sim7}$）：脊椎数 +1= 脊髓的节段数，即脊椎 C_4 椎节则脊髓节段为 C_5。

在上胸段（$T_{1\sim6}$）：脊椎数 +2= 脊髓的节段数，即脊椎 T_5 椎节则脊髓的节段为 T_7。

在下胸段（$T_{7\sim11}$）：脊椎数 +3= 脊髓的节段数，即脊椎 T_{11} 椎节则脊髓的节段为 L_2。

而与 $T_{10\sim12}$ 脊椎相对应的是整个腰髓，即 $L_{1\sim5}$ 的各节段。与 L_1 脊椎相对应的为包括圆椎在内的整个骶髓（$S_{1\sim5}$）节段；在 L_1 脊椎下缘以下则为腰骶神经根和马尾。

2. 颈部脊髓节段 呈斜形分布，与颈椎骨性节段有一定的对应关系。粗略观察如下：① C_{3-4} 椎骨对应 C_5 髓节；② C_{4-5} 椎骨对应 C_6 髓节；③ C_{5-6} 椎骨对应 C_7 髓节；④ C_{6-7} 椎骨对应 C_8 髓节。这一对应关系对于颈椎手术定位，尤其是对针刀定点有重要指导意义。

3. 脊髓是脑与周围神经之间的桥梁 脊髓中有上行传导束主管痛、温、触觉和本体感觉（肌关节及位置感觉）；下行传导束主管运动（锥体束）及协调、平衡等。颈脊髓的第 3 节段至胸脊髓的第 2 节段脊髓增粗，形成颈膨大，尤以位于 C_{5-6} 水平的第 6 节段脊髓最为粗大，为颈椎增生时最易受累的部位。躯体感觉及运动传导纤维，如脊髓丘脑束、锥体束等都在脊髓内部自内向外依颈、胸、腰、骶（上肢 – 躯干 – 下肢）的次序排列。

4. 锥体束内的神经纤维分布特点（图 4-1-1-9） 脊髓的横断面显示，主管下肢的神经纤维靠边缘，主管上肢的神经纤维靠中心（即内侧），而两者之间为支配躯干的神经纤维。在颈部脊髓外侧部的神经纤维传导下肢的浅感觉，中间部的神经纤维传导躯干部的浅感觉，内侧部（深部）的神经纤维传导上肢和颈部的浅感觉。当颈椎发生占位性病变时，则产生规律性的变化：颈脊髓外部占位性病变，首先引起下肢感觉改变和运动障碍，病程长和病情增重后才逐渐发展至上肢功能障碍。颈脊髓内部占位性病变，首先引起上肢的功能障碍，继续发展才发生下肢的功能障碍，病人常有尿潴留表现。感觉神经纤维位于脊髓的外层，又有交叉，故当脊髓病变偏于一侧时，对侧下肢先出现感觉障碍，同侧半身肌痉挛（运动障碍），并出现 Babinski 征。因此，脊髓型颈椎病发病过程中，下肢首先出现轻度运动障碍。

（六）项部神经结构

颈部各个层面的解剖显示，颈后部（即项部）无主要的大血管和神经干；项部只有脊神经前、后支的细小神经。脊神经后支虽是支配项部大部分肌的重要神经，但由于 $C_{1\sim8}$ 各支间存在广泛的吻合支，某些细小神经支被切断也不会产生项部肌失神经支配的问题。而主要的大血管、神经干以及重要的器官都在颈的前部。所以，项部是颈椎手术最佳的入路选择。

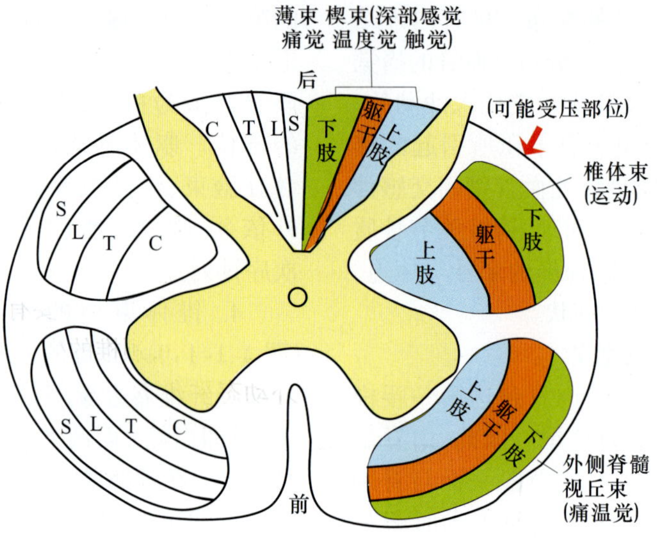

图 4-1-1-9

第二节 病因病理

颈椎病的病因病理是十分复杂的，虽然不同类型的颈椎病均有其独特的发病因素，但仍有其共同性。颈椎病起病缓慢，以中、老年居多，尤以长期从事会计、缝纫、操作电脑、伏案工作者和司机为多见。有人统计，在不同人群中颈椎病的发病率可由 1.7% 到 17.6%，发病率随年龄的增长而递增，以 40~60 岁为高发年龄；目前颈椎病的发病率有所增高，且有年轻化的趋势。

一、病因

颈椎处于一个十分特殊的位置，位于较为固定的胸椎和极为灵活的头颅之间，为各种应力的集中处，因而易于发生外伤、劳损和变性而导致颈椎病的发生。

1. 不良的习惯和姿势（图 4-1-2-1） 此为颈椎病发生的重要因素。人体的姿势受到三个主要因素的影响：一是遗传，二是疾病，三是习惯。前两者明显，第三种因素较为隐蔽而且难于干预，其中包括感情、习惯和训练的影响。

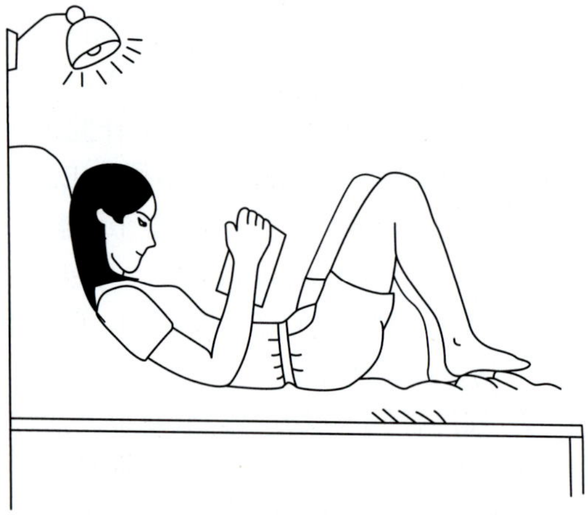

图 4-1-2-1

在很大程度上可以说，姿势是躯体对情感的一种自我描绘。人们的坐、立、行、卧都在有意无意地描述自身的神态和对环境的反应。有人说，“姿势是器官的语言”，这种表达十分贴切。姿势能把人们的内在情感表现于外。如情绪低落或疲劳的人，坐、立时会垂肩屈背。垂头时必然屈颈，使头部前移，偏离重心。这种姿势既表明了疲劳又可引起疲劳，并使韧带劳损，增加颈肌负担，从而引起疲劳。情绪紧张而又运动过度的人，由于没有松弛而不能解除肌张力，肌处于等长收缩，对颈部的运动功能单位是一种“钳制”作用；冗长而乏味的精神活动、长时间固定体位的劳作，在全身各部位中最容易引起颈部神经－肌－骨骼系统的紧张。如经常连续从事缝纫、车工、会计、计算机以及打麻将的人常有颈、背部疼痛。高个子因怕人讥笑而试图自行变矮，采取垂肩、屈背的姿势。女孩的乳房过大，可能采取肩部下垂的姿态。这种姿势可以持续终生。儿童时期所采取的异常姿态，如果不能坚持不懈地加以纠正，则可能由于结构的定型而无法矫正，对颈椎产生潜移默化的作用。

枕与睡眠对颈椎具有不可忽视的影响。不注意休息方式和睡眠科学是颈椎病的重要病因。枕（图 4–1–2–2）对人来说是十分重要的。人们的一生至少要有 1/3 时间与枕结伴。正常状态下，颈椎的生理前凸是维持椎管内、外动态平衡的基本条件。

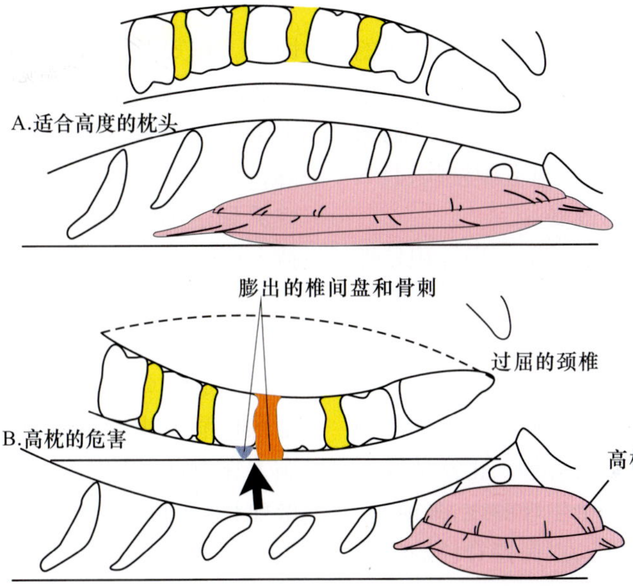

图 4–1–2–2

高枕，如枕在枕骨部则头颈部前屈，可使颈椎曲度反张，易引起颈椎后方的肌群与韧带疲劳，此时椎管内的硬膜囊后壁则被拉紧，并向前方移位；长此以往将损伤颈椎的形态和椎管内、外的软组织。所以“高枕无忧”的说法是没有道理的。免枕，使颈椎处于悬空状态，亦将产生与高枕同样的损伤。枕头过低，仰卧位时头颈部过度后仰，尤其在侧卧位时，因不能保持颈部的中立位而导致颈部产生更加复杂的生理或病理变化，致使颈部前凸加大，不仅椎体前方的肌与前纵韧带因张力过大而出现疲劳，而且可以引起慢性损伤。椎管后方的黄韧带则可向前突入椎管，增加了椎管后部的压力。由于椎管被拉长而容积变小，脊髓和神经根反而会变短，以致椎管会处于饱和状态。此时，容易因各种复杂因素（如髓核突出或骨刺形成等）而出现症状，严重者可直接压迫神经根或脊髓。所有不良姿势都会加重驼背和双肩下垂，这种姿势会使头部前移并加大颈椎前凸。颈部曲度的增加，使颈椎处于过伸位，这是颈痛和颈椎病致残的主要原因。

2. 长时间颠簸与挥鞭样损伤（图 4–1–2–3） 汽车司机在颈椎病和腰椎间盘突症的病人中均占很大比例。如出租车司机，经常处于精神高度集中的状态，颈椎便经常处于强迫姿势之下。

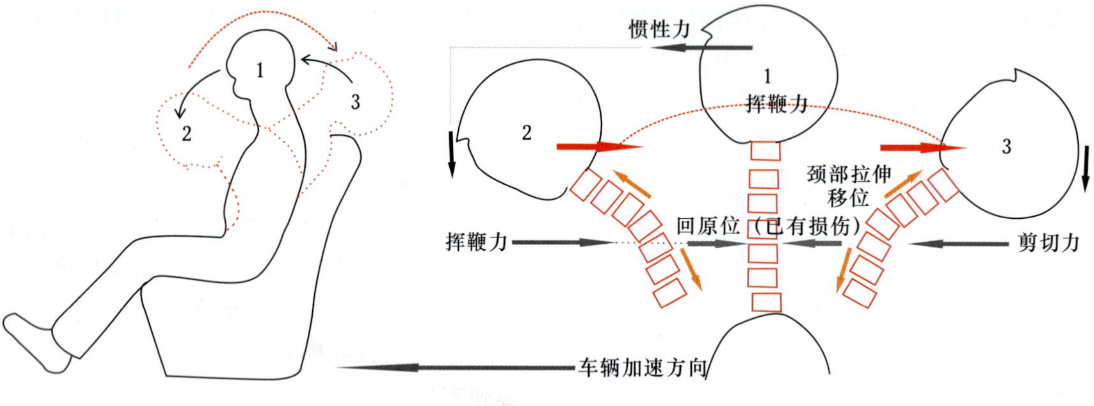

图 4-1-2-3

由于急刹车而使颈椎受到轻重不同的挥鞭样损伤，长期的慢性损伤便积累起颈椎的各种病变，最终导致颈椎病的发生。临床上见到 20 岁的年轻司机就患上颈椎病，且 X 线片见椎间隙已有狭窄改变。

3. 慢性劳损（图 4-1-2-1）　慢性积累性损伤是颈椎病的根本原因。在日常活动中，颈椎要完成静力学和动力学平衡的两项重任。所谓静力学平衡是指维持头颈正常姿势、站立、坐卧等；所谓动力学平衡则指颈部活动时如何平衡压力、拉力、剪力等。正常情况下静态直立的脊柱具有四个生理曲线，颈前凸、胸后凸、腰前凸和骶后凸，以保持脊柱的静力平衡。

颈椎 1~7 节通常形成一个均匀的前凸曲线；而在 C_1 上方却成锐角，以保持头颅处于水平位。一旦脊柱的某一部分发生了改变，脊柱的其他部分则随之发生改变，因而打破了正常的静态平衡。当体力劳动和精神活动时间较长时，由于肌总处在等长收缩状态，这种共轭现象将不可避免的引起肌 - 韧带 - 骨的不良反应和损害。所有的不良姿态，包括工作、生活、劳动的姿势在内，都会增加颈部的动态平衡失调。特别是颈曲度的改变，会进一步引起颈部肌、腱、韧带、骨关节组织的劳损；直接或间接的损害椎间盘、韧带、关节囊、椎间关节，产生变性、挛缩等改变。这是颈椎病和颈痛的主要原因，也是致残的主要因素。在知识分子中，患颈椎病的比例很高。究其原因，就是由于工作太投入，不注意有节奏的工作方式；或者不注意工作姿势的调整等，日积月累，不知不觉铸成了颈椎病。作者曾见到过 18 岁的学生患颈椎病达到不能坚持上课的程度。

4. 外伤　轻重外伤均可导致颈部组织的改变。轻者病人已经忘记了外伤的细节，但已引起了骨关节轻重不等的病理改变，这是颈椎病发生的重要原因之一。如撞击伤，病人在突然的撞击下，发生了一个快速的颈椎前移，而瞬间又停止，如挥鞭样损伤，便产生了某个椎间的移位改变。又如摔跤或空翻时头部等首先着地所致的颈部挫伤，日后出现了颈椎病的症状，并可见影像学的明确改变。

5. 先天性异常　骨关节的畸形，如融合椎、分裂椎、脊椎裂等畸形会影响颈椎的形态、应力等改变而导致颈椎病。如发育性椎管狭窄，虽然可一辈子相安无事，但一旦有干扰（如轻度外伤等），就可能发作而表现出严重症状。

还有许多因素可导致颈椎病的发生，故对病人应做具体分析，以利于治疗和预防。

二、病理

（一）力平衡失调

某些肌、腱、韧带、关节囊等软组织的异

常高应力，是颈椎病最重要的病因。颈部的特点是，其上有个重量较大的头颅。颈部为支撑头颅的重量，保证头、颈部的运动，并保持重心的平衡，必须有强有力的韧带和肌组织的支持。颈部肌的功能可分为两组，即头动肌（伸屈头颅）和颈动肌（伸屈颈部）。头屈肌，主要是头短直肌和头长肌。头伸肌，包括椎枕肌和行走较长的头夹肌、颈夹肌、头半棘肌等。它们在单侧收缩时为旋转肌，双侧同时收缩时为伸肌。其他与头、颈相关联的肌是整个竖脊肌的延伸部分，作用于颈椎。颈部伸肌的特点是，主要肌覆盖在寰枢椎部，说明此处是伸肌应力较大的部位。而屈肌体积最大的部位集中在第 4 颈椎的水平，表明这里是屈曲应力最大的部位。

颈部韧带的特点是坚韧性，以维持头颈部的坚强连结；又具有良好的弹性控制颈部的运动，韧带的弹性有保护作用，在运动中可使脊髓和神经免受压力和弹力的损伤。在纤细的颈脊柱上方的头颅，不仅有一定的重量，而且是处于偏心位。为保持头颅重心的平衡，作为支持的颈椎，必然要经常运动以变换姿势；如平衡失调，则易造成不同程度的急、慢性损伤。其中，肌和韧带首当其冲，每时每刻都承受着各种应力的冲击。当肌疲劳而不能适应其负荷时，则只有韧带负担其支撑作用。因此，在异常高应力状态下的韧带将产生变性。

研究证明软组织在异常高应力的持续作用下，软组织内部的血管被挤压而缺血，导致肌纤维的部分撕裂、出血，最后机化，形成粘连、瘢痕、挛缩，甚至骨赘增生。临床中在肌腹处摸到结节、条索样改变，又有明显压痛者为肌损伤所致；而腱损伤的表现是，变性腱纤维可部分断裂，形成瘢痕；在腱损伤的同时，腱围结构更是首当其冲受到损害，产生水肿、充血、炎症细胞浸润等无菌性炎症。关节囊、前纵韧带、后纵韧带、黄韧带等亦可发生肥厚、粘连、挛缩等改变。由于软组织异常高应力的牵拉、挤压，骨组织便产生了保护性、反应性骨质增生；韧带和关节囊等便产生了肥厚、钙化等病理变化：后纵韧带钙化、骨化；关节突关节骨赘增生，椎体唇突和后骨赘。同时，这种应力变化及软组织的痉挛和挛缩，必然引起骨结构的改变：轻者曲度变化、前后、左右、旋转等错位；重者则可见明显的椎体滑移，从而造成椎管、椎间管、相邻的横突孔、钩椎关节和关节突关节的形态和位置的变化，它们会直接影响椎管、椎间管和横突孔的形态和大小，因而产生对脊髓、神经根、椎动脉、交感神经及相伴随的血管牵张、挤压等一系列病理改变。由此可见，软组织粘连和瘢痕挛缩所造成的后果是颈椎的挛缩性移位。当前，常用“不稳”这个词来表达，然而是何种原因所致的“不稳”？是松弛性不稳，还是痉挛、挛缩性不稳？

有人把颈、腰椎的“不稳”分为三个阶段：

第一阶段为功能障碍阶段，即病变的早期。受累腰椎平面不能正常发挥功能，病理解剖发现小关节囊韧带稍松弛，小关节面轻度纤维化，椎间盘有轻度改变。生物力学测试发现腰椎刚度下降，在外力作用下可发生较大的移位。该阶段临床表现最不典型，X 线检查可发现椎间隙变窄和小关节骨关节炎表现。

第二阶段为失稳阶段。受累小关节囊明显松弛，关节软骨严重破坏，椎间盘髓核脱水，纤维环向四周膨出。此时病人可有比较明确的临床症状，如腰痛和某些神经根刺激症状。X 线动力性摄片发现受累节段运动增加。生物力学研究显示本阶段易发生椎间盘突出。

第三阶段为再稳定阶段。病理检查显示小关节软骨和椎间盘进一步退变，小关节和椎间盘周围有明显的骨质增生，畸形固定，运动节段重新获得稳定。动力学 X 线摄片显示受累节段运动范围减小，体外力学测定腰椎刚度重又增大。本阶段的问题在于，畸形的病变和骨质增生等所造成的各种病理改变会产生对脊柱的各血管、神经(包括脊髓)的刺激、压迫,会产生一系列复杂的临床表现,常见有椎管狭窄等。

总之,最后的结果仍然是骨质增生和软组织的瘢痕挛缩。从临床角度看,轻重不同的外伤,劳损都可造成肌痉挛,颈部软组织僵硬;肌、腱、韧带、关节囊在支配神经受到刺激的情况下发生痉挛,进而形成软组织的异常高应力,造成出血、机化,也会发展成骨刺,形成骨赘增生;椎间盘突出压迫脊髓和神经根,引起脊神经前支或后支神经激惹,也会引起相应部分的软组织的痉挛性反应。软组织形成瘢痕挛缩,韧带、关节囊增厚、钙化、骨化,又可导致骨组织产生异常增生等。由此而造成的骨关节的移位,怎么会是关节松弛的结果?病人常有颈部僵硬、酸板、活动不灵活、痉性疼痛等症状;可以查得程度不同的颈椎的各种移位,常见的是旋转移位,也可有前后、左右、侧方移位等;同时还可发现椎间隙狭窄、钩椎关节狭窄、韧带钙化、骨化等改变。将这些病变结合在一起,不难得出一个结论:这些病理改变的出现不是软组织松弛的结果!完全相反,这些症状、体征及影像学检查等的信息表明,它们是由于组织的痉挛或挛缩所致。

同时还必须指出,所谓再稳定的部位,已经不是原来的正常状态,而是有如关节固定(融合)之后的状态。这就必然产生生物力学的另一个变化,即关节应力集中的问题。关节应力集中增加了该部位的分离倾向和新的不稳定。融合和固定的节段越多,本来应该发生在固定节段椎体间关节的变形量,就只能转移到固定节段上、下端的多个关节上,导致这些节段的变形增加,特别是接近强直区域的节段为著。这样,必然导致更多节段的病变发生。有实验发现,Luque器械固定的脊柱所发生的破坏,其部位总是在器械两端的脊柱上。同时可造成医源性"平背",病人几乎都将继发腰背痛。这就是应力集中作用所导致的严重后果。

关节的固定和融合会产生小关节的进一步病损。由于小关节长期固定,关节软骨得不到正常生理应力的刺激,导致软骨营养障碍而骨质变薄,关节囊挛缩、关节僵硬、强直,最后可致小关节发生关节炎病变。这可能是脊柱广泛固定后产生疼痛的原因之一。

更为重要的是临床实践。在针刀治疗的颈椎病人中,有小关节狭窄、钙化、骨化,关节间隙全部封闭者为数相当多。不做不知道,具有针刀微创手术实践的医生一定会理解什么是"挛缩",什么是钙化,也就可以理解颈椎出现各种移位等病理变化的原因。当然,身体的某一关节可以出现松弛的病理变化;这里所指的是,颈椎病中病理性移位的原因并非软组织松弛所致,恰恰相反,这种病理性移位的真正原因是颈椎软组织痉挛和挛缩所致。这一观点的建立很重要,这是针刀微创术治疗疾病的理论根据。而这一观点并不是凭空想象而来,它是建立在该技术治疗颈椎病时的病理所见,也是应用该技术治疗颈椎病取得了显著疗效的基础上建立起来的病理观念,针刀微创手术的医疗实践证明了这一观点的正确性。

(二)椎间盘的改变

在颈椎软组织中,椎间盘是重要的组成部分。颈部是全身最灵活的部位,加之颈椎椎体较小,椎间盘比椎体还小,故颈椎间盘的单位受力面积较胸、腰椎的受力为大。经测量,L_5–S_1 的承压力为 9.5kg/cm^2,而 $C_{5\sim7}$ 为 11.5kg/cm^2,可见颈椎承担着头部巨大的压力;尤其是 $C_{4\sim7}$ 节段,它是全身活动最多的部位,应力自然很高;由于椎间盘本身无直接的血供和神经支配,因此颈椎间盘更易受损。当椎间盘已有变性和损伤的情况下,髓核的功能降低,椎间盘吸收震荡的作用下降;此时,在轻微的外力作用下,椎间盘就会向四周膨隆,导致椎间隙变窄,椎体也可产生各种轻度的位移。椎间盘周围的韧带(包括椎间盘的Sharpey纤维在内)长期处于挛缩状态,因而异常的高应力便产生相应的骨赘产生。

$C_{4\sim6}$是颈椎曲度的顶点，是应力的最大部位，也是颈椎唇突增生最好发的部位。据统计，颈椎侧位 X 线片上，椎体前缘唇突增生的情况分别是：C_5：64.9%、C_6：62.9%、C_4：33.3%、C_7：18.3%、C_3：11.1%；而椎体后缘的骨刺增生则以 C_6 为最多，分别是：C_6：35.3%、C_5：24.5%、C_4：18.8%。这些椎体前缘的唇突和椎体后缘的骨刺产生和发展，是在高应力作用下的一种防御性机制，是一种对损伤的修复过程。然而，这种修复不仅有生理意义，更可能成为病理因素，因为它对椎管、椎间管的大小，对脊髓、神经根及邻近组织器官将产生巨大影响。

研究认为，所有椎间盘突出均由损伤所致，只是损伤大小不同。在椎间盘变性、突出的基础上，加上椎体后缘骨刺、变性肥厚、水肿的后纵韧带、局部增生的毛细血管网等组成的混合突出物，在后外侧挤压神经根、刺激椎动脉及交感丛，从而产生一系列复杂的颈椎病症状。从切除的颈椎椎间盘的病理改变中发现：早期病变是间盘纤维环肿胀、细胞增大、无核或核坏死、细胞数减少、纤维环出现横的或纵的裂隙和空腔。后期可见，椎体边缘软骨细胞增多、钙化；软骨板有裂隙，部分细胞核消失，但未见肉芽组织长入椎间盘；前纵韧带未见有巨细胞反应。从上述病理改变中可以理解，颈椎病的椎间盘变性和破裂是由于颈椎伸屈活动频繁引起的局部劳损，破坏的间盘有一系列的组织学、生物化学改变，而且是多节段的病损。这些变化可以从过伸、过屈位 X 线片上得到证实，移位最明显处也就是最主要的病变节段。颈椎间盘后壁也有神经末梢支配，纤维环及后纵韧带的松弛和变性均使末梢神经受刺激产生颈部疼痛和不适。

（三）颈椎关节的改变（图 4-1-2-4）

解剖学上，颈椎功能单位有五个关节构成：即两个关节突关节、两个钩椎关节和椎间关节（椎间盘）。

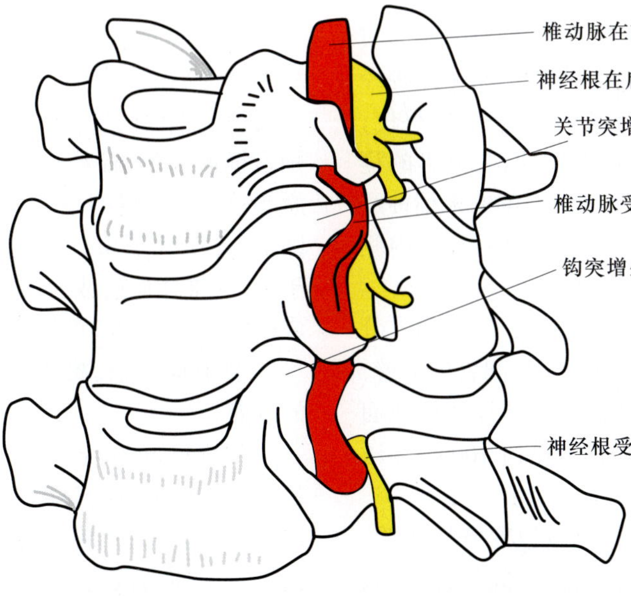

图 4-1-2-4

1. 颈椎小关节　椎间盘和小关节构成椎体间的一个三角形的支架结构，以稳定椎体间的关系，其功能是三位一体的。当椎间盘退变或椎体间关节受到损伤后，小关节的稳定性遭到破坏而发生病理性改变。早期为软骨的改变，继而波及骨膜下。关节囊则可有一系列的改变，如松弛 - 紧张 - 增厚 - 挛缩 - 钙化 - 骨化，导致关节突半脱位 - 间隙狭窄–融合等，最终形成损伤性关节炎。由于局部的变性，关节间隙变窄和骨赘形成，椎间管的前后径及椎体的上下间隙变小，易刺激和压迫脊神经和血管，影响局部的血液循环和脊神经的功能。

颈椎关节突关节呈相对水平位，呈头尾方向排列。椎间盘前方的曲线排列形态允许颈椎侧弯和屈伸。由于颈椎椎间盘和小关节的特殊形态和功能，使颈椎三柱（椎体与间盘、关节突关节）的应力发生重新分布，特别是关节面压力方向及大小均发生改变。其中，小关节发生三个方面的变化：①关节囊所受牵引力加大产生充血水肿和增生；②关节软骨损害退变，进而波及软骨下，形成损伤性关节炎；③在此基础上，小关节囊会出现软组织瘢痕化、不全钙化或完全钙化，甚至骨化。晚期导致关节间隙变窄和小关节增生，椎间管前后径及上下径均变窄，可刺激脊神经根和脑脊膜返支窦椎神经产生临床症状。小关节关节囊受到反复牵拉、挤压等作用而出现增厚、纤维化、钙化改变，导致椎间管狭窄，同时可使侧隐窝和椎管狭窄。侧隐窝狭窄是神经根受压的重要因素。而后方小关节的移位，关节软骨的破坏和关节突增生，关节囊的痉挛和肥厚均可刺激位于关节周围的末梢神经纤维（这里分布着大量的脊神经后支的内侧支末梢神经），产生颈部疼痛。

椎间管截面呈椭圆形，高大于宽，国人分别为9∶7和7∶6。神经根紧贴椎间管的下壁，各根自上而下逐渐变粗，下位颈神经根截面积占孔的50%左右，而横径则占100%，受压机会增大。

椎间管径变窄与椎间盘退变密切相关。钩椎关节使椎间盘不能突向椎间管，但椎间盘变薄使椎间关节和钩椎关节应力改变导致骨质增生，关节突骨赘和钩突骨赘可对神经根和椎动脉产生直接压迫。椎间盘退变另一后果是上位椎体向后滑，引起椎间管变形缩窄，压迫神经根和椎动脉。椎间关节囊和钩椎关节囊增厚也使缩窄加剧。总之，椎间管区域的压迫因素将导致神经根型、椎动脉型乃至交感型颈椎病。

神经根由前根和后根合成，自椎管进入椎间管时二者基本位于同一水平面上，至管的中份，后根位于前根的上方，因此它们可分别受压而症状各异。例如钩突部骨赘压迫前根，表现为所属的肌肉痉挛疼痛。钩突尖部骨赘压迫后根，表现为所属神经支配的皮区及肌区的胀痛。

颈椎和颈脊髓节基本上位于同一水平，因而脊神经根水平向外穿出椎间管，并不行经间盘的后方，椎间盘突出压迫神经根的情况，不像腰部那样容易发生。

2. 钩椎关节　钩椎关节和椎间盘与发出的神经根间呈切线位排列，在临床症状的发展中起重要作用。钩椎关节亦称神经弓椎体关节。它一方面有保护作用，将椎间盘与椎间管隔开，防止椎间盘向侧后方突出；另一方面，钩突的外侧面稍向内倾斜，在损伤或增生时后外侧面可变直或向外倾斜，即竖向增生或横向增生，从而压迫侧方的椎动脉，刺激交感神经丛或后外方的神经根。C_5、C_6、C_7的钩突位于椎体的后外侧，距离椎间管较近，特别是横向增生，神经根和椎动脉最易受到刺激和挤压。颈椎的小关节（关节突关节）排列圆滑，无阶梯现象。当过度屈曲、后伸时，由于上、下椎体向前或向后能移动1~2mm而造成椎间管一定程度的缩小，神经根易受压。

（四）椎间盘、椎管、椎间管及其填充物的改变

颈椎椎间管变窄与椎间盘的变性密切相关。钩椎关节的存在使椎间盘不可能突向侧方的椎间管，但椎间盘变薄使椎间关节和钩椎关节应力改变导致骨质增生，关节突骨赘和钩突骨赘对神经根和椎动脉可产生直接压迫。椎间盘变性的另一后果是上位椎向后滑动，引起椎间管变形缩窄，压迫神经根和椎动脉。椎间关节和钩椎关节退行性改变也使椎间关节缩窄加剧。在对颈椎椎间隙狭窄与椎间管（孔）狭窄关系的研究中表明：椎间隙狭窄 1mm，椎间管面积就会减少 20%~30%；椎间隙狭窄 2mm，椎间管面积就会减少 30%~40%；椎间隙狭窄 3mm，椎间管的面积就会减少 35%~45%。椎间隙的垂直高度减少 3mm 常伴有比较严重的椎间管与神经根管的狭窄。

Tanaka 等认为在引起颈椎病的因素中，除突出的椎间盘、增生的骨赘及椎管狭窄外，椎间管狭窄也是主要因素之一。颈神经根槽一般分为 3 个区：内侧区（椎弓根）、中间区（椎动脉）和外侧区（横突嵴）。其中内侧区在颈椎根性症状中发挥重要作用，神经根刺激症状同椎间管的骨性结构与神经根之间间隙的大小有关，因为此处的神经根没有神经外膜，在狭窄的椎间管内易受到突出的髓核、增厚的小关节囊和黄韧带或增生的钩椎关节刺激，从而引起神经根刺激症状。总之，椎间管区域的压迫因素将导致神经根型、椎动脉型乃至交感型颈椎病的发生。这便是颈椎病时椎间管狭窄减压必要性的由来。

椎管的主要内容是脊髓、神经根及其被膜，它们只占椎管空间的一部分（颈脊髓最大直径为 10mm，椎管前后径为 14~17mm）。在颈部，椎管面积与硬膜囊的比值为 1∶0.7 左右；而神经根在椎间管内的容积也只不过占有 1/2~1/8。其余的空间则被椎内静脉丛和脂肪组织所填充。这些组织的病理改变不容忽视，对脊髓、神经根将产生重大影响。在内、外应力的作用下，特别是无菌性炎症反应，将使血液循环产生一系列变化：

椎静脉→充血→瘀滞→静脉压↑→动脉供血↓→动脉缺血

这是一个恶性循环。

另一重要组织是填充物——脂肪组织，在无菌性炎症中，渗出、充血、水肿、脂肪细胞肿胀等改变已是不争的事实。与此同时，在这些填充物的挤压下的脊髓、神经根等本身也同样会产生血液循环障碍，产生充血、水肿等改变。其结果是椎管内压的升高，将进一步压迫脊髓、神经根，同时压迫、刺激交感神经丛，使血管痉挛，血运更差，导致椎管功能性狭窄；而先天性、发育性椎管狭窄者，平时脊髓与小椎管本来相安无事，但稍有外伤，特别是颈椎过伸、过屈加旋转的外伤，有时会立即出现四肢瘫痪，其原因也在这里。因此，很多学者都告诫："必须记住，许多人有显著骨与关节变化，却从未出现症状；也有不少具有脊髓症状的人几乎没有放射学所见。"，这往往是人们易于忽视的问题。

（五）椎动脉的改变

椎动脉的口径 <5mm，两侧椎动脉粗细不一。椎动脉是脑内供血重要的循环。占脑总供血量的 20%~30%，每分钟有 200ml 的血量进入脑内。除动脉硬化等血管本身的因素外，尚有诸多因素影响颅内的供血，下面简介如下：

1. 颅外的机械性因素，即椎动脉的口径及曲度。如椎动脉起始部变异、颈部畸形、钩椎关节骨赘、颈肌痉挛、筋膜挛缩压迫或异常弯曲、成角等；正常头部向一侧旋转时，同侧椎动脉血运减少，由对侧代偿。颈椎解剖位置发生改变或有骨质增生时，特别因 C_5 的横突孔距椎体较近，产生的应力、扭转力与剪力最大，椎体间产生移位时椎动脉更易直接受到压迫或刺激，发生血管痉挛，导致椎 - 基底动脉血流量减少。当大脑皮质视觉投影中枢血流量低于视区脑组织正常代谢需要时，即可造成中枢性视力障碍；如果影响迷路动脉供血和内耳血运受损时，甚易出现耳鸣、听力减退。

2. 部分交感神经节后纤维伴随椎动脉、颈内动脉一起进入颅内（椎动脉周围缠绕着丰富的交感神经）。椎动脉主要供血为枕叶（视觉皮质）、小脑、脑干；颈内动脉则支配大脑及眼部血管、眼睑平滑肌。当交感神经节后纤维受激惹时可引起椎动脉或颈内动脉等血管痉挛，当椎 - 基底动脉供血不足时，则可引起Ⅸ~Ⅻ颅神经、延髓的椎体交叉与颈髓的损伤。

3. 在颈部肌、韧带、关节囊（包括寰枕

后膜、关节突关节、钩椎关节或椎间纤维环）组织中分布丰富的痛觉感受器，尤其是关节突关节囊对于挤压、牵拉等刺激及无菌性炎症极为敏感。当颈椎运动时，由于某些外力刺激椎管内的窦椎神经、交感神经、脊神经后支等因素而引起颈部肌、韧带、关节囊痉挛等变化。特别是关节突关节(有囊感受器)以及周围血管产生痉挛性改变(包括髓核的变性)，因水肿而致肌痉挛。周围的肌痉挛又会造成疼痛和运动障碍，进一步促使椎间关节产生异常运动。因此，在椎动脉和神经根周围的钩突、钩椎关节和关节突、关节突关节等都可构成致病因素。值得提出的是：首先，C_3 的关节突，由于形态特殊，称椎状突。此突在椎间关节横径增大畸形、钩突骨赘增生时，可使颈椎产生异常运动和曲度改变，并可影响椎动脉。另外，钩突的增生有竖向及横向的形态上的不同，横向增生（在 $C_{4\sim5}$ 及 $C_{5\sim6}$ 段最常见）最易挤压椎动脉而产生缺血症状。

4. 椎动脉孔周围对椎动脉的影响：椎动脉孔（横突孔）与椎体（即钩突）之间的间隙为 3~6mm，而小关节与横突孔之间的间距是 2~3mm，两者相差较大。这一差别说明，椎动脉受挤压最常见的原因应是关节突，而钩椎关节的改变则是次要的因素。

5. 锁骨下动脉盗血综合征。如锁骨下动脉近端至椎动脉起始部之间的管腔部分或全部堵塞，在椎－基底动脉之间存在一种逆向压力梯度，足以使椎动脉血液逆流，注入锁骨下动脉远端，引起脑与臂部缺血，病人则可出现眩晕、恶心、偏盲与肢体麻木等症状。

（六）脊髓与神经的改变

在颈椎运动中，在椎管中的脊髓和神经根并无升降，只是在前屈时脊髓被展开，渐而出现弹性变形，可被拉长到最大的生理限度；而仰伸时，脊髓与硬膜形成皱褶，渐而形成弹性压迫，如同手风琴风箱的开合(图 4-1-2-5)。

脊柱运动时，神经根在椎管内也不活动，只是随硬膜被拉紧或成皱褶时神经根变得紧张或松弛。颈部在中立位时，尤其在屈曲时，神经根在生理范围内被拉紧，位于椎间管的最上部，与椎弓根的最下面相接触；颈部在伸展位时，硬膜被折曲呈皱褶状时，神经根也变得松弛，更加垂直于脊髓，并在椎间管（孔）内下降而脱离与上方椎弓根的接触。

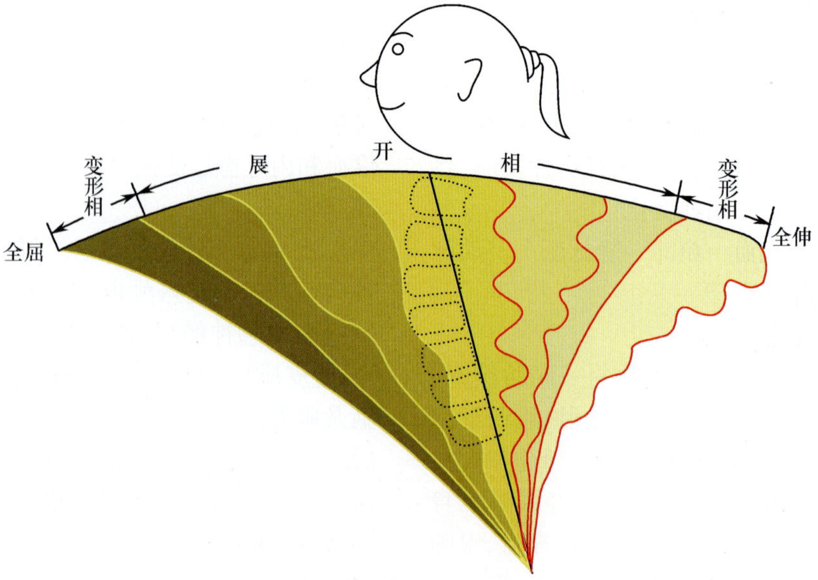

图 4-1-2-5 颈髓伸屈位变形示意图

在研究颈与肩背痛时，R·凯雷特〔美〕指出：在生理状态下，神经根从脊髓发出向椎管外行走的过程中，在行至椎间管外口之前，神经根的三层被膜融合成为一袖，即神经根外膜。在椎间管外口的骨缘处，神经根外膜与该处的骨膜与结缔组织紧密地结合在一起，被牢固地固定在椎间管外口的骨缘上。生理状态下颈部伸屈时，椎间管外口处的神经根并不在椎间管之内滑动，也就是说椎间管内的神经根既不向椎间管以内，也不向椎间管以外滑动，只有椎管内的神经根上升（颈做后伸运动时）和下降（颈做前屈运动时）并变得紧张的这种变化。这种升降范围，在25岁之前有所增加，在40岁之后则不再改变，这可能是由于硬膜囊的长度保持不变，而椎间盘变性使脊柱变短所致。从上述的活动中可以看出，椎间管之内与椎间管以外的神经的活动都是以椎间管外口的附着部为枢纽的。

颈神经根性疼痛可以由以下原因引起：

1. 压力变化，即运动变化，是引起神经疼痛的重要刺激。无压力变化，则不会发生疼痛，即使有也不会持久。椎间盘内高压的实验已经证明，椎间盘内的高压、后纵韧带的高压是引起颈痛的重要原因之一。

2. 牵拉是产生疼痛的一种刺激。当神经根（或硬膜囊）被牵位时，其神经鞘膜亦被牵张，神经根供血发生障碍，神经根缺血则引起疼痛。骨刺不论是在椎间管内或是在椎间隙的后外方，都能使硬膜囊变形并处于紧张状态，椎管内神经根受牵张而产生疼痛。一般说，牵张比压迫的作用更重要。

3. 颈部屈曲可致神经根紧张，而后伸可使椎间管缩小，二者都可造成神经根缺血而产生疼痛。在临床检查时如能复制出此种疼痛，则有助于临床神经定位，又可做针对性治疗。

4. 颈部关节痛主要来源于关节周围的关节囊组织。这是因为关节突关节的滑膜富有感觉神经（包括脊神经后支）和支配血管运动的交感神经，当这些滑膜的神经和血管遭受挤压、刺激或炎症累及时，关节突关节将产生显著的和相当剧烈的疼痛。而黄韧带和棘间韧带则对疼痛刺激并不敏感。

5. 肌缺血亦可产生疼痛。如神经根受压引起反射性肌痉挛，肌痉挛而导致肌疼痛；同时，持续的肌痉挛则可造成肌收缩时代谢产物聚积于肌内，并可使肌供血减少，从而在“颈紧张状态”的颈痛中起一定的作用。

6. 椎间管内可能存在交感神经纤维。虽然椎间管内尚未发现和证明交感神经沿着颈神经根走行，但神经根的减压手术不仅能消除周围神经的症状，也可以解除交感神经的症状。这表明椎间管内有交感神经纤维或有某种反射机制的存在。

因此，无论是椎间盘的变性、椎间盘突出、骨质增生等引起的前方损害，还是关节突关节炎症导致的后方损害，以及神经根鞘内的炎症或纤维化而引起的神经根压迫，神经根损害的病理必须包括椎间管腔隙的缩小。由此可以得出结论：用椎间隙或椎间管间隙不够大和运动不当的概念来解释颈痛是可行的。

颈椎某些解剖结构对临床有重要意义：在椎间管内，神经根的运动与感觉部分是保持分离的，运动根（腹根）紧贴钩椎关节，感觉根（背根）则靠近关节突和关节囊。当钩椎关节或关节突关节发生病变时，神经根（运动或感觉）将受到损害，这是一个方面；另一方面，神经根在椎间管内只占据1/2~1/8的空间，其余空间则为其他组织充满（脂肪组织、静脉丛等）。这些组织都可以发生炎症反应及肿胀，从而使神经根被限制在一个坚硬的骨性管道内。这些研究表明，关节突关节与钩椎关节在颈椎病的发病中有着重要的意义，而其中的关节突关节尤显重要。但是，对于脊柱运动单位后部（尤其是颈椎小关节）的病理改变在颈椎病中的重要意义，在临床中尚未受到应有的重视，应引起注意。

第三节　临床表现与诊断

一、七大系统的表现

颈椎病的临床表现甚为复杂，上自头，下至足，浅自皮肤，深至内脏器官均可有表现；有的症状轻微，有的重至瘫痪，其表现包括颅脑、胸背、四肢、内脏、括约肌及精神等方面的症状和体征。因此，为简明起见，以其表现的来源为纲，归纳如下七个方面：

（一）软组织表现

颈僵、肩背酸板、疼痛和活动受限、肩部和上肢的感觉异常、颈部向一侧偏歪等。颈项部可查出相应部位，如颈椎各椎间关节及颈周肌、腱、韧带、筋膜、滑膜、滑液囊、关节囊等组织的压痛等。

（二）神经根表现

由于颈椎退变，致压物压迫脊神经根或被动牵拉而产生与受累神经相一致的神经根干性或丛性症状。若压迫前根，表现为肌张力减退、肌萎缩；压迫后根，表现为感觉障碍。临床多为两者并存。其表现是根性痛和麻木：放射至肩、臂、手、手指，同时伴有麻木；根性肌力障碍，颈部疼痛，腱反射亢进等。经常从劳累、轻微外伤或“落枕”后开始，颈、肩、臂、手出现放射性麻胀、疼痛、无力和肌萎缩。其疼痛可为头、颈、肩背、臂和手部的放射痛。疼痛的程度可轻可重，重者可为剧烈痉挛性痛，咳嗽，打喷嚏，大小便，甚至深呼吸均可加剧疼痛。持物不牢，轻者持物（筷子、持笔、水杯等）不稳，重者经常滑落。颈部活动受限，不能后仰及侧方旋转。压顶试验、臂丛牵拉试验可为阳性，是为颈丛、臂丛等神经根受到刺激或压迫所致。

（三）椎动脉表现

主要为椎－基底动脉供血不足的表现。表现有以下几个方面：

1. 脑供血不足症状　头晕、偏头痛、记忆力减退、视力下降或模糊、暂时性弱视，可表现为一时性失明、眼前飞物，可有眼运动障碍等。

基底动脉综合征表现为发音不清或失语（运动性失语症）、喝水反呛、吞咽困难，亦称基底动脉综合征；可有单肢、单侧上下肢、四肢的轻瘫，面瘫等。

深感觉缺失性运动失调，如踏棉感，脚下有软绵绵的感觉，总像脚下没有踩实地面。

猝倒无预兆，多发生在行走或站立时，如头过度旋转或伸屈时则更易发生。在倾倒前，病人可察觉下肢突然无力而倒地，意识清楚，视力及听力等均无障碍。如在平地上发生，可无外伤，可能立即站起继续活动，往往病人会下意识地寻找自己跌倒的原因，如有无砖头、石块等障碍物，但绝无偏瘫表现；若发生时从高处跌下，或撞击某些致伤物等，则可产生轻、重不同的损伤，如擦皮伤、肢体骨折脱位、颅脑损伤等。

2. 迷路症状　耳鸣、听力减退（单侧或双侧）、耳聋等。

3. 前庭症状　眩晕、可为旋转性、活动性、摇晃性或下肢发软、站立不稳、倾斜移动感。当颈部屈伸、侧屈、旋转或变换体位时易发作。可伴有头痛，常位于顶枕部，可放射至颞部，可伴有恶心、呕吐，同时有平衡障碍、共济失调（倾跌状）、闭目难立征阳性等。

（四）交感神经表现

1. 顽固性头痛（头痛或偏头痛，部分为枕大神经卡压所致），或伴有恶心、呕吐、睑裂开大、视物模糊、眼底胀痛、视物冒金花、视力下降，重者失明。

2. 心动过速，心动过缓，心前区处胸闷、胸痛等（假性心绞痛）。

3. 半身发凉，多汗或无汗、怕冷感，局部温度稍低。

4. 肢体麻木感（按节段分布），手指尖、脚趾尖痛。

5. 耳痛、耳鸣、听力下降、甚至失听。

6. 发音不清,甚至失音者。

还有一些交感神经抑制症状(即迷走神经兴奋症状),主要是头晕、眼花、眼睑下垂、流泪、鼻塞、心动过缓、血压偏低、胃肠蠕动增加、嗳气等,此为颈交感神经受牵张压迫所致。有专家指出,有血管舒缩功能的交感神经受到刺激可能出现 Barre-Lieou 氏综合征(又称颈后交感神经综合征)。该征有三组临床症状:

(1) 眩晕症状:如头痛,眩晕,视力模糊,耳鸣,暂时耳鸣,鼻功能失调等。

(2) 面部症状:面部疼痛,面部潮红。

(3) 咽部症状:咽部感觉异常等。

此综合征还包括肩、臂、手的症状。其检查方法详见特殊检查法。

(五) 脊髓表现

1. 感觉障碍　麻木感、束带感等:先从下肢双侧或单侧发麻、发沉开始。躯干部第二肋或第四肋以下感觉障碍(轻度),胸腹骨盆区肌发紧,胸腰部出现"束带感",重者似有铁丝缠绕一样。此类患者很少有根性窜痛。

2. 运动障碍　与感觉障碍同时或前后出现,如行走困难,下肢无力、肌发紧、抬步慢、走路不稳、常跛行、易摔倒;有的不能跑,也有的只能跑而不能走。当脊髓受压扩大至后部白质时则表现为痉挛步态。

3. 立体辨别感觉障碍　颈发僵、四肢麻木,尤其是颈后仰时易引起四肢发麻;可以出现单上肢或双上肢麻木、疼痛,手无力;拿小物件易滑落,不能扣衣扣;手指无立体感,辨别不出手摸之物;重者写字困难,甚至不能自己持筷、匙进食。

4. 病理反射和肌萎缩　可出现腱反射亢进,膝、踝阵挛,肌萎缩等。同时,此类病人常出现一些异常现象,如手指内收肌无力,小指处于外展姿势等。主要特征为椎体束征阳性。

5. 二便障碍　当脊髓压迫扩大至全部侧索时,主要表现为排尿障碍,同时伴有足尖、下肢与躯干下部麻木症状。

(六) 椎体前器官表现

咽部异物感、吞咽困难、声音嘶哑、呃逆、叹息样呼吸等,系食道、喉返神经、膈神经等受到牵掣、挤压等所致。

(七) 神经、精神表现

头脑迟钝、头目昏糊、咽部干燥或口水增多,手苍白或紫红,甚至睡眠障碍等,提示脑干、颈脊髓内网状结构有功能障碍。

关于临床症状与病理改变的关系,美国学者凯雷特指出:"临床症状如为局部疼痛并伴有颈部活动受限,则病理改变位于功能单位的后部,主要是关节突关节囊、韧带和肌肉;若临床症状和颈部活动有关系,但向远方牵扯到上背、肩部和上肢,则表明椎间管和其邻近的组织受累;症状和体征来源于颈部,但以脊髓症状出现并向远方牵涉时,表明颈椎椎管狭窄,而且其内容物受到侵害。"

二、体征和检查

(一) 站立行走与头颈部姿势和活动度的检查

1. 痉挛步态,即病人行走时呈小步急走不稳状态。

2. 直线连足行走时,不在一条直线上,表示肌张力平衡失调。

3. 大部分病人颈部僵硬,主动和被动活动度减小(正常旋转 90°,侧屈 45°,前屈下颏部触胸壁,后伸 45°)。颈后一侧肌紧张,活动受限,颈生理前凸减小、变直、反屈或颈椎曲度增大等。日本骨科学会对颈椎正常活动度的规定为:屈曲、旋转 60°,伸展、侧屈 50°。

(二) 压痛点检查

1. 颈椎棘突压痛　颈椎病常见,椎管肿瘤也常见,压痛重者要提高警惕有无恶性肿瘤颈椎的骨转移。

2. 颈椎关节柱压痛　颈椎中线两侧压痛多见,可扪及硬结与条索样物,是为关节柱部位软组织损伤。

3. 颈椎横突压痛　头转向健侧，由锁骨上窝起，沿胸锁乳突肌外缘触压横突尖前、后侧，同时触及横突间部两者结合检查。横突尖部及其后侧压痛者，提示后关节突移位（同时伴有棘突移位）；横突尖部前侧压痛者，可提示椎体后外缘增生、椎间盘突出（多发生于 C_{6-7}）及斜角肌病变，其疼痛可向肩、臂、手放射。

4. 前斜角肌（锁骨上窝）压痛　病人头转向健侧，并稍向健侧方屈曲，再向患侧旋转，深吸气后闭气，医生以示、中指在锁骨上沿胸锁乳突肌后缘向内下方压迫，可扪及前斜角肌下端，轻触有压痛者，提示可能有颈肋或颈椎病。

5. 枕神经压痛　枕大神经位于乳突与枢椎棘突连线中点的凹陷处，即相当于风池穴，此凹陷恒定、明显易扪得，因此可命名为“枕大凹”；枕小神经位于乳突后下方的胸锁乳突肌后缘处，如有压痛，提示高位（多为 C_2）颈椎病，或者项筋膜挛缩；如 C_1 横突尖有触痛，可能系头下斜肌挛缩的表现。

6. 椎动脉压痛点　位于乳突尖与枢椎棘突连线中外 1/3 交界处的下方及胸锁乳突肌后缘的后方，在枕大神经之外。此点深处是寰椎与枢椎之间，裸露于椎动脉孔之外最长的一段椎动脉，其前是寰齿关节，其后是软组织（寰枕后膜的外侧部），故可能被触及。椎动脉型颈椎病多有压痛或异感。但不宜过重触压，以免诱发晕厥。

7. 颈肩背部压痛　也具有一定的神经定位意义（见图 4-1-3-1），同时可显示是否是颈丛、臂丛神经支配的软组织损伤。压痛多出现在肩胛骨内上角区、肩胛间区、胸大肌、前斜角肌、肱骨外上髁（前臂伸肌起点）等处。

（三）神经系统检查

1. 感觉检查　触觉、痛觉、温度觉以及位置觉等，两侧、上下对比，可确定病变节段的位置。

表 4-1-3-1　常见各种深浅反射检查表

反射名称	刺激部位	反射表现	反射中枢
腱反射			
肱二头肌反射	叩击肱二头肌腱	肘关节屈曲	C_{5-6}
肱三头肌反射	叩击肱三头肌腱	肘关节伸直	C_{6-7}
桡骨膜反射	叩击前臂桡侧	前臂屈曲外旋	C_7
膝腱反射	叩击股四头肌腱	膝关节伸直	L_{3-4}
跟腱反射	叩击跟腱	足跖屈	S_{1-2}
腹壁反射	划皮肤		
上部	脐上	被划部位	T_{7-8}
中部	脐水平	腹肌收缩	T_{9-10}
下部	脐下		T_{11-12}
提睾反射	划大腿内侧面	睾丸上提	L_{1-2}
趾反射	划足趾皮肤	五个趾跖屈	L_5-S_1
肛反射	划肛部皮肤	括约肌收缩	S_4

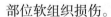

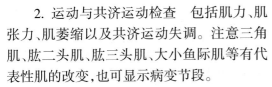

2. 运动与共济运动检查 包括肌力、肌张力、肌萎缩以及共济运动失调。注意三角肌、肱二头肌、肱三头肌、大小鱼际肌等有代表性肌的改变，也可显示病变节段。

3. 反射功能检查

(1) 生理反射(见表 4-1-3-1)：肱二头肌反射、肱三头肌反射等，减弱、消失或亢进，可提示病变节段和程度。

(2) 病理反射(见表 4-1-3-2)：上肢的霍夫曼(Hoffmann)征、下肢的巴宾斯基(Babinski)征阳性等，均有诊断意义。以上检查阳性可提示相应神经系统有局部病变或有弥漫性病变存在。

表 4-1-3-2 常见病理反射检查表

名称	检查法及表现
霍夫曼征	前臂旋前，掌面朝下，中示指夹住患手中指，以拇指弹压指甲，各指迅速屈曲
巴宾斯基征	以锐器在足底外侧缘，自后向前快速划过，足䟶趾背伸，余趾扇形分开
查多克征	以锐器自外踝至足背由后向前迅速划过，䟶趾背伸
奥本海姆征	以拇示指沿胫骨嵴自上而下擦过，䟶趾背伸
罗索利莫征	快速叩击足跖的跖面，足趾跖屈
戈登征	用手挤压腓肠肌，䟶趾背伸

4. 颈椎病各种试验

(1) 压顶(椎间管压缩)试验：头直立或头向患侧稍后仰，双手重叠一起加压于头顶部，稍停片刻后出现颈、肩、臂放射性疼痛；或医生左手放于头顶，右手轻叩于左手背之上，产生颈部疼痛、手臂麻木者为阳性。

(2) 引颈(扩大椎间管)试验：病人坐位，颈椎轻度前屈，医生立于病人侧方或站其背后使前胸紧靠患者枕部，双手分别托其下颌和枕部，双手向上牵拉，出现患部轻松和症状减轻者为阳性。以上两项检查，对于鉴别主要表现为肩周炎、网球肘等颈部以外的症状体征的颈椎病有鉴别诊断意义。

(3) 颈前屈后伸转头试验：病人颈前屈并左右旋转，出现疼痛者为阳性。提示为神经根、椎间盘，后关节病变。病人颈后伸，继而分别左右旋转 45°，停 15 秒后，出现头晕、耳聋者为阳性，提示有椎动脉病变(阴性者不排除椎动脉病变)。上述试验对老年人应慎重从事，以防晕厥发生。

(4) 深吸气转颈试验：医生与病人对坐，医生双手分别扪清左右桡动脉搏动力度。令病人深吸气至最大限度后，同时迅速将颈部向病侧或健侧转至最大角度，脉搏力度明显减弱或消失者，表明该侧有颈肋、C_7 横突肥大、前斜角肌痉挛、颈椎病等。

(5) 神经根牵拉试验

1) 推头压肩试验：医生一手扶患侧头部，一手置同侧肩部，两手向相反方向用力，做推头压肩动作，出现痛、麻等症状者为阳性。颈中、上段颈椎病者易出现此征。

2) 臂丛牵拉试验：病人稍低头，检查侧上肢外展 90°，手心朝上，手指伸直；医生一手扶患侧头部，一手轻握患者腕部，两手向相反方向牵拉，出现放射性疼痛或麻木者为阳性。颈下段颈椎病最易出现此征。

3) 直臂抬高试验：病人坐位或立位，双臂下垂，医生站于背后，一手扶患肩，另一手握病人同侧腕部，从下方抬高手臂，出现疼痛者为阳性。提示为 C_5 以下病变。

(6) 缚颈试验：病人仰卧，医生一手或双手压迫两侧颈静脉，臂部出现疼痛者为阳性。提示有颈椎间盘突出病变。

(7) 颈屈伸试验

1) 低头屈颈征：病人坐或立位，屈颈低头，可能出现两种情况：如出现沿肩背向下放射至腰腿疼痛、麻木者，称力米特(Lhermitte)征阳性，多见于脊髓型颈椎病、肿瘤、放射性脊髓病；如痛麻只限于颈肩手，或出现耳鸣、头晕等提示颈椎间盘突出、脊髓受压、多发性脊髓硬化症、脊髓肿瘤等。

2) 仰头伸颈征：其做法与低头屈颈征做

法相反，但出现的症状相似。当仰头伸颈时，出现头痛、麻木或头晕、耳鸣症状，而回到自然位后再低头屈颈位时，则症状消失或缓解。提示颈椎后关节病变，为上关节突增生或移位所致。如上述两试验同时呈阳性，则提示颈椎黄韧带肥厚。

5. 颈椎特殊检查法

(1)颈前屈后伸试验：让病人前屈后伸颈部，出现颈背部放电样疼痛者为阳性。当病人前屈后伸颈部时，脊髓受到牵拉而产生移动，在颈椎病或脊髓白质炎症时即可产生放电样疼痛。

(2)头侧后位压迫试验：检查者双手扶头，使病人头部向某侧侧后方倾斜，并施以压迫，出现同侧上肢放射样疼痛者为阳性。此检查可使同侧的椎间管产生明显狭窄，是判断神经根在神经走行的通路上是否有骨质增生或膨出、突出的椎间盘压迫，是鉴别神经根型与脊髓型颈椎病的重要证据。

(3)手指并拢试验(小指逃避征)：让病人双手手指并拢，小指不能并拢者为阳性。当脊髓受压时，其病程早期即可出现手内在肌肌力下降，小指表现更为明显。重症者各指均不能并拢。

(4)10秒手指屈伸试验：让病人以最快的速度，每次必须完全屈曲并完全伸直手指，10秒内达到20次者为正常，20次以下者为异常。此试验可判断脊髓内部髓节间的联络功能。其原理是：完全屈曲或伸直手指时需手指拮抗肌的完全松弛，如果脊髓受压导致髓节之间的联系不畅，则手指的灵巧运动就会受限。

(5)手指敲击试验：检查者的示指放在病人手指末节掌侧，用叩诊锤敲击时，病人拇指出现屈曲动作者为阳性。如双侧强阳性或单侧阳性者视为病理反射，与Hoffmann征的意义相同。

(6)Barre-Lieou氏综合征(巴－利综合征；颈后交感神经综合征)：将头部向一侧旋转和侧屈并保持几秒，出现头晕目眩、恶心等症状者为阳性。此法可能诱发交感－椎动脉型颈椎病。

(四)颈椎病临床神经定位诊断(图4-1-3-1)

诊断是为了治疗，在颈椎病诊断中最重要的是神经定位诊断。不管应用何种治疗方法，准确的定位(病变节段)诊断是取得疗效的根本条件。以臂丛神经根的疼痛、麻木临床表现为主要指标，颈椎病的临床神经定位诊断如下(表4-1-3-3~4、图4-1-3-1)：

1. C_{3-4}间隙以上(C_{1-4}神经根)受累　表现为颈部后枕部疼痛或麻木，枕大神经痛、枕部痛温觉减退，颈项肌和冈上肌压痛、无力或萎缩。

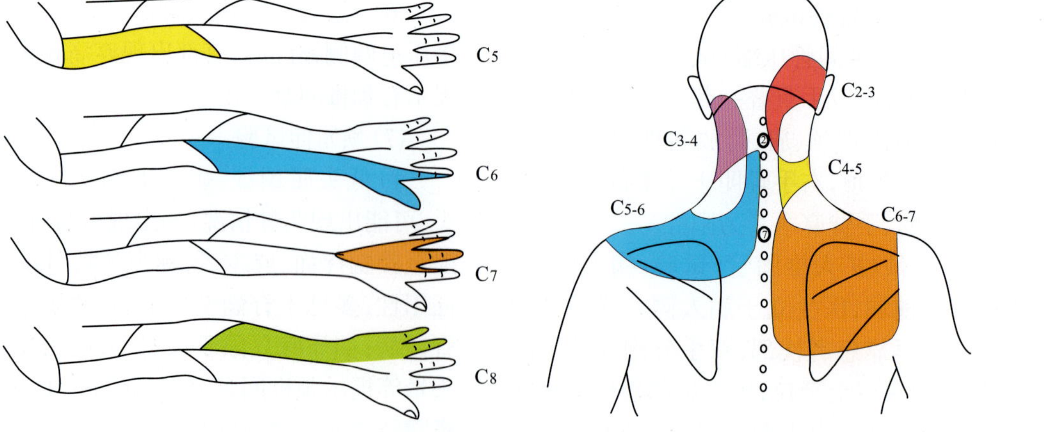

图 4-1-3-1

表 4-1-3-3 肌的相应脊髓节段与神经支配表

肌的相应脊髓节段与神经支配表（2-1）

神经丛与神经干＼脊神经与神经干	肌	脊神经									周围神经																
		C1	C2	C3	C4	C5	C6	C7	C8	T1	C1至6	C1至5	膈神经	胸长神经	肩胛背神经	锁骨下神经	肩胛上神经	肩胛下神经上	胸长神经	肩胛下神经下	外侧胸前神经	内侧胸前神经	腋神经	肌皮神经	桡神经	正中神经	尺神经
颈丛	头与颈伸肌	■	■	■	■	■	■	■	■	■	⬠																
颈丛	舌骨下肌	■	■	■							⬠																
颈丛	头前头外侧直肌	■	■								⬠																
颈丛	头长肌	■	■	■	■						⬠																
颈丛	颈长肌		■	■	■	■	■	■			⬠																
颈丛	提肩胛肌			■	■	■					⬠				⬠												
颈丛	前中后斜角肌			■	■	■	■	■	■		⬠																
颈丛	胸锁乳突肌	■	■	■								⬠															
颈丛	上中下斜方肌		■	■	■							⬠															
颈丛	膈肌			■	■	■							⬠														
臂丛	前锯肌					■	■	■	■					⬠													
臂丛	菱形肌				■	■									⬠												
臂丛	锁骨下肌					■	■									⬠											
臂丛	冈上肌				■	■	■										⬠										
臂丛	冈下肌				■	■	■										⬠										
臂丛	肩胛下肌					■	■	■										⬠		⬠							
臂丛	背阔肌						■	■	■										⬠								
臂丛	大圆肌					■	■	■												⬠							
臂丛	胸大肌上部						■	■	■	■											⬠						
臂丛	胸大肌下部						■	■	■	■											⬠	⬠					
臂丛	胸小肌						■	■	■	■												⬠					
腋神经	小圆肌					■	■																⬠				
腋神经	三角肌					■	■																⬠				
肌皮神经	喙肱肌						■	■																			
肌皮神经	肱二头肌					■	■																	⬠			
肌皮神经	肱肌					■	■																	⬠			
桡神经	肱三头肌						■	■	■	■														⬠			
桡神经	肘肌							■	■															⬠			
桡神经	肱肌小部					■	■																	⬠			
桡神经	肱桡肌					■	■																	⬠			
桡神经	桡侧腕伸长短肌						■	■	■	■														⬠			
桡神经	旋后肌					■	■	■																⬠			
桡神经	指总伸肌						■	■	■															⬠			
桡神经	小指伸肌						■	■	■															⬠			
桡神经	尺侧腕伸肌						■	■	■															⬠			
桡神经	外展拇长肌						■	■	■															⬠			
桡神经	拇短伸肌						■	■	■															⬠			
桡神经	拇长伸肌						■	■	■															⬠			
桡神经	示指伸肌						■	■	■															⬠			
正中神经	旋前圆肌						■	■																		⬠	
正中神经	桡侧腕屈肌						■	■	■																	⬠	
正中神经	掌长肌						■	■	■	■																⬠	
正中神经	指浅屈肌							■	■	■																⬠	
正中神经	指深屈肌ⅠⅡ							■	■	■																⬠	
正中神经	拇长屈肌						■	■	■	■																⬠	
正中神经	旋前方肌							■	■	■																⬠	
正中神经	外展拇短肌						■	■	■	■																⬠	
正中神经	对掌拇短肌						■	■	■	■																⬠	
正中神经	拇短屈肌浅头						■	■	■	■																⬠	
正中神经	蚓状肌ⅠⅡ						■	■	■	■																⬠	
尺神经	尺侧腕屈肌							■	■	■																	⬠
尺神经	指深屈肌ⅢⅣ							■	■	■																	⬠
尺神经	掌短肌							■	■	■																	⬠
尺神经	外展小指肌							■	■	■																	⬠
尺神经	小指对掌肌							■	■	■																	⬠
尺神经	指短屈肌							■	■	■																	⬠
尺神经	掌侧骨间肌								■	■																	⬠
尺神经	背侧骨间肌								■	■																	⬠
尺神经	蚓状肌ⅡⅣ							■	■	■																	⬠
尺神经	拇短内收肌								■	■																	⬠
尺神经	拇短屈肌深头								■	■																	⬠

表 4-1-3-4 神经节段定位诊断特征简表

神经根	椎间隙	椎间盘	痛区	牵涉痛	感觉异常	肌力减退	反射改变	影像学改变
C_4	C_{3-4}	C_{3-4}	后枕项与冈上，枕大神经痛	颈、肩	颈与后枕部麻木	颈项与冈上肌无力与萎缩	正常	均要有颈椎X线正侧双斜位等片、三维CT与MRI扫描等资料，必要时应做椎动脉血管成像等检查，与临床表现相结合做出病变神经诊断
C_5	C_{4-5}	C_{4-5}	颈下及肩上，三角肌，肱二头肌	肩和上臂	上臂外侧（腋神经）	肩部	二头肌↓	
C_6	C_{5-6}	C_{5-6}	肩及肩胛内缘，腕伸肌，肱二头肌	前臂桡侧	前臂外侧（同上），拇指	二头肌、肱桡肌、腕伸肌	二头肌↓	
C_7	C_{6-7}	C_{6-7}	腕屈肌指伸肌，肱三头肌	前臂背侧	示中指	三头肌	三头肌↓	
C_8	C_7–T_1	C_7–T_1	臂和臂内侧，手内在肌	前臂尺侧	前臂内侧与皮神经环小指	手内在肌	正常	

2. C_{4-5} 椎间隙（C_5 神经根）受累　表现为颈部疼痛，沿肩顶→上臂外侧→前臂桡侧→腕部放射痛或麻木；并可出现冈上肌、冈下肌、肱三角肌、肱二头肌、肱桡肌、喙肱肌、桡侧腕伸肌无力或萎缩。以三角肌受累最明显，可伴有 C_4、C_5 椎旁肌压痛。

3. C_{5-6} 椎间隙（C_6 神经根）受累　表现为沿上肢外侧和前臂桡侧至拇指、示指的放射性疼痛和麻木，受累肌广泛，有肱二头肌、旋后肌、桡侧腕伸肌、旋前圆肌及掌、指屈肌群共 30 余块肌无力或萎缩。以肱二头肌受累最明显，并有腱反射障碍。但三角肌不受影响。C_{5-6} 椎旁肌有压痛。

4. C_{6-7} 椎间隙（C_7 神经根）受累　表现为疼痛与麻木沿上肢外侧和前臂桡侧放射到示指和中指，受累肌与 C_{5-6} 相似，但以肱三头肌最明显，并有腱反射障碍。C_{6-7} 椎旁肌和肩胛提肌压痛。

5. C_7–T_1 椎间隙（C_8）受累　表现为上肢疼痛或麻木，沿上臂内侧和前臂尺侧放射至无名指和小指。受累肌集中在手和前臂。C_7–T_1 椎旁肌和肩胛内下缘压痛。肱二头肌、肱三头肌无明显改变。

以上所述为单一椎间隙病变引起单一神经根受压的临床表现。而颈椎病常是多个节段复合病变，所以临床表现要比单一病变复杂，但总会有病变较突出的节段，其神经根受压的临床表现当更突出。需注意的是，即使一个椎间隙（或椎间盘）发生病变，比如 $C_{4\sim7}$ 的任何一个神经根发生刺激或压迫病变，都可引起由 $C_{4\sim7}$ 神经根支配的前斜角肌的痉挛。前斜角肌痉挛则压迫臂丛神经而产生第 8 颈神经根区（尺神经区）的症状，出现无名指及小指麻木，感觉减退或骨间肌萎缩。

另外，通过动物实验研究发现，颈椎病脊髓受压（脊髓型颈椎病）时，受压的部位与临床表现有一定的规律，并对此进行了分型：

Ⅰ型（中央型；上肢型）：是锥体束深部先被累及，因该神经纤维束靠近中央管处，故又称为中央型。症状先从上肢开始，之后方波及下肢。其表现是，74% 的病人上肢症状为初发，指尖麻木，用筷子、写字、系扣子困难。颈椎病变与手指麻木的定位如下：

C_{3-4}：1~5 指麻木；

C_{4-5}：1~3 指麻木；

C_{5-6}：3~5 指麻木；

C_{6-7}~C_7-T_1：手指很少麻木。

Ⅱ型（周围型；下肢型）：指压力先作用于锥体束表面，使下肢先出现症状。当压力持续增加波及深部纤维时，则症状延及上肢，但其程度仍以下肢为重。病变扩大至侧索后部白质。主要表现为下肢痉挛步态。

Ⅲ型（前中央血管型；四肢型）：即上、下肢同时发病者，主要是由于脊髓前中央动脉受累所引起，病变扩大至全部侧索。主要表现是足尖、下肢与躯干下部的麻木，排尿障碍。

三、影像学检查

（一）X 线摄片

颈椎要摄取正位、侧位、双斜位及开口位五位像，必要时亦可加摄颈椎功能位（过伸、过屈侧位）像或下颌颤抖位像。这样，可以较全面的观察颈椎的病变。其意义分述如下：

1. 颈椎正位像　可显示第 3~7 颈椎。可见椎体，侧块，椎弓根，椎板和棘突。椎体上缘两侧骨端微上翘，呈斜面向内的小突起，称钩突。钩突指向椎间管和肋横突孔。第 2~6 颈椎棘突分叉。第 7 颈椎棘突无分叉，其横突斜向外下方与第 1 胸椎的横突方向相对，具有重要的定位特征。在病理状态下可见颈椎侧凸、椎体左右或侧方倾斜或侧旋移位、关节间隙宽窄不对称、棘突偏歪等改变。

钩椎关节增生，在正位片上可以清楚观察到。钩突可以向上、向后外增生变尖、变大；最严重的是横向增生。横向增生最易产生对椎动脉、神经根的压迫。

钙化的喉软骨，低密度的气管和咽腔，还有舌骨与颈椎的重叠影像，读片时要注意。

2. 颈椎侧位像

（1）颈椎侧位像摄片要求：要求中立位（称科研位或自然位）侧位像，即病人直立或坐位、躯干挺直，两肩尽量下垂（可手提沙袋等重物），充分暴露颈部，目视水平前方，头不可前屈或后仰，侧面对 X 线管球；X 线管球中心线对准第 4 颈椎水平；片焦距离为 1~1.5m。即使下颌骨与椎体有少许重叠也不影响观片。侧位片可显示全部颈椎的侧位影像。枕骨下方是寰椎，C_1 影像由前向后依次可见：前弓前结节，寰齿前间隙、齿状突、寰枕关节侧位影像、寰椎后弓和寰椎后结节；$C_{2\sim7}$ 可见椎体、椎管、椎间关节、棘突及椎体间的椎间隙等影像，并可见整个颈椎的屈度。

（2）颈椎的曲度：齿状突前缘寰椎后弓的前缘向上延于枕骨大孔的前后缘，齿状突的前后缘向下延于椎体前后缘，齿状突的上方为枕骨大孔。寰椎后弓的前缘向下延伸为椎管的后缘。这样由齿状突前、后缘和寰椎后弓的前缘形成了三条延续的自然前凸的弧线，除 C_{1-2} 外，三条弧线基本平行。正常时，不管屈、伸均保持平行状态。正常的椎体前、后缘呈整齐的弧形连线。

颈椎曲度的测量及意义——Borden 氏测量法（图 4-1-3-2）：自枢椎齿状突后上缘到 C_7 椎体后下缘画一直线为 A 线，沿颈椎各椎体后缘画一弧线为 B 线，在 A、B 两线间的最宽处画一 A 线的垂直线为 C 线，C 线的长度即为颈椎生理曲线的深度。C 为正值时，颈椎为“前凸”，为正常生理曲度或曲度过大。C 为 0 值时称“变直”，即颈椎生理曲度变直。C 为负值时，称“反弓”，即颈椎生理曲度反曲。此测量法正常值为：C=（12±5）mm。此法为目前公认的客观、准确的颈椎曲度测量法。

颈椎曲度的改变能较准确地反映颈椎整体功能的变化。当颈椎病初发或颈椎病产生症状时，往往有颈椎曲度的变化。常见为生理屈度变直或反张。而常见的症状则是颈部酸困不适或活动受限。这种征象多在颈椎产生严重退变之前就已出现，因而对颈椎病的早期诊断具有重要价值。正常人，颈椎曲度随着年龄的增长而减少。因而，临床评价颈椎曲度应结合年龄判断。在颈椎尚未发生明显退变时，颈椎曲度是反应颈椎平衡的重要指征。对于青年病人来说，颈椎曲度的改善与症状、体征的消失呈明显正相关。此时的治疗应以恢复颈椎曲度为重要目标。随着年龄的增长，椎体骨质增生、韧带钙化、骨质疏松等改变会日益显著，当颈椎生理应力状态完全改变时，颈椎曲度只在其中参与完成部分受力作用机制，此时，颈椎曲度只宜作为参考观察指标。

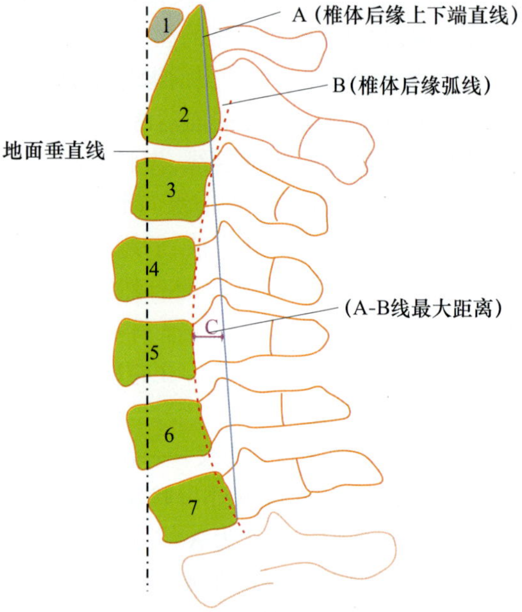

Borden颈椎屈度测量法示意图

图 4-1-3-2

亦有人将 Borden 氏测量法的颈椎曲线表示如下：

弧顶在 C_5 椎体的后上缘者为正常；弧顶在 C_4 椎体的后上缘以上者为颈椎弧顶上移；弧顶在 C_6 椎体的后上缘以下者为颈椎弧顶下移。

弧高（C 线距离）为（12 ± 5）mm 范围者为正常；弧高 >17mm 为颈椎曲度加大；弧高 <7mm 为颈椎变直；弧高为负值时为颈椎反张。

McRae 线测量（图 4-1-3-3）：在颈椎侧位片上，由枕骨大孔前、后缘做连线，称 McRae 线。正常 McRae 线与沿颅底斜坡划线的交角不超过 145°，如大于此值为扁平颅底，如齿状突的顶点超过 McRae 线，证明有颅底凹陷。

颈椎各种移位表现（图 4-1-3-4）：$C_{3\sim7}$ 双侧关节突，相互重叠呈一个骨骼影像，上关节突上端在上一椎体后缘后面，棘突间呈均匀的间距。在病理情况下可观察到椎体、椎弓根、关节突和棘突等的各种变化，分述如下：

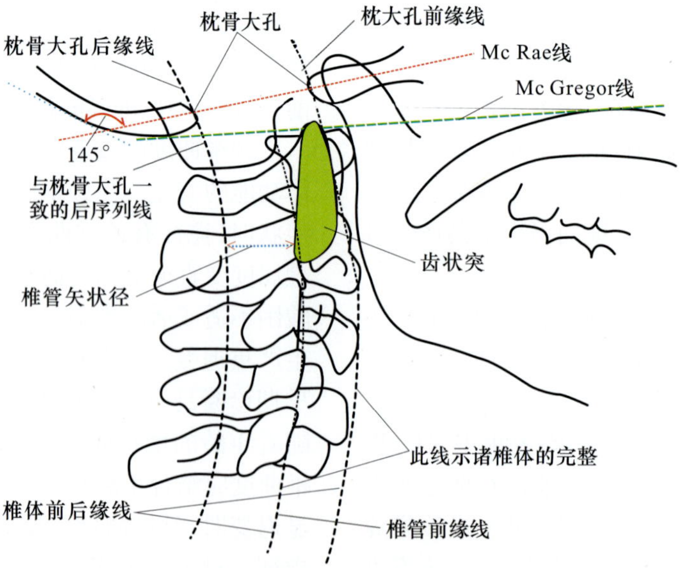

颈椎颅底各径线测量示意图

图 4-1-3-3

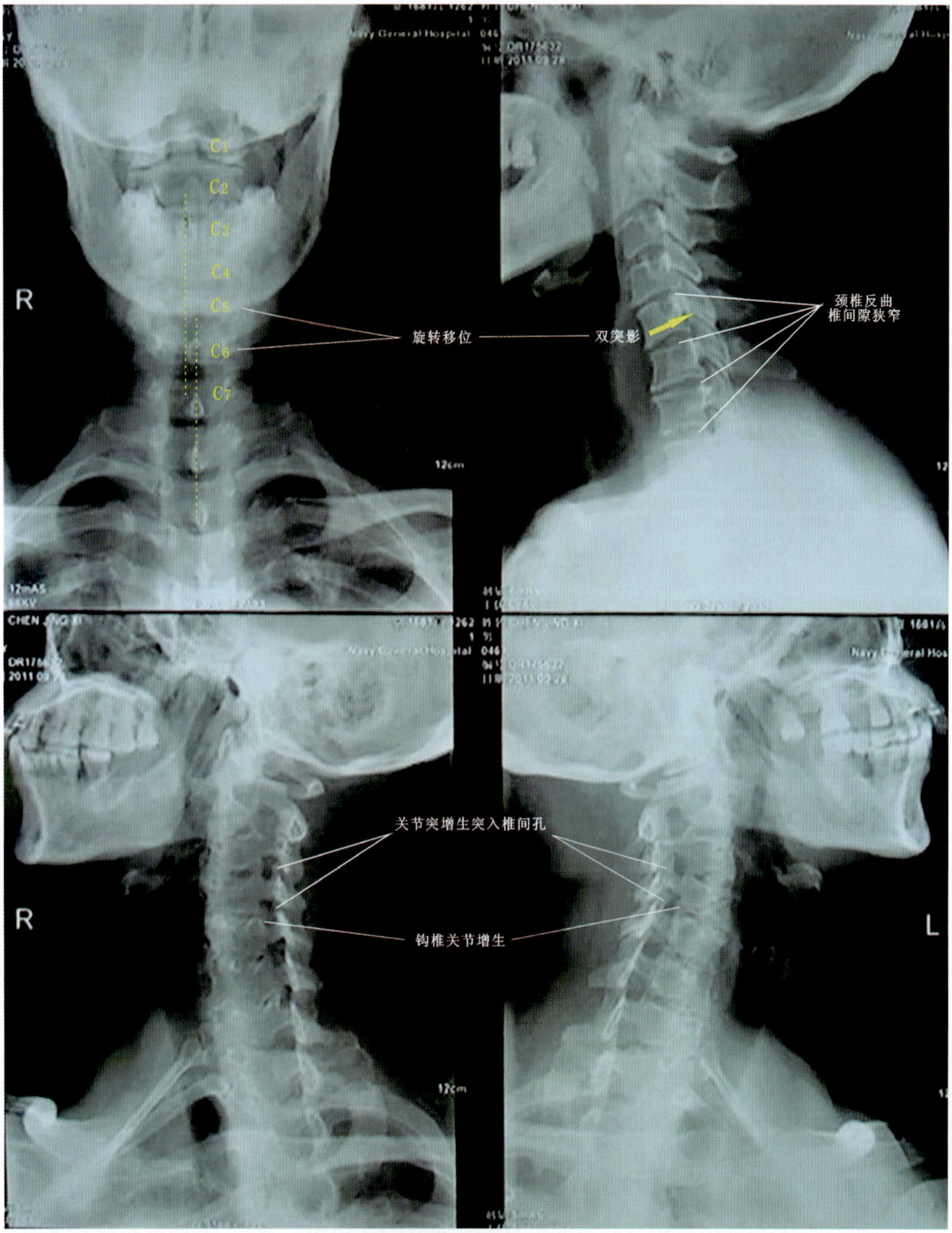

颈椎病放射诊断DR四位片

图 4-1-3-4

(3)椎体移位的表现

1)椎体向前移位时,称前后移位,表现是上、下椎体的后缘不在一条弧线上,移位以上的椎体在下一椎体的前方,其移位的程度可按腰椎滑脱分度方法计算。

2)椎体向后移位时,称后前移位,表现是移位以上的椎体后缘在下位椎体的后方,而上、下椎体的后缘不在一条弧线上,计度方法同上。

3)椎体旋转移位时,因椎体不是绝对圆形,故在椎体后缘可呈现“双边”影。

(4)关节突移位的表现:患椎旋转移位时,上关节突突入上一椎体后缘,另一侧上关节突在其后方,关节突后缘呈现“双凸”影。

(5)椎弓根移位的表现:当椎弓根切迹发生旋转移位时,椎弓根切迹呈现“双凹”影,或称“切凹”影。

附:椎体水平移位正常范围(见表4-1-3-5)

表4-1-3-5　椎体水平移位正常范围表(mm)

年龄	节段									
	C_{2-3}		C_{3-4}		C_{4-5}		C_{5-6}		C_{6-7}	
	男	女	男	女	男	女	男	女	男	女
1	2.56	2.96	3.43	3.01	3.43	3.13	3.17	3.20	2.45	1.98
20	2.43	2.44	3.17	2.78	3.35	3.17	3.14	3.23	1.81	1.93
30	2.15	2.71	3.20	2.90	3.19	3.06	3.18	2.06	1.92	1.60
40	1.96	2.04	3.15	3.07	3.54	3.33	2.48	2.68	1.37	1.59
50	1.05	2.37	2.65	3.11	3.32	2.80	2.10	3.48	1.40	1.85
60	1.92	1.91	2.36	2.98	2.98	3.79	2.53	1.72	0.91	1.64

(6)棘突移位的表现

1)棘突向上、下方轻度移动,即相邻上、下棘突间距不等。

2)患椎前倾时(俯旋)相邻棘突间距上窄下宽,后仰(仰旋)时上宽下窄。

3)上下两个棘突间距缩小并相贴在一起者,称“吻性”棘突。

4)棘突后方可见项韧带钙化影或小骨块影说明软组织曾有外伤出血等病变。

(7)在侧位片上“双影”的意义:在椎体后缘、关节突关节、椎弓根处呈现的“双边”“双凸”“双凹”影,在颈椎旋转移位的诊断上具有重要意义:

1)一个或两个颈椎间呈现有“双影”,而其上、下颈椎却显影正常,表示该“双影”处的颈椎有旋转移位。

2)上部颈椎显影正常,而下部颈椎呈现“双影”或相反,表示其交界处有旋转移位。

3)颈椎的一个或两个脊椎显影正常,而其余部分均有“双影”现象,表示显影正常的颈椎有旋转移位。

4)如全部颈椎均呈“双影”现象,系属投照位置不正之故,无临床意义。

(8)椎体仰俯移位的表现:以移位椎体的前缘为准,椎体前缘向上移位者为仰旋移位,而向下者称俯旋移位,上仰下俯移位者可在椎体后缘形成成角畸形,如椎间隙狭窄则成角更为明显。

(9)椎间隙变窄:为椎间盘变性、变薄

或髓核突出所致，故可直接引起颈椎病症状，如暂时代偿无症状，但终将导致症状的发生。椎间隙变窄常伴随椎体前缘唇突增生，有的还很大，多有椎间盘突出，此改变是椎间盘突出、椎管狭窄等病变的间接诊断条件。

(10) 钩椎关节的表现：椎体后上角稍尖耸，与上一椎体的后下角重叠，此处相当于钩椎关节。钩椎关节可以变尖、变钝，甚至融合，尤其是横向增生，均可压迫椎动脉和神经根，引起严重的临床表现。

(11) 寰齿前间隙：正常为 0.7~3.0mm，成人为 1~2mm，不超过 3mm，儿童稍宽些，不超过 4mm，否则提示寰椎前脱位。

1) 颈椎斜位片（图 4-1-3-5）

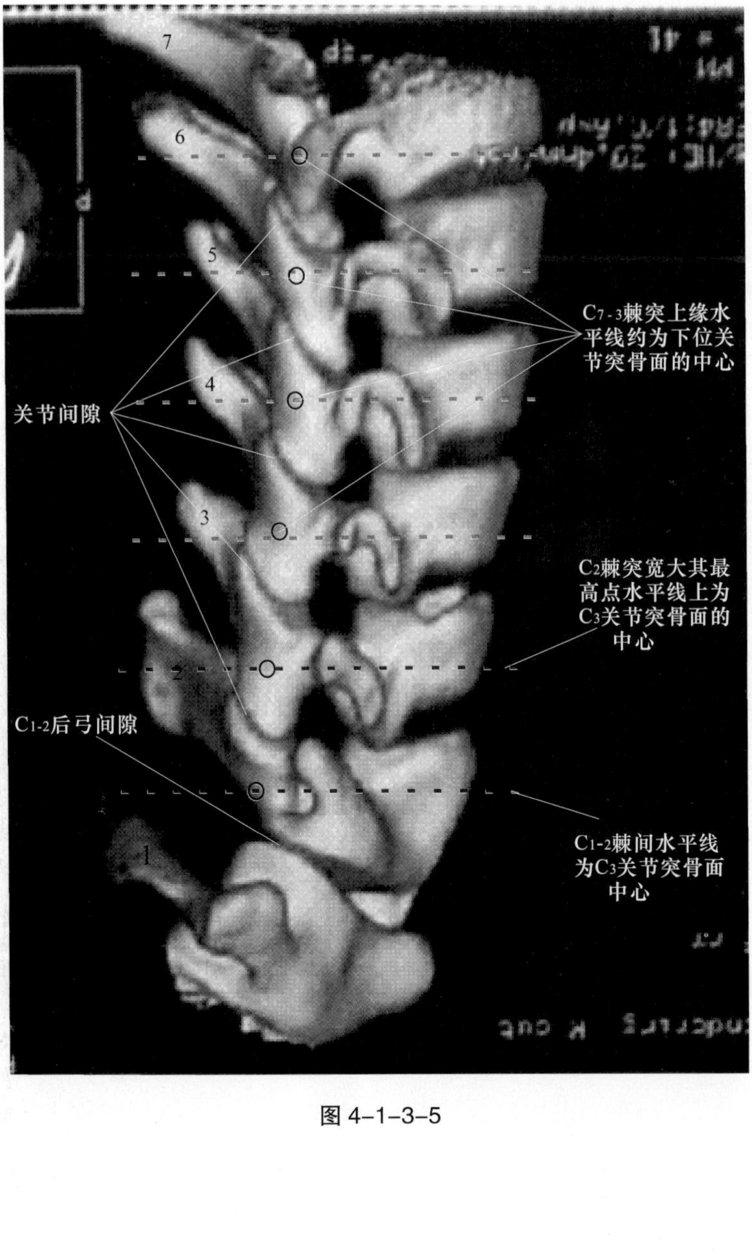

图 4-1-3-5

正常时可清晰显示颈椎各椎间管的形态，呈现光滑的卵圆形影。当患椎有旋转移位时，上关节突移向前上方，椎间管则变成椭圆形影。在斜位像上可较清楚地观察到关节突关节和钩椎关节。在椎间管的棘突侧可见关节突关节有骨质增生或关节突凸入椎间管内。

2）张口位片（图 4-1-3-6）：投照要求病人仰卧，头后仰，使上门齿咬合面与乳突尖端的连线垂直于台面，口尽量张大，中心 X 线通过上、下门齿的中间达于暗盒的中心。如患者头不能后仰，可倾斜管球，使中心 X 线平行于上门齿咬合面与乳突尖的连线，达于暗盒中心。两种方法，效果相同。

3）正常人开口位片：可显示齿状突与寰椎两侧块之间的间隙完全相等者约占半数，余者均有偏斜，其范围在 0~7mm。正常枢椎两侧上关节面应对称，其延长线相交于齿状突中轴线上。以此点连结两上关节面的外下缘可构成等腰三角形，少数可不等长或不对称。少数人寰齿关节面还可以不平行，间隙不对称或外侧缘不连续。如使寰齿关节向右旋转，左侧侧块接近齿突，而右侧远离，左侧侧块变宽，右侧变窄，同时左侧寰齿关节间隙变宽，右侧变窄。如使寰齿关节向左旋转，则出现相反变化。因此，在阅读颈椎开口位片时，一定要注意 X 线片与临床的密切结合，不要把齿突正常位置上的变化当做病变，造成误诊、误治。

4）颈椎功能位（动力位）片

①颈椎过伸、过屈侧位像，可显示患椎失稳后的移位。

②寰椎前移，寰齿间距增大，寰椎椎管前后径减小。

③上颈椎有先天性畸形的病人，前屈位时寰椎前移的程度比较严重。

④颈椎失稳测量：Ⅰ法（图 4-1-3-7）：侧位片，引各椎体下缘的延长线，测量相邻两线的夹角。正常 <11°，颈椎失稳 >11°。

Ⅱ法：侧位片，测量上一椎体的后下缘与下一椎体的后上缘延长线之间的距离。正常为 2~3mm，超过 3.5mm 为怀疑颈椎失稳。

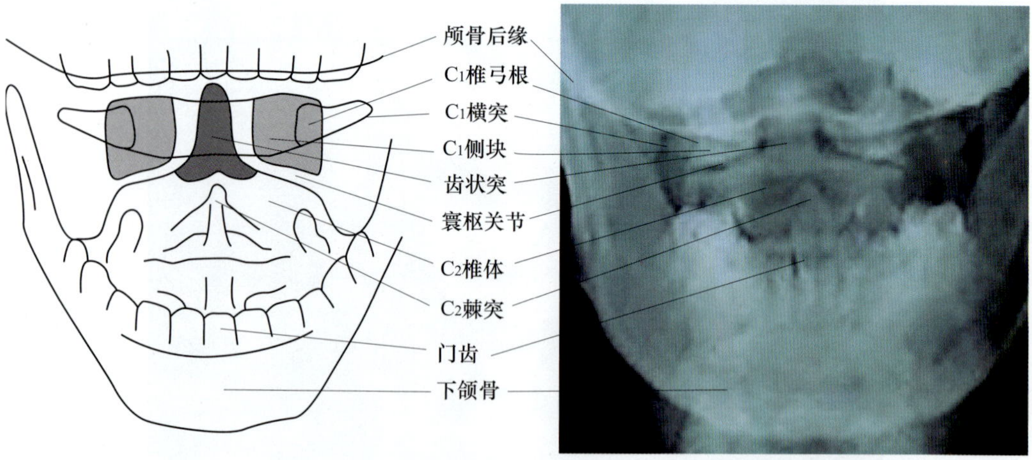

图 4-1-3-6

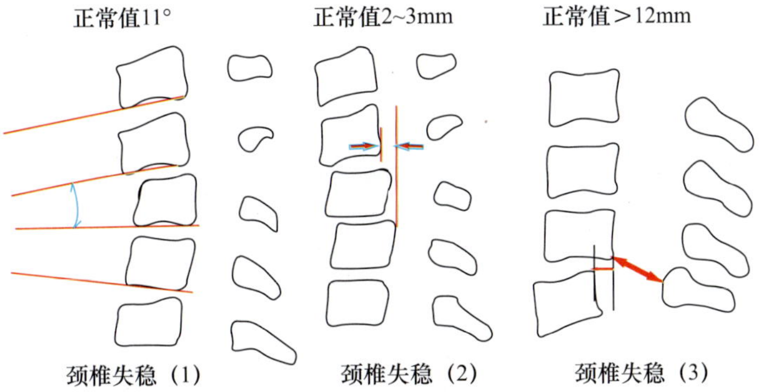

图 4-1-3-7

Ⅲ法：颈椎中立位侧位片及颈椎动力位片上，测量上一椎体后下角与相邻下一椎弓前上缘间的距离。正常范围 >12mm。此值 <12mm 即构成动态性颈椎椎管狭窄。动态性颈椎椎管狭窄是脊髓型颈椎病的重要发病原因之一。

5）颈椎下颌颤抖位片：可弥补颈椎正位像的不足，使第 1、2 颈椎显示出来，可以整体观察全部颈椎情况。投照方法是：在投照颈正位像时，病人连续、快速、均匀地做张闭口运动。这样，在照片上，上、下颌骨呈模糊状态，$C_{1\sim7}$ 的正位像则全部显示出来，可以显示齿状突状态，但影像不如常规方法清晰。

（二）CT 检查

可显示椎间盘突出、骨质增生、椎体后骨刺、后纵韧带骨化、黄韧带肥厚或钙化、椎管大小等椎管内部各部分的变化。

（三）MRI 检查（图 4-1-3-8）

矢状位 T_1 加权像能良好的显示出椎间盘突出的方向、椎体后缘椎间盘突出、硬脊膜后突、邻近脊髓受压征象。当后纵韧带压迫脊髓时，在矢状面与轴面上都很清楚，只是钙化的后纵韧带呈无信号区；脊髓受压内陷，并可清楚地显示颈椎管狭窄；脊髓在数个间盘处受压时则呈串珠状，使椎管和蛛网膜下腔狭窄，在正中矢状面的 T_2 加权像上最清楚。颈椎间盘在数个椎间隙处变扁，轻度脱出，髓核与脱出的碎片位于脊髓与椎体后缘之间。

在影像学上，有两点值得注意：

1. 在颈椎病的诊断中，影像学有极大的定位诊断价值。特别是在椎动脉型颈椎病的定位上具有重要意义，是个不可或缺的参考资料。

2. 一些专家指出，X 线片的表现不一定与临床症状完全一致。很早以前已经发现，“骨刺已经刺入椎间管内，不一定造成对神经根的刺激；而未见骨刺侵入椎间管，也不能排除它对神经根的刺激。在无症状的病例中，50 岁年龄组中有 20% 在 X 线片上显示有椎间盘病变；70 岁年龄组中有 75% 的人有变性。在关节突的病变中，关节突关节发生变性时可不伴有重要的椎间盘变性，此种变化是由于颈椎的力学改变所致”。同时还指出，“许多人有显著颈椎与骨关节变化，而未出现症状；也有不少具有脊髓病变症状的人几乎没有颈椎病的放射学所见”。正因为如此，更应该多种影像学资料相互印证，并与临床相结合才能得出正确结论。

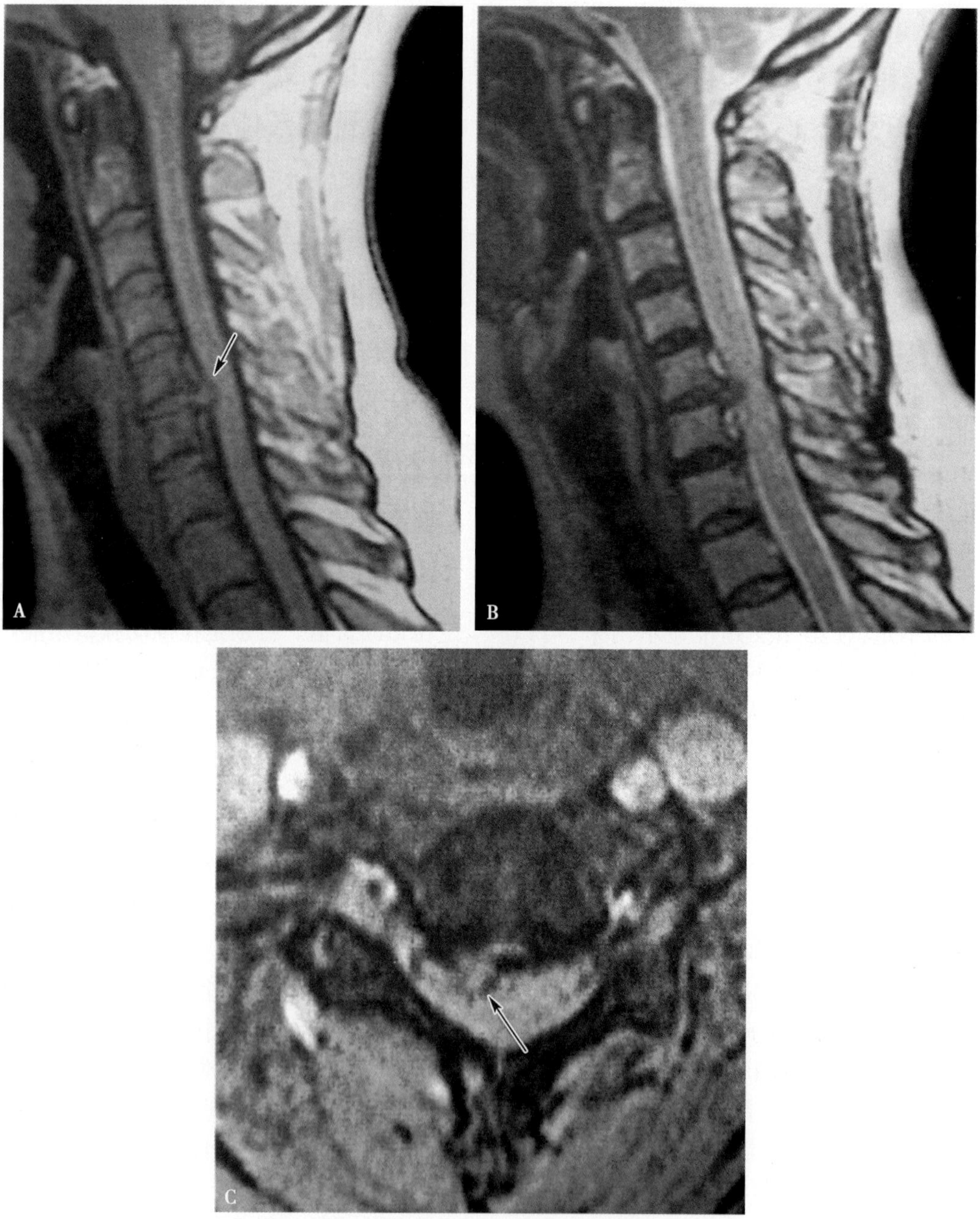

图 4-1-3-8

第四节 颈椎病的分型

针刀微创手术采取两种分类法，即在疾病的诊断上，应用临床表现的来源即受压组织的分型法；而在针刀微创手术治疗上，则以颈椎各部位的病理改变为依据进行分型，以便对各型施行有针对性的治疗。

一、以受压组织的临床表现分型

根据颈部软组织和骨组织的病理改变对神经根、椎动脉、交感神经以及脊髓所造成的刺激和压迫所产生的临床表现，可将颈椎病分成以下各型：

1. 颈（局部）型　以颈肌损伤与颈椎屈度改变为主要病变，青年多见。

2. 神经根型　以椎间管变窄为主要病变，多发于30岁以上。

3. 椎动脉型　以钩椎关节移位和骨质增生为主要病变，可发生于各年龄段。

4. 交感型　以颈椎的屈度、移位等病变致交感神经受激惹为主要病变，可发生于各年龄段。

5. 脊髓型　由于软组织或骨组织的病变引起脊髓受压而发病，多见于中老年人。

6. 食道受压型　颈椎体向前增生突出，压迫食道，产生吞咽困难，多见于中老年人。

7. 后纵韧带骨化型　后纵韧带骨化挤压脊髓而产生，多见于50岁以上者。

8. 椎间盘钙化型

9. 混合型　为以上各型的不同组合。

以上各型颈椎病，可发生于任何一个节段。如不能提供具体病变和病变具体部位（节段），对针刀微创手术治疗的指导意义不大。

二、以组织的病理改变为依据分型

根据颈椎的肌、腱、韧带、腱围结构，以及骨、关节等病理改变所导致的神经根、脊髓、交感神经、椎动脉等的损害而形成不同的病变，可将颈椎病分为下述各种类型：

（一）软组织病变型颈椎病

以软组织病变为主所致的颈椎病有：

1. 寰枕后肌筋膜挛缩型颈椎病（主要压迫椎动脉及第1枕神经）。

2. 椎枕肌痉挛型颈椎病（主要压迫第1、2脊神经后支，即第1枕神经——枕下神经和第2枕神经——枕大神经及椎动脉）。

3. 项韧带、关节囊钙化型颈椎病。

（二）骨移位型颈椎病

这一型颈椎病骨移位的变化可呈各种形态。

1. 寰齿关节移位型　包括旋转移位、左右移位、前后移位等型。

2. 颈椎前后移位型　亦可称颈椎滑脱（滑椎），其程度可大可小，分度方法与腰椎滑脱分度法一致，请参阅第七章“腰椎滑脱症”。

3. 颈椎旋转移位型　在躯干纵轴线上的左右旋转移位。

4. 颈椎平行移位型　在水平面上的前后、左右平行移位。

5. 颈椎侧旋移位型　在水平面上左右侧方旋转移位。

6. 颈椎仰俯移位型　在矢状面上的仰旋、俯旋移位。

7. 颈椎成角移位型　向前凸或后凸成角，其角可大可小。

（三）颈椎骨增生型

1. 关节突关节增生。

2. 钩椎关节增生。

3. 椎体前缘的唇突及椎体后缘的骨赘，以及椎体周围的骨质增生。

（四）椎管内型

1. 椎管功能性狭窄。

2. 椎管发育性狭窄。

3. 黄韧带肥厚。

4. 侧隐窝狭窄。

5. 后纵韧带钙化。
6. 椎间管狭窄。
7. 椎间盘突出。
8. 椎间盘骨化等。

(五)复合型

上述两型或两型以上复合存在。

本分型法的特点是:分型与针刀微创手术治疗全面结合,以分型指导治疗,针对性极强。不管是神经根型、椎动脉型、交感型或脊髓型颈椎病都有可能是上述各种病理改变所致,所以,都可以用针刀微创手术的方法进行治疗。

第五节　颈椎病的鉴别诊断

颈椎病是一个十分复杂的疾病,它的表现可以涉及头、颈、肩、背与四肢,又可以波及部分内脏。所以鉴别诊断比较复杂。

1. 神经根型颈椎病　应与胸廓出口综合征、肘管综合征、桡管综合征、尺管综合征、腕管综合征等鉴别。但这些病变均有局部改变而致该部的神经受到卡压,与颈椎间盘突出、钩椎关节增生等原因压迫颈椎神经可有明显区别。

2. 椎动脉型颈椎病　与梅尼埃病、眼肌疾病的鉴别比较困难。应首先除外眼科疾病,并应以颈椎的动力位片、椎动脉造影与MRI等手段,来判断椎动脉狭窄、迂曲或栓塞不通等来建立椎动脉型颈椎病的诊断。

3. 交感型颈椎病　临床征象极为复杂,常有类似于神经官能症的表现,也很少有明确的客观的诊断依据。故首先应除外心脑血管疾病。然后,应摄取颈椎动力位X线片,如有颈椎不稳表现时,再用0.5%利多卡因行颈椎硬膜外阻滞后,原有症状消失者即可诊断此病。但此法有风险,临床须慎用。

4. 脊髓型颈椎病　应与以下各病症做鉴别诊断:

(1)肌萎缩侧索硬化症:脊髓型颈椎病多发于50岁以上,而本病多发病于40岁左右;此病多发病隐匿,病情进展缓慢;常以肌无力改变为主要症状,一般无感觉障碍。肌萎缩以手内在肌明显,并由远端向近端发展而出现肩部与颈部肌萎缩,而颈椎病则罕有颈肌萎缩者。

(2)脊髓空洞症:此病为脊髓内空洞形成,白质减少,胶质增多。多在青壮年发病。病人出现感觉分离现象:即痛、温觉消失,而触觉与深感觉存在。因出现关节神经营养障碍,无疼痛感觉,产生关节骨质破碎脱落现象,出现关节活动范围增大或异常运动,即所谓夏柯氏(Charcot)关节。MRI示脊髓内有与脑脊液相同之异常信号区。为了突出重点,请阅表4-1-5-1。

表4-1-5-1　鉴别诊断表

病名	相似表现	不同表现	特异诊断
脊髓空洞症	与中央型脊髓受压相似	好发年轻人,痛温觉消失,触觉存在,呈感觉分离现象(具有特殊诊断价值)	痛温觉减退或消失,其部位绝不对称,MRI可见脊髓空洞
肌萎缩性侧索硬化症	与脊髓侧索受压症相似	先出现两手明显肌萎缩,后不能曲肘抬肩,由手向近端发展,下肢肌萎缩,无力,无感觉障碍,下肢可挛痉和出现病理反射,舌肌萎缩可说话不清,呼吸道梗塞	脊髓造影畅通,无梗塞,上肢无病理反射

续表

病名	相似表现	不同表现	特异诊断
脊髓肿瘤	压迫脊髓的症状	进行性由下肢发展至四肢，感觉运动障碍同时出现，进展快	X线可见椎间管扩大，椎体或椎弓破坏，脑脊液蛋白↑
胸廓出口综合征	上肢麻木疼痛	臂丛和锁骨上动静脉在胸廓上口和胸小肌喙突止点处受压，上肢麻痛肿胀，桡动脉搏动减弱	X线显示第7肋横突增大或有颈肋
梅尼埃病	眩晕	剧烈眩晕伴恶心呕吐，同时有耳蜗症状严重耳鸣耳聋和规律性水平眼震，眼震与眩晕同消长	发作性和复发性，神经系统检查无异常

(3) 心绞痛：胸部痛或肩、背、腹痛伴呼吸困难，胸骨后疼痛，短暂而具恐怖性(参见表4-1-12-1)，心电图可有相应改变，胸大肌痛处封闭处理，胸痛不能消失。而颈椎病可有X线及CT的改变。神经官能症可有相似之处，症状繁多，多与情绪有关，反复检查确无神经根和脊髓受压表现。

第六节 颈椎病的治疗

一、针对性的治疗

针刀微创手术对颈椎病的治疗是极有针对性的。不管如何分类、分型，在治疗上应从两方面考虑，即骨组织和软组织。目前，少数病人采用手术疗法，即做椎板减压、松解术加融合术。此种治疗方法多用于重症颈椎病或其他方法治疗无效者。在椎板减压的同时可以行颈椎融合术，人工将其病理性移位予以固定。其目的是消除异常的应力作用。这种疗法，由于几个颈椎运动单位的骨组织已被融合成为一体，也就无应力可言，自然消除了相应部位的异常高应力，同时颈椎的活动度将减少。据报告，这种做法可以使骨赘吸收，或者骨赘不继续增大或有萎缩的趋势，并已为中外专家们所证实。但这样的做法付出太多，效果并非均很理想，有统计资料能够说明这一问题。同时，手术的难度和风险也大，真正需应用手术治疗的颈椎病不到5%。因此说，绝大部分的颈椎病应行非手术疗法治疗。

另一方面是从软组织方面着手。由于颈部软组织应力的改变(异常的高应力)，引起了骨组织的病理变化，可造成骨的移位、骨赘增生、椎管狭窄等；可使脊髓、神经根、椎动脉等受压，使交感神经等受到激惹而产生肌、腱、关节囊、血管等的痉挛，甚至形成恶性循环。故从解除软组织的异常高应力着手进行治疗是一条可行之路，应该取得较好的疗效；事实证明，确实可以取得明显的治疗效果。

在从软组织着手治疗颈椎病的方法中，又可有多种方法，最常用的有颈牵引法，推拿手法、神经阻滞疗法等。这些方法，由于没有从根本上解决引起颈椎病的关键问题——异常高应力问题，所以取得的疗效甚微。针刀微创手术的治疗则是应用针刀松解术来消除各部组织的异常高应力；然后，再应用牵引或其他手法予以复正。这较全面地解决了颈椎病这一难题。针刀微创手术治疗颈椎病，从理论上说是符合颈椎病的发病机制的，是治本的方法；在临床实践上，疗效确切。只要真正掌握颈椎病的针刀微创手术治疗技术，其疗效是任何保守疗法无法相比的。当然，针刀微创手术不可能解决颈椎病所有的问题，但它确实是一个治疗多型颈椎病的行之有效的好方法。

二、适应证和禁忌证

（一）适应证

1. 各型颈椎病均可行针刀微创手术治疗，包括脊髓型。也就是说，除5%左右需手术治疗的病人外，95%以上的颈椎病均适合针刀微创手术治疗。

2. 病情重，年龄大，被拒绝手术治疗者也可考虑针刀微创手术治疗。

3. 有高血压、糖尿病、心脏疾病等慢性病者，只要适当控制病情后，均可行针刀微创手术治疗。在做好病人的思想工作，消除紧张、恐惧心理后，针刀微创手术操作对病人的干扰较小，并不会给病人增加多少负担，事实证明是可行的。

（二）禁忌证

1. 针刀微创手术一般禁忌证。

2. 四肢不全瘫痪，骨性改变严重，估计通过软组织针刀微创手术不能取得疗效者。

3. 身体状态极度不佳，且有大小便失禁者。

4. 经针刀微创手术系统治疗疗效不佳，有进展、恶化者。

5. 合并有严重内脏疾病，如严重高血压、糖尿病等而无法控制者。

6. 精神病患者。

三、疗程安排

颈椎病是疑难疾病，针刀微创手术治疗要有一个过程。因此，应有比较周到的安排。一般以3次为1个疗程，每次间隔7~10天。如果尚未治愈，可以再进行1~2个疗程。

关于颈椎牵引：C_{2-3}椎间关节面与水平面成向前开放的40°~45°角，下颈部关节面趋于水平位（C_7~T_1关节突关节只有10°左右）。加之关节囊较宽大松弛，故活动范围较大，受暴力时脱位最为常见而少致骨折。由于关节突不高，无论半脱位或跳跃前脱位均可通过牵引复位。所以，在颈椎针刀微创术后给予悬吊滑动牵引，可以毫不费力地使颈椎各种移位得到复位。为了避免产生意外，强调应用滑动牵引，而不是用固定牵引，因固定牵引在体位变动时牵引力随之变化，可能发生意外，在工作中应当注意。

附：自制颈椎悬吊牵引架（图4-1-6-1）

材料：应用50mm角钢，共计1.2m。按设计图制作，底座用200mm长，两块角钢，两壁对在一起焊牢，牵引杆焊接在底座中央的角钢上。在底座四角部钻眼，用膨胀螺丝固定于墙上。再安上两个滑轮，加上牵引带、牵引绳及砂袋即成。病人座椅应重些，不易移动、相对固定为佳。此设施为滑动牵引，牵引重力恒定，不会因体位变动而增减；由于牵引架固定于墙壁高处，减少占地面积和空间，也是优点。

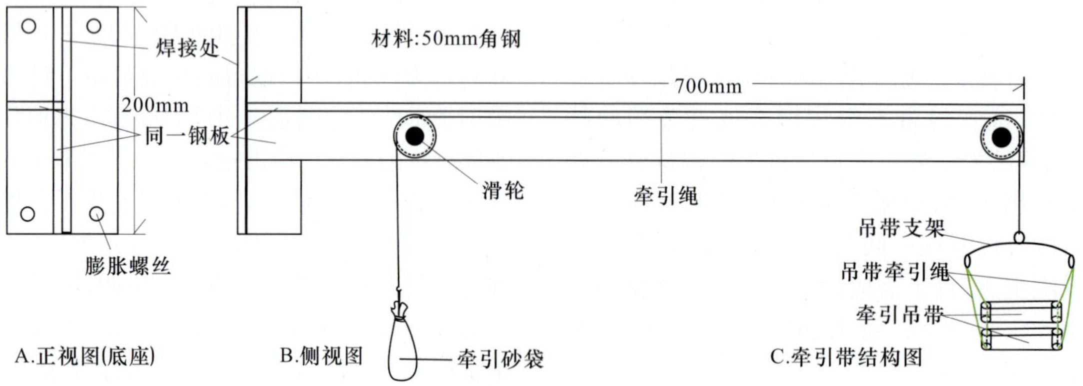

图4-1-6-1

第七节 颈椎病的预防

除先天畸形和外伤外，颈椎病均由软组织损伤(如姿势不良等)引起颈部各组织病理改变而逐渐引发的，而且是长期、缓慢作用的结果。所以，预防颈椎病要从日常生活、工作上抓起，而且要从小(青少年)抓起。合理的持之以恒的锻炼，使颈周软组织强壮有力，有利于颈椎及整个脊柱的稳定；防止软组织外伤(包括轻微的外伤)则可大大减少颈椎病的发病。目前，颈椎病的发病趋于年轻化，说明预防颈椎病应从儿童时期开始。因此应注意体质锻炼，纠正不良姿势，防止脊柱外伤。

一、纠正不良姿势

人体在直立体位的演变过程中，产生了颈、胸、腰的曲度以求躯体的平衡，而它们之间又互相影响，如颈椎前凸的曲度会受到胸椎后凸、腰椎前凸曲度的影响。而成人的姿势必将受到以下3个主要因素的影响：遗传、习惯和疾病。疾病和遗传这是显而易见的，而习惯上的不良姿势则是不知不觉地、隐蔽地影响着脊柱的曲度，也就影响着整个人体动、静的平衡关系，从而形成慢性劳损。这是不为人们所注意的，但却是颈椎病的重要原因。因此，纠正日常生活中的不良姿势，对预防颈椎病有十分重要的实际意义。

1. 良好的卧姿　人大约有1/3~1/4时间是卧在床上度过休息时间的，因此卧姿将对人体有相当大的影响，有人喜欢俯卧睡眠，为了保持呼吸道通畅只好扭着颈部俯卧。这样，高位颈椎($C_{1\sim4}$)就会扭伤或使颈椎形成侧弯。有人喜欢躺在床上看书，其姿势是以枕顶部贴在床头上，这种屈颈、屈背的姿势对颈、胸椎的关节都会产生损伤，而主要是影响颈椎。有人喜高枕，认为“高枕无忧”。其实，恰恰相反，不是高枕无忧，而是“高枕有忧”。这种姿势将使颈后部各软组织产生慢性损伤，最终酿成颈椎病。每人每天要在枕头上度过8~9个小时，因此，枕头对人们来说是太重要了。有些人，当枕什么样的枕头都不舒服的时候才知道枕头的重要性，虽为时已晚，却可亡羊补牢。当睡眠时，全身肌放松，只有韧带、关节囊等组织维持椎间的姿势，高枕对颈椎的韧带、关节囊会产生慢性损伤。有人带孩子睡觉，总是面对孩子一侧偏睡，这是一种强迫体位，可引起脊柱侧弯，直接导致颈椎病。因此，良好的卧姿和枕头十分重要。卧姿可以选择仰卧和侧卧。仰卧时四肢放松，枕头要低些，一般应60~100mm高为佳，以不增减颈前凸的曲度为准。同时，必须将枕头枕在颈部而不是枕在后头部(枕顶部)，这样才不致使颈部在睡眠中悬空，适合其生理曲度，使颈部平稳、舒适，不受任何外力影响。而侧卧时，应屈膝、屈髋放松各关节，其高度应为从第七颈椎横突至肩峰外10mm处，枕高应使颈部处于正直的体位，避免颈椎的侧弯。因此，枕头的选择很重要！建议应用可改变高度(厚度)的枕头为好。以荞麦皮做枕芯为最佳。枕芯不要装得过满，应有适当活动余地，当仰卧时，枕头可做成马鞍状，高度可降低；侧卧时，只要把枕芯物向中间一挤，便可使其增高，使枕头适合任何睡姿。枕头的规格可选择：长(550~600mm)× 宽(210~220mm)×高(60~130mm)。

2. 纠正不良习惯　有人总是低头走路，长年累月弓背状态读书、写字、工作等。这些不良姿势必须纠正，尤其是学生(包括小学生、中学生、大学生)都必须养成良好的读书、写字的习惯，不能随便。老师、家长都应时刻注意，认真纠正不良姿态，以便从小就形成一个良好的身姿，避免颈椎及脊柱的慢性损伤。有些工作是强迫体位，如看显微镜、打字、会计、操作电脑、车工等，或桌椅高度不合适，工作时间长，经常屈颈、低头和耸肩等特殊姿势，这些都会破坏脊柱的平衡，造成颈椎劳损。所以，必须保持良好的工作姿势，并且要有节奏的工作。而有动有静，运动和脑力劳动的交替进行，将有利于保持体力和精力的最佳状态，将使脑力劳动和体力劳动事半功倍。这种良好身姿的建立只能靠自身的锻炼，而不能靠背部支架的外力支撑；想依靠外力来塑造自己身姿的愿望，必然适得其反。

二、防止外伤

许多颈椎病是在外伤后引发的，所以防止外伤是预防颈椎病的重要方面。在外伤方面有的是明显的，有的是隐藏的。如跌扑、撞击、挤压、扭挫伤等，这是明显的外伤；在日常工作中，不是鲁莽从事就不会出现。但有些伤是不经意的，如坐车打瞌睡，遇到急刹车，头部骤然前移、后退，毫无防范准备，当时虽无明显损伤，实际上颈部已有损伤。有人把着头提起小孩，甚至轮转孩子，这些都可致颈部深层肌、腱、韧带等损伤，形成颈椎的各种移位和骨质增生，使颈椎间盘、韧带等发生病理改变，造成异常的高应力，导致颈椎病的发生。平时，只要不做这些危险动作，由此而产生的外伤是完全可以避免的。

三、加强锻炼是根本

1. 体育锻炼　有人认为体育锻炼是多余的，他们认为每天有很强的体力劳动比体育锻炼还累，还做什么体育锻炼。这种想法和做法是完全错误的。锻炼体质能促进全身肌、韧带、关节囊的强劲和发达，从而保证脊柱的强壮有力和稳定性，有利于脊柱功能的发挥。锻炼体质可采用跑步、拳术、游泳，老年人则可以快走，太极拳，广播操等方式。良好的体质是拒绝百病侵扰的关键。运动脊柱关节不仅能增强脊柱的稳定性、增强灵活性，而且能纠正关节功能紊乱，有利于颈椎病等的预防和康复。

在时间安排上可因时、因地制宜、量力而行、循序渐进，而没有绝对的限制，每天都能进行运动，持之以恒是最为重要。每次运动前应做好准备运动，以防运动中产生损伤。

2. 医疗体操　为巩固疗效和防止复发要坚持做颈部医疗体操。医疗体操是发挥病人与疾病做斗争的主观能动性，是防治疾病的重要手段。通过颈背部的肌锻炼，增强颈背部肌力以保持颈椎的稳定性；通过颈部功能练习，可以恢复和增进颈椎的运动功能，防止颈椎关节的僵硬，并可改变颈部血液循环促进无菌性炎症的消退。颈背部肌锻炼还可以解除肌痉挛，减轻疼痛，防止肌萎缩。医疗体操操作如下：

左顾右盼：取站立或坐位、双手叉腰，头轮流向左、右旋转。动作要缓慢、幅度要适当，当旋转至最大角度时停留3~5秒钟，使肌、韧带等得以充分伸长、增强肌力，左右旋转各8~12次。

环转颈项：体位同前，头颈放松，自然呼吸，缓慢地转动头部，幅度不宜大，可先顺时针方向，后逆时针方向各重复6~8次。

颈项按摩：体位同前，两手轮流按压颈项部皮肤各20~30次，再以手2~5指抱枕部，拇指按压枕项部，可由上向下、由中央到两侧10~20次。

颈部的医疗体操多种多样，可以自由选择。在锻炼的过程中要循序渐进，持之以恒，不要急躁冒进，就会取得良好的效果。

第八节　颈肌损伤型颈椎病（颈型颈椎病）

颈肌损伤型颈椎病即颈型颈椎病，也称为局部型颈椎病。此型颈椎病很少应用手术方法治疗，所以很少被重视，很多书籍都没有记载。其实，此型颈椎病占颈椎病各型中的比例并不少，给病人带来很大痛苦。针刀微创手术治疗此病疗效良好。

一、相关解剖

与脊柱运动有关的肌有两种，一种是直接的，另一种是间接的。间接者起止点不在脊柱上，但收缩时可引起脊柱运动。本节只讲直接的前群、外侧群、背侧群（项）肌。

1. 颈前群、外侧群（表 4–1–8–1，图 4–1–8–1）前、中斜角肌与第一肋之间有一个三角形间隙，称斜角肌间隙。其中有臂丛和锁骨下动脉通过。前斜角肌肥大或痉挛，可压迫神经和动脉而产生症状。由于斜角肌受 $C_{2\sim8}$ 神经支配，故几乎整个颈椎病变均可能使该肌受累，产生斜角肌综合征。

表 4–1–8–1 颈前群与外侧群肌简表

肌名	起始	抵止	作用		神经支配
颈长肌	上部 $T_{1\sim3}$ 椎体侧部	$C_{5\sim6}$ 横突	颈前屈及侧屈		$C_{3\sim6}$
	中部 $C_{5\sim6}$ 椎体侧部	$C_{2\sim4}$ 横突			
	下部 $C_{3\sim6}$ 椎体侧部	寰椎前弓			
头长肌	$C_{3\sim6}$ 颈椎横突	枕骨底部下面			$C_{1\sim6}$
头前直肌	寰椎横突根部	枕骨底部的下面			$C_{1\sim2}$
前斜角肌	$C_{3\sim6}$ 横突前结节	第一肋骨斜角肌结节	颈侧屈颈前屈上提第 2 肋骨助呼吸		$C_{5\sim8}$
中斜角肌	$C_{3\sim7}$ 横突后结节	第一肋骨中部上面			
后斜角肌	$C_{5\sim6}$ 横突后结节	第二肋骨粗隆			

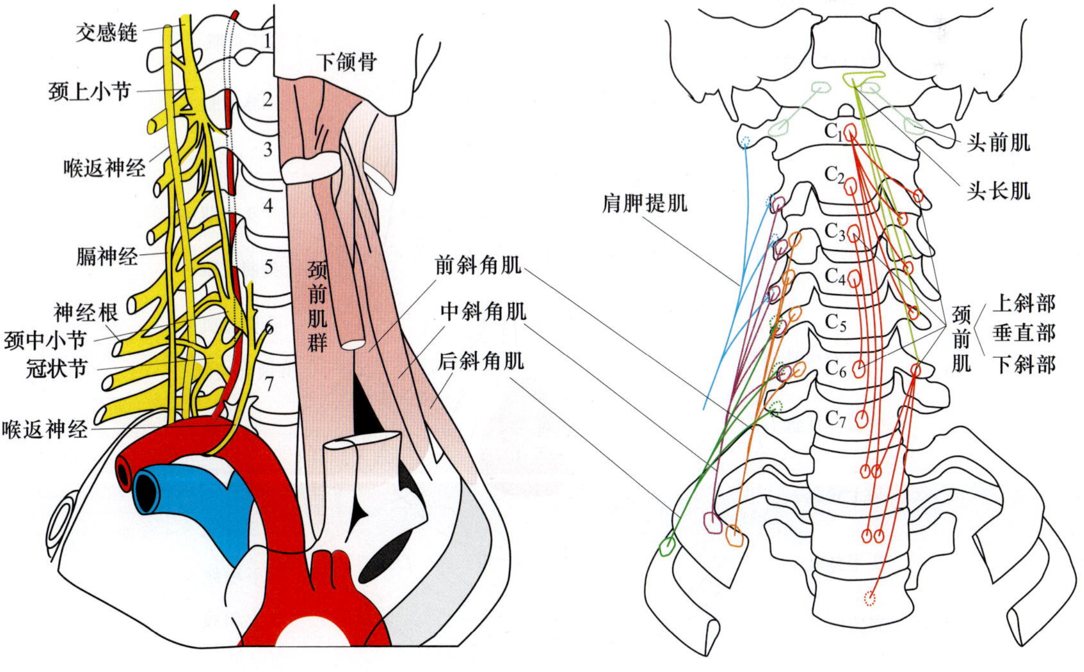

图 4–1–8–1

三个斜角肌中，以前斜角肌最为重要，它是颈部的重要标志。肌的浅面有膈神经，自外上斜向内下；由前斜角肌外侧缘穿出者，上有臂丛，下有锁骨下动脉第三段；在它下部浅面有锁骨下静脉横过，在左侧尚有胸导管经该肌下部的浅面。前、中、后斜角肌的作用是，一侧肌收缩时，使颈部侧屈；两侧肌同时收缩可上提第1、2肋骨，使胸廓变大有助于深吸气；如果肋骨固定则可使颈前屈。椎前肌的作用是，头长肌与颈长肌双侧收缩使头、颈前屈，单侧收缩使头、颈侧屈。

2. 项区肌（图4-1-8-2） 颈部后正中线及皮下组织的深面为项韧带，其浅层纤维连于枕外隆凸与第七颈椎之间，深层附着于寰椎后结节和全部颈椎棘突。项韧带、棘间韧带与棘突共同作为神经界面分隔椎旁肌于左右两侧。项区肌可分为二层：浅层为斜方肌；深层为头夹肌和头半棘肌，以及位于枕下三角区的四对椎枕肌。项部深层肌，分三个层次如表4-1-8-2。表中各肌位置较深在，其作用在于稳定各椎骨节段，以利于颈段脊柱有顺序而又协调的做链状运动。头后大直肌、头上斜肌与头下斜肌围成枕下三角。三角内有枕下神经和椎动脉通过。颈部浅、深层的肌病变可压迫项部血管和神经，如枕大神经，可导致顽固性头痛；如压迫椎动脉可引起头晕等症状。

颈肌的功能主要分为两组，即屈、伸头颅（头动肌）和屈、伸颈椎的肌。头屈肌主要为头短直肌和头长肌。头伸肌包括位于颅底和寰枢椎之间的四条短肌（枕下肌）和行走较长的头夹肌、颈夹肌。其他各肌是脊柱肌在颈椎部的延续，但作用于颈。颈部伸肌群各主要肌体覆盖在项部寰枢椎后部，说明此处是受力较大的部位。屈肌体积最大的部位集中C_4水平，表明这里是屈曲应力最大的受力部位。在探求损伤机制时，肌的受力部位，与韧带受力和损伤的部位同样重要。枕下小肌群是颈部的精细旋转肌。颈部屈肌群因头颅的重量而加强，这样才能防止头颅前倾。颈部伸肌则与其作用相反，这可以解释，当人们坐着打瞌睡时，因颈后部肌力减弱，头颅便会向胸前倾倒。

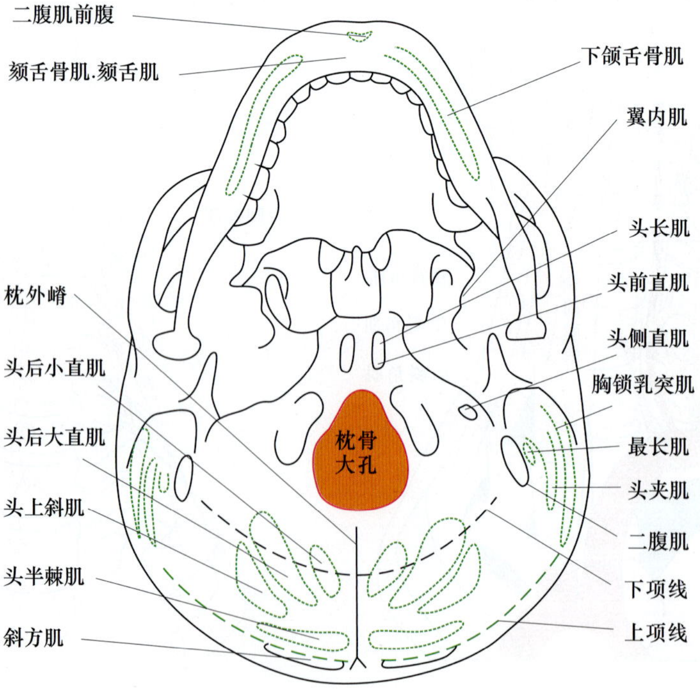

图4-1-8-2

表 4-1-8-2 项部肌群表

层次肌群	肌名	起点	止点	作用	神经支配
浅 1（最浅层）浅 2	斜方肌	上项线枕外隆凸项韧带 C_7~$T_{1\sim12}$ 棘突	锁骨外 1/3 肩峰与肩胛冈	肩胛骨向脊柱靠拢、上提下降肩胛骨、肌瘫时塌肩	副神经
	肩胛提肌	$C_{1\sim4}$ 横突后结节	肩胛骨内上角	上提肩胛骨并转向内，骨固定则颈向同侧屈	肩胛背神经（$C_{4\sim6}$）
深 1 夹肌 竖脊肌浅层	头夹肌	C_3~T_3 的项韧带	颞骨乳突与上项线的外侧部	单侧收缩头转向同侧，双侧收缩头后仰	脊神经后支支配（$C_{2\sim5}$）
	颈夹肌	$T_{3\sim6}$ 棘突	$C_{2\sim3}$ 横突后结节	同上	同上
	项髂肋肌	背髂肋肌止点内侧	$C_{4\sim6}$ 横突后结节	一侧收缩躯干屈向同侧，双侧收缩躯干竖直	脊神经后支支配（C_8）
	头项最长肌	骶部总腱及 T_{12}~C_5 棘突	C 上部横突和乳突	同上	
	棘肌	C 下部棘突两侧	起点上 1、2 个棘突	同上	
深 2 竖脊肌中层（横突棘肌）	头半棘肌	C_2~T_{12} 横突关节突上跨 4~6 个椎骨	$C_{2\sim7}$ 棘突枕骨上下项线之间骨面	单侧收缩头转向对侧，双侧收缩头后仰	
	项半棘肌	同上	同上	同上	
	项多裂肌	骶部总腱胸腰椎横突 $C_{4\sim6}$ 关节突	起点上 2~4 椎骨棘突	单侧收缩回旋脊柱，双侧收缩后伸脊柱	脊神经后支支配（$C_{3\sim5}$）
	回旋肌	下位横突根部关节突	上位棘突根部和部分椎板	同上	
深 3 竖脊肌深层 椎枕肌	头后小直肌	寰椎后结节	枕骨下项线内侧部	头后仰	脊神经后支支配（C_1）
	头后大直肌	C_2 棘突	枕骨下项线外侧部	一侧收缩头转向同侧，双侧收缩在后仰	
	头上斜肌	寰椎横突上面	下项线上方外侧部	一侧收缩头向对侧转枕寰节侧屈，双侧收缩头后仰	（$C_{1\sim2}$）
	头下斜肌	C_2 棘突	寰椎横突	使头向同侧旋转和屈	

二、病因病理

本病的病因病理其说不一。有如下各种提法：

1. 颈肌部分撕裂　由于肌、腱、韧带、腱围结构损伤产生的组织痉挛，便产生了颈部疼痛。这一特点也是此类疼痛能以理疗、热敷、休息或按摩等治疗后可以使症状得以缓解的原因。

2. 浅筋膜张力压迫　由致密的结缔组织和脂肪组织所构成的头部浅筋膜，有许多纵行的结缔组织小梁，将皮肤和帽状腱膜紧密连结，将脂肪分成无数小格。皮下脂肪层厚为10~25mm，内有血管和神经穿行，这些组织对疼痛比较敏感。所以这些组织不论是原发的还是继发的无菌性炎症病灶，都有可能刺激、挤压血管和神经，引起头痛、头晕以及各种神经疼痛症状。浅筋膜内的血管与神经可分为前、后二组：前组，有眶上动静脉与眶上神经；后组，有枕动、静脉、枕大神经。当这部分组织张力较大时，可使神经末梢受压而出现酸、麻、胀、痛。

3. 小关节错位　有人提出，X线片可发现颈椎生理曲度有中断现象，小关节有分开或半脱位样改变。当复位之后，此X线表现即消失而恢复正常。

4. 脊神经后支受刺激或卡压　当颈段脊神经后支受到卡压、刺激而反射到项部相应部位的肌组织，产生肌痉挛，引发一系列症状出现。

5. 椎间盘病变　当椎间盘退变后，纤维环受到异常的压力，刺激分布在纤维环上的神经，反射到脊神经后根，引起肌痉挛。有人做过试验，向退变的纤维环内注入生理盐水后，引起异常压力，出现典型症状。

6. 多有诱因发病　多数病人是颈部处于强迫姿势过久而发病。如长期低头写字、手术、口腔科医生长期歪头工作，睡眠时枕头未放好等都可引起发病。

R.CAILLIET［美·凯莱特］认为，颈部各种软组织对疼痛的敏感性并不一致，椎间盘、后纵韧带是对疼痛不敏感的组织；而硬脊膜、神经根和小关节的滑膜组织则对疼痛十分敏感。其中关节突关节的滑膜组织富有感觉神经和支配血管运动的交感神经。很显然，当这些滑膜和血管遭受刺激、挤压或其他炎症累及时，能够产生显著的和相当剧烈的疼痛，并且可以波及邻近组织产生牵涉性疼痛，而颈部的“关节痛”则主要来源于关节周围及关节囊组织。同样，神经根受压还可以反射性引起肌挛痉而导致肌疼痛；肌缺血而导致的代谢障碍，其代谢终产物也会刺激产生肌痉挛而导致疼痛。强力的肌痉挛还可牵拉肌筋膜和骨膜，可引起了局部疼痛和压痛，如有肌纤维撕裂也可产生同样的后果。

三、临床表现与诊断

（一）临床表现

1. 发病年龄　青壮年为多发人群，亦有45岁以上初发者。

2. 发病时间　以晨起时多见，这可能与枕头不合适或睡眠姿态不当有关。也常见于长时间低头工作或学习有关。此种发作表明，该病与椎间盘间隙内压力升高有直接关系。

3. 颈部疼痛　有时颈部疼痛是剧烈的，并放射到枕顶部、肩部。

4. 头颈部活动受限　一般头向患侧偏斜，常呈强迫体位。病人常用手托住下颌的方法来缓解疼痛。头颅不敢随意活动，动则疼痛加重。

5. 项肌紧张　常呈“立正”姿势，即“军人颈”，颈部变直。

6. 颈项部压痛点　多在项部上、中段发现压痛点，常在棘间和棘上有压痛，有时在上位颈椎的横突后、前结节处亦有压痛点。

（二）影像学表现

1. X线影像学改变

（1）颈椎正位片所见：年龄轻者一般无改变，年龄较大者可有钩椎关节等处的骨质增生表现。

(2) 颈椎侧位片所见：颈椎生理曲度变直或消失，颈椎上段生理曲度中断，小关节分开，被称之为半脱位。有时可见颈椎的旋转移位如双凸影、双凹影和双边影。如有椎间隙狭窄，表明颈椎病已经超出颈型颈椎病范围，达到相当严重程度。

(3) 功能位片所见：有 1/3 病例可见椎间隙松动或梯形变，此征较 MRI 检出病变为早。

2. CT、MRI 影像改变　早期可有变性征，少数病例可有髓核后突征。

(三) 鉴别诊断(表 4-1-8-3)

颈型颈椎病易与多种病患相混淆，在诊断颈型颈椎病时要除外以下各种疾病，如颈部外伤、肩部疾病(冻结肩等)、风湿或类风湿关节炎、颈部其他疾病或神经官能症等。

表 4-1-8-3　颈型颈椎病与颈部扭伤、冻结肩鉴别表

鉴别要点	颈型颈椎病	颈部扭伤	冻结肩
疼痛点	以棘突或椎旁为中心	限于局部	局限于肩及肩周
肩活动	不受影响	因疼痛而影响活动	受影响且有时呈冻结状态
肌痉挛	一般无	明显	明显
压痛点	颈椎棘突	肌扭伤处，位置相对固定	早期可能有，晚期可能无
对局部封闭的反应	无显效	明显	可能有效
对牵引疗法的反应	有显效	加重	无效
影像学	颈椎应有改变	颈椎应无改变	颈椎可能有改变

四、针刀微创手术治疗

(一) 适应证与禁忌证

凡确诊为颈椎病者，除全身和局部禁忌证以外均为针刀手术适应证。其中，如有重大疾病急性发作时，则应暂缓针刀治疗。年龄的大小都不是障碍，尤其是本型颈椎病是以疼痛为主症，故更应积极处理，不应犹豫不决。

(二) 体位

按不同要求摆放体位：

1. 项部手术可用俯卧位，上胸部垫薄枕，枕缘与床头平齐，头低位，颏部近胸前，下颏抵于薄枕(最好用荞麦皮)缘上，项部暴露好，保证鼻呼吸畅通。

2. 颈侧方操作可用侧卧位，病侧在上，颈下方适当垫物，使颈侧方稍有突出。

3. 颈前部操作可用仰卧位，背上端项下部垫薄枕，呈仰头位，但不宜仰头过度，以免颈前部软组织紧张，妨碍颈部软组织推移的操作。

(三) 体表标志

1. 枕部标志

(1) 枕外隆凸：位于枕骨外面正中的最突出部的隆起，与枕骨内侧面的窦汇相对应，一般都可清楚扪得。此处有帽状腱膜、项韧带及斜方肌附着。

(2) 上项线：从枕外隆凸向外下至颞骨乳突上缘左右对称的弧形骨嵴即为上项线。此线将头部的枕额肌与项部肌分开。骨嵴内侧端有斜方肌附着，外侧端上缘的枕肌、下缘有胸锁乳突肌附着。

(3) 下项线：上项线下方的弓状线，可有轻微的骨隆起，从枕外隆凸与枕骨大孔边缘连线的中点起，向外下划一与上项线的平行线即为下项线。头后小直肌止于该线的内侧部，头后大直肌止于外侧部。

(4) 颞骨乳突：耳垂后上方之骨凸，易触及。乳突尖与第 2 颈椎棘突连线的中点为枕大凹，即枕大神经通过处，即是针灸的风池穴的最凹陷处。

(5) 项平面：上、下项线之间的枕骨部分，骨面较平坦，其内侧有头半棘肌附着，外侧有头上斜肌附着。

(6) 枕外嵴：自枕外隆凸发出一骨嵴，达枕骨大孔后缘，称枕外嵴。二者均为项韧带的附着部。

2. 项部标志

(1) C_2 棘突：为枕下凹下方最突出的骨凸，恒定而易于扪及，是颈部最有价值、最为准确的体表标志。

(2) 颈椎横突后结节的位置如下：

1) 寰椎横突：约位于乳突尖端与下颌角连线的中上 1/3 交界处的深部。

2) 颈椎横突的投影线：由寰椎横突点至锁骨上凹最深处的连线为颈椎横突的投影线。沿此线前后旁开约 5mm，即可扪及各颈椎横突前、后结节。也可以从乳突下至 C_6 横突作一连线，在此线上，C_2 横突下 20mm 为 C_3 横突，下 30mm 为 C_4 横突。

3) C_4 横突：在胸锁乳突肌与颈外静脉交叉点附近，用手指压下就可摸到横突。

3. 颈前标志

齿突鼻咽部水平　平 C_1 椎体水平
张口软腭水平　平 C_2 椎体水平
下颌骨下缘　平 C_{2-3} 椎间水平
舌骨大角水平　平 C_3 椎体水平
甲状软骨上缘　平 C_{3-4} 椎间水平
甲状软骨　平 C_{4-5} 椎体水平
环状软骨　平 C_6 椎体水平

颈动脉结节　C_6 横突后结节，应较深触诊 C_6 横突前部，在动脉的搏动旁可触及较大的结节。但在触摸时不宜用力过大，以免造成意外。

胸锁乳突肌　将头转向对侧时，胸锁乳突肌会明显隆起，有助于判断颈侧方血管神经的走行部位。

颈动脉　手指放于胸锁乳突肌前缘，向后外按压，可触到颈动脉搏动。请注意：每次按压只能触知 1~2 次搏动，以免引起脑暂时性缺血。

(四) 定点 (图 4-1-8-3~4)

1. 枕外隆凸点　位于枕外隆凸下缘处，松解项韧带的起点。

2. 椎枕肌止点　定于上、下项线之间的内侧半处，定于压痛点上。

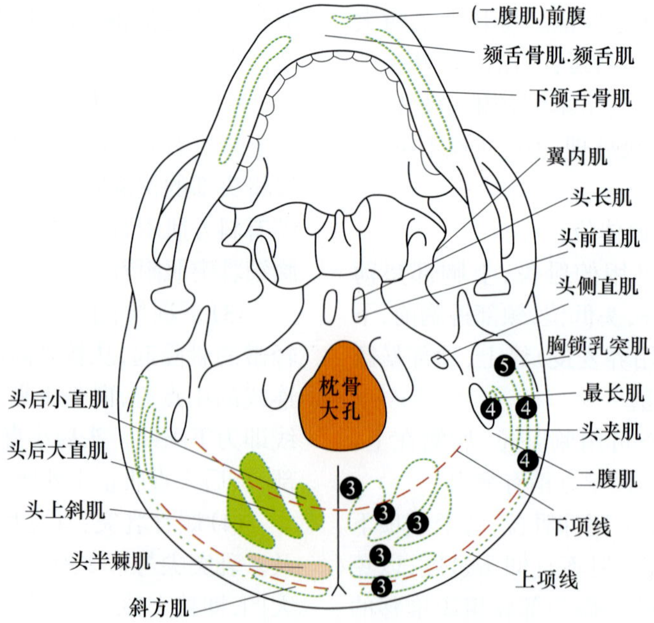

图 4-1-8-3

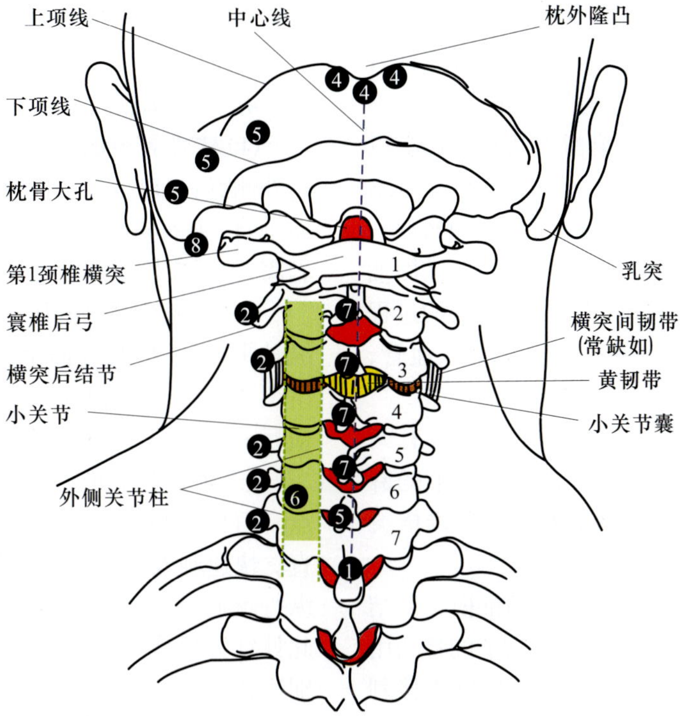

图 4-1-8-4

3. 头半棘肌点　此肌也可分为两部分操作:其一,位于头半棘肌枕骨附着点(乳突上方,上下项线之间的内侧),定于压痛点上,该肌损伤多在此点。其二,位于此肌起点,即关节突与横突之间的肌压痛点上。

4. 头夹肌点　此点可分为两部分进行操作:其一,位于上、下项线之间的稍外侧,即枕骨乳突的内上压痛点处。其二,位于 C_3~T_3 的项韧带两侧距中线旁开 5mm 左右(多在 C_7 棘突上外侧面)的压痛点上。

5. 项竖脊肌止点　包括棘肌与半棘肌,位于颈椎棘突的两侧。定点于棘突两侧的压痛点上。

6. C_7 棘突上缘点　松解项韧带的止点。

7. 颈椎横突后结节点　可应用项部与颈侧方入路进刀。项部点操作请参阅图 4-1-11-7。颈侧方操作定点于 C_1 横突与 C_6 横突连线上的皮肤。在此投影线上横向深压可扪及骨性突起,位于后方者为横突后结节,前方者为前结节。

8. 颈椎横突前结节点　此点可于颈侧方与颈前为进刀点。颈侧方进刀点如上所述。颈前方进刀点定点于颈前面横突前结节压痛点上。以上两点包括头下斜肌、前中斜角肌、肩胛提肌等的起点。

9. 颈前肌损伤点　包括头长肌、颈长肌、头前直肌、头侧直肌、前中后斜角肌等,定点于操作相对安全的椎体前方相应的压痛点上,包括颈椎体侧前方、横突后结节、横突前结节等。

10. 颈部肌结节条索压痛点　定点于压痛点上(应特别注意定点的深部是否有重要组织)。

(五)消毒与麻醉

颈部肌损伤多在枕部的发际之内,故在备皮时应特别注意。男病人可让病人先理发,枕部头发理得短些即可。而女病人,应尽量剪除手术操作部位毛发。消毒时,对毛发处要达到真正消毒的目的。

本节涉及的麻醉部位很多,这里只对本

书中尚未提到的麻醉部位加以叙述：

1. 横突后结节的麻醉　从颈后部进针者与骨质增生移位型颈椎病的麻醉法相同，不赘述。从颈侧面进针的麻醉方法是：首先，以手指摸清欲麻醉的前、后结节之骨凸并压紧之；应使颈侧方皮肤紧贴颈椎后结节的骨面；随后，麻醉针刺入，直达骨面。然后，确认回抽无血无液，注入麻醉药液。在注射药液的过程中应不时回抽，以免将麻醉药液误注入血管、椎间管或蛛网膜下腔中，造成不良后果。

2. 颈前部定点的麻醉　此处麻醉有两个不同的部位，一个是颈椎横突前结节的麻醉，另一个是颈椎体前面的麻醉。颈椎横突前结节麻醉有以下 2 种方法。

其一，颈部侧方进针法：与颈椎横突后结节的固定方法一样，先将横突前结节的骨凸用手指压住，减少软组织的厚度；麻醉针直接刺入达骨凸，确认回抽无血无液，注入麻醉药液。

其二，颈椎前方进针法：在颈前病侧，以一手拇指将颈前血管鞘挤压至颈前外侧，使手指触及骨面并压住；然后，确认回抽无血无液后，注入麻醉药液。

其他各点均比较安全，且在相关章节中已有叙述，这里不再赘述。

（六）针刀微创手术操作

1. 枕外隆凸点　与项韧带损伤治疗相同，请参阅该节。

2. 椎枕肌点　包括头后小直肌、头后大直肌与头上斜肌的枕部附着部，于上、下项线之间压痛点处进刀，刀口线与躯干纵轴线平行，至枕骨面后，调刀口线 90° 切开肌肉数刀，刀下有松动感后出刀。

3. 头半棘肌点

（1）枕骨附着点：刀口线与躯干纵轴平行，刀体与皮面垂直。快速刺入皮肤皮下组织，直达骨面，让针刀自然浮起，在此高度作纵行疏通、横行剥离，刀下有松动感后出刀。

（2）小关节突与横突之间点：此处操作比较安全。刀口线与躯干纵轴平行，刀体与皮面垂直。快速刺入皮肤、皮下组织，直达骨面。行纵行疏通、横行剥离，刀下有松动感后出刀。

4. 头夹肌点

（1）枕骨乳突的内上方与下项线之间的稍外侧点：刀口线与身体纵轴一致，刀体与皮面垂直，刺入皮肤直达骨面，纵行疏通、横行剥离，刀下有松动感后出刀。

（2）C_7 棘突两侧的压痛点：刀口线与身体纵轴平行，刀体与皮面垂直，刺入皮肤、皮下组织达棘突顶，在棘突顶的浅面行纵行疏通、横行剥离，刀下有松动感后出刀。

5. 项竖脊肌止点　即颈椎棘突的两侧点。刀口线与躯干纵轴平行，刀体与皮面垂直。快速刺入皮肤、皮下组织，直达骨面。行纵行疏通、横行剥离，刀下有松动感后出刀。此处针刀操作不应深入超过颈椎椎板，应特别注意。

6. C_7 棘上点　参考项韧带损伤节。

7. 颈椎横突后结节点

其一，颈后方进刀法：与骨质增生移位型颈椎病的进刀法完全一致，到达关节突骨面后，将刀锋调至横突后结节的尖端，然后作疏通剥离，刀下有松动感后出刀。

其二，颈侧方进刀法：首先以手指压住颈椎后结节的骨凸，刀口线与颈纵轴平行，快速刺入皮肤，匀速推进，直达横突后结节的骨面，然后作疏通剥离，必要时，可调转刀口线 90°，在横突后结节的外下方切开 1~3 刀，刀下有松动感后出刀。

8. 颈椎横突前结节点（图 4-1-8-5）

其一，颈侧方进刀法：与侧方进针的麻醉法相同，首先摸清横突前结节的骨凸，并以手指压紧，刀下有松动感后出刀。

其二，颈前方进刀法（图 4-1-8-6）：与颈前方前结节的麻醉法相同，首先以手指将颈前血管鞘挤压于颈侧方，手指要触及骨面为佳。然后，顺手指前面进刀。刀口线与颈部纵轴平行，快速刺入皮肤，匀速推进，直达骨面，将刀锋调至前结节的骨端，行疏通剥离，刀下有松动感后出刀。

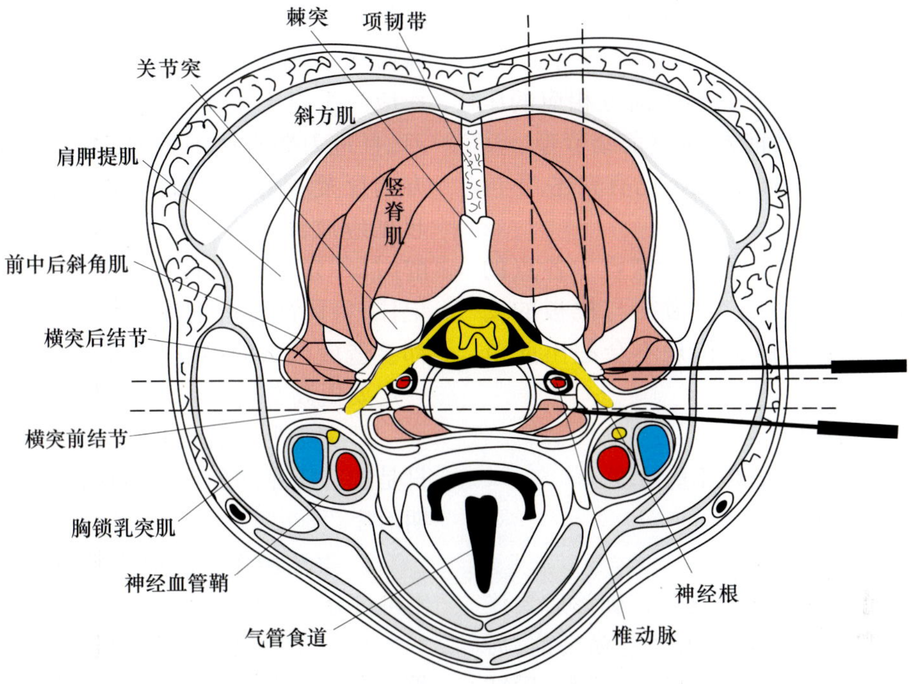

棘突
项韧带
关节突
斜方肌
肩胛提肌
竖脊肌
前中后斜角肌
横突后结节
横突前结节
胸锁乳突肌
神经血管鞘
气管食道
神经根
椎动脉

图 4-1-8-5

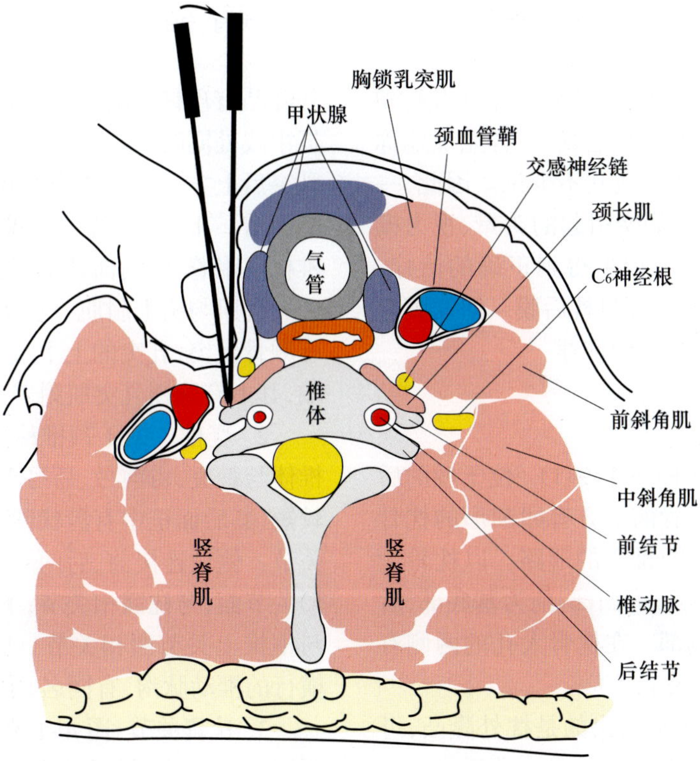

胸锁乳突肌
甲状腺
颈血管鞘
交感神经链
颈长肌
气管
C6神经根
椎体
前斜角肌
中斜角肌
前结节
竖脊肌
竖脊肌
椎动脉
后结节

图 4-1-8-6

9. 颈前肌损伤点　包括头长肌、颈长肌、头前直肌、头侧直肌、前中后斜角肌等，定点于操作相对安全的椎体前方相应的压痛点上，包括颈椎体前方、横突前结节等。其中较安全的各点的操作，前面已有叙述，不再重复。

10. 项部肌结节条索压痛点　各点的操作仅限于颈椎关节突、横突与椎板的安全区带内，凡项部肌损伤是不会超出此范围的。

（七）手法操作

可作相应的手法，但不应过度。

五、注意事项

1. 注意操作安全。这是在确诊后要注意的第一件大事。首先，要注意横突前、后结节操作的安全。必须明确，横突前、后结节之间的结节间沟部位有着重要的神经、血管。因此，应把此区域认定为针刀的高风险区。尤其是在行侧方入路时，此处操作应一手指牢牢压住横突结节骨面后再进刀，且进刀要直达到骨面，不宜在软组织各方向反复探寻。不能一次完成者，为安全起见应放弃此次操作。其次，在行局部麻醉时，一定要严格按规定各步骤执行。请记住，将局部麻醉剂注入任何颈部血管中，都会造成严重的不良反应，后果十分严重，一定要提高警惕。

2. 并非所列各点每次均行针刀治疗，而只是选有病变部分点做治疗，或有计划地分期治疗。

3. 手法操作目的应明确，用力要适当，不可过分。

4. 对于肌损伤的疏通、剥离操作时应轻柔，一般1次即可。这样，既可达到松解的目的，又可减少出血或血肿等副损伤。

第九节　寰枕后膜–肌筋膜挛缩型颈椎病

此前，对寰枕后肌筋膜挛缩可以引起颈椎椎动脉压迫症很少有记载，或者笼统地称为“枕下痛”。其实本病并不少见。因此，一些由寰枕后肌筋膜病变引起的头晕、视力模糊、头痛等病症也就很少得到正确的治疗。针刀松解寰枕后膜治疗寰枕后膜–肌筋膜挛缩症有很好的疗效，故予推荐。

一、相关解剖

1. 枕骨（参阅图4–1–9–1）　位于颅的后下部，呈勺状。枕骨前下方有卵圆形的枕骨大孔，该孔为颅腔与椎管的通路。以枕骨大孔为中心可将枕骨分为四部：前为基底部，后为鳞部，两侧为侧部。在枕骨大孔的两侧有枕髁，与寰椎形成关节。

枕鳞部的中央最突出的是枕外隆凸，可清楚扪得。自隆凸处起至枕骨大孔后缘有一骨嵴称枕外嵴，枕外隆凸向两侧的弓形骨嵴称上项线，其下方有与其平行的下项线。枕外隆凸有项韧带附着，上项线有帽状腱膜，在近中线处同时有斜方肌与头半棘肌附着。在乳突后上方，上、下项线之间有头夹肌与最长肌附着。上、下项线之间偏下方近中线处有椎枕肌附着，由内向外依次为头后小直肌、头后大直肌与头上斜肌。在枕骨两侧部的外端有颞骨乳突，乳突的上下端为上、下项线的终端，其上有胸锁乳突肌附着。

2. 寰椎　第1颈椎称寰椎。呈环形，无椎体与棘突，由前弓、后弓与侧块组成。前弓较短，其后面正中有齿状凹，与枢椎的齿突相关节。侧块连接前、后两弓，上面各有一椭圆形关节面，与枕髁相关节；下面有圆形关节面与枢椎上关节面相关节。后弓较长，上面有横行的椎动脉沟，有同名动脉通过。

3. 枕寰关节（图4–1–9–2）　由寰椎侧块两侧的上关节凹与相应的枕骨髁构成，属于椭圆形的联合关节，关节囊附于关节面周缘。关节囊上起枕骨髁的周围，止于寰椎上关节凹的边缘。关节囊松弛，后部和外侧部肥厚，内侧部很薄或缺如。关节前方有寰枕前膜与关节囊附着；关节后方有寰枕后膜的外侧部与关节囊移行；外侧有寰枕外侧韧带连结于寰椎横突的上面，止于枕骨的颈静脉突之间，加强关节囊的外侧壁。寰枕关节为椭圆形滑膜关节，有两个相互垂直的运动轴，绕寰枕关节的冠状轴，头可做屈（俯）10°、伸（仰）25° 的前、后方向的运动；在没有其他颈椎的参与下，头部可屈伸 35°；在矢状轴上的运动，由于关节面的对合而受到限制。当头颈部侧屈和旋转时，枕骨和寰椎则作为一个整体而运动。因此，头部在寰枕关节上无旋转功能，故寰枕关节只有“点头”运动。

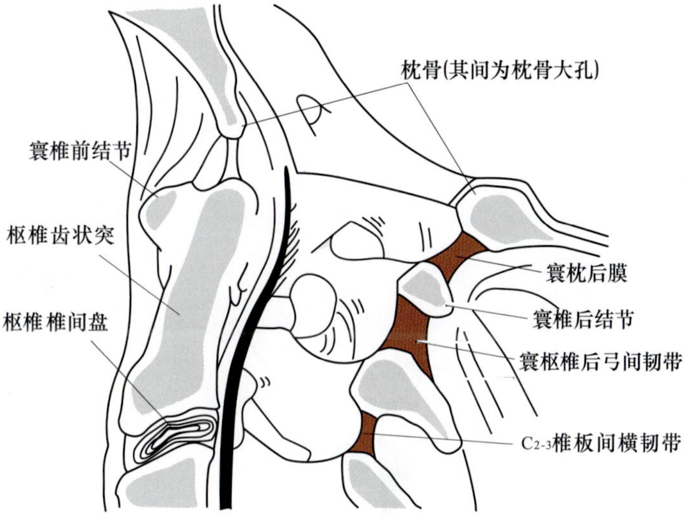

图 4-1-9-1

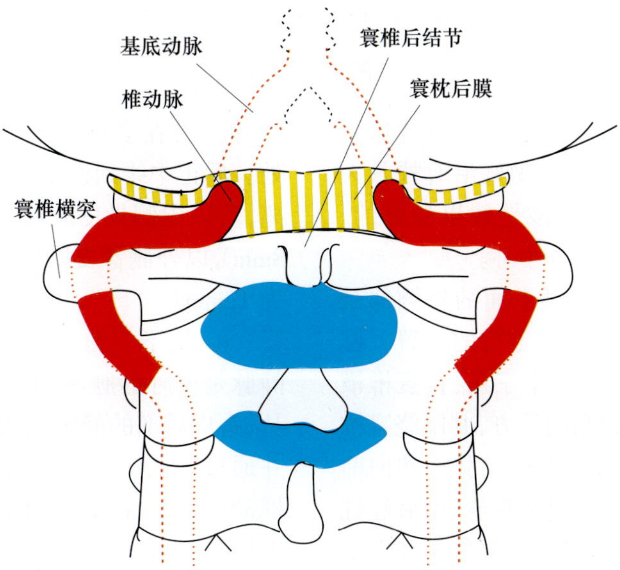

图 4-1-9-2

4. 寰枕后膜(图 4–1–9–3) 在寰枕关节囊外的后方有寰枕后膜,属寰枕后肌筋膜的一部分,连于寰椎后弓上缘与枕骨大孔后缘之间。连结枕骨和寰椎间的韧带非常致密而宽大,据赵定麟《脊柱外科学》记载:“延髓的后面距寰枕后韧带尚在 2cm 之外”;在《现代颈椎病学》关于小脑延髓池穿刺中指出:一般小脑延髓池距皮肤 40~50mm,一般不超过 60mm。但也提示:“在操作时应特别小心避免伤及延髓的严重危险。”但寰枕、寰枢后膜与黄韧带比较还很薄弱,这是脊柱椎板间真正唯一一处无黄韧带组织附着的部位,在颈部手术中必须严格避免不慎穿透。这些韧带保护着脊髓,经枕骨大孔进入颅腔,并允许枕寰间的关节有 30° 左右的屈、伸运动。在寰枕后膜的外层,有起止于 C_1 后结节和 C_2 棘突、横突和枕骨上下项线间的四块枕下肌:头上斜肌、头下斜肌、头后大直肌和头后小直肌。此处,由头后大直肌、头上斜肌和头下斜肌围成枕下三角,而寰椎后弓和寰枕后膜的一部分为枕下三角的底。

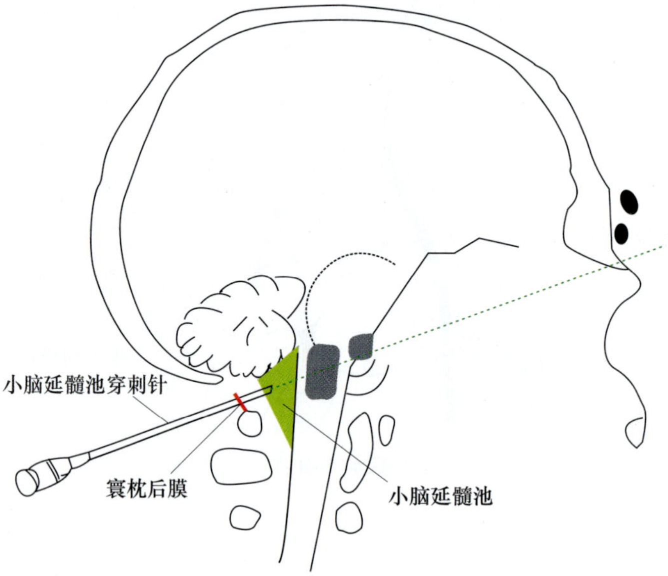

取自赵定麟《脊柱外科学》中插图,文字为后加

图 4–1–9–3

这里特别需要指出的是,在做寰枕后膜的针刀松解操作时,如果能做好沿着枕骨大孔边缘铲切操作的话,应该是效果最好的。但经验不足的医生,要格外小心。

5. C_1 后弓 寰椎后弓上面的外侧部是椎动脉沟,是椎动脉第三段走行的位置。椎动脉第三段(枕段)位于枕下三角,自寰椎横突孔上方穿出后,呈锐角向后方,并围绕寰椎上关节面的后外侧向内,经椎动脉沟转向前方,穿过寰枕后膜的外缘进入椎管,而后经枕骨大孔入颅。因此椎动脉最易损伤的几个部位为:C_1 关节突外侧、C_1 后弓中线外侧 20mm 以外、C_1 侧块上方更接近中线的部位。椎动脉沟可在寰椎后上方中线外侧 15~20mm 处。后正中线到椎动脉最内侧边缘的平均距离,若以内侧骨皮质计算为 10mm(最小者为 8mm),以外侧骨皮质计算则为 18mm(最小者为 12mm)。

6. 枕下三角 枕下三角内及其附近的静脉是椎外静脉丛的一部分,它与椎内静脉丛、头皮后部的静脉丛和枕静脉丛都有联系,并通过髁孔的导静脉与颅内乙状窦相交通。椎动脉向上穿出寰椎的横突孔,行向内侧进入枕下三角,经过寰椎后弓上面的椎动脉沟,再穿过寰枕后膜,而后经枕骨大孔入颅腔。在做枕下三角的手术时,应注意椎动脉所处位置的特殊性(见图 4-1-9-2)。在 C_1 后弓处，椎动脉位于正中线外的 15~20mm 处。若在后弓处施术，一定要在此安全范围之内，如果超出此界限，则可造成椎动脉损伤。此种损伤是十分严重的，绝不可掉以轻心。

7. 枕下神经　在枕下三角内还有 C_1 和 C_2 脊神经后支。C_1 后支为枕下神经，一般在寰椎后弓上方与椎动脉之间向后穿出寰枕后膜，分支支配枕下诸肌。C_2 后支为枕大神经，较 C_1 后支稍粗，由头下斜肌中外 1/3 交界处下缘绕出，行向上内，分支支配头半棘肌，穿过头半棘肌和斜方肌之后成为皮支，分布于枕顶部皮肤。在椎枕肌的浅面有头半棘肌和头夹肌、斜方肌等，肌肉丰厚，肌力较大。而头半棘肌和头夹肌由脊神经后支支配。当颈椎病变刺激颈部神经时，则会引起这些肌的痉挛。以上所述枕下部的寰枕后膜、椎枕肌、项筋膜及其神经支配统称之为寰枕后肌筋膜结构。

二、病因病理

寰枕后肌筋膜的挛缩可以由头颈部外伤后引起，也可以由经常低头写作、长期伏案工作等劳损所致。正常情况下，枕骨大孔的后侧边缘和寰椎之间有一个宽松的间隙，足以容纳椎动脉。当寰枕后肌筋膜因劳损而变性挛缩时，寰枕后间隙变窄，椎动脉在该处受压，影响了大脑供血量而引起一系列症状。同时，也可以压迫 C_{1-2} 脊神经后支(枕下神经和枕大神经)。椎枕肌的劳损，使椎枕肌粘连、挛缩，在枕下三角处压迫椎动脉与压迫 C_{1-2} 脊神经后支(枕下和枕大神经)；而 C_1 后支支配椎枕肌，故可引起椎枕肌痉挛。痉挛或挛缩的椎枕肌则可压迫由此间经过的椎动脉，从而引起顶枕部疼痛、麻木、头晕等症状。

所谓“枕下痛”，其致病原因多认为是颈椎劳损及退变所致；亦有认为是上段椎动脉发育异常、创伤和骨关节炎等病因所致。另有认为是由颈椎的微小错位、颈椎旋转移位所致(正位片可见棘突偏歪、侧位片可见颈椎双影)，拨正颈椎棘突为治疗手段。目前研究认为，本病多见于青壮年，其枕下痛可能与颈椎曲度不正常有关。

三、临床表现与诊断

1. 病史　可有外伤史及劳损史，特别是头颈部的外伤最易引起本病。

2. 症状　枕部顽固性疼痛、麻木。有椎动脉受压症状，如眩晕、头痛、视力障碍、耳鸣、恶心等。

3. 体征　椎枕肌枕部起点为枕外隆凸两侧稍下，上项线中 1/3 段下方，即在枕大凹(即风池穴)处可有压痛；在第 1 颈椎横突尖部、枕下凹(寰椎后结节)处可有压痛；在第 1、2 颈椎棘突亦可有压痛。

4. 影像学检查　X 线片，正位片意义不大，侧位片示寰枕间隙变窄，正常大于 8mm，小于 8mm 有助于诊断。

5. 鉴别诊断　应排除其他可致眩晕的疾病，如内耳源性疾病等。

四、针刀微创手术治疗

(一) 体位(图 4-1-9-4)

俯卧，头颈呈前屈位。要尽量过屈，下颏部抵在床头枕头上缘，使颈部皮面与背部皮面在一条直线上，并将前额部用支架支撑固定。此体位有利于在枕骨大孔后下缘处进刀和调刀。如体位摆放不好，针或刀都可能进入枕骨大孔内。

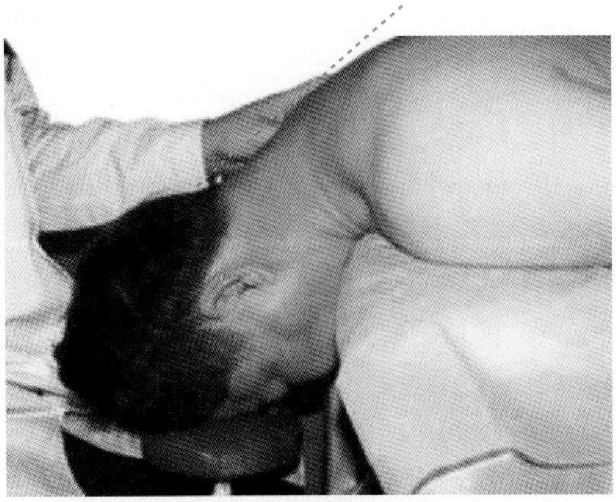

图 4-1-9-4

（二）体表标志

1. 枕外隆凸 此骨突是上项线的起始处。

2. 枕下凹 即 C_2 棘突上方的凹陷部，瘦人可能触到第一颈椎后结节，但一般不能摸清。C_1 后结节上方便是寰枕后膜所在之处。

3. C_1 横突尖 乳突与下颌角之间凹陷处可扪及的骨性突起物即是。

4. C_2 棘突 是颈椎上段最为突出的骨凸，较易扪得，且是上颈段最为准确的体表标志。

5. AB线间区——外侧关节柱 图4-1-9-5中的AB两线之间为颈椎后部小关节部位。颈椎各小关节呈叠瓦状排列，故形成骨性关节柱。此关节柱为项部进刀的安全入路。但在 C_{1-2} 椎间，此处是由 C_1 后弓与 C_2 椎弓之间的弓间韧带相连接，实际为黄韧带的连接，因此其安全性与关节突关节处的安全性相差甚远，实际这里不是小关节关节囊，而是椎板间黄韧带。风险高，不宜操作。

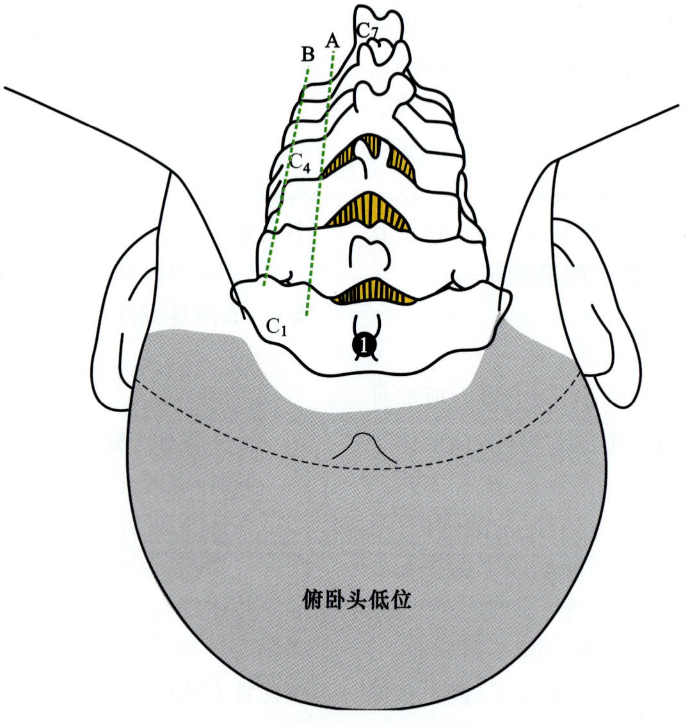

图 4-1-9-5

（三）定点

1. 枕下凹中点（图4-1-9-6） 即定于 C_1 后弓后结节处，定1点，松解寰枕后膜后组织。一般只定1点即可。

2. 上下项线间的两侧中1/3段压痛点（图4-1-9-6） 定1~2点，松解头半棘肌、头夹肌、椎枕肌。

3. C_1 横突尖压痛点 定1点，松解头上斜肌。

4. C_2 棘突侧缘（或两侧）压痛点 定1（或2）点，松解头后大直肌（图4-1-8-4）。

（四）消毒和麻醉（图4-1-9-7）

治疗前应将头发剪短，发际内消毒应认真、彻底。皮肤常规消毒，戴手套，铺无菌巾，行局麻术。

枕下凹点麻醉法：应用5#口腔科用针头。由定点处刺入皮下，然后将针筒向尾部倾斜，几乎与皮面平行，向枕骨推进，达枕骨骨面。

此时，针尖至枕骨大孔下缘的距离尚不能确定。可将针头沿枕骨骨面向枕骨大孔部骨缘逐渐移动，在到达枕骨大孔后缘的骨面时，倾斜针头与皮面平行，使针尖抵在骨面上。回抽无血、无液，可注入麻药 1~3ml，退回时边退边回抽、无血无液时可注入局麻药液少许。其他各点麻醉，均直达骨面，退出式注射麻药即可。

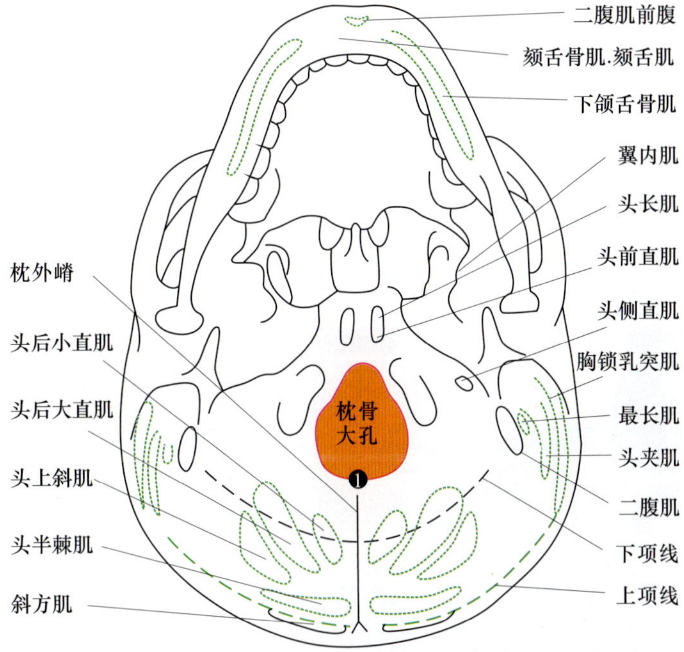

图 4-1-9-6

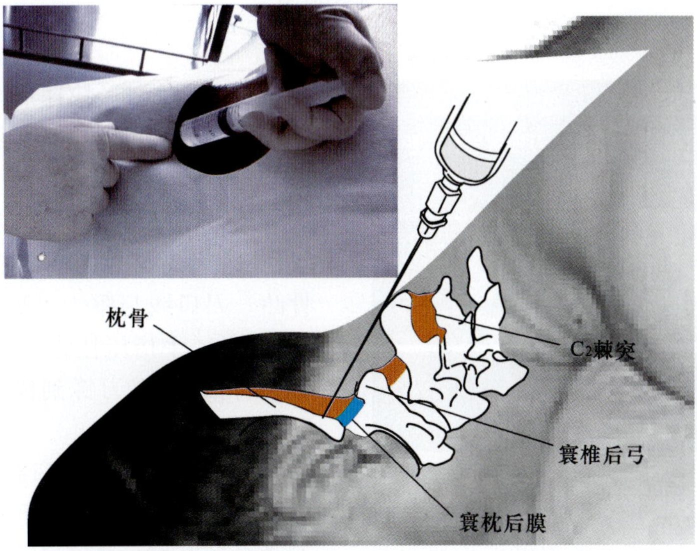

图 4-1-9-7

（五）针刀微创手术操作

1. 枕下凹中点(图 4-1-9-8~9) 刀口线与人体纵轴平行，刀体与皮面垂直，刺入皮下，向躯干尾部倾斜刀体，几与皮面平行刺入达枕骨骨面，然后，调转刀口线 90°，使刀锋与冠状面平行，咬住骨面，将刀锋移至枕骨大孔边缘骨面。在枕骨大孔后缘处横行切开寰枕后膜后组织 3~5 刀，再做纵、横疏通、剥离。根据病情及 X 线片改变，估计挛缩较重，可多切开几刀，以使松解彻底。

在操作中，如在体位摆放上颈部屈曲度不够时，由于刀体向尾部倾斜度不够，而使刀体与皮面的夹角增大，可使刀锋正对枕骨大孔，针刀则易于直接进入枕骨大孔。因此，此时针刀的推进更要小心，刀体与定点处皮面必须平行，甚至不得不深压下皮肤后，再将针刀向前推进，才能刺达枕骨大孔周边的骨面。否则，有可能刺入枕骨大孔内。所以，摆好体位是很重要的，不可忽视。

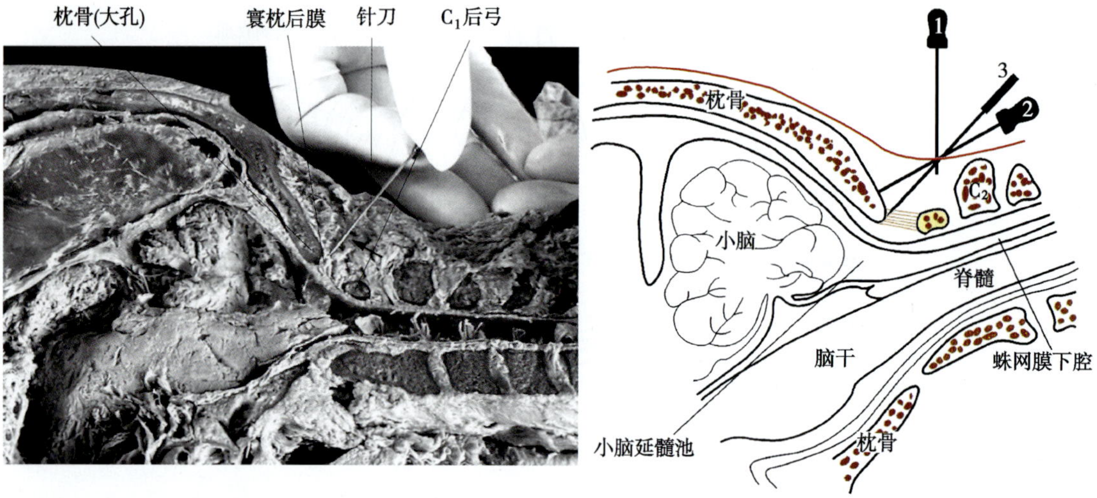

图 4-1-9-8

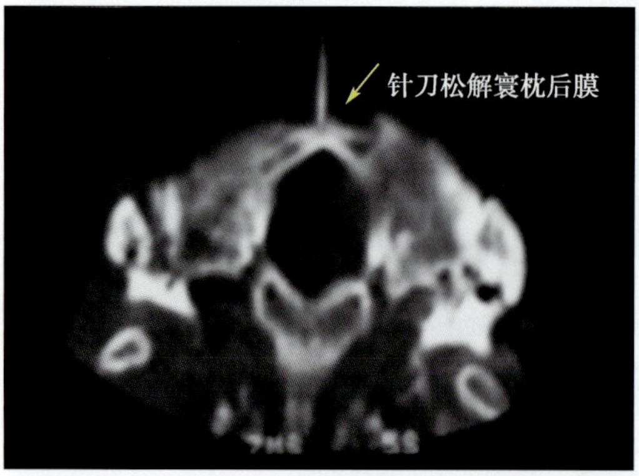

图 4-1-9-9

2. 上项线点 此点为头后大直肌与头上斜肌的附着点。刀口线与躯干纵轴平行，刀体与皮面垂直，快速刺入达骨面，在骨膜外行针刀纵行疏通、横行剥离，有松动感后出刀。

3. C_1 横突尖点 颈侧方进刀。该点靠前，在乳突下部，在进刀前一定要清楚扪得骨凸。刀口线与躯干纵轴平行，刀体与皮面垂直，以一手指压住骨点，沿手指平行刺入，直达骨面，调整刀锋到横突尖端，纵横剥离即可。

4. C_2 棘突点 刀口线与脊柱纵轴平行，刀体与皮面垂直，刺入直达棘突骨面。移动刀锋至棘突侧面深入 10mm 左右，行纵行疏通、横行剥离，有松动感后出刀。

（六）手法操作

1. 患者屈颈俯卧治疗床上，头探出床外，床头边缘垫以厚垫，胸下垫以中间凹陷的枕头，（女性垫的凸凹处应与男性相反，即中间高两侧低，以减少对乳房的挤压）。患者双肩贴枕，使胸部不受压、以不影响呼吸为准。患者下颌与床头边缘平齐，使下颌部正好对准床头边缘。助手立于患者胸部侧方，双手扣于患者肩部，双前臂置于患者背部。施术医生左手（或右手，依习惯而定），托住患者颏部、手背抵于床头上为支点；右臂屈曲 90°，将前臂中段压于枕部上方为力点，施术步骤如下：

第一步，施术者与助手形成对抗牵引 1~3 分钟。

第二步，突然加大屈曲力，在颈部自然前屈的弧线轨迹上弹压枕部，使寰枕后膜后组织进一步松解，此步骤可重复 1~3 次。

2. 两点一面复位：矫正颈椎旋转移位。

3. 悬吊牵引复位：矫正颈椎曲度变形，并或达到扶正的目的。

五、注意事项

1. 一定要摆好体位，正确的体位是操作成功的一半，不可疏忽，否则易造成失误。

2. 刀锋必须在枕骨骨面上活动，有时也有落空感，但只要掌握了控刀技术，及时停止进刀也不一定有问题，但最好是不刺入枕骨大孔内。

3. 治疗 1~2 周后摄颈椎侧位像或功能位像，视病情改善程度再做下一步治疗安排。

第十节 寰齿关节错位型颈椎病

寰齿关节错位型颈椎病是一种特殊类型的颈椎病，人们比较生疏。由于寰齿关节的关节面平坦，关节囊松弛，关节活动频繁，故易于错位。但该关节在颅底很小，X 线摄片不易见到；同时，由于寰齿关节半脱位造成的临床症状和体征与一般颈椎病的表现没有特殊区别，所以该病易被忽视而误诊、误治。针刀微创手术治疗有较好的疗效。

一、相关解剖

（一）特殊颈椎——寰椎与枢椎（图 4-1-10-1）

1. 寰椎　即第 1 颈椎，位于颈椎的最上端，与枕骨相连，构成寰枕关节。寰椎之所以特殊，是因为它呈不规则的环形，既无椎体，也无棘突，而是由前后的椎弓与其两侧的侧块连结而成。而枢椎的齿状突，实际上就成了寰椎的椎体，寰椎便围绕此“椎体”而旋转。

前弓：是连结侧块前面的向前稍凸隆的弓状板，其前缘与其下位椎体的前缘在一个平面内。前弓的前正中隆起为前结节，此为颈前肌与前纵韧带的附着部。前结节对应的后面有关节凹，称齿突关节面，与枢椎齿突相关节，构成寰齿关节。前弓的上、下缘分别为寰枕前膜与前纵韧带的附着部。

后弓：连结于两侧块的后面，呈弓形，较前弓为长，其曲度亦大。后正中有粗糙的隆起，称后结节，为棘突的遗迹，有项韧带与头后小直肌附着。后弓的上面，在后弓与侧块连结处的上面有一深沟，称椎动脉沟，有椎动脉与枕下神经通过。后弓下面有一浅切迹，与枢椎椎弓根上缘的浅沟共同形成椎间管，有第 2 颈神经通过。

侧块：为寰椎两侧骨质肥厚的部分，其长轴向前内侧，位置略有偏斜。侧块上面内侧有向内上方倾斜的肾形凹陷，为上关节凹，与枕骨髁相关节，是头与躯干之间唯一的骨性连结。上关节面对应的侧块下面有下关节面，与枢椎的上关节面相关节。上、下关节凹的周围分别有寰枕关节囊与寰枢关节囊附着。侧块前面为头前直肌附着。

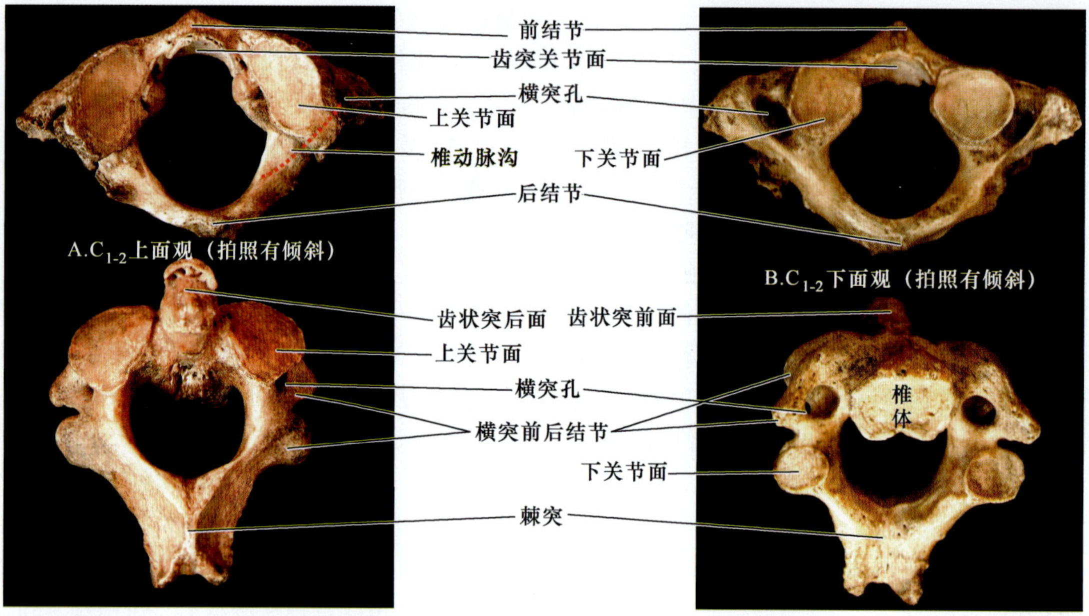

图 4-1-10-1

横突：寰椎横突是寰椎旋转运动的支点，较长也较大，末端肥厚而粗糙，不分叉，为肌与韧带的附着部。C_1 横突至少有竖脊肌、肩胛提肌、斜角肌、头下斜肌等肌附着。横突孔较大，斜向前外方，有椎动脉穿过。

椎孔：寰椎椎孔由寰椎前后弓与左右两侧块围成，椎孔大。其前 1/3 为齿突所占据，而后 2/3 部分，脊髓也只占一半空间。故当寰椎脱位或有齿突骨折时，脊髓尚有回旋余地，不一定发生截瘫。

关于椎动脉沟环：有时在侧块与后弓或横突之间出现骨桥，形成椎动脉管，有人称之为寰椎椎动脉环，属先天畸形。有人统计，椎动脉沟环出现率为 12.71%±2.61%。有人观察，椎动脉在正常的寰椎椎动脉沟中，随头颈部的活动而滑动。头颈前屈时，椎动脉向上，而神经则向下滑动。由于椎动脉沟环的存在，干扰了头颈部活动时椎动脉滑动的正常规律，故在正常颈屈伸时椎动脉会被牵拉和挤压。同时，沟环的大小也会影响椎动脉的功能，若孔过小则会造成椎动脉的直接卡压。当头颈处于某种体位时，可影响椎动脉而引起脑供血不足，产生头晕症状。但，椎动脉沟环的存在，并不一定都有症状，可能与个体的代偿能力有关。

2. 枢椎　为第 2 颈椎。枢椎的下部与一般椎十分相似，但其上部则形态独特。自椎体的上部发出一指状凸起，称齿突。齿突可视为寰椎的椎体。齿突前面与寰椎前弓内侧面相关节，齿突后面与寰横韧带相接。

（二）寰枕关节与寰齿关节（图 4-1-3-6）

寰椎与枕骨相关节为寰枕关节，是颅脑与全身衔接的枢纽。寰椎与枢椎齿状突相关节称寰齿关节。

寰枢关节由 4 个部分组成（即中部和外侧各 2 个）。在中部，寰齿关节由枢椎的齿状突和寰椎前弓后面的齿突窝构成。该关节又可分为齿状突前关节和齿状突与横韧带间的后关节。在外侧，寰椎下关节突与枢椎的上关节突构成寰枢关节，是真正的关节突关节。该关节的关节囊大而松弛，关节面平坦，活动度较大。寰、枢椎间无间盘组织，椎间结构不够坚固，易在外力下发生关节半脱位。寰椎椎孔较大，前部由枢椎齿状突占据。

齿状突与寰椎前弓的后壁、侧块的内侧壁均保持一定的距离。经测量，寰齿前间隙应小于 3mm，大于此值即为半脱位或脱位。寰齿两侧间隙应左右对称。齿状突后方有一连结寰椎两侧块的横韧带，它可限制齿状突过分后移，起到稳定关节的作用，也保护脊髓免受损伤。在 C_{1-2} 的后部有寰枢后韧带，连于寰椎后弓与枢椎椎板之间(即黄韧带)，它封闭了寰枢后间隙。在寰椎后弓的下方，可见枕大神经绕过头下斜肌中外 1/3 交界处的后下方，然后转向上行。

寰枕关节仅有很少的运动，主要作用是轻微的点头动作，以及大约有 4° 的旋转动作。而寰齿关节主要是旋转功能。在中部关节和外侧关节突关节的协同下，头可向一侧旋转 30°，如连同下部颈椎的协同旋转的 60°，整个头部通过颈椎的旋转动作最大可达 90° 左右。因此说，枕齿突上，横韧带(十字韧带)紧张而有弹性，维持着寰枢之间的正常关系。横韧带断裂与齿状突寰间只有“点头”运动，而寰枢关节才有“摇头”运动。

寰齿关节的稳定性几乎完全依赖于韧带结构。寰椎环绕齿突运动，却被横韧带牢固地固定。

二、病因病理

寰齿关节错位的病因，目前仍无定论。但以创伤或感染所致的可能性最大。头部旋转运动的 90% 发生在寰齿关节，运动十分灵活。因此寰齿关节周围韧带的损伤将造成寰齿关节错位。亦可因创伤和局部炎症，致关节滑膜渗出，关节囊肿胀，以及关节周围肌痉挛和韧带挛缩等而形成寰齿关节错位。由于寰枢椎相对位置发生旋转，偏移或倾斜等细微改变，使椎动脉受到不同程度的牵拉、扭曲或压迫，而出现一系列功能紊乱。常可出现血管紧张性改变(如头痛、血压异常)，以及眼、耳、心血管及内脏功能紊乱。

三、临床表现与诊断

寰齿关节错位的诊断需依靠病史、临床表现、物理检查、X 线等影像学及其他检查。寰齿关节错位往往临床表现无特异性，单纯的物理检查难以发现寰枢椎间的异常活动，需要依赖 X 线、CT 检查确定诊断。如有临床不能解释的颅脑症状，如枕项部疼痛，头向侧前方倾斜、活动受限等的异常体位，肢体无力、麻木、眩晕、恶心、耳鸣、复视、呼吸困难、猝倒等；或头面部畸形或不对称、发际低平或短颈畸形等；或枕骨大孔区的神经症状出现等特点时，应高度怀疑上颈椎不稳，即寰齿关节错位。

(一) 病史

可有轻重不同的外伤史。

(二) 症状

疼痛：可以为枕项部疼痛、偏头痛、也可有项部痛，有的影响学习和工作。

头晕或视力障碍：可轻可重，有的根本不能坐起，重者不能抬头。尚有失眠、听力下降、声嘶、胸闷、恶心、呕吐等。重者可出现高位颈髓或脑干综合征，尿频、尿急、尿失禁。

(三) 体征

颈肩痛及旋转活动受限，头颈部体位异常，病人头可斜向一侧(系寰椎前脱位伴随旋转移位)，呈前伸位或斜颈状。枕项部压痛，可有电击样感觉，并可出现运动障碍和病理反射阳性征，如四肢锥体束征、肌张力增高、腱反射亢进、四肢感觉迟钝或过敏。

(四) 影像学检查

1. X 线表现

(1) 正位像：一般摄片不能清楚呈现 C_{1-2} 的影像，应采用特殊投照法，如下颌颤抖位，方能见到 C_{1-2} 的正位影像。

(2) 侧位像：正常寰齿前间隙小于 3mm，3~5mm 之间时为轻度移位，大于 5mm 为严重移位。

(3) 开口正位片：即清晰张口正位片，如两侧块距离中心线大于 7mm，则示侧块失去韧带控制，造成该区域不稳定，严重者表现为寰枢椎半脱位。旋转脱位固定时开口位片主要表现为齿状突与寰椎侧块关系异常，分为以下几种情况：

C_1 旋转移位时，两侧块大小不对称。

C_1 侧方移位时，两侧寰齿间隙不对称，但侧块对称。

C_2 旋转移位时，齿突居中，两侧块对称，C_2 棘突两侧不对称，棘突偏离中线。

C_2 侧方移位（参见图 4-1-3-6）时，寰椎侧块与齿突间隙不对称，齿状突、C_2 棘突偏向同侧。

但需注意的是，必须摆正照像的体位，不能偏斜，否则可造成人为的齿状突偏歪，影响正确诊断。对于儿童在活动时的第 2、3 颈椎的前移，不要误诊为枢椎半脱位。请参阅总论影像学开口位部分。

2. 必要时做 CT 检查

四、针刀微创手术治疗

（一）体位

俯卧位，头颈部探出床头，尽量前屈，下颌抵于床头上缘（一定要用软垫垫好）。

（二）体表标志

第 7 颈椎棘突：是颈胸段脊柱交界处最大而隆起的骨突，称隆椎，低头时尤为明显，另一特点是，C_7 在颈部转动时，棘突可以活动，而 T_1 的棘突是固定不动的。

第 2 颈椎棘突：从第 7 颈椎棘突向上扪摸，在项部正中线上端（即项沟中），枕骨下方，最宽而高大的骨凸为第二颈椎棘突。第 2 颈椎棘突易于扪摸，十分稳定，是确定颈椎棘突的最佳标志。

枕下凹：即枕骨下方与第二颈椎棘突上方之间的凹陷处。该处是寰椎（C_1）后结节所在之处。瘦人项部皮下脂肪少时可扪及后结节的骨面。

（三）定点（图 4-1-10-2）

1. C_2 棘突的上缘点　为 C_{1-2} 棘间点。

2. C_2 棘突的下缘点　为 C_{2-3} 棘间点。

3. C_{1-2} 后弓弓间点　此点为颈外侧关节柱延长区在 C_2 后弓上缘的定点。定于 C_2 的棘突顶水平线上，距中心线外 20~25mm 处，左右各 1 点。

4. C_{2-3} 关节突点　定于 C_3 的棘突上缘水平线上，距中心线外 20~25mm 处，左右各定 1 点。

设置以上各点的目的是，当松解了枢椎的后部运动单位后，才可能使整个 C_2 椎骨增加活动性，从而有可能使枢椎齿突复位。

（四）消毒与麻醉

1. 消毒　先备皮，剃毛，常规皮肤消毒，戴手套，铺无菌巾，局麻后行针刀微创手术治疗。

2. 麻醉　以 0.5%~0.25% 利多卡因，5# 口腔科用注射针头，或用 0.5mm×6mm 注射针做麻醉。

（1）C_2 棘突上缘点：先扪清 C_2 棘突点，快速刺入皮肤皮下组织，针头直指 C_2 棘突顶，缓慢、匀速推进，达棘突顶骨面，确定无误后，移动针尖至 C_2 棘突上缘，再进 5mm，确定针尖在棘突上缘骨面上；回抽无血、无液，注入麻药 2~3ml。退出时再注入少许麻药于路径上即可。

（2）C_2 棘突下缘点：刺入皮下后将针头指向 C_2 棘突顶，到达骨面后将针尖移向棘突下缘骨面，深入 5mm，注入麻醉药 2~3ml。

（3）C_{1-2} 后弓弓间点：在定点处垂直骨面进针，直达 C_2 后弓骨面。回抽无血、无液后注入麻药 2~3ml。

（4）C_{2-3} 关节囊点：在定点处垂直骨面快速进针，直达 C_3 关节突骨面上，回抽无血、无液，可注入 2~3ml 药液。

（五）针刀微创手术操作（图 4-1-10-2~3）

1. C_2 棘突上缘点　刀口线与身体纵轴平行，刀体与项部皮面垂直刺入，直指 C_2 棘突顶并直达骨面。然后调转刀口线 90°，移动刀锋达 C_2 棘突上缘骨面，沿骨面铲切棘间韧带 2~3 刀，深度应在 5~10mm 之内。如有落空感则表明已切开黄韧带。

2. C_2 棘突下缘点　操作基本与上条"C_2 棘突上缘点"一致，只是针刀要在 C_2 棘突的下缘，沿骨缘做切开剥离，而不是在 C_3 棘突的上缘切开剥离。

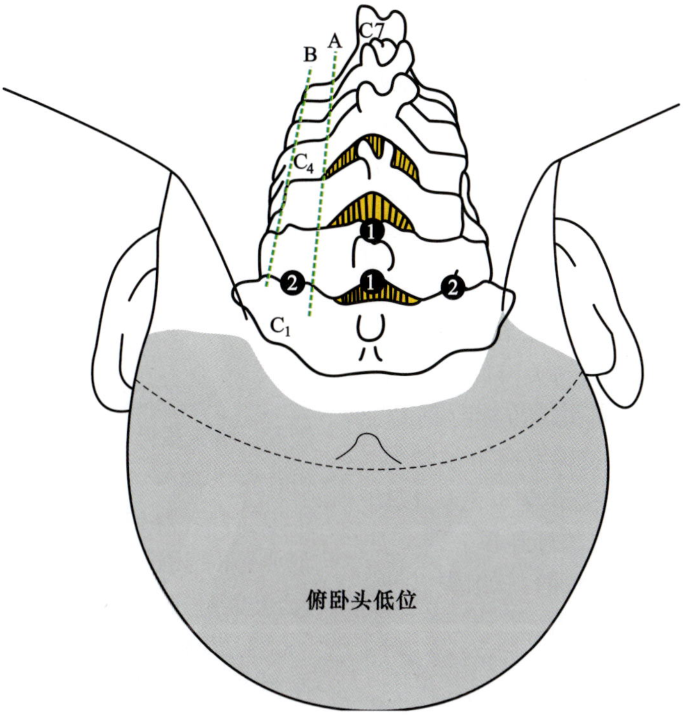

图 4-1-10-2

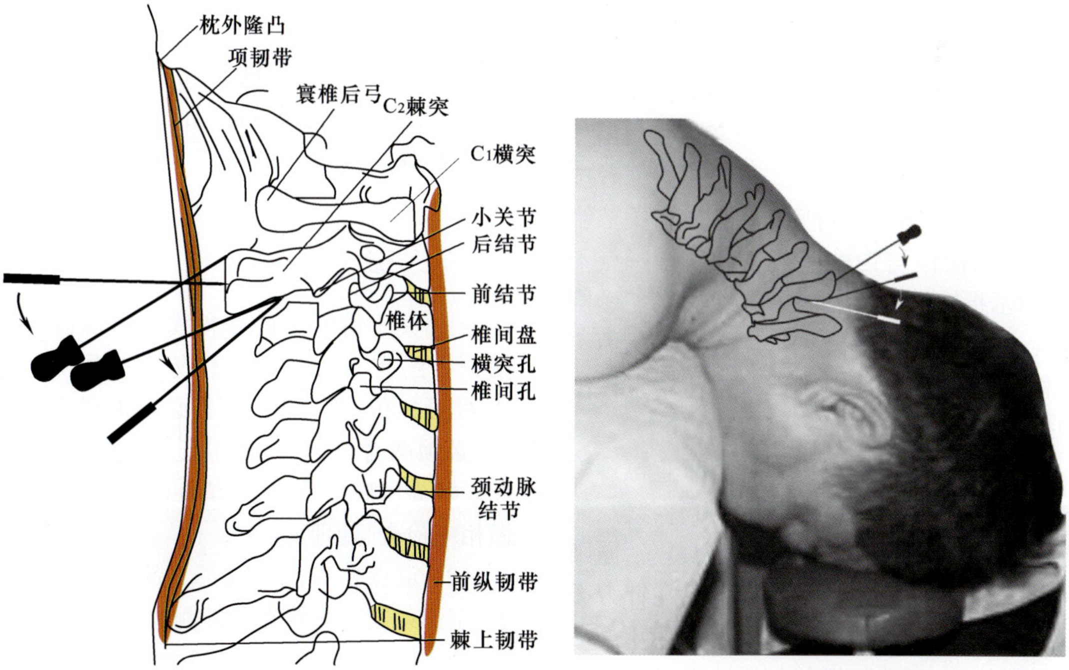

图 4-1-10-3

3. C_{1-2}后弓弓间点　刀口线与躯干纵轴一致，刀体与项部皮面垂直，快速刺入直达C_2后弓骨面，调转刀口线90°，寻得后弓上缘骨面(相当于C_{1-2}关节突在C_2后弓的对应处)，先由中间向外侧切开弓间韧带；再由外侧向内侧切开，切开弓间韧带3~5刀即可，其深度要精确控制，只切开弓间韧带(黄韧带)，不管它们多薄或多厚。

4. C_{2-3}关节囊点　刀口线与躯体纵轴平行，刀体与皮面垂直，刺入皮肤，直达C_3关节突骨面。调转刀口线90°，与关节间隙平行。刀柄向尾侧倾斜，刀锋向头端方向寻到C_{2-3}关节突关节间隙。沿下位关节突上缘骨面，先向外侧，继向内侧铲切关节囊3~5刀，以切开关节囊而不损伤其前方的神经根为限。刀锋退出关节囊，在关节突骨面行软组织纵、横疏通剥离，刀下松动感后出刀。

(六) 手法操作

1. 屈颈位松解法　俯卧位，头部探出床头。助手压住双肩，医生一手托住下颏部，另一前臂压在枕部。让病人尽量屈曲颈部；医生与助手相反方向用力牵引，再以弹性力进一步屈曲颈部，松解挛缩的韧带和筋膜，可做2~3次，有时可听到轻微韧带组织撕裂音。

2. 两点一面复位法　有旋转移位者按两点一面操作方法施行复位。但寰齿关节错位的手法操作与钩椎关节复位法有一点不同，即示指钩住枢椎棘突，拇指推顶第二颈椎横突，旋转方向与齿状突偏歪方向相同，而不是相反。详见“第十一节　颈椎骨增生移位型颈椎病”手法操作部分。

3. 悬吊牵引复位法　首先，垂直位颈椎悬吊牵引；其次，按移位情况(如旋转移位、侧方移位等)分别采取不同方法予以复位，原则同上条“两点一面复位法”。其实，在针刀微创术后，寰枢关节得到充分的松解，应用悬吊牵引复位法，可以不用任何手法即可得到寰枢关节的正常复位。

五、护理与康复锻炼

1. 关于颈围固定问题　以前，针刀及手法操作完毕后，以颈围固定颈部，并嘱病人不得随意转动头部，保持头颈部中立位。睡眠时，低枕平卧最佳。总之，必须保持颈部的中立位。一般固定3周，解除固定后，可锻炼颈部活动，做颈部前屈、后伸活动，增强颈肌肌力，避免复发。近来，已经取消颈围固定，收到良效，且病人恢复快，亦未见复发。

2. 术后观察　治疗后的病人最好住院观察。如无条件则应在治疗后观察1~2小时，再让病人离院。离院前应严密观察生命体征：意识、呼吸、脉搏、血压等。如此，可观察到即刻或短时内有无并发症，有利于及时发现问题，及时处理。

3. 颈肌锻炼　术后应做颈部肌力锻炼。在颈部平衡悬吊牵引时，其牵引重量为体重的1/10~1/7(5~15kg)。

4. 定期复查

(1)在针刀微创手术治疗1周后，复查症状、体征改善情况。

(2)3周后摄取颈椎X线片(按需要摄开口位、正侧位或加双斜位等)，对比治疗前、后的X线片改变，指导进一步治疗或康复锻炼。

六、注意事项

1. 关于诊断　正常X线片枢椎齿状突偏歪者约有20%，所以，不仅仅要看X光片(颈椎开口位、侧位像)，而且必须重视临床表现，必须两者符合、互相印证才能做出诊断。如果疑为颅底凹陷症，应请神经外科会诊，并做相应检查、处理。

2. 定点要准确　以第2颈椎棘突为标志，定出棘突上下缘点和外侧关节柱点。

3. 操作要谨慎　第2颈椎已接近脑干，针刀微创手术操作不慎刺入过深易造成误伤。

4. 手法要轻柔　在做两点一面或悬吊牵引复位手法操作时，应以弹压闪动的方式用力，不可用持续、大幅度扭转的方式操作，以免造成损伤。

第十一节　颈椎骨质增生移位型颈椎病

骨质增生型颈椎病的提法在一般医学书籍中是没有的。但，如从病理改变上看，这样的颈椎病确实存在。而这个概念比较笼统，它应该包括多种类型的颈椎病。然而，在针刀微创手术治疗时，其方法基本一致，故把这类颈椎病放在一节中叙述。

颈椎骨质增生移位型颈椎病是临床上最常见的颈椎病类型。由于颈椎水平旋转、侧方倾斜旋转(侧旋)，上下仰、俯旋转，以及水平前、后、左、右移位等，导致椎动脉、神经根、脊髓、交感神经等组织器官的系列病变，产生了相当复杂的临床表现。此型颈椎病囊括了神经根型、椎动脉型、交感型、脊髓型与混合型等类型，是最复杂的颈椎病类型。目前，有些医生对颈椎病的认识仍然不足，往往忽视了该病的诊断，常把颈部血管、神经(包括颈神经前支、后支、交感神经)的病变误认为脑血管病变、肩周炎、网球肘等疾病，因而延误了诊断和治疗。

针刀为颈椎病的治疗开辟了一个介于手术与非手术之间的微创(闭合型)手术治疗方法。针刀微创手术疗法的设计合理、标志明确、入路安全(项部无大血管、神经干)、方法简便，而且疗效确切。在常用的疗法中，它的疗效是出众的。只要认真学习控刀法，掌握控刀技能，本型颈椎病的治疗是完全可能的，因为已有许多医生掌握了这个针刀微创手术疗法，取得了很好的疗效。事实证明，这个治疗方法不是不可掌握的。

一、相关解剖

请参阅本章总论。

二、病因病理

第2、3节已经讲过了颈部特殊颈椎 C_1、C_2 的寰枕后膜挛缩与寰齿关节错位型颈椎病，下面要讲的是发生在 $C_{3\sim7}$ 节段的普通颈椎骨质增生移位型颈椎病。这部分颈椎病大多由慢性积累性劳损所致，即颈部软组织的挛缩与骨的增生病变造成的。这种劳损所致的慢性病变，除颈项部肌、腱病变外，还有颈椎周围的韧带、关节囊、滑液囊的病变，这些组织的粘连、瘢痕、挛缩所造成的骨组织的改变，不管对称与否，都使骨连结发生不同程度的变化。如椎体间的间隙变窄、棘突与棘突的辐凑与分离、颈椎的曲度、横突孔与椎间管的大小，甚至影响椎管等。少数是由于颈部软组织如棘肌、半棘肌、夹肌、斜方肌、胸锁乳突肌、斜角肌等的损伤引起。在颈椎横突和棘突的附着点处，少数病人可以触到柔韧的痛性小结节、硬韧的条索样物，这是肌损伤点。而深部的韧带、关节囊、滑液囊等的病变所形成的粘连、瘢痕、挛缩等病变是无法从外部检查出来的。由于这种粘连、瘢痕、挛缩的病理改变，大多发生于单侧，或者它们的病变不十分对称，或者根本不对称，那么整个椎骨就被拉向紧张的一侧，或发生颈椎的旋转等各种移位。不仅如此，还由于颈椎的骨与关节囊、肌腱、韧带附着部的交界处，长期存在着异常的高应力，就出现了颈椎骨、关节边缘的骨质增生。进而，由于连结椎体的有关软组织长期处于扭转、牵拉状态，在椎体的边缘处也会产生椎体前的骨唇和椎体后的骨赘增生。这些骨质增生和骨移位，必然要刺激、压迫颈椎的各组织器官，从而产生多个系统复杂的临床表现，这就可以较客观地解释颈椎关节增生移位型颈椎病的发病机制。

这里需要认真探讨的是，颈椎关节突关节、钩椎关节与黄韧带等组织的病理改变，在颈椎病发病与治疗中的重要意义。其实，这也是针刀微创手术之所以对治疗颈椎病具有良好疗效的理论根据。

1. 颈椎椎间盘的解剖特点：颈椎椎间盘与腰椎椎间盘相比有很大的不同：颈椎间盘较腰椎间盘小，且位于椎间隙的前部；颈椎椎间盘纤维环还较腰椎间盘纤维环厚韧，再加之颈椎后纵韧带比较坚强，故颈椎间盘不易突出；而且，即使颈椎间盘突出也不易压迫神经根。这是颈椎与腰椎间盘在解剖结构上突出的不同特点。

2. 颈椎关节突关节是真正的滑膜关节，因此它可以具有骨关节炎的一切病理改变，而且表现明显，在颈椎病的病理上具有重要意义。

3. 下部颈椎的椎间关节所承受的压力较上部者为大，因此发生骨质增生的机会也会较多。此关节的骨质增生可使椎间管变小而压迫颈神经根。

4. 由于下部颈椎承受的压力较大，因此，下部颈椎椎间盘产生病变的可能性则相对较腰椎大得多，故颈椎椎间隙狭窄的可能性便大得多。椎间隙的狭窄肯定会导致椎间管的狭窄，这是链锁关系。有研究指出：颈椎椎间隙狭窄与椎间管（孔）面积的缩小，关系如下：

椎间隙狭窄 1mm，椎间管的面积就会减少 20%~30%；

椎间隙狭窄 2mm，椎间管的面积就会减少 30%~40%；

椎间隙狭窄 3mm，椎间管的面积就会减少 35%~45%。

椎间隙的垂直高度减少 3mm，常伴有比较严重的椎间管与神经根管的狭窄。

5. 神经根损害的病理必然包括椎间管腔隙的缩小：在生理状态下，神经根被牢固地固定在椎间管内。颈部伸屈时，神经根并不向椎间管内、外滑动，只有在椎间管发生狭窄、神经根或椎间管本身发生炎症或纤维化时，神经根的功能才能发生障碍。因此，无论是椎间盘变性、椎间盘突出、骨质增生等引起的前方损害、关节突关节炎症导致的后方损害，或神经根鞘内的炎症或纤维化而引起的神经根压迫，神经根损害的病理必须包括椎间管腔隙的缩小（美·凯来特：《颈与肩臂痛》）。

以上五项研究说明，关节突关节在颈椎病的发病中具有重要意义，以松解关节突关节囊的方法来治疗颈椎病是病理改变的要求，是必要的，也是可能的，是针对病因治疗颈椎病的重要方法之一。

6. 椎管内充填物的意义：椎管内的脂肪组织在无菌性炎症中，出现渗出、充血、水肿、脂肪细胞肿胀等改变已是不争的事实。在这些填充物的挤压下的脊髓、神经根等也同样会产生循环障碍，产生充血、水肿等改变。其结果是椎管的内压升高，进一步则压迫脊髓、神经根。与此同时，还要压迫与刺激交感神经丛，使血管痉挛，血运更差，导致椎管功能性狭窄。颈椎病时，椎管内压力增高这也是不争的事实，因此松解黄韧带以降低椎管内压是顺理成章之事。

7. 在开放型手术中已经发现，一些颈椎病人，虽然做了彻底的颈椎间盘切除，但却仍有一部分病人疗效不佳，或根本无效。究其原因，系因关节突关节的增生导致的椎间管狭窄（特别是椎间管内口的狭窄）所致。而经过改进术式，处理了椎间管内口而取得了良好的疗效。从开放性手术的改进也可以证明，重视椎间管病变的治疗是有必要的。

8. 脊椎运动单位后部病变可用针刀治疗：颈椎运动单位前部目前针刀尚不能处理，而运动单位后部则可以较充分地施行松解减压术。

三、诊断与病变神经节段的确定

颈椎病的诊断根据是：

1. 准确而详细的病史，这一点绝对不可忽略。

2. 有七大系统中一个或几个系统的症

状和体征。

3. 具有颈神经临床定位体征。

4. 临床表现与X线(正、侧、双斜、开口或功能位片)、CT、MRI等影像学改变(如各种骨质增生、移位、椎间隙狭窄、间盘突出、小关节内聚、黄韧带肥厚等)相符合的病变节段与临床神经定位体征等各方面的材料进行综合分析来判断。这些临床表现必须相互吻合,才能确定具体的病变节段,该节段(可能是一个或几个节段)便是针刀微创手术治疗的病变部位。

其实,除颈(肌)型颈椎病以外,神经根型、椎动脉型、交感型、脊髓型等各型颈椎病都很少有颈部疼痛的症状。因此,颈椎病针刀的治疗定点,应严格依照病变节段确定治疗点,绝不是找几个结节、痛点一切开就能了事。只有这样,才能从病因上正确认识和治疗颈椎病,取得较好的疗效。下面,按现代医学通用的颈椎病分类,将颈椎病的各类型的诊断分述如下:

(一)神经根型颈椎病

神经根型颈椎病发病率最高(占50%~60%)。

1. 症状 在40岁上下,劳累、轻伤或“落枕”后,开始颈肩痛,并可窜至两三个手指,伴有麻胀,持物不牢易落地等。有时疼痛较重,影响睡眠,甚至睡眠中痛醒,腹压增加时疼痛也加重。随着病程进展,可产生病侧肌力下降与肌萎缩。疼痛重时,一般止痛药物无效。

2. 体征

(1)颈僵、活动受限。病人为减轻疼痛而减小颈椎前凸生理曲度并减少颈部活动。

(2)压痛点:颈项部痉挛肌均有压痛,其痛点多在枕大凹(风池穴)处、颈椎棘突旁、肩胛骨内上角、胸大肌与前斜角肌、肱骨内上髁等处。压痛以棘突旁为最多,并可向远侧放射。

(3)上肢牵拉试验:患侧可(+)。

(4)压顶试验:患侧可(+)。

(5)腱反射:应无明显改变,重者可有腱反射减弱。

(6)感觉检查:早期患侧上肢过敏,疼痛加重;晚期则痛觉可以减退或消失。其神经定位参照神经定位表。

(7)肌力:肌肉受累与感觉检查具有同样重要意义,都具有判断受累神经节段的重要意义。如C_6根主要支配三角肌、肱二头肌与伸腕肌。C_7根主要支配肱三头肌与胸大肌。感觉改变可较早,也可与肌力改变可同时出现,但肌肉萎缩则晚于肌力改变。

3. 影像学检查 除参阅颈椎病总论外,亦应注意以下各项:

(1)X线所见:侧位片见生理曲度改变,包括颈椎曲度(前凸减小、消失、反曲),椎间隙变窄,椎体前后骨赘形成,项韧带钙化;过伸过屈位片有颈椎滑移(相邻两椎体后缘间距大于3.5mm,两椎体相邻骨缘延长线相交角大于11°)。尚须观察关节突、钩椎关节有无增生,椎间管大小等表现。

(2)CT、MRI等影像学改变。

(3)诊断与神经定位诊断(表4-1-11-1):

应注意的是,临床上颈椎病往往是侵犯多个节段,而非单一节段,因此临床表现自然要比单节段复杂一些。另一方面,即使是$C_{3\sim7}$的单一节段病变,它们的每一个节段也都可能引起前斜角肌的痉挛,以及C_8神经根区症状,产生4、5指的麻木、感觉障碍和骨间肌萎缩。这些情况在判断病变节段时都要充分考虑。

(二)椎动脉型颈椎病

1. 症状 症状多而复杂。

(1)眩晕:旋转性、浮动性、摇晃性眩晕,头晕眼花,单或双侧耳鸣与耳聋。

(2)头痛:主要在头枕、顶部,可伴有恶心、呕吐或出汗。

(3)可有面部、舌周、口周、单肢或四肢麻木等感觉障碍。

(4)视觉障碍:暂时的突然弱视或失明、复视、幻视、黑矇等。

表 4-1-11-1 神经根型颈椎病神经定位诊断简表

突出节段	受压神经根	疼痛与放射途径	麻木部位	肌力减退	反射改变	影像学改变
C_{3-4}	C_4	颈项与枕下疼痛放射至肩部	颈项枕下	颈项冈上肌	无改变	参阅X线，此项检查不可或缺，它从整体上反应颈椎的骨骼病理改变。应有颈椎正、侧、双斜、开口、与过伸过屈位片，对照观察，与CT、MRI互相印证，结合临床作出病变节段判断
C_{4-5}	C_5	→肩胛骨内侧缘 肩上臂外侧→可至前臂	可有上臂外侧麻木	二头肌，三头肌，肱桡肌，冈上、冈下肌	肱二头肌反射减退	
C_{5-6}	C_6	颈部→肩胛骨内侧缘； 肩部→前胸壁； 肩部→上臂外侧→前臂背侧	拇指和示指	二头肌（轻） 中指麻木	同上	
C_{6-7}	C_7	同上	指和中指	三头肌（重）	肱三头肌减退或消失	
C_7~T_2	C_8	颈部→肩胛骨内侧缘； 肩部→前胸壁； 肩部→上臂内侧→前臂内侧	小指无名指偶为中指	指屈肌，尺侧腕屈肌，尺侧腕伸肌，手部小肌，蚓状肌	同上（偶有） 小指麻木	

（5）猝倒：无预兆，多发生于行走、站立、头转动、颈屈伸之时，倾倒后意识清楚，视、听与语言无障碍。

（6）可有晕厥或昏迷，发作性意识障碍。

（7）可有定向、意识障碍与记忆障碍等。

2. 体征

（1）可伴有下肢站立不稳。

（2）可出现视觉缺损。

（3）单瘫、偏瘫或四肢瘫，多为轻瘫。也可有面瘫。

（4）倾倒与闭目难立征阳性等平衡障碍与共济失调。

（5）可出现说话不清、喝水反呛、吞咽困难、软腭麻痹等延髓麻痹的运动障碍。

（6）面部、舌周、口周、单肢或四肢出现感觉障碍。

（7）眩晕发作时可出现眼震（垂直性眼震示脑前庭神经核受损，而梅尼埃病时可有规律性水平性眼震）。

3. 影像学改变 影像学改变是诊断椎动脉型颈椎病的重要根据。通过颅、颈区X线片、三维CT、MRI、血管减影造影、椎动脉超声等检查可提供椎动脉、颈神经、血管等更多有关信息，可清楚显示颈椎骨骼（椎间关节与钩椎关节的骨质增生等）与椎动脉的形态学与血液动力学方面的改变（如血管被挤压、椎动脉血流流速等）。使椎动脉型颈椎病的诊断更为准确。

4. 诊断与神经定位诊断（表 4-1-11-2）

（三）脊髓型颈椎病

1. 症状 多为40~60岁人群，发病缓慢，有落枕史或外伤史。一般发病从下肢开始。双侧或单侧发麻、发沉，踩棉感，下肢肌紧张，步态慢、不稳；颈发僵，后仰时可有全身发麻。重者，可出现单或双上肢僵、麻、无力、持物不牢易脱落、动作笨拙、尿潴留等症状，甚至生活不能自理。部分病人有头晕、头痛、半身出汗；第2肋或第4肋以下出现感觉障碍，胸、腹、骨盆区出现束带征。这是一个缓慢发展的过程。在此过程中，病人很少有根性痛的症状（据统计仅占6.5%）。

表 4-1-11-2 椎动脉型颈椎病诊断与神经定位诊断表

分型	临床表现	神经系统表现	影像学表现（X 线、CT、MRI 椎动脉检查）
椎动脉型	发作性眩晕、伴有复视或颈性猝倒	无神经系统阳性表现	有影像学颈椎不稳与骨质增生节段，椎动脉受压位置
椎动脉 - 神经根型	同上	具有神经系统节段性表现	同上
椎动脉 - 交感型	同上	有明显的交感神经表现	同上

2. 体征

(1) 颈部症状：不多，可能有颈部后伸、侧弯活动受限，或颈棘突旁有压痛。

(2) 肌张力改变：单侧或双侧下肢肌张力增高。

(3) 反射改变：膝、跟腱反射亢进；浅反射（腹壁、提睾反射）减弱或消失，上肢肱二头肌、肱三头肌反射亢进：痉挛侧病理反射（下肢巴宾斯基征、查多克征等阳性；上肢霍夫曼征、罗索利莫征单侧或双侧阳性）出现。但肛门反射正常。

(4) 感觉障碍：在第 2 肋以下出现，但既不规则，也不对称。

(5) 脊髓受压征：当脊髓半侧受压可出现典型或非典型脊髓半横断综合征，表现为脊髓受压平面以下同侧肌张力增强，但肌力减弱，腱反射亢进，浅反射减弱，病理反射出现，同时可引出髌阵挛、踝阵挛。同侧触觉障碍，对侧温度觉、痛觉减退，但感觉平面常与病变节段不符。如对侧没有受压，故各种功能基本正常。

3. 影像学改变

(1) X 线片表现有：颈椎曲度改变，变直或反曲，多有椎间隙狭窄、骨质增生，特别是椎体后骨刺与钩椎关节骨质增生。侧位片或过伸过屈位片上可见滑椎与不稳；斜位片可见椎间管外口变小，小关节重叠、黄韧带与项韧带骨化等椎骨病变。

(2) CT、MRI 表现（图 4-1-11-1）：这些检查以多维方式显示颈椎的病变，特别是椎间盘、硬膜囊及脊髓、黄韧带、后纵韧带与关节突关节、钩突关节等脊柱前后运动单位的病变。同时与 X 线影像、神经系统检查相结合，更有利于神经节段的定位诊断。

4. 诊断与神经定位诊断（表 4-1-11-3）

(1) 多发病于 40~60 岁；肢体或躯干麻木，肌无力，症状时轻时重呈波浪式病程。

(2) 病人首先出现行走困难，单侧或双侧下肢痉挛性瘫，但感觉障碍不规则，颈部症状少，或有颈部发僵感；而后出现的是上肢症状，如麻木、疼痛、手无力、持物不牢、不能做较精细的动作，更有甚者生活不能自理，尿潴留等。还可出现头晕、头痛、半身出汗多，以及第 2 或第 4 肋以下感觉障碍，胸腹或骨盆区的“束带感”，但很少有根性窜痛者。

(3) 至少有一个腱反射亢进、病理反射、髌阵挛或踝阵挛。尤以单侧霍夫曼征和髌阵挛阳性有重要价值。以上各项都是定性诊断。

(4) 影像学改变是脊髓型颈椎病病变节段判定的最重要的根据。结合临床可以比较准确地判定病变节段。

(四) 交感型颈椎病

1. 症状与体征　多出现交感神经兴奋症状，少出现其抑制症状。其症状主要有：

交感神经兴奋型：

(1) 头痛、偏头痛或头晕。尤其在颈旋转时头晕加重，有时伴恶心、呕吐。

(2) 睑裂开大、视物模糊、视力下降或几近失明。可有瞳孔散大、眼底胀痛、眼目干涩、眼冒金花等。

(3) 心率加速、心律不齐、心前区疼痛和血压升高（亦称颈性高血压症）等。

(4)血管痉挛致肢体出现发凉怕冷、局部温度低，肢体遇冷有刺痒感、红肿或疼痛加重。尚可有头颈、颜面、肢体、指、趾尖痛，三叉神经某一二支分布区麻木疼痛等现象(大都不按神经节段分布)。

(5)表现为多汗，以脸面、额颈、一侧躯干为常见，亦可只限于一侧肢体、手或足。

(6)耳痛、耳鸣，听力下降或失听；发音不清或失音。

交感神经抑制(迷走神经兴奋)型：主要是头昏眼花，眼睑下垂，流泪，鼻塞，心动过缓，血压偏低，胃肠蠕动增加或嗳气等。

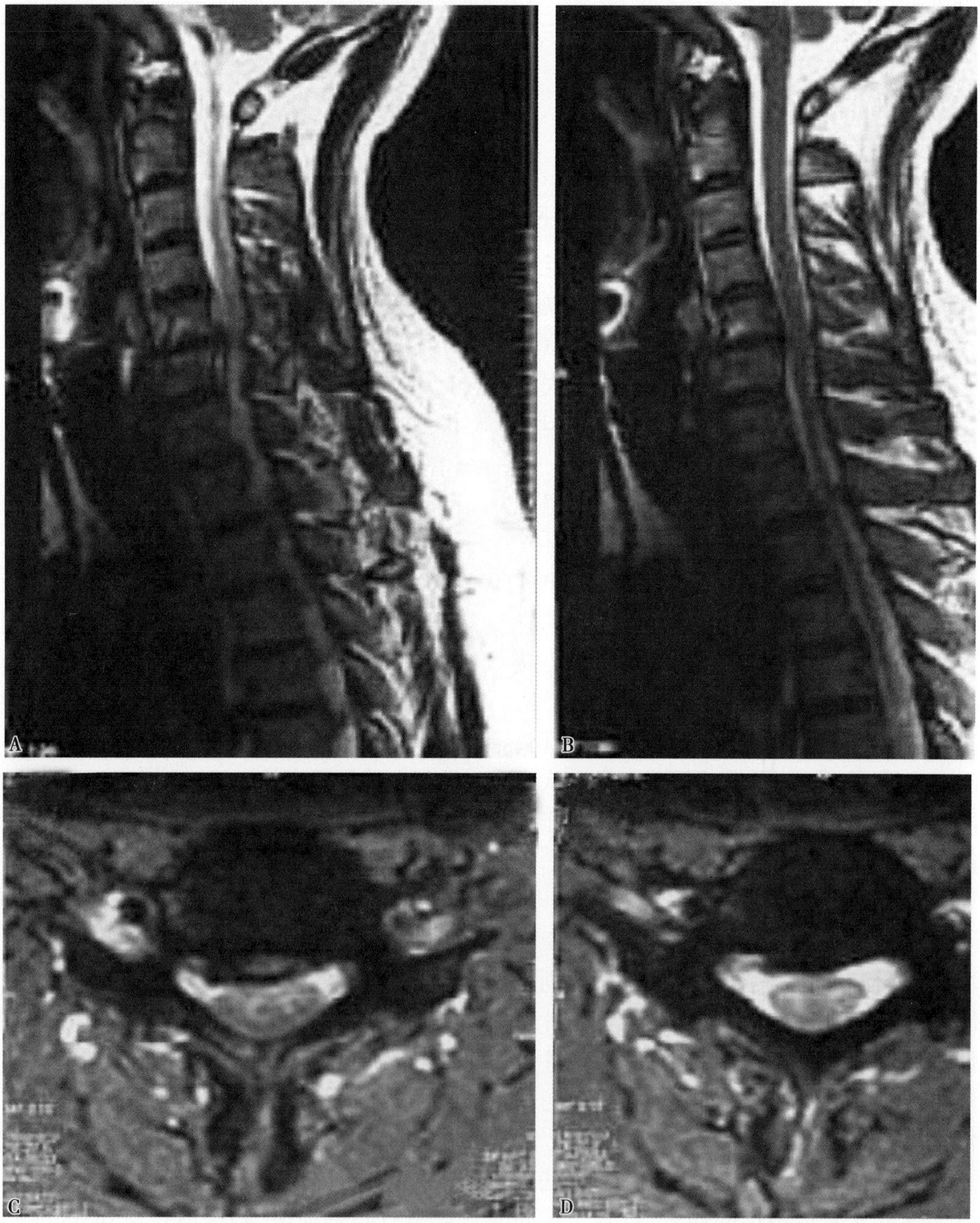

图 4-1-11-1

表 4-1-11-3 脊髓型颈椎病分型神经定位诊断简表

神经节段	Ⅰ型（上肢型）	Ⅱ型（下肢型）	Ⅲ型（四肢型）	临床表现	感觉	反射	肌力	影像
C_{3-4}	1~5 指麻木	压迫扩大至后部白质，表现为痉挛步态	压迫扩大至全部侧索，主要表现为足尖下肢与躯干下部麻木，排尿障碍	下肢沉、麻、无力、踏棉感、不规则的感觉障碍→出现上肢疼痛、麻木持物不牢等	2 肋下感觉障碍，胸腹、骨盆束带感等	腱反射(++)，髌踝阵挛(+)，浅反射(±)，病理反射(+)	减弱或消失	X 线、CT、MRI 病变节段
C_{4-5}	1~3 指麻木							
C_{5-6}	3~5 指麻木							
C_{6-7}	手指很少麻木							
C_7–T_1	手指很少麻木							

因交感型颈椎病症状繁多，规律性不强，有时难于做出明确诊断，故应结合其他体征与影像学表现综合判断。

2. 影像学表现 本型颈椎病与其他各型颈椎病的影像学表现完全一致，这里不再重复。

3. 诊断与神经定位 由于颈部的交感神经支都是无髓鞘的节后神经纤维，故均起自交感神经节。这些节后纤维分布广泛，可分布于头颈部、上肢、咽部、颈部腺体、眼部，并进入颅内，与头颈部动脉、锁骨下动脉等血管伴行，参与组成心脏神经丛，且分布于椎管内血管、硬脊膜、韧带及纤维环等结构。由此可见，颈交感神经不仅与颈椎关系密切，而且涉及颅内、咽、舌、喉、甲状腺、心脏、膈神经、食管、血管等。椎动脉壁上交感神经纤维较为丰富。所以，刺激颈交感神经可出现多器官、多系统症状。在临床工作中，可根据其重要的症状、体征（如头部症状、眼部症状、心血管症状、周围血管症状、发汗障碍以及五官症状和体征等），并结合影像学表现，即可作出比较正确的疾病诊断与病变神经节段的判断，然后实施有效的治疗。

四、鉴别诊断

这里仅将脊髓型颈椎病的鉴别诊断列出如下（见表 4-1-11-4）。

表 4-1-11-4 脊髓型颈椎病的鉴别诊断表

鉴别要点	脊髓型颈椎病	脊髓侧索硬化症	脊髓空洞症
发病年龄	多在 40 岁以上多见	30~40 岁前后	30~40 岁多见
感觉障碍	一般均有	无	感觉分离（痛觉迟钝温度觉可消失；触觉存在）
发展速度	慢，多有诱因	慢，肌无力发展慢	慢，进展性
肌萎缩征	轻，与病变节段一致	重，多在 C_4↑肩以上出现	明显，尤以手部明显
发音吞咽障碍	多无	多有	无
神经系统表现	可有病理反射，自主神经症状	多无	痛温觉障碍，触觉深感觉正常
脑脊液检查	呈不全梗阻改变	无改变	无改变
X 线检查	可有改变	无改变	无特殊
MRI、CT 检查	脊髓受压矢状径狭窄	脊髓外形正常	中央管扩大

五、针刀微创手术治疗

（一）适应证与禁忌证

骨质增生移位型颈椎病除四肢不全瘫痪、二便失禁的重症病人以外，只要能够耐受针刀微创手术者均可进行治疗。实际上，年龄不是最大的障碍，即便是 80 岁以上老人，只要一般情况好、无禁忌证均可进行针刀微创手术治疗。

（二）体位

俯卧位，床头放枕（最好应用荞麦皮为枕芯，只填入 2/3 即可），枕缘与床缘平齐，颈与头探出床头，前胸伏于枕上（女病人应在乳房相应部位做出两个凹窝，以免挤压乳房而产生不适感），头部尽量前屈，下颏抵于枕缘上，使项部平直，使术野开阔，颈部骨性标志较易扪得，更便于手术操作。同时，病人前额部给予头托支撑，保证不影响病人呼吸，并达到病人比较舒服为度。

医生多在病人头侧操作。

颈前屈位的临床 X 线显示：正常直立位颈椎，棘突呈水平向后稍向下伸出。当俯卧并颈部呈前屈位时，棘间则开大。棘间中点与椎板间隙基本呈平行状态。若在这条水平线上设进刀点，可能刀已进入关节囊而术者尚未察觉，在误伤神经根后病人有了明显反应时才恍然大悟，故其安全性较差。因此，关节突骨面上的设点就必须错开这个关节突关节间隙，以设计于关节突骨面之中心附近最为安全。这一关系十分重要。为保证进刀的安全，将关节突关节点定于中线外 20~25mm，与下位棘突上缘水平线的交叉点上。如此，与骨面呈垂直角度进刀，则刀锋可首先到达关节突骨面的中心附近，而不是关节间隙的关节囊上。因颈椎关节突骨面是十分安全的部位。

（三）体表标志

1. 枕外隆凸　在颅骨正中线的上项线中点，即颅枕部的正中线上，枕骨大孔上方的骨性隆起，易于摸到。枕外隆凸两侧水平隆起为上项线。

2. 第 2 颈椎棘突　位于枕内下方，在项部正中线上，由下方向上方扪摸，最突出的骨突即是。在其上方为 C_1 后弓和枕骨间的凹陷（枕下凹）。C_2 棘突触之清晰、明确，以此为标准来寻找所需的颈椎棘突，十分准确。$C_{3\sim7}$ 的颈椎棘突的计数应以此为标准。

3. 第 7 颈椎棘突　由项部第 2 颈椎棘突向下触摸，当摸到下段的最突出的棘突时，该骨性突起为第 7 颈椎棘突，称隆椎。此标志也较明显，但有时与 T_1 和 C_6 的棘突不易分清，只可做参考标志。

4. C_1 横突　位于下颌支与胸锁乳突肌间的凹陷处，可以清楚扪到 C_1 横突的骨突。

5. C_2 横突　下颌角的后方凹陷处，可以扪及不十分突出的骨点为 C_2 横突。

6. $C_{3\sim7}$ 横突　在胸锁乳突肌与斜方肌之间上下滑动，可扪及的骨性突起即为 $C_{3\sim7}$ 横突。

以上标志，请参阅颈型颈椎病相关标志的叙述。虽然它们从不同角度进行了相同标志的描述，但都是有根据的，都是可用的，两者的临床结果是基本相同的。

（四）定点（图 4-1-11-2~3）

1. 关节突（外侧关节柱）关节点　在病变范围（节段）内，平行下位棘突上缘水平线旁开 20~25mm 处（依病人身材大小而定），可定 2~6 点。一般每次手术只做 1~3 排，即同一节段两侧的下位棘突上缘点，2 个平行点为一排。

2. 黄韧带松解点　在松解关节突关节囊的同时，向内侧继续松解黄韧带，则无需单独定点。

3. 横突点　松解横突点有两种入路，即颈后方与颈侧方入路，具体方法定点如下。

（1）颈后方入路定点：俯卧位，相应横突压痛点的关节突骨面上，距正中线 30mm 处定点（松解横突后结节）。

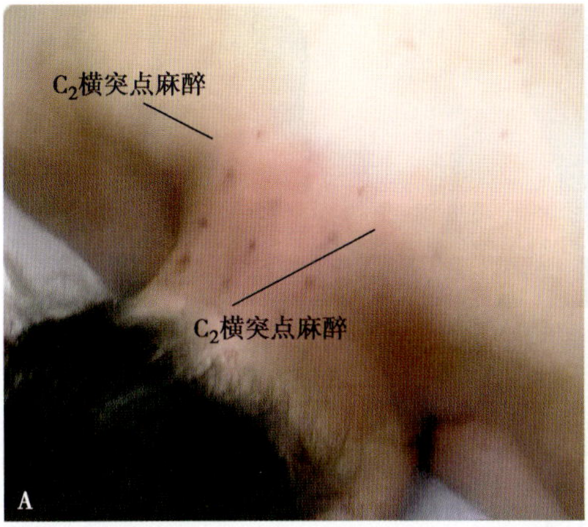

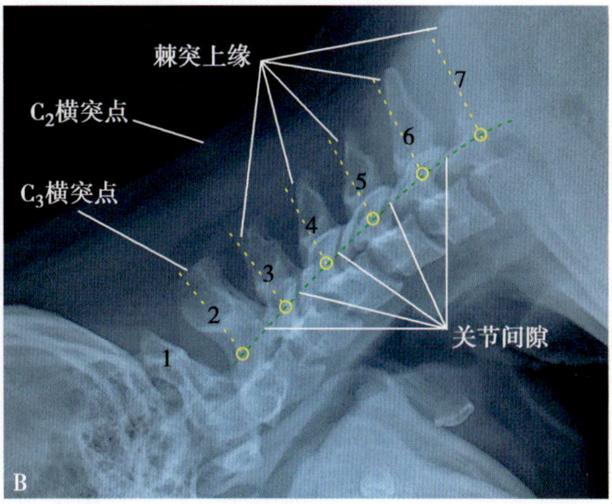

图 4-1-11-2

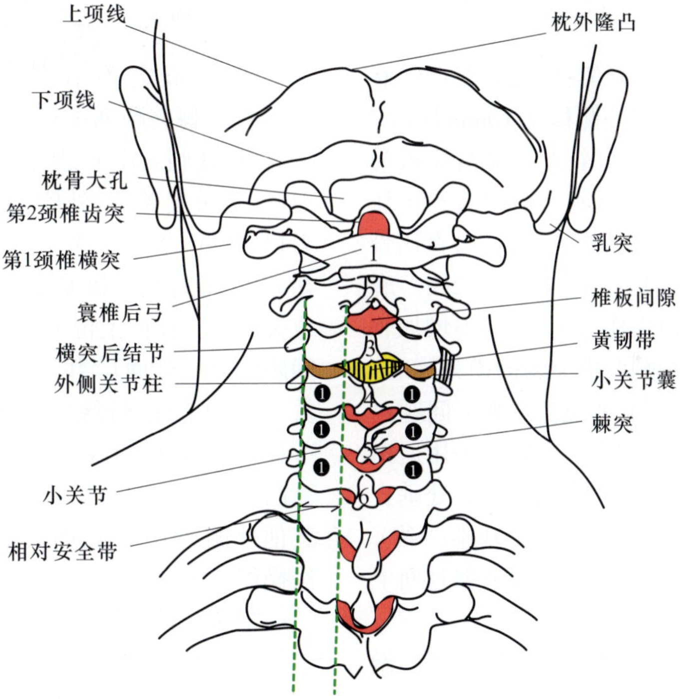

图 4-1-11-3

⑵颈侧方入路定点：俯卧位或侧卧位，从侧面扪清横突予以定点，不能扪清横突骨突者均不予定点。可同时松解横突前、后结节。

总计以不超过 10 个点为宜。

（五）消毒与局麻

消毒：皮肤常规备皮，剃毛，消毒，戴手套，铺无菌巾。

局麻：颈椎局部麻醉有特殊要求，具体操作过程如下：

1. 关节突关节囊点（颈椎外侧关节柱）局麻（图 4-1-11-4） 垂直快速刺入皮肤、皮下组织，然后缓慢匀速推进，直达关节突骨面，经确认到达骨面后，再回抽无血、无液，回抽时针筒内确认为负压状态后，注入麻药 2.5~3ml；然后边退针，边抽无回血，边注入麻药 0.5~1ml 至皮下，麻醉结束。每点都如此操作。

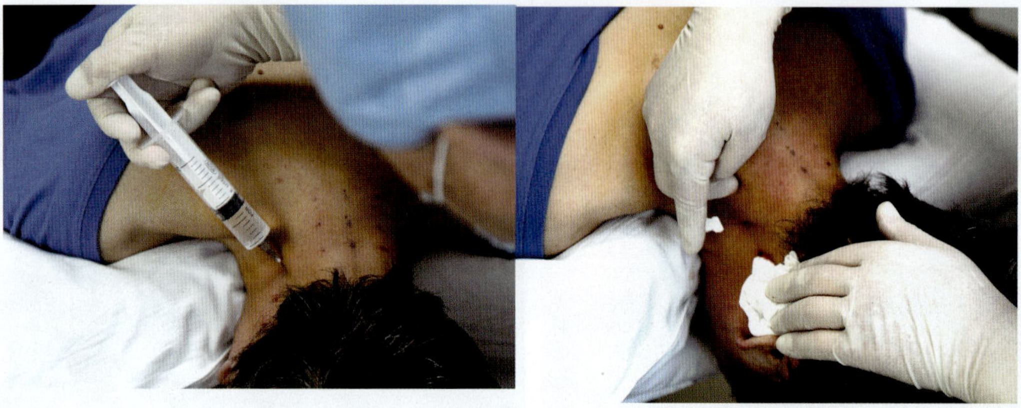

图 4-1-11-4

2. 黄韧带松解点　无需单独麻醉。

3. 横突点

(1) 颈后方入路的麻醉：同关节突点的麻醉，只是麻醉位置稍向外侧移动 10mm 即可。

(2) 颈侧方入路的麻醉：此处麻醉应极为小心。在颈侧方，以拇指或示指扪清并压住横突点骨面，然后紧贴其指尖处进针，直达骨面。回抽无血、无液后，注入麻药 1~2ml。麻药不宜注入过多，以操作时无痛，又不增加软组织厚度，更不应影响对横突的扪摸为标准。

颈椎退出式局部麻醉应注意如下问题：

1) 如何保证麻醉安全？一定要采用退出式局部浸润麻醉法。即在准确的定点处垂直颈椎关节突骨面进针（与皮肤面基本一致），直达骨面。只要确认针尖是在关节突骨面上则绝对安全。

2) 是否做皮丘？颈椎各点的麻醉都不做皮丘（皮内麻醉）。在局麻中，皮内注射最痛；不做皮丘，则可减轻疼痛。如何消除皮肤疼痛？其实很简单，就是选择锋利的针刀，瞬时刺入皮肤，即可实现无痛。所以，无需做皮内麻醉。

3) 用何种型号的注射针？瘦高体形者，可应用一般 6# 注射针；皮下组织中等厚者可应用 0.5mm × 60mm 注射针；对于肥胖者，只有应用 0.7mm × 80mm 注射针才能到达关节突骨面。如果针头短，就无法达到关节突骨面，麻醉效果不全，不能保证无痛。

（六）针刀微创手术操作

1. 关节突关节囊点（图 4-1-11-5~6）　刀口线与棘突顺列平行，刀体与关节突骨面垂直，快速刺入皮下，然后缓慢、匀速、摸索进刀，达关节突关节（外侧关节柱）骨面。调转刀口线 90°，即与关节突关节间隙平行，以铲切方式，沿骨面寻找关节突关节间隙（即由下位关节突骨面向上位关节间隙寻找下位关节间隙的上缘骨面）。找到关节间隙后，沿下位关节突的上缘（骨缘），先向外切开关节突关节囊 1~3 刀，再向内切开 3~5 刀，小关节关节囊已松解。此时，关节突关节囊的松解结束。其他外侧关节柱点，即其他关节囊点均按上法操作。

2. 黄韧带松解点（图 4-1-11-5~6）　关节囊松解后，刀锋继续向下位椎板的上缘移动。此时，首先将刀锋稍向下位椎板上部倾斜，进入到椎板骨面。然后，刀锋再向椎板上缘方向移动，寻找椎板上缘骨面。此时的刀体一般应有明显的倾斜，即刀柄向尾侧倾斜，而不是垂直：一是刀柄与皮面的角度变小，二是头端的刀体与中轴线的角度小于直角。这样，切开黄韧带时就有了缓冲的余地，就可以较准确地沿椎板上缘骨缘切开黄韧带，1~3 刀足够。每次仅做 1 点，达到椎管内减压的目的即可。

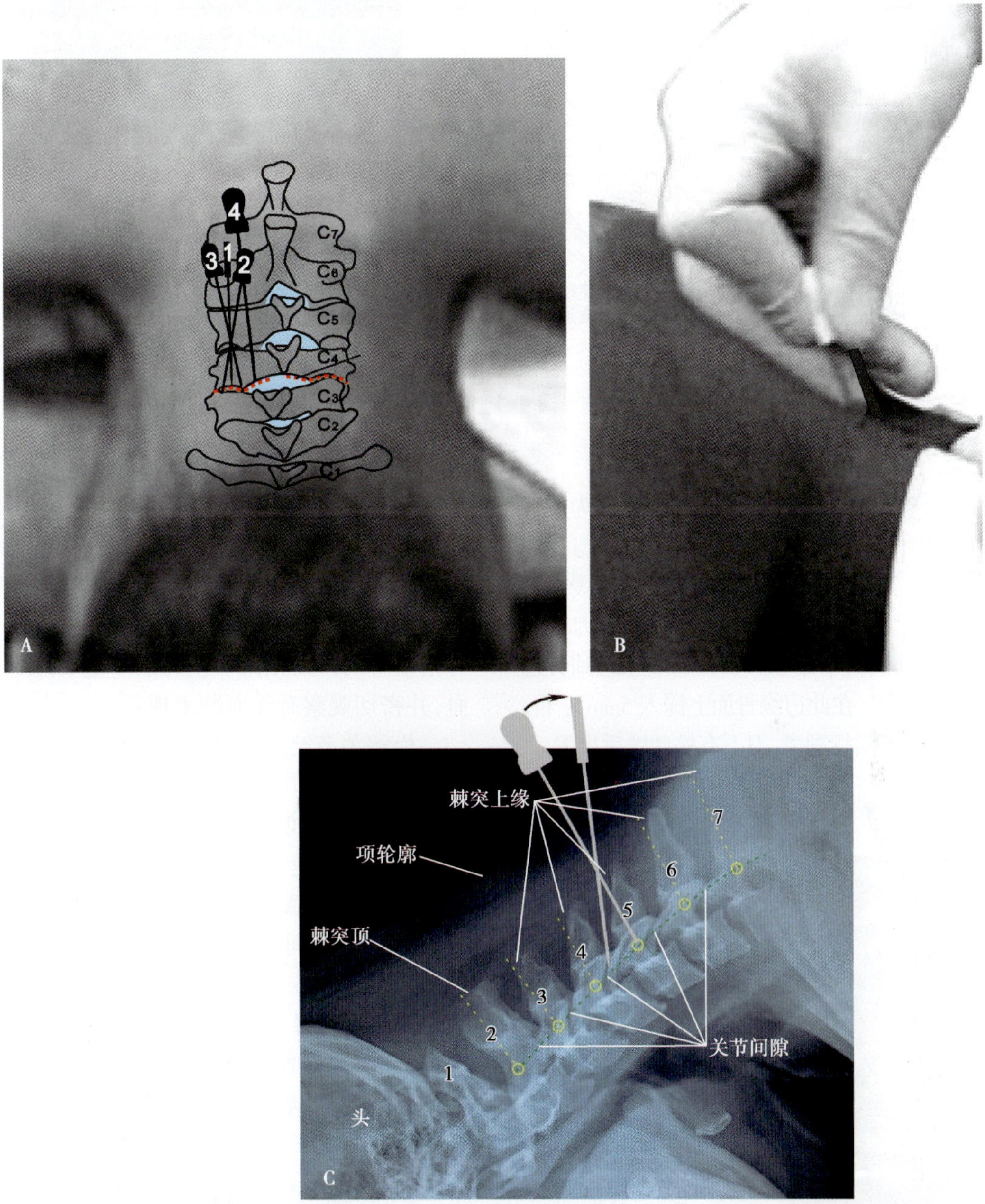

图 4-1-11-5

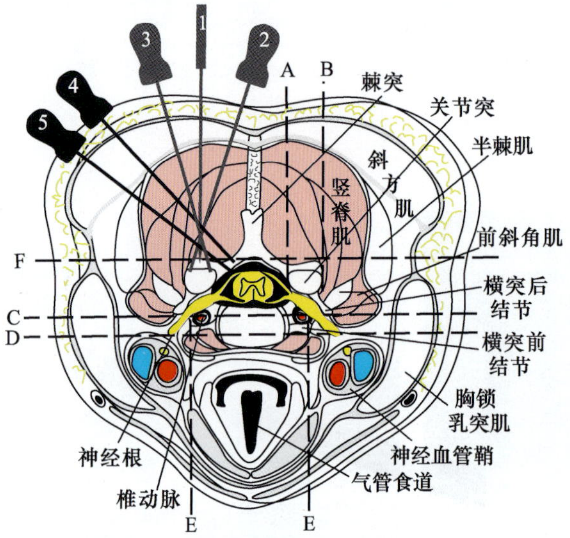

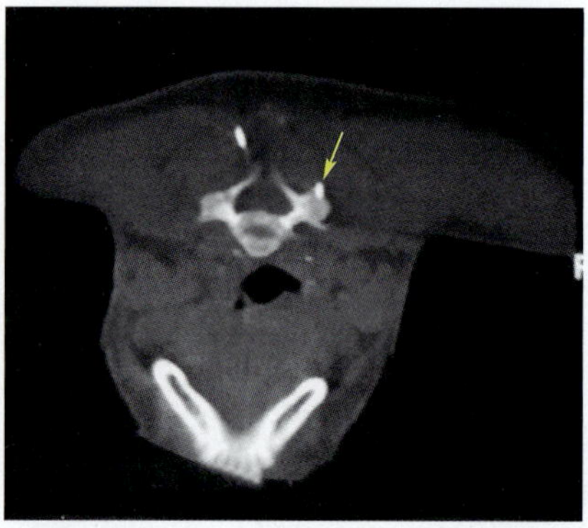

图 4-1-11-6

3. 横突点(图 4-1-11-7)

(1)颈后方入路点:此点操作可以作为关节突关节操作的继续。其过程是:刀口线与身体纵轴平行,刀体与皮面垂直,刺入皮肤后缓慢匀速推进直达关节突骨面。稍提起针刀,刀柄向中线倾斜,刀锋向横突方向移动,直至达到骨边缘,是为横突。在此边缘骨面上深入 5mm 左右,行纵行疏通、横行剥离,刀下有松动感后出刀。

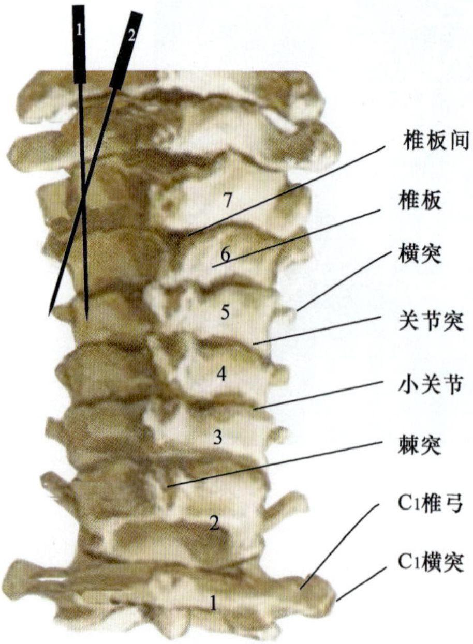

图 4-1-11-7

(2)颈侧方入路点(图 4-1-11-8):此点从颈侧方进刀。首先,以左手某手指扪清并压住横突骨面。刀口线与身体纵轴平行,刀体与皮面垂直,快速刺入皮肤,小心匀速推进,直达横突骨面。行纵行疏通、横行剥离,刀下有松动感时即可出刀。出刀后一定要压迫止血,并密切观察有无血肿出现。

松解关节突关节囊与黄韧带时应注意以下问题:

1)关于寻找关节突关节间隙:寻找关节突关节间隙时应十分小心谨慎。当针刀到达关节突骨面后,要咬住骨面逐渐移动刀锋,寻找关节突关节间隙。同时,要严格控制住移动刀锋的距离与力度。这样,在找到关节间隙时不致将刀锋突然无控制地刺入关节间隙中,造成刺入过深损伤神经根。在到达关节突关节间隙时,将有较韧的软组织手感。此时即可进行上述松解关节囊的操作。每切开一刀的深度应有严格控制,应将每刀切进深度控制在 1mm 左右,不应突然切进 3~4mm。这样,就可保证不会切伤神经根了。关节突关节面横向宽约 10mm,关节面的前后面有 7~10mm 深,并呈 40°~45° 倾斜角。按此结构考虑,对关节突关节切开 1~3mm 距离应相对安全。然而,在病理状态下,两关节突可以呈

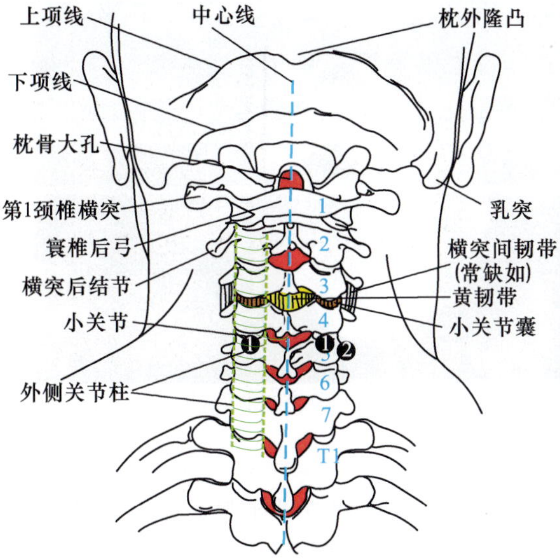

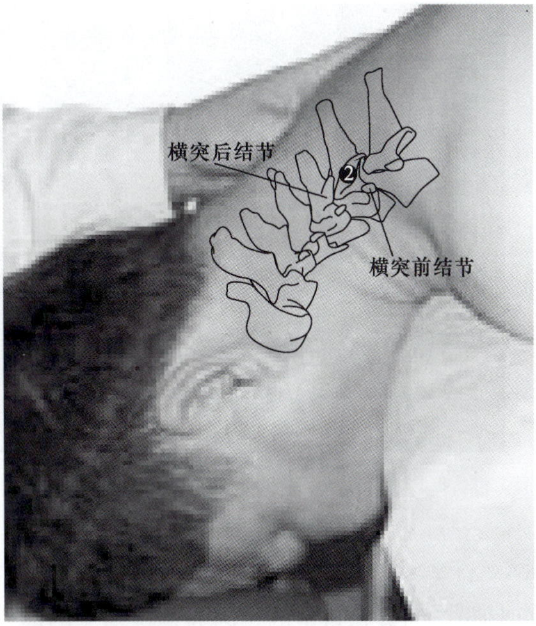

图 4-1-11-8

现不同的位移,从而使椎间管的后壁增加或减少其厚度;有时也可能存在关节囊与神经的粘连,这在颈椎针刀松解术中有时会遇到。故在切开关节突关节囊时必须采取试探式切开的方法,并严格控制切入深度。当刀体与下位关节突上缘骨面呈绝对平行状态时,如不能控制进刀力度,刀锋便有可能切开关节囊后壁后,再穿过关节腔和关节囊前壁而进入椎间管,刺中神经根和它前方的椎动脉。一般来说,由于椎动脉位于神经根前方,所以一般不会刺到椎动脉。原因是针刀一旦刺中神经根,病人会有十分强烈的反应,恐怕术者难于继续进行再深入的操作,一定会拔出针刀,故不会损伤椎动脉,所以这种情况很少会出现。

2)关于寻找黄韧带问题:关节突关节囊后壁松解后,沿着关节间隙,继续向内侧移动刀锋,在移动刀锋时,也一定要咬住骨面不放松,沿骨面小心找到下位椎板,再向上寻找该椎板的上缘。沿椎板间隙的骨缘,切开黄韧带 1~3 刀(见图 4-1-11-9)。在切开时,应把黄韧带的厚度视为一张薄纸,先试探式切开(此时应严格控制针刀切开的力度、深度),如黄韧带较厚韧而未能切透,可逐渐增加切开深度,但只能切开黄韧带而不可损伤椎管内的组织——神经根、蛛网膜或脊髓。

3)关于关节突关节的病变与处理问题:颈椎病病人,特别是年龄较大的病人,病变节段的关节突关节囊纤维化、钙化,甚至骨化,关节间隙几乎消失的病理改变不是很少见;相反,这样的病变是极为常见的。这就给操作的医生带来极大的困难。首先是寻找关节间隙困难。纤维化的关节间隙尚可感觉到关节间隙的极浅的凹陷感,用力切开时可以切开或切透病变的关节囊;而骨化的关节间隙与正常的骨面几乎没有区别。然而,不管它是多么的坚固,它毕竟是病变组织,所以,绝大部分的骨化性关节囊也还是可以松解开的。不仅如此,在我们的临床中发现,已经骨化的关节囊,第一次打开一个小口,而 7~10 日后再行针刀术时,就可以多切开一些;而第三次针刀手术时,绝大部分是完全可以松解开的。这样的过程让我们想到一个问题,难道钙化与骨化的关节囊组织通过某种机制可以消除它的病理改变,从而恢复原来的组织状态?这也许就是针刀微创手术治疗能够取得较好疗效的关键之所在。

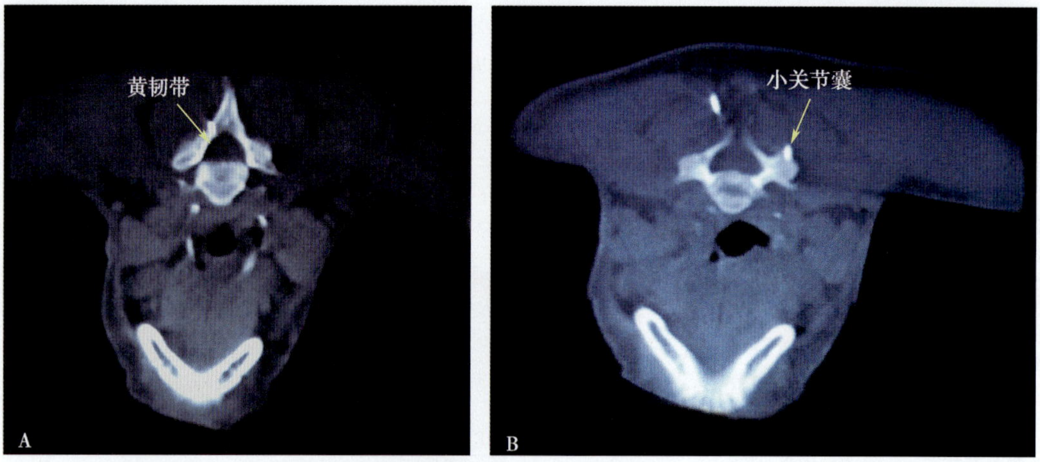

图 4–1–11–9

4）关于横突间韧带问题：是否松解横突间韧带？回答是否定的。因为颈椎横突的前根和前结节是脊柱肋横突退化的遗迹，横突短小，横突间韧带基本缺如。即使有此韧带也很薄弱，自然张力也不会大，切开它对颈椎后部单位松解的意义也不大。况且，颈椎横突前后结节之间有结节间沟，内有神经根及伴行的动、静脉与交感神经等组织，同时在横突间还有椎动脉在该部裸露走行。如做后路方向松解剥离一般没有大的危险；如从侧路进刀，将有可能伤及这些重要组织器官。因此应特别慎重。由于以上原因，横突间韧带的松解就没有必要了。

4. 横突点　首先用手指压住横突骨面，要十分确切，骨突就在指下。刀口线与脊柱纵轴平行，刀体与皮面垂直，沿指旁，直对横突骨面，快速刺入皮下，匀速推进，直达横突骨面。在确认骨面无误后，在横突骨面上行纵、横疏通、剥离 1~2 次即可出刀。

这里请注意以下各项：

（1）颈神经前支出椎间管外口后，走行于横突前后结节的神经沟中，然后向前下方向行走，而颈神经后支则在出椎间孔后，立即就向后下方向走行，而不进入神经沟中。如触及神经干（特别是前支）则会产生强烈的反应，除有电击感与剧烈疼痛外，还会有肢体的收缩活动，重者可立即坐起。因此，针刀微创手术操作中应极力避免触及神经干造成神经损伤。

（2）颈椎横突根部，前后结节之间的神经沟中有横突孔，即椎动脉孔，它位于神经沟的最内侧，其内行走椎动脉。椎动脉在横突间是完全裸露的。椎动脉的裸露部分远比在横突孔内受到骨保护的部分长得多。因此，如果刺破椎动脉那是很危险的。故针刀不宜刺到横突间或结节间沟处，保证椎动脉不受损伤。

（3）除此之外，颈椎侧方还有许多交感神经节与链，对此神经的刺激也可能引起一定的机体反应，亦应避免。

（七）手法操作

在针刀松解的条件下，应用手法复位会使手法整复比未松解时更容易，且不易产生手法整复的并发症。

1. 屈曲位牵引　为增加项部松解度而做。病人仍俯卧在治疗床上，头部探出床头，前屈位。医生一手扶持下颏部，另一前臂下压顶枕部，助手在对侧扶持双肩部，令病人尽量前屈颈部。与此同时，医生下压顶枕部，助手向相反方向牵拉肩部，以瞬时力将病人颈部牵引并行最大屈曲。有时可听到轻微的撕裂音。可视具体情况做 1~3 次。

2. 两点一面复位

(1)体位：做完牵引松解术后，让病人仰卧位，头顶平齐床头。

(2)操作：依触诊及X线片移位情况，决定如何旋转复位。以棘突右偏为例说明，医生左手勾住偏歪棘突的右侧，拇指推顶同一椎体的左侧横突；棘突左偏者，医生右手示指勾住棘突左侧，拇指推顶住同一椎体的右侧横突。医生另一手压在颌面部，让病人尽量转头(右偏者向右转、左偏者左转)，同时医生以瞬时力的闪动手法，将移位的颈椎复位，有时可听到响声。但，有响声并不是关节复位的绝对指标，此种响声多为关节的弹响。然后，再做一次纵向牵引，复正，术毕。

3. 悬吊牵引复位术　颈椎前后、左右、仰俯、成角移位时，可用悬吊牵引法复位。悬吊牵引整复法是在针刀松解颈椎后部单位各连结的韧带、关节囊的条件下进行的。牵引时，椎体运动单位后部骨关节间隙可相应增宽，前后纵韧带可被拉直，对小关节错位、绞锁，对多关节、多形式错位的复位更有利。在牵引时颈椎全部被拉直，椎间隙开大，有利于手法逐个关节复位而不致引起其他椎骨错位。更主要的是，复位时定位准确，方向和力度也更易于掌握。具体做法按如下步骤进行：

(1)体位：在牵引架上，行颈椎前后左右移位的复位：病人正坐于凳上，行颈椎牵引，重量为体重的1/10~1/7(5~15kg)，以病人可耐受为度。

(2)操作：颈椎整复方法如下。

首先垂直悬吊牵引片刻，以适应牵引力，轻重可以进行调整。本法适用于前后移位、后前移位、侧旋移位、曲度改变及成角畸形等的纠正。

1)前后向复位法：①前后移位，术者立于病人背后，以双拇指抵住后突的棘突，双手轻扶颈部，向前推、向后拉，往复运动。当病人呈肌放松状态时，以适当的力(由小到大)瞬时向前加力推去，以求复位成功。大部分病人可听到一种轻微的骨移动音。②后前移位，亦是顶住后突的棘突，只是拇指抵住的部位不同，即前后移位所顶推的棘突在移位关节间隙之下；而后前移位所顶推的棘突在移位关节间隙之上。复位方法同上。③曲度改变者，以悬吊方式拉直颈椎，悬吊重量稍大(以能耐受为度)。反曲者，以最大屈度的顶点为中心向前推送；曲度加大者以向后拉为主。④成角畸形，与前后移位的复位方式基本一致。拇指抵于向后成角的棘突顶，加瞬时力向前推送，纠正成角畸形。

2)侧按复位法：适用于纠正颈椎侧方或侧突移位。①侧方移位，医生立于病侧，以双手虎口扣在颈椎侧凸部，行左右往复柔和活动，不可过激。然后，医生站于后方，凸侧手不动，另侧手拉臂部，仍以瞬时力颈部手推，臂部手拉，颈曲应在20°~40°内，纠正侧凸畸形。②曲度要小，不超过30°。然后，以同样的运动幅度，给予瞬时推力，使其侧凸颈椎复位。③侧旋移位，术者立于侧旋椎的同侧，双手扣于颈侧，以双拇指顶于病侧旋移位椎的横突行前后推动，当病人的颈部已放松时，则以瞬时力推顶横突使其复位。

3)侧旋复位法：本法适用于旋转移位的纠正。如两点一面法尚未纠正其旋转移位，可考虑用此法纠正。医生立于棘突偏歪侧，一手拇指抵住偏歪的棘突侧方，另一手扶住病人下颌，两手同时向对侧旋转，以纠正移位。

4. 颈围固定问题　复位后是否给予颈部固定，以医生的习惯决定。可以给予颈围固定，也可以选择多种形式的颈围，不做硬性规定。多年来的经验表明，针刀微创手术后不加颈围固定不会降低颈椎病的疗效。

六、护理与康复锻炼

1. 颈椎针刀术后，要密切观察生命体征，如脉搏、血压、呼吸、肢体运动状态，皮肤痛、温、触觉的改变，如有变化立刻报告医生，及时处理。

2. 估计病变有水肿，且比较严重，可于术后给予脱水剂，以助消除水肿，如应用甘露醇等。

3. 有条件者，可每日牵引1~2次，每次20分钟。

4. 1~3周后复查颈部X线片，视症状、体征、X线片的表现决定是否再做针刀微创手术治疗。

5. 针刀微创手术治疗，3次为1疗程。

七、注意事项

1. 在颈部检查中的注意事项　应注意尽量减少对颈内动脉窦和颈动脉小球的刺激。其原因是：颈总动脉是头颈部的主要动脉干，在它分为颈内、外动脉处有两个重要结构，即颈内动脉窦和颈动脉小球。颈内动脉窦是颈内动脉起始处的膨大部分，是一个特殊的压力感受器。它在临床上的重要意义是：此动脉窦对压力特别敏感，甚至很小的压力，如转头等动作，即可导致心跳缓慢、血压下降，甚至丧失知觉；如有动脉硬化、肿瘤压迫和术后瘢痕等，颈动脉窦会变得特别敏感。当临床触诊、外科处理、加压包扎，甚至转动颈部等因素刺激时，即可刺激颈动脉窦而产生颈动脉窦综合征。此征的特点是：脉搏明显减慢、血压下降、昏迷，并且可有惊厥。在临床检查中，应特别注意！颈动脉小球位于颈总动脉分叉处的稍后方，麦粒状小体，为敏感的化学感受器。

2. 颈椎病诊断应考虑的问题　颈椎病的病理改变几乎涉及全身各系统、器官，临床表现极为复杂，与脑血管、内分泌等许多疾病有相似的症状、体征。所以，在颈椎病的诊断上应特别慎重。在做颈椎病诊断时，要全面体检，要求临床症状、体征、X线表现、CT、MRI等检查均能相互印证，并符合临床神经定位诊断，方可确诊。对于似是而非，诊断不确切的病人，应进一步检查。凡未经确诊颈椎病者，不可按颈椎病做针刀微创手术治疗。

3. 精细进行颈椎病的针刀微创手术操作　颈椎病针刀微创手术治疗的技术操作难度大，技术操作要求高，应精确入微，绝不可有丝毫的松懈。不可在未掌握颈椎病针刀微创手术治疗技术时草率从事。

4. 准确判定颈椎病病变节段　颈椎病的病理改变往往是多段、混合型。因此，要分段治疗，一般一次定6点（即三排），最多定9点（加其他点）。可以这样说，每个点的治疗，对颈部组织都有一定的刺激，都可能发生程度不同的反应。治疗点愈多，则反应可能愈大。要有计划地分段治疗。

5. 对外部标志一定要确认无误　外部标志是体内组织器官、结构和位置的“路标”，是针刀微创手术治疗准确定点的依据。通过仔细触摸，确定体外标志点，再仔细推算，达到定点准确。定点不准，岂能取得治疗效果。对此，不可掉以轻心。

6. 可取消棘间韧带的松解操作　目前，经对棘间韧带的解剖学研究认为，棘间韧带组织薄弱，对颈椎棘突的拉力不大；同时，在临床上取消棘间韧带的松解操作，对疗效无影响，故目前已经不再做棘间韧带的针刀松解。这一改进，也减少了病人的负担。

7. 在针刀微创手术操作中　体形肥胖者与体形瘦弱者同一部位的进刀深度可以大不相同，对此应有正确估计。关键是必须弄清内部标志。针刀达到了内部标志处（如骨面、骨点等），并做相应的治疗操作，才能取得治疗效果。

8. 注意勿伤及神经根　从解剖学上可以知道，从后路进刀至关节突关节骨面，再进一步切开关节囊和椎板间黄韧带时，如果已超过关节囊的内侧面，即可能切到的椎管内组织，首当其冲的是神经根（神经根位于椎动脉之后），其次才是椎动脉。因此，一定要掌握好针刀切开时的力度，切开不可过深，绝对不可切在神经根上。这就要求练好控刀技术。

9. 注意勿伤椎动脉　首先，椎动脉并非全部在骨性管道里走行，在横突间绝大部分椎动脉是裸露在椎骨之外的横突间。因此，针刀深入横突间时，可能触及或切破椎动脉，应十分小心。另一方面，异常或过度的弯曲可使椎动脉增长而明显的向外突出，从而超出了椎骨的骨性结构范围，尤其是在寰枕与寰枢的横突间，椎动脉走行的横突孔外部分均呈向外扩张状态，都超出了椎骨结构的范围。如在此处进行针刀微创手术操作，椎动脉则易被损伤。因此，横突处的针刀微创手术操作是有危险的，应尽量避免在此处操作。

10. 做好手法复位　针刀微创手术治疗是颈椎病治疗的关键，没有针刀微创手术治疗就很难做到或根本做不到手法复位。手法虽是辅助措施，但也不可轻视。手法复位能否达到目的，关键在于针刀松解的程度和对颈椎移位的正确判断。有了前者才有了手法复位的基础；而只有对颈椎移位的准确判断，才有可能达到正确的复位。只要准确的判断了移位，就可使用熟悉的方法，获得较好的复位效果。所以，手法也得钻研、琢磨，但绝不拘泥一格。

11. 术后正确应用颈椎悬吊牵引　在针刀术后，应用颈椎悬吊牵引法协助治疗颈椎病是一个好办法，正确的颈椎悬吊牵引可收到事半功倍的疗效。有以下问题值得注意：其一，牵引角度应颈前屈 10°~30°。许多实验与临床研究证明，应用上述方法牵引可以开大颈椎后部单位关节间的距离，符合科学道理。临床上曾遇到神经根型颈椎病病人，垂直牵引时臂痛难忍，当改变为前屈位后则疼痛立即消失。其二，牵引重量，一般为体重的 1/10~1/7。个别病人不能耐受可以减少，但有的可以再增加，应以病人可耐受为度。其三，牵引的作用，可进一步松解已松解过的组织，即进一步松解椎体运动后部单位的组织，并能达到纠正各种移位（错位）的目的。

12. 康复锻炼　是巩固颈椎病疗效的重要措施。要指导病人做科学的颈肌锻炼。不是为了颈部能做到多少个弯曲的动作，而是要增强颈项部的肌力。同时，要指导病人在工作、劳动、睡眠时应采取符合生物力学要求的科学姿势。还要建议病人对工作、劳动及业余生活要有符合生理科学要求的节奏，避免颈椎再度受损。

第十二节　颈性心绞痛（假性冠心病）

颈性心绞痛是交感型颈椎病各不相同的表现中的一个特殊的类型。因为表现特殊，又不为人们所熟悉，故将其特别提出单独讨论，以期提高认识，减少误诊误治。

颈性心绞痛是一个比较陌生的疾病。它是指由于颈椎病而引起的一些心、胸部的症状，其症状酷似冠心病样胸闷、胸痛等表现，有人认为属于脊柱相关性疾病中的一种，实际上它就是颈椎病的一种类型——交感型颈椎病中的一部分。此病往往被误诊为心绞痛（冠心病）。虽然，冠心病的诊断条件并不充分，如冠心病的症状并不典型，心电图有轻微改变或根本无改变，甚至做了动态心电图、向量心电图、运动负荷（运动平板等）等测试，有的还做了冠状动脉造影检查，也未查出冠心病的证据，而医生却认为是没有“抓”到冠心病的改变。医生为了不漏掉一个疑似病例，还是觉得给病人戴上一顶冠心病的“帽子”更为稳妥。经过一段治疗以后，没有任何疗效时，高明的医生则恍然大悟，病人可能是颈椎病；但也有的仍不怀疑自己的诊断，这样的例子常见。根据颈椎病和脊柱相关病的原理，针刀闭合性手术治疗假性冠心病取得了很好的疗效。这里的关键在于对颈性心绞痛的深刻认识和精湛的针刀微创手术操作技术。

一、相关解剖

颈交感神经解剖

1. 颈交感神经干　位于颈血管鞘后方，颈椎横突的前方，椎前筋膜的深面。一般每侧颈交感干上有三个神经节，即上、中、下交感神经节。这三个交感神经节之间有节间支相互连接，并有吻合支与有关脑神经相连接（图 4-1-12-1）。

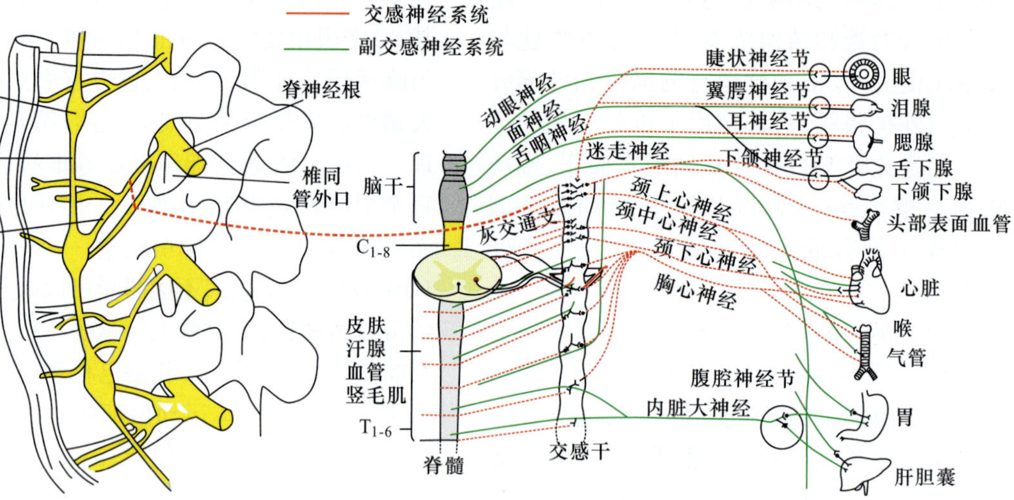

图 4-1-12-1

2. 颈上神经节　最大，呈梭形或长扁形，长 25~45mm，位于 C_2、C_3，有时还延至 C_4 横突的前方，其后方为颈长肌及其筋膜。

3. 颈中神经节　最小，有时还缺如，形状也不定，位于 C_6 椎体的前方。

4. 颈下神经节　位于 C_7 横突与第 1 肋骨颈之间，形状亦不规则。常在 T_1 神经节椎动脉起始部的后方，此神经节称为颈胸神经节。由于该神经节形状不规则，多有放射状分支，故又常称之为星状神经节。

5. 椎神经节　在 2/3 的人中，尚有第四个神经节，即椎神经节，位于颈中、下神经节之间，近椎动脉进入 C_6 横突孔处。

颈神经节的连接：颈交感节是如何与效应器官联系起来的呢？颈交感干神经节发出的节后神经纤维主要分布如下：

（1）经灰交通支连于 C_8 神经，并随颈神经分布至头、颈、上肢的血管、汗腺、立毛肌等处。

（2）由神经节发出分支至邻近的动脉，形成颈内动脉丛、颈外动脉丛、锁骨下动脉丛和椎动脉丛等，伴随这些动脉的分支分布于头颈和上肢的平滑肌、腺体、血管、瞳孔开大肌和甲状腺等。

（3）颈神经节发出的咽支直接进入咽壁，并与迷走神经、舌咽神经的咽支共同组成咽丛。

（4）最为重要的是由颈部神经节分别发出的心上神经、心中神经和心下神经，下行进入胸腔，加入心底部的心丛。从上述各颈神经节与邻近各处神经丛之间的复杂联系可以看出，颈交感神经节与颈部组织的关系密切。同时，并与颅内组织、舌、咽、眼、心脏、甲状腺、膈神经和食管血管等密切相连。因此，颈部的一些病变可以通过这些解剖结构引发一系列交感神经症状。特别是椎动脉壁上的交感神经纤维最为丰富，常因钩椎关节的骨质增生等因素而遭受刺激，从而构成颈性冠心病（假性冠心病）的病理学基础。其他相关解剖，请参阅颈椎病总论。

二、病因病理

很早就有人发现颈神经根受压时可引起心绞痛样的心前区疼痛。在排除了冠状动脉病变之后，颈椎病便可能是引起胸痛症状的主要病因。通过大量病例的对比研究证明假性心绞痛可能继发于颈椎病。通过针刀闭合性手术的医疗实践证明，颈性心绞痛发病的真正原因是由于颈椎的病变所引起的。

1. 颈椎的以下病变可能引起颈性心绞痛（假性冠心病） 颈椎间盘突出、局部骨赘、椎间关节的移位（尤其是旋转移位）、颈椎曲度的改变、椎间管狭窄等病变，使 $C_{4\sim8}$ 脊神经受压。其症状的产生是由于脊神经前根受压、自主神经（即交感神经）受累，特别是支配心脏的交感节受累所致。

2. 颈性心绞痛的发生可能通过下列机制发生

（1）通过脊神经前支所支配的肌节与皮节产生的疼痛。脊神经前根受到刺激后，沿受累运动神经所支配的肌节产生疼痛，其疼痛为根性痛和牵涉性痛。如双侧的 C_6、C_7、C_8 神经根受累既可产生受损脊神经所供应肌节的牵涉性心前区疼痛，又可产生神经根所供应的皮节的根性上肢疼痛症状。同时，有研究证明，脊神经前根的痛阈很低，如果脊神经的后根已有慢性损害，当脊神经前根受损后所产生的疼痛会更加严重。

（2）通过臂丛的胸神经支所产生的疼痛。颈椎椎间管处的神经根受累后，通过内侧和外侧胸神经分支传导致胸壁（胸乳部）可产生疼痛。这种疼痛的产生取决于颈椎间盘病变的程度和病程的长短，并且多发于 $C_{6\sim7}$ 或左侧 C_7 神经根受累的病人。杨克勤教授指出，C_7 神经根受压（$C_{6\sim7}$ 椎间盘病变），可引起同侧，特别是左侧胸大肌痉挛和疼痛而出现假性心绞痛。

（3）自主神经受累可导致假性心绞痛发生。有研究者提出，心脏、臂部和胸壁均有传出神经纤维位于 $T_{2\sim5}$ 脊髓节段中，躯体神经和内脏神经的传出纤维又在同一脊髓丘脑神经元中会聚，这是一个解剖学方面的基础；另一方面是大脑的反射问题。因为大脑中，长期以来已经形成了一种习惯性认识，凡到达特定传导路径中的神经冲动都被认为是特定的躯体神经支配区域受到的疼痛刺激所致。当内脏传出神经冲动刺激了同样的传出神经传导通路时，内脏神经与躯体神经传出的冲动，对于大脑来说则毫无差别。此时，内脏疼痛性刺激便投射到躯体神经的相应区域。加之，躯体性疼痛又多见于内脏性疼痛，这样大脑便把少见的自主神经内脏性神经疼痛当做了多见的躯体性疼痛，将内脏性疼痛反射到躯体部位（胸壁），从而形成了胸痛等假性心绞痛症状。

应该说，以上三种机制都可能存在，如果它们共同存在，颈性心绞痛的发生便不足为奇。

三、临床症状和体征

（一）症状

1. 胸痛 心前区疼痛，并且持续时间较长是其特点，一般都在 10 分钟以上。这一点与真性心绞痛是有较大区别。假性心绞痛者，疼痛的位置都在左胸壁、心前区，而不是在胸骨后。疼痛的性质大多为胀痛或烧灼样痛，亦有钝痛不适者。

2. 胸闷 胸部闷胀，呼吸不舒畅，胸部紧缩感，因而有一种憋闷感。

3. 呼吸不畅 有的病人有气短的感觉，个别人还比较重。

4. 恐惧感 这种症状不是特有的，而是一种心理上的负担，由于胸痛、胸闷等症状的出现，又由于较少的和一知半解的医学知识，自认为是心绞痛发作而产生的一种心理压力。此种心理作用往往给病人带来莫大的精神损害。

5. 心悸 可以心率加速，也可能心率减慢。主要是一种心前区的不适感，但多无心律紊乱。心电图基本正常，或有轻度改变，不能构成冠心病的诊断标准。

6. 瘫软无力感 有的病人在胸痛、胸闷、心悸发作时有一种瘫软无力感，不敢活动，也不能活动。重者，一天发作四五次，几乎丧失活动能力。而在发作间歇期也感到身体无力，不能从事一般劳动。

7. 可同时伴发颈椎病的部分症状 如头晕、头痛、手臂麻木、颈部疼痛不适、睡眠障碍、行路不稳等症状。

（二）体征

一般查不出明显的体征，即使有体征也是极轻微的。如颈部压痛、活动轻度受限、颈部活动时有弹响声等。

检查胸大肌确有压痛点，局部封闭后疼痛即消失。

（三）特殊检查

可分为两个方面：颈椎病方面的和冠心病方面的检查。

1. 颈椎病方面的检查 应做如下检查：压顶试验、臂丛牵拉试验、颈椎有无压痛等；生理、病理反射检查等神经系统的检查；颈椎X线摄片，观察颈椎有无颈椎病的改变，必要时可做颈部CT、MRI等检查。颈性心绞痛病人的颈椎病变多在C_6或C_7节段。

2. 冠心病方面的检查 应做如下检查：心电图、动态心电图、运动负荷试验、心脏多普勒检查等，用以除外冠心病。

除器械检查外，还可做试验性治疗以除外冠心病：

(1) 硝酸甘油：常规含服，在个别人中，应用硝酸甘油对诊断有帮助。它不是一个特殊诊断方法。含服后无效者可除外冠心病，而有效者并不能除外颈性心绞痛。有人报告，33例假性心绞痛病人有25例病人得到缓解，统计学显示，以对硝酸甘油的反应作为诊断假性心绞痛的诊断标准并不可靠。

(2) 心电图和运动心电图：一般假性心绞痛病人并无心电图改变，即使在发作时大部分病人也无心电图改变。200例真、假心绞痛病人的对比研究表明，真性心绞痛病人都有心电图改变，而假性心绞痛者则仅有14例出现心电图异常。而这种异常也仅是右或左束支传导阻滞、ST段改变；只有一二例病人的心电显示ST段下降1mm以上。所以，运动心电图对排除真性冠状动脉疾病具有重要意义。

(3) 试验性治疗：这是一个在误诊为冠心病情况下得到的一个重要诊断证据。经系统的冠心病治疗无效者，应考虑其诊断的正确性，并做颈椎病方面相应检查，以确诊颈性冠心病。

（四）鉴别诊断

应与冠心病、肋软骨炎、肋间神经痛相鉴别，请见表4-1-12-1。

四、针刀微创手术治疗

（一）适应证和禁忌证

凡诊断为颈性心绞痛的病人，除外其他禁忌证者均可行针刀微创手术治疗。如果病程较长，体质比较虚弱者，只要除外真性冠心病，做好思想工作，情绪稳定后即可。

（二）体位

应用颈椎病的治疗体位。

（三）体表标志

与颈椎病标志相同。

（四）定点

1. 颈椎关节突与黄韧带定点 与颈椎病的定点完全一致，按病变节段予以定点。颈性心绞痛的颈椎病变多位于C_{5-6}、C_{6-7}部位。

2. 颈椎后部横突定点 依病人颈椎相应横突病变定点，如应用后路进刀，可在中线外30mm处关节突骨面上定点，以松解相应颈椎横突附着的各肌，主要是松解前斜角肌。

3. 颈侧方横突结节点 此为颈侧路法进刀。定点于胸锁乳突肌与斜方肌间的横突后结节骨突压痛点上。原则是能够扪清横突骨性突起者便予以定点，否则便暂时放弃此点的松解操作，当能够扪清横突时再做处理。此点操作以松解前、中、后斜角肌为主。

4. 颈前部定点 拨开病侧颈前血管鞘，压于手指下横突骨面，定点于压痛点上，多在颈前正中线旁开15mm处定点，以松解颈交感节和颈前肌为主。

表 4-1-12-1 颈性心绞痛鉴别诊断表

项目	颈性心绞痛	冠心病	肋软骨炎并前锯肌损伤	肋间神经痛
疼痛部位	心前区或胸部大面积	胸骨后	肋软骨 / 心前区 / 肩胛区	沿肋间神经分布区
疼痛时间	多为持续性，至少超过 15 分钟	阵发性，数秒至 15 分钟	持续性，长时间疼痛	可阵发与持续性恐怖感
恐怖心理	有恐怖心理，怕是心绞痛	有死亡性恐怖感	无	无
呼吸表现	无乏氧，无夜间作	真性呼吸困难，多夜间发作	无或轻度呼吸痛	无
ECG 检查	一般无改变，ST 段下降在 0.5mm ↓	有改变，ST 段下降 0.5mm ↓	无	无或轻度改变
运动 ECG	无改变	有明显改变	阴性	无
冠脉造影	阴性	阳性（金标准）	阴性	阴性
试验性治疗	一般止痛药有效含硝酸甘油无效	止痛药无效，硝酸甘油有效	一般止痛药有效	一般止痛药有效
颈椎表现	有	无或有部分表现	无或有	无或有

5. 肌损伤点　定点于相应的颈、项、肩、背、胸等处的压痛点上。

（五）消毒与麻醉

颈部消毒与一般要求一致。颈部麻醉则有较严格的要求。

1. 关节突部位的麻醉　与一般要求一致。但横突麻醉要慎重。

2. 颈椎后方点麻醉　在定点处进针，直达关节突骨面，给予 0.5% 利多卡因 1~2ml 局麻。然后，退出少许针头，再将倾斜针头刺向骨外缘，达关节突外缘后，给予 0.5% 利多卡因 1~2ml 局麻。

3. 颈侧方横突后结节点麻醉　首先在胸锁乳突肌与斜方肌之间扪清横突骨面，以拇指或示指牢牢压住，使骨面就在皮下。在紧贴指压处进针，直达骨面，给予 0.5% 利多卡因 1~3ml 局麻。

4. 颈前部定点　首先将血管神经鞘与动脉搏动扪清，并以示中指压住并将其拨于外侧，并同时深压抵于颈椎椎体前面骨面；然后，各点给予 0.5% 利多卡因 1~3ml 局麻。

所有各点在推注麻药时，都要认真回抽，绝不可将麻醉药推入血管内，以免造成不良后果。

（六）针刀微创手术操作（参见相应章节）

1. 颈关节突与黄韧带点。

2. 颈后侧方横突点。

3. 颈侧方横突点。

以上三点针刀松解操作与上节完全相同，请参阅。

4. 颈前部点（图 4-1-12-2）：首先扪清颈椎体前面骨面，以拇指或示指牢牢压住，使骨面就在皮下。刀口线与额状面平行，刀体与皮面垂直。在指压处紧贴指甲处进刀，刺入皮肤，匀速推进，直达骨面。稍松开刀柄，让刀体自然浮起。在此高度上行纵、横疏通、剥离后出刀。

5. 肌损伤点：按颈肌损伤处理。

（七）手法操作

以两点一面手法矫正旋转移位；以悬吊牵引法纠正前后、左右、侧旋、仰俯等颈椎移位，并矫正颈椎的曲度改变。

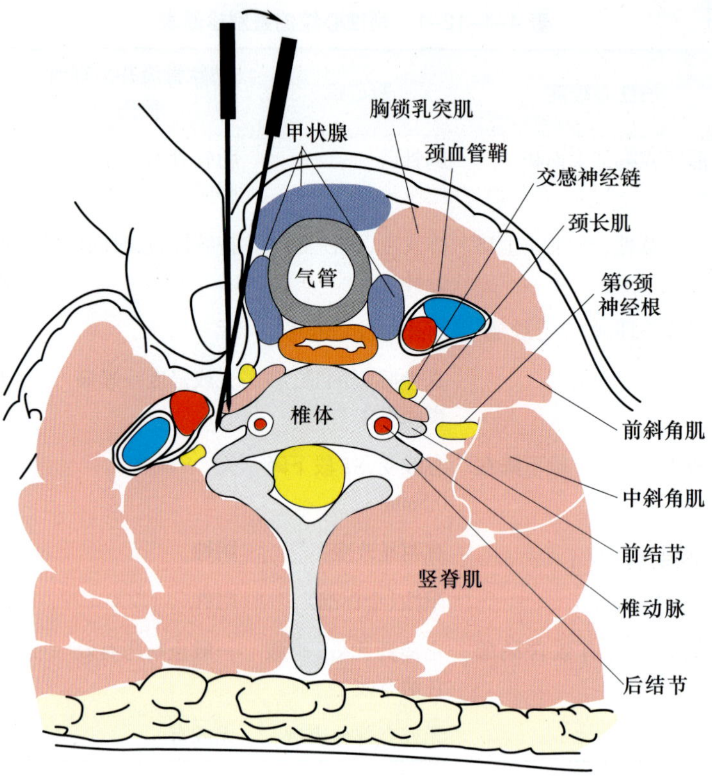

图 4-1-12-2

五、注意事项

1. 提高对颈性心绞痛的认识是诊断该病的前提。认真分析胸痛的部位、胸痛持续的时间、胸痛的性质、胸痛与心电图改变的关系、运动心电图的变化等，以除外冠心病，确诊颈性心绞痛。也应做相应的治疗性试验来鉴别真、假冠心病，以免漏诊颈性心绞痛（假性冠心病）。

2. 应有充分的颈椎病根据，包括临床症状、体征、X线等检查资料来确诊颈性心绞痛（假性冠心病）。其他各项注意事项与颈椎病同。

3. 有的病人胸痛，或心前区部位疼痛，医生也不去做体检，就怀疑是冠心病，这会给病人造成很大的思想负担。其实很多胸骨痛、心前区痛的病人大多是肋软骨炎或前锯肌损伤。笔者遇到许多这样的病人，经过针刀治疗后均痊愈。

（宋兴刚　许光东　庞继光　撰写）

第二章

颈椎椎管狭窄症

颈椎椎管狭窄症与脊髓型颈椎病的概念和界限往往不清,它们既互相联系又有区别。颈椎椎管狭窄症的治疗,目前仍是一个难题。针刀微创手术从调整软组织损伤应力平衡的角度开展对颈椎椎管狭窄症的治疗,取得了可喜成果。

第一节　相关解剖

颈椎解剖特点已在上节叙述过,请参阅。但需提及几个在解剖上有意义的特点。

在动态下,颈椎脊柱有如下特点:

颈部椎间管(孔)在屈曲时开大,伸展时变小。

头部向左、右旋转时因硬膜移动,使椎管变得狭窄。

在颈部屈、伸时,椎管内的脊髓和神经根并不升降,它们仅出现褶皱和展开现象。

当颈部过伸时,黄韧带亦可形成褶皱而突入椎管。

X 线片或 CT 片测量:

$C_{3\sim7}$ 椎管的中矢径,正常大于 15mm。

中矢径 11~13mm 为相对椎管狭窄。

中矢径小于 10mm 为绝对椎管狭窄,脊髓将受压。

正常椎管 / 椎体之比为 0.91,有三节以上比值小于 0.75 时提示椎管狭窄。

第二节　病因病理

一、椎管狭窄分类

按病因可分为以下 3 类。

1. 发育性椎管狭窄　为先天固有的。

2. 继发性椎管狭窄　骨质增生致椎管狭窄;颈椎移位所致椎管狭窄;后纵韧带及黄韧带增厚所致的椎管狭窄;在颈椎曲度改变时所产生的黄韧带皱褶导致椎管狭窄。所有椎管内容物体积增加等因素均可导致对脊髓的压迫,形成颈椎椎管狭窄。

3. 疾病改变所致的椎管狭窄　如类风湿关节炎、强直性脊柱炎的椎管狭窄,病情重,处理难。

二、发育性椎管狭窄的特点

按照目前椎管狭窄的分类,首先是发育性椎管狭窄。如果以 X 线照片和 CT 等方法测量,椎管矢径小于 12mm 的狭窄椎管确实存在。但这些被诊断为先天性椎管狭窄的病人，平时脊髓与小椎管确实相安无事，无任何症状出现。所以有专家指出，发育性椎管狭窄，脊髓有适应性。但是，稍受外伤，特别是颈椎过伸或过伸加旋转的外伤，立即会出现严重的症状，甚至四肢瘫痪（这些病人无颈椎间盘突出和骨刺）。

三、继发性椎管狭窄的特点

在临床接触最多的仍然是后天性即继发性椎管狭窄症。正常时，在上下压力下造成椎间盘向四周膨胀，但不会断裂。在颈椎受到轻的外伤及劳损后，特别是在侧弯加旋转时，可引起纤维环内层的破裂；而大的压力和旋转力则可引起纤维环的外层破裂。由于纤维环的病理改变，造成椎体间运动失调，不均衡活动增多。在纤维环外周纤维的牵拉作用下（如膨胀），椎体上下缘韧带附着部的骨膜，即高应力点处发生牵伸性骨膜下血肿，血肿机化、软骨化、骨化而形成骨刺。此时颈椎的失衡状态，可用X线功能位片来证实。当椎间隙变小，骨刺加大（自身保护性改变）时，椎间隙的活动变小，甚至僵直，从而引起邻近的1~2个椎间隙代偿性活动增加，出现多个椎骨发生变化。此时，稍受外伤即可出现椎间盘突出。在此基础上，再加上椎体后缘骨刺和变性肥厚、水肿的后纵韧带及局部增生的毛细血管网共同组成的混合突出物，便在后外侧挤压神经根，在后方刺激脊髓，在侧方的钩椎关节的骨刺刺激椎动脉，从而出现了脊髓、神经根和血管等组织的受压症状。

总之，颈椎间盘出现变性以后，椎间便处于力学平衡失调状态。外伤可以引起中央型椎间盘脱出：在原有较小椎管的条件下，当颈椎有外伤、劳损或不协调的活动时，上述突出混合物就会不停的刺激、压迫脊髓；加上后方黄韧带肥厚，在颈后伸时发生皱褶，又会从后方刺激已受挤压的脊髓。如此前后方同时挤压脊髓与神经根，便是造成继发性颈椎椎管狭窄症的主要病因和病理过程。

第三节　临床表现及诊断

40~60岁多见，有落枕史或轻重不同的外伤史。

（一）症状

颈椎狭窄症的临床表现类似颈椎病，以出现椎体束征与感觉功能障碍为主。

患者主诉四肢麻木、无力；胸、腹部以及下肢有束带感，行路不稳有踩棉感；手僵硬感，活动不灵活。其症状多从下肢开始，其表现多种多样，抬不起脚，不能跑步，不能跨越一般障碍物（甚至过门槛也能被绊倒）。一侧下肢走路划圈。步态不稳，踉踉跄跄。双下肢无力，整个躯干有向后反张感。行路困难，出现双侧肢体或单侧肢体麻、沉、凉感。颈后伸时四肢发麻，或上肢（单或双）出现麻木、疼痛。手无力、持物易落地，重者写字困难，生活不能自理。亦有出现头晕、头痛、半身出汗，胸腹或骨盆区出现束带感等症状的。

（二）体征

颈后伸、侧屈受限，棘突或棘突旁出现压痛。

下肢（单或双）肌张力增高，呈痉挛步态。

（三）神经系统检查

腱反射活跃，至少出现一个腱反射（肱二头肌、肱三头肌、膝腱或跟腱反射）亢进，多种病理反射检查可出现阳性征，如踝阵挛、髌阵挛阳性。四肢及躯干感觉障碍，浅反射（腹壁、提睾反射）多消失。

（四）影像学检查

1. X线片

（1）正位片：多发性颈椎间隙变窄，骨质增生（多见后骨刺，钩椎关节骨刺）。

（2）侧位过伸片：颈椎变直或向后成角，可见滑椎、椎间隙前部或后部增大。

（3）斜位片：可见椎间孔变小，小关节重

叠或项韧带骨化。

颈椎管矢状径，国人正常为16~17mm，小于13mm为狭窄，小于10mm常有脊髓压迫症状。病变节段多在$C_{4\sim7}$之间。

对于无颈部及上肢症状者，应仔细研究临床表现，全面检查，综合分析以确诊该病。然而，在临床上误诊、漏诊者时有发生。关键的问题在于对颈椎病或颈椎椎管狭窄症的认识不足，警惕性不高；有的先入为主，而忽略了颈椎的检查，以致延误了诊断和治疗。

2. CT、MRI检查　有条件者应做检查。参阅颈椎病章。

第四节　针刀微创手术治疗

凡诊断为颈椎椎管狭窄而无四肢瘫痪、二便失禁及其他重大疾病者均可行针刀微创手术治疗。对于年老体弱，患有心血管病、糖尿病等疾病者，在疾病得到一定控制后即可行针刀松解、减压术治疗。

（一）体位

俯卧位。头尽量前屈，下颌抵于床头上，以病人舒适、施术方便为准。

（二）体表标志

1. 第7颈椎棘突　为隆椎，处于胸、颈椎交界处，棘突突出皮面，易于扪及。

2. 第2颈椎棘突　为上部颈椎间最粗大、最突出的骨性突起。由枕外隆凸向颈部触摸，在颈上部最突出的骨性隆起即是。

（三）定点

依病变节段定点1~3排(同一椎间隙的关节突关节间隙点计2点为一排)，即属哪些节段的病变，便在哪些节段定点。

1. 关节突关节囊(外侧关节柱)点　即在棘间下位棘突上缘水平线上，该线上、颈椎正中外侧20mm处，即关节突关节骨面中央位置定点。

2. 黄韧带点　一般不单独定点，可由关节突关节点向内移动，便可到达椎板间隙骨缘，进而进行黄韧带的针刀松解手术治疗操作。

3. 颈、肩、背部和其他部位的软组织损伤点。

（四）消毒和麻醉

皮肤常规消毒，戴手套，铺无菌巾。行局麻，其方法与颈椎病麻醉方法与要求完全相同。

（五）针刀操作(图4-2-4-1~2)

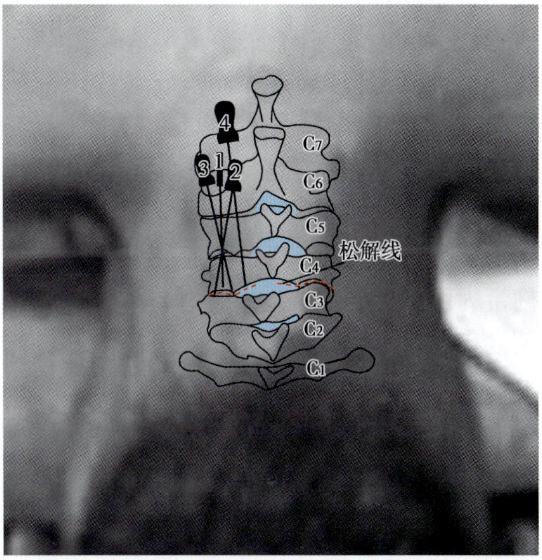

图4-2-4-1

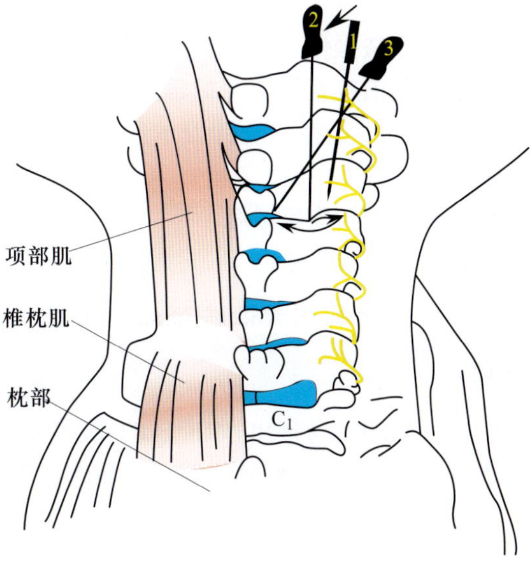

图4-2-4-2

1. 关节突关节囊点 刀口线与躯干纵轴平行,刀体与皮面垂直刺入,缓慢匀速推进,直达关节突骨面。调转刀口线90°,与关节突关节长轴平行,调整刀锋至关节突关节囊处,沿关节间隙切开关节突关节囊。

2. 颈椎黄韧带点 当关节突关节囊针刀松解至关节间隙最内侧的骨缘处,即是小关节间隙与黄韧带间隙的分隔处。也就是说,在离体的颈椎骨间,并看不到关节突关节间隙与椎板间隙的骨性间隔;但在活体上,关节突与椎板间隙是绝对不相通的。因此,一定要记住,当针刀切开小关节关节囊至关节间隙的最内侧,且遇到骨面而不能继续切割前进时,便可将针刀从关节内骨缘移至关节突骨的内上部位,即移动到椎板骨面上。此时,再将针刀以铲切的方式,移动至椎板间隙骨缘,并切开椎板间黄韧带数刀。以只切开黄韧带为度。对侧同法处理之。这种关节囊与黄韧带连续切开的操作,是铲切技术的最佳发挥。因此要严格掌握控刀技术。由关节突关节囊点操作顺延至黄韧带,继续操作,故不单独定点黄韧带点。

3. 软组织损伤点 按不同的软组织损伤治疗法治疗,请参看肌、腱、腱围结构损伤的相应章节。术毕,刀口无菌敷料或创可贴覆盖,固定。

(六)手法操作

手法是治疗椎管狭窄的辅助措施,按颈椎两点一面手法操作。针刀术后适当给予牵引。

(七)护理与康复锻炼

参阅颈椎病部分。

附1:针刀微创手术治疗颈椎病的机制探讨

颈椎病的定义指出,颈椎病的发病涉及两个方面,即骨组织和软组织。在软组织方面,生物力学占有重要地位。众多的研究者都指出,睡眠的不良姿势、长时间的强迫体位、生活和工作中的不合理安排等都是引发颈椎病的常见原因;包括头部的频繁活动也会引起寰枕关节和整个颈椎的软组织损伤;颈椎的肌、腱、韧带、关节囊和椎间盘等的轻重外伤更是不可忽视的重要因素。根据生物力学研究:

"点头"以寰枕关节为中心;"摇头"以寰枢关节为中心。颈部前屈以C_{4-5}和C_{5-6}为中心;后伸以C_{4-5}为中心。上部颈椎以寰-枕椎交界处受力最大;而下部颈椎,在C_{4-5}、C_{5-6}所受应力不仅最大,而且集中。此处不仅有压应力、扭转力,还有剪应力,故此处最易产生内、外力学平衡失调,以及包括椎间盘在内的软组织的变性。颈椎的光弹性电测法生物力学研究也证明,该处也是最易产生骨质增生的节段和部位。由此可以推论,颈部软组织损伤是导致颈椎病发病的重要原因。

Rene Cailliet指出:无论是由于椎间盘的退行性变、骨刺或椎间盘突出引起的前方损害、关节突关节炎症导致的后方侵害、神经根鞘内的炎症或纤维化压迫神经等,神经根的损害必须包括椎间管腔隙的缩小。这就是说,颈椎病所产生的神经根症状,绝大部分都是由于椎间管缩小压迫了固定在椎间管内的神经根所致。同时他还指出,神经根的减压手术部分可消除周围神经的症状,也可以解除交感神经的症状。这表明或是在椎间孔内存在交感神经纤维,或是有一种反射机制存在使然。

党洪胜等在《颈椎前路手术并椎间孔减压的疗效探讨》一文中指出下列相关问题:

(一)颈椎间盘突出症与颈椎病的关系和区别

早在20世纪50年代,国外Wilkiason等人提出椎间盘病变问题:颈椎间盘退变是颈椎病和椎间盘突出症的共同病理基础,区分两者的界限并不容易。颈椎间盘突出症是指在椎间盘退变的基础上发生的椎间盘髓核及部分纤维环向周围组织突出,压迫相应的神经根和脊髓所导致的一系列病理过程。在这一过程中,可同时伴有椎间小关节和钩椎关节退行性改变。钩椎关节的内侧紧邻椎间盘，外侧为横突，后内侧是椎管，后外侧组成椎间孔的前壁。椎间盘突出、椎间隙变窄、Luschka关节承受的压力增大，促使钩突骨赘形成，由前方侵入椎间孔；小关节错位和异常活动，促使关节突骨赘形成，以及黄韧带肥厚由后方侵入椎间孔；均可导致椎间孔缩小及狭窄；则统称为颈椎病。

（二）椎间盘突出与相应节段局限性椎间孔狭窄的关系

Lu等，发现颈椎椎间盘退变或椎间盘突出使椎间隙塌陷可导致椎间孔内的神经根受压。椎间孔的大小与椎间隙的高度有直接的关系，椎间隙垂直降低，常常导致严重的神经根孔（管）狭窄。最终导致椎间孔的前后径和上下径变窄，对周围结构产生不同程度的刺激和挤压，其中受累最大的是神经根。由于椎间孔上、下壁发生骨质增生的概率很小，再加之颈椎椎间孔矢状面为椭圆形，前后径小于上下径，颈神经根走行于椎间孔底部，因此，颈神经根更易受椎间盘突出、钩突骨赘形成、关节突骨赘以及黄韧带肥厚来自前后方向的压迫。

（三）松解减压椎间关节的必要性

Tanaka等认为在引起颈椎病的因素中，除突出的椎间盘、增生的骨赘及椎管狭窄外，椎间管（孔）狭窄也是主要因素之一。颈神经根槽一般分为3个区：内侧区（椎弓根）、中间区（椎动脉）和外侧区（横突嵴）。其中内侧区在颈椎根性症状中发挥重要作用，神经根刺激症状同椎间孔的骨性结构与神经根之间的间隙大小有关，因为神经根没有神经外膜，在狭窄的椎间管内易受到突出的髓核、增厚的小关节囊和黄韧带或增生的钩椎关节刺激，从而引起神经根刺激症状。在临床诊治时，往往只注重椎间盘的突出，而忽视对椎间管狭窄的诊治，如单纯行突出的椎间盘髓核切除，轻视对椎间管的探查或减压，致使部分患者术后疗效欠佳或无效。

党氏发表的论文中关于骨科手术疗效的论述给予我们的启示是，忽视颈椎小关节的手术处理将可能导致手术的效果不佳，或者完全无效，这给颈椎病的治疗提出一个值得重视的问题。从我们的临床统计资料上也突出表明，小关节在颈椎后部运动单位的病变中也占有重要地位；颈椎病时，颈椎椎间管的病理改变是惊人的。以前，经常说颈椎不稳是由于韧带松弛所致，从来未见有人提及颈椎椎间关节有韧带增厚纤维化、钙化、骨化等改变，而我们临床所发现的病理改变令人触目惊心。这些病人都是颈、肩、臂疼或伴有臂、手疼痛麻木，亦有头痛头晕、肩肘无力等症，都是典型的颈椎病病例，而其病理也完全复合颈椎病的改变。不仅如此，通过针刀微创松解、减压手术治疗后，绝大部分病人的临床症状和体征都有明显改善。这些都说明，颈椎病时，松解脊柱运动单位后部是治疗颈椎病的重要手段。

我们在120例颈椎病、椎间隙（代表椎间盘）与关节突关节病变的统计中显示了明显的病理改变（见下表）。其中，56例有椎间隙狭窄，有的还是多节段的，说明有明显椎间盘病变者至少占有50%的病人。而从椎间管的改变来看，则有84%的颈椎病病人出现了小关节的关节囊变厚、关节间隙狭窄、关节囊钙化与骨化等改变。以上两种改变可以说明以下问题：

1. 椎间隙的改变是颈椎病病人的主要病变之一。

2. 关节突的病理改变多于椎间隙的改变，即关节突的改变可能先于椎间隙的改变（但目前尚未引起影像学诊断的重视）。

3. 椎间隙的病理改变相对关节突关节的改变，从时间上来说，可能要晚些才能显示出来，但现在相关资料较少。

4. 从年龄组上看，则年龄越大，椎间隙（代表椎间盘）病变与椎间关节的病变都有显著增加。这正说明，颈椎的病理改变是随着年龄的增加而有所加重的。

针刀微创手术就是根据这个基本原理来

治疗颈椎病的。由此我们认定，如果颈椎病的病理改变除脊柱运动单位前部的病理基础外，就是脊柱运动单位的后部，即主要是颈椎的小关节、钩椎关节与黄韧带等改变的话，那么，针刀微创手术就应该有较好的疗效。事实证明，这一推理是正确的。下面两个统计表（表4-2-4-1及表4-2-4-2）说明病人X片与针刀手术中发现的关节突改变的高度相关性。

表 4-2-4-1 120 例颈椎病 X 线片颈椎椎间隙狭窄统计表

病变节段	年龄组						合计	备注
	30 ↓	31~40	41~50	51~60	61~70	70 ↑		
关节囊变厚	1	7	11	13	5	3	40	一个病人可有数个节段病理改变同时存在
关节间隙狭窄	0	9	21	25	1	9	65	
关节囊钙化	0	10	18	12	0	8	48	
关节囊骨化	0	0	5	8	6	2	21	
组病变例数	0	7	16	15	8	10	56	此栏是以病人例数计算的，但同一个病人可有多个节段病变；如以病变节段计算，则为85%，说明其相关性
组病人例数	2	20	35	36	16	11	120	
组病变例数 / 组病人例数	0	35.0%	45.7%	41.6%	50.0%	90.9%		
组病变例数 / 总病人数	0	16.7%	29.2%	30.0%	13.4%	9.2%	46.7%	
病变例数		13	31	39	19		102	
病变例数 / 总病人数							85.0%	

表 4-2-4-2 120 例颈椎病针刀微创手术发现关节突病理改变统计表

病变节段	年龄组						合计	备注
	30 ↓	31~40	41~50	51~60	61~70	70 ↑		
关节囊变厚	1	7	11	13	5	3	40	一个病人可有数个节段病理改变同时存在
关节间隙狭窄	0	9	21	25	1	9	65	
关节囊钙化	0	10	18	12	0	8	48	
关节囊骨化	0	0	5	8	6	2	21	
关节囊改变人数	1	16	30	31	12	11	101	目前影像学尚无关节突关节囊病理改变的诊断方法的报告，故只能以术者手感确定
年龄分组人数	2	20	35	36	16	11	120	
年龄组病变人 / 年龄组人	50.0%	80.0%	85.7%	86.1%	75.0%	100.0%		
病变组例数 / 总病人数	1.2%	16.7%	25.0%	25.8%	10.0%	9.2%	84.2%	

在颈椎病的治疗中，针对不同的部位和节段，针刀可以疏通、剥离肌和腱损伤所形成的瘢痕挛缩，也可以切开松解腱围结构的粘连和瘢痕，这是治疗颈部软组织损伤。针刀还可以切开松解更深一层的组织。即可以切开关节突关节囊，使已经狭窄了的关节间隙(亦即狭窄了的椎间管)得到较好的松解而得以开大；更可以将椎板间的黄韧带予以间断切开(实际上这是做了椎管的侧隐窝松解)，针刀还可以松解枕寰关节的寰枕后膜等组织。这些组织的松解可以达到较充分地消除该节段颈椎后部运动单位的异常高应力，使椎管的后方得到扩大，达到整个椎管松解、减压的目的。其实，这仅仅是具体的或者说是表面上的作用。更深层次的意义在于，这一松解术使椎管内的高压得以有效地降低，椎动脉的受压得到缓解或解除。由此开始，则可引起一系列连锁性反应。如侧隐窝的松解，椎管内压力的减轻，首先解除了对静脉丛血管的卡压；静脉回流得到改善以后，随之动脉血液供应改善。微循环的畅通改变了神经根和其他各组织的血供，使得椎管内各组织的水肿得以逐渐消退。随之而来的是，致痛物质、组织胺等物质的产生和蓄积减少，使这些物质的吸收和排出增多。这样，就不难理解许多疑难的颈椎病病人在针刀的治疗下很快得到康复的道理了。

骨刺如何处理？现在，有许多研究已经解答了这个问题。骨刺是在应力平衡失调的情况下，患处为求得自身的稳定而产生的。它既是生理的，也是病理的。当采取不同治疗方式以达到新的应力平衡后，骨刺就可逐渐萎缩、吸收，这只是一个时间问题。

在手术中如何处理骨刺，中外学者的观点基本趋于一致。北医三院的观点是，对神经根型病人都没有做过骨刺切除术，仅切除颈椎间盘及进行植骨融合术，优良率达到90%。即便对脊髓型颈椎病患者，在脊髓无梗阻或椎管矢状径大于13mm时，也不切除骨刺。其理由是，勉强切除或刮去骨刺，可能增加脊髓的损伤，得不偿失。Robinson在他治疗的56例颈椎病人中已经观察到，椎体间植骨融合术后，其骨赘可在1年左右逐渐缩小。北医三院也观察到椎体后骨赘在椎间植骨融合术后的重塑吸收现象，70例中有1/3骨赘被吸收或变钝。因此，不切除骨刺也可以治疗颈椎病是有根据的。

在决定针刀微创手术治疗部位和范围时，其根据是：

(1)以病人的临床神经定位为主，临床症状和体征必与病变神经节段相一致。

(2)颈椎X线片(包括颈椎正、侧、双斜、开口及功能位X线片)显示的曲度、位移、成角、狭窄、骨赘增生及椎体间的前开口、后靠拢等改变和部位应与临床表现相符合。

(3)必要时应做三维CT、MRI扫描，其改变应与病人的临床表现相吻合。

(4)应除外其他疾病。

这样，针刀微创手术的治疗便建立在科学的基础之上。这也是针刀微创手术治疗能够取得疗效的科学根据。

下面，将在颈椎病临床实践众多的病例中，择取几例典型病例，以具体的治疗过程来进一步阐明针刀微创手术治疗颈椎病的机制。

【病例1】

滕某，女，49岁，统计师，黑龙江省哈尔滨市人。

就诊日期：1998年4月10日。

主诉：左上肢及背部疼痛伴手部窜麻2年余，近1年来麻痛加重。

患者多年以来一直从事统计工作，不仅长期伏案计算，而且，每逢做年、月报表时都要加班加点，更是十分疲劳。2年前，患者无任何诱因逐渐感到颈部酸胀不适、僵硬、活动不便，并伴有背部和肩部疼痛，时有手部窜麻感。自己认为是劳累所致，未予重视。当紧张的年终报表忙完之后，感到原有症状明显加重。除颈部和背部疼痛增加以外，向上肢和手部的窜麻感十分明显，中指尤著，转头时更加突出。同时，伴耳鸣和视力下降。由于失眠而不能坚持工作，遂去几个有名的医院就诊。经几个月的理疗、推拿、牵引和服药等治疗均无效果，听说针刀微创手术治疗有效，故来就诊。

来诊时患者精神不振，表情痛苦，面容憔悴，行动迟缓。

检查所见：

颈部活动轻度受限，项部下半有轻微压痛，左背部压痛明显。臂丛神经牵拉试验：左(++)右(+)；椎间管挤压试验：左(++)右(+)；霍夫曼征：左(-)右(-)；左手背和上肢均有痛觉过敏。

实验室检查：类风湿因子(+)。

X线摄片所见：正位片见$C_{4\sim5}$棘突向左偏歪，侧位片见$C_{5\sim6}$椎间隙狭窄，并有双凸影及$C_{3\sim7}$钩椎关节骨质增生。

临床诊断：颈椎病($C_{4\sim5}$、$C_{5\sim6}$旋转移位伴有$C_{5\sim6}$椎间隙狭窄)。

治疗经过：4月10日，定点于$C_{4\sim5}$、$C_{5\sim6}$、$C_{6\sim7}$三排(即棘间1点、左右关节突关节各1点)、肩胛提肌左1点，冈上肌左1点，冈下肌左2点，菱形肌左1点。局麻后行针刀松解术，术中经过良好。因病情重，给予20%甘露醇250ml，每日一次，30分钟内静脉滴入，共3日。同时，每日颈椎悬吊平衡牵引一次，每次20分钟。当行垂直位牵引时，上肢疼痛难忍，调整倾斜角度为前屈20°疼痛立刻缓解。

4月12日病人来时诉说，疼痛确有缓解。但左背疼痛，左肱骨外上髁疼痛，夜间较重，当即给予治疗。定点于左菱形肌3点，左肱骨外上髁1点。其他治疗继续进行。

4月18日来诊诉说，左臂疼痛大减，疼痛时间变短，只是有时感疼痛，程度也减轻。

检查：左冈上肌、菱形肌及双肱骨外上髁压痛，左腕指有轻度肿胀和疼痛(原有类风湿因子阳性)。X线摄片见，双斜位左$C_{5\sim6\sim7}$椎间孔小，右$C_{5\sim6}$椎间孔比左侧更小。继续给予针刀微创手术治疗。定点于左冈上肌2点，左冈下肌2点，左菱形肌3点(下段)，双肱骨外上髁各4点。术后未予其他治疗。

4月25日来诊：诉左手示指和中指发麻，前臂外侧还有疼痛，左肱骨外上髁和背部有轻度压痛。再予针刀微创手术治疗，定点于$C_{3\sim4}$、$C_{4\sim5}$、$C_{5\sim6}$3排，左冈上肌2点，右冈上肌1点。在做$C_{4\sim5}$、$C_{5\sim6}$棘间点时左臂桡侧至拇指有窜麻感，故术后给予20%甘露醇250ml每日一次，共3天。

4月26日来诊诉，疼痛基本消失，只有左拇指有轻度疼痛。病人精神十分良好，已经没有病态的感觉。病人基本痊愈。

7月7日，病人来复查，自诉颈、肩背及手疼痛麻木均早已消失。大约在术后2个月时，先是中指麻木消失，后示指亦无麻木感。一切都在不知不觉中发生。近日发现左桡骨茎突处有时有刺痛感，极轻微；右尺骨鹰嘴处肿起，稍疼。遂在桡骨茎突和鹰嘴处给予治疗。

1年后，不期而遇。她兴致勃勃地告知，颈椎病已愈。2年来从未有过颈椎病时的感觉。睡眠充足，精力充沛，体重增加，一直正常工作。特别问她是否进行过其他治疗，她肯定地回答：没有。

此例病人只做了2次颈椎的针刀松解治疗，就把较重的神经根受压等问题较好地解决了。这就是针刀的治疗效果。

至于肩背部的软组织损伤，则可按独立的疾病来处理。有人会问，为什么治疗了多次？这是因为在患颈椎病时，或患病之前或之后，软组织损伤这些病变已经形成。它们不全是颈椎病的放射性疼痛所致，这是其一；其二，软组织损伤会有轻有重，病人会把最重的部位先告诉医生。当这些主要矛盾解决以后，次要矛盾将上升为主要矛盾，虽然这些痛点的疼痛程度远没有以前各点那么重，也应该予以治疗。故本例的治疗过程较长。

【病例2】

司某，男，46岁，头痛、右臂痛、手麻多年。

X线颈椎正侧位片示$C_{5\sim6}$钩突横向增生，侧位片$C_{5\sim6}$椎间隙狭窄。MRI(图4-2-4-3)有典型表现。诊断为神经根型颈椎病。经1次针刀微创手术治疗症状全部消失。不仅头晕、手麻症状没有了，而且，过去喝酒就头痛得厉害的症状，在治疗后，喝酒后头亦无痛。

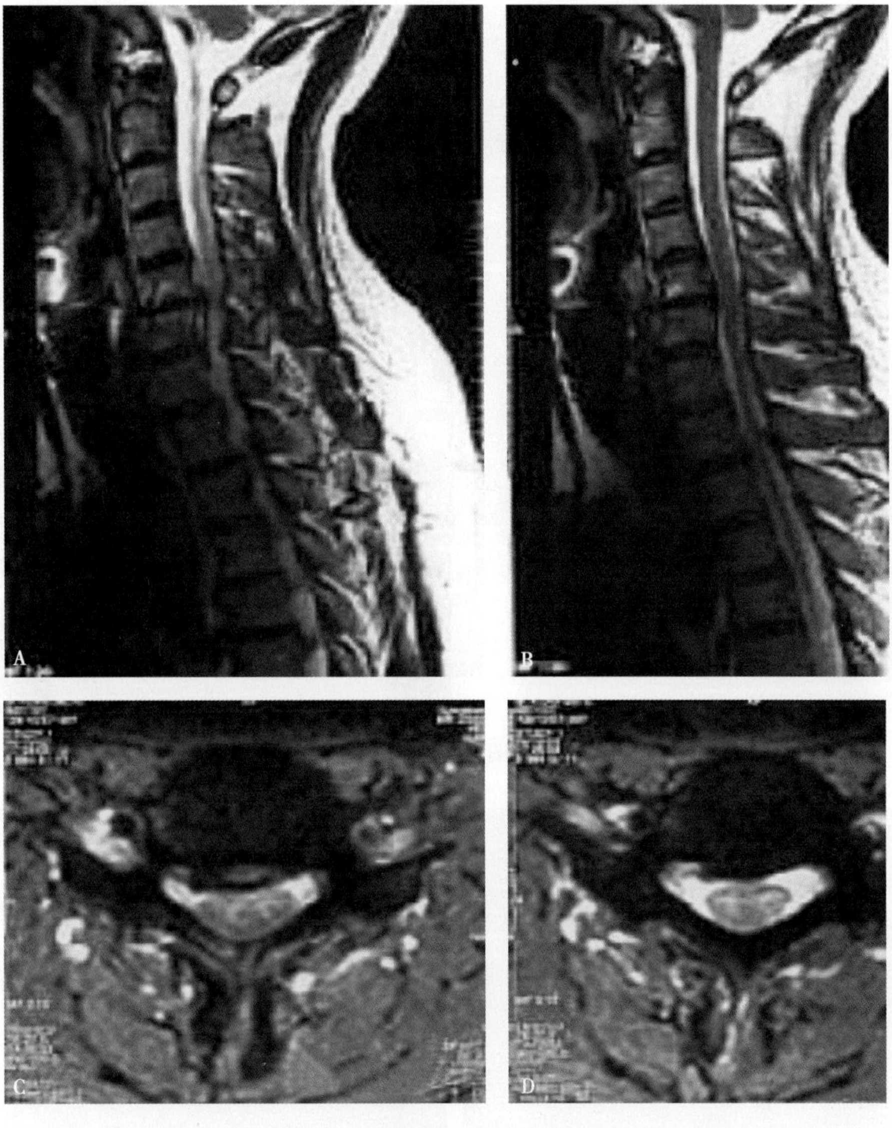

图 4-2-4-3

【病例 3】

文某，女，61 岁，湖南人，现住韶关。

颈部疼痛，伴头晕、头痛，行路不稳。平时不能坐位看电视，看电视便头晕。走路下肢发抖，走小碎步，大部时间需扶着别人才能走，不敢独立活动，已两年有余。服药两年，没有任何效果。又在粤北人民医院、韶关市中医院、广州市中山医大等医院住院治疗，仍无疗效。此次来诊自定为最后一次，再治不好就自杀(治愈后病人透露)。2003 年 6 月 13 日起应用针刀微创手术治疗。经三次针刀松解减压术，病人自觉症状大为减轻，情绪好，头晕症状几乎全消。能自已独立走路，活动很好，下肢有力，可以大步走路。手部麻木也仅有一点点。7 月 18 日进行第四次治疗后，头晕、手部麻木症状消失。走路有力，可以跑步上下楼。尚存症状是，右颈肩部有时有疼痛感，左耳内有疼痛感。2004 年 4 月 15 日复查，颈痛、头晕、手麻，肩背部的痛点等均已消失。其复查 X 线片见形态上有明显改善，颈椎错位已好转(术前片见图 4-2-4-4；术后片见图 4-2-4-5)。

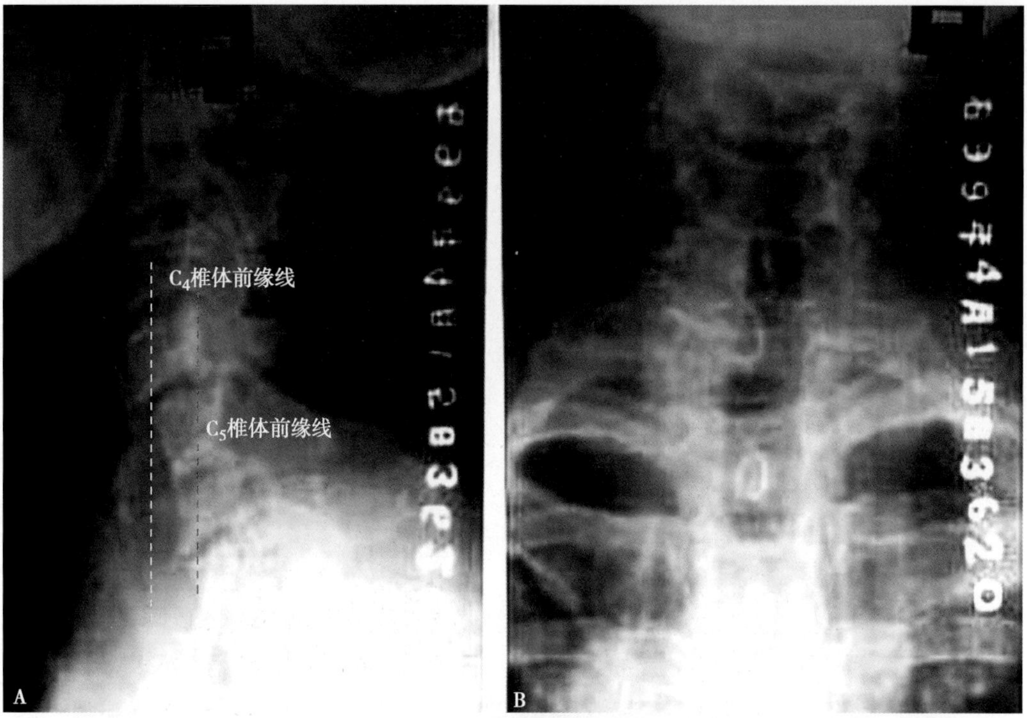

图 4-2-4-4

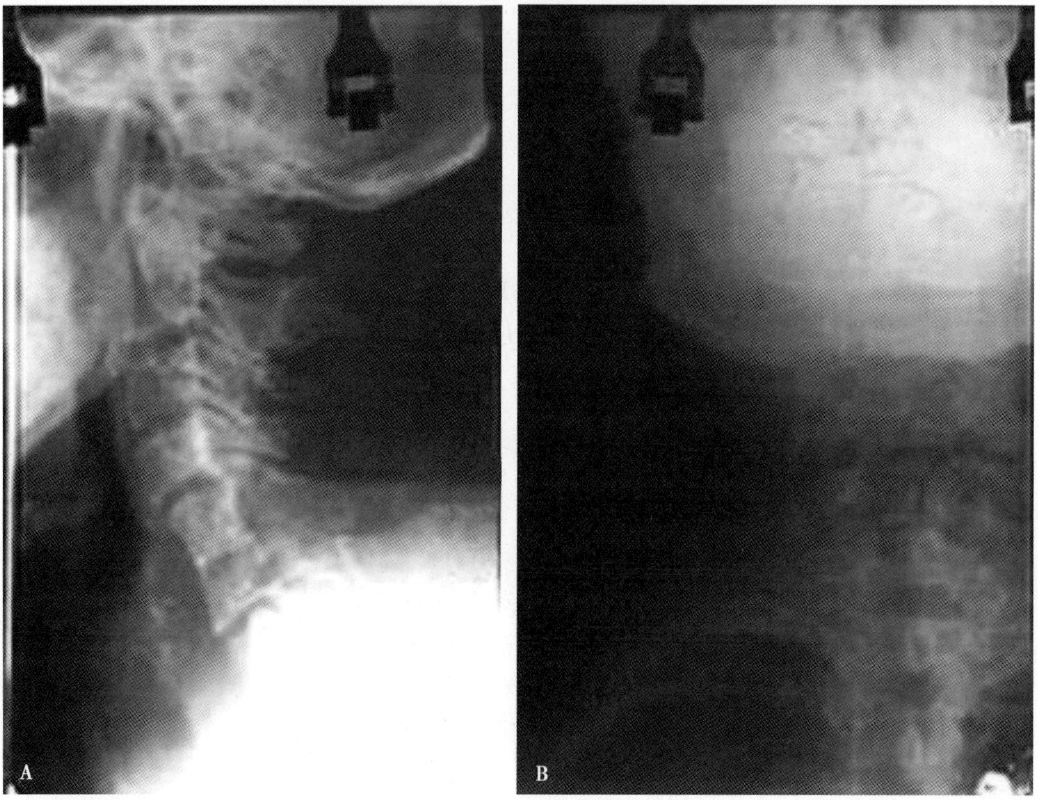

图 4-2-4-5

【病例 4】

黄某，女，40 岁，重庆江津人。

来诊时间：1998 年 4 月 15 日。

主诉：多年来就有头晕的感觉，一年来头晕严重，几乎时时处在欲倒的状态下。每次出门上街都必须有人陪同，并且要手挽手，但从未摔倒过。针刀微创手术后，病情很快改善，症状消失，一切活动恢复正常。一年后透视予 X 摄片，两次摄片有明显的差别。术前（图 4-2-4-6）$C_{4\text{-}5}$ 有明显的前后移位（C_4 前滑脱）；术后（图 4-2-4-6）$C_{4\text{-}5}$ 前缘接近正常位置。病人的眩晕症状消失（仅有一二次要晕而未发作），行动完全自由，如常人一样。如此严重的颈椎病一次治愈。

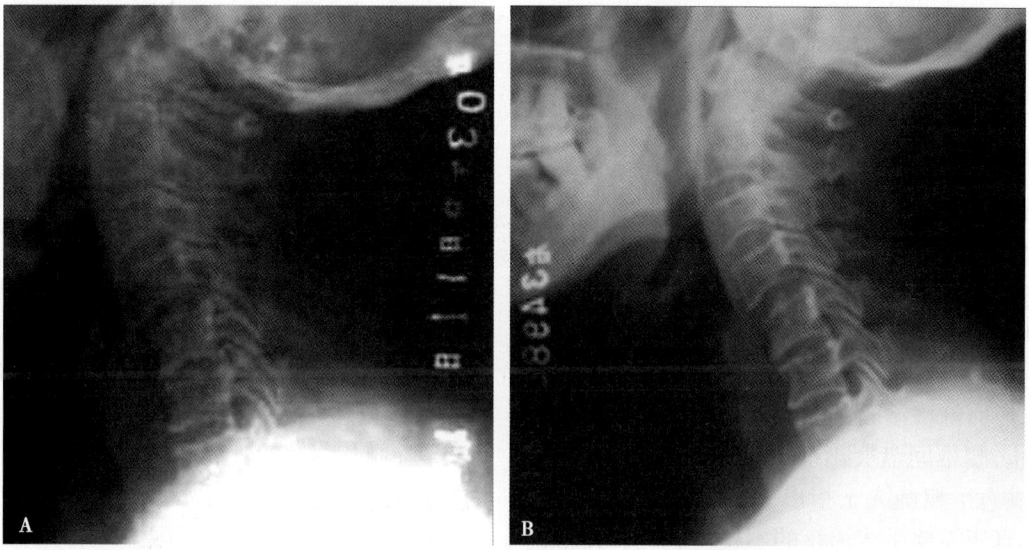

图 4-2-4-6

附 2：关于针刀微创手术治疗操作的安全性探讨

医疗职业本身就是一个高风险职业。因此，任何一种药物、治疗方法或技术操作都有危险性的一面。然而，危险性和安全性又是相对的。一种精细的操作方法，在研发的早期，尚未十分成熟之时，它的危险性可能稍大一些。但是，只要设计合理，经过一段实践之后，就会找出它的规律。此时，它就有了较大的安全性，危险性便退居次要地位。与颈椎针刀操作相似的是硬膜外穿刺的操作，在部位、层次和精确度上几乎完全一致。而针刀操作较硬膜外穿刺操作更有十分清晰和明确的骨性标志，因此，针刀的操作较硬膜外穿刺操作要容易一些。虽然如此，仍需进修、实践、刻苦学习针刀操作的铲切技法才能取得通行证。也就是说，应用针刀微创手术治疗颈椎病的医生必须很好地掌握针刀的铲切技法，具有较高的控刀能力，才能允许进入颈椎病的针刀微创手术治疗操作。如果不严格执行这项规定，医生本人又不以严格的操作规范律己，那么，针刀微创手术治疗颈椎病的安全性就难以保证。通过二十余年的医疗实践，我们治疗了大量颈椎病病人，没有发生过失误。所以，针刀微创手术治疗颈椎病的方法是可行的，只要按照规范去做，就不会出现医疗安全问题。

（宋兴刚　庞继光　撰写）

第三章

腰椎间盘突出症

腰椎间盘突出症是腰痛的主要病因之一，也是严重损害人民健康、丧失劳动能力的原因和疾病之一。自 1934 年认识该病以来，医务界对此病十分重视。除研究病因、病理外，还有许多诊断和治疗方法。然而，到目前为止，腰椎间盘突出症的治疗效果仍不能令人满意。权威人士指出，腰椎间盘突出症患者，真正需要手术治疗的不超过 5%~10%，除个别急、重症外，大部分腰椎间盘突出症病人可采用休息、推拿、牵引等治疗，症状可暂时缓解；虽然不能痊愈，却避免或推迟了手术。但是，这些方法都不是针对病因的治疗，所以，它的疗效也是有限的。针刀微创(闭合型)手术为腰椎间盘突出症的治疗开辟了一条新路。它是根据造成腰椎间盘突出的原因与病理，如椎间盘挤压神经根、粘连、瘢痕、挛缩、黄韧带肥厚、关节微小错位以及椎管内的无菌性炎症等所造成的椎间力学平衡失调等改变进行的针对性治疗。所以在适应证范围内疗效确切，而且安全可靠，一般无并发症和后遗症。当然，它也有其局限性，因为在目前它只能解决脊柱运动单位后部的病理改变。虽然如此，在临床中所取得的疗效绝大部分是满意的。如果能与椎管内黄韧带松解与减压有机结合，可以取得更好的疗效，故值得推荐。

第一节　相关解剖

一、腰椎的大体解剖

(一) 腰椎的骨

腰椎骨的一般形态(图 4-3-1-1)可归纳为 1 个椎体、2 个椎弓、11 个突起。

1. 椎体与椎弓　因负重关系，腰椎椎体在所有脊椎骨中体积最大，呈肾形，上、下扁平。腰椎构成的曲度为前凸状。椎体的横径与矢径由 $L_{1\sim4}$ 逐渐增大，而 L_5 的横、矢径较 L_4 为小。椎体的前缘高度自 $L_{1\sim5}$ 逐渐递增，而后缘高度则逐渐递减，以适应腰段脊柱的前凸。椎体的骨小梁由纵向、横向并略呈弧形的小梁构成，相互交织成网，能抵抗压应力和拉应力。椎体由于长期负荷，可逐渐压缩变扁，或呈楔形，髓核也可经软骨板突向椎体而形成许莫氏结节，或在椎体边缘出现骨质增生。

连结腰椎体与椎弓板者为椎弓根。椎弓根由椎体伸向后外，有上、下切迹。椎弓上切迹较小；椎弓下切迹较大。椎弓根的厚度由上至下逐渐递增。在腰椎 X 线侧位片上，根据椎上切迹矢状径的大小，可大致估计侧隐窝的宽窄，但其数值略大。

椎弓板较厚，并略向下倾斜，故下部椎孔比上部大。腰椎椎弓板的厚度各椎略有不同，但超过 8mm 者为增厚。两侧椎弓板会合后形成一个椎弓板夹角，在 80°~90° 之间。该夹角的大小，也能影响椎管的狭窄程度。

2. 11个突起(图 4-3-1-2)　即 1 个棘突，2 个横突，4 个上、下关节突和 2 对乳、副突。

3. 1 个棘突　2 个椎弓在后正中部合成 1 个棘突。腰椎棘突呈长方形骨板，水平向后。棘突的末端膨大，下方如犁状，为多裂肌腱附着处。腰椎棘突具有杠杆作用，众多肌、韧带附着其上，增加了脊柱的稳定性。正常棘突间隙较大，适于针或刀进入；但如果棘突或棘间韧带由于增生或骨化，其间隙可变小。

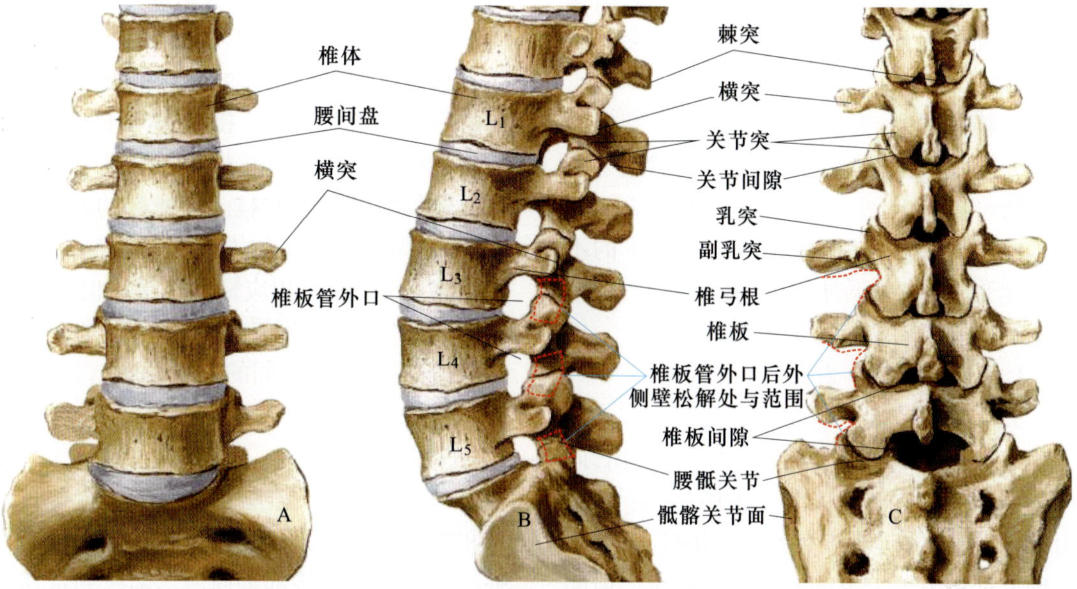

图 4-3-1-1

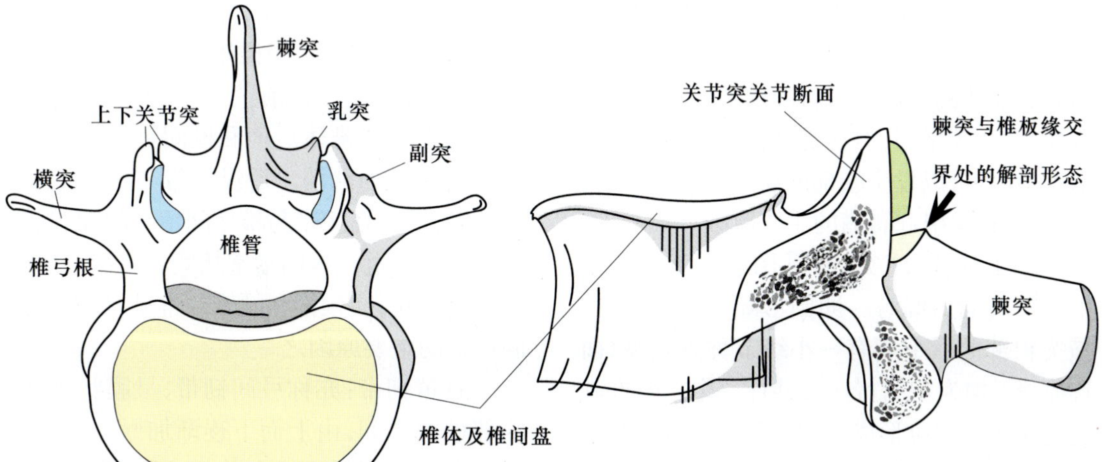

图 4-3-1-2

4. 2个横突　横突由椎弓根与椎弓板的会合处向外突出。横突较薄，呈带状，与背部的外形相适应。腰椎横突有众多大小不等的肌附着：相邻横突之间有横突间肌；横突尖端与棘突之间有横突棘肌；横突前侧有腰大肌与腰方肌；L_2 横突前尚有膈肌；横突的背侧有竖脊肌；尚有腹内斜肌、腹外斜肌和腹横肌借助腰背筋膜起于 $L_{1\sim4}$ 横突。腰脊神经后支自椎间管发出，其外侧支穿横突间韧带后，沿横突的背面和上面行走，并穿过起于横突的肌至其背后。

L_3 横突最长，弯度大，活动多，所受杠杆作用力最大，受到的拉应力最大，自然最易受到损伤。

L_5 横突短粗，呈圆锥形或为尖向下的不整三角形，先伸向下外方，后转向外上方，倾斜度较大。其尖端往往呈大头状。

L_2、L_4 横突较 L_3 为短，较 L_5 为长。

5. 4个关节突　即2个上关节突和2个下关节突。腰椎上关节突，由椎弓根发出，向内与上一节腰椎的下关节突相接；下关节突，由椎弓板发出，向外与上关节突相接。因此，腰椎上部关节突关节的方向呈矢状位。但向下则逐渐呈斜位，至 L_5 则几呈冠状位。关节突关节面的斜度变化较大，两侧常不对称，约为50°，易损伤而致腰痛。在病理情况下，关节突可以增大、内聚，从后侧突向椎管，或向前倾斜而使侧隐窝狭窄。腰椎关节突间部亦称峡部，比较坚固，但在受到腰椎前屈的巨大的剪力时，可以发生峡部断裂或不连，甚至脊柱滑脱，也是引起腰痛的主要原因。

6. 2对乳、副突（参见图4-3-1-2）　在上关节突的后缘有一卵圆形隆起称乳突；在横突根部的后下侧有一小结节称副乳突（简称副突），均为左、右各一，共计4个。腰椎乳突与副突之间可形成浅沟、切迹、孔或管。解剖所见，L_1 全为沟；L_4 以切迹为多见；孔或管自 L_3 以下为多见。

脊神经后内侧支在沟、切迹或管中行走，如有旋转、后凸、骨质增生等改变，脊神经后内侧支易受压而引起腰背部或腰臀部疼痛。

（二）腰椎的连结

1. 脊柱的整体性　脊柱是人体的中轴支柱。成人由26节椎骨组成。借助23个椎间盘、椎间关节及多种韧带连结而成。由上述组织构成了椎管和椎间管（孔）。椎管内有脊髓、神经根和神经根动静脉等组织通过。在脊柱的上、下两椎体间有椎间盘组织；相邻两个椎骨与其间的椎间盘组成一个功能（运动）单位。椎体与椎间盘的前方有前纵韧带，后方有后纵韧带。椎体的后部椎板及其小关节由黄韧带与关节囊连接，还有棘间韧带、棘上韧带和横突间韧带及相关联的肌等组织组成比较稳定的腰部脊柱。腰骶部的连结有3种形式：第一种为不动关节的韧带连结，此类韧带多与颈、胸段相应韧带相续，如前、后纵韧带；第二种为动关节的韧带连结，如关节突关节；第三种为椎体间的椎间盘连结。

2. 腰椎的连结

（1）韧带连结

1）前纵韧带：位于椎体前面，上起枕骨底部和寰椎前结节，下止骶骨上半部，其形态为胸部窄而厚，颈、腰部宽而薄。前纵韧带与椎体、椎间盘前缘紧密相连，有限制脊柱过伸的功能。过伸性外伤致前纵韧带撕裂十分常见，同时可有椎间盘前脱出，并引起腰痛。

2）后纵韧带：位于椎体后部，上起枢椎与覆膜相续；下达骶管前壁，较前纵韧带为窄，不能完全遮盖椎体后面和椎间盘，且韧带的两侧较中央为薄弱。后纵韧带与椎体上、下连结紧密，但在韧带与椎体间留有间隙，其间有静脉丛通过。椎间盘常从侧方突出。后纵韧带的骨化，在颈椎和腰椎部常见，是引起脊髓压迫的重要原因之一。

3）黄韧带：亦称弓间韧带，呈膜状，位于相邻椎板之间，由上而下逐渐加厚。上面附着于上位椎板的下缘和前面；下面附着于下位椎板的上缘和后面，犹如屋瓦互相垒盖。两侧黄韧带的前缘由椎弓根起向后延伸，至椎间关节囊及椎间管的后缘，并与关节囊相融合，参与关节囊前壁的构成，其侧缘则构成椎间管的软性后壁。两侧黄韧带的后缘向后，于后正中线处相互靠拢，但在后正中留有一个小缝隙，容纳连接椎管内、外静脉丛的小静脉通过，该处并有少许脂肪填充。因此，除椎间管内口和后方正中线的小裂隙外，黄韧带几乎充满整个椎弓间隙。黄韧带主要由黄色弹力纤维构成，富有弹性，正常人厚2~4mm（由上向下逐渐加厚），具有维持人体直立和防止脊柱过度前屈的作用。当脊柱处于中立位时黄韧带已处于紧张状态，其预张力比前纵韧带还大；伸直位时可缩短10%并增厚，可避免过多凸向椎管内；而最大伸展位时，则可形成黄韧带皱褶，由此可引起椎管容积的显著变化；当最大屈曲位时，黄韧带可比中立位时延长35%~45%。腰段黄韧带有两个与临床密切相关的解剖学要点：一是黄韧带直接构成椎间关节突关节囊的前内侧份；二是构成椎间管的软后壁。黄韧带前凸时在以上两处均可造成对神经根的压迫。据统计，黄韧带骨化症在胸段的发生率远高于颈、腰段，这可能与脊柱胸曲凸向后使黄韧带承受较大的张力有关。然而，胸段脊柱活动度较小，故出现临床症状者则少于颈段，但由于胸段椎管较狭小，故当有症状时常较严重。黄韧带肥厚可导致椎管狭窄及神经根受压，尤以$L_{4\sim5}$间隙多见。有时肥厚的黄韧带向前凸出可波及L_5椎间孔，从而挤压神经根，引起坐骨神经痛。

4）棘上韧带：细长而坚韧，起自C_7棘突，向下沿各椎骨的棘突尖部，止于骶中嵴；向上移行于项韧带；外侧与背部的腱膜相延续；前方与棘间韧带愈合。棘上韧带各部的宽窄与厚薄稍有不同，其中以$T_{3\sim5}$最薄，而腰椎部则较发达，附着于棘突的末端的后方及两侧。它能限制该部脊柱过度前屈。韧带的浅层纤维可跨越3~4个、中层跨越2~3个椎骨的棘突，而深层纤维只连接于相邻的两个棘突之间。在腰部起于棘突的竖脊肌腱性起点易被误认为棘上韧带。构成竖脊肌腱性起始部的腱束密切相接，借坚强的横行纤维束相连。棘上韧带随着年龄而发生变化：在青年为腱性，随年龄增长可出现纤维软骨化，并有部分脂肪浸润；40岁以上可变性而出现囊性变。在腰骶交界处，棘上韧带较薄，有时缺如。当脊柱屈曲时，棘上韧带被拉紧，特别是长年低头屈背工作的人，其附着点部位受到牵拉，逐渐使某些韧带纤维断裂，或自骨质上掀起，久之则发生剥离或断裂，导致腰背痛。

表4-3-1-1　腰段棘间韧带厚度表（造影法测量）

节段	L_{1-2}	L_{2-3}	L_{3-4}	L_{4-5}
测量值	5~7mm	6~11mm	4~15mm	4~18mm
平均值	6mm	8mm	10mm	12mm

5）棘间韧带：较薄，不如棘上韧带坚韧，主要由致密排列的胶原纤维构成。此韧带沿棘突根部至尖部，连结相邻两个棘突：前方与黄韧带愈合，后方移行于棘上韧带。棘间韧带的作用是限制脊柱前屈。如脊柱前屈超过90°，竖脊肌松弛，仅由韧带维持姿势。由于棘上韧带在腰骶部多缺如，所以，在极度屈腰时，腰骶部的棘间韧带承受拉应力最大。如在膝关节伸直位屈腰时，骨盆被紧张的股四头肌群固定在旋后位，则棘间韧带将受到高度牵拉。因此，L_5–S_1棘间韧带的损伤占全部棘间韧带病变的92.6%。

当腰部旋转时，棘间和棘上韧带离旋转轴最远，承受的应力也最大，故易受损伤。从造影法测量棘间韧带的厚度分别为表4-3-1-1所示。正常棘间韧带的结构经造影显示，边缘整齐、锐利，而损伤后可表现为松弛、破裂，或发生囊腔、穿孔，并以L_{4-5}、L_5–S_1最多。如果棘间韧带缺如或松弛，在脊柱后伸时，由于强大的背伸肌群的牵引可使脊椎向后滑脱。

6）横突间韧带：连结在两个相邻的横突之间，在颈椎部常缺如，胸椎部呈细索状。腰椎横突间韧带，是薄的膜状的纤维性结构，是一个发育良好的带状结构。它从一个横突的内侧部发出，到相邻的下一椎骨的横突，位于横突间肌的内侧，从外向内扩展至黄韧带的外缘。它分成腹侧叶和背侧叶。腹侧（前面）叶通过侧面到椎间管外口，被脊神经的腹支穿破，然后从横突的腹面（前面）越过椎体，最终与前纵韧带混合；背侧（后面）叶被脊神经的背支和血管穿破并到横突背侧（后面）肌肉的深部。横突间韧带又可分为内、外两部分。其外侧部，在上腰椎部的横突间发育不良，仅为较薄的筋膜层；在下两个腰椎横突间则参与构成髂腰韧带。其内侧部，呈腱弓样排列，保护脊神经后支及血管。它的厚度，由上而下逐渐增厚。而在 L_5–S_1 之间，横突间韧带即为髂腰韧带的腰骶部。如髂腰韧带肥厚增生，可压迫腰神经后支，是引起腰腿疼的原因之一。

（2）腰部椎间关节和腰骶连结

1）腰椎椎间关节：又称关节突关节，属滑膜关节，由上下相邻关节突的关节面构成。自 C_1~S_1，每两个相邻椎骨间左右各有一个椎间关节。腰椎关节面与水平面呈直角，与额状面呈 45° 角，可做前屈、后伸和侧屈运动，几乎不能旋转。关节面上覆盖一层透明软骨。关节囊附于关节软骨周围，腰椎的关节囊很厚。关节囊前方有黄韧带加强，后方有部分棘间韧带加强。关节囊韧带主要为胶原纤维组成，背侧较厚。在上腰部，关节囊附着线在关节突边缘的内侧面 13mm；在下腰部，关节囊下部有坚强纤维性结构至椎弓板上，并部分为棘间韧带所代替，前部几乎全为黄韧带所构成。

2）椎间关节囊：内有滑膜层，呈光滑而半透明状，贴在纤维层内面不易分开。滑膜层约 1/3 起自关节软骨边缘，约 2/3 的起点与关节软骨有一定的距离。滑膜起点与关节软骨骨缘之间有结缔组织连结，因而关节腔狭小而几乎密闭。滑膜层在关节腔内形成滑膜皱襞，伸至关节腔内。滑膜皱襞有如下功能：充当垫托作用，使关节面平坦光滑，有利于关节的滑动。滑膜和滑膜皱襞能产生或吸收滑液，润滑和营养关节。正常情况下，在关节囊上、后及外侧有纵行的多裂肌附着。当脊柱运动时，相应节段的多裂肌纤维收缩，牵拉关节囊并带动滑膜皱襞；当脊柱剧烈运动时，可引起滑膜皱襞的炎症，可出现滑膜皱襞肿胀、皱褶、移位等改变，导致腰背部疼痛。

3）腰骶连结：由 L_5 椎体与骶骨底以及两侧下关节突与 S_1 上关节突的关节面构成。其椎间关节同其他椎间关节一样，也具有关节腔和关节囊，关节面上亦有关节透明软骨存在。该关节的特点是，关节面倾斜近似为额状位，以防止 L_5 椎体在骶骨上向前滑动，而同时在运动上还有较多的灵活性。腰椎上的前纵韧带、后纵韧带、黄韧带、棘间韧带、棘上韧带等向骶部延续。除此之外，尚有髂腰韧带、腰骶韧带加固（相当于横突间韧带）的腰骶关节的连结。

4）腰椎间盘连结：椎间盘是连结椎体间的结构。椎间盘是上下椎体间的软骨性组织，它的厚度在脊柱各节段中并不一致，腰椎最厚，胸椎最薄。椎间盘的总厚度约占脊柱全长的 1/4。每一椎间盘均由三部分组成，即软骨板、纤维环、髓核。软骨板是玻璃样软骨，上下各一片，覆盖在椎体上，其边缘部与纤维环编织在一起。纤维环由纤维软骨构成，其纤维环的深浅层呈束状方格样排列。这一结构不仅可加固上下椎体的联系，加大上下椎体的分离范围，而且可以防止椎体间的过度旋转。髓核被环包在中心，它是一种半液体样组织，含有网状纤维结构与少量细胞成分。椎间盘本身无营养血管，其营养来源于椎体海绵组织的渗透作用，因而髓核易变性。退变后的髓核因刺激了附近的韧带或神经根，出现了水肿与粘连而产生疼痛。椎间盘的作用是防止震荡，并通过髓核的流体作用完成脊柱的自由运动，如屈曲时髓核后移，背伸时前移，扭转时也相应移动。

（3）神经支配（图 4-3-1-3） 脊柱后侧的韧带、椎间关节、关节囊等组织均受脊神经后内侧支支配。脊神经后内侧支在穿过乳、副突骨纤维管后，再穿外侧筋膜进入腰背部。腰脊神经后内侧支与脊椎骨并不直接相贴，平均有6个关节支朝向上、下关节突发出。椎间关节的神经支配至少跨越3个椎骨平面，神经可在后内侧支各分支之间，或在同一平面不同分支之间，以及不同平面分支之间相互吻合，一个关节的神经与相邻的或有一段距离的肌筋膜及皮肤结构有联系。这些小神经支受到各种因素（如小关节移位等改变）的卡压，均可引起腰背痛。

二、神经根通道的精细解剖

（一）腰椎间管（孔）与硬膜囊的关系

腰椎部神经根通道是指腰神经根离开脊髓硬膜囊后直到椎间管外口处的一段较窄的骨纤维性管道，其内行走着脊神经根、动脉、静脉和交感神经。该管道的任何一部分发生病理改变都有可能压迫神经根、血管和交感神经等组织而导致腰腿痛。关于腰椎椎管矢状径与硬膜囊矢状径的数值与比值见表4-3-1-2。

（二）神经根通道的结构

腰神经根通道可分为两段。

第一段为椎管内部分，即神经根管；第二段为椎间管部分。

1. 第一段：神经根管　是神经根从硬膜囊穿出始至椎间管内口止。神经根管第一段中有四个狭窄。

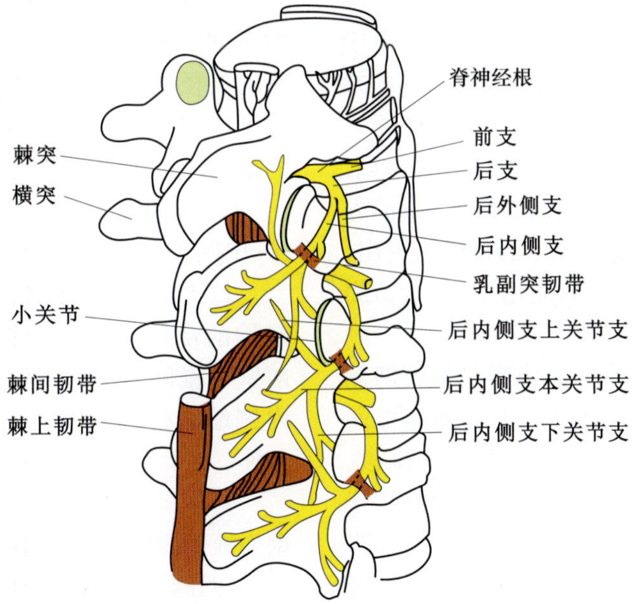

图 4-3-1-3

表 4-3-1-2　腰椎椎管矢状径与硬膜囊矢状径的数值与比值　单位：mm

脊椎节段	L_1	L_2	L_3	L_4	L_5	平均值
椎管矢状径	18.55	19.08	18.21	17.03	16.05	17.78
硬膜囊矢状径	12.17	11.84	10.58	9.86	9.05	10.63
比值	1/0.65	1/0.60	1/0.58	1/0.58	1/0.56	1/0.59

第一狭窄：盘黄间隙。在腰段是腰椎管两侧平对椎间盘的部分，平对椎体者称侧隐窝，其中央部分名中央椎管。盘黄间隙的前壁为椎间盘侧部，后壁为上关节突及突前的黄韧带，向外通连椎间管，向下续侧隐窝。有人命名为椎间盘后间隙。有人把它当作侧隐窝的上份。盘黄间隙内主要是硬膜囊侧部及其包容的马尾神经，但由于 L_5 和 S_1 神经根的硬膜囊外段在较高的平面即已形成，它们的上端可分别出现在 L_{4-5} 和 L_5–S_1 盘黄间隙内。了解这些，对理解盘黄间隙平面神经根受压的症状有重要意义。盘黄间隙可因椎间盘后突、黄韧带增厚或上关节突骨质增生内聚而缩窄，这时受压迫的是下一位甚至两位的马尾神经，即神经根硬膜囊内段，只有在 L_{4-5} 和 L_5–S_1 盘黄间隙才可能同时压迫下位神经根硬膜囊外段。而其余的神经根，由于同序数的神经根并未进入盘黄间隙即转向并外出椎间孔，故不受影响。椎间盘后突压迫神经根以 L_{4-5} 和 L_5–S_1 盘黄间隙处最为常见，其压迫方向有从神经根内侧、外侧或由前方向后顶压三种，以后者多见。当椎间盘突出、黄韧带肥厚或上关节突骨质增生时，盘黄间隙将形成狭窄病变。

第二狭窄：侧隐窝。侧隐窝是椎管两侧的延伸部分，上接盘黄间隙，下外通连椎间管；前壁为椎体后面和椎间盘，后壁为椎板、上关节突及黄韧带；外侧壁为椎弓根并续于椎间管，向内开口于椎孔（管），其内侧壁为硬膜囊。实际上即神经根硬膜外段所行经的一段骨性通道。侧隐窝的前后径，正常为 3~5mm，小于 3mm 为狭窄，大于 5mm 则肯定不狭窄。它的存在与否，决定于腰椎椎孔的形态，以三叶形椎管最为明显。由于 L_1 的椎孔以椭圆形为主，一般无侧隐窝。而 L_4、L_5 的椎孔以三叶形为主，故大部分有侧隐窝，且易产生侧隐窝狭窄。

第三狭窄：上关节突旁沟。即上关节突小面内缘所形成的沟。如关节突小面有球形增大并有内聚时，椎体后面与其小面间的距离变窄，可使神经根遭受压迫。

第四狭窄：椎弓根下沟。此沟系在椎间盘明显变窄时，上一椎体连同椎弓根一起下降，在椎弓根与椎间盘侧方膨出之间形成一沟，可使行走在沟中的神经根发生扭曲、受压。以上两个部位的关节突、椎弓根及黄韧带肥厚等病理变化均可能造成侧隐窝狭窄。

2. 第二段：椎间管（孔）（图 4-3-1-4） 前壁主要为椎间盘，后壁为黄韧带及上关节突，上、下壁均为椎弓根切迹。椎间管可分上、下两部，上部圆形，下部越靠下位者越扁窄，使椎间管截面呈钥匙孔形。上部续连侧隐窝，下部续连盘黄间隙。内口比外口窄，两口间为管长，神经根通过管的上部，上位者水平向外，下位者渐斜，L_5 神经根于外口处已降至管的下部。由于斜行，神经比管长 25%~45%。管的矢径从上向下逐渐变窄，神经根矢径却逐渐变粗，至 L_{4-5} 神经根已很少有前后活动的余地，因此受卡压的可能性最大。

（1）椎间管的分区：可分为三区，即入口区、中区、出口区。

1）入口区：位于腰椎管外侧部，椎间管起始的部位。处于上关节突内侧和下方，前壁为椎间盘的后面，后壁为关节突关节，内侧端和外侧端呈开放状态，并与侧隐窝相连。

2）中区：位于上、下椎弓根切迹之间，前壁为椎体的后面，后壁为椎弓板和关节间部，内、外两侧开放，内有神经节，相对较窄。

3）出口区：是椎间管外口的周围区。前面为椎间盘，后面为关节突关节的外侧面，其内衬有黄韧带，呈上宽下窄的耳状形。下腰椎椎间管出口区内侧连于椎间管，外侧即为腰椎横突前方的椎间管外口，神经根由此穿出椎间管。下腰椎椎间孔高度约为（20.46 ± 3.28）mm，其高度小于或等于 15mm 时，可考虑椎间孔狭窄。由上述解剖结构可以看出，椎间管的大小与椎间隙的大小有着密切的关系。

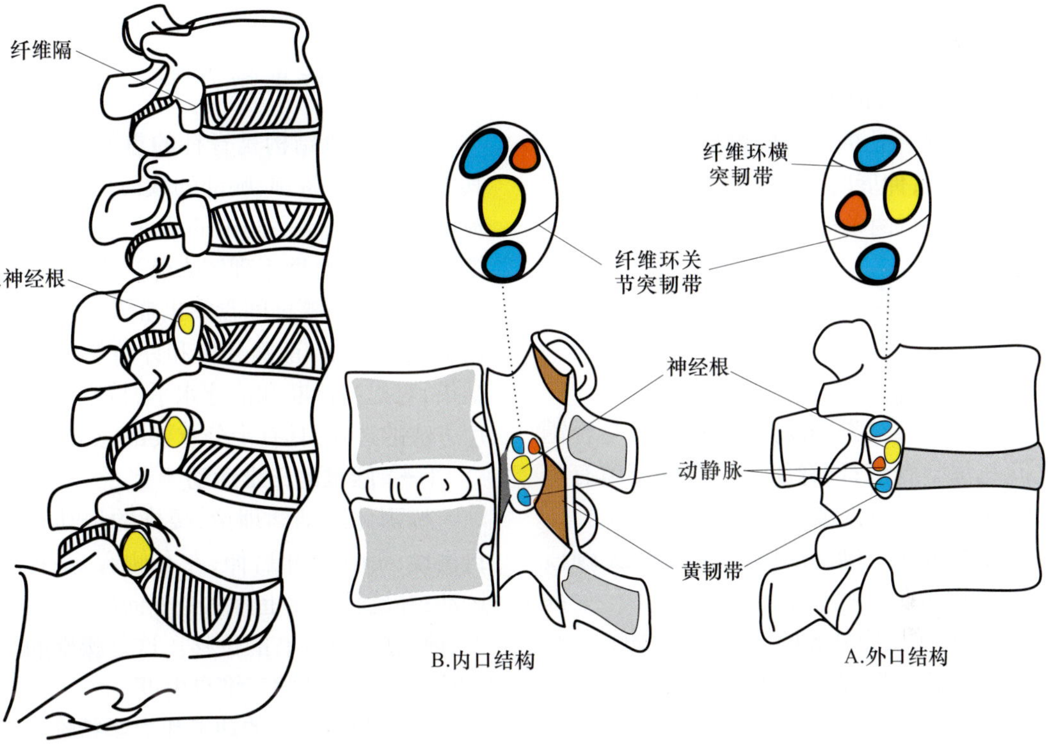

图 4-3-1-4

(2)椎间管的内部结构:椎间管内有神经根、动脉、静脉和交感神经等通过,每个椎间孔内最多可通过两个神经根。在椎间管的中下部有一纤维隔,连于椎间盘纤维环与关节突关节之间,将椎间管分为上、下两个通道:上方通道有神经根、动脉和一条静脉通行,下方通道有另一条静脉通行。在接近椎间管外口时,在外口的中上部又有一连于椎间盘纤维环和横突间韧带之间的纤维隔将上方的纤维隔分成上、下两部分,分别走静脉(上孔)、神经根和动脉(下孔)。在腰椎部,各椎间管外口有纤维膜封闭,其上位腰椎封闭外口的纤维膜较薄;而在下位腰椎封闭外口的纤维膜却很坚厚,呈膜片状,将外口大部分封闭。椎间管内纤维隔和椎间管外口处纤维膜的作用是分隔脊神经与血管,对管壁较薄的椎间血管,特别是静脉起保护作用,又不致压迫神经根。

(3)神经根与椎间管外口的关系:脊髓外面包有三层膜,最内层为软脊膜,中层为蛛网膜,最外层为硬脊膜。当神经根发出后,脊髓的三层被膜随神经根一起走向椎间管外口。在前、后根和神经节合成一个神经干后,三层被膜合成一袖即根袖,亦称神经根外膜。由于在椎间管外口的骨缘处,神经根外膜、骨膜和该处的结缔组织紧密地结合在一起,较牢固地将神经根固定在椎间管外口的骨缘上,达到保护神经根少受干扰的目的。每条神经根,在椎间管外口的内、外都可有一定的活动度,唯独在椎间管外口处是固定不动的。由于有椎间管外口对神经根的固定,椎间管内、外神经根的活动就必然以椎间管外口的附着部为枢纽。椎间管外口的这一结构,保证了神经根的稳定性,从而免于损伤;而这一结构特点正好为针刀微创手术治疗腰椎间盘突出症提供了解剖结构条件。

另外,椎间孔与神经根的关系是不恒定的,它与椎间管的节段以及年龄变化有关,但31对脊神经均经椎间管离开椎管。下腰椎的椎间孔,特别是在L_{4-5}及L_5–S_1,神经根紧贴于椎间盘之上，在上一椎骨椎弓根之下并在椎体后外侧面构成的槽内。下腰椎椎间孔较上腰椎的小，但神经根相对粗，其中 L_5 神经根最明显。孔的大小随腰椎活动而改变，屈曲时增大，伸展时减小。极少情况下，一个椎间管可走行两条神经根。

三、椎管、椎间管内填充物及其意义

椎管内容纳脊髓及其被膜，被膜与脊髓之间充满脑脊液；硬脊膜与椎管间充填有疏松结缔组织，主要是脂肪和静脉丛。

1. 腰椎管内脂肪组织　其分布比颈段要丰富得多。这些脂肪组织分布在三个部位：即分布在硬膜外腔的前部及其两侧；分布在硬膜外腔的后部及其两侧；分布在两侧的侧隐窝内。这些部位的脂肪组织其厚度可达3~4mm。由于椎管内有丰富的脂肪组织存在，所以，在做 CT 扫描时才可显示硬膜囊。如果椎管内脂肪分布有改变，则提示椎管内有病变。

2. 腰椎管的静脉丛　椎静脉丛可分为椎内静脉丛、椎外静脉丛和椎间静脉。椎内静脉丛位于椎管内的硬脊膜外腔内，分为前椎内静脉丛和后椎内静脉丛。前丛紧贴椎体和椎间盘，该丛较粗大，当椎间盘突出时就可压迫它；后丛位于左右椎弓板、黄韧带与硬脊膜之间的疏松结缔组织内，当这些组织发生病变时静脉丛亦可受压。当静脉丛受压时，静脉回流受阻，静脉压升高，将产生一系列变化（主要是妨碍动脉血液的供应）。椎外静脉丛分布于脊柱周围，以横突为界，分前后二丛互相吻合。椎内、外静脉丛间有交通支相连。这些交通支走行在黄韧带的后正中间隙内。

3. 椎间管内容　椎间管内容纳神经根、椎间动脉、静脉和交感神经等组织，其间隙内亦同椎管一样充填着疏松结缔组织，即脂肪和静脉丛。其中，神经根在椎间管内所占体积仅为椎间管截面积的 1/2~1/8，其余部分则由血管、脂肪、疏松结缔组织所占据。

四、腰椎生物力学

腰骶椎骨结构是脊柱的重要组成部分。其主要功能是将颈、胸部的载荷传递至骨盆，提供腰椎在三维空间中的活动范围。了解腰椎生物力学，有助于理解人体平衡的机制，正确分析和解释腰椎间盘突出症及其他腰椎疾病的发病机制，正确分析和评价影像学检查结果，对提高诊断和治疗水平，特别是指导治疗方法的选择，具有十分重要的意义。

（一）腰椎的三维运动

按刚体运动学理论，腰椎的运动有三个自由度，即前屈和后伸、左右侧弯、左右旋转运动；在旋转角度上有六个方向的位移：上或下、前或后、左或右的位移。这是腰椎的三个平动和三个转动的三维自由度。

（二）腰椎间盘的功能和力学特性

腰椎间盘主要由纤维环和髓核两部分组成。纤维环呈同心圆环形结构。腰椎同颈椎一样，纤维环都是前部厚而后部薄。各层纤维走行方向不同，彼此成 30°~60° 交角，含水量为 78%。椎间盘由细胞及细胞外基质组成。细胞外基质为水、胶原和蛋白聚糖。髓核为胶冻样物质，含水量达 85%，随年龄增长及间盘变性，其含水量逐渐降低至 70% 或更少。髓核含水量可随负荷大小而改变。在承受负荷时，水从椎间盘中排出；而负荷解除时，水又被重新吸收回来。胶原可抵抗张应力，蛋白聚糖能抵抗压应力，两种物质相互配合，则可保证椎间盘良好的力学特性。因此，椎间盘在椎体间如弹簧垫一样起着缓冲作用，可以吸收载荷能量并使其载荷分布均匀。所以，椎间盘具有如下功能：

1. 保持脊柱的高度。

2. 连结上、下两椎体，使椎体表面承受相同的压力，并使椎体有一定的活动度。

3. 对纵向负荷起缓冲作用。

4. 维持关节突间一定的距离和高度，保持椎间管的正常大小。

5. 维持脊柱的生理曲度。

人体在不同姿态下，腰椎间盘的受力也不同(表 4-3-1-3)。在静止和未承担载荷的情况下，坐位时腰椎间盘上的载荷量约是躯干重量的 3 倍，此时椎间盘内的压力最高。以此为标准，立位时减少 30%；侧卧位时减少 50%；仰卧硬板床上可减少 80%~90%。但当承担载荷并活动时，腰椎间盘上所承受的力最少是坐位时的 2 倍。就椎间盘本身而言，由于纤维环纤维束排列的特殊，髓核承受的压力比整个间盘大 50%；而外面纤维的压力比整个间盘的压力小 50%；当后纵韧带侧方不完整时，该处的韧带将承受 1.5~5 倍的椎间盘压力。这便是腰椎间盘易从侧后方突出的原因之一。不难看出，腰椎间盘对单一压力载荷有很大的承受力。即使超过正常压力也只是终板骨折，形成许莫氏结节，在 CT 上可见猫眼征。

表 4-3-1-3　L_3 椎间盘动态负荷量表

活动情况	负荷 / kgf=9.806 65N
仰卧位下牵引	10
仰卧位	30
站立	70
行走	85
扭身	90
侧弯	95
端坐(无依托)	100
咳嗽	110
静止腹肌锻炼	110
跳跃	110
伸背	120
大笑	120
向前弯腰 20°	120
仰卧双腿直腿抬高	120
俯卧背部过伸活动	150
伸膝坐起锻炼	175
屈膝坐起锻炼	180
前弯 20° 手各持 10kg	185
屈膝伸腰负重 20kg	210
伸膝弯腰负重 20kg	340

但腰椎间盘对扭转应力的耐受力较弱。因为纤维环中相邻的纤维束是交叉走行的，在扭转时只有半数纤维抵抗同一方向的应力，这半数纤维受力之大可想而知。如受力中心正在间盘之内，外层纤维的剪应力大于内层，故外层纤维易被首先损害而断裂。在生活、劳动中，腰椎间盘常是在屈伸、旋转等状态下承担着压应力、张应力、扭应力等组合力的作用，这些应力同时作用在间盘上故易造成间盘的损伤。

(三) 腰椎小关节的生物力学

腰椎小关节有着特殊的形态结构。腰椎关节面几呈矢状位，下关节突位于关节的外侧，它将上关节突怀抱于内侧。小关节的关节囊较松弛，主要位于后外侧，而前内侧大部被黄韧带所代替。关节囊内有滑膜并可向关节间隙内突出而形成滑膜皱襞。小关节对腰椎的活动有控制作用，允许做屈、伸和侧屈运动，但旋转活动度很小；而腰骶关节则允许做一些旋转活动。小关节受窦椎神经和脊神经后内侧支支配。

按解剖结构来说，椎间盘、前纵韧带、后纵韧带与小关节及其关节囊的抗扭转作用应相等，各占 45%，其余 10% 由棘间韧带承担(表 4-3-1-4)。但在生活与工作中远非如此。当腰椎处在最大前屈位时，小关节约承担 90% 的张应力，但不承担压应力；当腰椎处于最大后伸位时，小关节承担约 33% 的压应力；当腰椎处于剪式状态时，椎间盘和小关节一样各承担剪应力的 45%。而当椎间盘变性时，腰椎间盘则不能承担如此重的压应力。在腰后伸时，一部分压力便转移到小关节上。因此，小关节对腰椎的稳定性起着重要的作用。由于小关节和椎弓具有很大的抗剪切能力，所以在椎弓峡部不连或关节损伤时，腰椎就可能发生滑脱。不仅如此，手术和影像学也发现，小关节不对称与椎间盘病变密切相关：小关节越倾斜，该侧的坐骨神经痛的发生率就越高。了解这些对临床工作有重要的指导意义，有利于牵引和旋转手法时角度的确定，减少或避免治疗后的疼痛反应及意外损伤的发生。

表 4-3-1-4 人体负荷状态下椎间盘与小关节受力情况表

受力状态	椎间盘	小关节
不负重直立时	15kg/cm², 此时纤维环被拉紧	13kg/cm²
不负重前屈时	58kg/cm², 此时纤维环也被拉紧	47kg/cm² 此力垂直脊柱纵轴线被关节突关节吸收
完全前屈负重 100kg	144kg/cm²	126kg/cm²

五、腰神经生物力学

(一) 生物力学的一些概念

为了说明生物力学特性要了解一些概念。

1. 应力－应变 生物组织在有限变形范围内，具有非线性的应力－应变特性，周围神经具有这一特性。也就是说，在神经的一端施加不同的拉力时，神经的延长与所受拉力并非呈直线关系，而是呈曲线上升。在受力的不同时期，延长量的变化大于或小于载荷的变化。神经应力－应变曲线分为两个部分(图 4-3-1-5)：第一部分，张力随延长长度的增加而增加，曲线平缓；第二部分，当超过弹性限度时，延长即便很少，张力也急剧增加，曲线陡直上升。

2. 蠕变 蠕变是物体在恒定力的作用下，其变形随时间增加而增加的现象。神经生物力学研究表明，在生理极限内，神经组织能通过其自身的顺应性和承载面积的改变来适应张应力。

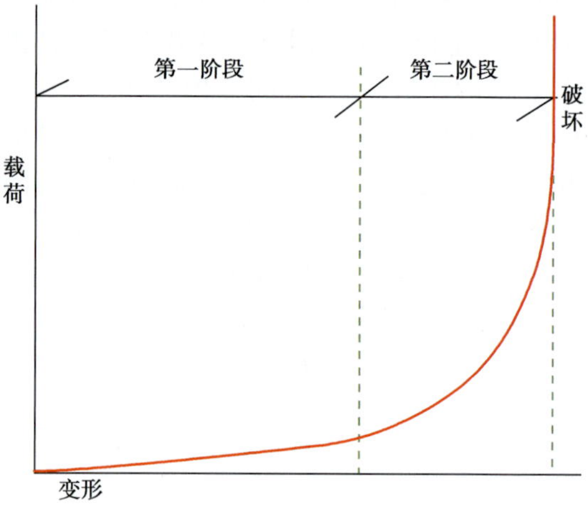

图 4-3-1-5

有人指出：通过蠕变率测定的结果表明，硬脊膜在受到牵拉时，随着时间和拉力的增加，会发生蠕变。即神经根袖会增长松弛。生物材料的这种性质，是髓核突出时神经根缓解压力的基础，亦是椎间盘突出症缓解症状的力学根据。

3. 滞后 滞后是加载和卸载过程中出现的应力－应变曲线不完全重合的现象。即卸载曲线与加载曲线不完全重叠在一起的现象。加载初期，以弹性特性表现为主，若载荷不解除，很快就到了弹性极限；中后期，以黏弹性为主，直到断裂点。而神经纤维的弹性极限远远小于断裂点。神经纤维产生滞后现象是由其本身特性决定的。

4. 应力松弛 当物体发生应变时，若应变保持不变，则相应的应力将随时间的增加而减小，这种现象称为应力松弛。也就是在正常应变下，应力随时间的增加而减少的现象，也可以这样理解，神经在常应力的作用下，随着时间的推移，这个应力在减少。

(二) 脊髓生物力学特性

脊髓在无脊膜包绕时似半流体性黏聚体，而被软脊膜包裹后脊髓则成为一种特殊类型的力学结构。将离体的脊髓（具有包膜）悬挂起来，自身重力可使其延长10%；如若给予一定的力继续使脊髓延长则会遇到阻力，这就是它的弹性限度。正常时，脊髓的长度可随椎管长度的改变而相应改变。脊髓的折叠与展开可满足脊柱从完全伸直到完全屈曲所需伸展度的70%~75%的长度变化，而脊柱生理活动的极限部分则由脊髓本身的弹性变形来完成。经CT测量，硬膜囊横截面积在不同层面和相同层面的不同体位下的大小均不相同，屈曲位增大，伸展位缩小。这种变化不仅受到椎管变化的影响，也与椎管内软组织及硬膜囊自身长度变化等生物力学因素有关。当脊髓受压时，开始即使很小的力就可形成脊髓很大的变形，随后弹性阻力增加，直到被压塌陷。这是蠕变和速变的生物力学特性所决定的。

（三）周围神经生物力学特性

周围神经与脊髓有着相似的生物力学特性。张力对神经的损伤，常常在外观上仍然保持完整状态时，其内部却已发生了可逆或不可逆的病理变化，所以易被忽视。如张力向神经的远、近方向传递，可累及整个神经干甚至低级中枢，最后形成弥漫性纤维化，预后较差。在牵引过程中若用力过大，腰神经通道内卡压过重，或整复手法粗暴，均有造成腰神经根损伤的可能。

（四）应力对周围神经的损伤

神经组织本身存在一定的抗张强度，这是因为神经束膜存在的缘故。当然，束膜越多抗张强度越大；反之，抗张强度则小。但周围神经对应力（如张应力、压应力和剪应力等）却非常敏感，很小的力作用于神经就可使其血液供应、组织结构和功能发生很大变化。牵拉力使神经轴向延长，同时神经干的直径迅速变小，故神经干又受到了环向的压力。另一种是直接压在神经干上的压力，在压迫神经干的同时也使神经内部的血管受压，使其通透性增强，渗出增多，以致神经纤维内部的压力增高。由此可见，无论何种力作用于神经上，都将是张应力、压应力和剪应力的组合作用，不管它们是同时还是相继出现，结果是一样的。

然而，神经组织本身对应力载荷又有一定的适应性，在适应范围内可保持其神经组织的稳定性和正常功能。当力超过神经的正常适应范围后，神经将按生物力学规律发生一系列变化。这些变化是，应力－应变过程、蠕变和应力松弛过程。这时，如果由于神经自身的应变或外在的作用（如某些治疗方法的作用）下，神经的受力（载荷）已被摆脱，将进入滞后的生物力学过程；若作用力未被摆脱，神经则继续被力所作用，甚至产生不可逆的变化。这就可以较好地解释腰椎间盘突出症临床－病理变化的全过程。

第二节　病 因 病 理

一、病因

腰椎间盘突出症的病因比较复杂，有诸多因素混合在一起。大致可理出下列各项：

1. 不良习惯和强迫体位的慢性劳损　这种经常性的作用可使脊柱生理曲度发生改变或形成脊柱畸形。在原发或继发性脊柱侧突处，椎间隙不仅不等宽，而且常发生旋转移位，使椎间盘纤维环的不同部位承担着不同的应力。脊柱的凸侧要承担更大的应力，可导致韧带的损伤，加速椎间盘的变性和纤维环的破坏，终致椎间盘突出的发生。

2. 脊柱畸形　如脊柱侧凸、腰椎单侧骶化等症，可使脊椎受力不平衡而导致腰椎间盘突出。

3. 过度负荷　如从事重体力劳动或举重等工作和运动的人，常因过度负荷而使椎间盘变性。据此推理，这些人应易罹患此症，然而事实并非如此；相反，许多坐位工作的人，患腰椎间盘突出症者并不少见（其原理在生物力学中已述及）。

4. 长期颠簸和震荡　驾驶各种车辆的司机最易患此病。他们长期处在坐位和颠簸状态下，腰椎间盘承受巨大的压力（坐位时，腰间盘将承担平卧时 3 倍的载荷量）。长期反复的椎间盘压力的增高，将加速椎间盘变性和突出。

5. 急性损伤　实际上，由急性损伤（如腰扭伤）所致腰椎间盘突出几乎不存在。但外伤是引起腰椎间盘突出的诱因。在髓核和纤维环变性的基础上更易导致腰椎间盘突出。

6. 年龄因素　腰椎间盘突出症的发病率以中年最高，说明年龄是椎间盘变性的一个重要因素。

7. 遗传因素　这也可能是病因之一。有人报告同一家庭的姐妹同患此病者居多。

二、病理

腰椎间盘的结构与颈椎间盘的结构基本相同，都是一个密封的具有流体力学特点的结构。但是，腰椎间盘突出却占整个脊柱椎间盘突出的 80%~90%，而颈椎间盘突出则仅占 10%~15%，胸段更为少见。这是因为腰椎不仅承担头、颈部的重量，而且更要承担比头、颈要重得多的躯干的重量。腰椎间盘一直处在由重力、肌张力、肌运动共同产生的重压下，这对于下腰椎间盘来说是个巨大的负担。所以，下腰椎间盘的变性和突出则较易发生。

（一）腰椎间盘的病理改变

一般认为，腰椎间盘突出症的病理变化先由间盘的变性开始。在外力的作用下，纤维环先产生环形破裂，然后产生放射状裂隙，进而纤维环的内层破裂（多在间盘后方和侧后方）。此时，再有小的扭转应力就可产生椎间盘突出。突出的椎间盘有显著改变：①纤维环后部常断裂，纤维细胞变大或成空泡，部分纤维变粗或钙化。②髓核已不明显，细胞无核而膨大。③腰椎软骨板也有裂隙，部分软骨细胞核消失。在椎间盘内未见肉芽组织及巨细胞反应。这充分说明椎间盘破裂后，自身并无修复功能。

腰椎间盘变性的特征性改变是伴随髓核中的蛋白聚糖（PG）含量的下降及水分的丢失。其中白介素 -1（IL-1）对间盘变性过程存在多环节的调节。它通过诱导金属蛋白酶（MMSp）、一氧化氮（NO）促进 PG 分解、抑制 PG 合成，导致 PG 的损失而影响间盘变性。

白介素 -1（IL-1）还可增强局部的炎症反应，而且可影响其他炎症物质的释放：①能促使髓核组织释放前列腺素 E_2（PGE_2），此物质具有强烈的致痛作用，能提高神经纤维对致痛物质的敏感性。②能促进强烈致痛物质磷脂酶 A_2（PLA_2）的表达、合成和释放。③能促使胶质细胞、成纤维细胞等释放 PGE_2、NO、缓激肽等致痛物质。同时，白介素能使受伤害的感觉神经元兴奋性增加，并对压力更加敏感。这些机制导致“椎间盘源性疼痛”。另一方面，当椎间盘纤维环破裂到达表层时，致痛物质可刺激表层痛觉神经而致痛，也可能是在破裂的椎间盘纤维中长入神经纤维而导致椎间盘源性疼痛。而当椎间盘纤维环膨出，张力刺激纤维环表层和后纵韧带中的痛觉纤维时则产生腰痛；只有当破裂了的纤维环、髓核刺激或压迫神经根时才产生腿痛。

（二）关节突关节的病理改变

关节突关节与椎间关节（即椎间盘）称腰椎三关节复合体（脊柱的三柱理论）。在椎间盘变性的同时，小关节关节囊也在发生病理改变。它在压应力及旋转应力等异常力的作用下，先出现滑膜炎症；而后，关节囊的小撕裂伤和它的愈合在不断地重复，以致形成瘢痕。结果，关节囊失去弹性，可导致小关节半脱位，关节面粗糙不平，关节骨质增生，关节纤维化等改变。

腰椎关节突关节与黄韧带的关系密切。黄韧带不但构成关节囊的前部和内侧部，还在前份参与构成关节窝，即从内侧扩大了上关节突关节面，与上位椎骨的下关节突关节面相贴。有些标本上该处黄韧带的表面出现纤维软骨。在站立位时，L_{3-4}、L_{4-5}，特别是 L_5-S_1 椎间关节的黄韧带受到较大的前剪力，它将与上关节突一起，在重力的作用下，特别是腰前凸增大的异常重力作用下，参与了椎间关节慢性劳损的退变过程。造成退行性脊椎前滑脱，这种情况主要发生在 L_4。

（三）黄韧带的病理改变

腰部是黄韧带增厚的好发部位。由于外伤或其他原因，黄韧带失去柔软并能折叠的特性，变为韧厚的纤维组织，甚至可厚达8~16mm。连续的外伤是引起黄韧带肥厚的主要原因。黄韧带变性后，纤维排列不规则，弹力纤维明显减少。有的断裂成碎片的纤维呈不规则增厚，成纤维细胞明显增多。变性严重时黄韧带可出现骨化。黄韧带骨化开始于椎板上缘和关节突内侧缘。然后，逐渐向上方、前方及中线方向发展。随着骨化灶的发展，黄韧带内的胶原纤维显著增加，故弹性明显降低。当脊柱后伸时，黄韧带可出现皱褶凸入椎管，使椎管有效容积减少。与此同时，与黄韧带毗邻的椎板亦往往增厚，更易压迫神经根或脊髓而出现相应的临床症状和体征。此种变化通常易发生于 $L_{4\sim5}$ 椎板之间。L_5 椎间管本来较小，而通过的神经根又比较粗大，当黄韧带增厚时就更易受压。黄韧带还可发生骨化，且好发于下胸椎，压迫胸髓和神经根，引起典型的胸椎管狭窄。

另一个重要问题是，神经根的粘连（图4-3-2-1）。根据北医三院的研究，腰椎间盘突出症的疼痛部位的大小与其突出物的粘连面积大小成正比：当粘连少时，只有臀部疼痛（见图 4-3-2-1A）；当粘连中等时，疼痛延至大腿和小腿后外侧部（见图 4-3-2-1B）；当粘连很多时，疼痛便达到足跟及足底（见图 4-3-2-1C）。

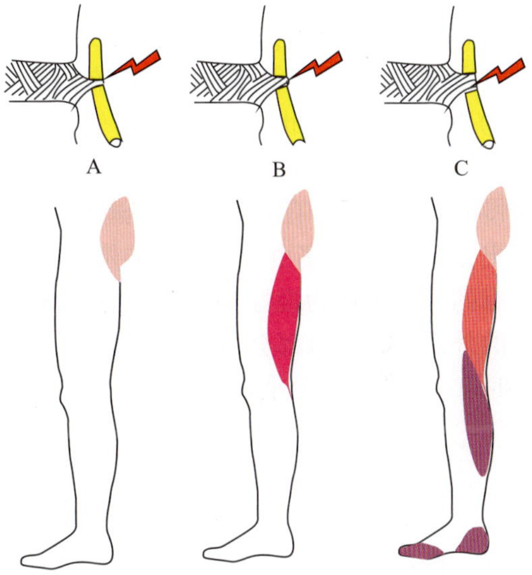

图 4-3-2-1

总之，腰椎间盘突出是一个慢性复杂的过程，是内因和外因共同作用的结果。目前认为，腰椎间盘突出症还是一个炎症概念。腰椎间盘突出症产生症状的原因与下列因素有关：一是由于椎间盘破裂的组织产生化学性刺激和自身免疫反应而引起神经根的炎症反应；二是突出的髓核压迫或牵张神经根，使其静脉回流受阻，加重神经根炎症性水肿，因而对疼痛的敏感性提高；三是突出物的机械性压迫所致的神经根缺血。椎管或椎间管内的各种病变压迫了脊髓和神经根之后，由于损伤和缺血，多引起粘连。如果神经根粘连严重，疼痛症状将由原来的间歇性变成连续性，而且夜间加重，以致卧床休息也不见好转。这正符合一句名言："疼痛就是神经缺血的叫喊。"

第三节 临床表现和诊断

一、病史与前驱症状

腰椎间盘突出症是常见病、多发病。80%的病人为20~50岁的青壮年，男女之比为6∶1~13∶1，高龄者较少。许多病人就诊时都诉说，在发生此次严重疼痛之前曾有过腰背痛的历史。这些症状虽无特异性，但也从另一个侧面反映出腰椎间盘突出症可能是一个缓慢的发病过程。有的病人有腰腿痛反复发作史，这种疼痛大多由于腰椎过伸位而诱发。还有的病人表现为慢性持续性腰痛，看似很轻的外因（如咳嗽）都会引起腰痛加重，病人平时每一动作都十分小心。

二、症状

腰椎间盘突出症的主要表现是腰背痛并伴有一侧或双侧坐骨神经痛、下肢麻木、脊柱畸形及肌萎缩等。

1. 腰痛 绝大多数腰椎间盘突出症病人都有腰痛。腰痛可以出现在腿痛之前，也可以出现在腿痛之后，或腿痛和腰痛同时出现，大部分都有不同程度的外伤诱因。疼痛有轻有重，重者寸步难行，轻者则可毫不在意。其疼痛的性质可为钝痛、刺痛或放射痛。这类疼痛与窦椎神经和脊神经后支受到卡压或刺激有关。

2. 真性坐骨神经痛 95%的腰椎间盘突出症发生在L_{4-5}、L_5–S_1椎间隙，故病人都有坐骨神经痛的症状。坐骨神经痛的性质有麻痛、刺痛、胀痛等，以窜痛居多。它可以发生在腰痛的同时，也可以发生在腰痛的前或后。它多发生于单侧，也可左、右轮流或同时发生（轻重程度可有不同）。

坐骨神经痛呈放射性，由臀部放射至大腿后外侧、小腿外侧，直至足背和足底。少数病人可出现反方向放射痛，先由足、小腿外侧、大腿后外侧，而后放射至臀部。为了缓解疼痛，病人常采取弓腰、屈髋位，以松弛坐骨神经的紧张度。在行走时，病人愿意采取前倾位；卧床时则愿意屈腰、屈髋、屈膝且病侧在上的侧卧位，被称之为“三屈位”。甚至于还有采取胸膝卧位的姿态。然而，有的病人就是采取胸膝卧位也无法缓解剧烈的疼痛。与此同理，病人骑自行车时则无疼痛或仅有极轻微的疼痛发生。真性坐骨神经痛可因咳嗽、打喷嚏、用力排便等腹压增加而引起剧烈疼痛，因而病人极力避免此类事情发生。有的病人不仅白天活动时疼痛，夜晚疼痛更重，几乎不能卧床，需下地走动以缓解疼痛。真性坐骨神经痛的放射部位依椎间盘突出部位的不同而不同：L_{3-4}椎间盘突出，其放射痛经大腿前外侧，下行至小腿前内方，到足背内前方；L_{4-5}椎间盘突出，放射痛由大腿后外侧，经腘窝到小腿外方，止于足背及踇趾；L_5–S_1椎间盘突出，放射痛经大腿后，下行经腘窝到小腿后，至足跟足底足外缘；L_{4-5}椎间盘突出，也可能有L_5–S_1椎间盘突出的放射痛，这取决于椎间盘突出的部位是偏外还是居中。腰椎间盘突出症的病人大多先有腰痛，但当出现坐骨神经痛后可能腰痛反而减轻。这是突出物主要压迫神经根，或是神经根受压的腿痛较腰痛更重，因而掩盖了腰痛，也可能是由于较重的神经痛通过大脑皮层产生反射性抑制的结果。而假性坐骨神经痛则无神经定位症状，这是与真性坐骨神经痛的根本区别。

3. 腰部活动受限 不同的病人，腰部活动受限的程度和方向可能不一。有者前屈受限，或者后伸或侧屈受限，可以是一个方向或多个方向的受限。这是病人的自我保护反应。同时，由于突出物位置的不同，病人做某个方向的运动，可使坐骨神经紧张而加重了疼痛。

4. 跛行 许多病人有跛行症状。轻症

病人走路开始时无跛行,走路多时才出现跛行;重症病人开始走时或走几步即呈现跛行状态。这一症状除了病人自我保护外,可能与椎管内压增高有关。

5. 肌无力和肌萎缩 部分病人在病程早期就出现患肢无力。病程较长者可出现臀及下肢的肌萎缩。

6. 患肢感觉改变 部分病人感觉过敏,轻触皮肤就有敏锐的痛感;相反,一部分病人则痛觉迟钝,针刺亦无痛;少数病人出现小腿发凉、冒凉风等异样感觉。

7. 大、小便改变 中央型腰椎间盘突出的病人可发生大小便异常或失禁,鞍区麻木,并可出现足下垂。这是极其严重的症状,应急诊处理,不可掉以轻心。

三、体征

1. 步态 腰椎间盘突出症症状较轻者,在步态上与常人无区别。症状明显者,行走时的姿态则很拘谨;而症状较重者,病人呈身体前倾而臀部凸向一侧的姿态,走路时则呈跛行状态。有的病人需别人搀扶,走路十分艰难。

2. 强迫体位和脊柱运动受限 一些病人就诊时的姿态很特殊,大约有以下几种:

(1)腰椎过度前突。这种姿态多半是椎间盘向后外侧有较小突出,病人以此姿态减少对神经根的刺激。病人虽可伸腰和侧屈,但因腰肌痉挛而不能前屈。

(2)脊柱侧凸(图 4-3-3-1)

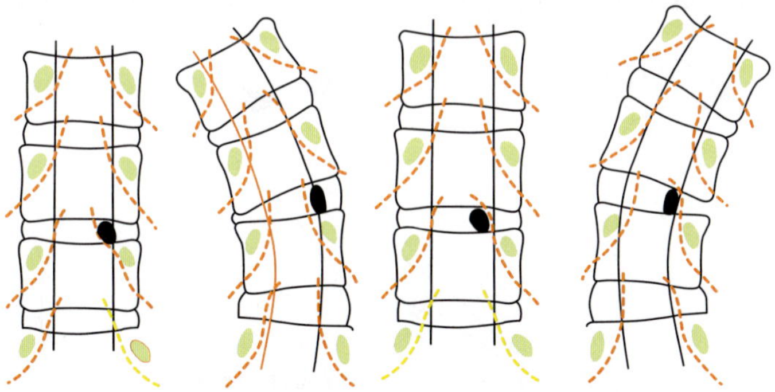

A.肩上型间盘突出　B.腋下型间盘突出

图 4-3-3-1

一般称之为坐骨神经性侧凸,为常见的保护性姿势,具有一定的定位诊断价值。当病人脊柱向健侧凸(脊柱向患侧弯)时,说明椎间盘从神经根的内下方突出压迫神经根,属腋下型;当病人脊柱向患侧凸(脊柱向健侧弯)时,说明椎间盘是从神经根的外上方突出压迫神经根,属肩上型;若突出的椎间盘顶起神经根,或椎间盘与神经根已经发生粘连,病人无论向健侧或向患侧弯腰都会产生疼痛。总之,凡腰椎间盘突出症病人脊柱的活动一定或多或少受到限制。

(3)有一部分病人腰椎的正常前凸减小、变直,甚至呈后弓状态。腰椎呈反曲者病情较重。这些病人的体位是不可能随意改变的,所以称强迫体位。

3. 肌痉挛 许多病人在患腰椎间盘突出症时背部肌痉挛。在检查脊柱两侧时,会明显感到某处肌比对侧硬韧,甚至呈板状硬且有压痛。这种肌痉挛一般常在 L_{4-5} 或 T_{11}-L_2 横突处,压痛明显处为该部位的横突上。这可能是腰肌的保护性反应;但最大的可能是脊神经后支受到卡压,是病人出现强迫体位(如侧凸或扭转状态)的后果;抑或是原来就有脊神经后支卡压。孰先孰后,有时不易分清,但这与临床治疗关系不大。

4. 压痛点与放射痛　腰椎间盘突出症病人的压痛点，可在三个部位找到：

一是在 L_{4-5}、L_5-S_1 等椎间盘突出的部位，在棘间及其两侧。大部分是椎间盘突出同侧压痛较重，对侧也可有压痛出现，其程度因人而异。有的病人压痛很重，有的可能很轻；典型病人会出现同侧坐骨神经的放射痛。

二是在病侧的臀部。最多和最重的压痛点是梨状肌下孔的投影处，其压痛重且有典型的放射痛；也有许多病人在病侧髂嵴下方的内、中、外侧部位。后者可能是脊神经后支（臀上皮神经）卡压的结果。

三是在患侧下肢。从臀下横纹中点开始，沿坐骨神经投影线至小腿后外侧，一般在股骨干与腓骨的背侧面。这条线上可有多个压痛点，有的压痛点很难消除。除病侧可有压痛点外，尚可在对侧的臀部、下肢等处存在压痛点。这些痛点的出现可能与局部软组织损伤有关。

5. 肌力下降和肌萎缩　部分病人就诊时已出现肌力下降。最常见和最具价值的是患侧踇趾背伸肌力下降，或跖屈肌力下降。这些改变有临床神经定位意义，它可显示出受压神经根的节段。病程较长的病人常有股四头肌和小腿肌萎缩（应同时测量两下肢相应部位的周径）。这是废用和神经营养不良的结果。

四、特殊检查

（一）坐骨神经紧张试验

1. 直腿抬高及加强试验（图 4-3-3-2）

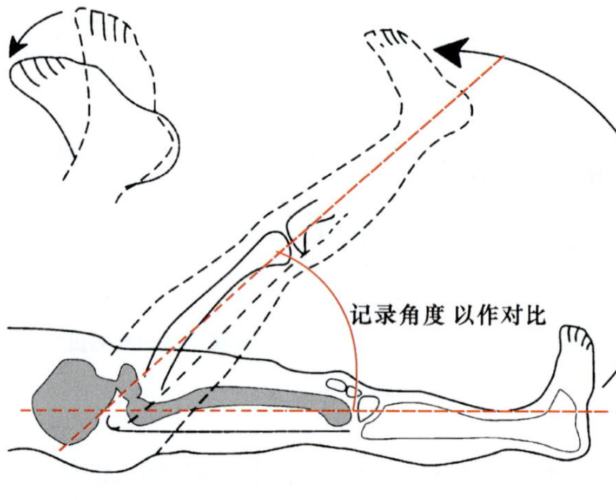

图 4-3-3-2

先让病人自己主动做直腿抬高动作，然后由医生做被动直腿抬高检查。应先检查健侧，后检查患侧。直腿抬高低于 80°，同时又有下肢放射痛者为阳性。这说明坐骨神经有受压病变。正常腰骶神经根可有 4mm 的滑动范围，故直腿抬高至 70° 不致使神经根紧张。而腰椎间盘突出症患者病情严重时，患腿只能抬高 5°~10°，其坐骨神经放射痛即已十分严重。即使抬高到 50°~70° 出现疼痛，也说明神经根受压明显。这样的病人无需再做加强试验。在椎间盘突出而神经根受压不重的情况下，直腿抬高试验阳性不很确切时，应当做加强试验。即当直腿抬高试验为 70°~80° 时出现疼痛（下肢放射痛或腰痛），则做加强试验。其方法是：当直腿抬高至出现疼痛的角度时停止，然后下降高度至无痛感的角度上，医生再做足背屈，有放射痛者为阳性。此为在足极度背屈时，对神经根的牵拉长度更大的缘故。在临床工作中，70%~80% 的病人都是阳性，说明它是一项重要的客观检查项目。直腿抬高角度的大小，可以表示病情的轻重程度，也是衡量治疗效果的一个极为客观的指标。所以，在治疗前一定准确记录直腿抬高的角度，而不能只记录阳性或阴性。只有正确记录治疗前的直腿抬高角度，才能与治疗后的直腿抬高角度作对比，以判定治疗效果。

2. 健腿直腿抬高试验 本试验的阳性率虽不很高，但也能见到。其做法与患侧直腿抬高试验的做法一样，并记录其角度。其机制是：在直腿抬高时，健侧的神经根袖牵拉着硬膜囊向骶尾部移动，患侧的神经根也会随之被牵引向下移动。如果椎间盘突出为腋下型，则患侧神经根就会被压而引起疼痛；如为肩上型，则无疼痛发生。

3. 坐位伸膝试验 这个试验的机制与直腿抬高试验的机制相同，都是坐骨神经的拉紧试验。病人坐位，两腿稍悬起（脚不要踏地），医生一手扶住病人背部，保证病人不向后倾斜；另一手抬起小腿并伸直膝关节。有坐骨神经放射疼者为阳性，无痛者为阴性。

4. 屈颈抬头试验 病人仰卧，去枕。一种做法是：医生一手固定胸部，另一手将患者头部托起，使颈部尽量前屈，引起坐骨神经放射痛者为阳性；另一做法是：病人双手放于颈后，然后主动将头尽量前屈、靠近胸部，引起下肢放射痛者为阳性。据研究，当颈部屈曲时，脊髓可上移 10~20mm，组成坐骨神经的五支神经根随之上移，神经根被拉紧，突出的椎间盘就会压在神经根上，因之产生坐骨神经痛。

（二）硬膜内压增高试验

1. 平卧挺腹试验 患者平卧，以头和双足跟为支点，用力将腹部挺起，出现坐骨神经放射痛者为阳性。此为腹肌收缩时，腔静脉回流受阻，硬膜内压增高，增加了突出椎间盘对神经根的压力而产生了坐骨神经的放射痛。如未发生疼痛，可让病人在挺腹的同时深吸气，再憋住 10 秒钟，发生疼痛者为阳性，未发生疼痛者为阴性。

2. 颈静脉加压试验 有两种方法：一为病人仰卧，医生用两手拇指压迫病人颈部两侧胸锁乳突肌前缘的颈静脉处，持续用力 1~3 分钟；另一方法是，将血压计的气囊缚于颈部，而后将气囊充气，使压力达到 5.33kPa（40mmHg），持续 1 分钟。当病人脸发红时，引起腰痛并加重坐骨神经放射痛即为阳性。由于压迫颈静脉时，脑脊液的压力增高，硬脊膜膨胀，移动了神经根，使突出的椎间盘更加挤压神经根而导致，此试验慎做。

3. 股神经牵拉试验（图 4-3-3-3） 病人俯卧，将患腿膝关节屈曲 90°，再将小腿上提，出现股前面疼痛者为阳性。此试验阳性说明 L_3 或 L_4 神经根受到牵拉而紧张，其疼痛是突出的椎间盘压迫神经根的结果。如还有膝腱反射减弱或消失，则 L_{3-4} 椎间盘突出的可能性较大。

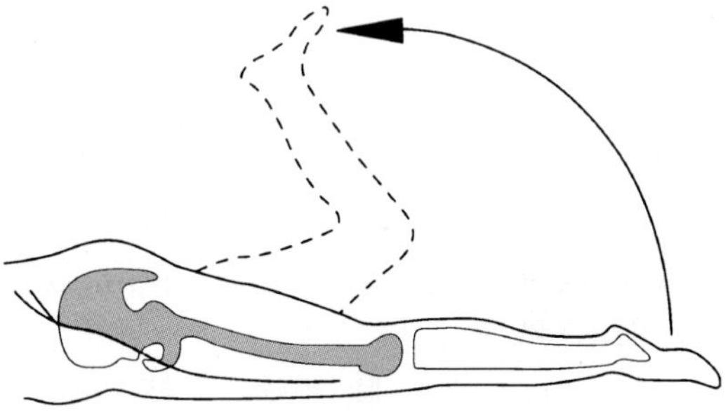

图 4-3-3-3

4. 腘神经压迫试验 病人仰卧，患侧髋及膝关节屈曲到 90°，然后逐渐伸直膝关节直到出现坐骨神经痛时，再将膝关节屈曲使坐骨神经痛消失。此时，以手指压迫股二头肌腱内侧的腘神经，如出现由腰至下肢的放射性疼痛则为阳性。此试验在腰椎间盘突出时为阳性，而在其他肌肉疾病等引起的腰腿痛时为阴性。

（三）神经功能障碍

1. 感觉功能障碍 当不同部位的神经受压时可有不同的表现，如疼痛、麻木、过敏和感觉减退等。这与神经根受压的轻重和受压时间的长短等有关。神经根受压的早期，该神经根的皮肤感觉支配区可能过敏；待压迫较重或时间较长时，感觉又会变得迟钝。皮肤感觉改变的区域对临床有神经定位价值，但不能确定神经根受压的原因，故虽无定性诊断意义，但其定位意义如下：

L_{3-4} 椎间盘突出，压迫 L_4 神经根，皮肤感觉改变区在大腿前侧、小腿前内侧。

L_{4-5} 椎间盘突出，压迫 L_5 神经根，皮肤感觉改变区在小腿外侧、足背部、跗趾背侧。

L_5–S_1 椎间盘突出，压迫 S_1 神经根，皮肤感觉改变区在小腿后方、外踝、脚背腓侧区及足跟、足底、足外缘。若是多个神经根受压则皮肤感觉改变区可以相加，其表现将更复杂。

2. 运动功能障碍 L_4 神经根受压，下肢肌力改变不明显；L_5 神经根受压，踝背伸力、跗趾背伸力明显减弱；S_1 神经根受压，踝跖屈力、五趾跖屈力减弱。多个神经根受压，肌力减退部位相应扩大。

3. 反射障碍 反射障碍也有定位诊断价值。

L_{3-4} 椎间盘突出，压迫 L_4 神经根，膝腱反射减弱，因为膝关节尚有 $L_{2\sim3}$ 神经供应，故膝腱反射不会完全消失。

L_{4-5} 椎间盘突出，膝、跟腱反射都无改变。

L_5–S_1 椎间盘突出，跟腱反射减弱或消失。需要提及的是，部分患者在检查跟腱反射时，开始敲击跟腱时患侧与健侧反应力无差别，但随敲击时间的延长其反应的强度明显减弱，这是耐力不佳的表现，也是跟腱反射减弱的一种类型，亦有定位意义。

4. 括约肌功能障碍 此为马尾神经受压表现，称马尾综合征。在腰椎间盘突出症病人中，中央型腰椎间盘突出，并且突出物巨大，常压迫突出平面以下的马尾神经。早期表现为一侧、左右交替或双侧严重的坐骨神经痛，并出现会阴部麻木、排便和排尿无力；随后坐骨神经痛消失，而表现为双下肢不全瘫痪。这时将会出现一系列症状：足下垂和不能伸脚趾、双下肢后外侧和会阴部痛觉消失、急性尿潴留和排便不能或失禁；男性有阳痿，女性可有假性尿失禁。凡出现马尾综合征者表示病情严重，应行开放型手术处理，不可针刀治疗。

五、影像学表现

（一）X 线片表现

此项为常规检查，主要目的是除外其他疾病，有时可以提供腰椎间盘突出症诊断的间接征象，也有一定的诊断和定位的参考价值。一般摄腰椎正、侧位像，若疑有椎板骨折和脊椎滑脱（椎弓峡部裂）要加摄腰椎双斜位像。

1. 腰椎正位像 可见腰椎侧凸畸形，椎间隙不等宽，棘突偏歪或骨质增生等情况。这些都是保护性或代偿性反应。但正常人棘突偏歪者并不少见，不能作为腰椎间盘突出症的诊断根据。这里要注意的是，脊柱胸、腰椎旋转移位的 X 线表现，请参阅第三篇脊神经后支卡压综合征。

2. 腰椎侧位像

（1）腰椎曲度的测量（参见图 4–3–3–4）：自 T_{12} 椎体后下角至 S_1 椎体后上角连一直线，此线与腰椎各椎体后缘的弧线形成一弓，正常弓顶位于 L_3 椎体后缘的中点，自此顶点至上述连线的距离，即代表腰椎曲度，正常值为 18~22mm。腰椎曲度正常时则腰椎重力线正常，故无需肌、韧带用力，人体即能直立。腰椎过度前凸则重心后移，小关节所受剪力增加，可致局部肌、韧带劳损，小关节发生慢性变性改变甚至半脱位，继之椎间盘负荷加重，也会发生慢性变性改变，还会增加椎弓峡部的压力。这都会引起下腰痛和腰椎不稳。

（2）腰椎前凸指数的测量（参见图 4–3–3–4）：从 T_{12} 椎体后下缘向下引一垂线，测量 S_1 后上缘至该线的距离。该距离即为腰椎前凸指数，正常值小于 25mm。该指数增大则人体重心后移，躯干重力传导失衡，导致椎间关节过度负重，甚至发生关节突关节的半脱位或假性滑脱。

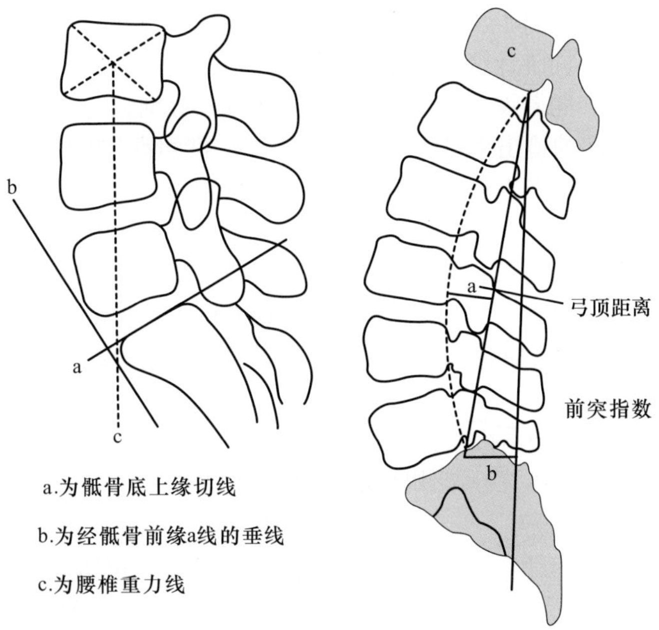

图 4-3-3-4

(3) 腰椎重力线(参见图 4-3-3-4):亦称 Ferguson 重力线。以 L_3 椎体对角线的交点为椎体中心,自中心做垂直线,此线平行躯干纵轴线。正常重力线通过 S_1 前缘或其前方 10mm 之内。

腰椎间盘突出时,经常见到腰椎曲度的改变。一般是腰前凸减小、腰椎变直或腰椎反凸,为一种保护性姿态。正常椎间隙应为下一椎间隙比上一椎间隙宽(L_5–S_1 间隙除外),且每一间隙应前宽后窄。当腰椎间盘突出时,椎间隙可以变窄、前后等宽、前窄后宽。椎间隙前窄后宽、前后等宽常提示腰椎间盘纤维环不完全破裂,髓核膨出;而椎间隙减小或明显狭窄,则常间接证明纤维环破裂,髓核突出。但最狭窄的椎间隙不一定是椎间盘突出的间隙。椎体后缘翘起和后缘骨刺,对腰椎间盘突出的诊断有重要意义,此为椎间盘向后突出牵拉后纵韧带而形成的骨质增生。

在侧位片上有时可能看到许莫氏结节,这是椎间盘冲破椎体软骨板形成内疝所致。它的表现可有三种形态:

第一种形态,椎体上、下缘呈弧形凹陷,或骨内有透亮区,并伴有不同程度的周围骨质硬化。其椎体也可有骨质硬化,甚至呈象牙样改变。

第二种形态,椎体边缘骨裂,亦称椎体边缘离断。它是由于椎间盘在椎体前缘疝出,使椎体的前上角或前下角的骨质与椎体分离的缘故。其两骨的相邻面亦有骨质硬化改变。

第三种形态,腰椎后缘骨内软骨结节。腰椎侧位平片显示椎体后下缘骨质缺损,其周缘可有骨质硬化。缺损骨质后缘的骨嵴可伸入椎管,并常合并椎间盘突出。许莫氏结节本无需治疗,但要与骨破坏性疾病做鉴别诊断。腰椎体后缘游离骨块,与椎体边缘骨裂形成的机制一样,常合并椎间盘突出。

在腰椎间盘突出症中,可观察到腰椎的滑脱改变。至于椎体前缘的骨质增生,只是脊柱力学平衡失调的一种反应。

3. 腰椎斜位像 斜位像虽然对腰椎间盘突出症无特殊诊断价值,但可以发现椎弓峡部有无断裂。

(二) CT 扫描表现

CT 检查是非介入检查方法。医学影像学的发展使腰椎间盘突出症的诊断达到了一个新水平，CT 和 MRI 对腰椎间盘突出的检出准确率为 48%~98%，不同统计资料的综合结果，平均为 71%~93%。随着设备的迅速升级换代，腰椎间盘突出症的检出率已大大提高，目前已成为临床常规检查方法。它能较详细地揭示椎间盘变性及椎间盘突出的病理改变；但它不是唯一的确诊根据，必须结合临床才能做出正确诊断和治疗方法的选择。阅读腰椎间盘突出症 CT 片时，应仔细观察以下几个组织的改变，即椎间盘、神经根、硬膜囊、黄韧带、后纵韧带、关节突关节、侧隐窝和椎管等。分别叙述如下：

1. 椎间盘（图 4-3-3-5~6）　正常 L_{4-5} 以上的椎间盘后缘轻度凹陷，L_5-S_1 椎间盘的后缘则较平直或稍隆起。椎间盘突出物的 CT 值为 50~110Hu（脂肪的 CT 值为 -50Hu 以下、肌的 CT 值为 40Hu），略高于同层硬膜囊。中央髓核部比周围纤维环密度低。

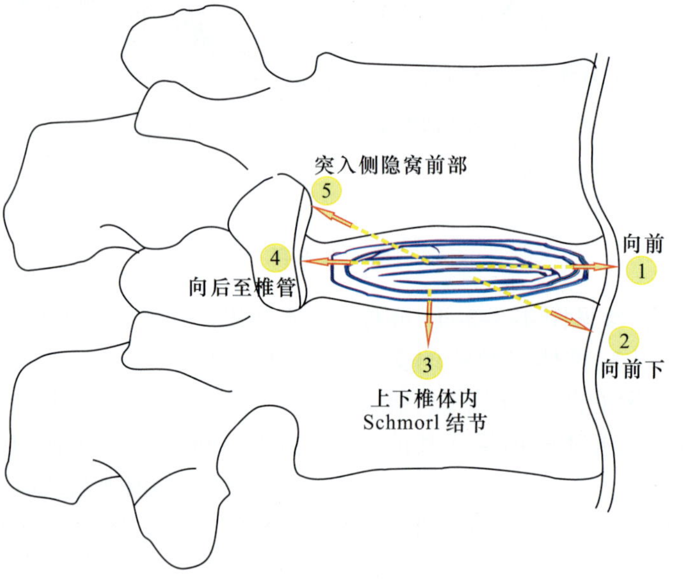

图 4-3-3-5

在腰椎间盘突出部分，纤维环呈局限性变薄并同髓核一起突入椎管，但突出的髓核与原髓核仍保持连续性，而游离间盘突出的髓核则与原髓核无连续性。CT 扫描的病理分型有以下五种：

前方突出：由于前纵韧带坚强，前方及双侧纤维环均厚，在此突出者较少。

椎体内突出：即垂直向相邻椎体内突出，通过破裂脆弱的软骨板，突出至椎体骨松质内，形成结节，使受累的椎间隙变窄，亦称许莫氏结节（Schmorl 结节）。

后正中突出：真正的后正中突出极少见，这是因为后纵韧带在此加强了中央部分纤维环的缘故。

后外侧型突出：往往在椎间盘的偏上或偏下缘突出，而不在椎间隙中央突出。纤维环后部中线两侧的变性及后纵韧带中间的加强，使髓核易向两侧突出，从而压迫神经根。

后偏中央型突出：此型突出物往往较大，易压迫马尾神经产生马尾综合征。

2. 髓核脱出　髓核穿出纤维环、绕过或穿过后纵韧带，形成局限性脱出，但没有游离。髓核的突出与脱出在影像上常无法区别，故将二者统称之为髓核疝出或椎间盘突出。

3. 髓核游离　脱出的髓核在后纵韧带与椎体间可呈上下迁移的游离状态。

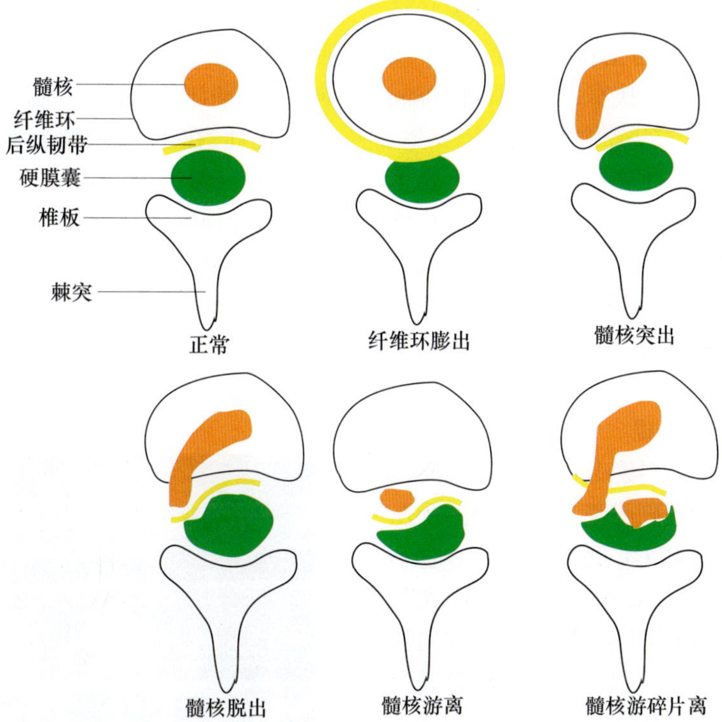

图 4-3-3-6

4. 髓核碎片游离　髓核或髓核碎片已穿过后纵韧带到达硬膜外腔，髓核在硬膜外间隙可上、下游移达 6~10mm 或更多，常停留在该椎间盘上邻或下邻的椎弓根水平。其形态呈类圆形或不规则形，其内可有钙化灶或气体（称为椎管“内真空”现象）。CT 表现为硬膜外脂肪消失，椎管内结构不能辨认，唯见硬膜囊部位 CT 值增高，与相邻的腰大肌的 CT 值相当或更高，形成“致密硬膜囊征”，这是发现病变并进一步进行 MRI 检查的重要线索和依据。此种髓核碎片游离型椎间盘突出症的临床将有复杂表现。MRI 图像显示的髓核游离可得到手术证实。

5. 神经根　神经根位于硬膜的两侧，CT 值为 25~35Hu，圆而致密，直径 2~3mm，一般两侧对称。一侧神经根位置后移为神经根受压的重要征象。两侧神经根大小不等也有病理意义，可能是神经根水肿、增粗或被卡压而变细，甚至被淹没。

6. 硬膜囊　硬膜囊占椎管的比例为：腰段 1.83∶3；胸段 2∶3；颈段 2.2∶3。有较大的缓冲余地。CT 值为 0~30Hu。椎间盘突出时，硬膜囊受压变形，椎间盘与硬膜囊间的脂肪层被推移而不对称；当椎间盘突出较大时，硬膜囊显著变形、缩小或呈新月形。

7. 黄韧带　黄韧带位于两椎板间和盘黄间隙的后部，其密度介于硬膜囊和椎间盘之间。腰段的黄韧带厚度为 2~4mm，大于 5mm 为肥厚。有时黄韧带有钙化和骨化。

8. 后纵韧带　正常状态下后纵韧带不显示，只有在钙化或骨化时才显现出来。

9. 关节突关节　腰椎两侧的关节间隙呈“八”字状，位于关节前方的为下一椎骨的上关节突，位于后方的为上一椎骨的下关节突。正常关节面应清晰、光滑且两侧对称，关节面呈扁平状或略有弧度。关节间隙 2~4mm，可见关节囊。腰椎间盘突出症时，关节突可有骨质增生、关节囊钙化而呈条索、斑点状高密度影。

10. 椎管　在 CT 片上可测量椎管的矢

径、横径和截面积。一般认为，腰椎管矢状径小于或等于 15mm，应考虑椎管狭窄；小于或等于 12mm 应视为比较狭窄；当减小到 10mm 为绝对狭窄。

在阅读 CT 片时，值得注意的是：不要把椎体后静脉丛影当做椎间盘突出，要注意椎管内脂肪间隙的变化；要注意 CT 窗宽和窗位的设置。一般显示骨结构用窗宽 1 000Hu，窗位为 +150Hu；显示软组织用窗宽 350Hu，窗位 +50Hu。

（三）MRI 扫描表现

在 MRI 片上可直接显示腰椎间盘突出的程度和部位、类型、硬膜囊和神经根的受压情况。磁共振扫描较 CT 更有优越性。它不仅能横扫，而且可以任意选择断面图像，尤其是可直接选择矢状面图像，有利于纵方向长结构组织图像的显示。因而对脊柱和脊髓疾病的检查极为合适。MRI 的横断扫描的读片与 CT 基本相同，不再重复。现将腰椎间盘突出的 MRI 矢状位的读片法介绍如下。

1. 正常腰椎间盘 MRI 扫描表现　正常的腰椎矢状位 T_2 加权像，其外层纤维环和后纵韧带共同形成一直条状低信号，内层纤维环和髓核为高信号。

2. 腰椎间盘膨出　矢状面上，变性的椎间盘向后膨隆，后方条状低信号呈凸面向后的弧形改变，而中央高信号的髓核并未突出于条状信号之外。此现象在 T_2 加权像上比在 T_1 加权像上更为明显，硬膜囊前缘和两侧椎间隙见到脂肪信号可有轻度光滑压迹。横轴位上表现为边缘光滑的对称性膨出，硬膜囊前缘及两侧椎间孔仍见脂肪信号，稍见轻度压迹，椎间盘无局限性突出。

3. 腰椎间盘突出　在临床上有意义的是以下三个部位的突出，即中央型突出、侧旁型突出、侧后型突出。在 T_1 加权像上表现为椎间盘局限性后突，突出的髓核呈扁平形、圆形、卵圆形或不规则形，为低信号，局限性突出于椎体后缘，大于 3mm。突出的髓核与未突出的部分常可见"窄颈"征，这个征象在矢状位显示清楚。硬膜外脂肪白线影受压变形，脊髓受压移位、变形。严重的椎间盘向后突出，长期压迫脊髓，脊髓局限性缺血，可形成软化灶，在 T_1 加权像上呈中等或低信号，在 T_2 加权像上呈高信号。少数为广泛性后突。信号强度常与未变性的椎间盘中央部分相同。矢状位 T_2 加权像对显示硬膜囊受压变形更敏感，在突出的髓核与未突出的髓核有细颈相连时将显示清晰。

4. 髓核游离（图 4-3-3-7）

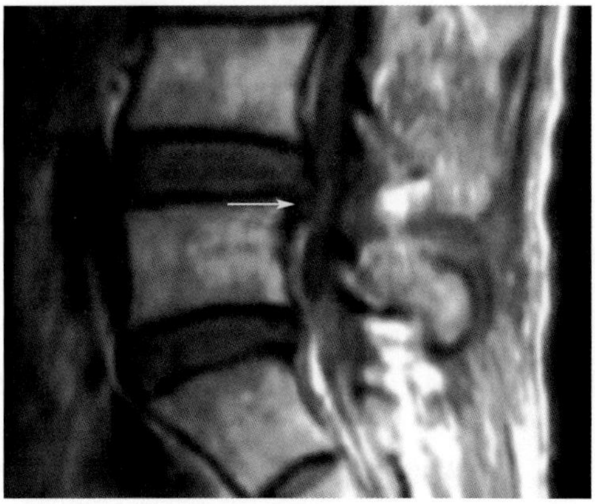

图 4-3-3-7

表现为脱出的髓核与原椎间盘分离，形成圆形或卵圆形孤立团块的高信号影，游离团块超出同一椎间隙上、下软骨板平面，矢状位上有时可见它离开原椎间隙的部位而上下迁移，其范围可达 10mm，偶尔游离髓核可进入硬膜囊内。在 T_1 加权像上呈中等至低信号，但比脑脊液信号稍高，在 T_2 加权像上呈中等信号。有时，在游离髓核与椎间盘之间可见一低信号带，同时后纵韧带破裂处亦表现为低信号带，两者共存，形成"双线"征（箭头示）。

六、定位诊断

根据病史、临床症状、体征和临床神经定位检查已经可以做出较准确的临床诊断。再经 X 线摄片，可以排除骨破坏性疾病，腰椎间盘突出症的诊断即可确立。如果有条件再做CT或MRI检查，对于一些特殊和疑难病例也可以做出正确诊断。有时L_{4-5}椎间盘突出不仅压迫L_5神经根，同时也压迫S_1神经根。因为S_1神经根从脊髓圆锥下行时经过L_{4-5}椎间隙，所以L_{4-5}椎间盘突出可以压迫S_1神经根。另外，在同一间隙的两侧椎间盘同时突出，则压迫左、右两侧的神经根，但压迫的程度可能不完全一样。至于巨大型间盘突出者，可压迫整个马尾神经，也绝不可忽视。应注意的是，不要唯影像学诊断是从，那将要犯极大的错误。腰椎间盘突出症临床神经定位诊断，请见列表4-3-3-1及表4-3-3-2。

七、鉴别诊断

腰椎间盘突出症应与下列疾病鉴别（表4-3-3-3）。

表4-3-3-1 巨大间盘突出

突出部位	一般在L_{4-5}或L_5-S_1之间
受累神经	马尾神经
疼痛部位	腰背部、双大腿、小腿后侧
麻木部位	双大腿、小腿、足跟后侧及会阴部
肌力改变	膀胱或肛门括约肌无力
反射改变	踝反射或肛门反射减弱或消失

表4-3-3-2 腰椎间盘突出症定位诊断表

神经节段	L_{2-3}	L_{3-4}	L_{4-5}	L_5-S_1	L_{4-5}、L_5-S_1巨大突出
受累神经根	L_3	L_4	L_5	S_1	L_5、S_1
疼痛和放射痛部位	下腰臀、股后、膝前	下腰臀、股前外侧、小腿前内侧	下腰骶髂关节、股后小外侧及踇趾	下腰骶髂关节、股后、小腿及足跟外侧外踝	下腰、大腿后外、小腿后外、足背外或双下肢
麻木或过敏区	膝部	小腿内侧	小腿后侧	小腿后外、外踝足背、外侧小趾	股后外、小腿、足或双下肢
肌力下降和肌萎缩	股四头肌	股前肌群伸膝无力	踇背屈肌无力，一般无肌萎缩	踝与跖趾关节跖屈肌无力，小腿肌萎缩	足下垂、足背屈肌力明显减弱
直腿抬高试验	阴性	大部阴性个别阳性	多呈阳性	多呈阳性	阳性或双下肢阳性
膝腱反射	减弱	减弱或消失	正常	正常	正常
跟腱反射	正常	正常	正常	减弱或消失	消失
股神经紧张试验	可阳性	阳性	可阳性	阴性	阴性

表4-3-3-3 腰椎间盘突出症鉴别诊断简表

病名	年龄	咳嗽时加重	小腿感觉改变	鞍区感觉	脊椎畸形	血沉	X线表现
腰椎间盘突出症	20~40	+	+	正常	侧偏	−	+
腰脊N后支卡压	成年	−	−	正常	强迫体位	−	+
关节病	40↑	−	−	−	−	+	+
脊柱结核	1~40	±	±	↑	后凸	+	+
脊髓肿瘤	40↑	±	↓	正常	后凸	+	+

第四节 针刀微创手术治疗

一、适应证

除急性马尾综合征、游离性椎间盘突出外，其余各型腰椎间盘突出症都是针刀微创手术治疗的适应证。其中包括以下几个方面：

1. 无论病史长短，症状轻重，年龄多大，只要无重大疾病者均可进行针刀微创手术治疗。

2. 曾有过严重疾病，病灶为陈旧性者。

3. 经过各种非手术方法治疗无效者。

4. 手术后未愈、复发或后遗腰腿疼痛者。

5. 有严重疾病，如患高血压、糖尿病、冠心病等疾病时，当血糖、血压得到有效控制而接近正常者；或患冠心病而症状明显缓解，目前无心绞痛发作或心肌梗死为陈旧性病灶者。

因此可以说，针刀微创手术的适应证是广泛的。根据作者1998年统计，156例各型腰椎间盘突出症病人共做360次针刀松解术，治愈率为78%，优良率达91%，有效率为96%。其中包括手术后复发的病人在内。这说明针刀微创手术治疗腰椎间盘突出症的疗效是肯定的。

二、禁忌证

1. 急性、巨大腰椎间盘突出压迫马尾神经，产生鞍区麻痹、大小便功能障碍者。

2. 腰椎间盘突出而髓核游离者。

3. 有骨骼系统结核病或患有恶性肿瘤者。

4. 有精神性疾病，或有严重神经官能症者。

5. 有糖尿病、高血压、冠心病等疾病，症状未得到较好控制者。

6. 有医疗纠纷尚未解决的腰椎间盘突出患者。

三、体位

俯卧位，腹下垫枕，使腰前突变平或稍后突，达到术野开阔，以利术者操作。为了保证病人的呼吸通畅，可用下述方式解决：①采用俯卧支架。②用长条垫枕，将肩和胸外侧面垫起，使胸部不再受压。一般说来，腰椎针刀松解术手术时间不长，基本不用支架等物。

四、浅部标志

1. 腰椎棘突　一般人都能扪清。但个别病人不易确定。有的人下腰段的棘突似乎离得很近，这时就要从胸、腰交界处的棘突开始扪起，或以下胸段或上腰段明确的棘间距离为标准，依次向下腰段推算出正常棘间位置，此方法比较准确。

2. 髂嵴　髂嵴最高点在两侧髂骨的腋中线上，两侧髂骨最高点连线通过L_4的棘突或L_{4-5}棘间。

3. 髂后上棘　为髂嵴后部内侧的最突出点，一般体形肥胖者为凹陷，瘦弱者为凸起，易于扪清。髂后上棘两点间连线通过第一骶椎棘突。此标志一般可以清楚扪到。它的上方即为L_5–S_1棘间，当然这可以确定L_5棘突，以此来确定L_5棘突上缘应是十分准确的。这样，也可从另一角度来判定其他方法定点是否正确。

五、深部标志(图 4-3-4-1)

体内深部标志是施行针刀微创手术治疗成功与否的关键。如果不能熟练、迅速地找到体内标志，就无法进行针刀治疗；所以，熟悉体内标志非常重要。

(一) 腰椎棘突顶和上下缘

体型较瘦的人棘突是可以清楚扪得的，体形肥胖者稍用力也可扪到。扪清棘突顶即

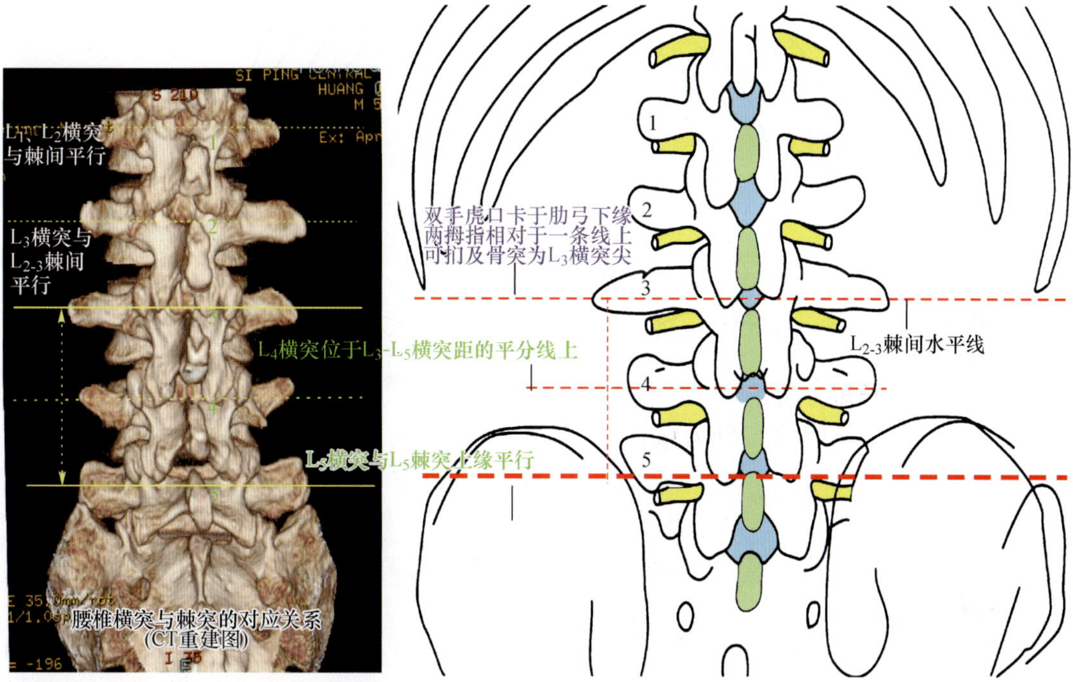

图 4-3-4-1

可寻找到棘突的上、下缘。尤其髂后上棘的连线的正中点是 S_1 棘突，它是确定 L_5 棘突上缘的很恒定的标志。

（二）腰椎横突及其上下缘

据《局部麻醉图谱》（美 David L.Brown）记载，腰椎横突与棘突的关系是：L_5 棘突上缘大约与 L_5 椎体横突处在同一水平面上。我们经逾百次在“C”型臂 X 线下透视观察、电脑记录与分析，在腰椎的横突与棘突、棘间的投影关系上搜集了大量资料，经研究得出很有价值的结论，正确地揭示出腰椎横突与棘突、棘间的投影关系。其结果如下：

L_5 横突的下缘与同一腰椎的棘突的上缘几乎在同一水平线上。具体地说，L_5 横突的下缘位于 L_5 的棘突上缘的水平线上，L_5 横突下缘稍高于 L_5 棘突的下缘。换句话说，L_5 横突与 L_5–S_1 棘间不在一个水平线上。如果病人的腹下垫以薄枕的话，那么，L_5 的横突将与 L_5 棘突平行，最低位于 L_5–S_1 棘间隙的上缘线上。而 L_3 横突则与 L_{2-3} 的棘间平行。找到了 L_5、L_3 横突的位置后，L_4 横突的位置就是其两横突的中间位置。找到了横突，它的上、下缘自然也就找到了。应当说明的是，横突的位置较深，体形肥胖者与体形瘦弱者的深度又相差甚远，如果穿刺深度超过 50~60mm 还没有到达横突骨面，则应考虑穿刺的方向是否正确。

（三）腰椎关节突及其内外缘

腰椎上关节突由椎弓根发出，关节面向外；下关节突由椎板发出，关节面向内。关节突关节（小关节）位于棘间的两侧距正中线约 20mm，在横突根部的上、下缘之间，其背面较横突稍浅。只要找到了腰椎小关节的骨面，向内或向外移动就可以找到关节突关节的内、外缘。

（四）定点（图 4-3-4-2）

根据腰椎间盘突出的不同情况，可设计如下定点：

1. 横突点　不同部位的横突定点方法也不同，具体方法如下：

（1）L_3 横突点：平 L_{2-3} 棘间水平脊柱中线两侧 30~35mm 处定点，可两侧同时定点。

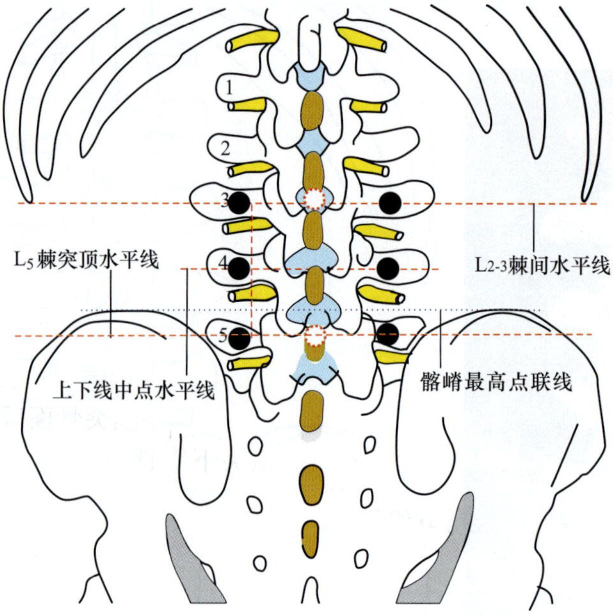

图 4-3-4-2

(2) L_5 横突点：平 L_5 棘突上缘的两侧 30~35mm 处定点，两侧可同时各定 1 点。

(3) L_4 横突点：L_5、L_3 定点的连线的中点（脊柱中线旁开 30~35mm 处）。

以上定点处均是横突骨面的体表投影所在，横突距皮面的深度大 30~60mm。其定点的多少应与病变节段相同，目的是松解横突间韧带。

2. 椎间管外口松解点　定点的位置与横突点相同，只是把两点的针刀松解操作接连在一起进行即可。一般只做病变侧，以病变节段多少相应定点，其目的是松解病变节段固定在椎间管外口的神经根。但也可以两侧同时进行横突间韧带与椎间管外口的针刀松解术，以保持椎骨两侧的平衡。

3. 关节突关节点　在病变节段的棘间点水平线上，距脊柱中线 20~25mm 处定一点。以病变部位来决定定点，用以松解关节突关节囊。虽然小关节的体表定位应该在此位置，但在实际操作时，由于小关节处于体表深处，从体表进刀，不易达到十分精准；有可能误入椎板间隙或小关节的外缘，也就没有达到松解关节囊的目的。故在小关节的针刀松解操作上，要寻找一个安全而准确的方法来完成这一手术。具体地说，最好应用间接法操作：即可由松解椎间管外口处的针刀（即位于横突下缘最内侧时），再向内下骨面（关节间隙）探索，或在松解完椎板间隙后再向外寻找关节间隙则更能保证安全与准确。

4. 梨状肌下孔点　参照梨状肌综合征。

5. 股后和小腿后外侧点　此痛点可能系股后或腓骨后部肌损伤或坐骨神经干的压痛点。一般压痛点在坐骨神经投影线的稍外侧的股骨与腓骨背面上，各点间距 30~40mm，一般定 2~4 点，此处痛点多在一条线上。

6. 脊神经后支卡压点　参阅周围神经卡压综合征章节。

7. 腰臀部肌损伤点　参阅有关章节。

六、治疗点和治疗程序的选择

根据腰椎间盘突出的类型和病情设计治疗点。

1. 中央型椎间盘突出　第一次，先做病变节段的横向松解，取两侧横突下缘点与椎间管外口点，一排或两排；第二次，可取两侧横突下缘点、椎间管外口点、关节突关节囊点。

2. 侧方型椎间盘突出　第一次，先做横向松解和椎间管外口松解，取两侧横突下缘点、患侧椎间管外口点，视病情可做一排或两排；第二次，可选择原两排，再加病变节段患侧的关节突关节囊点；第三次，病变节段病侧侧隐窝点。

在治疗腰椎间盘突出症时可同时处理坐骨神经梨状肌卡压点及腰、臀、腿等软组织损伤点。

腰椎间盘突出症的病人往往最重的表现为脊神经后支的卡压症状。以“急则治其标”的原则，可先处理脊神经后支卡压综合征，症状减轻后再治疗腰椎间盘突出症。

七、消毒和局麻

消毒没有特殊要求，但面积要足够，消毒要正规。各点局部麻醉要求分述如下：

1. 横突点局麻　进针较深，在定点处垂直进针直到横突骨面。如果进针深度已深达50~60mm尚未到达骨面时，则停止进针。后退出肌层，再调整针头向上下或内外一个小角度，再重新刺入找到骨面。如对侧已经做好麻醉，那么，对侧就是标志，再进针必达横突骨面。确认无误，回抽无血无液，才能注射麻药。一般每点用量0.5%利多卡因4~5ml。为了麻醉效果可靠，在针头到达横突骨面后，注入麻醉药2ml，再向横突下缘探查，寻得横突下缘骨缘后，证明此骨面的确是横突无误，于横突下缘注入麻醉药2~3ml。但如果L_5横突定点错误，在骶骨面上是无法找到横突下缘的。

2. 椎间管外口点　此点大多与横突下缘点一起治疗，无需再做麻醉。

3. 关节突关节点　已做横突下缘麻醉，此点亦无需再做麻醉。

八、针刀微创手术操作(图4–3–4–3~5)

(一) 横突点

刀口线与脊柱纵轴平行，刀体与皮面垂直，快速刺入皮肤，匀速推进直达横突骨面。如果深入已达麻醉针的进针深度而尚未触及骨面，则应稍提起针刀，将刀柄向上(头)或下(尾)侧，或向内(脊柱侧)或外倾斜少许，再试探式向前推进，务必到达横突骨面。其实，在麻醉时就应该心里有数，当进刀时就能一步到位。到达横突骨面后，调转刀口线90°，沿横突下缘骨面，切开横突间韧带3~5刀，其切开深度为横突骨缘的厚度，一般为5mm左右。在切开时，一般从外到内依次切开，直到横突根部为止(参见图4–3–4–3~4)。

(二) 椎间管外口点

其操作可以是横突下缘点的继续。当针刀切开达横突根部后，依照椎间管外后缘的弧度逐渐调整针刀的刀口线角度，使刀刃始终与骨缘平行。也就是说，要使刀口线由平行横突下缘的状态逐渐旋转成与横突下缘呈垂直状态。与此同时，在椎间管外口的外后上1/2骨缘上，切开附着在骨缘上的组织，包括骨膜、神经根外膜和其周围的结缔组织，达到较好地松解固定神经根于神经根管外口骨面上的各组织。切开的深度应与骨缘的宽度一致，但在切开操作时，有时只有3~5mm的深度，有时则有8~10mm的深度。究其原因，可能是关节突外缘骨面有不同的角度所致。但不论它到底有多大的厚度，都以骨缘为根据，只切开骨缘上的组织就是正确的。以此为度，就可避免切伤神经根。不过也有人，在处理此处时，松解完外口后，还要主动去探触神经根，以得到轻微的窜麻感为止，且认为疗效可能更好。从我们的临床实践看，不去触及神经根疗效也无差异，且无刺伤神经根的风险。

(三) 关节突关节点

此点的针刀微创松解术可用下述术式操作：

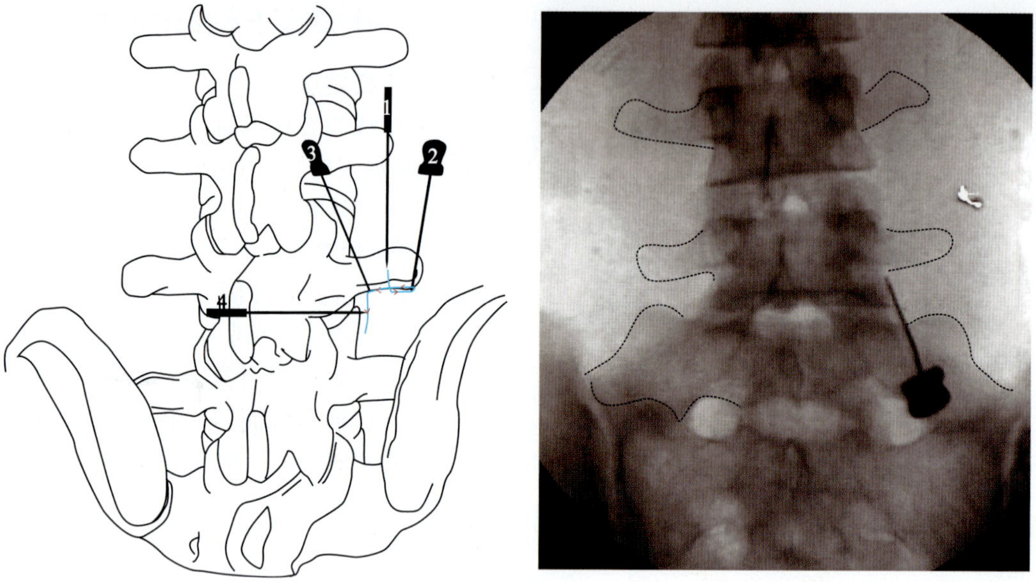

图 4-3-4-3

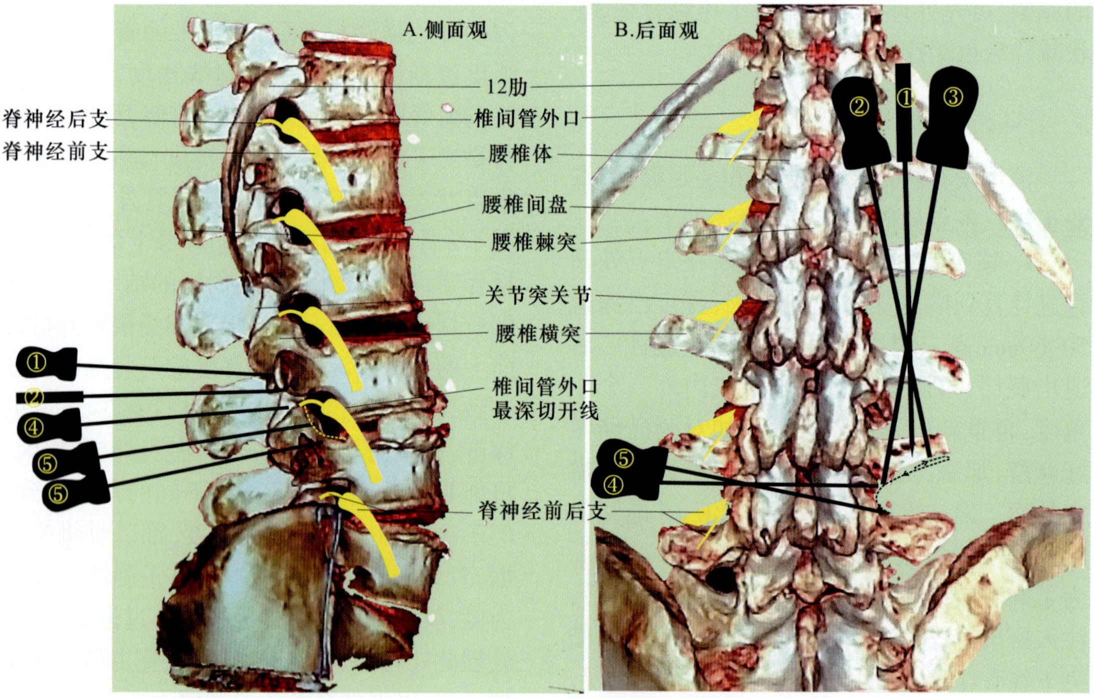

图 4-3-4-4

1. 独立定点的操作方法(图 4-3-4-5) 刀口线与脊柱纵轴平行,刀体与皮面垂直。快速刺入皮肤,匀速推进针刀,达关节突骨面。调转刀口线 30°~50°,使刀口线与关节突关节面平行。切开关节囊 2~4 刀。每刀必须切在关节突间隙的骨缘上。关节囊松解后即可出刀。这个方法可以使用,但有可能误入椎板间隙,造成失误。因此,在实际操作中,常采用如下的两种间接法做小关节囊的松解术。

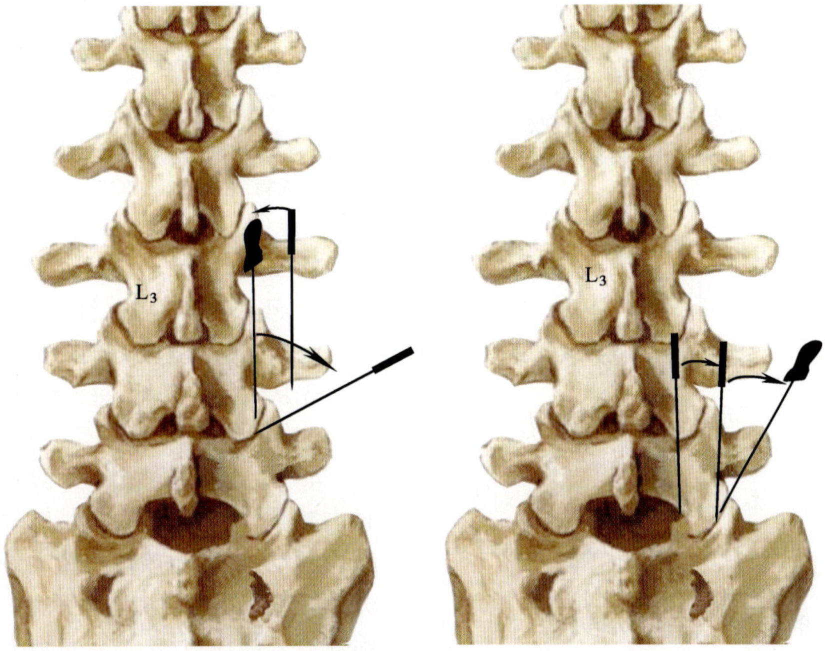

图 4-3-4-5

2. 外口松解术的延续　即由病变节段横突点进刀。刀锋首先到达横突骨面，将刀锋移至横突下缘根部后，沿椎间管外缘上端骨面向尾侧内方移动刀锋，并寻找关节突关节间隙（关节囊）。此时刀口线几乎与脊柱纵轴平行（与脊柱尾侧的夹角为 10°~30°），由上外向下内切开关节囊 2~4 刀，纵横疏通、剥离，刀下有松动感后出刀。

3. 内口松解术的延续　在常规做完椎板间黄韧带后，将停在椎板间隙侧方的针刀向外移动（一般为 2~4mm），并寻找到关节间隙，此间隙则为小关节间隙。此法所找到的关节间隙，十分准确，绝无失误。

4. 梨状肌下孔点　参照另一分册第三篇第三章第十一节坐骨神经卡压——梨状肌综合征。

5. 股后和小腿后外侧点　刀口线与肢体纵轴平行，刀体与皮面垂直，快速刺入皮肤、皮下组织，直达骨面。让刀锋自然浮起，再予固定，纵行疏通、横行剥离 1~2 次，刀下有松动感后出刀。各点同法操作。

6. 脊神经后支卡压点　参阅周围神经卡压综合征相关章节。

7. 腰臀部肌损伤点　参阅肌损伤有关章节。

九、检查治疗效果

腰椎间盘突出症有典型体征可做疗效判定。在针刀松解操作术后，病人仰卧位，做直腿抬高试验检查。以直腿抬高的高度来判定疗效，十分客观。若直腿抬高的幅度明显增大，则无需再做手法。

十、手法操作

检查治疗效果后，疗效不够理想时，可做手法进一步松解。其方法如下：

首先做斜扳，左、右侧各做 1 次。

然后，做扶正手法。病人仰卧位，一医生立于头侧，双手从前面伸入腋下扶于背部，两肘压于肩前；另一医生立于足侧，两手握于一侧踝上。两位医生协同做瞬间牵引，有弹性感为佳，左、右侧各做 2~3 次，手法结束。

针刀微创手术后不建议重手法操作，因为它可能干扰内脏器官的功能。

十一、术后处理

1. 若病人症状较重，估计神经根水肿明显，可给予脱水剂治疗。如20%甘露醇250ml，30分钟内静脉输入完毕。1日1~2次，可连续3日。视病情再予调整。

2. 无需给予抗生素、止血剂等药物。

3. 一般也不服用中成药。

十二、护理与康复锻炼

1. 术后卧床问题　在早期认为，针刀微创手术治疗后，病人必须绝对卧床3周。因腰椎间盘病人不做任何治疗，仅绝对卧床1~2周，症状即可有所缓解。这就无法区别，病人症状的缓解是针刀微创手术的疗效，还是绝对卧床的结果。而现在针刀微创手术治疗腰椎间盘突出症术后不要求病人卧床，也不限制病人活动，其疗效无明显差别。这无疑证明了针刀微创手术的疗效是确切的。但一般要求病人前3天减少活动，以利松解组织的愈合。

2. 骨盆牵引问题　对于症状较重的病人，可做骨盆牵引。牵引重量为病人体重的1/10~1/7即可。每次1/2~1小时，每日1~2次，至症状消失为止。

3. 飞燕式练功　针刀微创手术治疗2周后，病人恢复较好时，可开始飞燕式练功。先从俯卧位开始，每天做2~3次，每次做10~50次不等，循序渐进。

4. 体力劳动问题　一般术后要求，1~3日内减少活动，而后视病情恢复而定。可从减少活动、恢复一般体力劳动到恢复重体力劳动等方式逐渐增加体力劳动。如病情较重，治疗后未能痊愈，不适合重体力劳动者可建议更换劳动岗位，以利疾病康复。

第五节　注意事项

1. 首要的问题是腰椎间盘突出症的诊断，必须明确突出的类型与神经定位，以确定是否是适应证。

2. 本书腰椎间盘突出症的定点方法与过去的定点方法有很大的区别。这是经过科学验证的，不仅定点准确，操作起来更加方便，而且可以大大减少病人的不适感。

3. 对于棘间点的针刀松解问题，在经过大量临床实践后，现在已经很少做此项操作了。其原因是，棘间韧带本来就不是很坚韧的组织，对于椎骨间的作用不大；在临床实践中不做棘间韧带的松解操作，对治疗毫无影响。故已不做常规松解。从另一角度来说，在棘间韧带的操作中，如果不严格沿着下位棘突上缘剥离或铲切棘间韧带，则易造成副损伤，有可能切开蛛网膜，将导致脑脊液外溢，产生脑压降低的并发症。所以，不是不可以松解棘间韧带，而是如何做棘间韧带松解操作的问题。

4. 椎间管外口的操作要仔细。当针刀到达横突根部后，要沿着横突根与椎间管外口间骨面的自然弧度逐渐旋转，且紧贴椎间管后外上缘的骨面行走。在切开时一定要控制切开的深度，只切开附着在骨缘上的组织。其实，再垂直深入几毫米也不会切到神经根。因为，神经根出椎间孔后是向前、下、外方向行走。虽然如此，也不应多切正常组织。

5. 关节突关节囊操作的关键是切开部位的准确，因为关节突关节的两侧都是重要组织。它的外侧是椎间管外口，有神经根；它的内侧是椎板间隙，深入下去就是硬膜外腔。而与硬膜相贴的就是蛛网膜，往往在松解时常造成脑脊液外漏的并发症。为了避免并发症的发生，在做关节突关节囊松解时，一定要准确地做在关节间隙上，故在本文中设计了三种手术方法，在临床中以供选择。

附1：论文摘要

目的：应用针刀松解减压术治疗腰椎间盘突出症，多年的临床实践证明其疗效是确切的。但至今尚无有力的实验根据证明其作用机制。为了更好地推动针刀医学的应用与发展，设计了本实验。

方法：在完整的人体标本上，以汉章针刀（Ⅰ型）沿腰椎神经根管外口后外缘处骨缘松解附着于该处的神经根外膜、骨膜与结缔组织，然后测量其相应神经根在一定的拉力下向椎管内延长的距离。

结果：针刀松解椎间管外口后，椎管内的相应神经根，在一定的拉力下神经根确有5~8mm不同程度的延长。

结论：当腰椎间盘突出压迫神经根时，在针刀松解了椎间管外口的神经根固定处后，相应的神经根可向椎管内延长，等于增加了神经根在椎管内的蠕变率，因此相应的神经根可从突出的腰椎间盘的压迫下“逃逸”出来，从而治愈了腰椎间盘突出症。这是针刀松解神经根外口后上缘处神经根的附着部组织，部分或大部分解除了神经根在神经根外口处的固定作用，使相应的神经根向椎管内退缩，增加了椎管内神经根的长度，解除了椎间盘的压迫，从而治愈了腰椎间盘突出症的最为客观的作用机制之一。同时，本疗法具有确切的疗效和巨大的推广应用价值，能够产生巨大的社会与经济效益。

附2：针刀闭合型手术治疗腰椎间盘突出症的机制探讨

正常人到了一定的年龄都可能要出现腰部骨和软组织的变化（即所谓的退行性变），如椎间盘变性等，而且一旦出现将不易恢复。近年来，由于CT、MRI等先进辅助检查设备广泛的临床应用，发现有患者腰椎间盘突出，且突出较大，甚至与神经根密切接触，却无神经根受压症状。CT研究发现，正常人中腰椎间盘突出可达30%。

腰椎间盘突出症，在某种意义上说属自限性或自愈性疾病，突出的椎间盘有自然吸收的现象（但何时吸收不定）。国外一位专家对腰椎间盘突出症患者手术切除的适应证、方法学、并发症进行了大量文献回顾分析，发现椎间盘切除的近期疗效是显著的，但其远期疗效与非手术疗法及本病的自然病程相比较，并无多大优势。这对非手术疗法产生了重要提示和积极影响。另外，腰椎间盘突出症经手术治疗后，通常随着神经根压迫的解除，腰腿痛症状可迅速消失。但术后症状不能完全缓解者也屡见不鲜。有学者报告，术后仍有不同轻重程度的腰腿痛症状者占21.5%~40%；胡氏报告有15%的病人出现手术失败综合征。有人对青少年腰椎间盘突出切除术后进行疗效观察，在长达45年的随访期中，72例中竟有20例（28%）再次手术。

有人提出腰椎间盘突出症的症状，除有突出物直接压迫的机械因素外，局部自身免疫性炎症和化学因素，如乳酸堆积、pH改变等，也是不可忽视的因素。这些因素是不能通过手术消除的。多方面的研究认为，腰椎间盘突出症所致的根性疼痛，主要是炎症引起的，如果采用适当治疗，使炎症消退，则腰腿痛症状会迅速缓解而获治愈之效。

也有学者指出，手术本身也是一种创伤，也会引起无菌性炎症。除此之外，患有腰椎间盘突出症而引起的腰腿痛症状，可能也会由某些并发症引起，这也绝对不应忽视。如极其隐蔽的脊神经后支卡压综合征所引起的腰腿痛症状就十分常见，以致椎间盘已被手术摘出后，其症状的改善也是微乎其微，其实这也是造成腰椎间盘突出症术后疼痛症状不能消除的重要原因之一。因此，髓核还纳或手术切除不是消除症状的唯一途径。这就为非手术治疗找到了理论根据。那么，针刀闭合型手术治疗腰椎间盘突出症的机制是什么呢？

1. 横向松解、纵向减压　每一个脊椎运动节段（活动单位）的应力来自躯干各个方向,有压力、张力、剪力、扭力等;另一方面是脊椎运动单位周围的肌张力、韧带和关节囊等连接组织的张力(弹性力)。后一个力又是一个常被忽视的。腰椎间盘突出大多是积累性损伤的结果,这个损伤包括肌和韧带组织,特别是脊椎近旁的横突棘肌(即半棘肌、多裂肌、回旋肌)、棘间韧带、横突间韧带和椎间关节关节囊。它们损伤后的粘连、瘢痕和挛缩的病理改变,必然会严重影响椎体运动单位的运动功能。当应用针刀闭合型手术把这些病变组织松解以后,椎间运动单位的压力定会得到有效的释放。有许多症状极其严重的腰椎间盘突出的病人,包括有典型侧隐窝狭窄表现的病人都有可能得到改善或治愈。这就可以理解中央型腰椎间盘突出的病人,只做了横向松解就得到了治愈的道理。两次针刀闭合型手术的定点原则是完全一样的,但两次的定点却有很大的距离。这就是横向松解、纵向减压的结果,也是横向松解、纵向减压的作用和意义。

2. 松解椎间管外口,等于增加了神经根的蠕变率　临床上,腰椎间盘突出症病人可有以下三种情况:第一种,做CT检查发现了腰椎间盘突出症,却没有任何临床表现;第二种,有了典型的临床表现,可未经治疗症状就逐渐消失了;第三种,腰椎间盘突出后,经非手术或手术治疗尚未治愈。这种现象如何解释?应用生物力学周围神经的蠕变功能可做如下解释:第一种病人,在椎间盘突出后,尚未压迫神经根,或轻度压迫神经根,但由于神经根立刻有了蠕变而及时躲开,神经根根本没有受压,当然不会产生症状。第二种病人,在椎间盘突出后压迫了神经根,产生了症状;但在神经根发生蠕变后,神经根从突出物的压迫下"逃逸"出来,故症状逐渐缓解;第三种病人,在突出的椎间盘挤压了神经根后,神经根虽经努力地蠕变,但终未逃脱突出物的压迫。这种解释是否合理呢?有以下研究和实验可以证明:

首先,神经根具有蠕变的特性。神经根在突出物的压迫下随着时间增加,神经将发挥蠕变功能,即神经根袖增长、松弛。生物体的这种性质,是髓核突出时神经根缓解压力的基础,亦是椎间盘突出症缓解症状的力学根据。因病情的不同,通过神经根的蠕变功能而缓解症状的是第一、二种病人,而第三种病人因病变较重,故虽经蠕变亦未能达到缓解病情的目的。

其次,椎管内神经根的活动是以椎间管外口为枢纽的,这是神经根的解剖学特点之一。从理论上说,通过对神经根固定于外口的组织的松解,即将神经根外口处的骨膜、结缔组织和神经根外膜松解开来,神经根的活动度就应有所增加。为此,在尸体上做了以下的实验观察:先解剖出 L_5 神经根,再去除 L_5 椎板。此时,椎管内、外的神经根全部暴露出来。然后,做如下试验:用止血钳牵拉椎间管外的神经根,神经根在外口处无移动;再用止血钳牵动椎管内的神经根,也未见神经根管外神经根的移动。这说明神经根确实被固定于神经根管的外口处。然后,行椎间管外口针刀松解术。此时,再做椎管内神经根的牵拉,则见神经根有明显被拉进、拉出的活动。这一实验虽稍粗糙,但完全可以证明针刀松解椎间管外口能增加神经根的活动度。这个活动度就等于增加了椎管内的神经根的蠕变率。如果,针刀松解术增加了蠕变距离,可以使神经根立即摆脱突出物的压迫,那么,腰椎间盘突出症病人的症状就会马上缓解或消除;如果只缓解了部分压迫,症状将会部分改善。

病人李某,因患腰椎间盘突出症入住某省医院,经临床检查及CT检查确诊腰椎间盘突出症,且左侧神经根较右侧粗大约一倍。住院一周保守治疗无效。来诊时,患侧直腿抬高试验只有15°,遂行针刀治疗。治疗后,直腿抬高立即达到90°。这样的病例很多。

3. 松解关节突、关节囊　在腰椎间盘突出症中,关节突的病理改变是十分常见的。由于关节突、关节囊的应力改变,它所产生的异常高应力可使关节突骨质增生、关节囊肥厚，甚至影响黄韧带变性增厚。还可因两个小关节以及椎体运动单位的应力平衡失调而产生椎间关节的移位，影响神经根管和侧隐窝的结构状态，对腰椎间盘突出症的发生和发展有重大影响。可想而知，松解关节突、关节囊对治疗腰椎间盘突出症有重要意义。关节囊松解后可扩大椎间管，使狭窄的侧隐窝得到松解。

4. 松解黄韧带是解决神经根粘连简便而有效的方法　应用现代检查手段可观察到侧隐窝的狭窄，但这却是一个难以解决的问题。通过横向松解和椎间管外口松解尚未解除症状的病人，绝大多数都有侧隐窝的狭窄，卡压神经根或有粘连。其中有一部分是手术后的并发症。当针刀松解黄韧带后，绝大多数病人的症状基本消除。与开放型手术比较，针刀闭合型手术相对简便。

针刀闭合型手术仅仅是松解术吗？绝对不是，针刀松解术将会产生连锁反应。针刀松解术后会引起一系列病理生理反应：神经根受压减轻，首先静脉回流改善，接着微循环改善，神经根水肿和椎管内充填物的水肿会很快消退，致痛物质不仅会减少产生，而且还会增加吸收。这一过程必将导致椎管内、硬膜外腔隙中的压力下降。不仅如此，黄韧带的松解可直接降低椎管内的压力，这一点容易理解。

综上所述，针刀闭合型手术的治疗，从松解软组织着手，达到神经根不再受到卡压的目的。从这一点来说，针刀松解术与椎间盘切除术治疗腰椎间盘突出症，虽然方法不一，但可以达到同一目的。因此，开放型手术与闭合型松解减压术治疗腰椎间盘突出症可谓异曲同工、殊途同归。但是，针刀闭合型手术疗法有其适应证范围，因此它不排斥手术疗法。针刀闭合型手术与开放型手术及其他各种治疗方法应发挥各自的优势，互为补充，共同发展。

参考文献

[1] 庞继光等．针刀松解术治疗腰椎间盘突出症的机理探讨(附156例报告)[A]. 首届国际针刀医学学术交流会论文集[C].1999.

[2] Inman VT, etal.Anatomicophysiological aspects of injuries to the interverbral discs.J Bone joint Surg, 1947, 29 :461.

（苏支建　张建军　庞继光　撰写）

第四章

腰椎椎管狭窄症

腰椎椎管狭窄症是一个临床综合征。任何原因，包括骨性、纤维性、增生移位性或非器质性等引起的椎管、神经根管、椎间管(孔)等任何形式的狭窄，并引起马尾神经或神经根受压者，统称为腰椎椎管狭窄症。虽然，腰椎间盘突出症合并椎管狭窄者不列为椎管狭窄症之内，但腰椎管狭窄症合并腰椎间盘突出者并不少见，文献报道可达 20%~60%。目前，该病的诊断尚有许多争议，其治疗也缺乏确切有效的方法。椎管内、外的针刀闭合型松解、减压手术在该病的治疗上做了有益的探索，取得了可喜的成绩。

第一节　相关解剖

一、椎管

整个椎管(图 4-4-1-1)是脊椎骨的骨性段(由椎体、椎弓根、椎板连续而成的骨环)和连接椎骨的连接段(由椎间盘和黄韧带相互连接)交替组成，整个椎管是由骨和结缔组织共同组成的“骨纤维性管道”。腰椎管是由第 1~5 腰椎和椎间盘、关节囊以及各韧带连接各节的椎孔，从而形成腰椎椎管。椎管可分为中央管和侧椎管两部分：

1. 中央管　主要指硬膜囊占据的部位。

2. 侧椎管　为神经根通道，即神经根管。实际上，神经根管是位于中央管两侧的间隙，它是由神经根穿出硬脊膜囊处起，至椎间管的内口的一段。神经根需再经过全部椎间管才能与外界相通。

在椎弓根水平观察，中央管的前面为椎体的后表面；后面为椎板的内侧和上关节突的内侧面；两侧面为椎弓根。

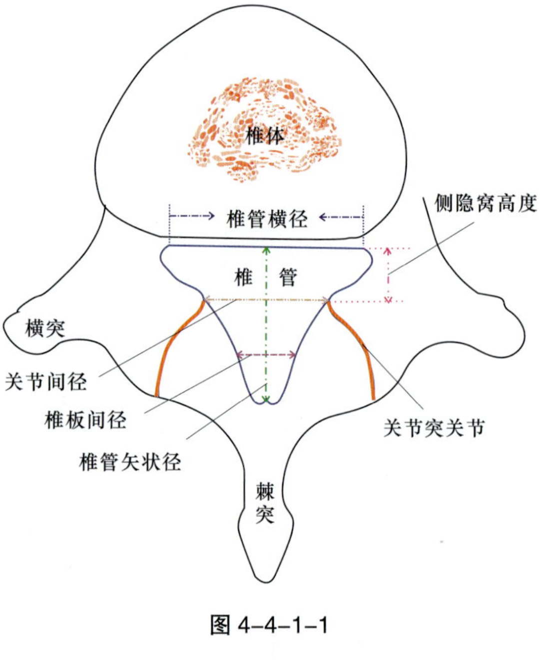

图 4-4-1-1

在上、下椎弓间水平，中央管的前面为椎体和椎间盘；后面为黄韧带；两侧椎间管(孔)构成其假想的侧壁。马尾神经在硬膜囊内由上而下通过侧椎管，即神经根管。

椎管不仅容纳脊髓和其被膜，而且还容纳神经根、动静脉及疏松结缔组织如脂肪组织等。这些不同的组织，在椎管的不同部位(段)中所占比例(多少)也不同，因此，硬膜囊、脂肪间隙的形态和大小也各不相同。在诊断中，应注意脊椎的不同节段，椎管内各种组织所占比例的变化，以确定病变的程度。

二、中央椎管

中央管的形态分别是：L_1、L_2 多为卵圆形；L_3、L_4 多为三角形；L_5 多为三叶形，还可为钟形、橄榄形等。腰椎椎管自 L_{1-2} 间隙以下所有神经纤维，均被硬脊膜包裹。各神经根自硬膜囊发出后在椎管内的一段称为神经根管，以后分别自相应的椎间孔穿出。正常 X 线测量值(图 4-4-1-1)是：椎管正中矢状径平均为 17mm(14~20mm)，正常最低值为 13~15mm。椎管相对狭窄为矢状径小于 12~10mm，绝对狭窄为小于 10mm。如连续两个椎骨脊椎指数比值均大于 1∶4.5，则更有意义。

腰椎椎管狭窄常合并椎间盘突出。三叶形椎管致侧隐窝狭窄时，即使只有轻度椎间盘膨出，也可产生神经根压迫症状。随年龄增大，椎间盘变性引起椎间隙狭窄、椎体后缘和关节突骨质增生及黄韧带肥厚，会使腰椎管进一步狭窄。退变性狭窄常为多节段性。

三、腰神经根通道

腰神经根自硬膜囊发出后，经过狭窄的骨纤维性管道，再由椎间管穿出的全部径路统称为腰神经根通道。腰神经根通道分两部分：即侧椎管，亦即神经根管(从硬膜囊穿出至椎间管内口)和椎间管。神经根离开硬膜囊后，前、后根或共居一鞘，或各居于固有的根鞘内。神经根管内宽外窄，前后略扁，如同上大下小的漏斗。神经根斜向前下外，自 L_1~L_5 斜度逐渐增加。

(一) 侧椎管(神经根管)

包括盘黄间隙和侧隐窝，此段虽然不长，却有几个部位比较狭窄，是神经根易遭压迫的部位。

1. 盘黄间隙　即椎间盘与黄韧带之间的间隙，盘黄间隙几乎将椎间管内口下部封闭。盘黄间隙测量数值是：L_1 为 4.7mm；L_2 为 3.4mm；L_3 为 2.5mm；L_4 为 1.9mm；L_5 为 2.5mm。椎间盘有退变或狭窄向四周膨出时，如同时有黄韧带增厚向前突出，将使盘黄间隙进一步狭窄。

2. 侧隐窝　位于盘黄间隙的外侧至椎间管内口处的一段，也是神经根管的狭窄部分。其前面为椎体后缘，后面为上关节突前面与椎弓板和椎弓根连接处，外面为椎弓根的内面。内侧入口相当于上关节突前缘。侧隐窝向下外续于椎间管。侧隐窝是椎管最狭窄的部分，为神经根通道的椎管内部分，其矢径越小，横径越大，表示侧隐窝越窄越深。

经尸体测量，椎弓板厚度平均值如下：L_3 为 7.2mm；L_4 为 7.3mm；L_5 为 6.5mm。侧隐窝矢状径平均值为：(5.20 ± 1.24)mm (2.30~7.54mm)，低于 5mm 者为侧隐窝狭窄。黄韧带厚度平均值如下：L_{3-4} 为 4.3mm；L_{4-5} 为 4.4mm；L_5-S_1 为 4.2mm。

可以认为，椎弓板厚度超过 8mm，中线部位黄韧带超过 4.5mm 即为不正常。在严重狭窄区域，硬脊膜外脂肪可缺如，使硬脊膜囊活动度减少。

3. 上关节突旁沟　为腰神经向外经上关节突小面内缘所形成的上关节突旁沟，如呈球形增大，并有内聚，可使神经根遭受压迫。

4. 椎弓根下沟　椎间盘明显变性缩窄时，可使上一椎体连同椎弓根一起下降，而椎弓根与椎间盘侧方膨出形成一沟，可使通过的神经根发生扭曲，易于受压。

（二）椎间管

腰椎椎间管是由侧隐窝外侧起至椎间管外口，即完全含在椎骨的一段。解剖时观察到，其长度有3~5mm。有内、外两口，腰椎神经根通过椎间管外口后，向下外倾斜，其在椎间管内行走的长度要比其横径要长。腰椎椎间管外口与神经根的面积相差悬殊，第1腰神经根只为同序数椎间管面积的1/12，第4、5腰神经根较粗，为同序数椎间管面积的1/5~1/4，似有较大活动空间。实际上椎间管内、外口下半只留有一缝隙，有效空间很小。特别在内口、盘黄间隙（椎间盘与黄韧带之间）较窄者更是如此。另外，由于椎间管内存在有纤维隔，神经根被挟持、固定在一个比较狭小的孔道内，同时又有动静脉通过，有效空间更为减少。

（三）第4、5腰神经根通道的特点

L_4、L_5神经根较粗、斜行且行程长，其脊神经节偏内侧，靠近椎间管内口，神经根与椎间管的面积比值大。这一通道存在着一些高危的致病因素：①椎管矢、横径较小，椎管容积也较小。②侧隐窝明显，矢径最小。③ L_{4-5}和L_5–S_1椎间盘最厚，向后有一定的膨出。④黄韧带较厚。⑤盘黄间隙较窄。⑥椎间管较长，管内和外口附近的纤维隔均较薄，支持作用较弱，如神经坠入椎间管下部，则更易遭到卡压。

第二节 病因病理

一、先天因素

原发性或称先天发育性椎管狭窄，是指椎管由于先天性或发育性因素而使椎管管腔形成狭窄。引起先天性椎管狭窄的原因很多，可由于骨性椎管发育障碍而狭窄，表现为椎管横径、矢径变小，侧隐窝狭窄，椎弓板增厚，椎弓板间角角度小等。L_5椎孔最易引起侧隐窝狭窄，其原因是：椎孔多呈三叶形；侧隐窝明显，矢状径可小于2~3mm；上关节突增生变形者较多等。

二、解剖学因素

有人将神经根管分成三部分：

（一）盘后部

其前界平齐椎间盘，后界为上关节突前外侧部及黄韧带的外侧部。如神经根自硬膜囊穿出处低于椎间盘平面，则盘后部可缺如，常见于L_5。

（二）侧隐窝（椎弓根旁间隙）

其后壁与神经根直接相接者为黄韧带，在黄韧带之后为上关节突的前外侧面，关节突间部则分别以其上外半及下内半与侧隐窝相接。侧隐窝从上向下，高度逐渐减小，但宽度逐渐增大，矢径也逐渐减小。神经根从侧隐窝下部通过，与上关节突前缘前外侧面更为接近。侧隐窝后壁的关节突与峡部如有关节炎或峡部不连，常易引起神经根的卡压。

（三）椎间管（孔）

上界为椎弓根的下缘，凹面向下，向前为椎体下部，向后为峡部。下界为下一腰神经根通过的盘后间隙。椎弓根或峡部病变，可使神经根发生扭曲。

L_{3-4}最易发生椎管狭窄的原因是：①矢状径较小。②矢径与横径之比为（0.67∶1）~（0.69∶1），虽大于L_5，但小于L_{1-2}。③椎弓板较厚。

三、骨和软组织改变

先天性椎管狭窄症，亦称发育性椎管狭窄症，是指因发育异常而导致的椎管狭窄，是在没有后天因素参与下而出现的马尾神经压迫综合征。但临床中绝大部分是混合型的，往往有后天因素参与。许多学者都指出，单纯发育性骨椎管狭窄症几乎不存在，如无后天因素影响，小椎管与脊髓可以相安无事一

辈子，这是因为脊髓在发育过程中已有了适应性。

所有的椎管狭窄都可由于椎管内、外的软组织病变和骨质病变而引起。

（一）骨组织改变

1. 椎体后缘及关节突骨质唇样增生形成的骨赘，由于关节突肥大，左、右关节突距离变窄，关节突骨刺突入椎间孔等。

2. 椎板和椎弓板增厚、椎弓板间角度小，可使椎管矢状径变小。

3. 外伤造成椎管或椎间管解剖关系失常。

4. 某些疾病，如软骨发育不全、氟骨症、畸形性骨炎、骨质疏松症等。

（二）软组织改变

1. 黄韧带肥厚是造成椎管狭窄的重要因素，可有下列两种情况：其一是黄韧带增厚，可使椎管和神经根管的前后径均变小；其二是黄韧带松弛成皱褶突入椎管而使椎管变得狭小。

2. 椎间盘变性萎缩、椎间隙变窄、椎间韧带变性、腰骶角增大、关节突改变导致腰椎向前、后或侧方假性滑脱。

3. 硬膜外软组织变性、椎管内静脉曲张等。

（三）医源性狭窄

一般为手术所致。下述各种原因均可导致椎管狭窄。常见有：

1. 手术创伤及出血引起椎管内瘢痕组织增生、粘连及黄韧带肥厚。

2. 由于手术破坏了脊柱的稳定性引起椎体滑脱。

3. 由于手术改变了脊柱的生物力学平衡，从而导致继发性、创伤性骨性或纤维性增生。

4. 全椎板或半椎板切除术后，骨缺损部后方软组织突入椎管并与硬膜粘连。

5. 脊柱融合术后、骨移植等引起的椎板增厚。

6. 椎管手术遗留于椎管内的碎骨块所致的粘连压迫。

7. 暴力式反复推拿按摩导致椎管内纤维增生。

8. 溶盘、椎管内封闭等药物所致的椎管内粘连、骨与纤维性结构增生等。

四、继发性、退变性椎管狭窄的发病机制

继发性、退变性椎管狭窄是由于三关节复合体退变而致，即包括椎间盘及与其相连的上下方椎体和关节突关节。退变可开始于任何一个关节（椎间盘或关节突关节），但最终影响三个关节。关节突关节为双动关节，其退变起于关节突滑膜炎。滑膜炎进一步发展则使软骨变薄、关节囊松弛，增加了脊柱的活动，使椎间盘的退化加快。由于活动度加大，骨赘增生加快。尽管骨赘能使脊柱运动节段增加稳定性，但它也能使椎管狭窄。上关节突骨赘能使侧隐窝狭窄，下关节突骨赘能使中央椎管狭窄。

退变常始于椎间盘，椎间盘塌陷后则椎间管变窄。生物力学改变与外伤作用的结合，使椎管狭窄的临床症状表现出来。向后膨出的椎间盘与略肥厚的黄韧带的结合便导致椎管狭窄，并可导致神经根受压而肿胀。在椎管狭窄的情况下，硬膜外脂肪产生无菌性炎症，充血、渗出等可增加自身的体积。随着中央椎管和神经根管的容积的减少，对神经及其血管的压力不断增加，便发生了缺血性神经炎，从而引起椎管狭窄的临床症状。另外，实验证实，马尾部狭窄可致神经根发生脱髓鞘改变，引起持续性疼痛。

在临床中常遇到一些症状、体征十分典型的椎管狭窄的病人，但他们的影像学检查均不支持椎管狭窄的诊断，而在椎管狭窄国际分类中没有这一类型的表述。我们认为，这类病人应属于功能型椎管狭窄的类型。这是因为这类椎管狭窄是由于椎管内的炎症、椎管内充填物的肿胀、静脉丛的淤滞等因素

导致椎管内体积减少所致。对这类病人,我们应用针刀微创松解、减压的方法治疗后,疗效很好。这也从另一方面证明了此类病人的存在。在今后的椎管狭窄分类中,我们希望看到它的出现。

五、间歇性跛行的病理机制

椎间盘膨出、椎体后缘骨刺、关节突增生肥大、黄韧带增厚、椎管内软组织炎症肿胀、椎体不稳定及椎体移位等,都可引起神经根管和中央管的狭窄,从而造成神经根或马尾神经受压,导致腰椎椎管狭窄症的发生。

间歇性跛行的发病机制有许多解释,其中最为简单又比较符合客观实际的是:当病人走动时,由于下肢肌舒缩使椎管内相应脊节的神经根血管丛生理性充血,继而静脉淤血,微循环受阻而出现神经根缺血。当蹲下或坐、卧稍许后,由于消除了肌活动的刺激来源,淤血的血管丛恢复常态,从而使椎管恢复了正常的宽度,因此症状也随之减轻或消失。

正常椎管、硬脊膜周围有相当空间允许神经根有一定的活动范围。经临床与X线测量证明:当腰椎前屈时,其生理前凸减少,椎管容积增大;当腰椎过伸时,其生理前凸增大,而椎管容积减小,其椎管前后径可减少10%或更多。正常时,腰椎管内的马尾神经约占硬膜囊横切面的21%,其余空间为脑脊液所占有,椎管内的硬膜外间隙、脂肪和血管丛为缓冲间隙。而在椎管狭窄时,硬脊膜及其内含的马尾神经根被紧紧包围,一旦椎管容积稍有减少,如腰椎从屈曲位至转变为伸展位运动时、站立及行走姿态腰椎前凸增加时,椎管内的压力马上增加,神经根必然受到牵扯,脊髓和神经根的移动明显受限,进而必然影响神经根的微循环。静脉回流不畅,静脉压增高,血流缓慢,从而使毛细血管压力增加,造成马尾及神经根血氧下降。在此种状态下活动和行走,神经的血液供应量与需氧量都要增加,马尾和神经根缺血、缺氧必然加重,神经传导定会延迟,因而临床上便显现出间歇性跛行的症状,行走稍多,即疼痛难忍。相反,当弯腰及休息时,则椎管容积相对增加,椎管压力降低,静脉回流增加,毛细血管压力减低,神经的供血、供氧改善,同时在停止活动后神经的需血、需氧量也会减少,临床症状便会暂时得以改善。特别是采取蹲位时,腰椎转为轻度后凸,椎管容积稍有增加,血供改善而症状有所缓解。上述病理生理改变就是椎管狭窄时引起神经性间歇性跛行的发病机制。

附:腰椎椎管狭窄症的分类

有关腰椎椎管狭窄症的分类争论颇多,主要观点有两种:

1. Aronldi分类法(国际分类法)

(1)先天性(发育性)椎管狭窄症:①特发性狭窄;②软骨发育不全。

(2)后天获得性椎管狭窄症

1)退变性椎管狭窄症:包括中央管狭窄、侧隐窝及神经根管狭窄、退变性滑脱。

2)混合性狭窄:包括先天(发育)性、退变性及椎间盘突出三者中任何两种的混合存在。

3)脊椎崩裂滑脱。

4)医源性狭窄:包括行椎板切除术后、腰椎融合术及化学髓核溶解术后出现的狭窄。

5)创伤后的晚期改变。

6)其他:包括畸形性骨炎、氟骨症等。

2. Nelson分类法

(1)原发性椎管狭窄:①中央管狭窄;②神经根管狭窄。

(2)继发性椎管狭窄:①中央管狭窄;②神经根管狭窄。

3. 国内分类法

(1)发育性椎管狭窄

(2)退变性椎管狭窄:①狭窄的基础上,又出现新的退变性因素所致的狭窄。②中央管狭窄与神经根管狭窄并存。

第三节　临床表现和诊断

本病有三大特点：一是发病慢，中老年多见；二是常伴有间歇性跛行；三是主观症状严重，客观体征较少，腰部症状常缺如，直腿抬高试验常为阴性。

一、病史

一部分病人可有腰部扭伤史；大部分根本无任何外伤史，而是缓慢发病，常是在不知不觉中发现走路较困难时才来就诊。

二、症状

1. 神经源性间歇性跛行　病人行走或站立时，在双侧小腿、足部或在大腿后侧和前侧发生逐渐加重的疼痛、麻木、沉重、乏力等不同感觉，以致不得不改变站立的姿势或停止行走；经休息、蹲、坐等一段时间以后，可以再重复以上过程。病情轻者，可走几里路才发生以上症状；而病情重者，则只能走几十米或十米路即须蹲下休息一段时间，才能继续再走路，显得十分艰难。

2. 下腰痛　有时伴有腰背痛，随着病情的发展可产生下肢痛。一般较轻，卧床时则缓解。腰后伸受限，而腰前屈往往不受限。其腰痛的特点是：多出现在站立位或走路过久，而在躺卧、蹲下或骑自行车时疼痛多自行消失。此疼痛无固定压痛点，也很少有放射痛。病人为减轻疼痛，常取腰部前屈位，而在腰后伸时疼痛加重。此乃因腰部后伸时椎管变短，膨出或突出的椎间盘、黄韧带及小关节囊等组织挤入椎管内而加重椎管的狭窄所致。尚有部分病人夜间疼痛加重，小腿有抽筋感或烧灼感。

3. 不能负重　一般病人不能背负重物，重者提数斤物品就会加重腰痛症状，更不能抬搬重物。

4. 下肢麻木、无力感　当病人站立或行走后常引起一侧或双侧下肢痛、麻木或无力感。

5. 束带感　骨盆区有似腰带紧扎或绳索在身上缠绕几圈一样的束紧感（有的病人形容喘不过气来）。

6. 坐骨神经痛　即神经根压迫症。神经根受压表现为患则下肢疼痛、麻木、胀痛。一般来说，上位神经根受压多为发育性椎管狭窄症，其放射痛在大腿前侧和外侧；而 L_5–S_1 神经根受压，则多为后天变性的椎管狭窄症，其放射痛表现在小腿的后侧、后外侧、前内侧及足部。

7. 马尾神经压迫症　此为括约肌功能障碍和鞍区麻痹，常伴有下肢麻木、无力。

三、体征

多为自觉症状严重，而客观体征与之不符，亦即阳性体征较少。

1. 脊柱可有轻度侧凸畸形，腰生理前凸减小，腰部后伸受限。

2. 肌力减弱，腱反射减弱或消失；下肢感觉障碍。

3. 直腿抬高试验多阴性，合并神经根管狭窄者可呈阳性。

4. 部分出现马尾综合征，即出现鞍区麻痹和括约肌功能障碍。

四、影像学检查

（一）X 线检查

腰椎正位片表现：椎弓根粗大，椎弓根间距小，椎间关节肥大且向中线偏移，下关节突间距小，即椎间隙狭窄。

侧位片表现：椎弓根变短，关节肥大，椎间孔变小，椎间隙狭窄，椎体间有滑移，椎体后缘可有骨赘形成。

斜位片表现：椎弓根切迹小，椎间孔狭窄，可出现峡部不连等。

以上表现均为间接征象，故不能作为直接的诊断依据。若仅以X线检查来判断的话，尚需做下列测量：

1. 椎管横径的测量　腰椎正位片，椎弓根间距小于20mm为椎管狭窄。

2. 椎管矢状径测量　腰椎侧位片，从椎体后缘中点（椎管的前界）起，至椎管后界的中点止，小于15mm为椎管狭窄。

3. 椎管的比值　椎管矢状径与横径的乘积，比椎体前后径与椎体横径的乘积，如小于1∶1.45为椎管狭窄。

4. 椎体椎管比率（脊椎指数法）　由于人体身材大小的差异，计算脊椎指数，即椎管矢径（B）及横径（A）乘积与相应椎体矢径（D）及横径（C）（均以椎体中部最狭小之处的数值为准）的乘积的比例（CD∶AB），较单纯测量椎管矢径及横径更具有实际意义。正常值为：CD∶AB应为1∶2.5~4，如脊椎指数小于1∶4.5即疑有椎管狭窄，如连续有两个椎骨比值均小于1∶4.5，临床意义更大。

（二）CT扫描和MRI检查

CT和MRI检查是直观的检查，均能测量椎管的管径和观察椎管的形态。CT主要观察椎管的横断面，而MRI不仅可观察椎管横断面，而且可以观察椎管矢状面，清晰地显示脊髓的影像，对诊断和鉴别诊断有重大意义。CT在诊断及定位椎管狭窄时，能测量椎管的各个径线及面积，观察椎管形态，以及构成椎管壁的骨及软组织结构的异常（如短粗的椎弓根、增生的骨刺、关节突和椎板增厚、黄韧带及小关节囊肥厚等）。因此，CT是诊断椎管狭窄的最准确的方法，优于MRI。

这里要说明的是，对于那些临床表现十分典型，而影像学又不支持椎管狭窄的病人，应当全面检查，除外椎管狭窄以外的各种疾病。另外，我们还可以应用针刀微创松解、减压术来做诊断性治疗，取得疗效也是诊断正确的证明。

五、鉴别诊断

腰椎管狭窄症与腰椎间盘突出症在病理与临床上有许多不同之处，但二者之间又没有明确的界限，对某些病人确实难以判断，总结一表（表4-4-3-1），以供鉴别诊断参考。

表4-4-3-1　腰椎椎管狭窄症鉴别表

项目	腰椎间盘突出症	腰椎椎管狭窄症	马尾部肿瘤
发病年龄	40岁以前易反复发作	50岁左右逐渐加重	任何年龄
外伤史	有（轻重不同）	不明显	-
椎间盘变性	较早	明显	-或并发小关节突增生
韧带肥厚	不明显	可能出现	-或并发
节段位移	不明显	可能出现	-或并发
椎间纤维环破裂	放射状断裂	环形断裂	-或并发
髓核突出	突出局限	向四周膨出	-或并发
神经根受累	单一（多）	多复杂，可单双或左右交替	+ +
神经根刺激征	重，明显	有，不明显	+ +
腰痛	++抗痛性侧凸前屈受限	站立或行走过久时出现，卧床后可减轻或消失	持续剧烈双下肢疼痛及膀胱直肠症状
放射性痛	++	不明显	+ +
腰活动受限	+	±	+
间歇性跛行	±	++	+ +
直腿抬高试验	+（多）	+	+
CT、MRI检查		可鉴别，亦可确定是否为并存	

第四节 针刀微创手术治疗

一、适应证和禁忌证

除急性马尾压迫症外，所有椎管狭窄症均可行针刀闭合型手术治疗。

二、体位

俯卧位，腹下垫枕，使腰椎变平或稍后凸。

三、体表标志

1. 腰椎棘突

2. 髂嵴最高点连线　平第4腰椎棘突或第4、5棘间。

四、定点（图4-4-4-1）

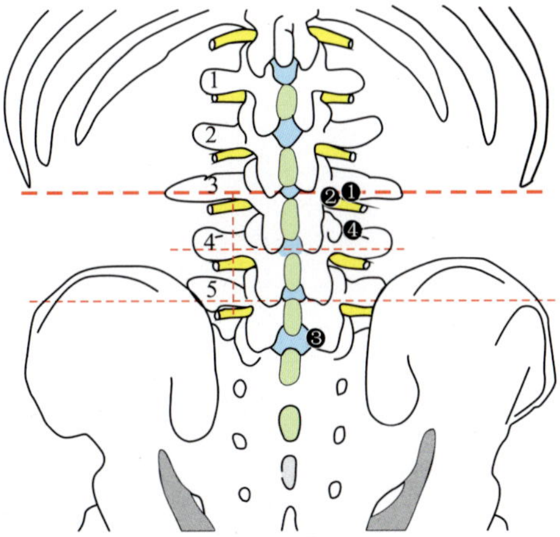

图4-4-4-1

按椎管狭窄的节段不同做不同的定点，即定于椎管狭窄的相应节段。可定于L_{3-4}、L_{4-5}、L_5–S_1节段的下列各点：

1. 横突下缘点　松解横突间韧带和横突间肌。此可谓横向松解，即椎体运动单位间的横向松解，可以达到脊柱纵向减压的目的。

2. 椎间管外口点　松解神经根外膜，以达到椎管内神经根活动度延长的目的。

3. 黄韧带点　松解黄韧带，降低椎管内压。

4. 脊神经后支卡压点　解除合并症，消除脊神经后支卡压所致的疼痛。

5. 相应肌损伤点　依不同情况而定。

五、针刀操作

各点的针刀操作与腰椎间盘突出症的操作基本一致，请参阅。需说明的有以下几点：

1. 因腰椎管狭窄多为多节段受累，在定点时，一次仅做一排往往无济于事。所以，第一次应定点2~3排，最多做3排。由于做了全面松解，可以取得较好疗效。

2. 第一次做针刀治疗，一般只做多排横向松解，以达到纵向减压的目的。

3. 如果第一次疗效欠佳，第二次针刀治疗时，可进一步松解神经根外口。

4. 一般来说，经两次治疗应有一定疗效。如果尚有遗留顽固症状，可按其症状的神经定位进行椎管内松解，即做侧隐窝松解。因为侧隐窝操作比较复杂，一般一次只做一点，如需继续治疗，仍按神经定位定点治疗。

六、手法操作

如无脊柱侧凸或腰椎滑脱，则无需做手法治疗。

如有脊柱侧凸，应在松解后行腰椎牵引，每天1次，每次20~40分钟。其牵引重量为体重的1/7，可根据病人的耐受程度适当增减。如有腰椎滑脱，则按腰椎滑脱给予团身复位法以复位，再予腰椎牵引。

第五节 注意事项

1. 本病诊断有时含混不清,应按症状、体征、特殊检查综合判断确诊。

2. 应熟悉影像学诊断,对于腰椎椎管狭窄的诊断有重要意义。

3. 合并腰椎间盘突出症者可同时治疗。

4. 必要时可与介入(如射频、臭氧、等离子等)微创技术相结合。针刀与介入微创相结合更加符合生理与病理的要求。射频等技术针对运动单位前部,针刀技术则针对运动单位后部,两者配合,相得益彰。

(王建秀 赵新娜 庞继光 撰写)

第五章

腰椎侧隐窝狭窄症

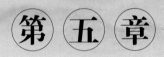

腰椎侧隐窝狭窄是腰腿痛疾病中常见的病症，也是一个十分痛苦的疾病，更是一个难以处理的疾病。病人为了解除无法忍受的剧烈疼痛，大多选择了手术治疗。应用针刀闭合型手术治疗，亦能取得良好的疗效。

第一节　相关解剖

(一) 侧隐窝的概念(图 4-5-1-1~2)

这是一个解剖学名词。侧隐窝位于椎孔的外侧，是椎间管内口前方的狭窄处，是椎管内最狭窄的部分。侧隐窝的四邻是：侧隐窝上部是平对椎间盘的椎管两侧部分，即椎间盘与黄韧带之间的间隙，即为盘黄间隙；前壁为椎间盘的侧部；后壁为上关节突、关节突关节的关节囊与其前面的黄韧带，向外连通椎间管，向下续于侧隐窝下方；侧隐窝下部是指平对椎弓根内面的椎管侧份，其前壁为椎体侧缘，后壁是上关节突及椎板上部分，外侧壁为椎弓根内壁，内侧与中央椎管相通。

腰椎有无侧隐窝与侧隐窝的深浅，与椎管的解剖形态有关。L_1 椎孔以卵圆形为主，基本无侧隐窝。L_{2-3} 椎孔以三角形为主，侧隐窝也不明显。L_{4-5} 以三叶草形为主，侧隐窝明显。卵圆形椎孔一般无侧隐窝，三角形和三叶形椎孔则有侧隐窝出现。三角形和三叶形椎管因侧隐窝大小而有所区别，即使同一腰椎的不同平面，亦呈现不同的形态(参阅腰椎间盘突出症的相关解剖部分)。

CT 扫描椎弓平面切层可以显示 L_5 完整的椎管：椎管为尖端向后的三角形。侧隐窝位于椎管两侧部、椎弓根内侧方，其后面是上关节突及黄韧带，前外方为椎间盘与椎体。椎弓根与椎板连接处是关节块，上关节突、下关节突自关节块发出。L_5 上关节突位于 L_4 下关节突前方，关节间隙为 2~4mm。横突自关节块伸向外侧。椎体横断面呈肾形，后缘略凹陷，随年龄增长而变为平直。椎体中间层松质骨内有几条放射状血管沟，在椎体后缘中线上汇合，开口处可见一骨性突起，称骨帽。

(二) 侧隐窝相关结构

侧隐窝是硬膜外隙的侧前间隙，是椎管向两侧的延伸。该间隙与下列各结构密切相关，依体表至脊髓的层次叙述如下：

1. 棘上韧带　棘上韧带(图 4-5-1-3)起自 C_7 棘突，向上移行于项韧带，向下附于各椎骨棘突的尖端，前方与棘间韧带融合。此韧带在腰部者较强，在胸部者细弱。韧带随年龄发生变化：在青年为腱性，随年龄增长可出现纤维软骨并有部分脂肪渗入，40 岁以

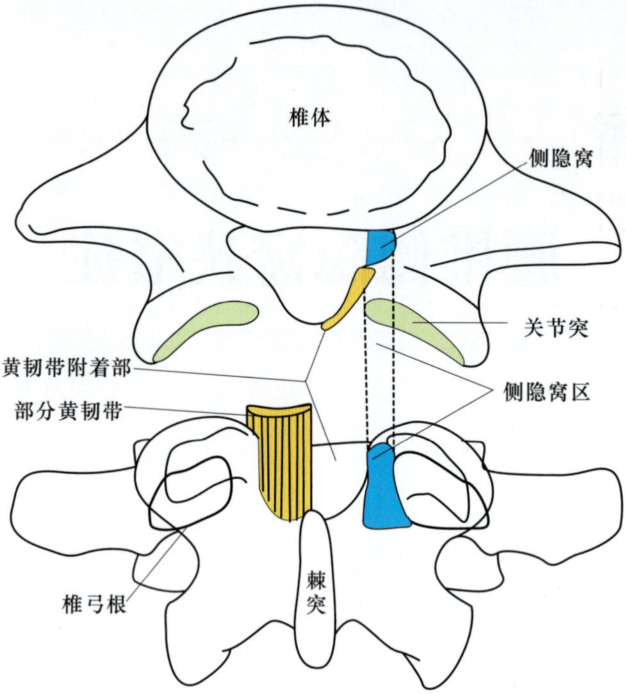
椎体
侧隐窝
关节突
黄韧带附着部
侧隐窝区
部分黄韧带
椎弓根
棘突

图 4-5-1-1

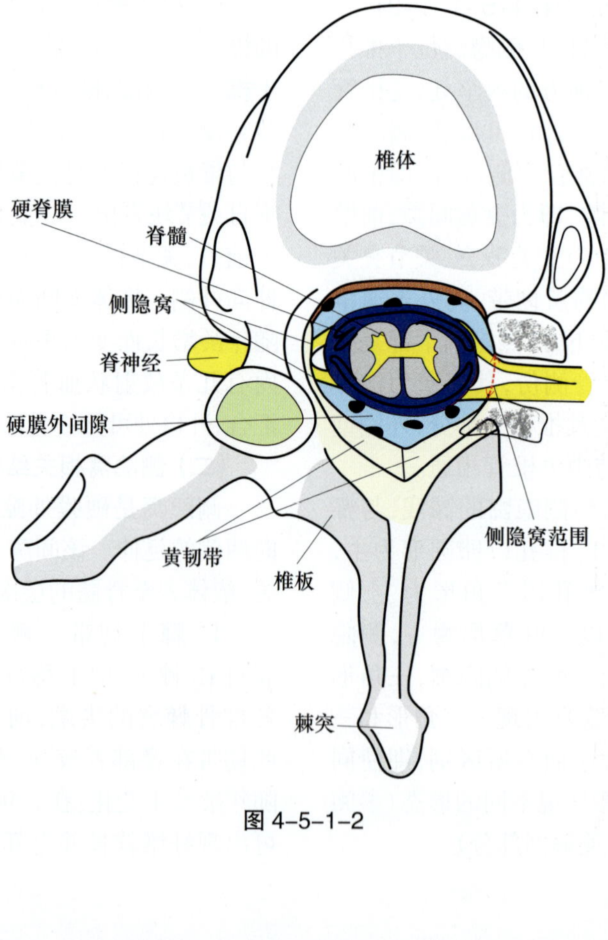
椎体
硬脊膜
脊髓
侧隐窝
脊神经
硬膜外间隙
黄韧带
椎板
侧隐窝范围
棘突

图 4-5-1-2

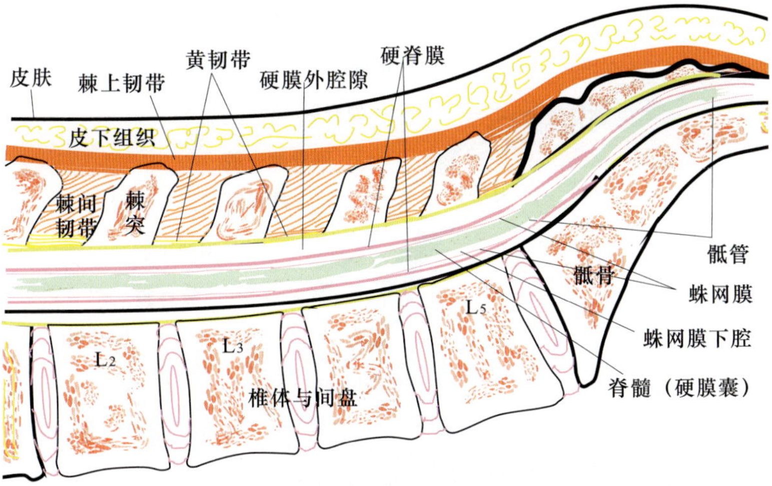

图 4-5-1-3

上可变性出现囊袋。此韧带和棘间韧带都有限制脊柱前屈的作用。

2. 棘间韧带　棘间韧带(图 4-5-1-3)介于相邻棘突之间，前缘接黄韧带，后方移行于棘上韧带，腰部者较强。棘间韧带在儿童是完整的；20 岁以后韧带中出现裂隙，特别是在 $L_{4\sim5}$ 及 L_5–S_1 间的韧带。随年龄的增长，变性的韧带常穿通，特别是最下面的 3 个棘间韧带。

3. 黄韧带　又称弓间韧带(图 4-5-1-3)，位于相邻的两椎板之间，由弹力纤维构成，富有弹性。它起自上位椎板前面的中部，向下止于下位椎板的上缘及其后面。两侧的黄韧带在后中线上相愈合，但留有裂隙，裂隙中有连接椎内外静脉丛的交通静脉通过。韧带外侧缘向前达到椎间关节处。在腰部，黄韧带外缘可与椎间关节囊融合，有时可向前显著凸出，充填于椎间管下部。腰椎脊柱节段不稳可使此韧带增厚和纤维化，可能是椎间管内的神经根受压的原因之一。

4. 硬脊膜外腔　进入黄韧带后，即是进入椎管内的硬膜外腔(图 4-5-1-4~5)。硬膜外腔是位于椎管内的一个潜在间隙。硬膜外腔在颈部最狭窄，胸部较为狭窄，只有腰部稍微宽敞些。它的外周是椎管壁，内为硬膜囊。此腔上达枕骨大孔，下至骶骨裂孔，但不与颅内相通。硬膜外腔隙内充满疏松结缔组织，动脉、静脉和脊神经均从此腔隙中通过。硬膜外腔呈负压状态(即穿刺针推入液体无阻力，而注入的液体也不能被吸出)，在临床上可作为鉴别穿刺针是否进入硬膜外腔的可靠标志，具有重要意义。这种负压表现在胸段最显著，但在腰骶段多不明显，故腰骶段做负压试验时尤应特别注意观察和判断。

硬膜外腔间隙存在有脂肪及半流体状颗粒，使注入硬膜外腔的局麻药得以在脂肪组织中存留并可上下扩散。由于高脂溶性局麻药易于进入硬膜外脂肪组织中并能存留一段时间，故硬膜外腔的脂肪组织有重要的药理学意义。由于脊神经根也经过硬膜外隙，故可将麻醉剂注入该腔进行硬膜外麻醉。在儿童椎管内，这些脂肪无结构，而在成人则较稠密，这可以解释儿童硬膜外置管较成人更容易。但是，在椎间盘手术后，有 10%~15% 病人硬膜外脂肪层被破坏，出现硬脊膜与软组织粘连，从而影响手术效果。

硬膜外腔具有丰富的静脉而形成静脉丛，其作用是引流脊髓及椎管的静脉血。硬膜外的静脉丛起自枕骨大孔，下至骶骨尖，贯穿椎管的全长。静脉丛的分布特点是集中于硬膜外腔的前外侧。在硬膜外穿刺中，如经背部中线穿刺可避免刺破静脉丛，可大大减

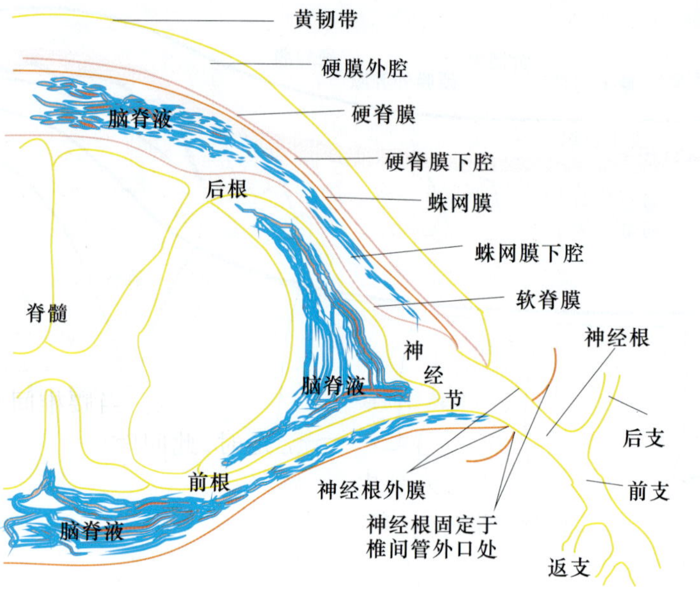

图 4-5-1-4

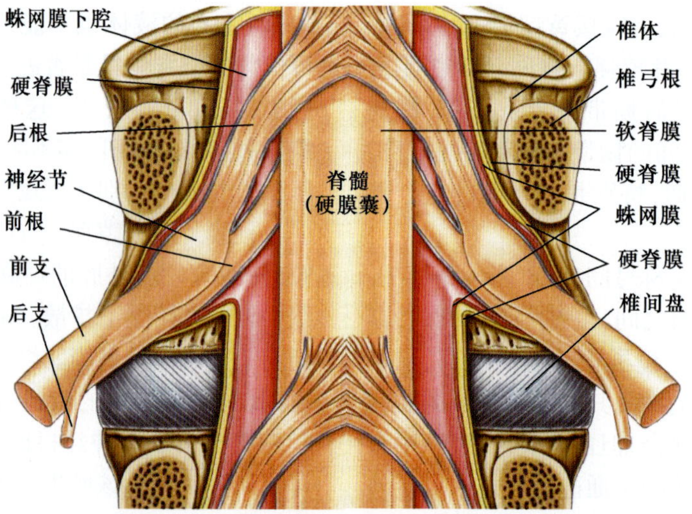

图 4-5-1-5

少硬膜外血肿的并发症。在各脊髓节段中的静脉丛之间都有丰富的交通支，以保证硬膜外静脉回流的畅通无阻。静脉丛的血液回流的径路是：静脉丛的血液→进入椎间静脉→穿过椎间孔→最后注入椎静脉→肋间后静脉、腰静脉和骶外侧静脉。这些网状静脉均无瓣膜，当腹内压及胸内压增高时，均可使硬膜外腔静脉丛充血怒张，减少硬膜外腔有效容积，使局麻药扩散范围更加宽广。

椎静脉丛包括椎内静脉丛和椎外静脉丛。前者位于硬膜外腔，后者则分布于脊柱外侧面，如椎体前方、椎弓及其突起的后方，在寰椎与颅内枕窦、乙状窦等相通，向下与盆腔等处的静脉丛形成广泛的吻合。因此，椎静脉丛是沟通上、下腔静脉和颅内、外静脉的重要通道。硬脊膜前间隙有疏松组织连接硬脊膜和椎体间后纵韧带，后间隙有纤维中隔连于椎弓板与硬脊膜后面，这些后间隙的纤维中隔可能干扰局麻药扩散。L_2脊髓末端以下部位，黄韧带和硬膜间距为5~7mm；中胸段间距为3~5mm；下颈段间距为2mm或以下。体位不同，其间距也不同。病人坐位，颈部屈曲，在C_7进行颈蛛网膜或硬膜外穿刺，其黄韧带与硬脊膜的距离约4mm。

5. 侧隐窝（参见图4-5-1-1~2） 是硬膜外隙的侧前间隙，是椎管向两侧的延伸。其内界是硬膜侧壁，外界是椎弓根内侧骨皮质、椎间孔内口；前界是椎间盘、椎体后外骨皮质；后界是上下关节突前面、黄韧带外侧部及相应的椎板上缘。侧隐窝是神经根的通道，脊神经根自硬脊膜发出，行走于侧隐窝内并经侧隐窝进入椎间孔。侧隐窝外口为神经根通道的最狭窄处，呈前后略扁的漏斗状。侧隐窝内走行相同序数的神经根，即L_4的侧隐窝内走行L_4的神经根，向下穿出L_{4-5}的椎间孔，以此类推。

6. 硬膜下腔 位于硬脊膜与蛛网膜之间的潜在腔隙。硬脊膜和蛛网膜共同作为脊髓保护鞘，实际上两者间存有潜在腔隙，其间有少量液体起润滑作用。如果用较钝的硬膜外穿刺针轻轻刺破硬脊膜，可以行硬脊膜外或蛛网膜下隙阻滞。

7. 蛛网膜下腔 位于蛛网膜与软脊膜之间，其内充满脑脊液，向上与颅内蛛网膜下腔相连，向下可达S_2水平，并扩大形成终池，池内为腰骶神经根构成的马尾和软脊膜向下延伸形成的终丝，向两侧可围绕脊神经根形成脊神经根周围腔。蛛网膜衬于硬脊膜内面，软脊膜与脊髓表面紧密相贴。在蛛网膜下隙有蛛网膜绒毛突入硬脊膜外隙的静脉内，提供脑脊液回流装置。在脊髓全段的蛛网膜和软脊膜之间还有许多细小的小梁组织分布，可能是阻止药物弥散的又一层屏障。

8. 前硬膜囊外间隙 是一个位于椎管内椎体后硬膜囊前的新月形结构，其前壁为椎体后骨膜，后壁中间部为后纵韧带，后壁两侧为侧膜。侧膜为后纵韧带两侧的游离缘向两侧伸展的极薄的柔软的半透明薄膜，到达椎管侧壁。前硬膜外间隙是一个独立结构，与硬膜外腔不相通。其中间由中线隔连接后纵韧带和椎体后骨膜，中线隔为坚韧的胶原纤维，中线隔与后纵韧带构成T型结构，把前硬膜囊外间隙分为左右两个隔室，隔室内有脂肪组织、静脉丛和少量软组织。当腰椎间盘脱出、髓核碎片游走时，此间隙的解剖结构决定碎片游走路径。由于中线隔为坚韧的胶原纤维，有足够的弹性限制腰椎间盘髓核脱出占据中线隔位置。

9. 齿状韧带 位于脊髓两侧的脊神经前后根之间，在蛛网膜至软脑膜之间有齿状韧带，此韧带增强了脊髓在蛛网膜下隙内的稳定性。

10. 脑脊液 无色透明，充满蛛网膜下隙和脑、脊髓的室管系统，成人脑脊液总量为125~150ml。脊神经和马尾神经周围只有25~30ml，其中2/3存在于颈段和胸段脊髓处，另1/3在腰段。脑脊液属于血浆的超滤液，其与血浆平衡。在正常人体温下，比重为1.003~1.009，平均为1.007，与生理pH接近。脑脊液主要由侧脑室和第三、四脑室的脉络丛产生，通过两侧的Luschka孔和第4脑室正中的Magendie孔出颅进入蛛网膜下隙。

11. 脊髓 是位于椎管中央的圆柱状结构，其上端在枕骨大孔处与脑相连，下端在第1腰椎下缘终止，再向下以终丝连于尾骨。脊髓有3层被膜，由外向内依次为硬脊膜、蛛网膜和软脊膜，与脑的3层被膜相延续。硬脊膜又称为硬膜，为银白色的致密纤维组织膜，上端附于枕骨大孔边缘，下端在S_2水平变细，包裹终丝而最终附于尾骨，两侧在椎间管处与脊神经外膜相延续。硬膜的血管分布稀少，厚韧但缺乏弹性，套在脊髓周围，形成硬膜囊。

第二节 病因病理

侧隐窝空间的大小与椎管(孔)的发育形态有密切关系。三角形椎管,虽有侧隐窝,但侧隐窝较浅,一般不发生狭窄;三叶草形椎管侧隐窝深,前后径(即矢状径)小,从发育上就存在狭窄的因素。

椎弓根内壁上的神经沟过深,形成杯状,把神经包绕起来,使神经根在侧隐窝内无退避余地。

(一)继发性因素

1. 椎间盘变性 当椎间盘变性、椎间隙变窄时,可引起椎间结构的一系列继发性改变。由于椎间隙变窄,小关节上、下关节突则必然向下、上移位,尤其是上关节突前倾,导致脊柱力学平衡失调,椎小关节及椎体后部应力增大,结果使关节突关节增生肥大。其后果可能是:①上关节突内侧缘和相应的椎板上缘增生,形成突向侧隐窝的侧隐窝内嵴。②小关节关节突呈球样增生使关节突关节内聚。③椎体后外侧缘唇样增生等,可从上下、前后及侧方压迫神经根。

以上是侧隐窝狭窄的主要原因。一般情况下,L_{4-5}椎间盘与L_5上关节突正对L_5神经根,故在椎间盘侧方突出与关节突增生这两种病变同时存在的情况下,可造成神经根受到双重卡压,所引起的临床症状与体征则比一般椎间盘突出者要重。

2. 黄韧带肥厚 侧隐窝后壁增厚会使侧隐窝狭窄,嵌压神经根。

3. 极外侧型椎间盘突出 椎间盘形成侧隐窝前壁,当椎间盘膨出或突出时,便使侧隐窝狭窄而压迫神经根。

4. 腰椎峡部裂 由于峡部裂处骨质增生,产生过多的纤维软骨或瘢痕组织,使侧隐窝狭窄而压迫神经根。

(二)侧隐窝狭窄嵌压神经根特殊表现的机制

该症引起的腰痛较顽固,其下肢疼痛与体位有明显的关系,即侧隐窝狭窄所引起的疼痛在站立与行走时下肢痛均会加重;而下蹲或坐位时缓解,卧位时则喜双下肢屈曲侧卧位,而仰卧位时疼痛加重。这是由于站立行走或仰卧位时腰椎处于伸展位。此时,黄韧带松弛、变厚,椎间孔变小;加之,腰前凸增加,导致上关节突关节面前移,因而侧隐窝更加狭窄,使神经根进一步受压,导致下肢疼痛加重。相反,弯腰站立或屈腿侧卧位时,腰椎处于屈曲位,黄韧带由于紧张而变薄,椎间管内口相对增大,小关节上关节面不再前移,故侧隐窝的空间亦相对增大,从而神经根受压减轻,下肢疼痛则有所缓解。

第三节 临床表现和诊断

单纯性腰椎侧隐窝狭窄较少见,临床上绝大多数与腰椎间盘突出症合并存在。当有腰椎侧隐窝狭窄时,其临床表现虽与腰椎间盘突出症相似,不易与坐骨神经痛、腰椎间盘突出症相鉴别,但仔细观察确有其特殊之处,只要抓住特征性的表现,即可较易做出临床诊断。

(一)顽固性疼痛

其严重程度表现在以下几个方面:①疼痛严重,一般止痛药物不能缓解。②重者平卧也不能缓解疼痛,有时即使屈膝、屈髋、侧卧位也不能缓解疼痛,而必须采取膝肘位,跪于床上方可稍微缓解疼痛。

(二)独特的体位

1. 下肢疼痛与体位有明显的关系 即站立与行走时下肢疼痛加重;下蹲与坐位时疼痛减轻或缓解。

2. 喜侧卧、下肢屈膝、屈髋位 痛重时,病人常用侧卧屈膝(抱膝)、屈髋位缓解疼痛。甚至病人屈膝、屈髋、抱头,跪于床上以求减轻疼痛。

3. 体检　腰后伸明显受限,强行后伸可致下肢放射性疼痛。

(三) 影像学表现

1. X线检查　单纯本病腰椎普通X线片无特异性表现。但如有椎间隙狭窄、椎体滑移、椎体后缘骨质增生、关节突关节骨质增生并内聚而成球形关节、椎间孔变小等改变,对诊断有参考意义。

2. CT、CTM检查　CT扫描可诊断侧隐窝狭窄(图4-5-3-1)。通过不同层面的CT扫描图像可以清楚地显示出脊椎的骨性结构,如椎体、椎弓根、椎板、上下关节突、小关节间隙和椎管的形态;还可以显示出周围的软组织影像,如硬膜囊、硬膜外脂肪间隙、神经根和椎间盘等。在L_{4-5}和L_5-S_1节段,由于椎管呈三叶草形,在其椎管两侧的延伸部可以显示出侧隐窝的形态。通过测量侧隐窝的前后径可以确定其大小。

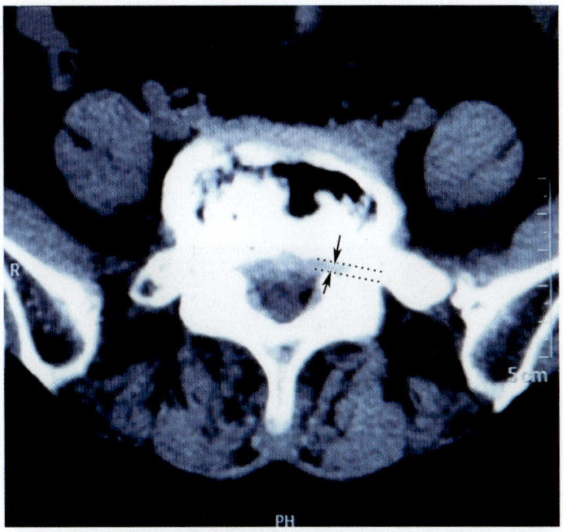

图 4-5-3-1

侧隐窝测量方法(参见图4-4-1-1):椎弓根上缘水平处上关节突前缘与椎体后缘之间的距离。一般认为,当椎间盘突出时,侧隐窝间隙前后径在5mm以上为正常,4mm为临界状态,<3mm为侧隐窝狭窄。如图4-5-3-1所示:左侧L_{4-5}椎间盘膨出,右侧侧隐窝狭窄,压迫神经根,表现为右侧腿痛。

3. MRI扫描读片　根据椎管内组织结构的不同信号强度,可以判定椎管狭窄的部位和范围,确定狭窄的类型。旁正中矢状位T_1加权像,可显示上关节突至椎体后缘的距离。如果<5mm,相应处椎间孔脂肪减少,提示可能有侧隐窝狭窄(横断面检查宜用3mm层厚连续扫描,以减少部位容积效应,可准确观察侧隐窝大小);如<4mm则提示侧隐窝狭窄。

这里要提示的是,影像学的检查必须结合临床才能做出正确的诊断。因为影像学诊断侧隐窝狭窄者,在临床上不一定都有神经根受压的症状和体征;反之,影像学检查侧隐窝并不狭窄,但却有明显的神经根受压的临床表现。如CT测量骨性侧隐窝矢状径并不狭窄,但临床上病人却有神经根受压的严重表现,这时,若注意分析软组织影像,可以发现黄韧带明显肥厚,此种神经根受压症状可能是黄韧带肥厚导致侧隐窝狭窄的缘故。有时,CT测量骨性侧隐窝明显狭窄,其矢状径<3mm,但病人却没有神经根受压的症状,其原因是,神经根从狭窄的侧隐窝里蠕变至中央管,从而避免了受压。这些都是在临床实践中常遇到的情况,所以影像学检查结果必须与临床密切结合方能做出正确诊断。

第四节　针刀微创手术治疗

一、适应证和禁忌证

1. 凡确诊为腰椎侧隐窝狭窄的病人,除身体有重大疾病不能承受针刀闭合型手术者,均可进行治疗,包括腰椎间盘术后引起的侧隐窝狭窄的病人。

2. 在行侧隐窝针刀松解术前，必须先行侧隐窝穿刺，如穿刺不成功，表示侧隐窝粘连严重，硬脊膜间隙可能已不存在。此种情况，应慎重考虑是否进行侧隐窝针刀松解术。因为，此时行针刀松解最易切破蛛网膜，造成脑脊液外溢并发症。临床还可能遇有另一种情况，在做侧隐窝穿刺时病人的下肢反应不是在同侧，而是在对侧，这说明患侧的侧隐窝的粘连是十分严重的，确实应该进行侧隐窝松解治疗。

二、体位

俯卧位，腹下垫薄枕，腰椎段呈平或稍后凸状，使腰椎棘间开大，术野开阔。如病情特殊，病人不能俯卧时，可采取侧卧位，但在操作时不如俯卧位方便。

三、体表标志与深部定位

腰椎棘突和棘间，这个骨性标志一般是明确的。仅有个别病人的棘突和棘间不易确定，需仔细斟酌才能辨识。个别病人腰部的棘突似乎在一个棘间距离内有两个骨突。这时，就要在胸或腰段的其他部位，在能清楚扪及棘突的部位，按其比例向腰部计数。这样，才有可能准确识别棘突与棘间。

本手术的深部标志是病变相应的椎板侧缘与关节突椎管侧骨缘。由于椎板间隙的个性化极强，每个形态与大小均不相同，所以必须进行个体化定位。椎板间隙可用 C 型臂 X 线透视下直接定位或摄 X 片的方法定位。具体方法介绍如下：

（一）摄片定位法（图 4-5-4-1 左侧）

病人俯卧位于摄片床上，腹下垫枕，使腰段前凸变平或稍呈后凸状态（与针刀手术时的体位完全一致）。在病变节段的棘间定点，做好标记（多以甲紫画记号），并在此记号上贴上金属球（Φ1~3mm 为佳）。此外，在摄片范围内，在患侧应再设定一个标记，以免无法区别正常与病变的侧别，然后投照。在 X 线片上测量侧隐窝边缘点与预设棘间点之间的纵横坐标线的距离，再定下侧隐窝点。用金属圆球做定点标记，测量参照物可换算出缩放量。只有这样，才能保证定点的准确性。仰卧位与俯卧位摄片所表现出的棘突与侧隐窝的相对关系是有明显区别的，所以采用俯卧位定位法才真正客观地反映出腰椎侧隐窝的实际情况，所以定点准确。

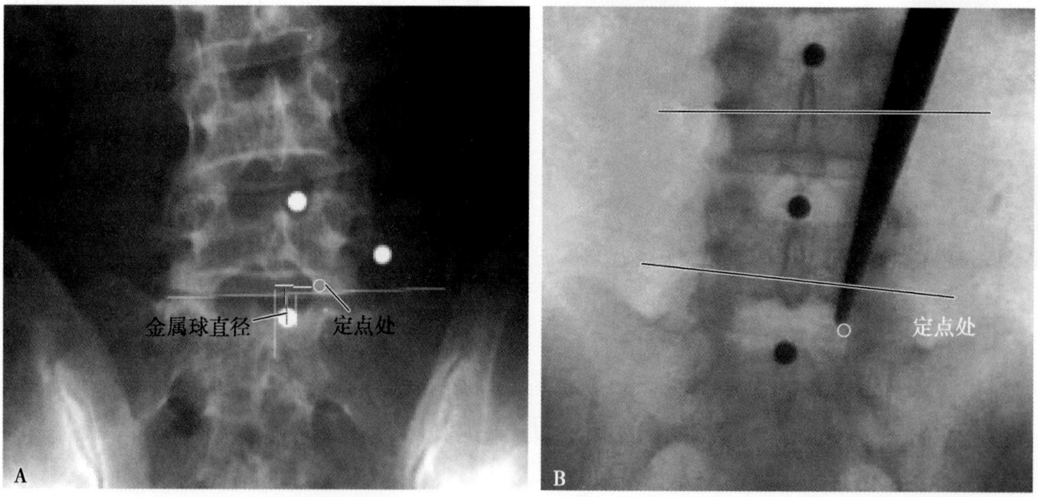

图 4-5-4-1

(二) X线机(C型臂机)下直接透视定位法(图 4–5–4–1 右侧)

摆好体位,俯卧位腹下垫枕,使腰部轻度后凸,棘间开大。将病人送入X线机下,直接观察欲行松解术的节段,以金属物为标志,对准侧隐窝的部位,画好标记。并再次核对无误。

(三) 定点

1. 侧隐窝点　定于病侧椎板间隙骨内缘体表投影点上,一般只定1点,亦可同时定两个侧隐窝点,如同时行 L_{4-5} 与 L_5–S_1 两个节段黄韧带松解,或同时行同一椎间隙的两侧黄韧带松解。目的是松解该节段的黄韧带,并可同时松解小关节囊。

2. 小关节关节囊点　由椎板外缘点向关节突点移动即可,无需单独定点。

3. 横突与椎间管外口点。

4. 其他病变点可同时进行定点。

(四) 消毒与麻醉

皮肤常规消毒,戴手套,行局部麻醉。

侧隐窝点麻醉(图 4–5–4–2):以 7#80mm 长针于定点处快速刺入皮肤。然后,以垂直或针尖稍向外倾斜的角度(2°~5°),以保证针尖到达侧隐窝边缘的椎板骨面上。回吸无血、无液(脑脊液),在骨缘处及针刀路径中退出式注入 2~3ml 麻醉药液。按解剖关系看,关节突表面的深度应比横突背侧骨面要浅,如针尖垂直或向外侧倾斜角度较大,已进入较深仍无骨面触及时,应停止进针,调整方向后现行穿刺,或在X线下透视定位决定下一步向何方向穿刺。退针少许,再选定穿刺方向,重做穿刺,直到确认椎板或关节突骨面无误后,推入麻药。然后将穿刺针放在原处,不拔出,备硬膜外穿刺用。因为此处距离蛛网膜下腔极近,故在此处局麻应慎重。

如果在侧隐窝麻醉穿刺时已经刺穿至蛛网膜下腔,回吸有脑脊液,应放弃硬膜外注药,避免使进入蛛网下腔的药物进入脑脊液中。但可做黄韧带松解的操作。

如同时还有其他定点,应先行常规局部麻醉。

(五) 针刀微创手术操作

1. 侧隐窝点(图 4–5–4–2~3)

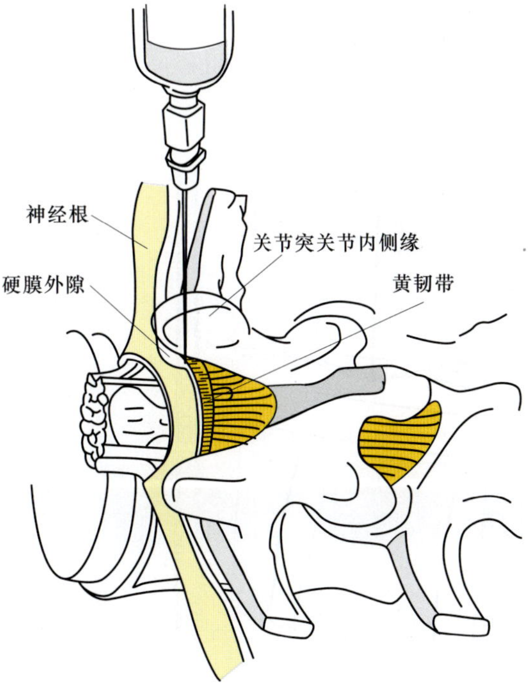

图 4–5–4–2

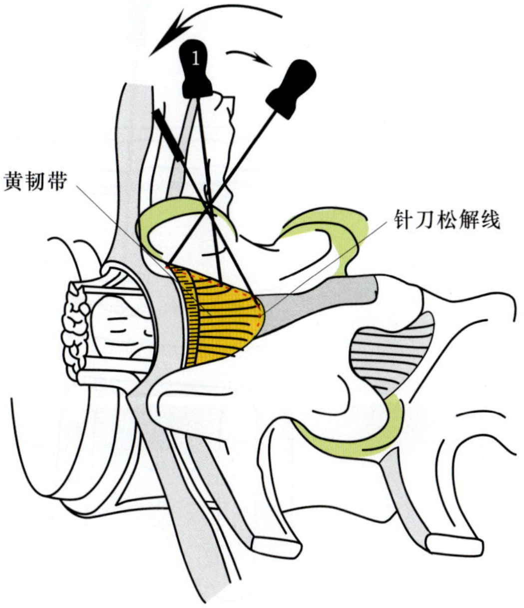

图 4–5–4–3

(1)穿刺确证硬膜外间隙存在:应用椎板麻醉时的穿刺针(未退出的麻醉针)进行硬膜外穿刺。此时,可在X线下观察针头的位置,并以此图像调整针头进入的方向。在穿刺针头上接以吸入3~5ml注射用水(或生理盐水)并留有1~2ml气泡的5~10ml针管。稍退出针头,使针尖稍离开椎板骨面,调整针体稍斜方向,匀速推进。首先,针尖应触及椎板或关节突内侧缘的骨面,再向内侧移动针尖,至椎板骨面内侧缘。此时,一方面按压注射器芯,应只有注射器内的气泡被压缩,而无针筒内的水被推入,即此部位具有明显阻力(正压);一方面针头继续深入,当针尖刺入黄韧带后,立即会出现下列负压现象:①穿刺的落空感,即穿过黄韧带时的厚韧感及明确的落空感。②注水无阻力,气泡依然存在而不被压缩。③被推入椎管内的水不能再被回吸出来。④向硬膜外腔注入水时,可出现神经根刺激现象,腰部、臀部直至下肢,感到酸胀或窜麻感,即复制出病人原来的症状,这样也可验证诊断的准确性。⑤如刺入黄韧带的落空感并不明显时,需反复做负压试验。最终,必须是回吸无血无液,推入生理盐水或少量空气时确无阻力,且再无液体、气体被回吸出来。此时,才能最终确认硬膜外穿刺成功。

(2)以麻醉平面确认硬膜外穿刺成功:为进一步证实穿刺针确实在硬膜外的准确性,可做麻醉平面测定。方法如下:可注入1%利多卡因4ml,并等待15~20分钟,如出现节段性麻醉平面,可进一步证明穿刺针所在为硬膜外腔内,穿刺位置正确。

(3)硬膜外腔给药:硬膜外腔穿刺验证无误后,给予0.5%利多卡因1~2ml或药物(《药典》规定可进入硬膜外腔者)计5ml,然后拔出穿刺针。

(4)针刀松解黄韧带(图4-5-4-4~6):在定点处进针刀。刀口线与脊柱纵轴平行,刀体与皮面垂直。快速刺入皮肤后,调整针刀方向对准椎板骨缘外2~3mm的位置,匀速推进,直达骨面。此时在X下观察针刀到达的位置,即针刀在椎板间隙外的方位与椎板缘的距离,以此决定并调整针刀的移动方位和

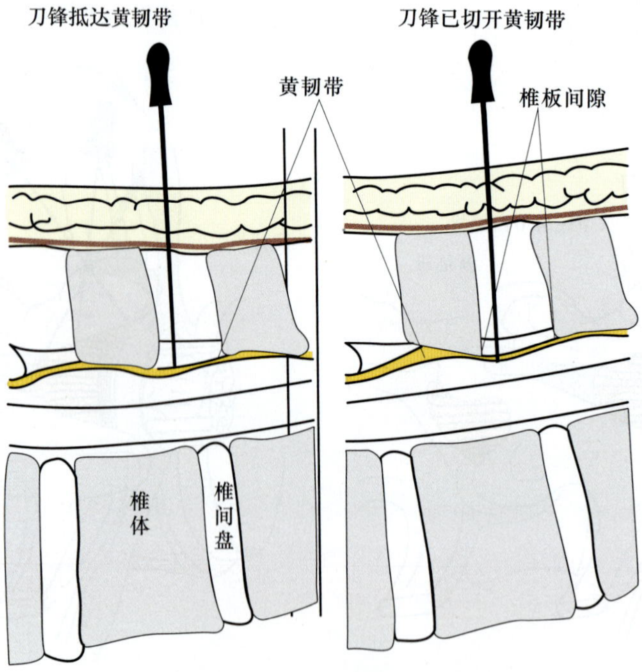

图4-5-4-4

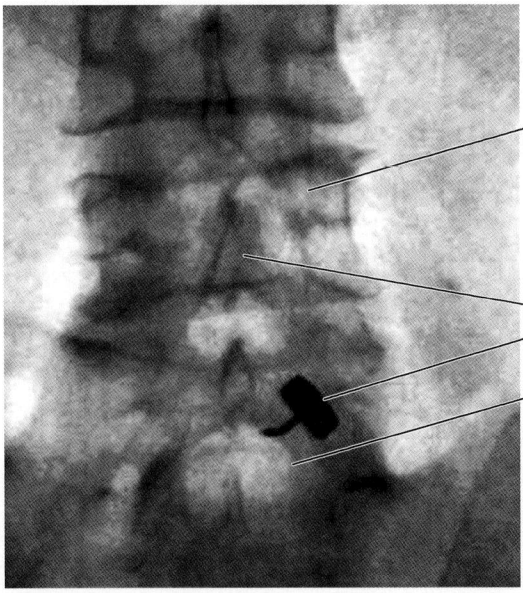

图 4-5-4-5

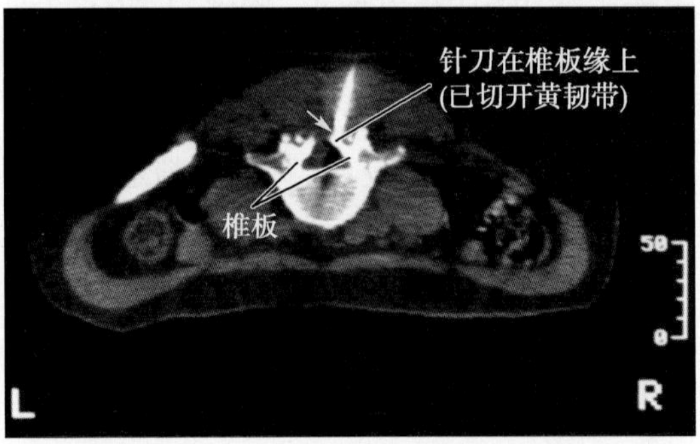

图 4-5-4-6

距离。当针刀到达椎板的骨缘并切开黄韧带时，会有明显的落空感（可用 X 线或 CT 验证针刀的位置）。此时，一定要控制好针刀的进入深度，一旦切开黄韧带，即刻停止进刀。然后，刀口线与椎板骨缘平行，有控制地沿椎板骨缘弧形切开黄韧带半圈（可沿椎板骨缘先向下、再向上铲式切开黄韧带）。视黄韧带薄厚切开 2~5 刀，松解增厚的黄韧带，达到减压的目的。

2. 小关节关节囊点　参阅腰椎间盘突出症治疗节。

3. 横突与椎间管外口点　按腰椎间盘突出症定点处理。

4. 其他软组织损伤点　请参阅各有关章节。

（六）术后观察与并发症的处理

1. 术后观察

（1）侧隐窝针刀松解术后要认真观察一段时间，不少于 20~30 分钟。要观察病人的一般状态如血压、脉搏、呼吸等生命体征。有些病人从治疗床下来时并没有出现异常表现，但过了几分钟后却出现了异常情况。曾遇一男性青年，术后休息几分钟后，自述“眼睛看不到东西”。检查脉搏微弱，令其休息片刻后一切恢复正常。此病人如不留诊，在路上出现此种情况就会造成不良影响。故术后一定要留院观察，无异常表现才能允许病人离院。

（2）更重要的是要观察有无脊髓麻醉问题。要测试有无下肢与足的运动和感觉的改变，如有脊髓麻醉的征兆，一定要及时处理，不可拖延，此为生命攸关的大事。

（3）要观察有无脑脊液外漏所致脑压降低的表现。如有无头晕、恶心、呕吐等情况，如有这种现象发生，要让病人卧床休息，给予生理盐水静滴等处理，并进行多日观察。

2. 并发症的处理

(1)颈背部疼痛:在治疗后绝大多数病人没有任何痛苦表现。但有个别病人术后出现上背部疼痛症状。考虑可能与下列因素有关:①俯卧位,病人头部虽未垫起也仍觉不够舒服,由于在10~30分钟内很少活动,因此产生头颈痛。②在行负压试验时推入气体较多,故尽量不把气体带入硬膜外腔中。

(2)松解侧下肢痛:松解侧隐窝后,感到松解侧下肢疼痛(比术前疼痛加重)。此与病人在注射药物时未加局麻药或与药物刺激有关。

(3)颈部皮下气肿:估计是在行负压试验时带入气体所致。

(4)颅低压致头痛头晕:这种反应尚未遇到,但有医生反映过这种情况。请参阅第一篇并发症处理有关章节。

第五节 注意事项

侧隐窝的针刀微创手术操作是比较复杂的,应注意以下各项:

1. 要有准确的定点 用仰卧位X线腰椎正位片做定位测量是不够准确的。当病人从仰卧位转换为俯卧位并腹下垫枕时,棘间会开大,原仰卧位时测量的数值就不可能准确反应俯卧位的状态。只有用针刀手术时的体位来摄定位片才可能比较准确地进行定点。有了比较准确的定点,侧隐窝针刀微创手术就有了成功的基础。

2. 穿刺针“假阻力消失”(假落空)感 图中有三支针(参见图4-5-5-1):A为棘间正中穿刺的状态;B为进入侧方(即侧隐窝)时的状态,此时最大的可能是出现黄韧带“薄”的感觉;C则是穿刺在黄韧带外的疏松结缔组织中,出现了“假阻力消失”(即假落空感)的状态。出现C状态最易造成误解,认为已经进入侧隐窝的硬膜外间隙。此时病人没有神经根反应,又无法判定是否已经进入侧隐窝,故反复进行注水等负压试验的过程中,不仅耽误时间,还可能引起其他并发症。

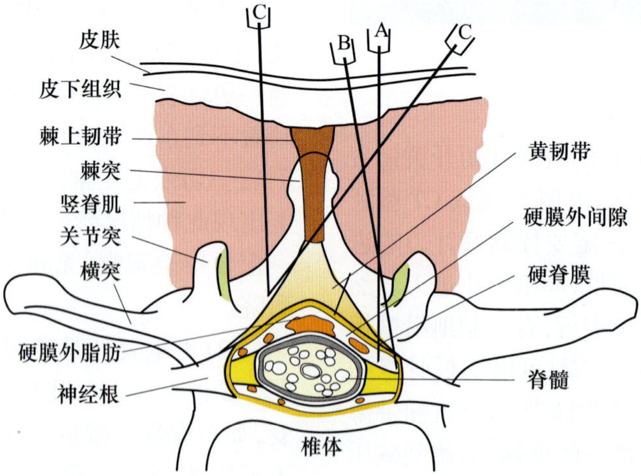

图4-5-5-1

3. 松解关节突、关节间隙时的注意事项 在进刀时,进刀的角度是首先要考虑的问题。进刀点定在上关节突关节的内侧缘上,然而,刀锋首先要到达的却是关节突的骨面。因此,在进刀时往往把刀柄向内(脊柱中线侧)稍有倾斜(3°~5°),刀锋首先到达上关节突骨面上(即较远离椎板间隙),然后,再咬住骨面(即紧贴骨面)调整刀锋到达上关节突内侧缘骨面处。在做针刀松解切开时,要用试探式,一点一点增加深度,保证只切开关节囊。在行切开操作时应体会到,刀锋的两侧都应该是关节突的骨面才是正确的。

4. 硬膜外隙到底有多大　经研究,腰椎硬膜外间隙可能有4mm宽的距离。故切开黄韧带的操作有一定的空间和余地。所以,切开黄韧带时,无需紧张。相对于硬膜外穿刺来说,针刀操作的参照物是骨面,而硬膜外穿刺则没有参照物,只凭借手感,即落空感和负压试验,掌握硬膜外麻醉穿刺的难度也就更大些。但在这项操作中,要注意的是,现在所做的侧隐窝是有病变的侧隐窝,可能完全不同于正常的侧隐窝,可能有粘连、狭窄等改变。这些改变可能影响到侧隐窝与神经根、硬膜囊与黄韧带间的距离;同时也可能有粘连很重等病理改变。当这一距离缩小时,黄韧带与神经根、硬膜囊的间隙就会缩小。因此,在这样的侧隐窝处进行操作时应特别小心,更应该慎而又慎。但只要紧贴骨面进行铲式切开剥离,就会比较安全。但在侧隐窝穿刺时,未成功,一般不应再进行侧隐窝针刀微创松解术。勉强进行针刀微创松解术,有可能造成切破蛛网膜后出现脑脊液外漏的后果。

5. 要有计划的治疗腰椎间盘突出症　我们曾遇到多例典型的侧隐窝狭窄病人,许多并未进行侧隐窝松解术治疗也取得了满意的疗效。侧隐窝松解术多应用于治疗症状特别严重的腰椎间盘突出症患者,或残留部分症状不能消失者。所以,侧隐窝松解术仅仅是治疗腰椎间盘突出症中的一个方法。有时,一次治疗没能将腰椎间盘突出症全部治愈,也有一部分病人合并有其他软组织损伤,那就要有计划地进行治疗。这一点应向病人解释清楚。

(苏支建　张建军　庞继光　撰写)

第六章

黄韧带肥厚症

随着医疗设备的改进,CT、MRI 等检查普遍应用,黄韧带肥厚、钙化、骨化症的诊断随之增多。黄韧带肥厚与骨化可以是单独存在的疾病,也可以是腰椎间盘突出症、腰椎椎管狭窄症等疾病的原因之一。应用针刀闭合型手术治疗颈、胸、腰椎黄韧带肥厚的病人,取得了良好的疗效,并已成为常规。

第一节 相关解剖

一、椎管

椎管由各椎骨的椎孔连接而成,上端起自枕骨大孔,下端终于骶管裂孔,平均长70cm。椎管是一骨－纤维性管道,其前壁为后纵韧带及椎体和椎间盘的后面,后壁为椎弓板及黄韧带,两侧壁为椎弓根和椎间管。椎管在不同的高度,内腔形态也不同:在腰部和下颈部,横断面近似三角形;而在上颈部和中胸部,近似圆形,骶部宽而扁。

二、黄韧带

黄韧带又称弓间韧带,因外观呈黄色而得名。黄韧带位于相邻的两椎板之间,由弹力纤维(占 80%)构成,富有弹性。它起自上位椎板前面的中部,向下止于下位椎板的上缘及其后面,连接毗邻上下椎板和关节突关节,直到与关节突关节囊融合,是构成中央椎管后外侧壁和神经根管后壁的重要组成部分。黄韧带的纤维走行方向近乎垂直,上缘附着于上一椎板下缘的前面,并向外至同一椎骨下关节突的根部;下缘附着于下一椎板上缘与它的后面,并延伸至同一椎骨上关节突前上缘的关节囊。黄韧带分左右对称的两个部分,在后正中线与棘间韧带相互融合,其中间留有间隙,该间隙中有椎内外静脉丛的交通静脉通过。每一侧的黄韧带又可分为内侧部与外侧部两个部分。内侧部亦称椎板间部,位于椎板之间,参与构成中央椎管的后壁和侧壁,其厚度为 4~5mm;外侧部,又称关节囊部,是内侧部黄韧带向外延伸融合于关节突关节囊的前外侧,其厚度逐渐变薄约为2mm,参与中央椎管、侧隐窝和神经根管后壁的组成。

黄韧带在脊柱中立位时已处于绷紧状态,其预张力比前纵韧带还大。脊柱伸位时可缩短 10%,并增厚,以免过多突向椎管内,过屈位时可延长 35%~45%。

在腰部,黄韧带外缘可与椎间关节囊融合,有时可向前显著凸出,充填于椎间孔的下部。因此，黄韧带除正中线上的小裂隙和椎间孔与外界相通外，它几乎充满整个椎弓间隙。腰椎之间的黄韧带间角比椎板间角向后突出 5mm，因之，黄韧带与硬膜囊间的距离也最大。这个距离，胸椎变小，颈椎则更小，值得注意。

在颈部，脊柱过伸时，椎板间隙变小，若超过黄韧带的正常弹性所能承受的限度，或韧带变性时，则韧带可出现皱褶而压迫脊髓。在腰部，腰脊柱节段不稳时可使黄韧带增厚和纤维化，这可能是椎间孔处的神经根受压的原因之一。在胸部，由于椎间盘变性、椎体与小关节增生、韧带骨化等因素可导致胸椎椎管与神经根管的狭窄，其黄韧带在这里扮演了一个重要的角色。在胸腰交界段，由于该处是稳定与活动的交界处，所以此处是黄韧带肥厚的多发部位。

成人黄韧带与硬膜囊间距各椎段距离如表 4-6-1-1 所示。

表 4-6-1-1　颈胸腰硬膜外间隙间距表

椎节	距离 /mm	说明
C_{3-4}	0.17 ± 0.34	颈椎与胸椎上段硬膜外腔较腰椎狭小，在行硬膜外阻滞操作时，须更加慎重，用药量相对要小；在行黄韧带松解操作时，须有足够的经验和过硬的操作技巧，相对腰椎要难得多。
C_{6-7}	0.19 ± 1.00	
T_{2-3}	2.99 ± 1.93	
T_{8-9}	4.42 ± 1.51	胸椎中下段与腰椎硬膜外腔较大，在行硬膜外阻滞操作时，亦须慎重，其用药量较颈、胸上段可有所增加；在行黄韧带松解操作时，亦须有足够的经验和过硬的操作技巧，但相对较易。
L_{2-3}	6.15 ± 1.84	
L_{4-5}	4.75 ± 2.14	

第二节　病 因 病 理

一、黄韧带肥厚的解剖学因素

侯树勋研究发现，L_{3-4} 椎管以圆形、三角形居多；腰、骶部椎管及侧隐窝形态变化较大。腰部椎管横径在 21.9~22.5mm，腰椎椎管正中矢状径为 14.9~16.8mm，其内腔容积在颈椎下部和腰椎两段较宽，而颈中部和胸部较窄。这一特点为颈、胸椎黄韧带肥厚易压迫脊髓提供了解剖学基础。

二、黄韧带变性的力学因素

大多数人认为与局部力学因素有关，即黄韧带的预张力下降或消失。当脊柱处于最大伸展位时，黄韧带可缩短 10% 而变厚。但由于正常黄韧带可产生“预张力”作用，所以在脊柱后伸时一般不会发生皱褶或弯折而凸入椎管内。只有黄韧带发生变性后，弹力纤维含量减少、胶原纤维含量增加、黄韧带弹性明显降低时，黄韧带方可出现皱褶或折叠而后凸入椎管。此时，椎管的容量减少，易造成椎管内容物受压。

三、黄韧带的病理改变

主要是骨化、钙盐沉积、透明变性、囊性变及软骨细胞、成纤维细胞和毛细血管的增生，使黄韧带增生肥厚。黄韧带骨化过程始于上、下椎板附着处。这些病理改变在椎间关节囊上的改变比椎板间黄韧带的改变更加严重。黄韧带肥厚按部位可分为三种情况：

①内侧部肥厚，使中央椎管矢状径变小。②外侧部肥厚，导致椎间管狭窄，使神经根受压。③弥漫性肥厚，则必然产生中央椎管的整体缩小，同时也会造成神经根管和椎间管的缩小。

（一）黄韧带增厚压迫神经根

由于外伤或其他原因，黄韧带可失去正常柔软和能折叠的特性，而变为韧厚的纤维组织，甚至可厚达8~16mm，有报道手术所见黄韧带厚达30mm。连续的外伤是引起韧带肥厚的主要原因。这种过度的肥厚可引起椎管狭窄症和神经根受压症状。通常易发生在$L_{4\sim5}$之间，使马尾神经受压，同时相毗邻的椎板亦往往增厚。L_5椎间管因本来就较小，而神经根又比较粗大，如黄韧带也过度增厚，该处的神经根则更易受到压迫。有人统计，黄韧带肥厚的发病率可占到坐骨神经痛手术探查病例的14%。由此可见，坐骨神经痛与黄韧带肥厚间的关系是如此之密切。

（二）黄韧带增厚致椎间管狭窄

首先引起的是椎间管的狭窄，然后才向椎管的上方、前方和中线发展，导致椎弓根肥厚、小关节骨质增生，导致小关节内聚等。在椎间管后缘的黄韧带骨化可呈多种多样的形态：如棘状、板状或结节状等。

（三）黄韧带增厚的椎管狭窄

以上的综合因素可导致椎管狭窄，其中黄韧带肥厚也扮演了一个重要角色，在椎管狭窄中起着重要的作用。故在椎管狭窄病例中处理好黄韧带可取得良好疗效。

第三节　临床表现和诊断

一、临床表现

1. 病史　凡发育性椎管狭窄、胸椎骨关节病、多节段椎间盘突出、强直性脊柱炎等病人往往易出现黄韧带肥厚，同时会伴有椎间盘突出、骨质增生、椎板增厚、小关节肥大、后纵韧带骨化等。

2. 症状　基本与椎管狭窄完全一致。但由于黄韧带肥厚的位置不同，则会产生不同的临床症状。颈椎与腰椎椎管狭窄，请参阅相应章节，这里不再赘述。这里只叙述胸椎椎管狭窄的临床症状。

其病情可有间歇期和进展期。

早期为间歇期：胸椎椎管狭窄早期有腰背痛，最先出现双下肢麻木、肌肉无力，行走时下肢僵硬以及感觉异常，并有不自主的抽动、踏棉感、抬足困难、排尿障碍等。

晚期为进展期：病情进展后可出现不同程度的下肢运动功能障碍，出现单下肢或双下肢瘫痪，且多呈痉挛性麻痹，一般多呈摇摆样步态，并可伴有肋间神经刺激痛及胸部紧缩感等症状。单节段或多节段压迫重时可出现急性尿潴留。

3. 体征　受损部位以下皮肤感觉减退或消失，双下肢肌力不同程度地减弱以致完全丧失。双下肢肌张力增高，膝腱、跟腱反射亢进，髌阵挛(+)，腹壁反射(-)、提睾反射(-)，而病理反射(+)。值得注意的是，在二便失禁中，排尿障碍早期即可出现。如果病人伴有后纵韧带钙化、骨化或强直性脊柱炎，则常伴有脊髓受压表现，其病情更加复杂，诊断也较困难。

二、影像学表现

1. X线检查　在X线平片上很难显现黄韧带肥厚的影像。但黄韧带骨化在X线片上却可以表现出来，特别是在侧位片上椎间管后缘处常有骨化影出现。如图4-6-3-1所示其下：游离型；上棘型；下棘型；上下棘型；板块型。同时，可见到脊椎广泛的椎体后缘的骨质增生、椎管狭窄部位的椎管骨质致密，模糊不清或有骨性游离体，椎弓根及关节突肥大、致密、变形，椎弓根、椎管横径与纵径变短等。

2. CT 扫描（图 4-6-3-2） 黄韧带骨化多两侧对称。经研究证实，黄韧带骨化最初发生在头侧或尾侧的附着点处。CT 片上，在关节囊部位多表现为小关节前缘及 / 或椎板内侧面的线条形骨块；而在椎板上缘处则多为点、条形骨块致密影。黄韧带的“V”形致密影像由于位于椎板内侧面，周围有脂肪组织衬托而易于分辨。黄韧带骨化还常与椎板融合在一起，可使椎板及关节突部增厚，但仍可显示出黄韧带骨化的形态、程度以及硬膜囊、神经根的受压情况。骨化的黄韧带多呈山丘状，骨化的密度略低于致密骨，骨块与椎板间可有一透亮缝隙。测量黄韧带时，应选择椎弓上下切迹及椎间盘水平的断面。在此断面上，在椎板腹侧超过 3mm，在棘突间隙（或称棘突下）超过 5mm 者为黄韧带肥厚。值得注意的是，胸椎黄韧带骨化合并同水平的后纵韧带骨化时，易造成严重的脊髓压迫症，应及早作进一步检查。

3. MRI 扫描（图 4-6-3-3） MRI 扫描不仅可以清晰地显示椎管的中央型狭窄，而且可以判定病因。在横断面上 T_1 加权像和 T_2 加权像，黄韧带的信号比后纵韧带、棘间韧带略高，其形态为尖端向后的“V”形线，增厚时宽度超过 5mm。矢状位 T_2 加权像可显示硬膜囊多个平面狭窄，硬膜囊后部受压呈搓板样改变。

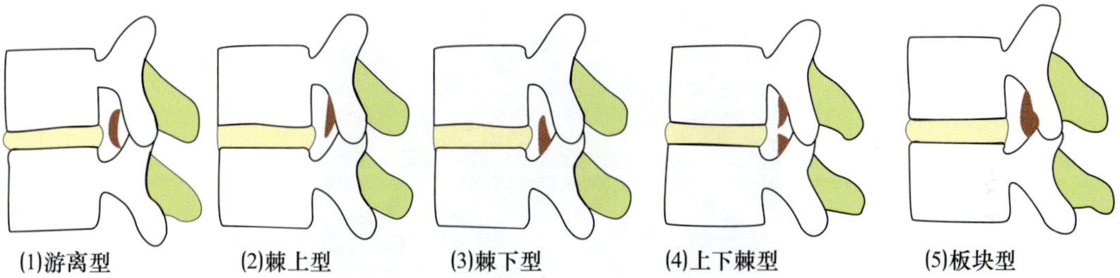

图 4-6-3-1

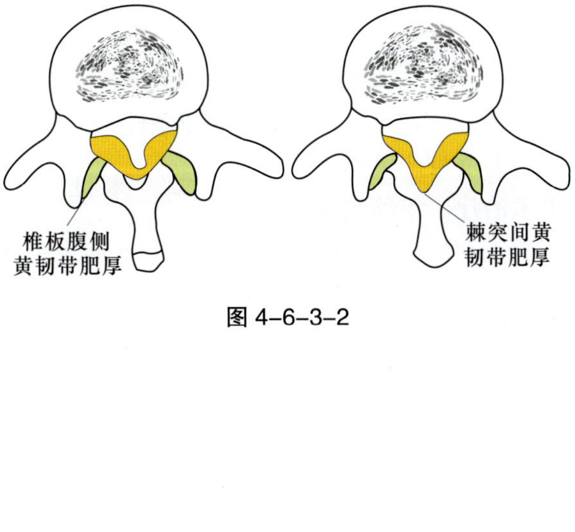

图 4-6-3-2

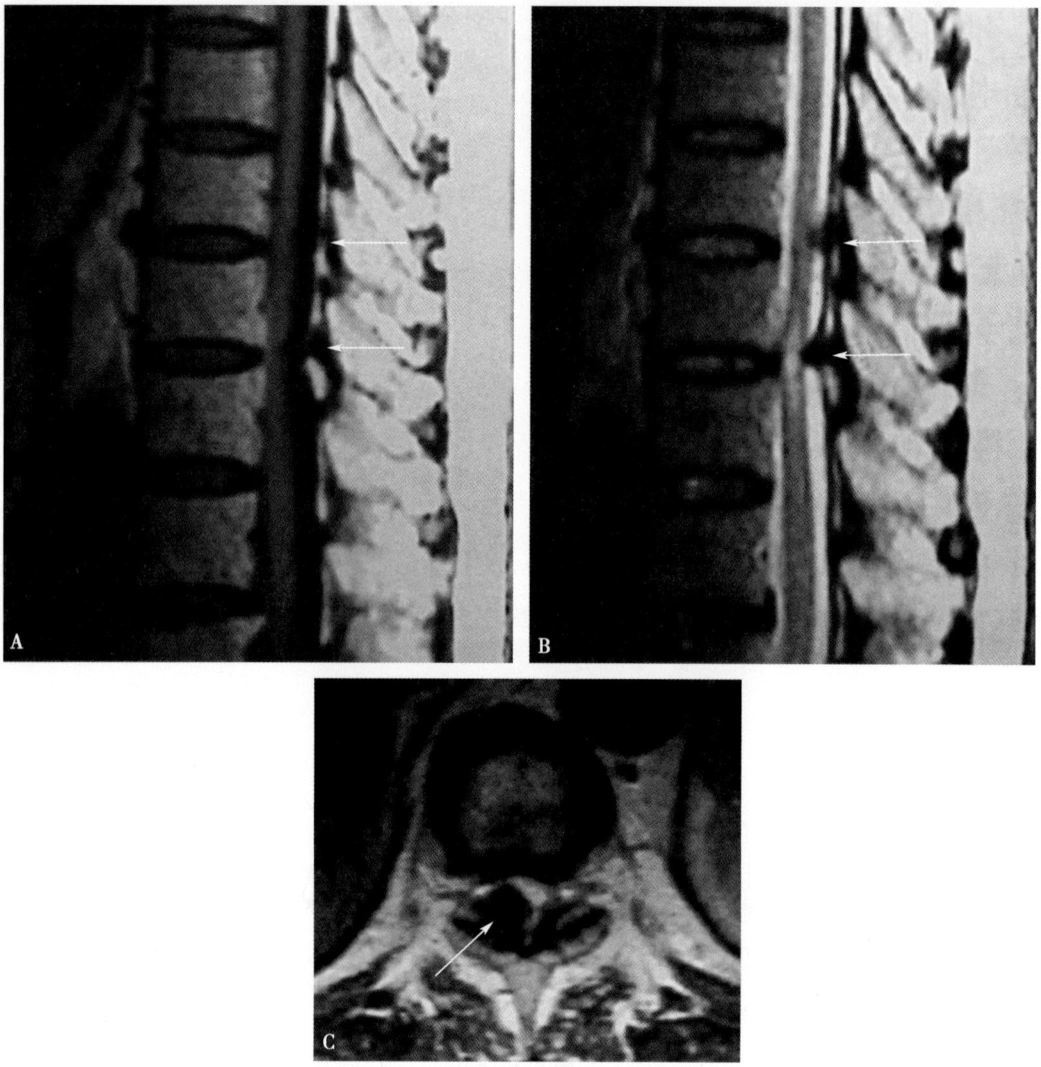

图 4-6-3-3

第四节 针刀微创手术治疗

一、适应证与禁忌证

当确诊为黄韧带肥厚，无全身严重疾病者，均可行针刀闭合型手术治疗。年龄大小不是决定条件，因为手术微创，对病人干扰极小，一般人都可耐受，但因为黄韧带松解术是由脊柱后正中或旁正中为进刀点，故棘突的存在是最佳参照条件。目前，在影像设备导航下，针刀微创操作可以达到十分准确的程度。所以病变节段有无棘突和椎板存在已不是必要条件。

二、体位

俯卧位，腹下垫枕，使腰椎变平或稍后凸为佳。

三、体表标志

1. 髂嵴

2. 棘突

3. 下位椎板上缘　这是针刀切开松解时最终标志。即针刀切至椎板上缘(即椎板间隙的下界骨面)出现落空感时,就是切开操作的终点,不可再深入切割。

四、定点

1. 胸椎棘间定点(一点)法(图 4-6-4-1)　即在病变相应胸椎棘突间定点,由此进刀至上一椎板间隙,切开椎间隙下缘黄韧带。

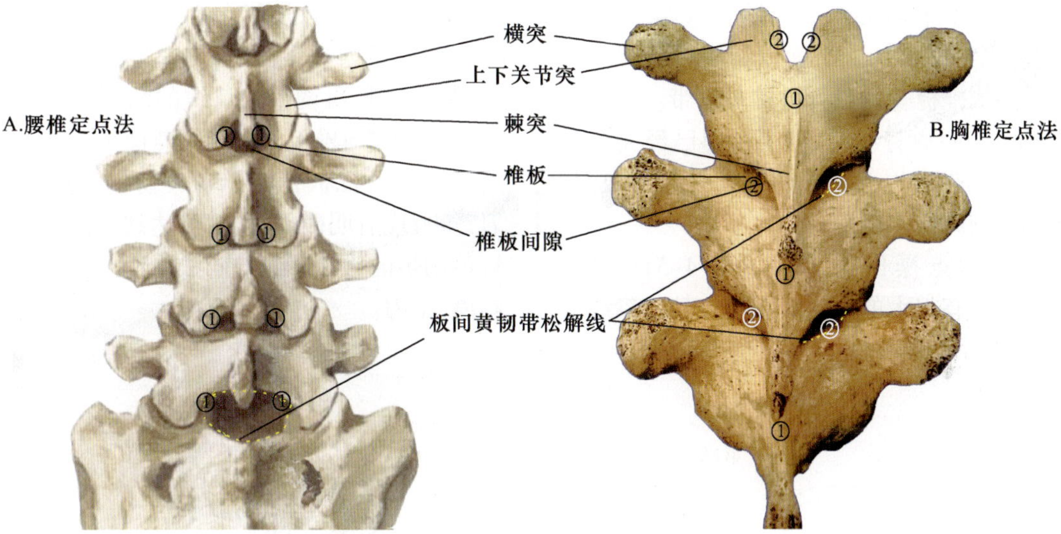

图 4-6-4-1

2. 胸椎椎板侧缘定点(二点)法　颈椎、胸椎黄韧带肥厚者,因其解剖结构与腰椎大不相同,此二处的棘突都向下倾斜(颈椎棘突水平向后稍向下,甚至有吻性棘突改变者;胸椎棘突则呈叠瓦状排列。二处均覆盖椎板间隙一部分或大部分,对针刀操作都有障碍),可以采取椎板两侧缘定点法。即在病变椎间隙两侧(左或右)的椎板边缘处定点(同一椎间隙左右均可定点)。如有多处病变也可同时定点多处,分别松解。

颈椎的定点处与胸椎也有不同。在做颈椎黄韧带松解时,做完小关节囊松解术后,可继续进行黄韧带操作,不另定点;如果两侧同时需要松解,则同法操作。

五、消毒与麻醉

常规消毒。此处麻醉应注意,麻醉针头必须抵达椎板缘的骨面上,且必须正规、准确回吸无血、无液,才能注入麻药。注射麻醉药的方法应用退出式麻醉法,以确保安全、有效。但有人在注药前回吸操作时,只把注射器的针芯旋转一下,而不是向外抽拉针芯,来判断针尖处是否为负压部位。这种方法是不确切的,易于判断错误。所以,操作一定要正规,一旦出错则悔之晚矣。

六、操作前的其他准备

如有条件在C型臂X线机等影像设备导引下,对椎板间隙骨缘进行定位,对黄韧带的操作有显著的指导与监视作用,可使操作更准确,缩短手术时间,有利于病人的治疗和康复。

七、针刀操作

1. 一点法操作(图 4-6-4-2~3)　在定点处刀口线与躯干纵轴平行,刀体与皮面垂直或刀尖端稍向外侧倾斜3°~5°，快速刺入皮肤与皮下组织，直达椎板骨面。在进刀的过程中，应精确察觉软组织的层次，到达椎板骨面时则应明确。稍退回刀锋，调整刀体向左（切开右侧黄韧带）或右（切开左侧黄韧带）倾斜5°~10°，与躯干中轴矢状面呈85°左右，使刀口线与躯干中轴矢状面成锐角。以此偏斜的角度，再沿椎板的骨平面以铲切形式切开右侧或左侧椎板背侧（后面）的黄韧带。当针刀刀锋刚一脱离骨缘时，就是针刀已经完全切开了黄韧带。以此方式将黄韧带切开数刀，无需做剥离操作。

2. 两点操作法（图4-6-4-4~5）　与一点操作法有很大的不同。在定点处刀口线与躯干纵轴平行，刀体与皮面垂直，快速刺入皮肤与皮下组织。此时，要调整刀体与皮面间的角度，使刀锋到达同侧椎板骨面。这个角度的大小与病人的胖瘦有关。胖者，皮肤表面距椎板的距离要大些，所采取的角度应小些；而瘦者则相反。所以，应根据病人的体型来考虑所应采取的角度，而不应一律以某一角度来简单处理。然后，匀速推进直达椎板骨面。此时，再调整刀口线的角度。这次是调整刀口线与椎板的上缘倾斜面呈一致的角度，然后，沿椎板骨面铲剥黄韧带，铲切3~5刀，每刀应有明确的落空感，达到较彻底地松解黄韧带的目的。对侧同法操作。此处无需剥离，出刀。

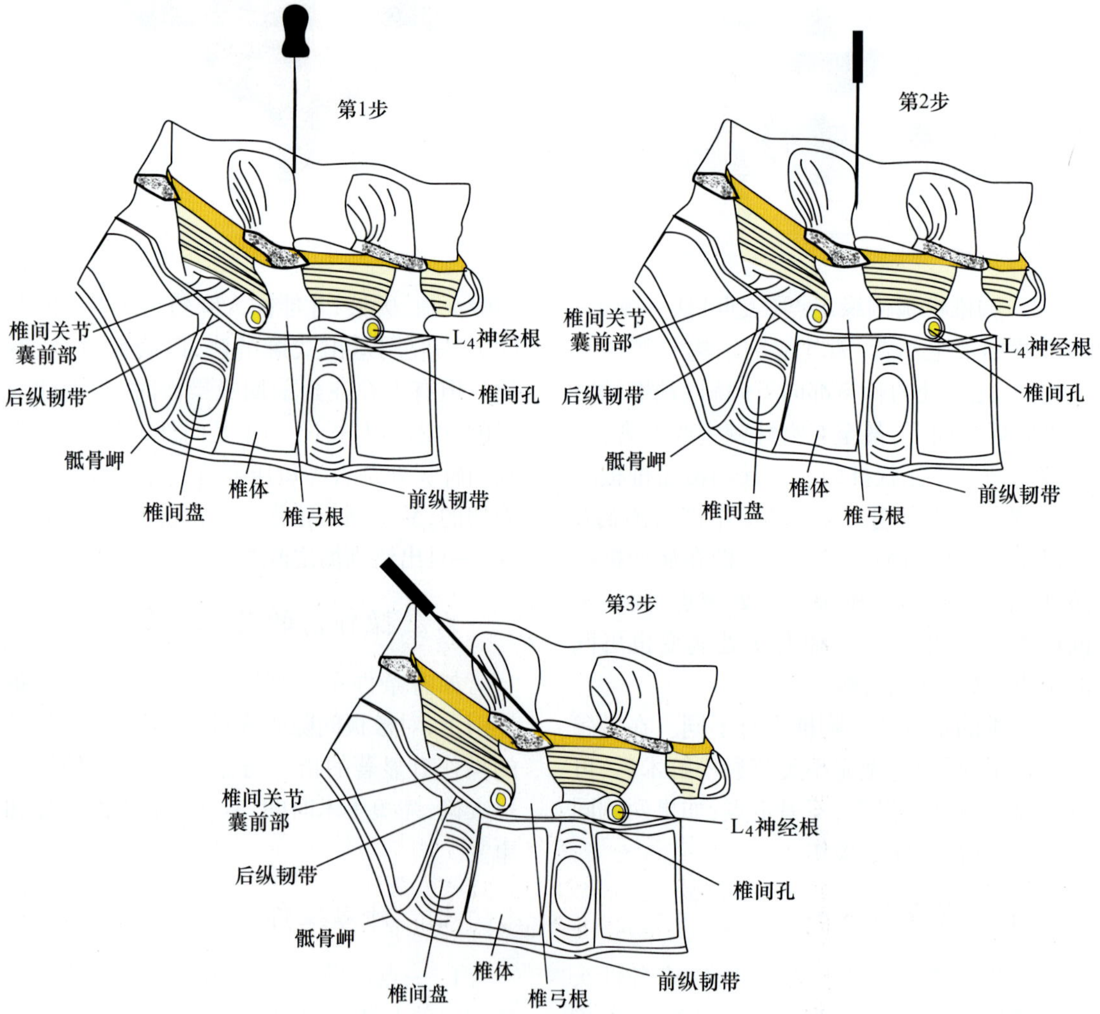

图4-6-4-2

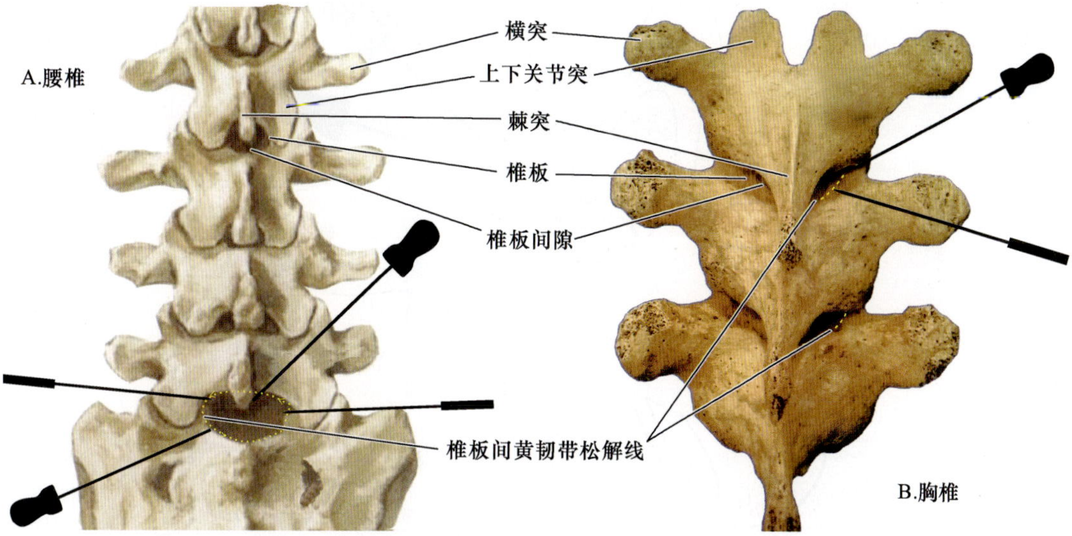

图 4-6-4-3

颈椎的黄韧带松解操作请参阅本篇第一章。

八、手法操作

无需手法操作。

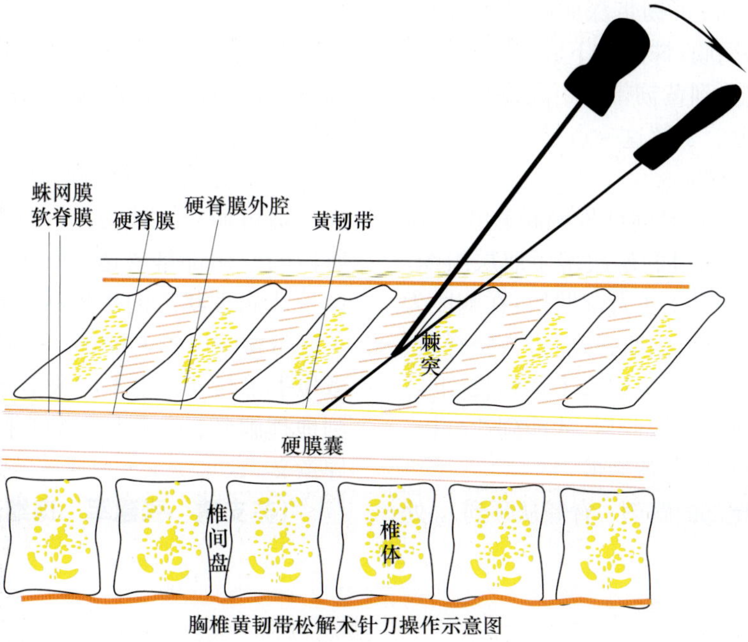

图 4-6-4-4

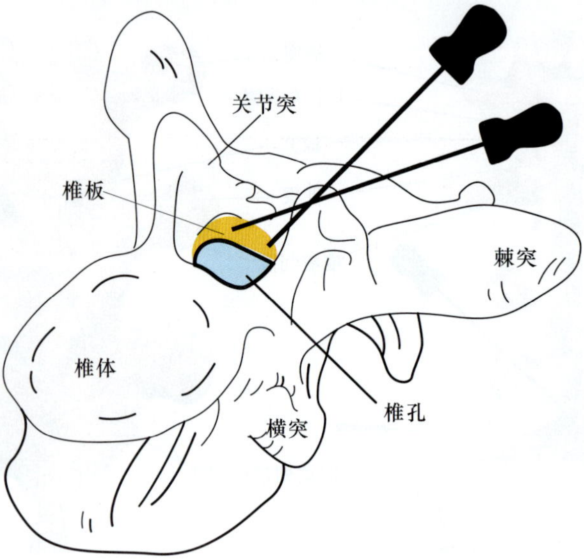

图 4-6-4-5

第五节 注意事项

1. 要熟悉脊柱正中部位的解剖(参见图4-5-4-7)。此处,从皮肤到黄韧带的组织层次并不多,黄韧带浅面有皮肤、皮下组织、棘上韧带、棘间韧带;黄韧带深面则有硬脊膜、硬脊膜下腔、蛛网膜、蛛网膜下腔、软脊膜、脊髓。然而,从皮肤到黄韧带的距离,因人体的胖瘦而相差甚远。了解这一点是减少并发症的理论和技术基础。

2. 旁正中点的解剖结构则稍较正中位解剖复杂一些。这里的层次多了肌层组织。即从皮下开始,便进入了背部肌层:在胸段为斜方肌、菱形肌、上后锯肌,然后进入竖脊肌;而在腰部,进入皮下后则进入了背阔肌、下后锯肌,然后进入竖脊肌。此后,才能到达椎板。最后,沿椎板骨缘松解黄韧带。

3. 了解马尾部的解剖。脊髓从颈到 L_2 处已终止。然而,脊髓腔并非也到此结束,脊髓腔一直延续到骶管的终止部。L_2 以下这一段中走行的是马尾神经,其蛛网膜下腔中仍充满着脑脊液。所以,腰穿时要选择 L_2 以下部位。

4. 胸、腰椎段病变,其定点与操作方法基本一致;而颈段因其解剖关系的特点,另有独特的操作方法。

5. 无论应用哪种操作方法松解黄韧带,都应适可而止。因为,针刀微创松解减压术所做的一切都是要达到一个目的:即要使黄韧带从病理状态向生理状态转化,而不是将黄韧带切除以扩大椎管。这是针刀微创松解、减压手术与外科手术的根本不同。对此应深刻地理解到,这对针刀微创手术的操作有指导意义。

(苏支建 张建军 庞继光 撰写)

第七章

腰椎滑脱症

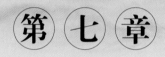

一般书籍将腰椎滑脱分为真性腰椎滑脱和假性腰椎滑脱。前者即腰椎椎弓有峡部裂，而后者则椎弓是正常的。腰椎前移位症就是指腰椎假性滑脱的病变。这种腰椎滑脱可以向后、向前或向侧方移位，而常见的还是向前移位。其移位幅度一般并不很大，所以，往往不被重视，在常规治疗上也无明确的针对性，因而疗效不佳。针刀对腰椎前移位的治疗是有针对性的，其疗效也是比较好的，应予提倡和推广。

第一节 相关解剖

腰椎有五块，椎体高而大，呈横肾形，上下面平坦，前面较后面略凹。各椎体相互连接而形成腰椎的前凸。椎弓根粗大，椎板宽短而厚，椎孔呈椭圆形或三角形。棘突呈长方形的扁骨板，水平伸向后。关节突呈矢状位，上关节突凹陷，向后内方；下关节突的关节面隆凸，向前外方。由于腰椎关节突呈矢状位，上、下关节突呈内、外关系，因此不易发生单纯性脱位，往往合并一侧关节突骨折。腰椎上关节突的后缘有一卵圆形隆起，称乳突。腰椎的横突薄而长，前后扁平，伸向后外方。横突根部的后下方有一小结节，称副突。同一腰椎上的乳突和副突之间形成一骨沟，有乳－副突韧带横跨其上，或形成骨纤维管，管内有脊神经后内侧支通过。

椎弓呈半环形，与椎体后面围成椎孔。椎弓前面窄细为椎弓根，向前连接椎体后外侧。相邻两腰椎的椎弓根围成椎间孔。椎弓后部宽而扁称椎弓板。约在椎弓板与椎弓根的结合部，向上、下伸出成对的上、下关节突；同时向两侧伸出横突；两侧椎弓板于后正中线融合并伸出棘突。如果椎弓板在后方不融合则成为脊柱裂。

腰椎间借关节囊、韧带和椎间盘等韧带组织连接起来。正常腰椎有上、下关节突相互绞锁，关节囊肥厚而坚韧，故腰椎关节稳定性大。腰椎间尚有前、后纵韧带加强。此二韧带在腰部较脊柱他处相对薄弱，但连接上、下椎弓板间的黄韧带却较厚。

总起来说，腰椎有其稳定性的一面，同时也存在着薄弱环节。L_{4-5} 部位正好是人体重心线通过的部位，承受的力最大。腰椎的前凸弧度最大的部位也是 L_{4-5}，所以 L_{4-5} 部位所受的剪力也最大。同在此处，前、后纵韧带在腰部却又最薄弱，稳定腰椎的力量相对减弱，故腰椎假性滑脱最易发生的部位即在 L_{4-5} 处。如从腰骶关节面看，它的上关节面为向前倾斜的关节面，该关节面又是躯干下段受力最大的部位，所以，腰椎假性滑脱有时也发生在 L_5-S_1 的部位。

第二节 病因病理

一、病因

1. 解剖因素

(1)椎弓水平化与椎间关节水平化：这是一种发育异常和解剖结构的缺陷(图 4-7-2-1)，是腰椎前移位的解剖学基础。由于椎弓和关节突的水平化，使椎体的前滑力量增大。如有椎间盘和韧带的变性，则可促其滑脱的发生。

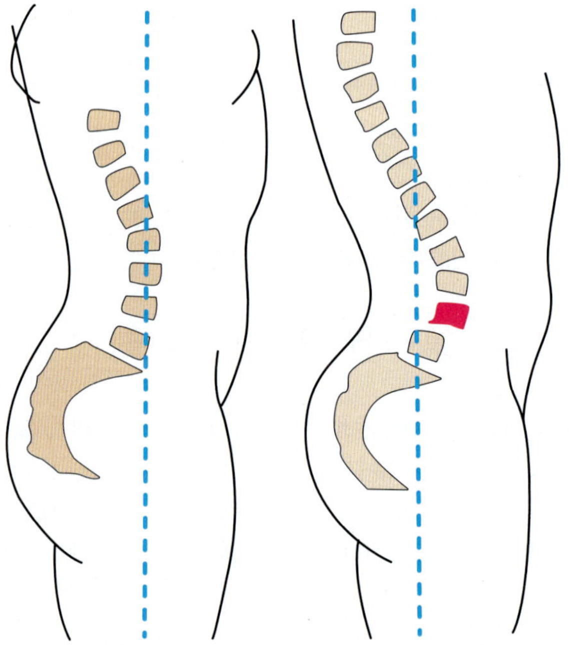

图 4-7-2-1

(2)韧带薄弱：一般认为，L_{4-5} 关节突关节为斜位，且 L_4 横突最短。L_4 又为腰椎前凸之弓顶，活动范围最大，而此处的韧带又最薄弱。所以，此处腰椎滑脱最易发生。当有腰椎骶化或骶椎腰化时，L_4 也易发生滑脱。腰骶关节具有较大的稳定性，因为 L_5-S_1 关节突关节几乎为冠状位，可以抵御腰椎体的前滑力量。因而，L_5 的发病率较 L_4 次之。

2. 生物力学因素　正常腰骶角(图 4-7-2-2~3)为 34°~42.5°，L_5 椎体指数为 90°，当腰椎退变滑脱时，腰骶角和 L_5 椎体指数两者的数值均增加，因而腰椎前凸增大。L_4 受到异常负荷的长期作用，后关节突变性加重，椎间盘及韧带稳定功能大大减弱，导致腰椎滑脱发生。

3. 与工作体位有关　长期弯腰工作，长期坐位工作，可使椎弓、椎间的关系水平化，易于移位。

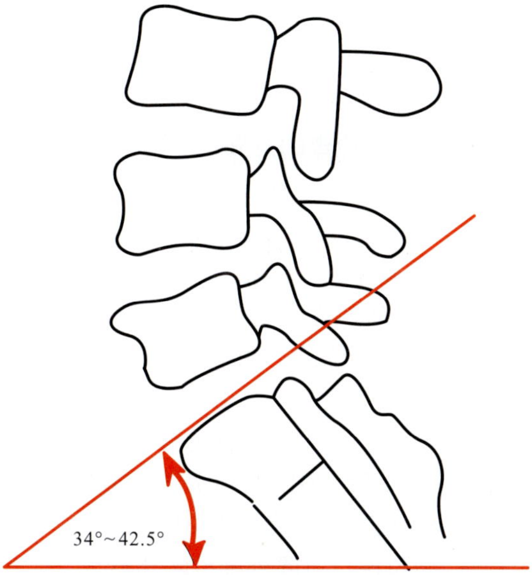

图 4-7-2-2

4. 内分泌因素 有人认为腰椎假性滑脱与妇女怀孕、分娩及月经有关，内分泌的改变使韧带松弛，而在绝经期又会出现骨质疏松，韧带松弛、关节磨损加重也会导致腰椎滑脱。

二、病理

一般认为，随着年龄的增加，椎间关节的多种组织均发生退化，关节软骨、椎间盘、椎骨周围的韧带等都有不同程度的改变，产生骨质增生、关节突肥大、关节囊松弛等致使椎体前移。当中立位时，腰椎尚可维持正常排列，而在过度屈、伸时，可逐渐发生一定程度的前移，严重者可发生椎间管狭窄，压迫神经根，产生坐骨神经痛。腰椎移位后，可导致椎管矢状径变小，椎管容量变小。异常的应力将使黄韧带肥厚，关节囊增厚及关节突周围骨赘形成，从而加重椎管狭窄，使硬膜囊和神经根进一步受压。由于腰椎前移位是发生在两个整体的椎骨之间，无任何缓冲余地，其移动的幅度可能不如真性滑脱的距离大，但导致狭窄的程度与神经根的压迫程度却可能比真性滑脱要大得多。因此，腰椎假性滑脱有时要比真性滑脱的临床症状为重。

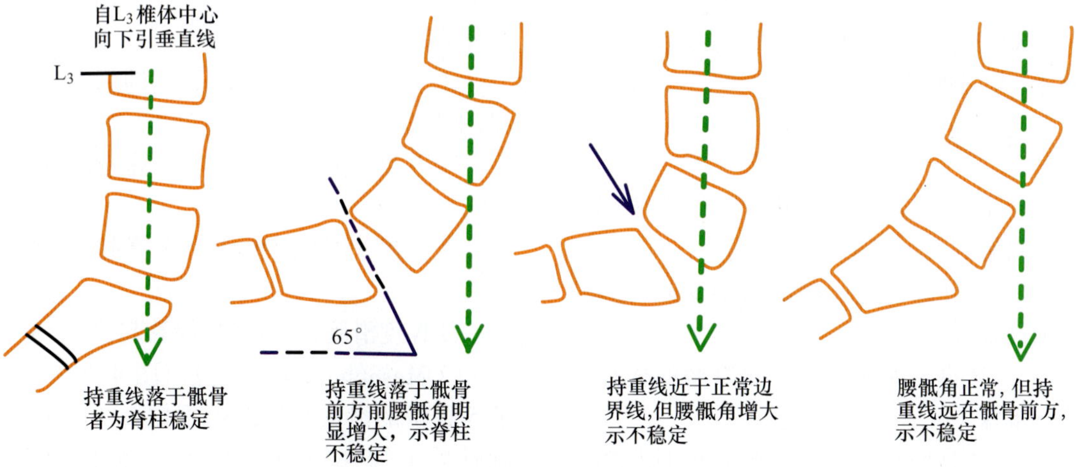

图 4-7-2-3

第三节 临床表现和诊断

一、病史

一般无明显外伤史，多有慢性腰痛史，发病缓慢，发病率女(9.1%)多于男(5.8%)。此病随年龄增加而增多，多在40~60岁发病。然而就诊者却男多于女。发病部位以L_{4-5}节段最多，约占 79.5%；其次为 L_5–S_1 节段；L_{3-4} 更少，仅为 L_{4-5} 发病率的 1/6。

二、症状

1. 腰部酸胀沉重乏力　早期症状常为腰部酸胀、沉重和乏力感，同一姿势不能持久。

2. 腰臀及大腿痛　一般先有间断性腰、臀和大腿痛，疼痛为酸痛、牵拉痛、烧灼感等，与气候无关，重时呈持续性。

3. 不能负重　稍负重则疼痛加重，如背包、提物等。

4. 下肢无力　有时打软腿，易跌跤。

5. 规律　坐位、蹲位时症状缓解，腰后伸时症状加重。

6. 神经根和脊髓压迫症　重者可有脊髓、神经根等的压迫症状，如下肢麻木。有坐骨神经放射痛，感觉异常等，如发凉、易冷、刺痛等。

7. 间歇性跛行　腰椎滑脱多伴有椎管狭窄，因而常有间歇性跛行症状，但骑自行车无困难。

8. 鞍区麻痹症状　少数病人可有会阴麻木，大、小便潴留或失禁。

三、体征

1. 滑脱段棘间阶梯感　腰椎滑脱部位棘间可触到明显凹陷，呈阶梯样。

2. 腰背部僵硬　腰部活动受限，僵硬，腰前凸加大。

3. 髂肋沟加深　肋骨和髂嵴的横行皮纹沟加深。

4. 躯干变短　剑突与耻骨、肋骨与髂嵴之间的距离变短。

5. L_1 棘突轻度后凸　此为脊柱滑脱特有的诊断特征。

6. 肌力下降肌萎缩　病程长、病情重者可出现下肢肌力下降和肌萎缩。

7. 神经根和马尾受压征　如有神经根受压或粘连，可出现膝腱反射或跟腱反射降低或消失；马尾神经受压可有肛门括约肌松弛等。

四、影像学检查

（一）X 线检查的意义

应摄正、侧、双斜位像。

1. 腰椎正位片　无诊断意义，可见骨质增生、边缘硬化、脊柱侧凸、脊柱旋转等表现，可作鉴别诊断参考。

2. 腰椎侧位片　明显可见脊椎滑脱的部位和程度，一般为一个节段，个别也可有多个节段滑脱的。另外，也常见腰椎不稳征象。因为腰椎椎间关节中，腰骶关节持重最大，如该关节不稳定，则易致关节损伤。

3. 斜位像　可除外椎弓峡部裂。

（二）X 线测量

1. 腰椎滑脱的测量　以腰椎侧位片进行。

(1) 正常 T_{12}–S_1 椎体后缘呈一条弧线，将骶骨上面或 L_5 椎体上面分成四等份，观察 L_5、L_4 等滑脱椎体后缘（即后下角）与下一椎体上缘的位置。根据腰椎前移程度将脊椎滑脱分为四度（图 4-7-3-1）：

① Ⅰ度滑脱：由椎体后缘（即后下角）算起，不超过 1/4；

② Ⅱ度滑脱：由椎体后缘算起，不超过 2/4；

③ Ⅲ度滑脱：由椎体后缘算起，不超过 3/4；

④Ⅳ度滑脱：由椎体后缘算起，大于 3/4。

(2)Mesechan 线测量法（图 4-7-3-2）：第 5 腰椎的滑脱程度亦可根据 L_4 后下缘至骶骨后上缘连线与 L_5 后上下缘连线的关系来确定。正常两线应在 L_4 以下相交，交角不超过 2°。如两线平行，其距离不超过 3mm。滑脱程度分为：①轻度滑脱：交角为 3°~10°，平行距离为 4~10mm。②中度滑脱：交角为 11°~20°，平行距离为 11~20mm。③重度滑脱：交角大于 20°，平行距离超过 20mm。

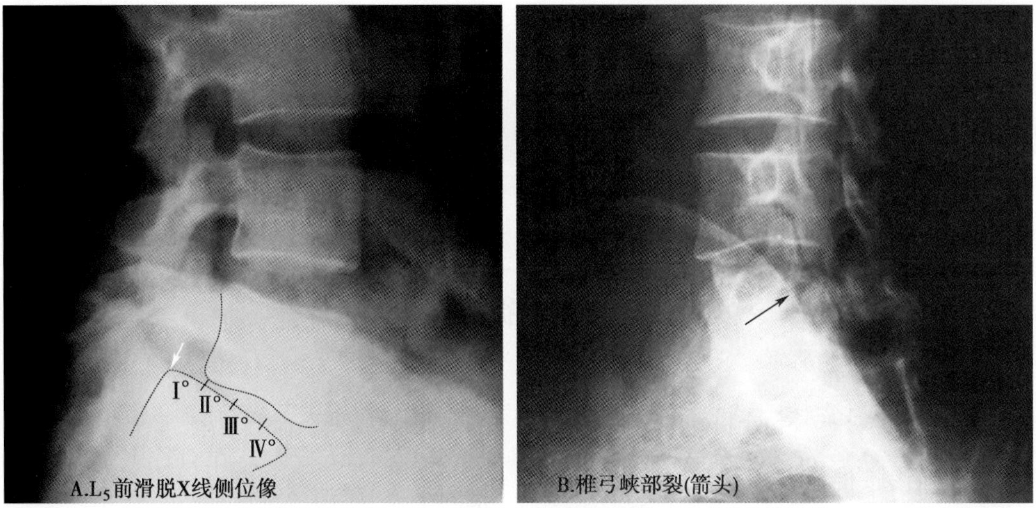

图 4-7-3-1

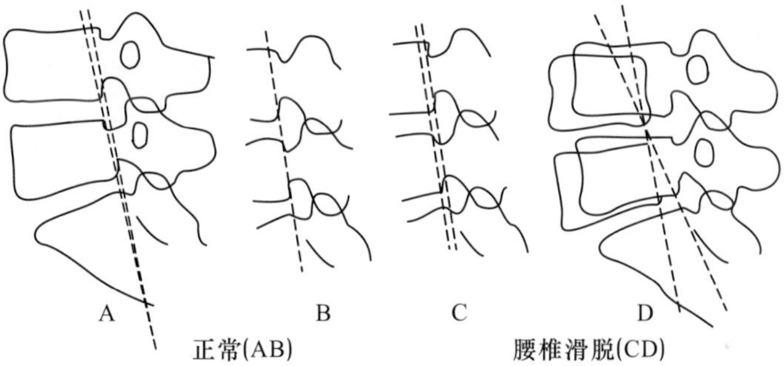

图 4-7-3-2

(3) 葛兰特(Garland)测量法(图 4-7-3-2)：沿 S_1 上缘画一平行线，再在 S_1 的前上缘画前一线的垂直线。正常或仅有峡部断裂而无滑脱者，则 L_5 的前下缘在垂直线的后方 1~8mm。当有滑脱时，L_5 的前下缘与垂直线相接触或在垂直线的前方。

2. 腰椎骨矢径(前后径)的测量　自椎骨棘突后缘至椎体前缘的中点画一直线，代表椎骨的前后最大径线。腰椎前移位(腰椎假性滑脱)症时，因无椎弓崩裂，椎体和附件一并前移，椎体前后径线不会增长，故其前后径线的距离不变，滑脱椎的棘突的尖端位于上位棘突尖端的前方，深陷于皮肤之下。真性滑脱时，因椎弓峡部裂隙的存在，使椎骨的前后径延长。

(三) CT、MRI 检查

因为 X 线检查对于腰椎滑脱的诊断已经足够，故很少再做 CT、MRI 检查。如为鉴别诊断之用，亦可进行检查。在 CT 检查(图 4-7-3-3)时，可发现滑脱椎体的双边影。为

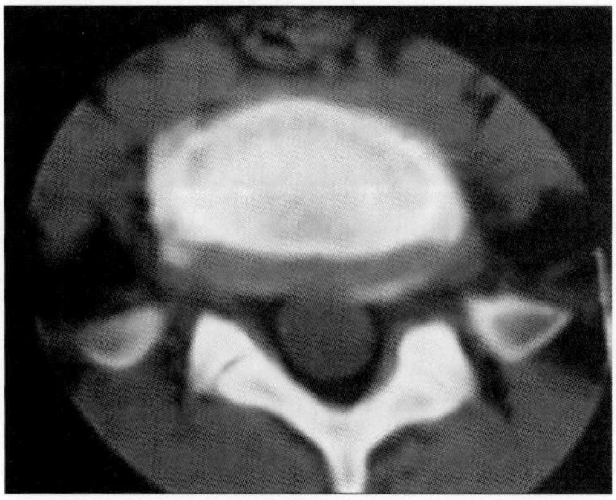

图 4-7-3-3

鉴别诊断需要，可做 MRI 检查，有助于诊断。同时可更清楚地观察到脊髓、神经根等的改变。

五、鉴别诊断

主要为真、假腰椎滑脱的鉴别。要摄正、侧、斜位 X 线片，观察有无椎弓峡部裂。有者为真性滑脱；无者为假性滑脱。腰椎滑脱常与椎管狭窄合并存在，故不仅应该认真鉴别，也要注意是否是两病合并存在。如同时存在就应两病同时进行治疗。

第四节　针刀微创手术治疗

一、适应证与禁忌证

1. 凡确诊腰椎前移位（假性滑脱）症又无马尾综合征表现者均可应用针刀闭合型手术治疗。

2. 腰椎滑脱手术后未愈者，亦为针刀闭合型手术治疗适应证。

二、体位

俯卧位，腹下垫枕，使腰椎呈平直或轻度后凸状，以使术野开阔。

三、体表标志

1. 髂嵴最高点。

2. 脊柱腰段下部阶梯状凹陷处。

四、定点（图 4-7-4-1）

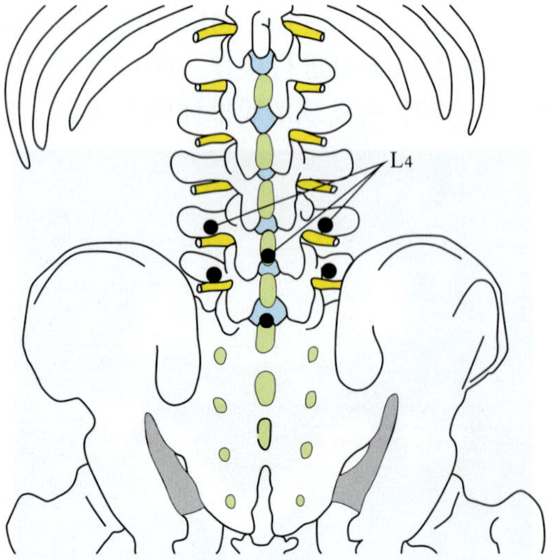

图 4-7-4-1

1. 移位椎关节囊与横突（上下缘）点　定于相应左右横突中点，左右各 1 点，松解病变椎间小关节与横突间韧带。

2. 移位相邻椎横突缘点　左右各横突中点定 1 点，进一步松解病变椎相邻间横突间韧带。

3. 移位椎黄韧带点　松解黄韧带，进一步松解椎间的纤维连接力，有利于牵引复位。

4. 合并症病变点　脊神经后支卡压点、梨状肌综合征病变点与滑脱椎相关的软组织的损伤，所以也要一并给予针刀治疗。

五、消毒与麻醉

病变部位棘间点的麻醉要求：由于腰椎的前后移位，阶梯样凹陷的出现，使得棘间点麻醉的进针深度有了改变。假性滑脱时，向前滑脱的椎体将椎管各层组织向前推使深度变深，而未滑脱的椎体等于被推向了后方（与硬膜的距离变短）。椎管的各层组织原来的关系，即各层次间的距离便发生改变（各层间由于挤压而间隔变窄），并在棘间韧带走行方向上，由原来的平行变为斜行。因此，从皮肤至脊髓蛛网膜的距离已经变短，如在穿刺中不加注意，则有可能穿入蛛网膜下腔。如把麻醉药注入，则必然造成脊髓麻醉，如不及时发现和抢救则会酿成不良后果。穿刺时，一定在穿过棘上韧带后，将注射针头调整一个很大的角度（向头或向尾侧），约 30°，指向下位或上位棘突上或下骨缘，当针尖触到骨缘后，并且要认真回吸，确证无血、无液后才能退回式注入麻醉药。这一点，不可掉以轻心。

六、针刀操作（图 4-7-4-2）

1. 移位椎关节突与横突上下缘点　刀口线与脊柱纵轴平行，刀体与皮面垂直。快速刺入皮肤，直达横突骨面。沿骨缘向外、调转刀口线 90°，调整刀锋至横突上下缘，向内切开横突间韧带。而后，则继续将针刀移向关节突关节，切开关节突关节囊。病变椎上下关节囊均如此操作。

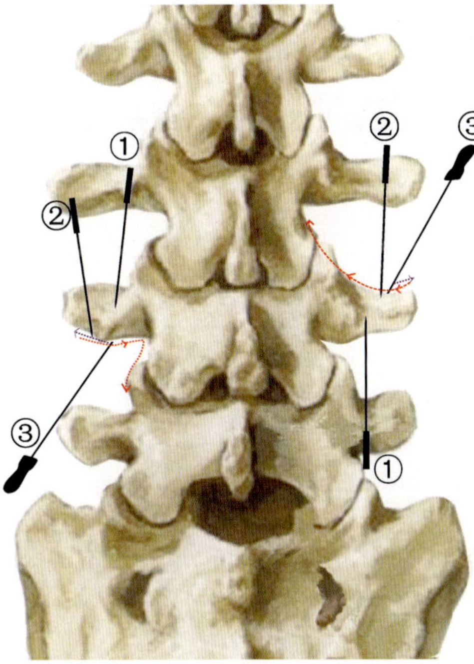

图 4-7-4-2

2. 移位椎下一椎横突下、上缘点　刀口线与脊柱纵轴平行，刀体与皮面垂直。快速刺入皮肤，直达横突骨面。调转刀口线 90°，调整刀锋至横突下、上缘，沿骨缘切开横突间韧带。

3. 移位椎黄韧带点　松解黄韧带，进一步松解椎间的纤维连接力，有利于牵引复位。请参照黄韧带松解术。

4. 合并症病变点　脊神经后支卡压点、梨状肌综合征病变点等按各病进行治疗即可。

七、手法操作

术毕，行团身抬臀复位法，步骤如下：

1. 体位　仰卧位。病人两手交叉放于小腹耻骨联合之上，用以保护腹部。

2. 复位姿势　术者与助手面对面分别立于病人（治疗床）两侧，让病人屈膝、屈髋，两人将位于病人头侧的手交叉扶持病人的小腿上段，其前臂中段压于同侧膝下。两人的另一手各扶持同侧病人的臀下。这样便摆好了屈膝、屈髋、抬臀的团身复位姿势。另一助手在病人头侧，以两手分别放于两侧肋弓上，以保护胸廓不受损伤。

3. 复位操作　按统一口令“1”“2”“3”进行复位操作：“1”病人深吸气；“2”病人憋住气；“3”两医生同时对病人行屈膝、屈髋、抬臀动作。在将臀抬起的同时，向病人头侧方向推，同时向下方方向推压，以使前移位椎骨向后方移动、前移位下方的椎骨向前方移动，从而使移位的椎骨复位。操作时要同步、协调，用力一致，方向不偏。如此反复 3~5 次，如有弹响声或有骨滑动感，可能系复位成功的征象。

4. 检查复位效果　让病人俯卧位，检查腰椎阶梯样凹陷是否有改善；如无改善，可再做复位手法 5 次。但绝对不可无限制的做手法复位，以免对腹腔产生较大刺激，招致腹腔胀气，甚至肠麻痹的并发症。

八、护理与康复锻炼

1. 以整体移动的方式将病人抬上手术推车，送回病房，平卧于硬板床上。

2. 回病房后给予骨盆牵引。重量为病人体重的 1/2~1/10，可增可减，以病人能耐受为度。

3. 最好卧床 20~30 天，以保证韧带的良好修复。

4. 大小便时，病人可以双手抱膝抬臀的方式处理。

5. 术后 1 周，病人可以双手抱膝的方式坐起，但不可放手，要保持屈膝、屈髋的姿态。

6. 术后3周，可嘱病人做功能锻炼，即“团身式练功法”：病人最大限度地屈膝屈髋，使臀部尽量抬高，双手相扣抱住双膝下部。然后，先是在别人的帮助下，做坐起和倒下的团身往复运动，逐渐完全自理锻炼。团身滚动练功应循序渐进，次数由少到多，10次→20次→50次，每天做1~3遍。

第五节 注意事项

1. 本病诊断标准明确，故不易误诊。应注意真、假滑脱的鉴别。要熟悉X线测量，对确诊有重要意义。

2. 针刀操作本来不难，但要注意的是，本病病变部位的解剖关系已经发生改变，已经不是原来棘间韧带的深度，在操作中一定要注意必须紧贴棘突上或下缘骨面做切开剥离，否则易致误伤蛛网膜或其他组织器官，造成不良后果。手法操作应有控制地进行，用力不可过猛，次数不宜过多，否则可能造成副损伤。

3. 手法后，如出现腹胀、排气不畅等情况应及时处理。可在术后即给予番泻叶泡水当茶喝。

（王岩 赵新娜 庞继光 撰写）

第八章

肩峰下撞击综合征

肩关节活动十分频繁，因此肩部损伤性疾病较多，肩峰下撞击综合征是其中常见的一种。肩峰下撞击综合征亦称为肩峰下疼痛弧综合征。该病涉及的肌腱较多，与冈上肌、肱二头肌、三角肌以及肩袖、肩部各滑液囊有着密切的关系。过去，均以手术方法治疗，有了针刀闭合型手术，为此症的治疗提供了新的方法，疗效颇佳。

第一节　相关解剖

1. 喙肩韧带（图 4-8-1-1）　位于喙突与肩峰之间的一条坚强的韧带。它是人体中为数不多的、把同一骨的两个突起连在一起的韧带。此韧带呈三角形，起止于喙突的外侧缘与肩峰末端前缘之间，三者连在一起形成“喙肩弓”。该韧带前、后部较厚，中部很薄呈膜状。其作用是防止肱骨头向上方脱位。

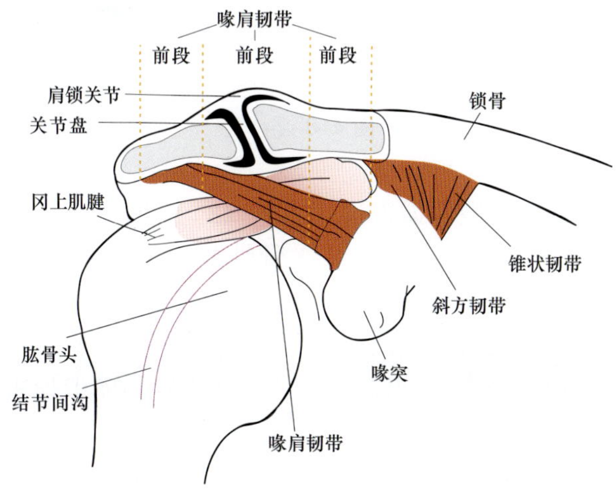

图 4-8-1-1

2. 肩峰下关节及肩峰下间隙　肩峰与肱骨之间有一宽 10~15mm 前窄后宽的间隙。此间隙的上方为喙肩穹，包括肩峰、喙突及连接两者的喙肩韧带；下方为肩袖和肱骨大结节；肩峰下滑液囊位于中间。肩峰下间隙可分为前、中、后三部分：前（内）部位于喙突和喙肩韧带前 2/3 下面，内含肱二头肌长头腱关节内部分、喙肩韧带、肩胛下肌和喙突下滑液囊；中部位于肩峰前半，肩锁关节及喙肩韧带中 1/3 下面，含冈上肌止点及肩峰下滑液囊；后(外)部位于肩峰后半下面，含冈上肌上部和部分肩峰下滑液囊。由于肩峰下间隙前窄后宽，故病变多发生于前、中间隙内。

第二节　病因病理

1. 肩部活动不仅发生在盂肱关节，也发生在肩峰下间隙（图 4-8-2-1）　此间隙中，任何引起肱骨头与喙肩穹反复摩擦、撞击的疾病均可引起肩峰下撞击综合征。在肩关节过度频繁外展时，肩峰下关节各种组织受到损伤而致发生充血、水肿、炎症渗出，便出现肩部急性疼痛症状。病程迁延，进而损害肩峰下组织，使肩袖纤维变性，滑液囊肥厚，进一步波及肩袖及肱二头肌长头腱等组织出现病理改变，肩袖对肱骨头的稳定作用减弱。当肩关节外展时，损伤后的肩袖不能有效地控制肱骨头上移，肩峰下间隙变小。由于肱骨头对肩峰的反复撞击可导致骨性结构的改变及肩峰和大结节的骨赘形成。

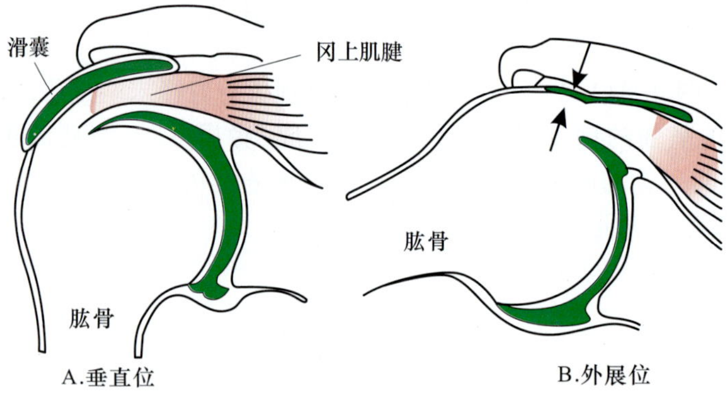

图 4-8-2-1

2. 肩部撞击综合征是一种慢性损害过程，其病理改变可分为三期

（1）一期——水肿出血期：由于肩关节过多外展活动，使肩峰下组织反复遭受磨损和撞击，肩峰下滑液囊和肩袖组织水肿、出血。此期病人多在 25 岁左右。

（2）二期——腱滑膜炎及纤维变性期：由于摩擦和撞击的积累，肩峰上下组织及滑液囊呈纤维变性而增厚。此期病人症状明显，病人年龄大多在 25~40 岁。

（3）三期——肱二头肌长头腱断裂与骨性改变期：由于肩袖与肱二头肌长头腱的严重病变导致喙肩韧带和肱二头肌长头腱病理性断裂，肱骨头上移，肩关节间隙变小，致使肩部撞击损害更趋加重，久之致肩部骨结构发生改变。其改变是：肩峰前下部、肱骨大结节发生硬化、增生或囊性变，肱骨颈上可出现切迹。此期病人多在 40 岁以上。

第三节　临床表现和诊断

一、症状

1. 肩部疼痛　本病的主要症状是肩部疼痛。其疼痛围绕在肩峰周围，有时扩展到整个三角肌的范围。疼痛的特点是，夜间和患侧卧加重。病人常需服止痛药物才能入睡。

2. 患肢无力　病人感到患肢酸软，持物无力。

3. 活动受限　患肢外展、上举均受限。特别是患肢外展、上举至 60°~120° 时出现明显的疼痛，有时会有被“卡”住的感觉，甚至不能继续上举。

二、体征

1. 压痛　压痛区在肩峰下至肱骨大结节这一区域内。

2. 捻发音　被动活动肩关节可闻及明显的捻发音，或称碎裂音。

3. 疼痛弧征（图 4-8-3-1）　肩关节主动外展活动时，在外展开始的 0°~60° 之内无疼痛；当外展至 60°~120° 时有明显的疼痛发生；而当外展超过 120° 后疼痛反而消失。但当被动外展活动时，其疼痛明显减轻，甚至完全无痛。此征称“疼痛弧”征。

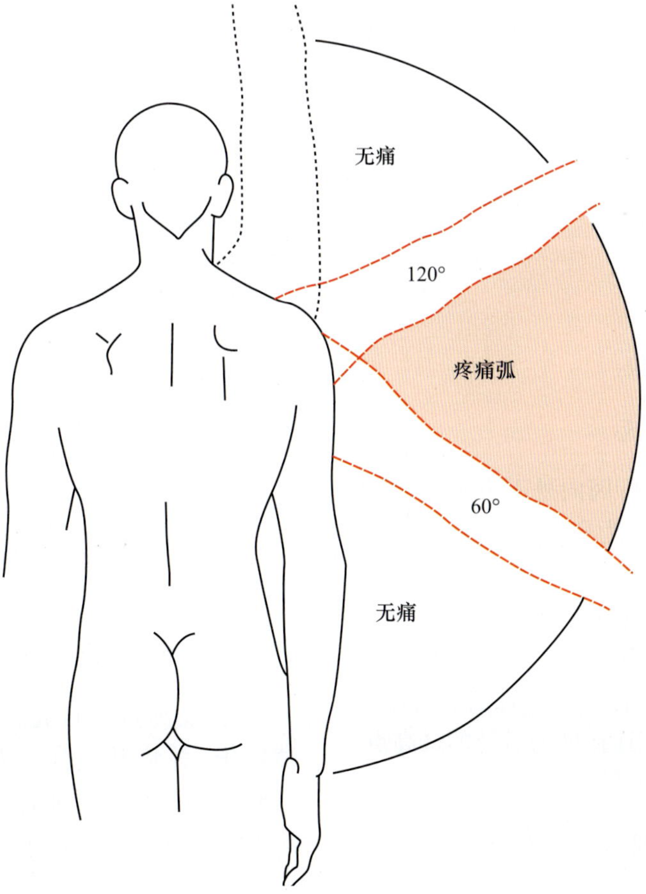

图 4-8-3-1

4. 外展外旋后伸受限 病程长者，肩关节的外展、外旋和后伸摸背的活动明显受限，尤其是后伸摸背的活动受限更为显著。

5. 特殊试验——肩部撞击试验 病人取坐位，检查者立于病人背后，一手放于病人肩部，固定肩胛骨；一手托住患肢肘部。然后，将病人上肢快速向前上方推动，使肱骨大结节与肩峰撞击，此时将产生明显疼痛，为撞击试验阳性。

6. 试验性治疗 如上述试验阳性，可应用1%利多卡因10ml行肩峰下封闭。疼痛消失者，本病可确诊。此试验治疗有特异性，为本病诊断和鉴别诊断的有利根据。

三、影像学检查

大多数病人的X线表现无异常。少数严重病人可有X线片的改变：肱骨大结节硬化、囊性变、骨赘形成；肩峰前缘硬化、肩峰下骨刺形成；冈上肌钙化影；肩锁关节创伤性关节炎（关节间隙狭窄、硬化、骨化等）；肱骨头上移、肩峰下间隙狭窄等。

当疑有喙肩韧带、肱二头肌长头腱等有断裂时，可行肩关节造影或MRI检查。

四、鉴别诊断

肩峰下撞击综合征最主要的鉴别疾病是颈椎病与冻结肩。后二者肩撞击试验均为阴性，疼痛弧试验也不典型。肩峰下撞击综合征无神经定位症状。

第四节 针刀微创手术治疗

一、适应证与禁忌证

凡确诊为肩峰下撞击症的病人均是针刀闭合型手术的适应证。

二、体位

仰卧位或侧卧位。

三、体表标志

1. 肩峰 沿肩胛冈向外上方触摸，其骨端为扁平的骨性突起为肩峰。它位于光滑的三角肌隆起的直上方。

2. 喙突 在锁骨中外1/3交界下方25mm处，向后外可扪到。

3. 肩锁关节 肩峰与锁骨的肩峰端相连形成肩锁关节，该连接处为肩部的最高点。而肩峰并不是肩部的最高点。

四、定点（图4-8-4-1）

1. 喙突点 喙突外侧压痛点上，定1点，松解喙肩韧带的起点。

2. 肩峰前上内侧点 压痛点处定1点，松解喙肩韧带的止点。

3. 肩峰下点 定1点，松解肩峰下滑液囊。

4. 结节间沟点 结节间沟压痛点处定1~2点，松解肱横韧带。

5. 肩锁关节点 有时伴有肩锁关节炎，则一并处理。

五、消毒与麻醉

皮肤常规消毒，戴无菌手套，局麻后行针刀闭合型手术。

六、针刀操作（图4-8-4-2）

1. 喙突点 首先，应以拇指或食指扪清喙突，并将其按住。刀口线与躯干纵轴一致，刀体与皮面垂直。从压住的手指边缘刺入皮肤，直达喙突骨面。调整刀锋至喙突外侧骨缘，沿骨缘切开喙肩韧带3~5刀。要切透韧带，达到真正松解喙肩韧带的目的。

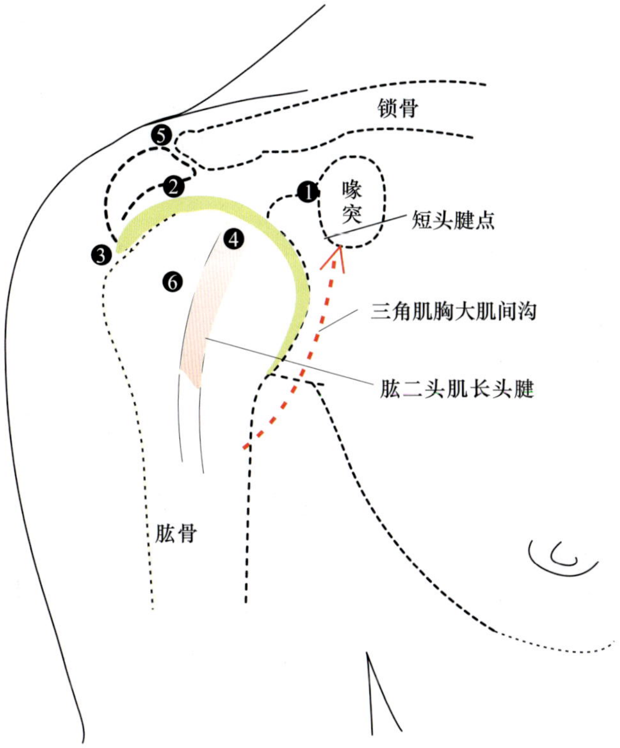

图 4-8-4-1

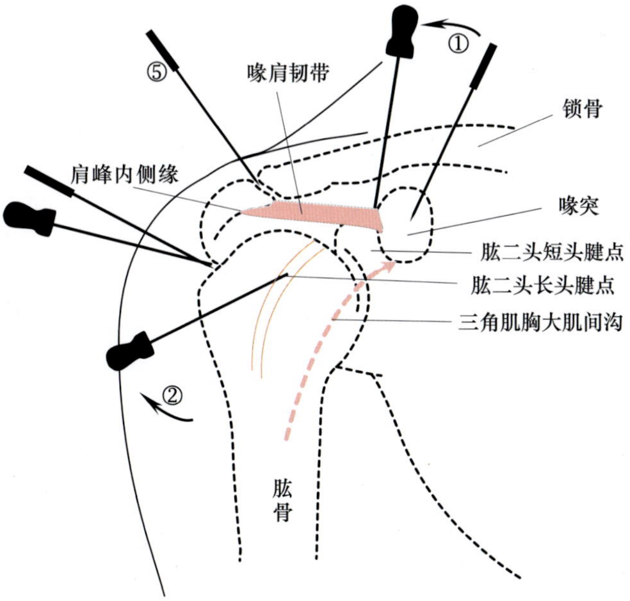

图 4-8-4-2

2. 肩峰前上内侧点　刀口线与躯干纵轴一致，刀体与皮面垂直。快速刺入皮肤与皮下组织，直达肩峰前内侧骨面。调整刀锋至肩峰前内侧骨缘，切开喙肩韧带肩峰附着部 3~5 刀。刀下有松动感后出刀。

3. 肩峰下点　刀口线与肢体纵轴平

行，刀体与皮面垂直。快速刺入皮肤、皮下组织，直达骨面。调整刀峰至肩峰下间隙，伸向肩关节囊，纵行切开肩峰下滑液囊 3~5 刀，并予纵行疏通、横行剥离，刀下有松动感后出刀。

4. 结节间沟点 刀口线与肢体纵轴平行，即与肱二头肌腱走行平行。刀体与皮面垂直。快速刺入皮肤、皮下组织，直达骨面。纵行切开肱横韧带 3~5 刀，并予纵行疏通、横行剥离，刀下有松动感后出刀。

5. 肩锁关节点 此处为肩部最高点，肿胀时尤为明显可见，且有压痛。关节间隙上进刀。刀口线与关节间隙平行，刺入皮肤，进入关节囊，纵行切开 2~4 刀，疏通剥离后出刀。

七、手法操作

让病人主动作患肢的外展、上举活动，反复多次，并嘱病人在家定时作患肢外展和上举的功能锻炼。

第五节 注 意 事 项

本手术的部位无重要的神经血管通过，故危险性不大。但在喙突点的操作中要注意，不得刺入过深，必须沿喙突骨缘切开喙肩韧带，才能达到既不损伤正常组织，又能取得治疗效果的目的。治疗此症应有耐心，有时需多次治疗。

（王岩 庞继光 撰写）

第九章

冻结肩

冻结肩，即肩关节周围炎，亦称肩周炎、肩凝症、粘连性肩关节炎、五十肩等。冻结肩是由于肩关节的关节囊及其周围组织所发生的一种广泛的无菌性炎症等病理变化而引起的肩痛、肩关节功能障碍等一系列临床症状和体征，且以肩关节功能障碍为主症的一种常见病和多发病。因其病理表现主要是关节囊与周围组织发生粘连，故又称粘连性肩关节炎。单纯性冻结肩，大多数患者有自愈倾向，自然归转为6~24个月。通过治疗可改善症状，缩短病程。然而，到目前为止，治疗方法虽多，其疗效并不理想。原因在哪里？在临床实践中发现，有相当一部分冻结肩病人，同时患有颈椎病(似应先有颈椎病，后有冻结肩)。这些病人，往往不是治疗冻结肩而愈，却是通过治疗颈椎病而同时治愈了冻结肩。这说明一部分冻结肩与颈椎病的密切关系。本书在肌、腱、腱围结构损伤中，对冈上肌损伤、冈下肌损伤、肱二头肌短头损伤、肱二头肌长头肌腱炎、肩峰下滑液囊炎、三角肌滑液囊炎等疾病已作为独立的病种分别作了详细阐述，将过去混淆在肩周炎中的各个独立的疾病分离出来，实现了极有针对性的治疗，提高了疗效。本节只针对冻结肩。针刀闭合型手术治疗冻结肩疗效较好，故予推荐。

第一节 相关解剖

一、肩关节的结构(图4-9-1-1)

1. 肩关节骨与连结　肩关节是肩部的主要结构，由肩胛骨的关节盂与肱骨上端的肱骨头组成。肩胛骨通过锁骨及其肩锁关节和胸锁关节与躯干相连接；通过肩肱关节与自由上肢连接；通过周围肌将肩胛骨(亦即肩关节)附着在胸廓上，从而使肩胛胸壁关节具有一定的活动性，并扩大了上肢的活动范围。肩关节周围被有关节囊、韧带、滑液囊、肩袖及喙肩弓等结构。关节盂位于肩胛骨的外上角上，呈上窄下宽的梨形，上下径(38mm)大于左右径(27mm)，盂周缘隆起，有纤维软骨镶嵌为盂唇，增加关节盂的深度。关节盂小，肱骨头大，二者极不相称。关节盂的上、下方有盂上结节和盂下结节，分别为肱二头肌长头和肱三头肌长头附着。

2. 肱骨头　呈半球形，约占周缘的2/5，其周缘稍细的浅沟为解剖颈，是肩关节关节囊的附着部位。由于这一结构特点，使肱骨头有较大的运动幅度，但同时降低了关节的稳定性。

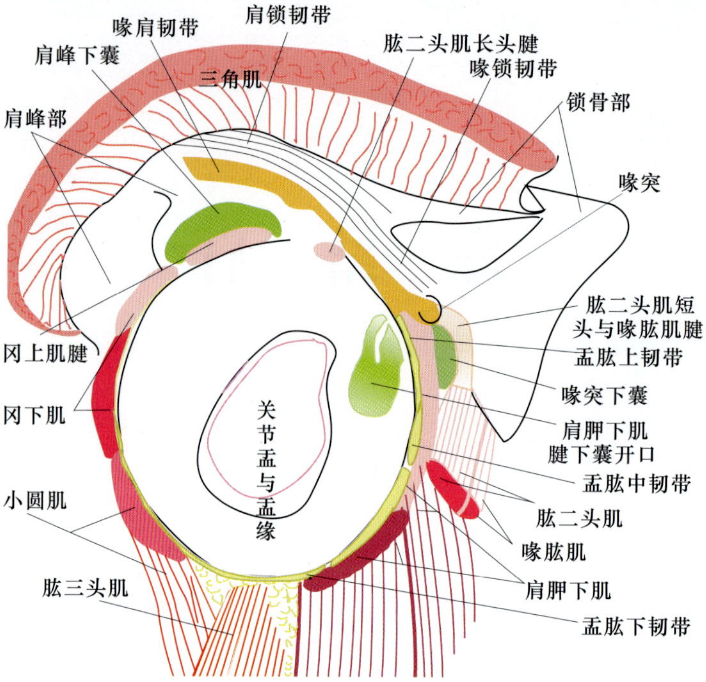

图 4-9-1-1

3. 肩峰　位于肱骨头的后上方，朝向外后上，是防止肱骨头向上脱位的重要结构，为重要体表标志。

4. 喙突　呈臂状，向前外下方伸出，做拥抱肱骨头的姿势。在喙突与肩峰之间有喙肩韧带，甚为坚强，称之为第二肩关节上界，是防止肱骨头向上、向内脱位的结构。在喙突与锁骨外1/3之间有坚强的喙锁韧带相连，形成喙锁机制。

5. 关节囊　近端附着于关节盂唇，远端附着于肱骨解剖颈。肱骨头的关节面比关节盂约大3倍，关节囊的面积较肱骨头大2倍，故肩关节运动灵活。在关节囊内可形成多个滑膜隐窝。如关节囊前部滑膜甚为松弛，约有81.8%的人滑膜沿肩胛颈的前部延长，直至喙突根部，形成较大的滑膜隐窝，可使关节囊向内移位于喙突基底。此滑膜囊尚可突入肩胛下肌腱与关节囊之间，构成肩胛下肌腱下囊。在结节间沟处，滑膜向下延伸，并反转至肱二头肌长头腱，形成结节间沟肱二头肌腱滑液鞘（表4-9-1-1）。

6. 肩关节韧带　有喙肩韧带、喙肱韧带、盂肱韧带。

（1）喙肩韧带：虽非肩肱关节本身的韧带，却是构成第二肩关节上界喙肩弓的重要组成部分，是肩关节上部的有力屏障。它以宽广的基底起于喙突外缘，然后缩窄，在肩锁关节前止于肩峰尖部的前缘（因此韧带中间较薄或缺如，故常呈分支状）。此韧带将肩峰下滑膜囊隔开，成为肩峰下滑膜囊后部之顶。上臂抬起时，肱骨下的滑膜囊和疏松结缔组织有利于肩部深、浅层肌的滑动。

（2）喙肱韧带：为一坚强的纤维束。它的上面紧贴于关节囊的上面，其前缘和上缘游离，后缘和下缘又与关节囊紧密相连，可视为胸小肌的游离部。此韧带起于喙突水平部的外缘，向前下行于冈下肌和肩胛下肌的间隙中，止于肱骨大、小结节及其间的肱横韧带。喙肱韧带加强关节的上部，关节外旋时紧张。当此韧带挛缩时，肱骨头将呈内旋位，限制肩肱关节的外展、外旋。

表 4-9-1-1 肩关节周围的滑液囊结构表

编号	名称	部位
1	肩峰上滑液囊	位于肩峰上部皮下
2	肩峰下皮下囊	位于肩峰背侧与皮肤之间
3	肩峰下滑液囊	介于三角肌、喙肩弓及肩肱关节外侧面之间,上为肩峰,下为冈上肌腱止点
4	三角肌下滑液囊	位于三角肌与大结节之间,常与肩峰下囊相通而与肩关节囊相通
5	喙突下滑液囊	在胸大肌与喙突之间
6	冈下肌滑液囊	位于冈下肌腱与肱骨大结节之间
7	肩胛下肌滑液囊	位于肩胛下肌腱的深面,喙突根部与关节盂相连处,有二口通于盂中韧带的上下,与深面滑膜皱襞相互重叠,常与关节腔相通
8	背阔肌滑液囊	位于肱骨结节间沟内侧,背阔肌之下
9	大圆肌滑液囊	位于肱骨结节间沟的内侧,大圆肌与背阔肌之间
10	胸大肌腱下囊	位于肱骨大结节嵴与胸大肌腱之间
11	肩胛提肌腱下囊	位于肩胛骨内上角肩胛提肌腱与其下的肋骨面之间
12	前锯肌滑液囊	位于肩胛骨内侧缘的中段,胸壁与肩胛骨之间的前锯肌深处
13	前锯肌下滑液囊	位于肩胛下角内侧面与胸壁之间

(3) 盂肱韧带:位于关节囊前壁的内面,以增强关节囊的前壁,分为上、中、下三束。它们可约束肩肱关节的外旋运动。盂上韧带较细且大小不一,随年龄增大而增厚,起于喙突根部的关节盂边缘,斜向外下,止于肱骨小结节上方;盂中韧带多起于盂唇前部和肩胛颈,在盂上韧带之下附着于肱骨小结节,与肩胛下肌相关,随年龄增加有较多的纤维增生;盂下韧带呈三角形,尖起自盂缘,斜向下外方,其基部位于肩胛下肌与肱三头肌之间,向远侧行并止于肱骨外科颈和小结节内缘。

二、腱围结构

1. 肩关节　周围有众多的滑液囊(图 4-9-1-2、表 4-9-1-1),如肩峰下囊、三角肌下囊、肩胛下肌腱下囊、喙突下囊、冈下肌腱下囊、结节间滑液鞘、肱骨大结节嵴滑液囊和肱骨小结节嵴的滑液囊等。它们基本上都在肩周围,都位于肌腱的肩周止端附近,在关节囊和骨面之间,以减少肌腱与周围结构之间的摩擦。较大的是冈上肌腱和肩峰之间的肩峰下滑液囊。位于三角肌下的三角肌下囊,常与肩峰下囊相通。喙突与喙肩韧带下有喙突下滑液囊。在肩胛下肌深面有肩胛下肌囊。在结节间沟处有结节间滑液鞘,此滑液鞘常与关节腔相通,肱二头肌长头腱在其中间通过。

2. 肩峰下和三角肌滑液囊　位于肩关节上外侧,内、外两层肩袖之间,即冈上肌与三角肌之间和冈上肌与喙肩韧带之间,所以有助于外、内肌袖之间的相互滑动,并可使内肩袖避开坚硬的肩峰及喙肩韧带。此囊向下伸达三角肌中部上方与肱骨大结节之间,在臂外展时起滑动作用。喙突下囊,亦与此囊相通。

3. 喙突下囊　界于喙肱肌、肱二头肌短头联合腱与深面的肩胛下肌之间,起滑润作用。另一方面,肩峰下囊的形态、位置取决于臂所处的位置。臂下垂时,此囊伸展向下,位于三角肌深面和肩峰的下方;臂外展时,此囊

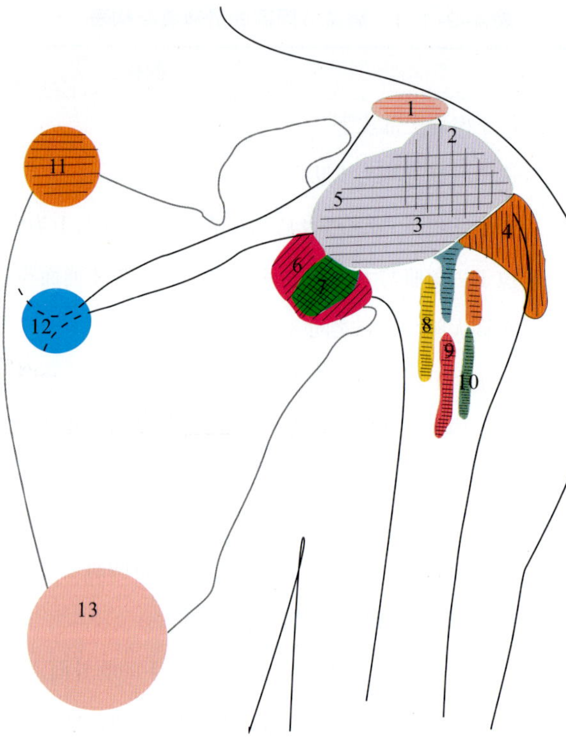

图 4-9-1-2

向上退缩到喙肩韧带下面，在肩峰与肱骨大结节之间隐蔽起来；臂内收时，此囊向下扩展至三角肌深面，脱离了喙肩韧带与冈上肌的挤压。当肩峰下囊发生损伤、炎症或萎缩、粘连时，产生肩部疼痛。但由于臂的位置不同，肩峰下囊的位置也不同。所以，臂外展时，由于滑液囊被挤压而自觉疼痛加重，压痛却不明显；相反，臂内收时，滑液囊脱离了挤压，自觉疼痛缓解，而压痛则明显加重。这种动态关系是诊断肩峰下滑液囊炎的重要根据。

三、肩关节肌及肩袖

在一般关节活动状态时，无需骨骼肌维持关节的稳定性，其主要功能是供给关节动力。但在肩肱关节则不然，肩部肌对于肩肱关节的稳定起着十分重要的作用。外肩袖为包绕肩关节的外层肌，即三角肌，包围肩关节的前、外、后三面；内肩袖为肩袖的内层肌，包括冈上肌、冈下肌、小圆肌和肩胛下肌等。肩袖是由四块内层肌腱拥抱肩关节而形成的半环形腱膜结构，其腱纤维层与关节囊纤维层紧密交织，并共同止于肱骨解剖颈上半的沟中，四肌强而有力，使肱骨头紧贴关节盂，是稳定肩关节的主要结构。其中，肩胛下肌腱位于肩关节囊的前方，腱宽 39mm；冈上肌腱位于上方，腱宽 23mm；冈下肌和小圆肌联合腱位于后方，腱宽 47mm。在关节囊前面，内、外肩袖两层之间还有三块肌，即胸大肌、喙肱肌、肱二头肌短头。这些结构上的特点对于骨伤科来说是非常重要的。肩部肌可分为三类：第一类为专供动力的肌，如胸大肌、斜方肌等；第二类为主要作用为稳定关节的肌，如冈上肌、小圆肌、肩胛下肌；第三类为稳定关节与供给动力并重的肌，如三角肌等。现将肩肌总结于表 4-9-1-2。

表 4-9-1-2 肩部肌

名称		起点	止点	作用	神经支配
外肩袖	三角肌	锁骨外侧 1/3 肩峰及肩胛冈	肱骨三角肌粗隆	整肌使肩关节外展， 前部肌束前屈内旋 后部肌束后伸外旋	腋神经、$C_{5\sim6}$
内肩袖	冈上肌	冈上窝	肱骨大结节上分	使肩关节外展	肩胛上神经、$C_{5\sim6}$
	冈下肌	冈下窝	肱骨大结节中分	使肩关节内收外旋	同上
	小圆肌	肩胛骨腋缘上 2/3	肱骨大结节下份	同上	腋神经、C_5
	肩胛下肌	肩胛下窝	肱骨小结节	使肩关节内收内旋	肩胛下神经、$C_{5\sim7}$
	大圆肌	肩胛下角背面	肱骨小结节嵴	同上	同上

四、腋窝

腋窝(图 4-9-1-3)是一重要区域，与上肢密切相关的血管神经束经过其中，其结构复杂。了解腋窝的解剖关系颇为重要。腋窝为圆锥形间隙，有四壁、一顶、一底。

前壁，亦称腋前襞，为胸大肌、胸小肌及其筋膜组成。后壁，亦称腋后襞，由上向下为肩胛下肌、大圆肌、背阔肌及其筋膜组成。前后两壁向内侧逐渐分开，向外侧逐渐靠近。内侧壁为覆盖上位肋骨的前锯肌。外侧壁为肱骨结节间沟及喙肱肌和肱二头肌长、短头。顶是由锁骨、肩胛骨上缘和第一肋外缘围成的三角形间隙。底是腋筋膜和皮肤。进入腋的手术途径只有肌性的前壁和筋膜性的底。

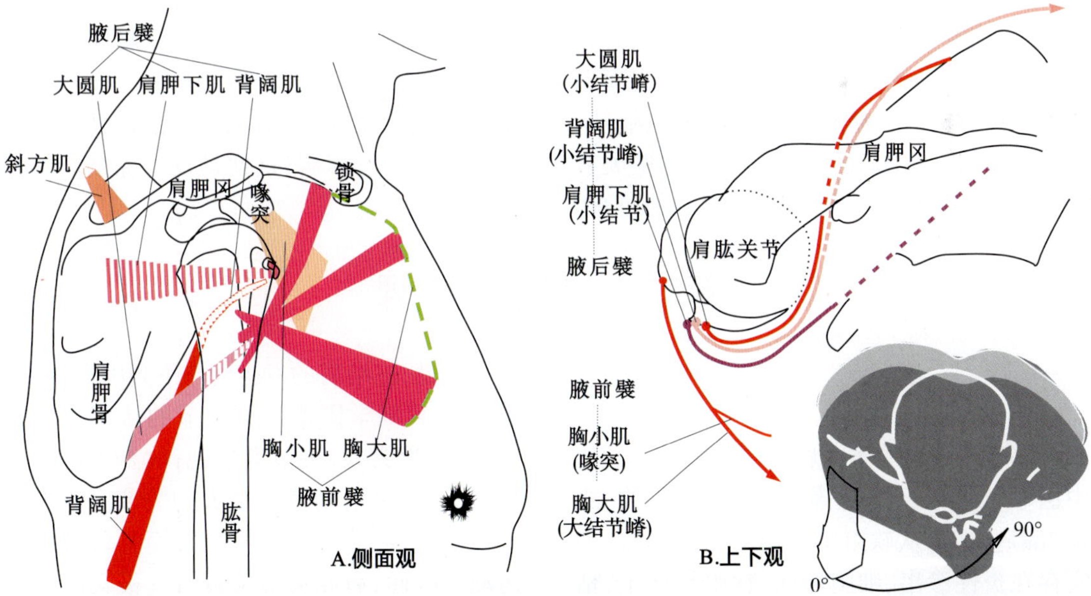

图 4-9-1-3

五、肩关节的血供和神经支配

肩关节的血供有两个来源：一为锁骨下动脉系的肩胛上动脉的分支，有冈上肌支、冈下肌支、肩胛下肌支各分支；另一分支是由腋动脉分出的旋肱前动脉、旋肱后动脉、肩胛下动脉和旋肩胛动脉的分支至肩肱关节。这样，在肩肱关节附近来自锁骨下动脉、腋动脉的关节支与肱深动脉的分支形成动脉吻合网，可以较好地保证肩肱关节的血液供应。

肩关节为多神经支配。肩胛下神经的关节支(3~4支)分布关节囊的前面；胸外侧神经的关节支(2支)分布于关节囊的上面；肌皮神经的关节支(2支)分布于关节囊的前面；肩胛上神经的关节支(2~3支)分布于关节囊的后面；腋神经的关节支(2~3支)主要分布于关节囊的下面及结节间沟区等。

上述各关节支神经，几乎都是止于关节周围肌的神经支所发出，并通过其肌纤维走向相邻部位的关节囊上。因此，肩关节的疼痛与肩周肌腱附着部的疼痛很难鉴别。上述关节支神经，主要来源于C_{5-6}节，并在滑膜形成网，故滑膜的感觉灵敏。但关节囊纤维层及其韧带定位感觉不明确，关节面几乎无感觉。

六、肩关节的运动

肩关节的运动实际上是由肩肱关节、胸锁关节、肩锁关节和肩胛胸壁关节等四者相互连接、相互协调、相互配合、共同作用而形成的统一体。以上臂的外展与上举为例说明如下：该动作是由肩肱关节与肩胛胸壁关节联合作用的结果。在最初外展30°和前屈60°时，肩胛骨稳定，内、外摆动仅是肩肱关节的作用。尔后的运动，肩肱关节与肩胛胸壁关节的运动幅度均为2∶1，即每抬起15°，其中的10°为肩肱关节的作用，而其中的5°为肩胛胸壁关节的联合作用。因此说，肩肱关节的作用范围为120°，而肩胛胸壁的联合作用为60°。如肩胛骨固定不动，上臂只能主动抬起90°，而被动才能抬起至120°，其外展角度则减少1/3。不仅如此，在上臂抬起时，锁骨亦起一定的作用。肩胛骨在胸壁上作正常旋转动作时，有赖于完整的胸锁关节和肩锁关节；故它们的病变必然影响上臂外展。在上臂抬起时，胸锁关节可允许锁骨抬高40°，即上臂每抬高10°，锁骨可抬高4°，当上臂抬高至90°时，锁骨已抬高至极限。肩锁关节可有20°的活动，它分别在上臂抬高至30°和135°时协调运动。由此可以看出，肩锁关节与胸锁关节的联合运动范围则为60°。

总之，肩关节连结的特点是关节囊松弛，肩关节周围的韧带结构薄弱，因而肩关节具有十分灵活的运动功能。加之，腱围结构多而复杂。因此，关节易于损伤，更易于形成软组织的粘连，而肩关节广泛的粘连，便导致了肩关节的功能障碍，这便是发生冻结肩的解剖学基础。

第二节 病因病理

一、病因

关于冻结肩的病因病理，历来众说纷纭。中医学认为系经脉空虚、外邪侵入所致，故称“漏肩风”。从软组织损伤的角度来看，确实存在炎性渗出、细胞坏死、软组织增生、粘连结疤、肌挛缩等改变。但冻结肩多发生在50岁左右，又多侵犯妇女，还有自限性，预后是良好的，绝少发生后遗症，这些又与内分泌有联系。总而言之，冻结肩的病因尚未确定。治疗冻结肩的目的是减少病人痛苦，改善关节功能，提高生活质量。根据目前研究，虽无统一意见，冻结肩的发生确与下列因素有关：

1. 解剖学因素　肩关节的特点是关节盂小，肱骨头大，关节囊松弛，故是人体最灵活之关节，是活动范围最大的关节。它不仅可以做屈伸、收展、内外旋转，而且可做环转运动。因此，肩肱关节又具有它极大的不稳定性。不稳定则易损伤。肩关节的稳定性主要靠肩关节周围的肌、腱和韧带的协调来维持。它们之间的润滑靠的是众多滑液囊的参与。当这些软组织损伤时，便易产生粘连、瘢痕和挛缩，从而使肩关节的活动受限。

2. 损伤性因素　肩关节功能复杂，承受

着大小不等、方向各异的力，还可能受到不同方向的力的叠加以及转换的作用，所以肩关节很易损伤。肩关节的损伤不外乎急性损伤及其后遗症和慢性损伤。这里要提及的是，那种在日常生活和劳动中不常注意的损伤，如长期从事一种姿势的工作，动作单调，时间又长，会造成肩关节的慢性劳损。

在冻结肩的病例中，当外展、上举上肢时，腋前、后襞大多都极为紧张，有的如两块钢板一样，限制上肢外展和上举的运动。因此，在冻结肩的病例的治疗中，亦可考虑松解腋前、后襞的病变，如腋前、后襞的肌与筋膜的粘连、挛缩等改变，故可以考虑以针刀松解的方法来缓解冻结肩的症状。

3. 不良习惯　有人只习惯做某一种运动或活动，有人睡眠时只喜欢一侧卧式而不常变换体位，一侧肩关节受压时间过长，易造成关节的慢性损伤。

4. 内分泌因素　目前认为男、女性都有更年期。更年期时性激素分泌减少 80%，肾上腺皮质酮下降 10%。性激素对运动系统有着重要的调节作用。更年期时，运动系统会受到激素分泌不足的影响，因而对冻结肩的发病有一定的作用。但在临床中也有不少病人并非都是更年期，这如何解释尚待研究。

5. 气候因素　有人是在受到风、寒、湿等气候条件的影响而发病。尤其是老年人更易患病。这可能与老年人适应能力下降、肩部已有病理改变等有关。

二、病理

肩关节是一个多关节联合的复杂关节，肩关节任一结构如骨、肌、腱、腱围结构、神经和血供的病理改变都会导致肩周各组织的病变。再加之年龄的增大、各生理系统的变化等因素结合在一起，便导致冻结肩的发生。

50 岁后，肩袖滑膜面最内侧的纤维常发生不完全撕裂、磨损或破碎等病变，有的甚至整层均受到侵犯而发生完全撕裂，缺损附近的滑膜组织加厚，形成镰状韧带，这种变性随年龄的增加而愈益加重。引起肩袖病变的原因，除年龄因素外，还有慢性损伤。关节囊常处在肩峰与肱骨头的挤压之下，当臂外展时，肱骨头便向上触及肩峰下面，易使其间的软组织受到钳夹，使肩袖反复遭受损伤。其中，冈上肌在肩部肌群中最易受损。由于肩胛上神经在肩胛横韧带下走行而被固定，当肩部做旋转运动时最易受损。同时，冈上肌腱又是肩部四方应力的交汇点，故更易遭受劳损。

Depalma（1983）将本病的病理过程分为三期：

1. 第一期　急性期，亦称冻结前期。关节囊本身粘连，因关节囊下部皱襞首先粘连，关节囊缩小，使肩关节外展活动受限，加之肱二头肌长头腱在囊内粘连，滑动困难，故肩痛逐渐加重。

2. 第二期　冻结期，或称粘连期。肩关节囊及其周围结构，如冈上肌、冈下肌、肩胛下肌、喙肱韧带等组织均可发生充血、肿胀、肌痉挛、韧带挛缩等病理改变。疼痛呈持续性，肩关节几乎完全冻结而无活动度。

3. 第三期　缓解期，或称恢复期。经 1~1.5 年的时间，冻结肩逐渐好转，疼痛缓解，病人可在不知不觉中逐渐恢复关节活动，无后遗症。

第三节　临床表现和诊断

一、病史

有陈旧性外伤史或根本无外伤史。冬春季多发，有的则常年不愈。该病多发于 40 岁以上的妇女和 50 岁左右的中老年人。但年龄不是绝对的，有人统计发病年龄小者仅为 17 岁，老者可以在 80 岁以上。该病多为慢性发病，隐匿进展。其最大特点是有自愈趋向，有自限性，但亦可复发或左右交替发作，也有左右同时发作者，且女性多于男性，男女之比为 1∶3，右肩发病略多于左肩，多见于家庭主妇、教师、打字员、长期手工劳动者。罹患本病后，常迁延不愈，持续数周、数月或数年。因此，严重影响工作和生活质量。

二、症状

1. 肩部疼痛　为渐进性，迁延时间较长。病初，常因某种过大的动作，或因睡眠时翻身而引起肩关节某部位产生疼痛，以后逐渐发展为阵发性痛，再发展则为持续性疼痛。其疼痛性质可为阵发性钝痛、持续性隐痛、刺痛、刀割样痛。疼痛的时间多为昼轻夜重，难以入睡。疼痛多向肩胛部、肘部和前臂部放散。疼痛的程度则轻重不等，也可时轻时重，多以进展期为著。重者，尤以夜间为重，平时多采取患肢紧贴体侧而健手托住患肘的姿态。这种体位使肩关节的功能易发生障碍。肩关节完全冻结时，有部分病人可全无疼痛表现，只是活动障碍严重。

2. 肩部活动受限　疼痛和肩关节的严重粘连导致肩关节活动受限。冻结前期，由于肩活动时而出现肌痉挛，尤以外展、外旋、后伸显著；而冻结期则是由于关节囊、肩肌和腱围结构发生严重粘连所致。多数病人难以完成穿脱衣服、梳头等动作，摸背更加困难。

3. 肌萎缩　肩肌消瘦，大多明显萎缩。除此而外，腋前襞与后襞的肌也明显萎缩。

三、体征

1. 肩关节功能障碍　肩部活动受限可分为三度。

(1) Ⅰ度(轻度活动受限)：臂前伸、外展正常，上举不超过 150°，后伸摸背(即臂后伸、前臂旋后伴肘屈曲，拇指尖所到达的脊椎棘突高度)，最高不超过 T_{10} 棘突水平。

(2) Ⅱ度(中度活动受限)：臂前屈、外展正常，上举不超过 120°，摸背不超过 T_{12} 棘突水平。

(3) Ⅲ度(重度活动受限)：臂前屈不受限，但可伴疼痛。外展明显受限，有典型的“扛肩”现象，上举不超过 100°，摸背仅达 L_1 棘突水平或在其下。

2. 废用性肌萎缩　病程较长者可有冈上肌、冈下肌、三角肌等肌萎缩。

四、影像学检查

冻结肩是软组织病变，故 X 线无异常所见，对诊断无直接帮助，但可排除骨与关节疾病。病程日久后，可见肱骨头有斑点状脱钙，肱骨大结节有不规则增生的致密影。可做肩关节造影，以确认肩关节的粘连程度，可发现关节囊容量减少，严重时关节腔容量不足 5ml，并且注入药液困难，如图 4-9-3-1 中可见肩关节囊钙化影，此钙化影虽似与肱骨头相连，但经透视观察发现，此钙化影是孤立存在的，所以它是关节囊钙化影。

除摄肩关节前后位片，亦可摄外旋位、中立位和内旋位片，以观察肩关节各间隙。肩关节各间隙正常值：肩锁关节间隙为 2~5mm；肩关节间隙 4~6mm；肩肱间隙 6~14mm；关节盂与肱骨头重叠成纺锤形。形成肩关节骨关节病时，间隙变小；肩关节后脱位和肩关节积液时，关节间隙增宽。

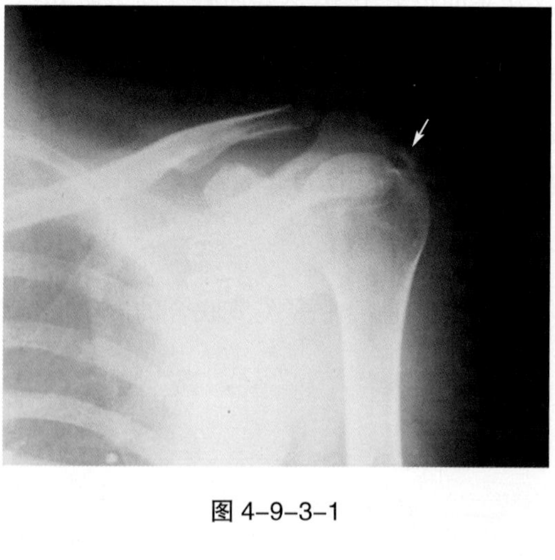

图 4-9-3-1

五、冻结肩的临床分期

1. 急性期　又称冻结进行期。起病急

骤，疼痛剧烈，肌痉挛，关节活动受限。夜间剧痛。肩周压痛广泛，包括喙突、喙肱韧带、肩峰下、冈上肌、肱二头肌长头腱、四边孔等部位，均可出现压痛。X 线检查一般阴性，急性期可持续 2~3 周。

2. 慢性期　又称冻结期。此时疼痛相对减轻，但压痛范围仍较广泛，关节功能从受限发展到关节挛缩，功能严重受限。此时，关节僵硬，梳头、穿衣、举臂托物、后腰结带、摸背等动作均不能完成。肩关节周围软组织呈冻结状态。做肩关节造影时，关节腔内压力增高，关节腔容量可减少至 5~15ml（正常为 30~80ml），肩胛下肌下滑液囊闭锁而不显影。肩胛下滑膜皱襞间隙闭锁，肱二头肌长头腱腱鞘充盈不全或闭锁。关节镜检查可见：肩关节囊纤维化，囊壁增厚，关节间隙缩小，腔内可见纤维条索及漂浮碎屑。本期可以持续数月至一年以上。

3. 恢复期　即功能恢复期。肩关节腔、肩周滑液囊、腱鞘等炎症逐渐吸收，血供恢复正常，粘连吸收，关节容积逐渐恢复正常。在运动功能逐渐恢复的过程中，肌的血供及神经营养得到改善，大多数病人的肩关节功能可恢复到正常或接近正常。

六、鉴别诊断

本病应与肩部肌损伤、颈椎病相鉴别。

1. 肩袖损伤　肩袖可保持肩关节在运动或静止状态下的稳定性，使肩关节能够成为关节运动的轴心和支点，并维持上臂的各种姿势和完成各种运动功能。肩袖损伤多在跌倒时手外展状态下着地，或手持重物肩关节突然外展上举或扭伤而造成损伤。外力愈大则肩袖撕裂愈严重。其中冈上肌部分撕裂者出现疼痛弧综合征，而肩关节仍可完成上臂上举的动作。而肩袖完全断裂者，则肩关节外展功能严重障碍，上臂不能上举。

2. 胸廓出口综合征　本征是指臂丛神经和锁骨下动、静脉在胸腔出口部和胸小肌喙突附着部受压所引起的综合征。可因颈肋、前斜角肌附着部先天性肥大、前中斜角肌先天分离不全，或前、中斜角肌开口变小，挤压锁骨下动、静脉和臂丛神经而引起。它包括颈肋综合征、前斜角肌综合征、锁肋综合征、过度外展综合征等。其表现是单侧肩臂痛，手臂发麻，乏力感，上臂持重物或上举时症状加重。Adson 试验阳性（头转向后方，或同时上举上肢，桡动脉搏动由减弱到消失为阳性）。X 线摄片，有时可发现颈肋。其特殊体征可与冻结肩相鉴别。

3. 颈椎病　见颈椎病章。

4. 肺沟瘤（Pancoast 肿瘤）　发生于肺尖部的肺癌，可能浸润肺尖部神经、血管而引起肩部疼痛、上肢感觉异常及血管受压症状，易误诊为肩周炎。检查时，在锁骨上窝可扪及硬性肿块。肺 X 线片或 CT 即可鉴别。

5. 肩手综合征　这是一种原因未明的上肢自主神经功能异常而引起的疼痛综合征，一般在脑卒中或外伤后发生。主要症状是肩、上肢及手部疼痛，运动障碍，伴血管运动障碍。肢体肿胀或浮肿，皮肤温度升高，发热，充血，手指喜取伸直位，被动屈曲出现明显疼痛。肩关节活动往往受限，但无局限性压痛。

6. 内分泌疾病　糖尿病病人常并发冻结肩，可能与糖代谢紊乱有关，加上劳累、受寒等因素，肩关节抵抗力降低而引发本病。甲亢病人，由于甲状腺素过多，蛋白质分解代谢加速，使机体呈负氮平衡而致肩周疼痛、肌无力，并出现肌萎缩。因此，当出现久治不愈的冻结肩病例时，要想到有无内分泌疾病的存在。如有原发病，当治愈原发病后，冻结肩才可能得以治愈。

第四节 针刀微创手术治疗

一、适应证与禁忌证

除一般禁忌证外，只要身体状况允许，冻结肩均为针刀闭合型手术治疗的适应证。

二、体位

由于针刀闭合型手术部位的不同，可选用侧卧位、仰卧位、俯卧位等体位。以操作方便，病人舒适为准。

三、体表标志

1. 肩峰　肩峰是肩胛冈向外侧的延伸部和最外侧点，覆盖在肱骨大结节的上方。该处是韧带和肌肉的附着点，但骨面上无肌肉跨越，故肩峰位于皮下。沿肩胛冈向外侧触摸，肩胛冈的最外端即是肩峰，易于扪及。肩峰下点，即在骨凸的下端定点。

2. 喙突　在锁骨中、外1/3交界处的前下方25mm处，可扪及一圆形骨凸。也可沿腋前部三角肌与胸大肌之间沟向上扪之，该间沟的顶端之骨凸即是。

3. 小结节　肩峰下内侧、大结节内侧的骨凸即是。

4. 结节间沟　大小结节之间，有时可扪及一条粗大的肌腱。

四、定点

依病变不同可定点于(图4–9–4–1)以下各点。

1. 肩峰下点　定1点，松解肩峰下滑液囊的粘连及关节腔的粘连。

2. 喙突点　定1点，可松解喙肩韧带、肱二头肌短头、喙肱肌和喙突下囊的粘连与挛缩等处。

3. 肱骨小结节点　定1点，松解肩胛下肌腱和腱下囊的挛缩和粘连。

4. 肱骨大结节点　松解冈上肌、冈下肌、小圆肌肌腱和腱下囊的挛缩和粘连。

5. 结节间沟点　定1~2点，松解肱横韧带即肱二头肌长头腱腱鞘。

6. 肱骨小结节嵴点　定1~2点，松解背阔肌肌腱的止点。

7. 肱骨大结节嵴点　定1~2点，松解胸大肌肌腱的止点与腋前襞。

8. 小圆肌起点　定1点，即肩胛骨外侧缘背面中1/3处，松解小圆肌肌腱的挛缩。

9. 大圆肌起点　定1点，即肩胛骨外侧缘背面下1/3处，松解大圆肌肌腱的挛缩。

10. 冈上肌、冈下肌、肩胛提肌、菱形肌点(参见有关章节)

11. 腋前襞点　定1点，主要松解止点于大结节嵴处的胸大肌与其挛缩的筋膜。

12. 后襞点　定1点，主要松解止点于大结节嵴处的肩胛下肌、背阔肌、大圆肌与其挛缩的筋膜。

另外，腋前襞与腋后襞等其他处痛点，其处理方法与肌损伤同。

五、针刀操作

1. 肩峰下点(图4–9–4–2)　在肩峰与肱骨头之间的凹陷处，相当于肩峰下滑液囊部位。刀口线与肱骨纵轴平行，刀体与肱骨干呈110°~130°角刺入，直达肩峰骨面，纵行疏通与横行剥离2~3刀。稍提起刀锋，调转刀口线90°，向关节间隙方向刺入关节腔20mm左右，行通透剥离2~3次。刀下有松动感后出刀。

2~5. 喙突、大结节、小结节及结节间沟各点(操作请参阅有关章节)

6. 肱骨小结节嵴点　即背阔肌及大圆肌止点，在肱骨小结节的内下方。刀口线与肢体纵轴平行(与背阔肌肌纤维几乎垂直)，刀体与皮面垂直刺入，直达骨面，切开3~5刀，纵行疏通，横行剥离，刀下一定要有松动感。

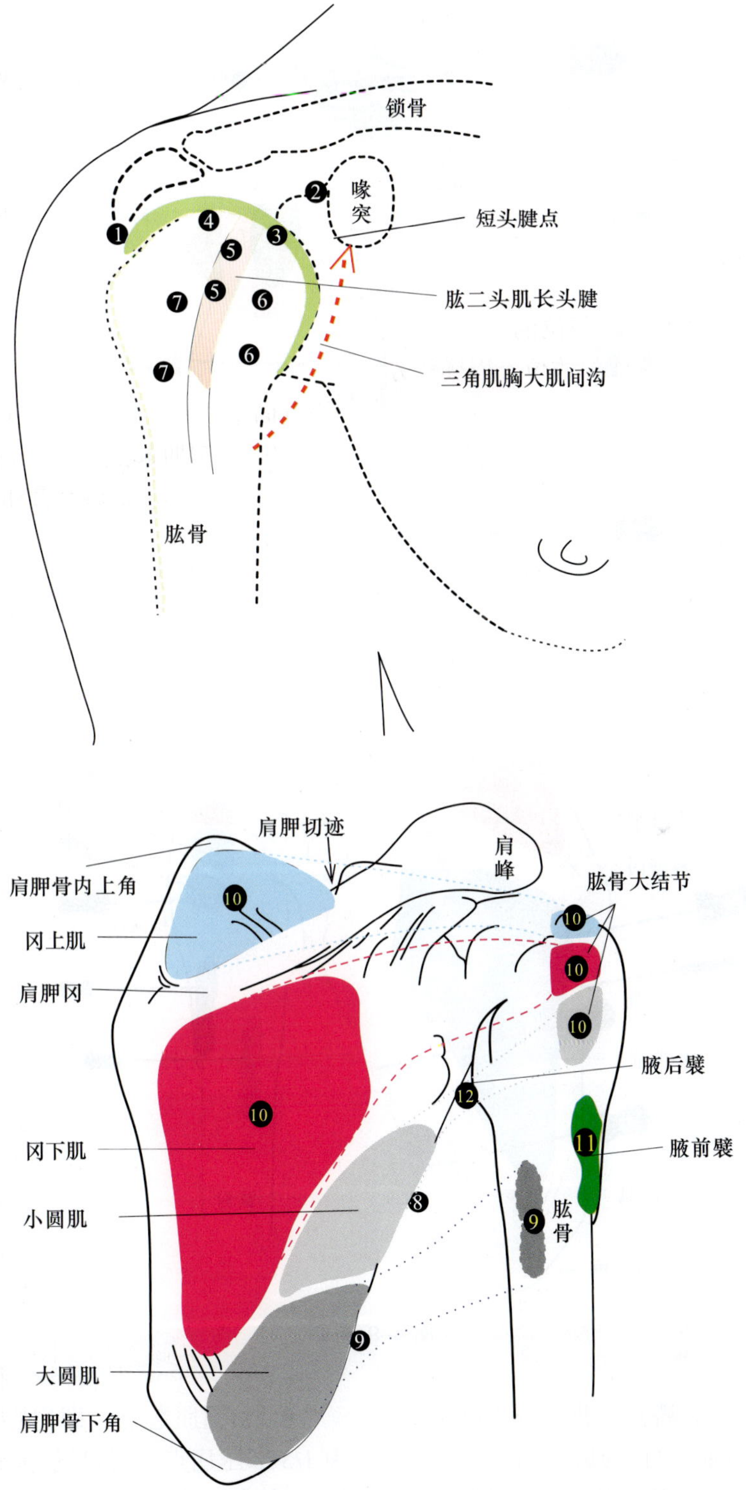
锁骨
喙突
短头腱点
肱二头肌长头腱
三角肌胸大肌间沟
肱骨
肩胛切迹
肩峰
肩胛骨内上角
肱骨大结节
冈上肌
肩胛冈
腋后襞
冈下肌
腋前襞
小圆肌
肱骨
大圆肌
肩胛骨下角

图 4-9-4-1

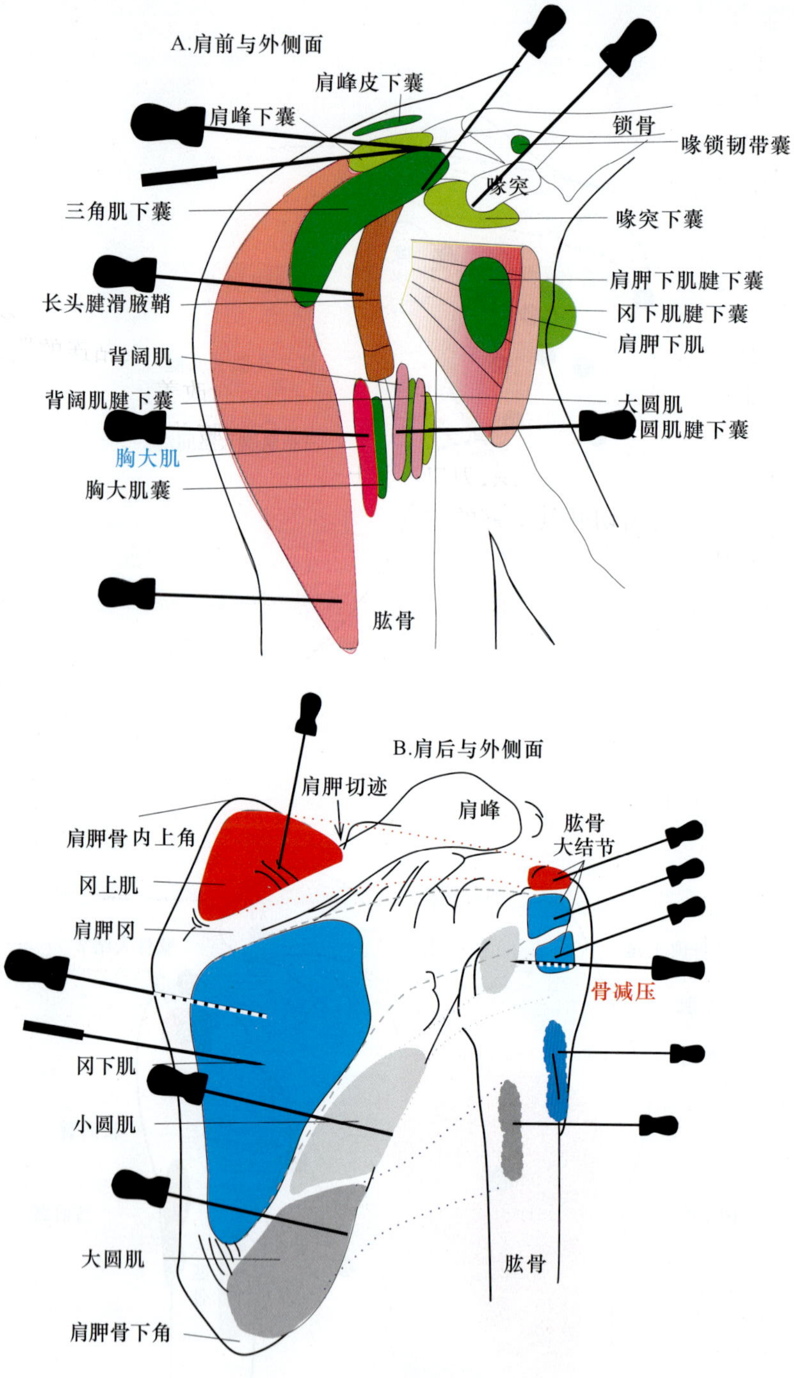

图 4-9-4-2

7. 肱骨大结节嵴点　即胸大肌止点。刀口线与肢体纵轴平行(与胸大肌肌纤维走行方向几乎垂直),刀体与皮面垂直刺入,直达骨面,做纵行疏通、横行剥离 2~3 刀,刀下一定要有松动感。

8. 小圆肌起点　即肩胛骨外侧缘背面中 1/3 部压痛点。刀口线与小圆肌肌纤维平行,刀体与腋下皮面呈 75° 角刺入,达肩胛骨外缘骨面,做纵行疏通与横行剥离,亦可调转刀口线与肩胛骨缘平行,切开肌腱 1~3 刀,刀下有松动感后出刀。

9. 大圆肌起点　即肩胛骨外缘背面下1/3部压痛点。刀口线与大圆肌肌纤维平行，刀体与腋部皮面呈75°角刺入达肩胛骨外侧缘骨面，做纵行疏通与横行剥离，亦可调转刀口线与肩胛骨缘平行，切开肌腱1~3刀，刀下有松动感后出刀。

10. 冈上肌、冈下肌、肩胛提肌、菱形肌等处的痛点　这是冻结肩时常有的肌损伤点，各痛点均按各肌损伤处理。

11. 腋前襞点　仰卧位，让病人外展患臂，术者左手抓住腋前襞硬韧的腱组织，刀口线与肢体纵轴线平行，间断切开其挛缩的组织，有松动感时出刀。

12. 腋后襞点　俯卧位，让病人外展患臂，术者左手抓住腋后襞硬韧的腱组织，多在肩胛骨外缘附近，刀口线与肩胛骨外缘平行，间断切开其挛缩的组织，有松动感时出刀。

六、手法操作

冻结肩的手法操作有多种多样，应选择简单、有效、安全和痛苦小的方法，故推荐“推弹手法”。操作方法如下：

1. 松解腋后襞　让患者俯卧治疗床上，患肢外展，医者站于外展上肢的足侧。术者先按摩肩部肌2~3遍，放松肩肌。然后，将双手拇指插入腋窝与腋后襞之间，其余两手四指扶于背阔肌与三角肌的皮面上。同时，术者的髋关节部应抵于病人的臂内侧面。术者以双手（包括髋部和全身）有节奏的动作将三角肌部分肌腹分拨开，随后再分拨冈上肌、冈下肌、大圆肌、小圆肌、肩胛下肌在肱骨处的止腱，务必将腋后襞各条肌腱分拨开来。与此同时，髋部也随之向前移动，以增加上肢的外展度。有时可听到粘连的撕裂音，患肢的外展度应有所改善。

2. 松解腋前襞　再让患者仰卧治疗床上，姿势同前。嘱患者充分放松，医者双手以同样的方式伸入腋前襞。先将三角肌腹分拨开，再将胸大肌腱拨离，将胸大肌从胸壁方向分拨开来，有时可以听到粘连撕裂声。此时患肢比原来外展、上举度数可增加30°~50°。

3. 推弹上举　让一助手站于病人头侧（外展臂的头侧方）双手托住患肢，协助外展。医者双手托扶患肢，嘱患者尽量外展上举患肢。当达到最大限度，不能再上举时，医者双手迅速向上弹举（约0.5秒）。与此同时，助手用身体挡住患肢的过度外展，保证肩关节外展上举不超过120°。这一动作，应在病人无准备的情况下完成。推弹动作多有疼痛，一般均可忍受，但注意幅度不宜过大。

第五节　注 意 事 项

1. 关于冻结肩的诊断问题：有肩关节功能障碍的肩周组织疾患，才可诊断为冻结肩，但应寻找肩关节活动障碍的原因。在临床中发现部分冻结肩病人久治不愈，后经详细检查，病人患有较严重的颈椎病（病人无颈部疼痛等症状），对这类病人应有所认识。如按冻结肩治疗无效，应仔细检查有无颈椎病。有的病人按冻结肩治疗很长时间无效，经针刀治疗颈椎病1次，冻结肩也随之而愈。

2. 冻结肩病变涉及的组织较多，在治疗中要有计划、有耐心地进行。

3. 冻结肩的针刀操作虽无危险性，但必须操作到位。对肩背部针刀点要到达的是肩胛骨或肋骨面，不要误入胸膜腔，以免造成气胸。

4. 对于无痛而只有功能障碍的病人，其针刀松解的方法与痛型的冻结肩是完全一致的，应视功能障碍的具体情况决定治疗点，如果功能完全障碍则所有肩部各相关之点全部予以松解。

（王岩　庞继光　撰写）

第十章

下颌关节功能障碍

下颌关节亦称颞下颌关节。正常的下颌关节是一个平衡的结构，关节的运动和周围组织十分和谐。如果失去了这种平衡与和谐，就可能产生下颌关节功能紊乱综合征。此症是一种常见、多发病，但又是一个常规方法疗效较差的疾病，也是一个疑难病。针刀闭合型手术治疗此病取得了较好的效果。

下颌关节功能紊乱综合征的病名很多，早期称之为弹响颌、弹响关节、颞下颌关节神经痛。后来，Schwartz 等认为，此病的主要特征为颞下颌关节周围的咀嚼肌群的功能障碍。他将此病分为三期，即肌失协调期、疼痛 - 痉挛期、挛缩期。而我国学者张震康和曾祥辉提出分为四期，即肌应激增高期、肌平衡失调期、肌痉挛期、肌挛缩期。

第一节　相关解剖

一、骨与连结（图 4-10-1-1~2）

1. 颞骨　几乎在枕骨（后下方）、顶骨（上方）和蝶骨（前下方）的包围之下，其下方与下颌骨相关节，分鳞、乳突、岩、鼓四部。鳞部为竖立的颅腔侧壁，其下份向前突出有颧突与颧骨合成颧弓，颧突根部有朝下的下颌窝，接下颌小头。乳突位于颞骨的后下方，为向前下方的突起。

2. 下颌骨　位于面部的前下份，借下颌关节连结于颞骨下颌窝。它可分为体和支。下颌体外面正中线下份有向前隆起的颏隆凸，隆凸左右有颏结节。下颌支为自下颌体后方向上突出的方形骨板。下颌支外面后下份的粗糙面为咬肌附着处，称咬肌粗隆。与咬肌粗隆相对应的骨内侧面，骨面亦较粗糙，为翼内肌附着处。下颌支的下缘向下终止于下颌角。下颌支上端前、后各有一突起，前方的突起称冠（喙）突，为颞肌的止点附着处；后方的突起为髁（关节）突，其末端膨大的关节部分称下颌头。头下方缩细部分为下颌颈，颈前内侧有凹面，翼外肌腱附着于该处，称翼肌凹。冠突与髁突间的凹陷称下颌切迹。

3. 颞下颌关节的连结　此关节是颅骨间唯一的一对滑膜关节，是由下颌头与颞骨下颌窝及关节结构构成的联合关节——即两侧关节必须同时活动。关节软骨为纤维软骨。关节囊上方附着于下颌窝及关节结节的周缘，故关节结节完全在关节囊内；下方附着于下颌颈。关节囊是由韧性较强的结缔组织所构成有纤维囊，比较松弛。关节囊外有颞下颌韧带（由颧弓到下颌头和颈）增强，关节囊内有纤维软骨构成的软骨关节盘，关节盘的周缘与关节囊完全融合，故将关节腔完全分隔为上、下二部。下颌关节有三种运动：一为上提和下降；二为整个下颌骨的前进与后退；三为下颌骨的侧方运动。

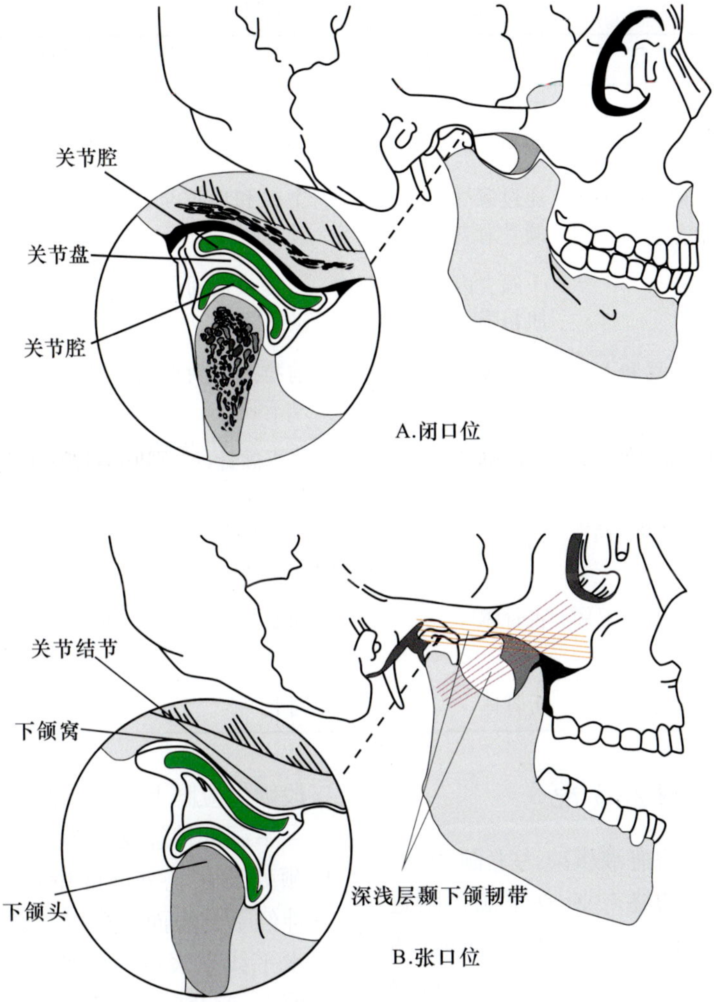

图 4-10-1-1

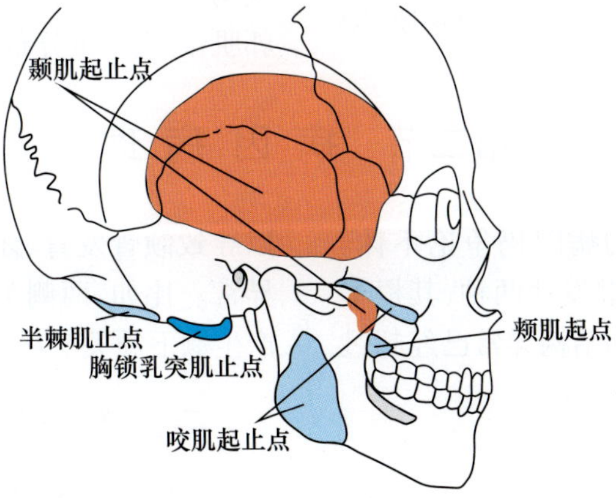

图 4-10-1-2

二、咀嚼肌群(表 4-10-1-1)

表 4-10-1-1 咀嚼肌群表

名称	起点	止点	作用	血液供应	神经支配
咬肌	颧突与颧弓下缘骨面	下颌支与下颌角骨外侧面	上提下颌骨微向前伸	颈动脉分支	咬肌神经
颞肌	颞平面颞窝颞筋膜	通过颧弓深面止于下颌骨冠突	上提和后拉与侧动下颌骨	同上	颞深神经
翼内肌	翼状突	下颌支内侧面的翼内肌粗隆	上提或向对侧移动下颌骨	同上	翼内肌神经
翼外肌	蝶骨大翼和上颌骨体下面	髁突翼肌窝和关节囊	前拉或向对侧移动下颌骨	同上	翼外肌神经
二腹肌	后腹:颞骨乳突切迹 前腹:二腹肌窝	中间腱	降下颌骨,拉下颌骨向前	舌下动脉 颏下动脉	后腹:面神经分支 前腹:下颌舌骨神经
下颌舌骨肌	下颌体内侧下颌舌骨体	舌骨体	同上	同上	下颌舌骨神经
颏舌骨肌	下颌舌骨颏棘	舌骨体	同上	同上	舌下神经

三、血供和神经支配

下颌关节部位的血液供应为上颌动脉。该动脉为颈外动脉的终末支,在下颌颈附近始于颈外动脉,在下颌颈内侧横行向前,达翼外肌下缘中部转向上至翼外肌表面(或深面),行向前上方,继而穿翼外肌行向翼腭窝。该动脉第一段分出脑膜中动脉(入颅)和下齿槽动脉;第二段分出肌支供应 4 块咀嚼肌;第三段则供应眶下与上牙槽等部位。

下颌部神经支配为面神经。面神经主干出颅处约在乳突前缘中点的深方 20mm 处。其神经干的表面投影以通过耳垂上部的一段短水平线来表示。面神经穿腮腺而出,在腮腺前上、前及前下缘呈放射状分为五支,即颞支、颧支、颊支、下颌缘支和颈支。这些神经分支均互相吻合。其运动支支配枕肌和部分耳郭肌;感觉纤维分布于外耳道和乳突部皮肤。

第二节 病因病理

到目前为止,本病的病因仍争论不休。但可以归纳为原发性和继发性两种,其根本原因是咀嚼系统的功能和结构异常已经超过了神经、肌肉的适应能力。

一、原发性原因

包括先天、遗传、内分泌等。这些病因可以导致颌骨发育、牙齿咬合发育或口腔功能异常。比如,两侧关节发育不对称就可成为产生颞下颌关节功能紊乱的原发性因素。

二、继发性原因

包括夜磨牙、紧咬牙、关节创伤、牙缺失、严重牙磨损、功能过度、精神生理紊乱等。

一般公认，本病与牙齿的咬合关系密切。在下颌活动中，牙齿咬合、关节与周围咀嚼肌的同步作用是十分重要的。这三者与神经系统之间的关系复杂而密切。因此，称其为咀嚼系统或口颌系统。在这一功能单位中，任何一个环节的功能失调都可能破坏整个系统的平衡。任何原因引起三者的不同步，都可引起病变，表现出一系列咬合关系紊乱症状。

下颌的每一运动都有多个肌参加，要靠有关肌的共济协调来完成。由于种种原因引起咀嚼肌共济失调、肌痉挛、翼外肌功能受到限制等，就可引起开口受限、间断性牙关紧闭。如两侧肌(包括闭口肌群痉挛)受力不均，则可引起下颌偏移；如上颌开闭轨道偏向一侧，则表明一侧的肌张力亢进；不能大张口为张口受限，表示翼外肌功能受限制。张口运动受限或下颌运动偏斜、偏摆、震颤、弹跳等均与下颌关节功能失调或疾病有关，可以由关节囊内、外的因素造成，如肌痉挛、髁突外伤、关节囊炎症、扁桃体疾病、病理性退变、喙突粘连、髁突粘连、髁突外形不对称、缺牙、冠周炎、紧咬牙以及咬合异常等。

张口受限是由于闭口肌痉挛，也可由关节的结构病变或错位造成。前者以突然发生多见，后者则是逐渐发展形成或有外伤史。如系一侧受限则下颌偏向患侧，而两侧均有病变则偏向病变重的一侧。下颌的弹跳现象主要是由于下颌的肌共济失调或关节本身运动失调所致。当张口运动受限以后，因下颌的运动功能已经受限，所以就很少出现关节弹响或根本不出现关节弹响。

如有前伸受限，表示两侧翼外肌功能受限制或消失。前伸运动时下颌偏斜，表示两侧翼外肌功能不协调。翼外肌受损时，下颌运动可不对称，或运动幅度变小。

第三节　临床表现和诊断

一、病史

本病多发生于20~40岁的青壮年，缓慢起病，一般无明显的外伤史，个别有明显外伤史。

二、症状

1. 疼痛　绝大多数为下颌运动时产生疼痛，但大多数病人指不清疼痛部位。其部位可为颞凹、外耳道、咀嚼肌、上颌区、腮腺区、颌下三角后份、胸锁乳突肌、下颌舌骨肌、咽壁等，其中以双侧耳部和咬肌区疼痛最为常见。

2. 放射痛　可放射至眶、颊、额、顶、枕、颈、肩，甚至腰背和手；有时可表现为头痛，表现为持续性钝痛、跳痛、灼痛或刺痛。

3. 关节弹响　在张、闭口和咀嚼运动中，可出现一侧或双侧关节弹响。初期为轻微、清脆的单响声；病重后，弹响声变大，或出现破碎声。此声可自行消失而不复发。张口受限时，弹响声即消失。

4. 关节运动障碍　如张口受限，即开口小于正常。张口型异常，即张口时下颌中线偏斜或歪曲、张口运动绞锁等。另外也可能有下颌脱位或半脱位、耳部症状、眩晕等症状，这些症状与耳、颈部病变也可能有关系，所以需严格鉴别。

三、体征

(一) 面部外形

如有单侧咀嚼习惯者，则两侧颌部和咀嚼肌发育不平衡。因此，面形两侧不对称，咀嚼侧则较丰满。

(二) 张闭口运动

包括张口运动受限或下颌运动偏斜、偏摆、震颤、弹跳等。正常开口度约为60mm(3指宽)。张口度不足3横指为张口轻度受限；不足2横指为中度张口受限；不足1横指为重度张口受限；不能张口为牙关紧闭。此时要检查两侧关节的情况，判定病变侧别。

（三）下颌的前伸和侧方运动

正常时，前后和侧方运动应对称。患病者可前伸受限或不能，或前伸时下颌偏斜。

（四）压痛点检查

进行双侧肌的触诊，比较每对肌的触痛。各部位的检查方法如下：

1. 下颌关节　在耳屏前触及关节的外侧面，在外耳道内扪关节的后面，检查疼痛和关节弹响区域、关节头的活动度以及关节髁活动的对称性，再以手指触外耳道的前壁，嘱患者做连续的正中咬合，比较两侧髁突的冲击程度、活动的灵活性和对称性。

2. 咬肌　咬肌为闭口肌，从颧弓至下颌角全长可用拇、食两指由前向后捏其软组织。检查咬肌深份，嘱患者放松下颌，在颞下颌关节的前面 10~12mm 处可扪及咬肌深份的三角区，常有酸痛或疼痛反应。检查咬肌前缘，嘱患者做反复咬紧和放松的动作，扪诊咬肌前缘收缩的强度和顺序，可有疼痛。检查下颌角咬肌附着处时，要检查双侧咬肌收缩的一致性和强度。

3. 颞肌　检查颞肌前中分时，可触压双侧颞肌，在咬合障碍时可有疼痛；检查颞肌后份时，在耳最上部的后上方触诊，嘱病人做下颌的前后运动，检查其活动度和疼痛。

4. 翼内肌　患者轻度仰头，用手指轻压下颌角内侧，可有疼痛反应，但压力不宜过大，以免造成假阳性反应。

5. 二腹肌后腹　医生将手指放在下颌角和颏部中间，向上向内扪诊，可扪到肌腹。从下颌角向内向上内扪诊可触得后腹有无压痛。

6. 胸锁乳突肌　与该肌损伤检查相同，可扪及压痛点。

7. 触发区牵涉性痛　此种疼痛只有检查时才会出现，病人并无自觉痛。触诊时可有敏感的疼痛和牵涉痛，也可触得具有压痛的结节、条索等物，将在如下各区中发现：

(1) 触压颧弓上处(颞肌区)，放射痛至上牙列处。

(2) 触压颧弓下翼外肌处时，颞下颌关节区或颧嵴区有放射痛。

(3) 触压颧弓下咬肌深层时，疼痛可放射至耳部。

(4) 触压下颌角的咬肌浅层时，疼痛可放射至上、下颌后牙处。

(5) 触压胸锁乳突肌肌腹时，疼痛可放射至耳前区。

(6) 触压斜方肌肩部肌腹时，疼痛可放射至眶外侧部和下颌角。

(7) 口腔科检查，请口腔科协作。

四、X 线检查

可以检查闭口位髁突的位置、张口位髁突的位置、关节凹的深度、骨质有无破坏等，即可协助诊断，又可除外其他疾病。

第四节　针刀微创手术治疗

一、适应证与禁忌证

本症的治疗有口腔科的特点，也有外科的内容。某些没有疼痛和压痛的类型，即没有明显粘连、瘢痕、挛缩表现的病人，就不需针刀治疗。而一些病人有明确的压痛点、痛性结节、条索和开口困难、关节功能明显障碍者则是针刀闭合型手术治疗的适应证。而一些经口腔科治疗无效的病例亦可考虑应用针刀闭合型手术治疗。

二、体位

侧卧位，患侧朝上。头部垫枕，使下颌关节处暴露良好。如双侧均有病变则可采取仰卧位或调换为患侧在上的侧卧位。

三、体表标志

1. 颞窝　居颧弓以上脑颅两侧，主要容纳颞肌。

2. 颞下窝　是颧弓平面以下，外耳道前方，上颌骨体后方，下颌支内侧的不规则间隙，主要容纳咀嚼肌组。

3. 下颌窝　即颞骨颧突基部的凹陷，与下颌支关节头相关节的部分。

4. 翼点　为额、蝶、顶、颞4骨的互相嵌合处。其简便定位法如下：将一手拇指垂直置于颧骨额突之后，另一手示指和中指横置于颧弓的上方，两手指的夹角处恰是翼点。翼点处骨质较薄，与颅内脑膜中动脉前支相对应。

5. 颧弓　是外耳前方呈水平位的狭窄骨板，在下颌关节前方高起的骨板即是。颧弓由颞骨的颧突与颧骨的颞突共同组成，架于颞窝与颞下窝之间，全长50~60mm（3横指），在皮下均可触及。其体表投影位于耳屏至眶下缘的连线上。

6. 下颌支髁突　其顶端为下颌头，位于外耳门前下方。将手指按于外耳门前下方，做开、闭口活动，可触知其前后滑动。

7. 下颌角与咬肌粗隆　为下颌底与下颌支后缘相移行的部位的下方，是非常明显的标志。其稍上方的骨粗糙面为咬肌粗隆。

8. 下颌支冠（喙）突　为下颌支前方的隆起，颞肌的抵止处。当下颌前后活动时，在下颌关节的前方可扪及其活动。

四、定点（图4-10-4-1）

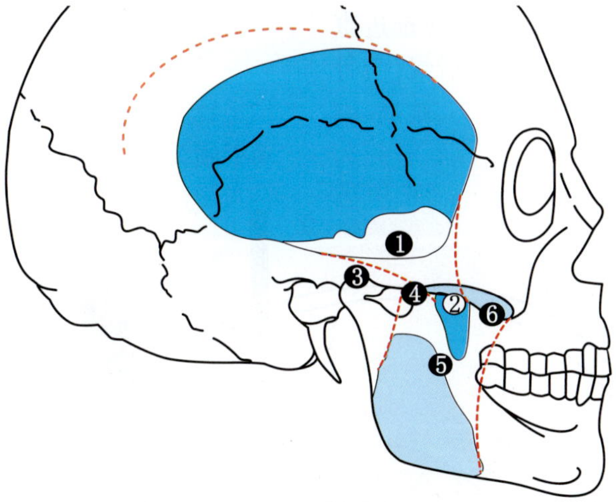

图4-10-4-1

1. 颧弓上点　为颞肌损伤的压痛点，松解颞肌，可定1~2点。

2. 颧弓下缘点　定点于颧弓下压痛点处，松解咬肌、颞下颌韧带起点，可定1~2点。

3. 关节结节点　定点于颧弓后缘与关节头之间，松解关节囊及颞下颌韧带，定1点。

4. 关节囊点　定点于下颌窝与下颌颈之间，松解关节囊及翼外肌止点，可定1~2点。

5. 咬肌粗隆点　定点于下颌角上方的压痛点处，松解咬肌止点，可定1~2点。

6. 下颌支冠（喙）突点　定点于压痛点上，松解颞肌的止点，可定1点。

7. 其他肌损伤点　包括胸锁乳突肌、斜方肌等，按肌损伤处理。

五、消毒与麻醉

皮肤常规消毒，范围要足够大。

局部麻醉均要求针尖到达骨面后，退出式注入麻药。在穿刺中不应出现窜麻感，即表示没有麻醉于神经干上。

六、针刀操作（图 4-10-4-2）

1. 颧弓上点　以耳垂稍上方的点为“中心”，刀口线与“中心”的放射状线相平行，刀体与皮面垂直。快速刺入皮肤，缓慢匀速推进，直达颅骨骨面。调转刀口线 45°（与颞肌腱纤维相平行），行纵行疏通、横行剥离。如觉得松解不够，可再调转刀口线 90°，切开 2~3 刀，刀下有松动感后出刀。

2. 颧弓下缘点　刀口线与颧弓平行，刀体与皮面垂直。快速刺入皮肤，匀速推进，直达颧弓骨面。调整刀锋至颧弓下缘骨面，沿骨缘切开关节囊 2~3 刀，疏通、剥离后，出刀。

3. 关节结节点　刀口线与颧弓平行，刀体与皮面垂直。快速刺入皮肤，匀速推进直达骨面。调整刀锋至关节结节下后缘，沿骨缘切开关节囊和颞下颌韧带 2~3 刀，疏通、剥离后，出刀。

4. 关节囊点　刀口线与颧弓平行，刀体与皮面垂直。快速刺入皮肤，匀速推进，直达颞下窝骨面。调整刀锋至颞下窝骨缘，沿骨缘切开颞下颌关节囊 1~3 刀，疏通剥离后，出刀。

5. 咬肌粗隆点　刀口线与下颌体下缘平行，刀体与皮面垂直，快速刺入皮肤，匀速推进，直达下颌骨面。调转刀口线 45°，纵行疏通、横行剥离。必要时，再调转刀口线 90°，切开咬肌 1~2 刀。

6. 下颌支冠突点　刀口线与颧弓平行，刀体与皮面垂直。快速刺入皮肤，匀速推进，直达冠突骨面。调整刀锋至冠突顶端，沿骨端骨面切开颞肌腱 1~3 刀，疏通、剥离后，出刀。

7. 其他点　胸锁乳突肌、斜方肌等肌损伤按各肌损伤治疗之。

七、手法操作

针刀闭合型松解术后，可让病人自己活动下颌关节，无需做其他手法操作。

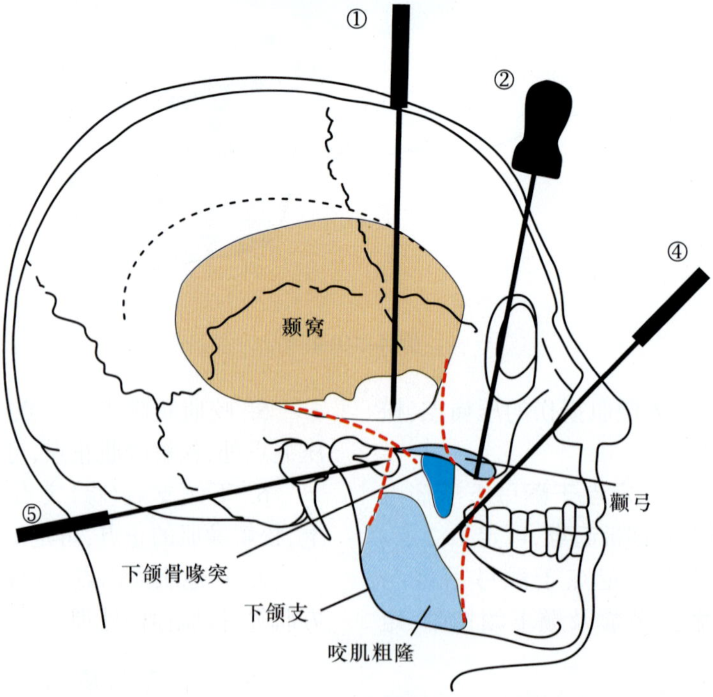

图 4-10-4-2

第五节　注意事项

1. 本病是口腔科临床中的疑难病，病因病理争论颇多，诊断也比较复杂，治疗方面更是多种多样。在诊断、分型及治疗方法的选择等问题上应多请教口腔科有关医生，以免处理失误。针刀闭合性手术对治疗关节功能障碍是一种探索，确实有较好的疗效。

2. 下颌关节的解剖比较复杂，要认真研究，特别要掌握血管、神经的走行，以免造成损伤。

3. 有关节功能障碍的，术后一定要嘱病人做功能锻炼。

（胡玉霞　庞巍　庞继光　撰写）

第十一章

骶髂关节骨关节炎

骶髂关节炎是骨性关节炎的一种，在临床中并不少见。有些医生认为本病无特异临床表现又易与腰椎间盘突出症、股骨头缺血性坏死等疾病相混淆，X 线片、CT 等检查又容易被忽略，因此，极易延误诊断和治疗。其实，根本原因在于对此病认识不深，缺乏较高警惕性，所以常常漏诊或误诊。骨性关节炎是一种以关节软骨变性、破坏及骨质增生为特征的慢性关节病，常累及掌、腰、髋、脊柱、足部等关节。然而，对骨性关节炎累及骶髂关节者临床报道很少，而对强直性脊柱炎的骶髂关节改变却有许多报道，所以，有时误诊为强直性脊柱炎。

第一节　相关解剖

一、骶骨

骶骨由五块骶椎长合而成。呈三角，底向上，尖向下，盆面（前面）凹陷，上缘中分向前隆起。中间有四条隆起，为椎体融合的遗迹。横线两侧有四对骶前孔。背面粗糙隆凸，中线上有骶正中嵴。嵴外侧有四对骶后孔。骶前后孔均与骶管相通，骶前孔有骶神经前支通过，骶后孔有骶神经后支通过。骶管上连椎管，下端有骶管裂孔。孔的两侧有向下突出的骶角。

二、骶髂关节

在构造上属滑膜关节，但从运动范围来看，可以认定为屈戍关节或滑动关节，是个真正的微动关节。在关节面上覆以透明软骨，有滑膜、关节间隙与滑液。骶骨外侧部上宽下窄，上分有耳状面与髂骨的耳状面构成骶髂关节。骶髂关节是由骶骨和髂骨的耳状面相接而构成。关节面不平，骶骨呈凹面，髂骨则呈凸面，中间有较窄的关节腔。骶髂关节彼此结合很紧密，并有关节囊在前后面紧密包绕，但关节囊很薄，作用不大。在关节后上方尚有骶髂骨间韧带充填和连接，骶髂关节具有相当大的稳固性，只有前后与上下很小的活动度，适应支持体重的功能。妊娠女性骶髂关节可能有活动度。耳状面后方的骨面凹凸不平，称骶粗隆。

三、骶髂关节与周围的连接

加固骶髂关节和加固髋与脊柱间联系的韧带有（图 4-11-1-1）：

1. 骶髂骨间韧带　为众多短而坚强的纤维束，纤维方向杂乱，是连接于相对的骶粗隆与髂粗隆之间的韧带。

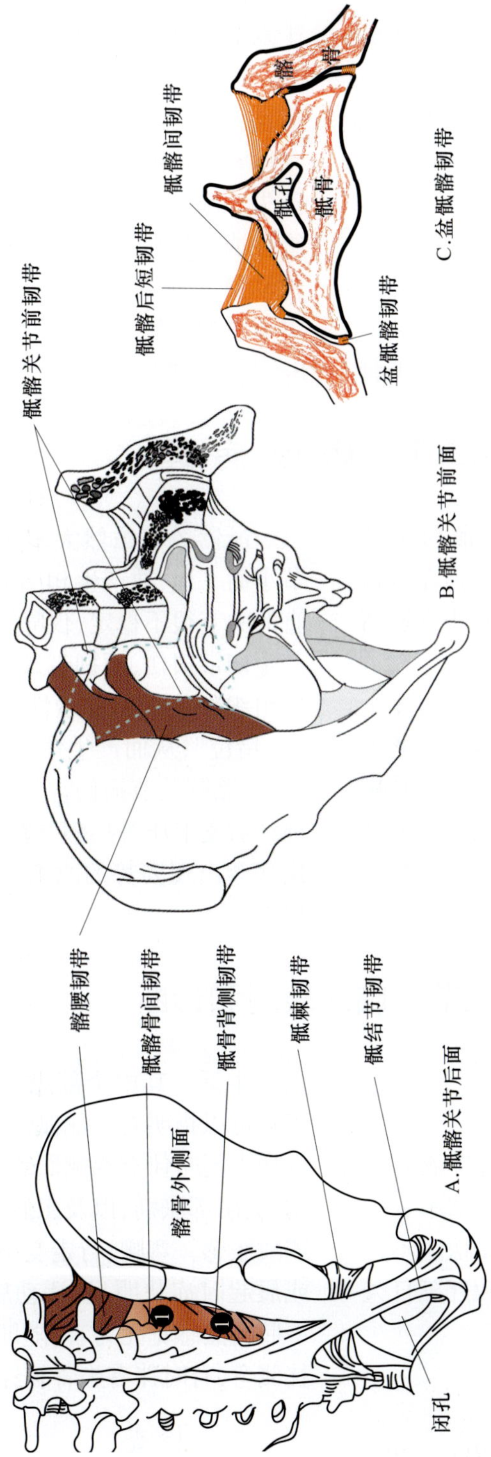
髂骨
骶髂间韧带
骶孔
骶骨
骶髂后短韧带
盆骶髂韧带
C.盆骶髂韧带
骶髂关节前韧带
B.骶髂关节前面
髂腰韧带
骶髂骨间韧带
骶骨背侧韧带
骶棘韧带
骶结节韧带
髂骨外侧面
A.骶髂关节后面
闭孔

图 4-11-1-1

2. 骶髂腹(前)侧韧带 由骶骨前面侧缘到髂骨耳状面外侧的关节沟韧带，覆盖整个骶髂关节前面。

3. 骶髂背(后)侧韧带 由髂后上、下棘起到骶骨背外侧，覆盖整个骶髂关节的后面。

4. 骶结节韧带 位于骨盆后方，起自骶尾骨的侧缘，呈扇形，集中附着于坐骨结节的内侧缘。

5. 骶棘韧带 位于骶结节韧带的前方，起自骶尾骨的侧缘，呈扇形，止于坐骨棘，其起始部为骶结节韧带所遮掩。骶结节韧带与骶棘韧带相重叠使骶骨稳定于坐骨结节与坐骨棘上，防止骶骨在髂骨上向后旋转。

6. 髂腰韧带 请参见第二篇第三章第十六节髂腰韧带损伤。

骶髂关节的活动度，一般为上下的滑行运动，其前后活动甚少。男性的骶髂关节活动度在30~40岁时，女性在40~50岁时开始消失。随着年龄的增加，骶髂关节常发生纤维性或骨性强直。骶髂关节由臀上动脉、髂腰动脉和骶外侧动脉的关节支供应。骶髂关节主要由臀上神经的关节支支配，骶丛和S_{1-2}后支支配。

第二节 病因病理

骶髂关节是一个微动关节，骶髂关节的韧带一部分在骨盆外，另一部分则在骨盆内，扭伤时多发生在腰骶韧带，而较少在骶髂韧带。

骶髂关节按解剖结构来说，应不易发生脱位。但在临床上，确有人突然发生骶髂关节疼痛，后经推拿治疗症状立即消失。其病理至今仍属推测，有可能是由于骶髂关节韧带的病变而导致关节某种错位所致，而X线检查无阳性所见。

骶髂关节虽然大多比较稳定，但有的关节小而平坦，故产生相当的剪应力，这种小而直的关节很不稳定，仅靠周围韧带维持，故易产生韧带损伤，而韧带发生纤维变性，可发生软组织粘连而引起慢性腰痛；也可能出现某种“错位”，从而产生疼痛。而在临床上常见的是，骶髂关节损伤常与腰椎间盘突出症、脊神经后支卡压等疾病并存。这可能是疼痛性疾病会出现姿势的改变，从而造成骶髂关节损伤。

第三节 临床表现和诊断

一、病史

多有急性损伤史，也有在晨起穿衣时突然发生。但仍以慢性发病为主，不知不觉中出现腰骶部疼痛者居多。由于很多医生不进行物理检查，故难于发现此病，以致迁延日久不得确诊。

二、临床表现

发病年龄21~47岁(平均34岁)，病程1个月至数年，均以反复下腰部疼痛、一侧或双侧大腿后外侧胀痛或酸重麻木、腰部活动受限为主诉。其中全部患者诉腰骶部疼痛，有半数可以指明有一侧骶髂关节处疼痛。有部分病人同时伴有双侧骶髂关节处和同侧腹股沟、会阴部胀痛，以及患侧大腿后外侧牵扯痛或酸胀感。弯腰、行走受限，遇冷、久坐、站起或晨起时症状明显，活动后减轻。亦有患侧下肢突然感觉无力者，随即不能立直，并有脊柱侧弯，有时伴有坐骨神经痛症状。

三、检查

1. 患侧骶髂关节压痛与叩击痛阳性，但肌张力、皮肤浅感觉正常，腱反射正常。

2. 直腿抬高试验阳性。此试验使股后肌紧张伸长，可使坐骨结节向下，间接影响骶髂关节，并可使髂骨有向后旋转的倾向。

3. “4”字试验阳性。其疼痛大多为弥漫性痛，患者可能说不清是髋还是骶髂关节疼痛。

4. 骨盆分离、挤压试验阳性。

5. 患侧床边试验（Gaenslen test）、骶髂关节旋转试验、单髋后伸试验阳性（图4-11-3-1）。

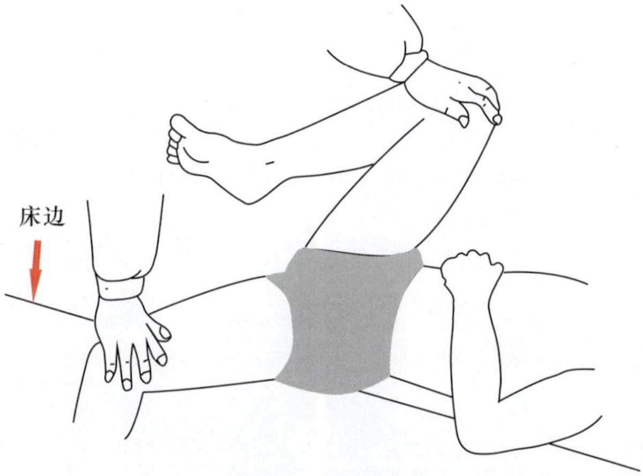

图 4-11-3-1

6. 斜扳试验阳性，即复位手法中的斜扳法，在搬动时骶髂关节疼痛为阳性。

7. 大腿纵轴下压试验阳性，即屈膝、屈髋位时，将大腿在纵轴方向上给予下压，骶髂关节有疼痛表现。

四、影像学检查（图 4-11-3-2~3）

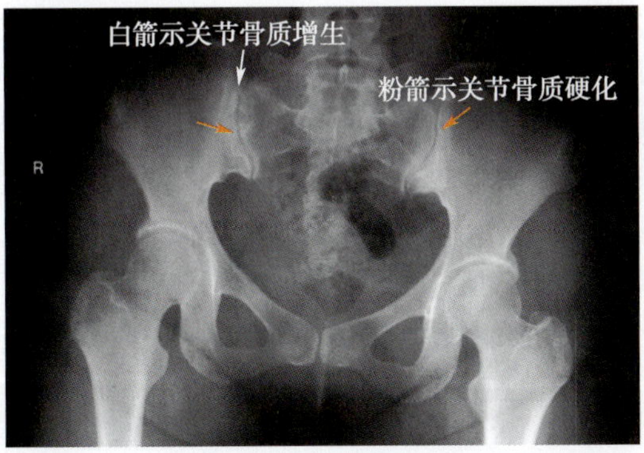

图 4-11-3-2

1. X 线检查　骶髂关节的退行性变比较多见，可为双侧或单侧。其表现为关节面硬化及边缘骨赘。桥形骨赘多见于前部的滑膜关节，在正位片上呈灶性致密影（应注意勿与肿瘤骨转移或强直性脊柱炎相混淆）。骨盆正位 X 线片显示骶髂关节面硬化，并虫蚀样改变，关节面增厚、毛糙。偶见骶髂韧带钙化或骨化。极个别病例可见到关节间隙有游离样增生骨块影。

2. CT 与 MRI 检查　CT 清楚显示骶髂关节面的骨破坏、关节间隙变窄或模糊。重者，双侧骶髂关节间隙消失。CT 检查较 X 线检查远为敏感和特异。

五、鉴别诊断

1. 强直性脊柱炎　除有骶髂关节炎的症状或体征外，患者有晨僵感，腰部活动困难，腰肌紧张僵硬，椎体触之顶手。骨盆正位 X 线片可见双侧骶髂关节边缘硬化、软骨下骨质模糊或骨质呈锯齿样破坏。脊柱 X 线片可见方形椎，椎体间呈竹节样改变。约有 90% 患者人类白细胞抗原 HLA-B_{27} 呈阳性。

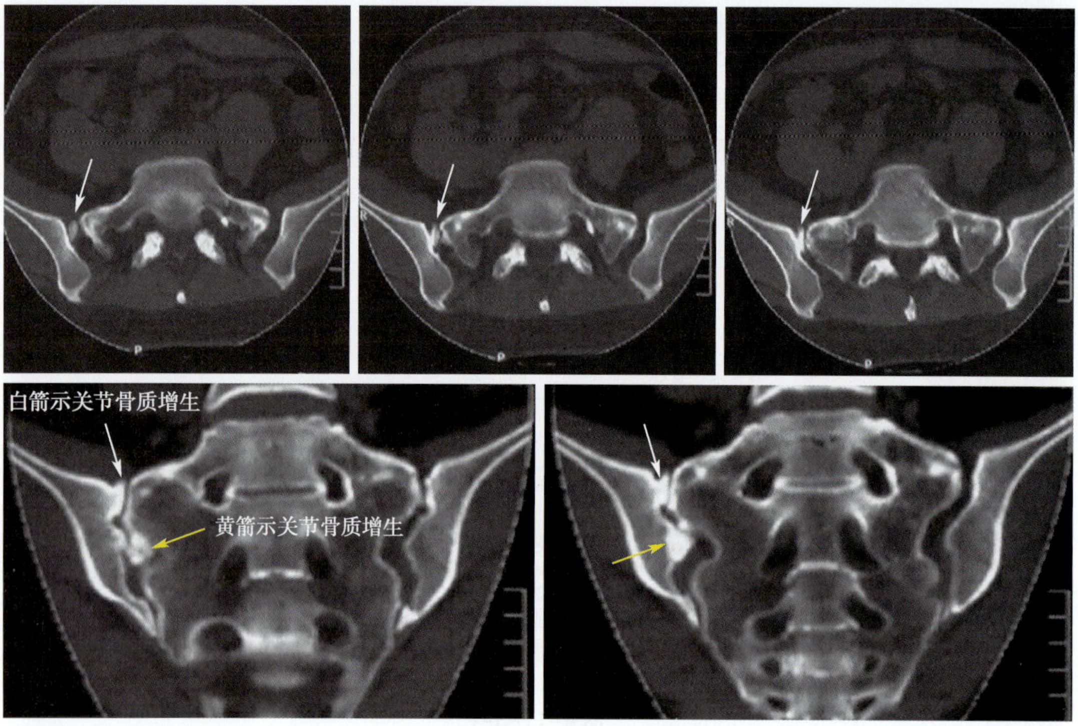

图 4-11-3-3

2. 类风湿关节炎　晨起僵硬感持续1小时以上；大关节肿胀或积液；近端指间关节或腕关节肿胀，肿胀的关节至少有一处左右对称；类风湿皮下结节；类风湿因子阳性；放射线检查见关节面有腐蚀或骨质疏松。确诊至少需具备上述指标中的4项。

3. 腰椎间盘突出症　典型的腰痛和坐骨神经痛，下肢窜痛而非胀痛；直腿抬高试验阳性，加强试验亦阳性。

4. 股骨头缺血性坏死　疼痛、跛行、髋关节功能障碍是股骨头缺血性坏死的主要症状。髋关节活动受限，患侧大转子叩击痛阳性。X线可见髋关节间隙变窄，股骨头塌陷变形。

本病比较易于误诊，其原因分析如下：①由于腰腿痛患者中腰椎间盘突出症较为常见，且在非急性期的症状和骶髂关节炎较类似，部分医生根据临床印象和腰椎CT误诊为腰椎间盘突出症的病例最多，导致本病轻易成为盲区而致漏诊。②没有经过仔细询问发病经过与认真查体。骶髂关节炎的疼痛为患侧骶髂关节部，患侧下肢痛为胀痛或酸重麻木而非坐骨神经痛的窜痛；患侧骶髂关节有按压痛、叩击痛；“4”字试验阳性且疼痛在骶髂关节处；患侧骨盆挤压分离试验、床边试验阳性。对有上述症状和体征者，常规拍摄骨盆正位X线片或双侧骶髂关节CT片将减少误诊。

第四节　针刀微创手术治疗

1. 适应证与禁忌证　无一般禁忌证者均可行针刀微创手术治疗。

2. 体位　俯卧位。

3. 体表标志　髂后上棘。

4. 定点　骶髂关节线上压痛处定点1~3个。

5. 消毒与麻醉　常规消毒。麻醉应注入关节腔内。

6. 针刀微创手术操作（图 4-11-4-1）

刀口线与关节间隙平行，刀体与关节腔隙倾斜面一致，快速刺入皮肤皮下组织，进入关节腔中。将病变的关节囊与韧带予以切开松解 3~5 刀即可。可体会到骶髂关节关节囊已经增厚、钙化，甚至有骨化者，应予松解到位，即有松动感为度。

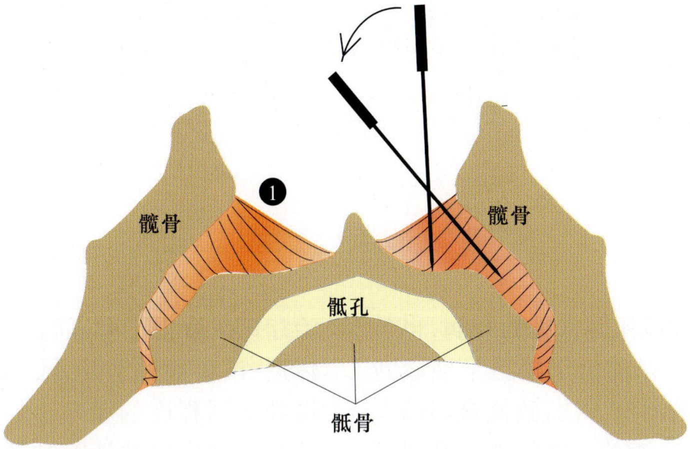

图 4-11-4-1

7. 手法操作　可行斜扳手法，调整骶髂关节。

8. 注意事项

(1) 在与强直性脊柱炎不易鉴别时，可检查 HLA-B27；在与股骨头缺血性坏死不易鉴别时，可检查髋关节 MRI 片，以明确诊断，这对髂骨骨髓炎与骨结核亦应注意鉴别。

(2) 骶髂关节炎一经确诊应积极治疗。针刀微创手术对该病的治疗有着方法简单、疗效确切的优势。

（王建秀　庞继光　撰写）

第十二章

股骨头缺血性坏死

股骨头缺血性坏死是常见的骨病，也是引人关注的疾病。以前由于缺乏早期诊断条件和确切有效的治疗方法，致使众多病人因股骨头严重破坏、髋关节功能严重受损而导致劳动能力丧失，所以成为医学的一大难题。随着医学科学的发展，这一疾患的奥秘正在被科学家们逐渐揭示出来。针刀闭合型手术从解剖、病理特点出发，探索股骨头缺血性坏死的本质，并应用针刀闭合型手术治疗该病取得了可喜的成果，可以较快消除疼痛，改善髋关节功能，坏死的股骨头也可得到不同程度的康复。如果临床疗效的标准是髋部疼痛的消除和功能障碍的改善程度的话，那么，针刀闭合型手术的疗效是突出的。具有施术简便、几无痛苦、立竿见影、疗效确切等优点。它的可重复性证明了它的科学性，是符合现代医学科学道理的治疗方法。

第一节 相关解剖

一、骨、韧带与肌

（一）髋关节骨与连结（图 4-12-1-1~3）

髋臼位于髋外面中央，髂前上棘与坐骨结节连线之间，为一半球形深窝。髋臼由髂、耻、坐骨三部分组成一个半球形杯状陷凹（球窝），约占球面的 170°~175°，直径约为 35mm，臼内大半环形关节面呈马蹄形对称半月面。髋臼的底部为粗糙的非关节面部分称髋臼窝（髋臼底），其内面有被滑膜覆盖着的纤维脂肪垫所充填。髋臼周缘骨质隆起，其上镶有纤维软骨的髋臼唇；其下方有一缺口为髋臼切迹；髋臼切迹上架有髋臼横韧带，将缺口封闭，形成一个完整光滑的圆球窝。髋臼横韧带与骨缘间围成髋臼孔，髋臼孔内有血管、神经通过。

股骨上端包括头、颈和大、小转子（粗隆）。股骨头呈圆形，约占圆球的 3/4，朝向前内上方。约在头的中央有股骨头凹，为股骨头韧带附着部，股骨头可由此获得少量血液供应。余者为关节面，有透明软骨覆盖。股骨颈向前凸，中部较细，是连接头和体的狭窄部分，长 40~50mm，它支撑股骨干远离骨盆而利于运动。

颈干角：股骨颈与股骨干形成颈干角，儿童此角为 160°，成人在 110°~140° 之间，平均为 130°（女性稍小）。颈干角大于 140° 为髋外翻，小于 110° 为髋内翻。

前倾角：股骨颈的中轴线并不与人体矢

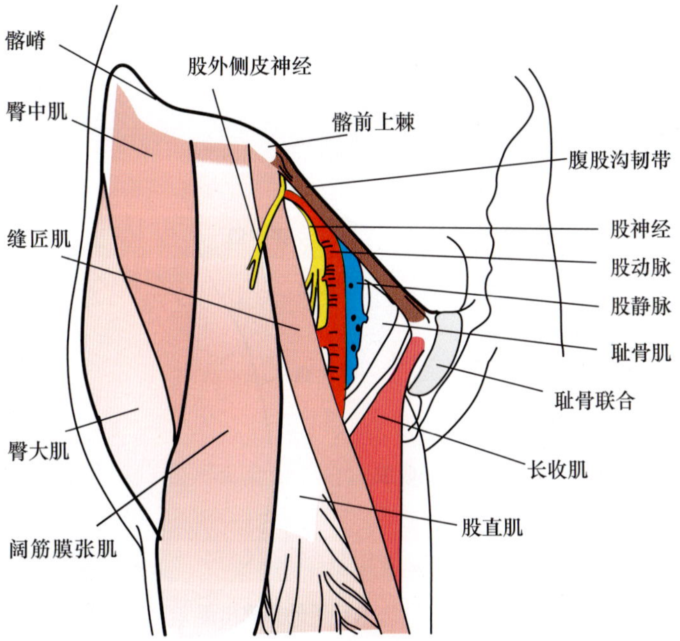

图 4-12-1-1

状面垂直，而存在一个前倾角（X 线透视下，股骨颈中线与股骨髁中点连线之间的夹角）。正常成人为 20°，小儿不超过 40°。

表 4-12-1-1　髋关节韧带表

名称	位置	起	止	功能
髋股韧带	紧贴关节囊前方	髋前下棘	转子间线	限制大腿过伸，维持人体直立
耻骨韧带	关节囊前方，向外下	耻骨上支	关节囊前下壁	与关节囊与髂股韧带融合，限制大腿外展外旋
坐股韧带	关节的后面，与关节囊融合	坐骨体	大转子根	限制大腿旋内
轮匝带	环绕股骨颈中部关节囊环绕纤维形成，与耻骨韧带坐骨韧带融合			增强关节囊
股骨头韧带	关节囊内	股骨头凹前上部髋臼横韧带与髋臼切迹两侧，周围有滑膜包绕		
髋臼横韧带	在关节囊内	横跨髋臼横韧带两端，围成一孔，通过股骨头韧带血管与神经		

大小转子：股骨颈与股骨干交界处有两个隆起，外上方的为大转子，后内侧的是小转子。两个转子之间，在前面有粗糙的转子间线，在后面有凸出的转子间嵴。在转子间嵴的后面的凹处是转子间窝，后二者可以摸到。

关节囊：由坚韧致密的纤维组织组成，起自髋臼周围的骨缘及髋臼横韧带，止于股骨颈的周边。其前方附于转子间线，后方附于股骨颈中下外 1/3 交界处。关节囊的前方和上方比较厚韧，非常坚强；而后方和下方则较

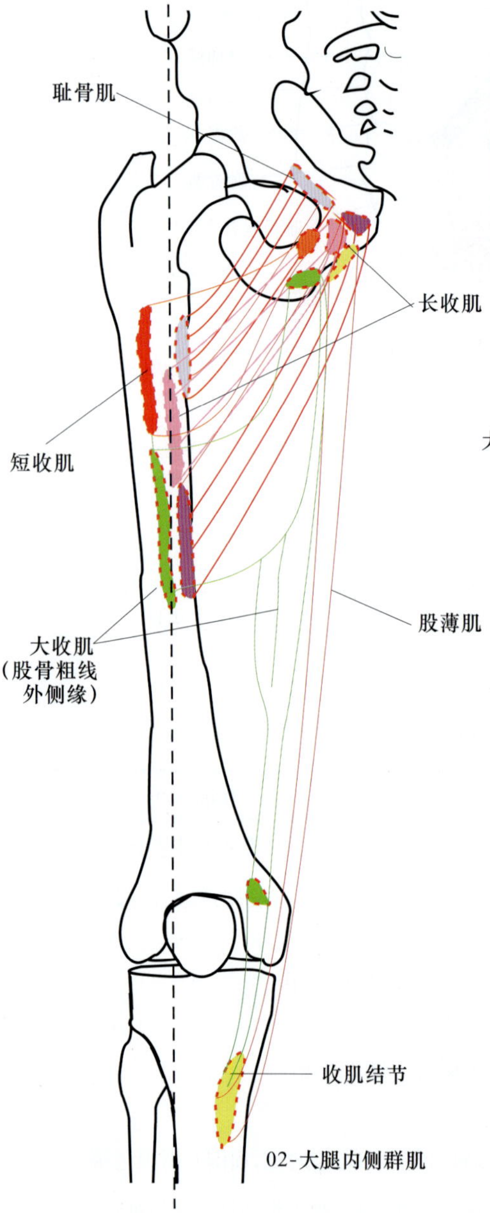
耻骨肌
长收肌
短收肌
大收肌
（股骨粗线
外侧缘）
股薄肌
收肌结节
02-大腿内侧群肌

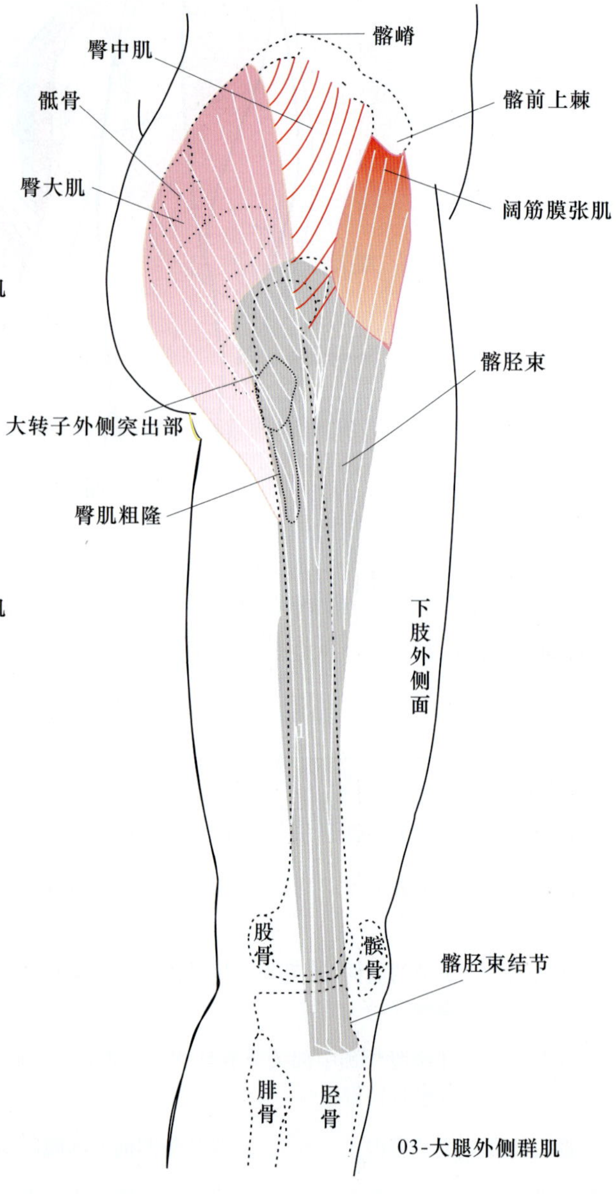
髂嵴
臀中肌
骶骨
髂前上棘
臀大肌
阔筋膜张肌
髂胫束
大转子外侧突出部
臀肌粗隆
下肢外侧面
股骨
髌骨
髂胫束结节
腓骨
胫骨
03-大腿外侧群肌

图 4-12-1-2

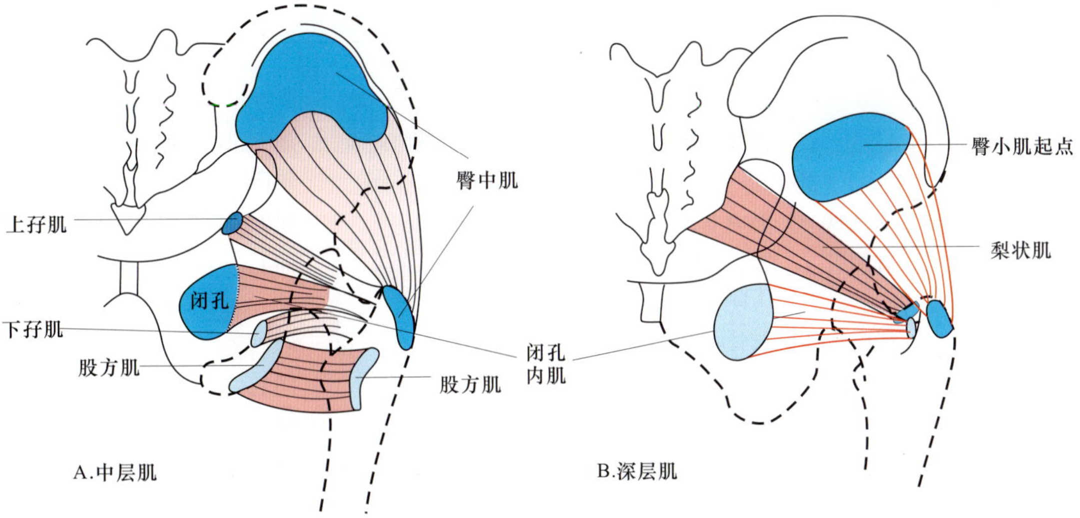

图 4-12-1-3

薄，也最松弛。关节囊的内面有丰富的血管。当髋关节在外展、外旋各 10° 和略屈的状态下，髋关节的囊内压最高。

（二）髋关节的韧带（表 4-12-1-1）

关节囊周围有许多坚强的韧带加强：首先是在关节囊的前方有髂股韧带加强。该韧带呈“人”（或倒 V、Y）字状，亦称 Y 形韧带，紧贴股直肌的深面，覆盖于关节囊的前方，起自髂前下棘并向下外扩展成人字形，止于股骨粗隆间线上。此韧带最为坚强，其作用是与臀大肌协同保持身体的直立。其次是关节囊前下方的耻股韧带，起自耻骨的髂耻隆凸、闭孔嵴和闭孔膜，经过关节囊和髂股韧带内侧，止于转子间线的下方，其作用是限制髋的外展。再次是坐股韧带，位于关节囊后方，呈螺旋形，较薄弱，起自髋臼后方和下方，经过关节囊的轮匝带，止于大转子根部。它可防止髋关节过度内收、内旋。耻骨韧带和坐骨韧带均与关节囊融合，附于股骨颈的后方，但仅包裹股骨颈的内侧 2/3。股骨头中央还有股骨头韧带，呈“V”形，长约 12mm，一端附于股骨头凹，另一端较宽连于髋臼横韧带，内含营养股骨头的血管。另外，从关节囊的内部（平行股骨颈切面）观察，还可见关节囊内有轮匝带环绕股骨颈，是关节囊深层的一层环形增厚的纤维环。

（三）髋关节周围肌群

髋肌按部位可分为四大群（图 4-12-1-1~3，表 4-12-1-2）。髋部的肌丰厚有力，布于髋关节的前、外、后面。屈髋肌：有髂腰肌、股直肌、阔筋膜张肌、缝匠肌和耻骨肌。伸肌：有臀大肌、腘绳肌和大收肌坐骨部。内收肌：有耻骨肌、长收肌、短收肌、大收肌和股薄肌。外展肌：臀中肌、臀小肌、阔筋膜张肌。

有关肌的结构层次将在定点时详细叙述。

综上所述，可见髋关节具有如下结构特点：一是髋骨无活动度，影响到髋关节的活动度，如发生病变则易导致严重的关节功能障碍；二是股骨颈细长，其骨质为松质骨，并有颈干角，它可以增加关节的活动范围，也易发生骨折；三是髋臼周围镶有髋臼唇及髋臼横韧带，增加了髋臼的深度，加之有坚强的关节囊和韧带加强，增加了关节的稳定性，然而，也带来了易于产生功能障碍的弊端。总之，髋关节有厚而坚韧的关节囊及其韧带，还有强有力的肌分布在髋关节周围，以及较牢固的杵臼关节连结等因素，保证了髋关节的稳定性。在治疗髋关节功能障碍时，要兼顾髋关节的稳定性和运动功能。

表 4-12-1-2 髋关节相关肌结构表

肌群	名称		起点	止点	作用	神经支配
前侧肌群	缝匠肌		髂前上棘	胫骨上端内侧面	屈大腿屈小腿并微内旋	股神经
	股四头肌	股直肌	髂前下棘及髋臼上缘	胫骨粗隆	屈大腿伸小腿	同上
		外侧肌	股骨嵴外侧唇和大转子下部	同上	同上	同上
		股内侧肌	股骨嵴内侧唇	同上	同上	同上
		股中间肌	股骨体前上 2/3 处	同上	同上	同上
	髂腰肌		$L_{1\sim4}$ 椎体侧面及横突	股骨小转子	屈大腿微外旋	腰丛肌支
外侧肌群	浅层 中层 深层	阔筋膜张肌	髂前上棘及其至髂结节的一部分髂嵴	髂胫束至胫骨内侧髁	屈大腿伸小腿	臀上神经
		臀中肌	髂骨外侧面臀后线与臀上线之间	股骨大转子尖	外展大腿前屈内旋或后伸外旋外髋关节	同上
		臀小肌	髂骨外侧面臀上线与臀下线之间	股骨大转子前缘	外展大腿微内旋	同上
后侧肌群	浅层 中层外旋 深层肌群	臀大肌	骶骨背面髂骨翼外面	股骨臀肌粗隆髂胫束	后伸外旋大腿防止躯干前倾	臀下神经
		梨状肌	骶骨前面外侧面	股骨大转子尖	外旋大腿并助展与伸	骶丛肌支
		上下孖肌	坐骨小切迹附近	股骨转子窝	外展外旋大腿	同上
		闭孔内肌	闭孔膜内面及闭孔周围骨面	股骨转子窝	外旋大腿	同上
		闭孔外肌	闭孔膜外面及周围骨面	同上	同上	同上
		股方肌	坐骨结节	股骨转子间	同上	闭孔神经骶丛
	腘绳肌	股二头肌	长头坐骨结节 短头股骨粗线外侧唇	腓骨头	伸大腿屈小腿微外旋	胫神经 腓总神经
		半膜肌	坐骨结节	胫骨结节	伸大腿屈小腿微内旋	坐骨神经
		半腱肌	胫骨粗隆内下方	同上	同上	同上
内侧肌群	耻骨肌		耻骨梳附近	股骨耻骨肌线	内收内旋屈曲髋关节	闭孔神经
	长收肌		耻骨上支前面耻骨结节下方	股骨粗线内侧唇上 1/3	内收外旋髋关节	同上
	短收肌		耻骨支结合部	同上	同上	同上
	大收肌		坐骨结节坐骨支及耻骨下支	股骨粗线内侧唇上 2/3 及收肌结节	同上	闭孔神经 坐骨神经
	股薄肌		耻骨下支	胫骨上端内侧面	同上	闭孔神经

（四）髋关节周围解剖

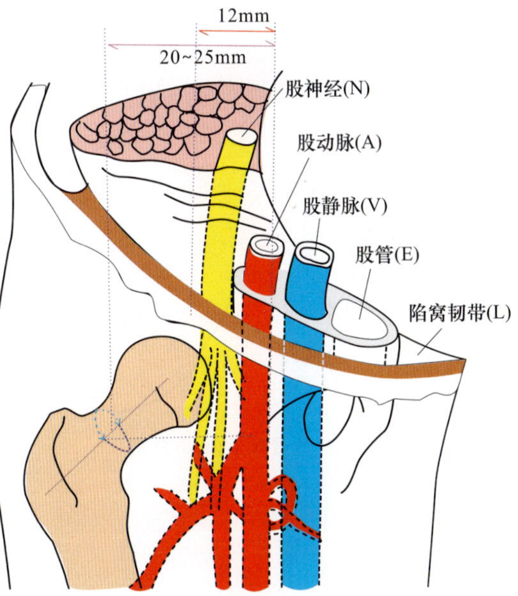

图 4-12-1-4

1. 股三角（图 4-12-1-4） 是股前内侧上 1/3 的一个三角区，其界线是：上界为腹股沟韧带，外侧界为缝匠肌内侧缘，内侧界为长收肌外侧缘。股三角的尖在缝匠肌的内缘与长收肌的外缘相交处。三角的底由髂腰肌、耻骨肌和长收肌构成，它成为向后凹陷的槽。在髂骨耻骨交界处的髂耻隆起与腹股沟韧带之间，由髂筋膜形成一髂耻弓，此弓将腹股沟韧带至髋骨之间的空间分为外侧的肌腔隙和内侧的血管腔隙两部分。

（1）股三角的肌腔隙：髂腰肌充满整个肌腔隙。①股外侧皮神经：详见第三篇股外侧皮神经卡压综合征。②股神经（N）：位于肌腔隙内侧端，股动脉的外侧。股神经发自腰丛，经腹股沟韧带深面，在髂前上棘至耻骨联合中点的外侧 12mm 处入股。股神经干的表面投影是：由股神经入股点向下做一长约 25mm 的垂直线即是。此后，股神经如马尾一样分为许多细小分支。其肌支支配股四头肌、缝匠肌和耻骨肌；皮支布于股前部皮肤；其终支为隐神经。

（2）股三角的血管腔间隙：在肌腔隙内侧，从外向内由股鞘包裹着股动脉、股静脉和股管，最内侧为陷窝韧带。①股动脉（A）：在股三角的底，紧贴髂腰肌。由髂前上棘至耻骨结节连线的中点（或稍内）处可触及股动脉的搏动，其外侧为股神经，内侧为股静脉。在缝匠肌的外侧和髂前上棘的远侧有一三角形凹陷。凹陷的外侧缘为阔筋膜张肌，凹陷处相当于股直肌的近端，此处是进入髋关节的安全入路。股动脉的整个行程几乎很直，由前上逐渐斜行至大腿后内侧，其上部位置较浅，到下部则隐于深处。②股静脉（V）：在股动脉的内侧为股静脉，在收肌腱裂孔处续于腘静脉，行经收肌管，至股三角尖时列于股动脉的后方，往上渐渐斜向内侧，至股三角底时则位于股动脉内侧。③股管（E）：呈漏斗状，上端以股环向腹腔开口，内侧壁向外侧倾斜，与管内的隔融合成为盲端。④陷窝韧带（L）：即腔隙韧带，由腹股沟韧带内侧端的腱膜折向后下方，附于耻骨梳的内侧份。以上股三角的各项组织，从外向内的排列依次为：股神经（N）、股动脉（A）、股静脉（V）、股管（E）、腔隙韧带（L），可用 NAVEL（脐）来记忆。

2. 闭孔与闭孔神经（图 4-12-1-5） 支配髋关节的神经主要是闭孔神经，同时尚接受股神经、臀上神经及坐骨神经分支的支配。闭孔为坐骨与耻骨围成的骨环，上界为耻骨上支，内侧界为耻骨下支，外侧界为坐骨体，下界为坐骨支，闭孔边缘有闭孔膜附着。耻骨上支下面的外侧有一深沟（沟的内侧面斜向外，沟的外侧面斜向内）为闭孔沟。沟内行走闭孔神经和闭孔动脉。闭孔神经是腰丛的分支，由 $L_{2\sim4}$ 前支组成，在闭孔膜处与同名动脉相伴而行。跨越闭孔处的神经纤维，横径可达 3mm；穿闭孔膜后即分为前、后支，支配股薄肌、长收肌、短收肌、大收肌及闭孔内肌，同时，还发出分支供应髋、膝关节。

闭孔神经分支如下：①闭孔神经前支在骨盆部越过闭孔外肌上缘后，继沿大腿内侧下行于长收肌和短收肌之间，支配长收肌、短收肌和股薄肌。②闭孔神经后支在骨盆部穿

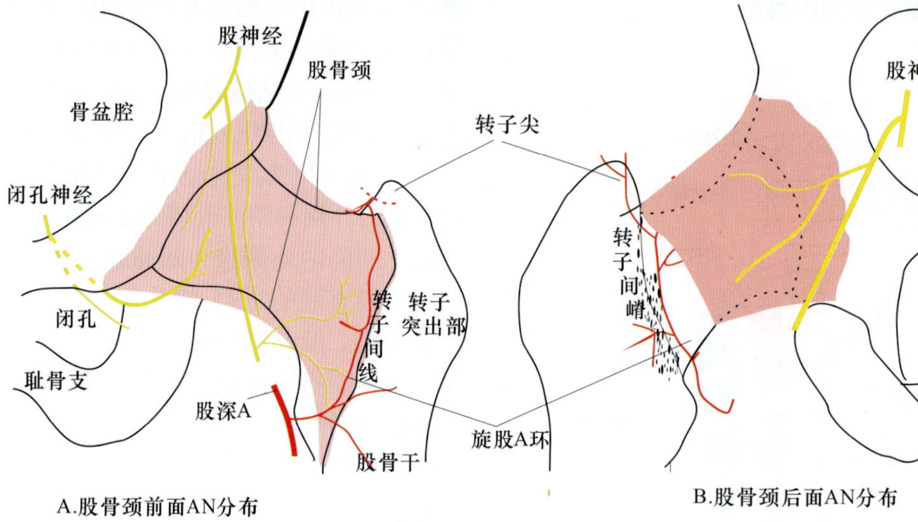

髋关节动脉神经支配示意图

图 4-12-1-5

过闭孔外肌并支配该肌与闭孔内肌，而后在大腿内侧下行于大收肌与短收肌之间，支配大收肌前层肌肉。③闭孔神经髋关节支从闭孔神经和副闭孔神经发出的关节支分布于关节囊内侧及耻股韧带。闭孔神经变异虽多，起始处亦可各不相同，但一般认为 90% 以上的闭孔神经参与髋关节的神经支配。闭孔神经的关节支为一纤细支，其走行先向下外，继向上外弯行，与旋股内侧动脉的关节支同行。穿过髋臼切迹进入髋关节。④闭孔神经膝关节支则主要支配内收肌与股薄肌，并在膝关节支配其内侧部。

股神经和副股神经的髋关节支主要来自其耻骨肌支，次为股四头肌支，支配髋关节囊前方近侧的内面和远侧的外面。主要分部于髂股韧带的下部，但也分布支配关节囊的后上部及耻股韧带。

臀上神经发出的关节支分布于关节囊的后上方的上部与外部。坐骨神经的股方肌支分出的关节支则稀疏地分布于关节囊的后部。

3. 坐骨神经（图 4-12-1-6）　此神经与髋关节并无直接关系，但在髋关节后外侧点的针刀松解术中应该注意它的存在，以免造成失误。请参阅梨状肌综合征节。

总之，闭孔神经和股神经关节支支配髋关节前方；后方由臀上神经和坐骨神经关节支支配。一般髋关节的神经支较细，分布重叠现象不如其他大关节明显，分支常随血管一同进入。髋关节的神经支配以闭孔神经为主，由于其同时支配膝关节。故髋关节疾病者，常感到膝关节疼痛，很容易产生错觉。

二、股骨头的血液供应系统（图 4-12-1-7）

（一）髋关节的血液供应

髋关节血液由邻近的动脉分支供应。主要来源于旋股内外侧动脉、闭孔动脉、股骨滋养动脉及臀上、下动脉等（表 4-12-1-3）。其血液供应来源及分支如下：

1. 旋股内、外侧动脉　起于股深动脉。股深动脉在股三角内发出旋股内、外侧动脉，接近股骨时又发出若干分支分别绕过股骨颈前、后方，并行向大转子。旋股外侧动脉起自股深动脉的外侧壁，经缝匠肌和股直肌的深面行向外侧，供应股骨颈和股后部等部位的血液，参与十字吻合；旋股内侧动脉发出后，

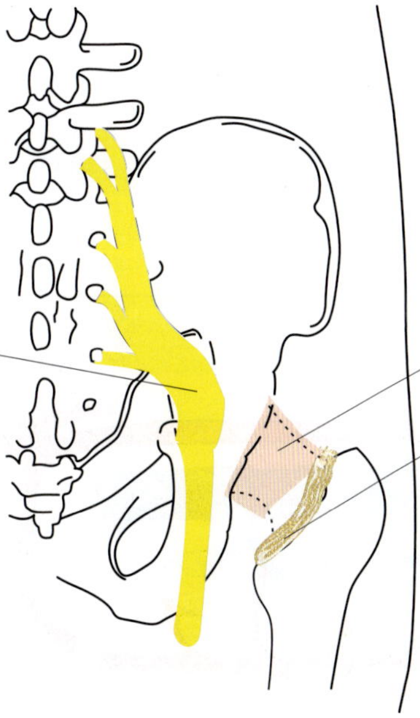

图 4-12-1-6

经髂腰肌和耻骨肌之间向后行，在股方肌和大收肌之间到达股后部参与十字吻合，形成旋股动脉环。两条动脉沿途发支供应邻近的肌和股骨颈和股骨头上外侧的绝大部分血液。若此两支动脉吻合不良或一支淤塞就可能发生股骨头缺血性坏死。还有穿动脉，一般分为三支，它们穿大收肌止点达股后侧，供血股后肌群、内收肌群和股骨。值得注意的是，该穿支是穿过大收肌止点的腱弓后到达股后部的，它的受压与否对股后部的血液供应有重要意义。

2. 闭孔动脉　起于髂内动脉，出盆腔后立即分为前、后两支，沿闭孔边缘形成环形吻合。其分支供应股内侧肌、闭孔内、外肌及髋关节。闭孔动脉后支发出髋臼支，此分支穿髋臼孔与股骨头韧带供应股骨头下分的血液。

3. 臀上、下动脉　起于髂内动脉，分支分布于髋臼及关节囊。

4. 股骨滋养动脉　起于股深动脉，经滋养孔入骨髓上行，营养股骨颈和股骨头。

以上几个方面就是股骨头、颈的血液供应来源，它们共同构成了股骨头、颈的血液供应系统。

髋关节的微循环是由浅层和深层两套血管环所组成，浅层来自体循环的分支，如旋股内、外侧动脉，闭孔动脉和臀上血管的分支；而深层则通过干骺血管和骨干血管的吻合（髓内供血）。正常情况下可形成完整的循环体系。

（二）成人股骨头、颈血液供应系统

成人的股骨头、颈的血供可分为髓外供血和髓内供血两个部分。髓外供血为体循环，有支持带血管和股骨头圆韧带动脉；髓内供血为微循环，是一个绝不可忽视的重要组成部分。

1. 股骨头、颈的血循环（表 4-12-1-3）

（1）动脉系统：一是支持带动脉。支持带动脉亦称干骺 - 骺动脉、关节囊动脉、颈升动脉、滑膜下动脉。股骨颈旋股（基底）动脉环发出三束血管，即前支持带动脉、后上支持带动脉和后下支持带动脉。这些血管穿过关节囊的股骨颈附着部，在关节囊的滑膜下走行，部分血管与股骨颈的骨滋养孔血管相吻合。后上支持带动脉（主要血管）则由股骨头下沟的软骨缘进入股骨头，是股骨头上部

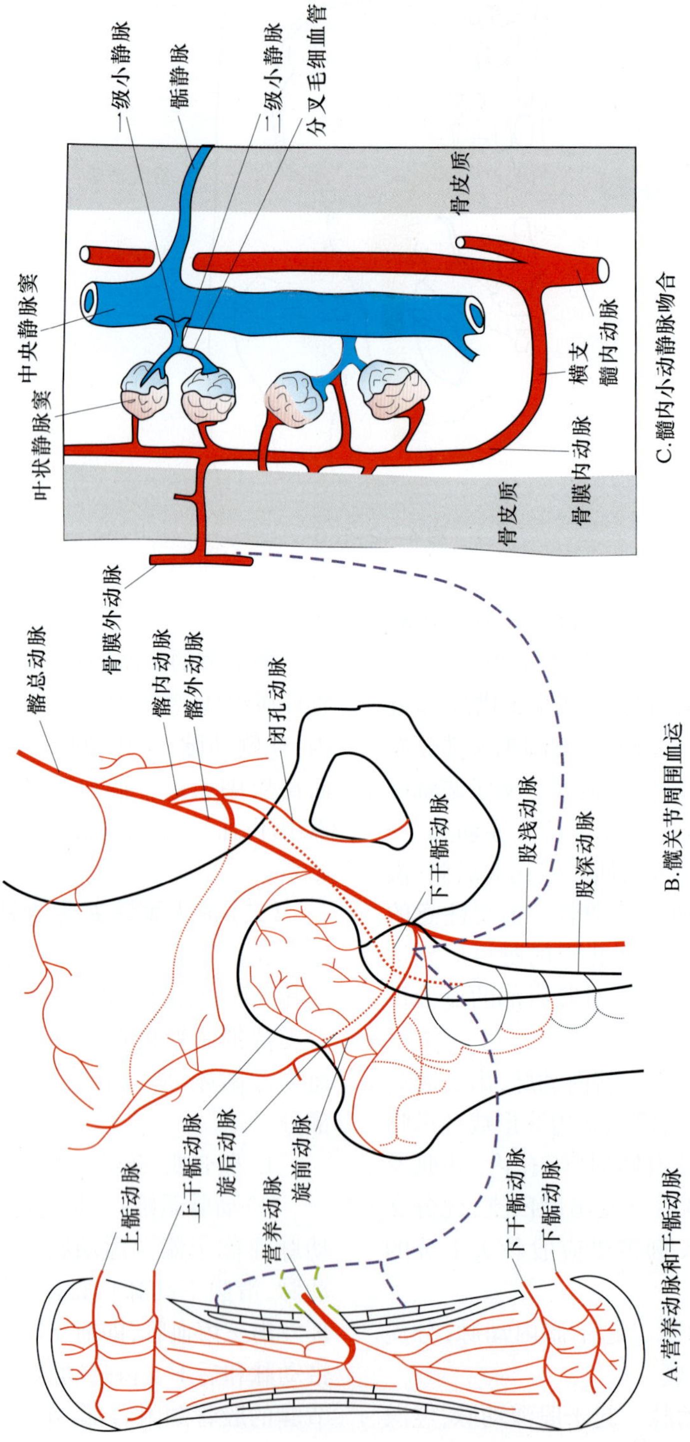
一级小静脉
骺静脉
二级小静脉
分叉毛细血管
骨皮质
中央静脉窦
叶状静脉窦
横支
髓内动脉
骨膜内动脉
骨皮质
骨膜外动脉
C.髓内小动静脉吻合
髂总动脉
髂内动脉
髂外动脉
闭孔动脉
下干骺动脉
股浅动脉
股深动脉
上干骺动脉
旋后动脉
旋前动脉
B.髋关节周围血运
上骺动脉
营养动脉
下干骺动脉
下骺动脉
A.营养动脉和干骺动脉

图 4-12-1-7

表 4-12-1-3

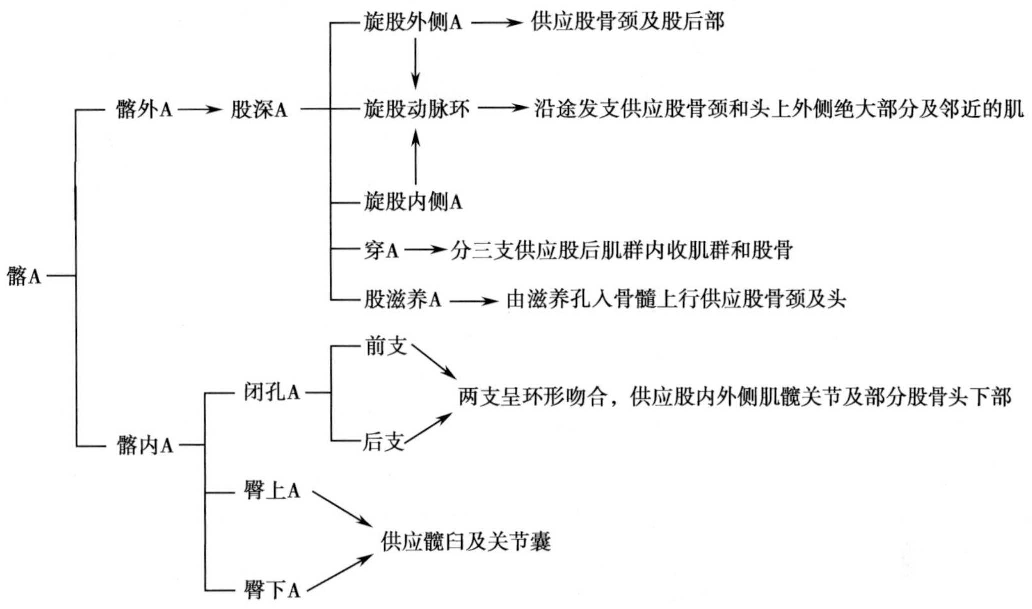

65%~80% 的血液来源；而后下支持带动脉沿股骨颈下缘达股骨头，供应股骨头下 1/3~1/4 的血运；前支持带动脉在关节囊前方进入股骨头，血管细小，分支少，供血更少。有研究认为，成年女性后上、下支持带动脉吻合支丰富，而男性较少，认为这是男性易患股骨头缺血性坏死的原因之一。

二是股骨头韧带（圆韧带）动脉。此动脉来自闭孔动脉和旋股内侧动脉的闭孔支。它能供给股骨头多少血液，百余年来众多研究也无定论。一般认为，婴幼儿、儿童有较大的供血作用；成人则供血较少或无供血作用。

三是股骨滋养动脉（即骨干动脉）。来自股深动脉，从股骨干中段进入，在髓腔内向近侧行走，经股骨颈至股骨头。其中有分支与支持带动脉的颈支吻合。一般认为，它对股骨头、颈及大转子的供血不占重要地位。

（2）静脉系统：可分为直接和间接两种回流系统。直接系统是骨内静脉直接穿出骨皮质注入较大的肢体静脉。另一种是间接系统，它属髓内微循环系统，大量静脉毛细血管和短小静脉集中到骨干内，通过中央静脉窦及其分支回流。在股骨头、股骨颈和股骨头颈的交界处表面有非常细密丰富的静脉网，而股骨头表面缺如，这一特点可能与股骨头表面为关节软骨，没有骨膜覆盖有关。在整个静脉回流系统中，无论在数量上或在容量上都大大超过动脉系统，甚至达到动脉系统的 7~8 倍，用以保证动脉输入的功能正常。在参与髋关节供血的各血管之间，有较丰富的血管吻合。可以推想，小范围的血管损伤不至引起骨的缺血坏死，但如果动、静脉系统的输入和回流平衡被破坏，则会产生缺血或淤血的病理过程，例如：在股骨头缺血性坏死病人中常有内收肌群紧张性增高的表现，这种周围肌张力的增高又可直接或间接（反射性）影响髋关节全部血循环，从而造成循环不良。静脉回流障碍会引起骨内压和囊内压增高。关节囊内压增高则首先影响股骨头浅层静脉网及颈升静脉，使其血液回流受阻，而静脉淤滞又导致骨内压增高。它们彼此相互影响，终将导致骨内、外血液循环的平衡紊乱，最终造成骨缺血坏死。

（3）股骨头微循环系统：微循环是器官和

组织的血液、淋巴液和组织液的循环，是直接参与细胞和组织物质交换的体液循环。它由微动脉、微静脉和毛细血管组成一个密封的管道系统。骨的微循环与其他部位的微循环结构虽相同，但各有特点。骨的微循环特点是：①居于半封闭式硬壳内的管道系统，无扩展余地；②具有超过动脉系统数倍的静脉引流系统，但易被病理因素所干扰。

股骨头的骨微循环可分为两大部分：①骨皮质内微循环系统：它是骨微循环的重要中间系统，处于骨皮质内输入动脉和输出静脉系统之间；同时它也处于松质骨内骨小梁和骨髓间隙之间。此处的血管走行在皮质骨的哈佛氏和浮克曼氏管道系统之中。这些管道极细，直径仅为 25~125μm，一般只能容纳 1~2 条毛细血管。②髓内微循环系统：它包括三种血管，即毛细血管（小动脉毛细血管）– 静脉窦 – 小静脉。这些毛细血管处在坚固的骨腔内，没有扩张的余地。当髓内压力增高时，它就会受到明显的影响。

骨皮质的外 1/3 部由骨膜下毛细血管供应；骨皮质内 2/3 由髓内毛细血管供血。两者在骨皮质内形成一个严密的吻合系统，共同营养骨皮质。但这里的血流流向特殊，正常情况下呈离心性供血（从骨髓质和皮质的角度看），即从骨髓动脉流向骨膜动脉，由骨髓内向骨皮质方向流动，最后流进骨膜和肌的静脉网内。也就是说，骨皮质血液来源于髓腔血管，骨外膜毛细血管则主要起血液回流作用。因此，骨皮质内的血管网就成为骨内、骨外血循环之间的毛细血管床，对骨皮质的营养、代谢有着重要意义。只有在病理情况下，髓内循环发生障碍时才呈向心性供血。这种血流变化，是由骨髓、骨膜之间循环压力的增减所调节。在髓内供血障碍时则由骨皮质外 1/3 的血管向髓内供血，即为向心性供血。这一点在临床上具有重要意义。

2. 髋关节软骨下的微循环　成人髋关节软骨下微循环（图 4–12–1–7）与儿童不同。它的特点是：软骨下骨板区小动脉呈 180° 大转弯才流入髓内静脉窦，血液流速会明显减慢。血液在流经管径更细小的血管床时，流速将锐减。这些细小血管很易被病理性因素影响而导致血流不畅，甚至淤滞。不仅如此，这些小血管还在大量的髓内脂肪细胞包围之中，脂肪细胞的增大会压迫小血管，引起血流受阻。这可能就是股骨头容易缺血或坏死的自然因素之一。

综上所述，尽管髋关节和股骨头有众多的血液供应，也有比动脉的数量和容量大得多的静脉回流系统，但在骨与软组织损伤时，如股骨颈骨折或髋关节肌挛缩等骨内、外因素的作用下，便可以使骨血液循环的平衡被破坏而导致股骨头的病变。

三、髋关节相关生物力学

髋关节是人体的最大承重关节，可把几倍于体重的载荷（重量）由骨盆传递给股骨干，且髋关节内的压力主要以压应力的方式传递给股骨干。股骨干承受压力的大小可因重力的大小、人体的姿态和运动方式的不同而有很大的变化。髋关节在生理状态下，受力的力矩为零。所以，骨盆处在平衡状态，髋关节则保持稳定。这里要引进几个力学概念：

（一）力矩

在一个点上力的力矩，等于力的幅度乘以从该点到力作用线的垂直距离。

公式为：力矩 = 力·距离。

（二）平衡

研究人体的骨或骨骼肌组成的力，适合应用牛顿第三定律来分析。

1. 第一平衡条件　牛顿第三定律是：两个物体间作用力和反作用力总是大小相同，方向相反。力的平衡表现为力之和以及力矩之和必须是零，即力的结合效能对消，合力等于零。此时人体处于平衡状态，称之为第一平衡条件；也叫力平衡或平移平衡。例如，一个人用一足站立，重力通过足作用于地面，这个力与地面上的反作用力大小相同，而它们的作用方向却相反，并且都在一条直线上，其合力为零。因此人体稳定不动，处于静力平衡状态。临床上常用的颈牵引、骨骼牵引，通过滑车装置的牵引等都属这种平衡力系。第一平衡条件可以是同一条直线上的力（直线力系）、共点力系（如三个力达到平衡）、滑轮系（可是定滑轮或动滑轮）与平行力系（各力线在同一平面上，也不汇聚在一点上，因此引起旋转）。

2. 第二平衡条件　凡作用在一个物体上的力，离固定点有一定的距离而引起物的旋转，这就产生第二平衡条件。当某一物体向某一方向旋转的力矩与相反方向旋转的力矩差为零时，即达到力矩平衡。此第二平衡条件是环绕一点的力矩之和等于零。例如，一个人右侧单腿站立时作用于髋关节内侧的上身重量使上身顺时针旋转，而外展肌在髋关节外侧和骨盆产生的力使上身逆时针旋转，当重力矩与外展肌力矩的差等于零时，骨盆不发生旋转而处于平衡状态。

（三）应力与骨量的关系——沃尔夫定律

机械应力和骨组织之间通常处于一种生理平衡状态，在一定的应力范围内，骨质的增生和吸收是相平衡的，且是动态平衡。这一动态平衡，可用 Julius-Wolff（尤利乌斯·沃尔夫）定律表述（请参阅总论）。在生理情况下，骨骼不断接受生理刺激，骨质的增生和丢失互相平衡，骨骼保持正常骨量，维持正常的生理强度。如果骨骼长期得不到生理应力的刺激，如下肢长期固定、静止不动，此时，骨质的吸收大于骨的形成，因此骨质的量将减少，导致废用性骨质疏松，骨骼的强度则下降；如果解除固定，恢复活动，进行功能练习，通过骨的生理应力刺激作用，骨的形成将大于吸收，又可以重新达到生理平衡，恢复正常的骨量和骨强度。这就是应力和骨量的关系。

（四）髋关节的受力分析

髋关节的运动范围：髋关节可以在矢状面、冠状面和横断面三个面上运动，其最大的活动范围是在矢状面上。髋关节运动范围：①屈－伸（矢状面上）：45°~200°（平均 155°）；②外展－内收（冠状面上）：40°~30°（平均 70°）；③外旋－内旋（横向平面上）：50°~35°（平均 85°）。若分开计算，其髋关节的最大运动范围是：①矢状面上屈曲 0°~140°，伸直 0°~15°；②冠状面上外展 0°~30°，内收 0°~25°；③横向平面外旋 0°~90°，内旋 0°~70°（屈曲时）。

髋关节的受力分析：髋关节是骨盆与下肢之间连接的承重关节，活动幅度大，为三维运动关节，可做屈伸、内收、外展、内旋和外旋。由于髋关节是最大的承重关节，所以在承重后进行活动时，必须保持内、外力的平衡，否则容易受伤。当人体双足站立时，由于髋关节是稳定的，仅关节囊和关节囊韧带就可以维持稳定的直立姿态而不需要肌的收缩。此时的体重由两侧髋关节平均负担，因此，每侧股骨头上的反作用力是压在其上的体重的 1/2；单足站立时，髋关节的载重将为体重的 2.7~4 倍。这时，在杠杆一侧的外展肌力所提供的力矩与杠杆另一端的体重所产生的力矩使身体保持平衡。由于杠杆侧外展肌力的力臂只有对侧体重力臂的 1/3，那么，外展肌力就是体重的三倍。所以，要达到平衡的要求，杠杆侧髋关节要付出四倍于体重的力。走路或活动时髋关节受力的力学作用模式将更复杂，如走路时作用在股骨头上的反作用力将是体重的 5~6 倍。

髋关节是负重关节，它承受的力主要是压应力。此力从髋关节的凹面向外扩散，在传递给股骨头凸面时，其压应力的承担面愈来愈小，集中在股骨头上的压应力就更集中，因此，股骨头承担着很大的压力。然而，应力是由骨的截面积计算的，股骨颈的截面积小于股骨头，所以，实际上股骨颈的受力比股骨头的受力还要大得多，这也是股骨颈容易骨折的原因。

（五）髋关节的生物力学特点

一般将作用于髋关节的力分为四种：张应力、压应力、弯曲应力和剪应力。其剪应力是指骨的一部分在相邻的另一部分骨上有滑动倾向的应力。这些应力的作用，在髋关节上通过体重负荷和肌收缩而综合地表现出来。髋关节有以下力学特点：①适于人类直立活动。股骨上端有多平面的弯曲角（颈干角、前倾角），骨盆与下肢呈多曲拱结构，股骨头的骨小梁结构是典型的多层网络状构造，应力分布合理，自重轻而负重大，受力性能最佳，并可保持重心的稳定。②股骨上端骨小梁具有典型的自动反馈控制系统，依照受力的大小来排列，从而形成了典型的横行张力骨小梁系统和扇形的压力骨小梁系统，使骨受力始终保持在一定的生理极限之内。③髋关节的生物力学结构具有变异性。骨组织受职业、年龄、活动状况、内分泌和物质代谢等因素的影响，比如骨质增生、骨质疏松等。

第二节　病因病理

股骨头缺血性坏死的病因是比较复杂的，病理改变和发病机制也还未十分清楚。但现在确实有很大进展，这些内容对于深刻了解股骨头缺血性坏死的成因、治疗以及预防具有重要意义。

一、病因

约有40余种因素可以引起股骨头缺血性坏死。为了简明起见，依其重要程度分列如下：

1. 创伤性股骨颈骨折、髋外伤性脱位、股骨头骨折、股骨粗隆间骨折，以及某些轻微外伤等。

2. 医源性，长期大量使用激素或滥用激素、放射治疗、髋部手术等。

3. 急慢、性酒精中毒。

4. 脂肪代谢紊乱引起的高脂血症、高黏血症、脂肪肝等。

5. 血液病性（血管栓塞）血管性，镰状细胞贫血、代谢病、动脉硬化、肿瘤压迫营养动脉等。

6. 减压病、高空飞行病。

7. 某些疾病引起类风湿关节炎、系统性红斑狼疮、痛风、胰腺炎等。

8. 四氯化碳、镉、铅、砷、汽油、苯中毒等。

前四种病因是目前最常见的，这些病因是可以预防的。

二、病理

发生股骨头缺血性坏死的病理机制可能有以下几方面，如动脉血流中断、静脉血流闭塞等。髋部或股骨头、股骨颈的外伤可使该部的动脉血管中断，这是毫无疑问的，而外伤产生的淤血更是极为常见。在组织学上已经证明，静脉阻断和动脉中断所造成的骨损害是相似的，而且静脉阻断的损害范围更大，其修复过程也更缓慢。同时外伤也可能伴发脂肪栓塞和髓腔内出血或DIC，这样就会严重地影响股骨头的血循环。

激素类药物所导致的股骨头坏死其机制更为复杂。激素直接抑制成骨细胞活动导致骨质疏松；骨质疏松是股骨头产生骨质塌陷的主要原因。经骨密度测定，即使应用小剂量激素（泼尼松片8~10mg/d），也可能造成骨质减少。激素还可引起脂肪代谢异常和小血管炎，从而导致脂肪栓塞和小血管闭塞，并且激素可直接引起骨内压升高，造成进行性缺血而导致股骨头坏死。酒精中毒可引起血管内脂肪栓塞，又可因大量脂肪栓塞在髓内堆积，使髓内窦状隙堵塞，从而引起股骨头缺血性坏死。

但是，股骨头营养血管（上支持带动脉）缺乏吻合支，当某些分支发生病变后便无法得到代偿。另外，股骨头关节软骨下区负荷最大，因而易发生股骨头缺血性坏死。在骨细胞已有坏死之时，骨小梁因不能承受躯干的压力而发生骨小梁骨折。下面分别对骨、关节囊、髋关节周围肌肉、肌腱等组织的病理改变叙述如下。

（一）髋关节周围软组织的变化

股骨头缺血性坏死时，髋关节的肌力改变，是在股骨头坏死之前还是在它发病之后，即是股骨头坏死引起的髋关节周围软组织的改变，还是髋关节周围软组织的改变造成了股骨头的坏死，目前尚无定论。由股骨头坏死时软组织的改变，如关节囊的过度肥厚，髋关节的屈肌、内收肌、外旋肌的严重挛缩等表现可以推论，这些软组织的变化大多在股骨头发生坏死之前就已经发生了。实际上，这些软组织病变与股骨头的病变是互相影响、互相作用，它们是互为因果的。

内收肌挛缩产生一个使股骨头向外脱位的力，有使髋关节发生半脱位的倾向。当髋关节发生半脱位时，X 线片上沈通（Shenton）氏线将不连续（不是圆滑的弧形），在儿童则 CE 角变小。股骨头坏死时还可以引起髋关节外展肌失效，这是由于外展肌萎缩、肌腱挛缩、肌力下降及髋关节半脱位时外展肌力矩减小所致。正常髋关节与个体本身的体重、外展肌所构成的生物力学杠杆是十分稳定的，这个稳定性主要依赖于髋关节的稳定和足够大的外展肌力来维持。外展肌的萎缩和挛缩又加重了髋关节的半脱位。

髋关节半脱位造成了髋关节的不适应，关节的不适应导致了关节内应力集中。此时应力集中表现为几个方面：一是髋关节顺应性下降，产生应力集中；二是股骨头塌陷变形，头臼接触面减小，作用在股骨头上的应力分布不均匀，因而出现髋关节应力集中现象；三是股骨头内出现空洞和骨质疏松区，这个坏死区对力的传递是不均匀的，因此在股骨头也产生应力集中现象；四是由于股骨头失去了正常的圆形，在髋关节运动时，头臼表面互不吻合，头臼间将发生异常压缩和分离，关节间的摩擦力增加，同时髋关节也出现应力集中，这必然造成髋关节的机械损伤。这种损伤与失圆的滚珠对轴承的损伤是一样的道理。而坏死股骨头表面的软骨更易受到损伤，也增加了股骨头坏死的进展。应力集中导致的必然结果，即是股骨头内的骨小梁在机械损伤时发生应力骨折、软骨发生裂隙。在反复的、小的机械损伤的作用下，最终引起股骨头塌陷和软骨损害，导致骨关节病的发生。

临床及实验研究证明，本病早期有滑膜炎存在及关节内压增高，并有股骨头、颈骨内压增高和骨内静脉淤滞。滑膜组织的病变可使关节腔内的渗液量增加，由于髋关节的纤维囊厚而坚韧，弹性较差，不能有效地发挥缓冲作用，当关节腔内的滑液量增加到一定程度时，即可引起关节腔内压增高。其供给和引流股骨头骨骺骨化中心的小动、静脉，即支持带血管，均由关节囊附着点的近侧进、出关节囊，而在股骨颈表面行走，仅被一层很薄的滑膜覆盖，当关节囊内压增高时，必然会遭受压迫。

Someville 研究证明，股骨上端小动脉的压力约为 5.33kPa（40mmHg），伴行的小静脉的压力接近于零。Arnoldi 指出，支持带血管的动脉腔内压力大于 6.67kPa（50mmHg），其静脉腔内压力则小于 0.8kPa（6mmHg）。刘尚礼曾对 32 例患者进行了关节内压测量，健侧者平均为 0.218kPa（1.64mmHg），而患侧者则平均为 1.56kPa（11.73mmHg），早期患者的患侧关节囊内压可高达 2.1kPa（15.8mmHg）。马承宣曾测量 5 例患儿（6~11 岁）健侧髋关节和死后 24 小时以内的 21 具尸体（1 岁以内者 14 具，36~80 岁者 7 具）的双侧髋关节的关节腔内压力，结果均为负压。而其测量的 12 例本病早期病例的髋关节腔内压力，均较健侧明显增高，其压力值均未超过股骨上端小动脉的压力，而均高于其伴行小静脉的压力。这些研究结果说明，本病早期的关节囊内压明显高于引流股骨头骨骺骨化中心的小静脉的压力，而低于其小动脉的压力，因而必然会引起静脉回流障碍，并造成骨内静脉淤滞。

(二) 骨内压力与骨髓内压升高

实验表明,人体不同部位骨髓内压各不相同,甚至同一骨的不同部位骨内压的压力值也不尽相同。股骨头缺血性坏死的不同病变期,股骨近端各部位的骨内压也不一致。分别测量10例健康人(20个股骨)和39例病人(不同病期)股骨近端骨髓内压力,结果见表4-12-2-1。

测量值平均骨内压为2.67~4.0kPa(20~30mmHg)。股骨头缺血性坏死时,股骨头内压大于4.00kPa(20~30mmHg);股骨颈内压,Ⅰ期为4.6~5.57kPa,Ⅱ期为4.25~7.48kPa。

研究证明,关节囊内压与骨内压有直接关系,当关节囊内压增高到一定程度时,可引起骨内压力增高。这是由于关节囊内压增高造成静脉引流障碍,引起骨内静脉淤滞,主要是骨髓微循环的淤滞,造成血窦和集合窦扩张、渗出,骨髓组织缺血缺氧,造血细胞水肿,使骨的内容物增多。由于骨的外壳坚硬,不能随其内容物的增多而膨胀,因而引起骨内压力增高。刘尚礼曾对32例本病患者股骨颈的骨内压力进行了测量,其结果健侧者为4.122kPa(30.92mmHg),而患侧者则为5.146kPa(38.57mmHg),患侧的骨内压比健侧者骨内压平均高出1.02kPa(7.66mmHg)。在双侧股骨颈内注入肝素生理盐水5ml进行加压试验(stress test),双侧骨内压均显著上升,而患侧较健侧更高;停止注射后,两侧都很快恢复到各自的原来水平。在施行患侧股骨颈开窗减压或转子下切骨减压术后,骨内压平均下降37.52%。

Hungerford根据Wikes和Visscher有关骨内压的研究提出股骨头缺血性坏死的进行性缺血学说。Wikes和Visscher把骨内血液循环比拟为液体从一个通过硬罐的软管中流过,硬罐的外壳好比是骨皮质,因它坚硬而不能随压力增加而膨胀,软管好比是通过骨髓腔的血管,通过软管的液体,其流速除受软管两端液体压力差的直接作用外,还受罐内压力的影响。如果软管两端的压力不变,当罐内压力增加时,软管内的液体流量就减少。同理,如果骨内压力增加,则骨内的血流量就减少,因而引起骨髓组织缺血、缺氧,造成如前所述的骨髓微循环和造血组织等的一系列病理改变,从而使骨内压进一步增高。两者互为因果,恶性循环,最终导致股骨头骨质缺血而发生坏死。

正常生理状态下,骨血流与髓内压应属平行关系。当血流减小时,髓内压下降;反之则髓内压升高。而在病理状态下,所有骨内静脉发生淤滞时,会引起髓腔内压持续增高,骨内血流量也就持续减少。充血的骨质得不到动脉血液的供应,处于髓内淤滞状态,继而发生渗出、骨内间隙水肿等,并形成恶性循环,出现骨细胞缺血。如不及时解除这种恶性循环,即会发生不可逆的骨质缺血坏死。其次,由于髓腔内压增高、髓内静脉血流淤滞、骨内静脉窦扩张,因而形成囊性变、骨硬化及骨小梁增粗等病理变化,以致形成退行性骨关节病。临床上,常引起骨关节疼痛,尤其是静止痛(也称休息痛或夜间痛)。而经过手术减压后,67%的病人3天内疼痛完全消失,并有利于血管再生及骨组织的修复。

(三) 骨内压测量方法

器械:直径3mm、长80~150mm带套管的穿刺针1支,20ml注射器1支,测压器1个。局麻药物和注射器1套。肝素溶液,浓度为50mg/100ml。

测量方法用带套管的穿刺针,近端装注射器。注射器内装有内含50mg/100ml肝素的溶液20ml。通过一细导管,连接于压力传感器。病人仰卧位,臀下垫一薄枕。髋关节内旋15°~30°以消除股骨颈前倾角。以股骨大转子为中心,按常规手术要求消毒、铺巾。

常规局部麻醉。在X线透视下定位,定点于股骨大转子下方15mm处,将套管针呈水平位并与体轴呈5°刺入30~50mm,开放压力传感器的三路开关,记录压力数值。

(四) 股骨头的力学变化

尽管导致股骨头坏死的原因各不相同,

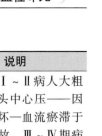

表 4-12-2-1　股骨头缺血性坏死各期骨内压变化表

病情分析	股骨各部位骨内压的关系和变化情况				说明
健康成人骨内压平均值	股骨大粗隆骨内压力 2.287kPa (17.2mmHg)	股骨颈骨<内压力 2.487kPa (18.7mmHg)	股骨头中心<骨内压力 2.67~4.00kPa (20.0~30.0mmHg)	股骨头负重<区骨内压力	健康人与Ⅰ~Ⅱ病人大粗隆内压<头中心压——因为头未破坏—血流瘀滞于头内的缘故。Ⅲ~Ⅳ期病人，股骨头软骨破坏，头内压力下降，头颈区出现硬化带，隔断正常骨与股骨头坏死区，故股骨大粗隆和股骨颈正常部位的髓内压增高。
Ⅰ~Ⅱ期↑病人			↑ (>4.0kPa)	↑	
Ⅲ~Ⅳ期病人	↑	< ↑	>	> ↓	
Ⅳ期病人	↑	< ↑	< ↓	< ↓	

但髋关节和股骨头的力学状态改变基本是相同的。在股骨头坏死的不同病理阶段，它的骨结构、形态和头臼关系均发生了异常变化，因而导致了股骨头与髋关节的力学关系也发生了变化。这些变化影响着股骨头坏死的发展和转归。在临床上，股骨头坏死可分为骨与骨髓坏死和骨修复两个阶段。

第一阶段——骨和骨髓坏死阶段。由于股骨头的骨量和骨结构等发生了改变，影响了股骨头的机械强度。在股骨头的骨组织和骨髓组织坏死期，即大量骨细胞死亡和骨质吸收，股骨头机械强度明显下降。由于骨量的减少，引起骨质疏松。在X线片上表现为股骨头密度减低，有的出现囊性变(空洞)，此时尚无股骨头塌陷发生。

第二阶段——骨修复阶段。进入第二阶段后，坏死股骨头的血运开始逐渐恢复，新骨形成并逐渐增加，而死骨则逐渐被吸收。但这种恢复是不均衡的。在活骨与死骨的交接部位已进入修复期时，死骨中心区的骨小梁仍未修复，甚至根本没有修复。此时，虽然部分死骨被新骨代替，骨量也有所增加，但由于新生骨强度低，受力易变形，这是骨强度下降的一个原因。坏死骨与新生骨的交错存在、骨质疏松和囊性变空洞形成等病理因素的并存，也是股骨头强度下降的又一个原因。当股骨头机械强度下降以后，股骨头的骨结构和骨组织也发生了改变，结果是股骨头的应力更加集中，因此，股骨头的骨小梁便易发生微骨折。多处的微骨折又无力修复，故此期的股骨头更易塌陷变形。

三、病理分期

无论何种原因造成的缺血性骨坏死，它的组织病理学图像基本上是一致的。但由于组织缺血持续的时间和缺血的范围及程度不同，骨坏死演化的进程也有所不同。可分为早期和晚期两个阶段来描述。

(一) 股骨头缺血性坏死早期变化

①坏死前的血管变化为窦状隙小血管充血、渗出，组织间隙水肿，有网状纤维出现，网状组织增生。②脂髓坏死、脂肪细胞核消失、破碎。③造血组织坏死，髓细胞抑制，造血组织消失。④髓坏死后再生，坏死的髓组织增生与纤维血管增生区并行存在。⑤髓内窦小管扩张，动脉壁增厚并有血栓。⑥骨小梁多数显示有陷窝空虚，骨细胞消失。

(二) 股骨头缺血性坏死晚期表现

典型的股骨头晚期改变在额状切面上可分为五层。

第一层：关节软骨坏死区。相当于股骨头前上 1/4 负重区。软骨坏死发生皱褶并有裂隙，与内层骨质分离形成一翘起的活瓣，瓣下附有一层硬化了的松质骨。

第二层：中心坏死区，即软骨下坏死区。呈黄白色楔状区，由于软骨下致密骨吸收而形成水平方向的软骨下间隙，在X线片上称“新月带”。此区内除骨细胞和骨髓消失外，在软骨细胞巢区中有软骨内化骨和新骨形成。

第三层：血管肉芽组织区（纤维组织区）。此区有丰富的血管组织和幼稚的纤维组织，有大量的破骨细胞和成骨细胞，是一个组织再生活跃区。死骨区骨小梁消失，而混合区则有骨小梁存在。

第四层：反应新骨形成区（硬化区）。此区位于股骨头和颈的交界处，呈一弧形骨质硬化带。其内有正常的骨细胞和髓细胞，也有死骨，更多的是大量新骨沉积于老的骨小梁上，使之增粗加厚。

第五区：正常骨小梁区。此区是一层较薄而又充满正常骨髓细胞的部位。

（三）不同病因与预后的关系

虽然各种原因所致的骨坏死的病理改变基本是一致的，但它们的修复过程却有很大的不同。由大量皮质激素引起者，成骨细胞生成相对减少，骨小梁只有少量新骨形成，因此，它的修复很不完整。创伤性骨坏死，由于还保有部分正常血运，所以修复较为完善。在特发性股骨头坏死中，由于是血管本身的病变，血管可反复栓塞，因此，血管的再生不足，修复很差。而儿童的股骨头骨骺坏死病，在股骨头骨骺中心有成熟的肉芽组织，并常有强烈的骨化活动，所以某些病例的骨修复很完善。因此，有人称Perthes病是“自我限制”性疾病。

第三节　临床表现和诊断

一、病史

股骨头缺血性坏死病人的临床表现往往很隐匿，在缓慢的发病过程中早期诊断常被延误。因此，提高对股骨头缺血性坏死一病的认识极为重要。不同病因所致的股骨头缺血性坏死有着不同的病史。在采集病史时，要仔细了解外伤史，即使是极轻微的外伤也应给予重视。应用皮质激素的病史，有时是很小的剂量也可能引起极不良的后果。饮酒史是一项重要内容，有人警告说，每天饮酒250ml，半年以上就可能患脂肪肝或股骨头坏死。是否患过与股骨头缺血性坏死有关的疾病，如动脉硬化、某些贫血症、类风湿关节炎、强直性脊柱炎、痛风等。有些特殊职业，如高空飞行、潜水作业、某些与毒性物品相关的职业等也应注意。

二、症状

1. 疼痛　发生于外伤后者，多在伤痛消失较长时间后再产生疼痛。应用激素或其他疾病所致者与外伤者大致相同。疼痛部位大多在髋关节周围，以腹股沟韧带中点下外处为主，也可以痛在大转子或臀后部。可以是逐渐发生，也可能突然疼痛。疼痛可为间歇性，也可为持续性。不管是何原因所致的骨坏死，它们的疼痛在开始时多为活动后疼痛，以后才发生夜间痛或休息痛。夜间痛或休息痛大多为骨或囊内压升高的表现。疼痛的性质也大致相似，开始多为酸痛、钝痛等不适，逐渐产生刺痛或夜间痛等症状。

2. 放射痛　疼痛常向腹股沟区、臀后区或外侧放射，个别人还有麻木感。比较常见的特殊症状是膝部或膝内侧的放射痛，如果为原因不清的膝部痛，特别应当想到髋关节是否有病，这是一个非常值得提高警惕的信号。

3. 髋关节僵硬或活动受限　早期为关节屈伸不灵活，有的人不能跷“二郎腿”，或患肢外展外旋活动受限，“盘腿”困难。到晚期则关节活动极度受限甚至强直。

4. 进行性短缩性跛行　由于疼痛而致的跛行是保护性反应，而股骨头塌陷者则是短缩所致，在晚期可由髋关节半脱位所致。早期往往出现间歇性跛行，儿童表现最为明显。双侧病变者，步态蹒跚，行走艰难。

5. 下肢无力　行路、劳作均感力不从心。

6. 下蹲、外展腿困难　下蹲时髋关节疼痛，下蹲的度数越来越小。下肢的外展距离逐渐缩小，以至外展大腿极度困难，甚至丧失外展功能。

三、体征

1. 压痛　早期仅有髋关节局部压痛，其压痛点多在腹股沟中点稍下方或在臀后、转子间线稍内处。

2. “4”字(Patrick)试验(图4-12-3-1)　仰卧位，受检患肢屈髋、屈膝，大腿外展、外旋，并将踝部放于健侧大腿膝上下部，呈“4”字样。正常时，大腿可外旋贴近床面为阴性；髋关节患病时则不能贴近床面并产生疼痛，为“4”字试验阳性；若虽能贴近床面，但却有疼痛出现，应高度怀疑。

3. 托马斯(Thomas)征(图4-12-3-1)　亦称髋屈曲畸形试验。仰卧位，受检腿尽量屈髋、屈膝(主动被动均可)，使腰前凸消失，腰部紧贴床面。如另侧腿髋、膝关节出现屈曲则为阳性，髋膝关节无改变为阴性。

4. 阿利斯(Allis)试验　即下肢短缩试验。仰卧位，双侧髋、膝关节屈曲，两足并齐平放于床面上。正常时，双膝最高平面等高为阴性；若一侧低于另侧，为阳性，低侧为患侧。

5. 臀中肌试验(Tredelenburg征)(图4-12-3-2)　亦称髋关节承重功能试验，即单腿站立试验。站立位，检查者站于病人背后观察。嘱病人先以健侧下肢单腿站立，患侧下肢抬起，患侧骨盆向上抬起，该侧臀皱襞上升为阴性；再嘱患侧单腿站立，健腿屈膝离地，此时患侧骨盆(臀皱襞)下降即为阳性。此试验反应髋关节稳定情况，任何髋关节结构的改变如先天性或外伤性髋关节脱位、股骨颈骨折等或肌瘫痪、无力而影响臀肌，特别是影响臀中肌的作用，甚至发生麻痹性髋脱位时，此试验均呈阳性。

6. 股内收肌检查(图4-12-3-2)　病人侧卧位，被检侧下肢置检查台上。检查者托起位于上方的下肢，使上方的髋关节呈外展25°位。令病人内收髋关节直到检查侧大腿与上方的大腿相接触。用对抗其运动方向的抵抗力施加于膝关节近端。也可取仰卧位，伸直膝关节，令病人抗阻力的由外展位内收的下肢，触到收缩的肌腹，检查内收肌是否紧张及挛缩。

7. 髂胫束紧张试验(图4-12-3-3)　病人侧卧，受检侧在上。如检查左侧，嘱病人屈

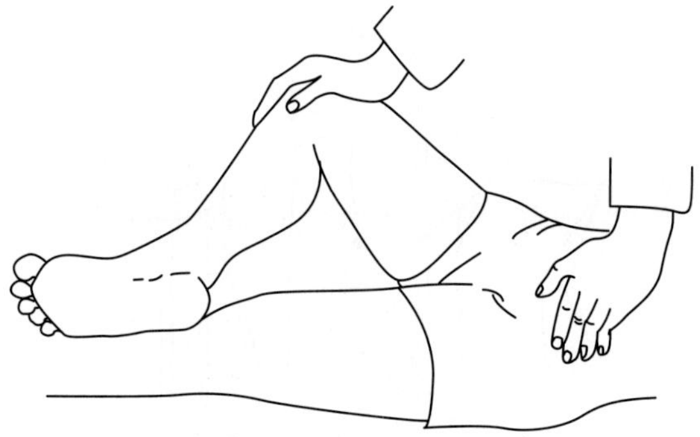

“4”字试验

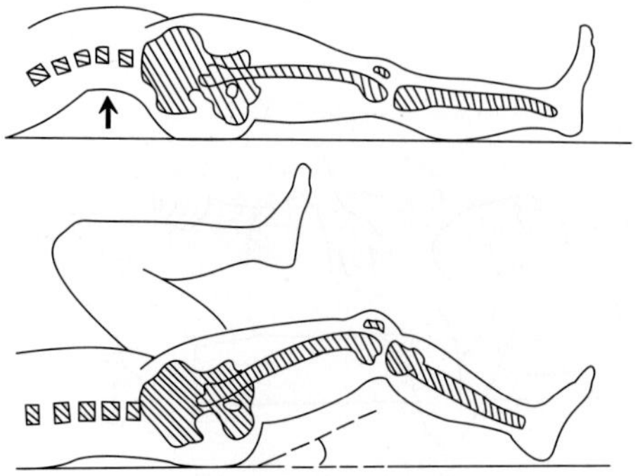

托马斯征

图4-12-3-1

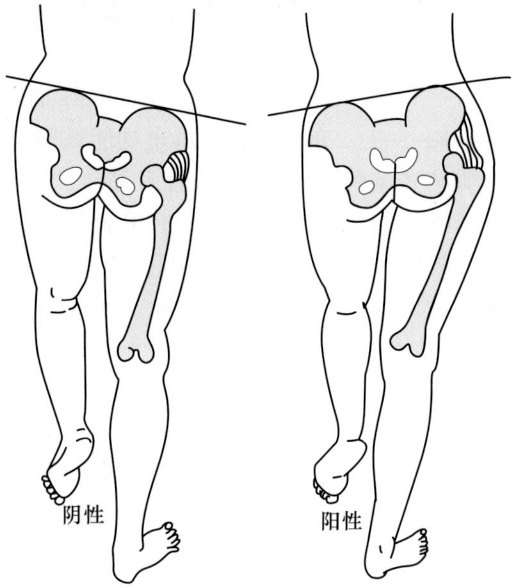

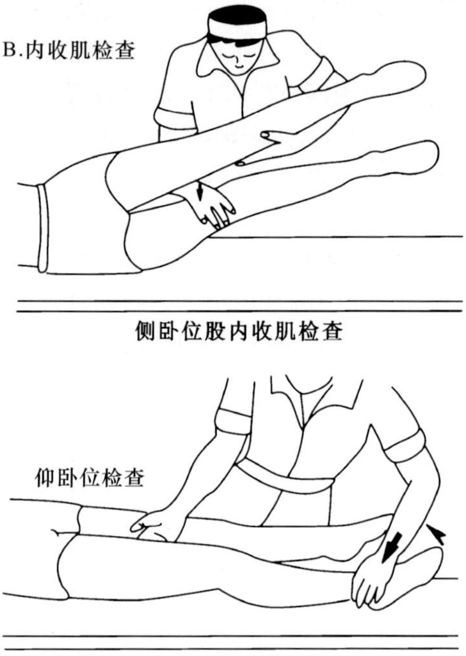

图 4-12-3-2

右髋或用两手将右膝抱在胸前。检查者立于背后，右手扶住病人骨盆，左手握其左踝部使左膝屈曲成直角并向后方牵引使左髋完全伸直。在此体位下，嘱病人内收左大腿。正常时，左膝可接触到床面。髂胫束挛缩时内收受限，左膝不能接触床面或内收时引起腰椎向左侧凸（即向上方凸），此称髂胫束紧张试验阳性。

8. 髋外旋肌检查（图 4-12-3-3） 病人坐位，双下肢沿检查台垂下，双手扶住检查台以固定骨盆。检查者一手于膝关节上施加压力，以防髋关节外展和屈曲，另一手在踝关节施加阻力，令病人抗阻力外旋膝关节。也可取仰卧位，下肢伸直，做下肢抗阻力外旋动作，以检查外旋肌力量的大小。

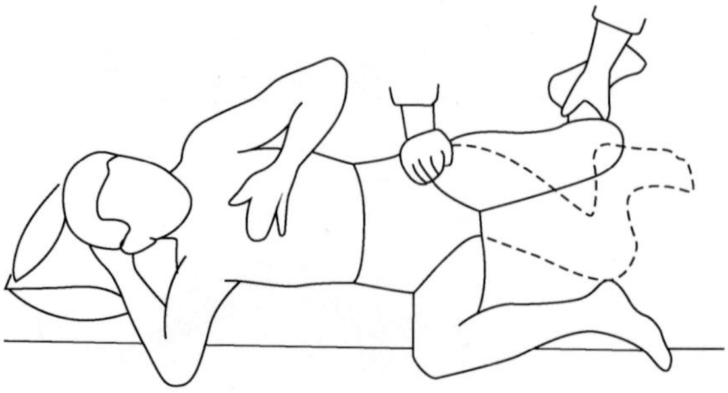

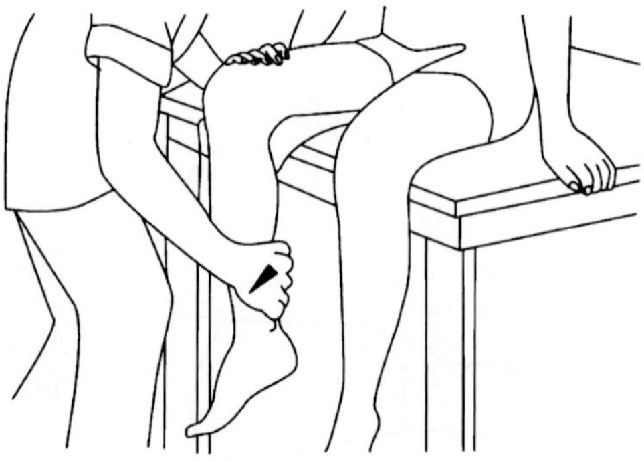

图 4-12-3-3

9. Bryant 三角　患者平卧位，双下肢平伸，设髂前上棘为 A 点，大粗隆顶点为 B 点，连接 AB 两点，自 A 点向地平面做一垂直线得 AC 边，再自 B 点向 AC 边做一垂线，与 AC 边相交为 C 点，即得一直角三角形 ABC，称为 Bryant 三角。同法做对侧 Bryant 三角，比较两侧的 BC 边，BC 边变短，则为大粗隆上移，则为病变侧。

10. Shoemaker 线　自两侧大粗隆顶端与髂前上棘之间各作一连线，正常时两线延长相交于脐或脐上中线。一侧大粗隆上移，则延长线相交于脐下且偏离中线。

11. 望远镜试验　病人平卧位，下肢伸直，检查者一手握住小腿，沿身体纵轴向上推，另一手摸着同侧大粗隆，如触及有活塞样活动感觉，为阳性。可见于先天性髋关节脱位，尤以幼儿体征更为明显。

12. 肢体测量　病变侧肢体长度测量可能稍短，肢体相对应部位的周径测量患侧较细时，说明有肌萎缩。

四、影像学检查

（一）股骨头缺血性坏死的 X 线分期

各家对股骨头缺血性坏死的 X 线分期有所不同，但没有本质差别，只择取一个与临床结合密切的分期法供临床使用。Ficat 提出将 X 线改变与临床功能检查结合起来，可以达到早期发现、早期诊断股骨头缺血性坏死的目的。分为五期：

0 期　称静默髋，无临床症状，也无 X 线改变。但当一侧已有坏死，而另一侧髋则处于临床早期者，其发生率达 50%，此时行功能检查可发现骨内压增高。

Ⅰ期　临床早期，放射影像前期。约有 50% 病人具有髋痛、休息痛或夜间痛，髋内旋、外展受限等症状、体征，但 X 线无所发现或仅有骨质散在稀疏之表现。如行骨矿物质测定则可帮助诊断。

Ⅱ期　临床中期。此期可分为两段：Ⅱa：病人症状已持续数月，疼痛加重，体征明确。标准 X 线片可见广泛骨质疏松，囊性变或骨硬化，但股骨头无塌陷。Ⅱb：除症状明显外，X 线片见骨小梁局部硬化可形成弧形向上的硬化带，软骨面下有骨质稀疏或囊变区。股骨头塌陷 <2mm，关节间隙正常。

Ⅲ期　股骨头塌陷期。病人症状加重，X 线片除股骨头内硬化、囊性变外，头顶区塌陷 >2mm，出现新月征，此为死骨下方的血管新生之死骨吸收区。关节间隙仍正常。

Ⅳ期　骨关节炎期。病人髋关节疼痛明显，关节活动显著受限。X 线片见头顶塌陷，关节软骨消失，关节间隙变窄，髋臼边缘骨质增生，股骨头呈蕈状变形。此期常见双侧受累。

（二）X 线画线及测量（图 4-12-3-4~5）

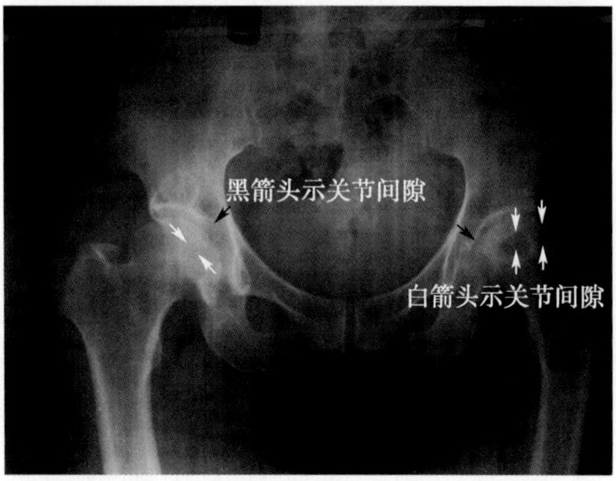

图 4-12-3-4

1. 沈通（Shenton）氏线（股骨颈闭孔弧线）　髋关节正位片或骨盆正位像，可见股骨颈下缘与闭孔上缘及内侧缘呈一连续光滑的弧线。髋关节姿势的差异并不改变曲线的连贯性。当髋关节病变或股骨近端错位时，此线不连续。

2. 髂颈线（Calve 线）　髂前下棘下方髂骨翼外缘与股骨颈外缘的连线，正常时为一光滑弧线，只在股骨头外缘有小隆起。当出现髋关节半脱位、股骨颈骨折、股骨头滑脱、髋臼发育不良等症时，此线可变形或两侧不对称。

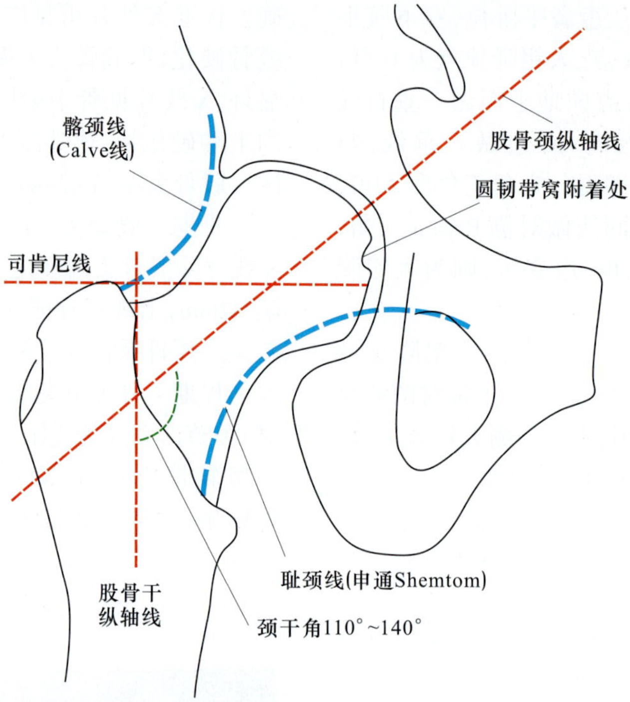

图 4-12-3-5

3. 司肯尼氏线(Skiner 线) 髋关节正位,自股骨大粗隆顶端做股骨纵轴线的垂直线。此线通过圆韧带窝或其下方。股骨颈、大粗隆骨折错位,股骨头骨骺滑脱时,此线上移超过圆韧带窝。

4. 颈干角 即股骨干中轴线与股骨颈纵轴线内下方的夹角。正常范围在110°~140°之间,成人大多在125°~134°之间,平均为127°,儿童可达150°。颈干角大于正常为髋外翻,小于正常为髋内翻。

5. 股骨颈前倾角(图 4-12-3-6) 亦称扭转角。下肢处于中立位时,股骨头与股骨干不在同一冠状面上。股骨头居前,因而股骨颈向前倾斜,与股骨干之冠状面形成一个角度,称前倾角。测量方法如下:病人仰卧位,两小腿垂到床边,此系股骨的中立位,此时,股骨下端两髁连线与床面平行。然后小腿向外移动,使股骨内旋,直到 X 线透视下看到股骨颈最长,即股骨颈长轴与床面平行时为止。此时,小腿从中立位向外移动的角度,即为前倾角。在股骨内旋时,前倾角消失,而股骨外旋时前倾角增大。正常为 12°~20°。

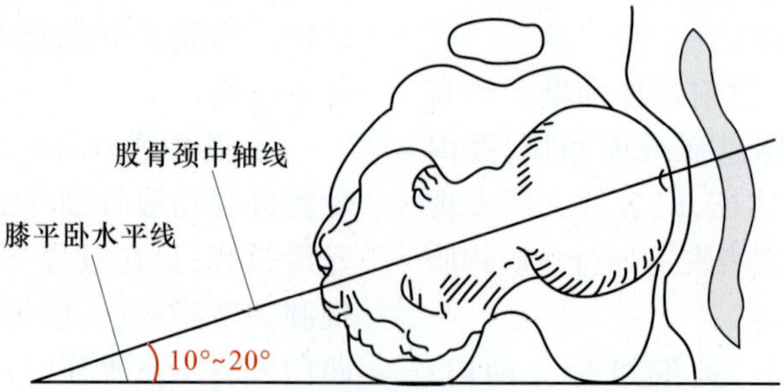

图 4-12-3-6

6. 髋关节腔宽度　分上、中、下三个部位测量，平均宽度分别为 4mm（3~6mm）、4mm（3~7mm）、8mm（3~13mm）。关节间隙增宽表示积液或股骨头向外侧移位，关节间隙狭窄表示软骨破坏。

（三）CT 扫描所见（图 4-12-3-7~8）

CT 扫描时，因股骨头在髋臼中心，表面的关节软骨有厚度不均，于中央小窝平面的骨松质中心部分可见骨小梁增厚呈星芒状排列，故名"星芒征"（图 4-12-3-7）。正常股骨头光滑完整，骨小梁中心稍粗，星芒状骨小梁向股骨周围放射状排列。部分骨小梁可呈丛状增粗，中央部出现轻度融合。当股骨头坏死时，星芒征的形状、密度及部位等皆可发生相应改变。这个特征可以较早地发现股骨头缺血性坏死。CT 片还可比 X 线片更清晰地显示股骨头坏死区内的增生、硬化、碎裂和囊性变等病变，不仅能较早地发现骨坏死的征象，而且可以进行对比观察和随访。按前述 X 线分期（五期）法，CT 的表现是：Ⅰ期在 CT 上可无改变。Ⅱ期可见囊性变或局灶性硬化，但无皮质下透明区，即无新月征。Ⅲ期发现软骨下透明区及软骨下骨折，呈新月征。Ⅳ期可见软骨下塌陷，股骨头变扁。Ⅴ期髋关节间隙变窄。

（四）MRI 扫描所见（图 4-12-3-9）

文献报告，MRI 在区分正常与坏死的股骨头时，其特异性为 98%，敏感性为 97%，较 CT 和核素检出率均高。MRI 对股骨头缺血性坏死的分期，目前尚未统一。本书仍采取

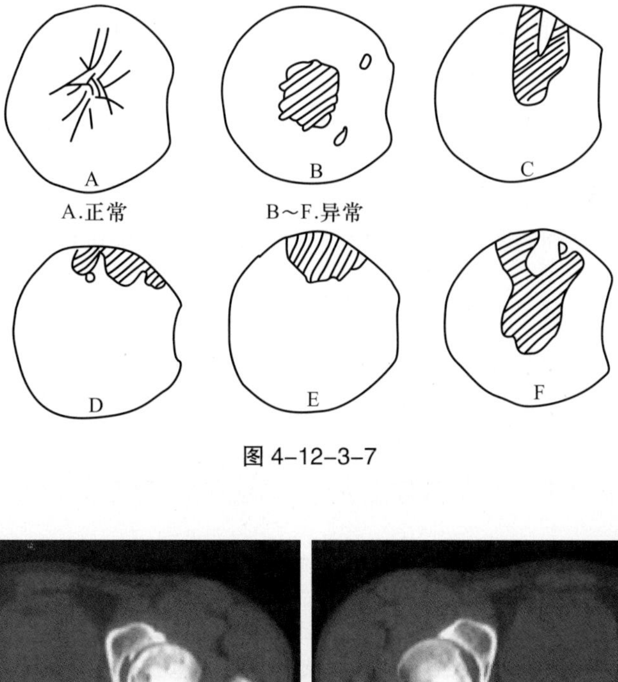

图 4-12-3-7

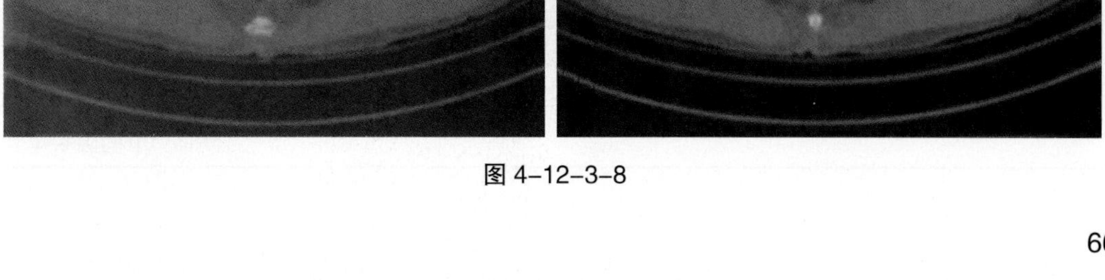

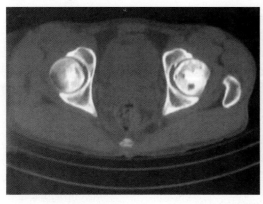

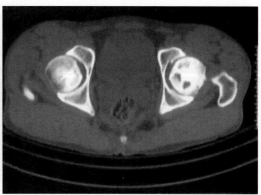

图 4-12-3-8

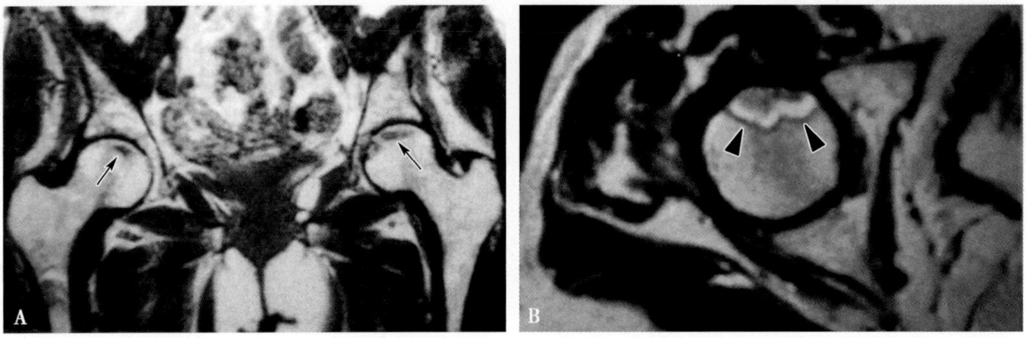

图 4-12-3-9

Ficat 和 Arlet(1977)五期分期法(表 4-12-3-1)以求与 X 线分期法之统一。

0 期　患者和 X 线片无异常表现，而 MRI 和核素检查有阳性表现。典型表现为 T_2 加权像上有“双线征”，即负重区出现外围低信号环绕内圈高信号。高信号为坏死区有脂肪存在，间质反应区肉芽组织充血水肿；低信号是外围反应性硬化缘的骨小梁增生。

Ⅰ期　股骨头未变形，关节间隙正常。T_1 加权像上股骨头负重区显示线样低信号，在 T_2 加权像上该区比正常组织信号强，为局限性升高或“双线征”，说明血管淤塞，静脉灌注量降低，骨内压升高和髓腔内灌注减少，造成水肿所致。

Ⅱ期　股骨头未变形，关节间隙正常。T_1 加权像上，有新月形硬化缘环绕以较低的、不均匀信号的坏死区。

Ⅲ期　股骨头开始变形，软骨下塌陷，新月体形成，但关节间隙正常。T_1 加权像上为带状低信号区，T_2 加权像上，骨折线信号为高信号。

Ⅳ期　关节软骨彻底破坏，关节间隙狭窄，合并骨关节炎改变，假阳性 <5%。它可反应骨形态，也可反应局部骨代谢和血供情况。

（五）ECT 检查（放射性核素检查）

核素显像在揭示骨病上有很高的敏感性，能在 X 线和酶试验出现异常之前显示骨病的存在。其准确率高达 91%~95%，假阴性 <3%。

五、鉴别诊断

股骨头缺血性坏死应与下列疾病鉴别(表 4-12-3-2)。

对于股骨头缺血性坏死的诊断关键在于警惕性。有髋痛或非膝关节病变的膝痛、髋关节活动受限的病史和表现，在 X 线检查未见改变之前，若高度怀疑股骨头缺血性坏死时，就应尽早行 CT 或 MRI 检查，一般均可确诊。

表 4-12-3-1　股骨头缺血性坏死的各期病理临床与影像学变化简表

分期	病理变化	临床表现	常规 X 线	MRI
0	造血细胞脂肪细胞坏死	无症状	阴性	水肿区，双线征
Ⅰ	充血、陷窝形成	轻微不适	阴性或骨质疏松	水肿区，双线征
Ⅱ	中心坏死，周边纤维化，新骨形成，肉芽组织增生	疼痛、僵硬，疼痛放射至膝关节	骨质疏松、硬化、囊变	新月形坏死区
Ⅲ	新月体形成，死骨皮质塌陷		新月形坏死区死骨，股骨头变形	
Ⅳ	Ⅲ期变化加重	疼痛、跛行	Ⅲ期表现加关节间隙狭窄	Ⅲ期表现加关节间隙狭窄

表 4-12-3-2　股骨头缺血性坏死鉴别表

病名	症状	体征	影像学特点	备注
股骨头缺血性坏死	髋关节痛，关节活动受限分布于各个年龄段	关节周围有压痛及髋关节活动受限	股骨头负重区骨坏死，有“双线征”囊性变、新月征、股骨头塌陷、关节间隙狭窄等	死骨形成是其特点
髋骨关节病	多在40岁以上，晨僵，疼痛	跛行，局部肿大	股骨头变扁，关节间隙狭窄，边缘骨赘增生，骨内囊性变	无死骨
髋关节风湿病	髋痛隐蔽，晨僵，低热	小关节肿胀，对称畸形	关节间隙一致性狭窄，骨质疏松，骨头变形，绝无死骨	无死骨
髋关节结核	髋痛，肿胀，潮热，盗汗	髋关节痛肿，活动受限，不同部位有寒性脓肿	髋关节间隙模糊狭窄或破坏，骨质疏松，全关节破坏	有死骨
神经性关节病	无痛性跛行	关节不稳，超关节运动	呈虫蚀状，有大量小碎骨片，股骨头破坏碎裂或硬化，周围有大量骨赘，关节内游离体，关节半脱位	康华氏反应，阳性50%

第四节　针刀微创手术治疗

一、软组织方面的治疗

（一）适应证、禁忌证

1. 只要确立诊断，无全身和局部禁忌证者，均为针刀闭合型手术治疗的适应证，无论年龄大小均可接受。

2. 对于高血压、糖尿病等疾病患者，应在用药物控制后再行针刀闭合型手术治疗，为相对禁忌证。

3. 精神病人、因本病有纠纷的人为禁忌证。

（二）体位

在髋关节不同部位行针刀闭合型手术治疗的定点，要采取不同的体位来实施。

1. 仰卧位可做前外侧点、外侧点、内收肌点与闭孔神经点。

2. 侧卧位可做外侧点、前外侧点、后外侧点与外旋肌点。

3. 俯卧位可做后外侧点、外旋肌点与外侧点。

4. “4”字位可做内收肌点。

手术体位选择的原则是，体位稳定、舒适、暴露良好，且施术方便，必要时可用枕头等物加以辅助固定。

（三）定点标志

1. 腹股沟韧带　韧带中点为股动脉搏动点。

2. 股动脉与股神经关系　股神经走行于股三角的肌腔隙内，位于股动脉外侧12mm处。

3. 股动脉与股骨颈的关系　股骨颈中点位于股动脉腹股沟韧带搏动点的下外20~25mm。

4. 股骨大转子　它是连接股骨颈、股骨干的交汇点，可分为上部的转子尖、前内侧的转子间线、后内侧的转子间嵴、外侧的转子突出部和大转子外侧下缘点。各点分述如下：

（1）大转子外侧下缘点与腹股沟韧带中点的连线是股骨颈中轴的投影线，此线的中点（注意须去除皮肤与皮下组织的厚度）是进入股骨颈关节囊的安全捷径，而且此处会有显著的压痛。

(2) 髂后上棘至股骨大转子外侧下缘点连线的中外 1/3 交界处为股骨颈后侧中点的投影点，是进入髋关节囊后侧的安全捷径。

(3) 转子间嵴，因大转子前方的转子间线不易扪清，故不作为标志。大转子后方的转子间嵴扪得清晰，它是进入外旋肌和股骨颈后侧的最好标志。

(4) (5) 髂后上棘、尾骨尖等均是显著标志。

(四) 定点(图 4-12-4-1~2)

1. 前外侧点　以腹股沟韧带上股动脉搏动处为基点，向下外各 20~25mm 处定点。或取腹股沟韧带中点(应与股动脉搏动点相

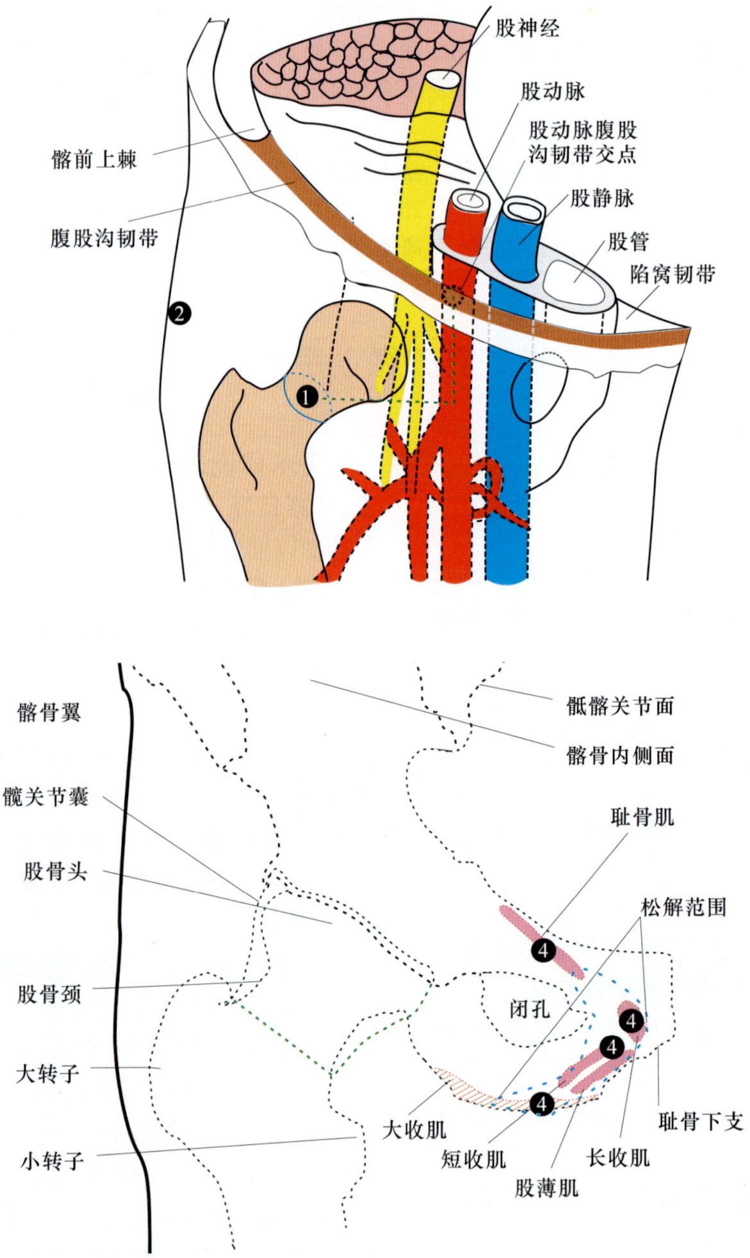

图 4-12-4-1

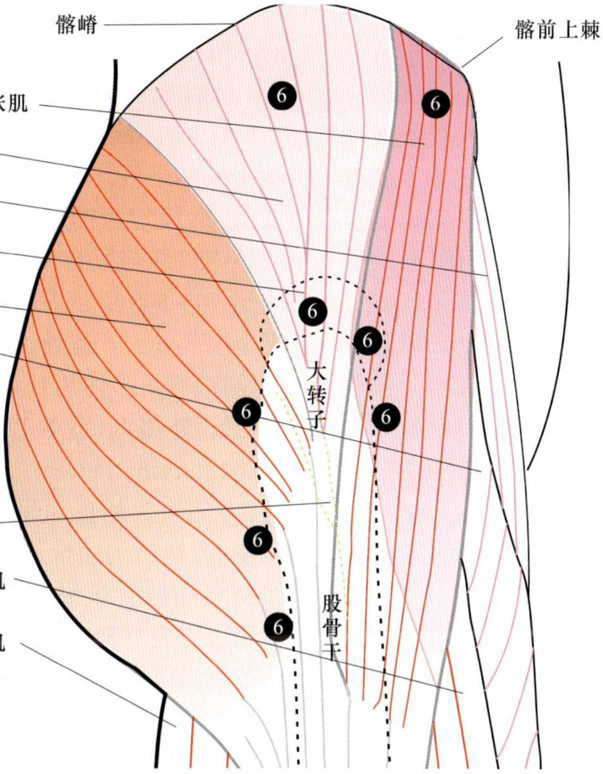

髂嵴
髂前上棘
阔筋膜张肌
臀中肌
缝匠肌
股骨头
臀大肌
股直肌
大转子
髂胫束
股外侧肌
股骨干
股二头肌
6

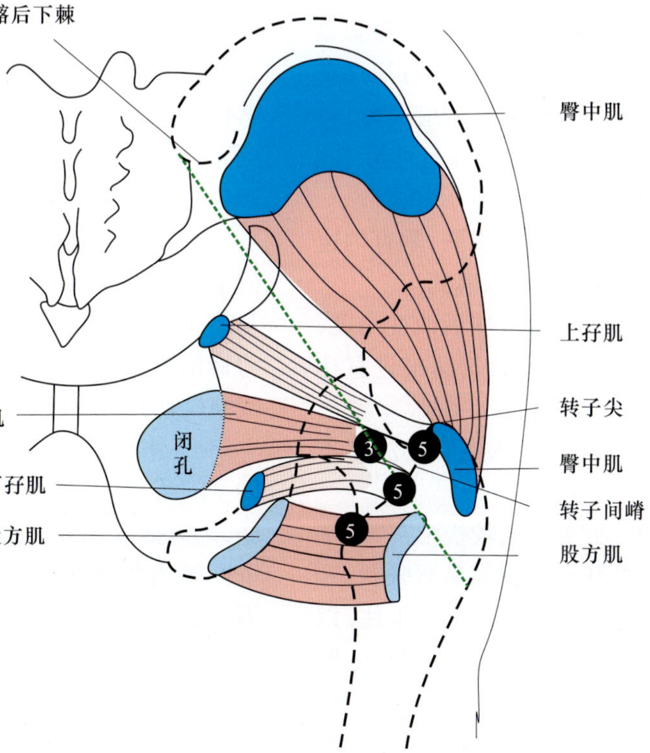

髂后下棘
臀中肌
上孖肌
转子尖
闭孔内肌
闭孔
臀中肌
下孖肌
转子间嵴
股方肌
股方肌
3
5

图 4-12-4-2

叠)与大转子外侧下缘点连线取其中点,定1点。两种方法,一个结果,前者更便捷。

2. 外侧点 大转子尖上方10~15mm处定1点。

3. 后外侧点 髂后上棘与大转子外侧下缘点连线的中外1/3交界点,定1点。亦可以转子间嵴内侧缘的中点内5~10mm处定点。因髂后下棘肥胖者有时难于确定,故后者更便捷。

4. 内收肌腱点 耻骨结节下方,耻骨下支上方硬韧肌腱附着的骨面上定1点。髋关节外展位时,可更清楚扪及紧张的肌腱。

5. 外旋肌点 转子间嵴内侧骨缘定1~3点,即定于转子间窝中。

6. 外展肌点 外展肌均围绕大转子尖部附着,取其压痛点即可。

前3点松解关节囊,4、5、6点则针对内收肌、外旋肌和外展肌。骨减压定点后有专章叙述。

(五)消毒与麻醉

前面定点处操作靠近会阴部,要求消毒严密,不可疏忽。选用7#长针。在各穿刺点都必须到达骨面方可进行麻醉。因各治疗点位置深在,松解面广,故局部麻醉应充分,每点可给予5~8ml,在退出的径路上再给1ml麻药即可。

1. 前外侧点 快速刺入皮肤,垂直匀速推进,直达骨面,回吸无血注入麻药。

2. 外侧点 垂直刺入皮肤后改变角度,使针体与头侧皮面呈45°角,匀速推进直达骨面,回吸无血注入麻药。

3. 后外侧点 与前外侧点麻醉法基本相同。

4. 内收肌点 此处皮肤较松弛,“4”字位或外展位可使皮肤和肌腱都呈紧张状态。扪清肌腱附着处的骨面并用手指压住,以5#针头刺入直达骨面。回吸无血便可注入麻药,因为操作面较大,故麻药要足够。

5. 外旋肌点 用7#长针,麻醉法与前外侧点基本相同,麻醉针头指向转子间窝,即针尾向近中面倾斜5°~10°。

6. 外展肌点 与阔筋膜张肌肌损伤时的麻醉操作相同。

(六)针刀操作

1. 前外侧点(图4-12-4-3~4) 刀口线躯干纵轴平行,刀体与皮面垂直。快速刺入皮肤,继续匀速推进直到股骨颈前面骨面。调整刀口线与股骨颈长轴垂直,与纵轴线头侧呈40°~50°角。提起刀锋少许,切开关节囊全层3~5刀。此处无需剥离。如关节囊十分厚韧,则可多切几刀。

2. 外侧点(图4-12-4-3~4) 由于斜向入路,此处进刀较深。刀口线与躯干纵轴平行,刀体与头侧皮面呈40°~50°角。快速刺入皮肤,然后匀速推进直达骨面。调转刀口线90°,与股骨颈纵轴垂直。提起刀锋至关节囊表面后再刺入,行切开剥离2~4刀,切开关节囊。以松解为度,故可多切几刀。

3. 后外侧点(图4-12-4-5) 刀口线与躯干纵轴平行,刀体与皮面垂直。快速刺入皮肤,匀速推进直达骨面。刀口线稍做调整,使与股骨颈纵轴垂直,切开关节囊2~4刀即可。以上各点的松解可达到关节囊较好的松解作用,它可使关节囊处的闭孔神经受压得到充分的减压,因而,可消除因股骨头坏死所产生的膝关节痛的症状。

4. 内收肌点(图4-12-4-6) 首先用手指扪清硬韧的肌腱并以手指下压固定,刀口线与躯干矢状面平行,刀体与皮面垂直。然后刀锋沿着指甲边缘刺入直达骨面,调转刀口线90°,切开肌腱数刀,视外展改善程度而定。

5. 外旋肌点(图4-12-4-5) 刀口线与转子间嵴平行,刀体与皮面垂直,快速刺入皮肤,匀速推进针刀,直达骨面。调整刀锋到转子间嵴内侧骨面,沿骨面切开外旋肌腱3~5刀,如挛缩较重可多切几刀。

6. 外展肌点(图4-12-4-6) 同阔筋膜张肌与髂胫束损伤操作相同。

(七)手法操作

针刀松解术后,行髋关节的各个方向的

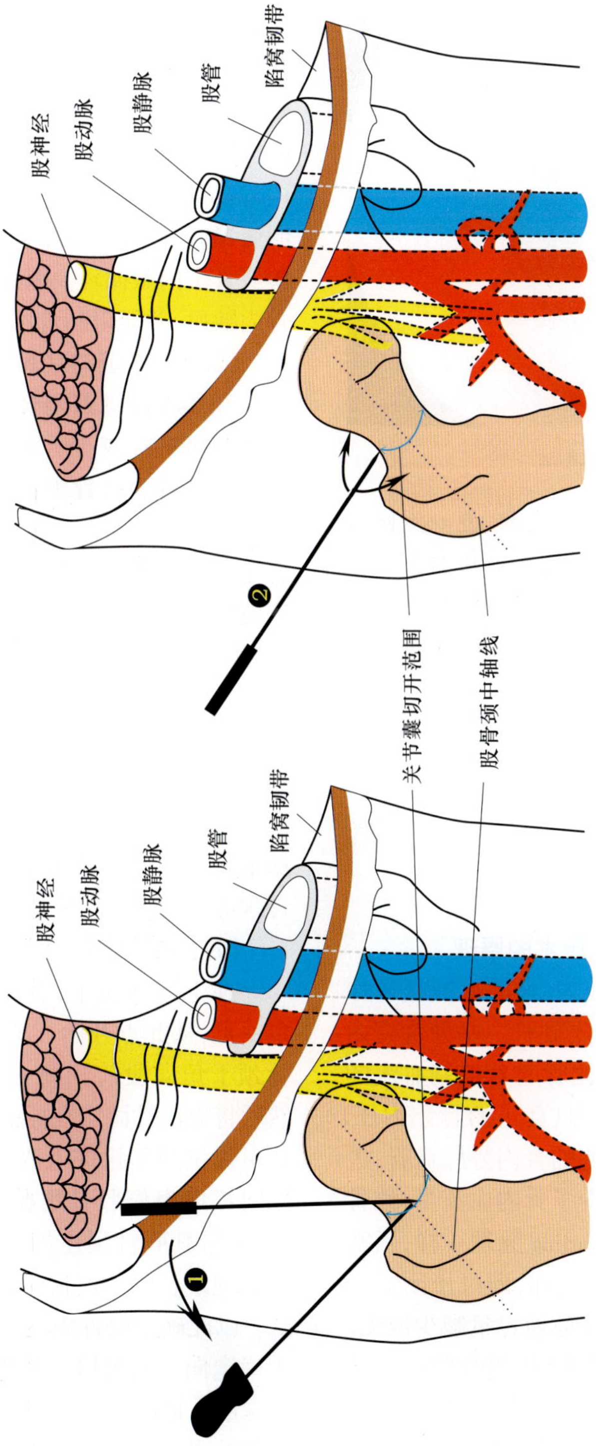
股神经
股动脉
股静脉
股管
陷窝韧带
股神经
股动脉
股静脉
股管
陷窝韧带
关节囊切开范围
股骨颈中轴线

图 4-12-4-3

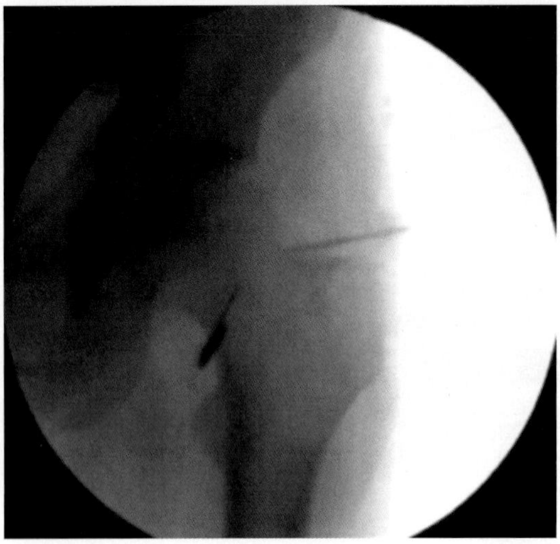

图 4-12-4-4

运动以增加髋关节的运动范围，进一步松解关节囊、内收肌、外旋肌等。本病可有关节功能障碍，甚至关节强直，并可合并废用性骨质疏松与骨质破坏。因此，在手法操作时要注意手法的力度，应以试探式、逐渐加大力度的方法，改善关节的屈伸、外展、内旋及下蹲功能，以免造成失误。

二、骨组织方面的治疗——股骨头骨内减压术

（一）股骨头核心减压术的原理

该手术的减压原理为：骨的血液循环如同 Starling 阻力器，即密闭硬管。坚硬骨壳内的血管外组织，对骨内血管起着控制血流的作用，当骨内血管外压力（真正的骨髓内压）增加，首先即可压闭薄壁的骨内静脉血管，进一步增加外周阻力，减少了骨内血流量，致骨内静脉淤滞。这如同 Starling 原理一样，当密闭硬管内软管外的压力增加，即可压闭穿通过硬管内的软管，致使液体通过量减少或无。核心减压可通过打开骨质，使闭合的管腔开放，骨内压减低，外周阻力减少，增加有效循环血流量，减压器管进出股骨头、颈区所留下的管腔，犹如房间旁边出现一个缓冲的小屋一样，使骨内静脉淤滞病变得到排解。同时，这样一条径直的管道，使坏死碎屑得以排出。在组织学上发现，减压的骨内有大量的血管再生，管道内充满着幼稚的造血红髓和无骨小梁结构组织，或填满了血管纤维组织，或骨化的骨小梁。有学者（1982）已经发现，对“跟骨内高压症”施以钻孔减压术后，骨内高压下降，原来由于骨内静脉淤滞而不显影的跟骨内外静脉重新显影，并有新的回流通路。说明骨减压术确可解除骨内静脉淤滞，从而改善股骨头内微循环。因此，核心减压术可阻断骨内缺血，并能阻断骨坏死过程的恶性循环。

（二）适应证与禁忌证

经 3~5 次针刀闭合型手术治疗后疼痛症状无明显减轻或有所减轻，但夜间痛、膝部放射痛明显者为股骨头骨内减压的适应证。有些晚期病人，经关节囊松解减压治疗疼痛没有完全缓解的，也可行骨内钻孔减压治疗，且疗效颇佳。

（三）股骨头、颈骨内减压术的操作

1. 器械准备　Ⅱ型 2# 针刀一只，骨锤一把，或以骨科的骨钻和 Φ3mm 克氏针（或骨圆针），一切按骨科手术要求准备。

2. 体位　仰卧位，臀下垫以薄枕，以增加术野空间。患肢内旋 10°~20°，用以抵消股骨颈前倾角。

（四）摄取定位 X 线片

在上述体位下，在股骨外侧大转子下缘定一点，从此点开始，以髋关节 X 线片正常股骨颈干角向股前侧画一条直线并做好标记，然后将克氏针固定在标记线上，摄正位像。此片可提供减压针进入股骨颈内的角度。如能同时摄取患侧股骨颈在内旋 10°、20° 的正位像，测量其股骨颈在各个角度时的长度，股骨颈表现最长的角度便是消除前倾角的最佳角度。以此确定股骨颈的水平位，为减压针确定正确定向。同时可计算出减压针应钻入骨内的深度。把握好进针的方向和深度，才能确保施术的成功。如在透视下进行，则更为方便。

（五）定点（图 4-12-4-7）

应根据定位片来设计进入点。定点于大转子下缘部位，并以病人体表画线与定位片

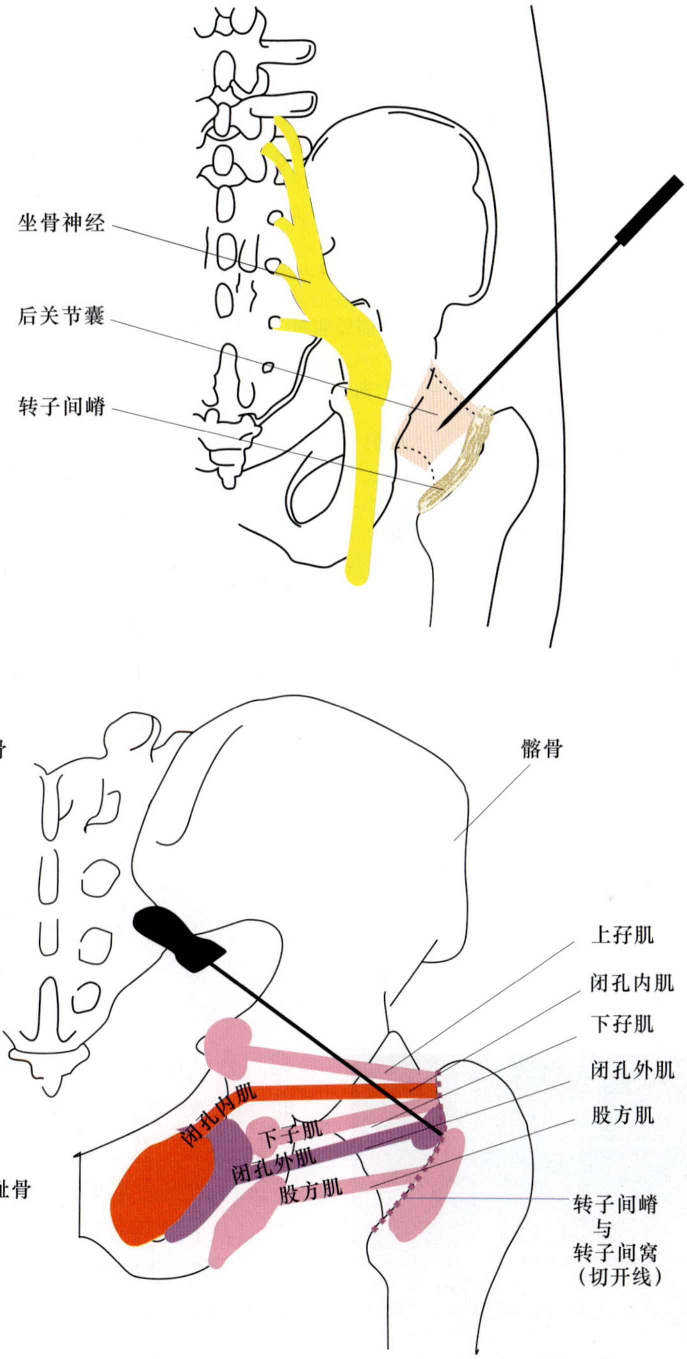

图 4-12-4-5

进行调整。

（六）消毒和麻醉

以股骨大粗隆为中心常规消毒，面积要足够，消毒一定要彻底。以 0.5%~0.75% 利多卡因 3~5ml 局麻，皮内（皮丘）和骨膜麻醉应充分，以免疼痛。

（七）钻孔操作（图 4-12-4-8~9）

以Ⅱ或Ⅲ型针刀或 Φ3mm 克（施）氏针，快速刺入皮肤直达骨面。如用骨钻则应固定皮肤而后刺入，绝对不可转动钻入。到达骨

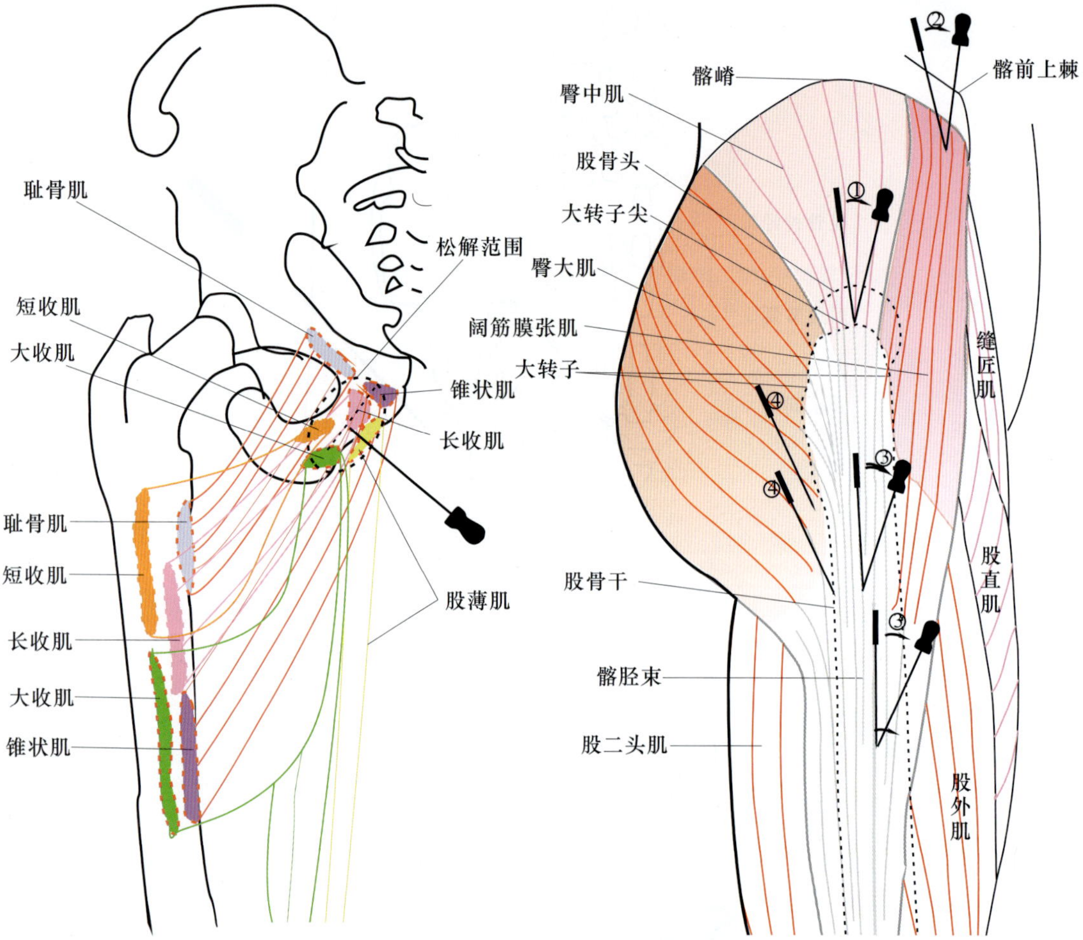

图 4-12-4-6

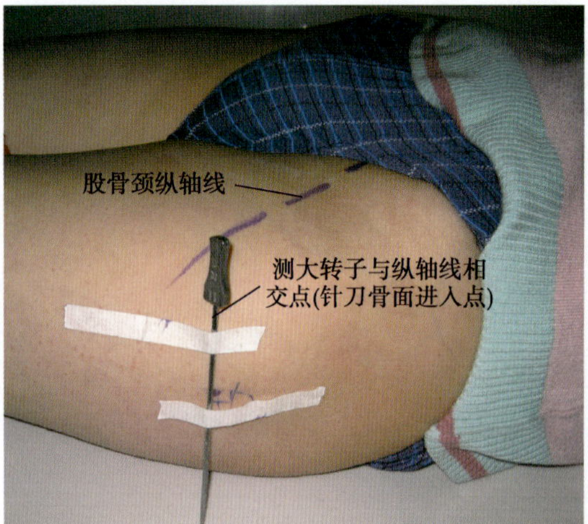

图 4-12-4-7

面后，要把钻进的方向调整好，然后徐徐钻进。直达股骨头的中心稍上方，距股骨头骨面 5mm 处为止。然后，徐徐从原路退回。一般钻 1~3 个孔。所有操作如能在 X 线监视下进行则更会准确无误。

（八）术后处理

术后卧床休息数天（3~5 天）即可起床活动。但 4~8 周内，避免任何负重，必要时需再延长无负重的时间。

（九）钻孔减压术的并发症和处理

由于操作不当可导致如下并发症：如钻头方向偏歪致穿出侧方骨壁，或钻入过深而致穿破股骨头壁；由于骨质过硬，锤击过重而致股骨头、颈部碎裂；血肿和感染等。若在施术过程中严格无菌操作、手法稳妥正确，手术将顺利完成。但这些问题一旦发生，一定要

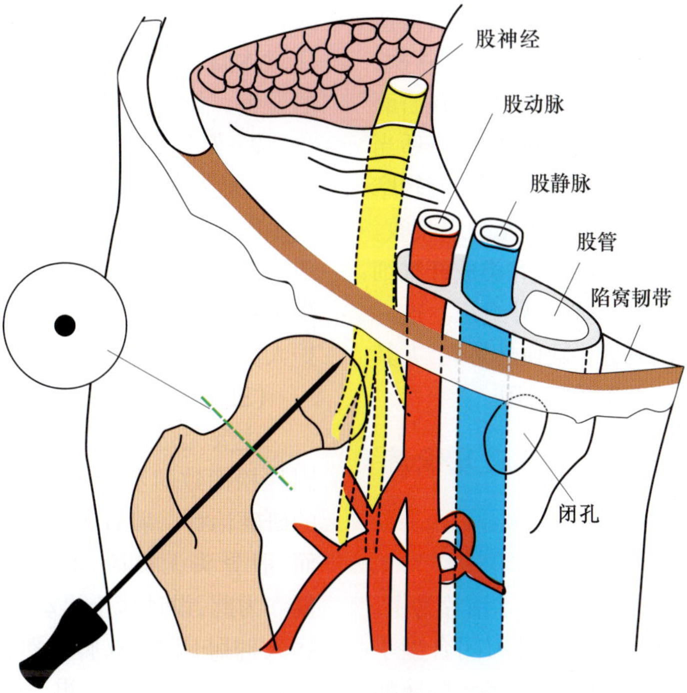

图 4-12-4-8

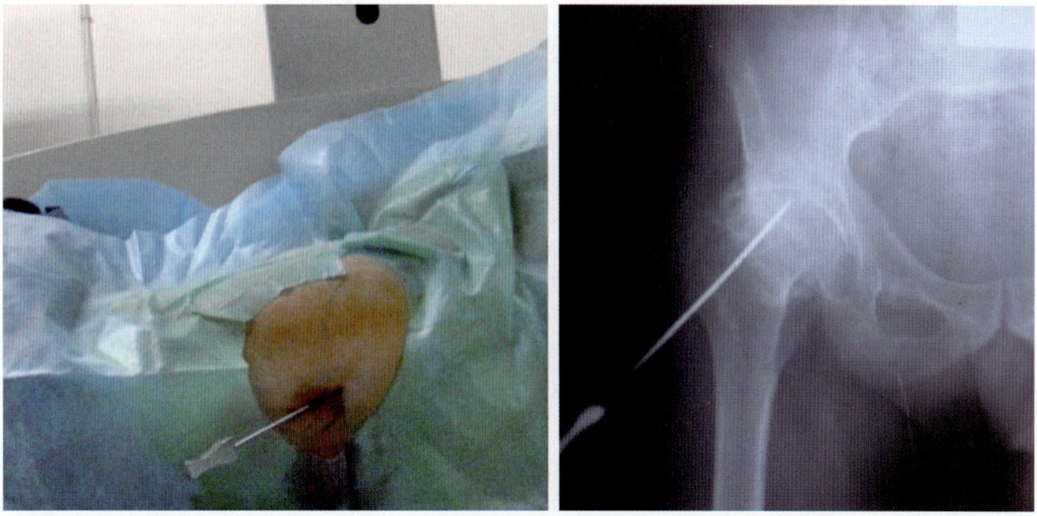

图 4-12-4-9

积极处理。除了血肿和感染需要抗生素外，余均需卧床休息，禁止负重。手术前必须对施术部位的骨质情况有深入的了解，如股骨头、颈部是否有骨质硬化、骨质疏松及破坏程度等情况，做到心中有数。手术操作一定要稳、准、用力适当，细心、小心操作。

三、股骨头研磨治疗

在针刀闭合型手术治疗 4 周后，疼痛减轻或消失后即可开始。

股骨头研磨的方法是：患者仰卧，医生（或家人）站于病侧，医生两手握住患者的小腿，屈膝、屈髋各90°。然后，顺时针旋转10圈，再逆时针旋转10圈，反复数次即可。每天做1~3次，研磨的圈数逐渐增加，坚持1~3个月。在研磨时，施术者要给予股骨头与髋臼窝内一个适当的挤压力，而使髋关节得到一个被动的旋转摩擦力，以促进关节中的炎症和坏死组织吸收。与此同时，也促进了类软骨细胞和类成纤维细胞增殖来修复破坏了的关节软骨组织。这一研磨手法适用于各期股骨头缺血性坏死，尤其是股骨头边缘模糊不清者更为适用。

四、疗程安排、护理与康复锻炼

（一）疗程安排

每3个月为1个疗程。

第1个疗程以针刀闭合型手术治疗为主。第1~3次为每间隔1周行1次针刀闭合型手术治疗，以便早期基本消除疼痛等各种临床症状，改善髋关节的功能。然后，针刀闭合型手术治疗的间隔期延长，可10~15天，或15~20天1次，以消除残余症状为主。此期应住院治疗。

第2个疗程以观察为主。如果症状基本消失，可1个月复查1次，视病情行针刀闭合型手术治疗。大多数病人的临床症状会逐渐缓解至消除。股骨头缺血性坏死病例一般应连续观察2~3年。此段时间内，可于1~2个月，或2~3个月时复查1次，6个月影像学复查1次，直至痊愈。

（二）护理

1. 针刀闭合型手术治疗对人体干扰不大，一般无生命体征的改变。但在术后也应注意体温、脉搏的改变，注意有无感染等情况的发生。如有变化，一定要及时处理。

2. 保证病人卧床休息，按时做下肢牵引，每天至少要牵引2~6小时。每2小时牵引1次，间歇2小时，要坚持2~3个月。

3. 在治疗期间患肢不得负重，拄双拐至少半年。要做好病人思想工作，坚持执行，医护人员要严格监督检查。

（三）康复锻炼

主要是进行股四头肌的肌力锻炼，防止因拄拐而致肌萎缩。同时，继续进行股骨头的研磨治疗。股骨头坏死后需限制负重。然而，股骨头无负荷，不利于坏死股骨头的修复。为此，设计床上运动法——床上蹬踏机。病人仰卧床上，双脚做蹬踏自行车的动作。这样，股骨头既不负重，又能改善关节功能，还可促进局部血液循环，防止肌萎缩。

五、股骨头缺血性坏死病情与疗效判定标准

（一）股骨头缺血性坏死临床病情分级标准

髋关节运动范围正常值：总和为260°~320°；前屈130°~140°；后伸10°~15°；外展30°~45°；内收20°~30°；外旋30°~40°；内旋40°~50°。

根据上述症状和体征的分值综合判定病情的改善（表4-12-4-1）。

表4-12-4-1 股骨头缺血性坏死病情判定标准表

分值	疼痛	跛行	功能障碍
0	卧床休息，站立行走无疼痛	无	髋关节屈曲外展内收外旋和大于260°，功能正常
1	坐卧休息无疼痛，站立行走后，偶有髋部疼痛，能坚持行走	隐性跛行，慢步不显快步出现	260°~190°功能稍受限，生活基本自理有疼痛，能坚持行走
2	坐卧休息无疼痛，站立行走就痛	慢步跛行，快步更显	190°~160°功能部分受限不能坚持行走
3	坐卧休息也疼痛，站立需扶拐	跛行，需扶拐	160°~130°功能明显受限
4	任何时均疼痛，需经常使用药物	跛行需扶双拐	小于130°功能严重受限

(二) 病情程度的判定标准

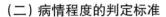

病情轻为0~3分;病情中为4~6分;病情重为7~9分;病情严重为10~12分。

(三) 疗效判定标准

根据治疗前后临床症状和体征下降的分值来判定治疗效果:"优"下降4分以上;

"良"下降3分;"可"下降1~2分;"差"无分数下降。

第五节　注意事项

1. 股骨头缺血性坏死大部分针刀闭合型手术治疗点在髋关节腔内,尤其是骨减压时要进入骨髓腔内操作,器械的消毒、灭菌、皮肤的消毒,所有程序必须严格执行无菌操作。即使非关节囊治疗点,位置也比较深在,所以无菌操作不可忽视。

2. 在股三角处施术时,绝对不可损伤大血管和神经干。股动脉的搏动在腹股沟韧带的中点,它的外侧有股神经,而它的内侧则是股静脉等组织,应牢记这一解剖关系,针刀操作一定要远离股神经,以策安全。在臀部施术时,要注意坐骨神经及臀上、下动脉的存在,它们位于髂后上棘与大转子连线的中点附近,应特别注意。

3. 只要将髋关节囊充分松解、减压,由压迫闭孔神经髋关节支而产生的反射性膝关节痛是完全可以消除的。另外,由于闭孔神经在闭孔处的走行无固定的规律,易于损伤闭孔动脉造成出血,产生血肿,故已经放弃了闭孔处闭孔神经松解术。

4. 在这类病人中,很少一部分人有耻骨肌损伤,典型的症状是耻骨梳上有疼痛和压痛。此时,应加做耻骨肌松解(图4-12-4-1)。

附:针刀闭合型手术治疗股骨头缺血性坏死的机制探讨

1. 降低囊内高压和骨内高压　大部分学者认为,股骨头缺血性坏死发病可能有四种:动脉血流中断(如股骨颈骨折)、静脉血流淤塞(如关节囊高张力)、动脉血管内梗死(如镰状细胞贫血)、血管外窦状隙的填塞(如代谢病)。正如筋膜室综合征一样,有三种血液动力学改变:静脉淤滞、动脉闭塞和毛细血管淤塞,并形成恶性循环。骨内压增高是一个枢纽,故欲解除缺血反应,就得打破骨内高压这一环节。Fainbank(1993)对90例病人做了128个髓芯减压术,经15年随访,时间越长其成功率越降低。Ⅰ期病人分别为100%、96%、90%;Ⅱ期病人分别为85%、74%、66%;Ⅲ期病人为58%、35%、23%。可见,随病情进展和随访期的延长,有效率逐渐下降。但不需要进一步手术治疗者,Ⅰ期为88%、Ⅱ期为72%、Ⅲ期为26%。说明骨内减压术是有效的。针刀闭合型手术治疗股骨头缺血性坏死就是针对骨内压和囊内压增高这一关键问题。病人在做了囊内减压后,疼痛都有明显减轻或完全消除,髋关节的功能都有程度不同的改善。大部分病人经1~3次囊内减压和1次骨内减压便可收到减轻或消除疼痛的效果。

2. 改善血液循环　针刀闭合型手术后改善了血液供应,疼痛才可能缓解。当股骨头和关节囊的高压下降以后,首先得到减压的是髋关节和股骨头内的静脉系统,尤其是微循环。静脉回流顺畅,动脉血液才能畅通;动脉的畅通才能使股骨头得到营养;有了营养,坏死的股骨头才能得到修复。针刀闭合型手术几次治疗后的关节囊,可显著由厚变薄,由硬韧变柔软,这便是血液循环改善的证明。实际上,针刀的每一个切口,都是给关节囊内引入了一条或多条微血管,因为每一个切口都会有血管内皮细胞长入,这是创伤修复的必由之路。因此,与其说改善微循环,还不如说针刀微创松解减压术是为关节囊等病理组织制造了一个能自我修复的创伤，通过自我的创伤修复，引进了众多的微血管，因而改善了血液循环。

3. 改善髋关节功能　过去，只有做开放性手术才能解决关节囊、内收肌、外旋肌等的挛缩问题。针刀既无需切开、缝合，又不需将肌腱全部切断。应用针刀闭合型手术解决这一问题，相对简单，而且几乎无创。

4. 松解闭孔神经　在股骨头缺血性坏死的治疗中，闭孔神经的牵扯性疼痛问题较难解决。应用针刀微创松解减压术充分松解前、外、后部关节囊，可以有效地治疗髋关节与膝关节疼痛，而无需进行闭孔神经主干的松解术。

5. 研磨生骨　关节软骨损伤的早期主要是厚度的变薄，而胶原组织的网状结构仍保持完整。此时深部胶原组织尚未破坏，软骨细胞分裂增生并补充蛋白聚糖与胶原组织的损失。此过程可能需经历数月，直到蛋白聚糖浓度恢复正常。有些关节病，如骨关节炎、类风湿关节炎等往往修复慢于破坏。因此，这类疾病关节软骨的改变多是以破坏为主。在关节炎晚期、关节内骨折或软骨下骨板手术刮除或钻孔后，关节软骨可被来自松质骨或滑膜血管翳的纤维软骨代替。

据最近研究，人的一生中软骨一直存在着新陈代谢，损伤的软骨也存在修复过程。而被动运动可促进关节软骨的纤维软骨性愈合。软骨的修复表现为瘢痕形成与软骨肥厚，损伤部位附近的软骨细胞可增生成群，新生的幼稚细胞产生大量蛋白聚糖，但新生的胶原却不足以修复软骨裂伤等所形成的缺损。这种缺损将由软骨表层的成纤维细胞增生来填补，它是一种不完全修复的表现。

同时，可以用人为的某种方式来促进损伤软骨的愈合，这就是被动运动。被动运动可促进已损坏关节软骨的纤维软骨性愈合。纤维软骨细胞为类软骨细胞和类成纤维细胞，细胞数量多，所含胶原和蛋白聚糖的比例也比正常关节软骨高，其生物力学作用不如关节软骨，承受负荷能力也不如正常关节软骨。尽管如此，这也给人们以希望。

有人在谈到骨关节炎治疗中的力学因素时指出：应力超过软骨的张力极限强度，就要损伤软骨。迄今为止，所有的代谢证据说明软骨能够愈合。不愈合可能因为关节内持续存在着较大的应力。如果能把这些应力充分减小，就有希望获得骨骼支撑面的功能愈合。关节面的应力可以通过下列两种方法之一得到降低，即减少关节的负荷量或增加负荷面积。股骨头关节软骨的破坏符合这一原理，那么坏死软骨的修复也一定按上述的规律进行。拄双拐是最常用的行之有效的方法，而增加负荷面积这一要求可以应用研磨的方法解决。这就是“研磨生骨”手法的理论根据。在临床实践中也确实取得了良好的效果。如股骨头坏死的X线片见股骨头表面不光滑，毛糙模糊，关节间隙狭窄。经三月的研磨治疗，复查X线片，股骨头表面已光滑，关节间隙也有改善。

综上所述，股骨头缺血性坏死是可以通过针刀闭合型手术得到较好治疗的。它可以较快地减轻或消除疼痛，立竿见影地改善关节功能，使未塌陷的股骨头不再塌陷，使轻微塌陷的股骨头得以长起来。有的股骨头已经塌陷，可以使病变不再进展，并逐渐地进入修复。

（刘希贵　张建军　庞继光　撰写）

第十三章

骨软骨病

第一节 肋软骨炎

肋软骨炎，亦称蒂策病(Tietze disease)，以青壮年人多见，是一种原因不太明确的发生于肋软骨处的疾病。既往多用激素封闭治疗，但疗效不能令人满意。针刀闭合型手术治疗，既简便，疗效又好，是一个值得推广的好方法。

一、相关解剖

1. 胸骨(图 4-13-1-1) 位于躯干前正中线上的最上端，是一个扁平的松质骨，血供丰富。胸骨上端厚，下端薄，分柄、体、剑突三部分，形成柄胸及剑胸结合。女性的胸骨位置略低，胸骨柄较长，胸骨体稍宽。胸骨柄相当于两个胸椎椎体的高度，上缘甚厚，其中部有一个浅而宽的凹曲(切迹)，称颈静脉切迹。切迹两侧有向外向后的卵圆形关节面(锁切迹)与锁骨的胸骨端相结合。

胸骨柄外侧缘上方、锁切迹下方与第一肋软骨相接。国人胸骨长 142mm× 宽 38mm× 厚 12mm。胸骨体原由 4 节组成，成人的胸骨靠近肋软骨相接处可以隐约看到愈合的遗迹。胸骨体上端两侧各有半个肋切迹，与胸骨柄下端的半个切迹相结合处有第 2 肋软骨与之相接。其余胸骨体每侧各有 4 个肋切迹，分别与第 3~6 肋软骨相关节。剑突较胸骨柄稍细而薄，其上缘外侧亦有半个切迹与胸骨体下端的半个切迹相结合，并与第 7 肋肋软骨相关节。

2. 胸肋关节(图 4-13-1-1) 为肋软骨与胸骨间的连接。第 1 肋骨直接与胸骨柄的肋切迹形成胸肋结合。第 2~7 肋软骨与胸骨的肋切迹构成胸肋关节，并有关节腔，皆属滑膜关节，关节囊附着关节周缘，关节囊前、后均有韧带加强。每个关节末端呈楔形，与相邻二节胸骨体的肋切迹相关节，肋骨尖端与胸骨相邻二节间有软骨连接，除胸骨柄与胸骨体之间为纤维软骨外，其他均为透明软骨。胸肋关节也有关节内韧带相连，将关节腔分为上、下两部分，在关节囊前面有放射状的胸肋辐状韧带，胸肋关节可做轻微滑动。有些关节腔内韧带缺如，关节腔变为一个，也有关节腔堵塞而变成韧带连结。

3. 肋软骨连结(图 4-13-1-1) 第 8~10 肋软骨相邻两个肋软骨的边缘形成软骨间连结，关节囊甚薄，其内面衬以一层滑膜，周围有韧带相连，关节腔也完全可以缺如。第

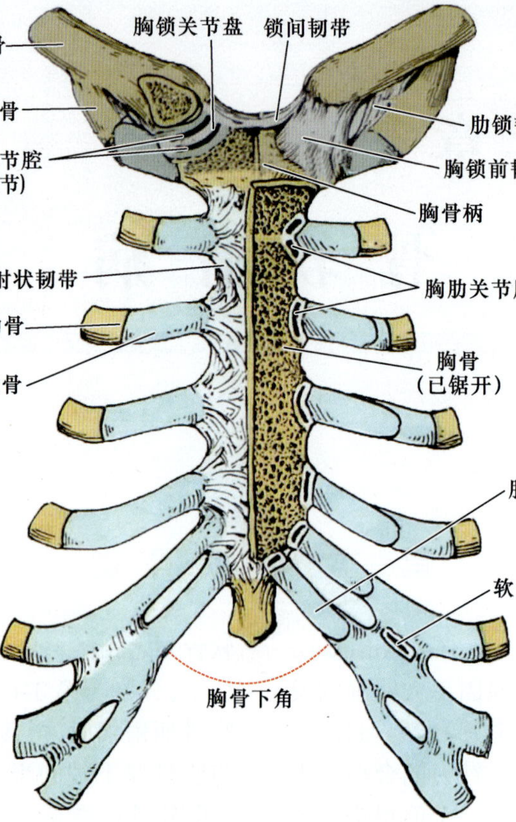

图 4-13-1-1

6~7 和第 5~6 肋软骨也常有软骨间连结,第 9~10 肋软骨也可借韧带连结。

二、病因病理

本病的病因尚未明确。由于多数人在发病前曾有呼吸道感染史,故曾被认为可能系病毒感染所致。也有人认为胸肋关节的慢性损伤是导致肋软骨炎的主要原因。目前,大多认为,先有上呼吸道感染而导致反复、剧烈的咳嗽,造成胸肋关节关节面、肋骨与肋软骨连接处关节面以及关节周围韧带的慢性损伤所致。当然,这一观点也无法解释全部病变。

本病大体病理解剖和镜下所见如下:肋软骨向前呈弓样屈曲,梭形肿胀肥厚。软骨骨膜增生,关节周围韧带挛缩变短并增厚,软骨内有钙盐沉着、钙化并呈环状扩张;肋骨增宽和软组织肿胀,胸膜肥厚,有炎性细胞浸润,纤维组织化生;骨内有钙盐沉着,可见肋软骨突出于胸部表面。这说明肋软骨确有炎症存在。

三、临床表现与诊断

(一)病史

无明显的外伤史,可有上呼吸道感染史。一般统计,本病好发于青壮年,男性多于女性。发病可急可缓,病情可时轻时重,多呈反复发作,病史较长。

(二)症状和体征

1. 好发部位 肋软骨炎多发于 1~7 肋软骨与胸骨交界处,尤以第 2、3、4 胸肋关节的肋软骨处最多见;其次为肋骨与肋软骨的交界处;而第 5、6、7 胸肋关节的肋软骨发病者则少见。

2. 疼痛 急性发病者可骤然发生胸部刺痛、跳痛或酸痛;而缓慢发病者则往往是一个或数个肋软骨处产生轻微的疼痛。病人发觉肋软骨处稍高起,并逐渐出现多个肋软骨处肿起。疼痛较重者,咳嗽、上肢和躯干活动均可增加疼痛。

3. 肿胀 肋软骨肿胀处,除高起外,胸肋关节增宽。

4. 触痛 在高起的肋软骨处有固定的压痛点。

5. 弹性感 在肋软骨处用力扪压时可感到一种轻微的弹性感。

6. 扩胸时疼痛加重 上肢活动、扩胸运动、脊柱背伸及屈曲时,由于胸肌的活动而引起疼痛加重。

7. 胸廓挤压试验 阳性,疼痛加剧。

(三) 实验室检查

白细胞、血沉等均无明显改变。

(四) X 线检查

胸透无异常发现。在胸侧位或斜位照片上可能发现发病肋软骨处的软组织肿胀影。

(五) 鉴别诊断

应与引起胸痛的各种疾病相鉴别,如冠心病、颈性心绞痛、肋间神经痛等。请参阅颈椎病章颈性心绞痛节鉴别诊断表。

四、针刀治疗

(一) 适应证与禁忌证

凡确诊为肋软骨炎的病人均可行针刀闭合型手术治疗。

(二) 体位

仰卧位。

(三) 体表标志

1. 胸骨 位于胸廓前面正中,胸骨上端两侧连接于锁骨、1~7 肋软骨和 8~10 肋骨与肋软骨结合而形成的肋弓。

2. 胸骨角 为胸骨柄与胸骨体的交界稍隆起处,可清楚扪及。与它平对的两侧为第 2 肋,其肋软骨为第 2 肋软骨,是计数肋骨的最好标志。

3. 肋软骨及其肋间隙 肋软骨是肋骨与胸骨的连结体,胸肋关节有较小的关节间隙存在。肋软骨的上下为肋间隙,视之、扪之均较清楚。

(四) 定点(图 4-13-1-2)

胸肋关节与肋软骨压痛点,凡痛点处均可定点。

(五) 消毒与麻醉

麻醉时,针头可穿过胸肋关节的关节囊表层,并向关节腔内注入少量麻醉药。

(六) 针刀操作(图 4-13-1-2)

刀口线与身体纵轴平行,刀体与皮面垂直,快速刺入皮肤。刀口线不变,继续深入则有穿过软骨的明确的落空感,即进入胸肋关节的关节腔中。将关节腔的外壁切开 2~3 刀,再予疏通、剥离即可。其余各点操作方法相同。

(七) 手法操作

两上肢前伸 90°,做水平外展即做扩胸运动,4~5 次即可。

五、注意事项

1. 值得注意的是,肋软骨炎的胸痛往往被疑为心绞痛,应认真检查、予以鉴别。有人将肋软骨炎合并前锯肌损伤的病人误诊为冠心病多年,其实,只要检查一下肋软骨有无肿胀疼痛,左侧前锯肌起止点有无压痛,就完全可以做出正确诊断。

2. 肋软骨处的软骨壁较薄,在针刀操作中特别要注意深度的控制,当切开关节腔的壁层并有落空感时,应及时停止进刀,避免针刀进入纵隔障,发生危险。

3. 关于定点的说明:因本书中没有单独描述胸锁关节与肩锁关节炎,而此类疾病并非少见,故在此略述以供参考。

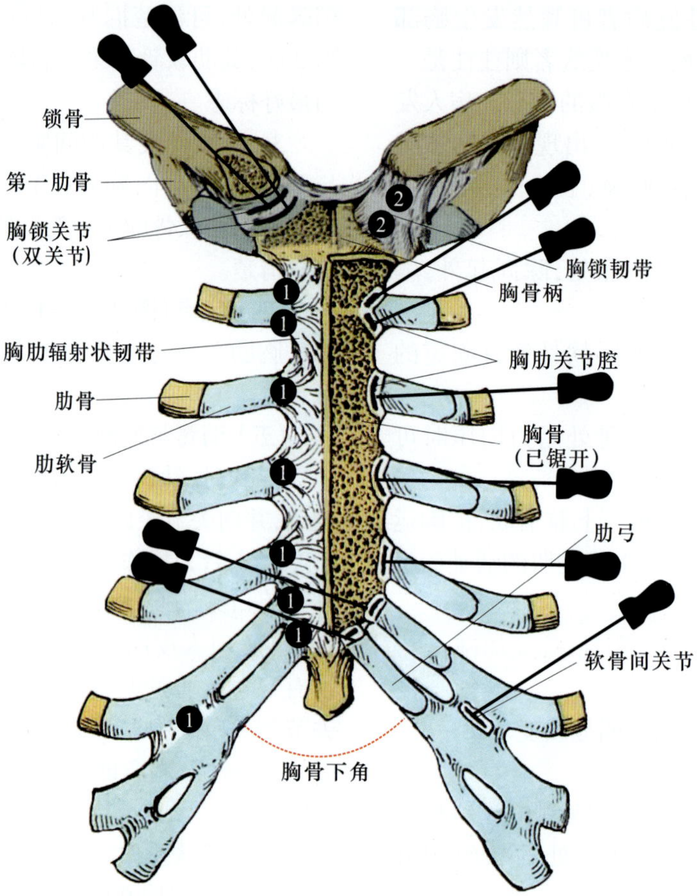

图 4-13-1-2

第二节　肱骨内上髁骨软骨病

肱骨内上髁骨软骨病又称为棒球投手肘，或称 Adams 病。本病为少见病，为 9~15 岁棒球手好发。

一、相关解剖

相关解剖参见第二篇肱骨内上髁炎节。

二、病因病理

肱骨内上髁骨骺于 6~9 岁出现，14~15 岁融合。骨骺上有前臂屈肌、旋前圆肌和尺侧副韧带附着。棒球手投球时有抽球样动作，使肩肘部肌和韧带受到反复猛力牵拉，导致腱末端骨骺损伤。本病可同时累及肱骨近端骨骺和桡骨头骨骺。

三、临床表现与诊断

1. 主要症状　局部疼痛，随着投掷活动的增加，症状日渐加重。检查可见肱骨内上髁局部轻度肿胀，并有局限性压痛。

2. 影像学改变　X 检查（图 4-13-2-1）可见肱骨内上髁骨骺分离、碎裂和生长加速，有时可伴有桡骨头的扁平和碎裂。若累及肱骨近端骨骺，可出现骨骺线增宽和脱钙。

四、针刀治疗

1. 适应证与禁忌证　凡确诊肱骨内上

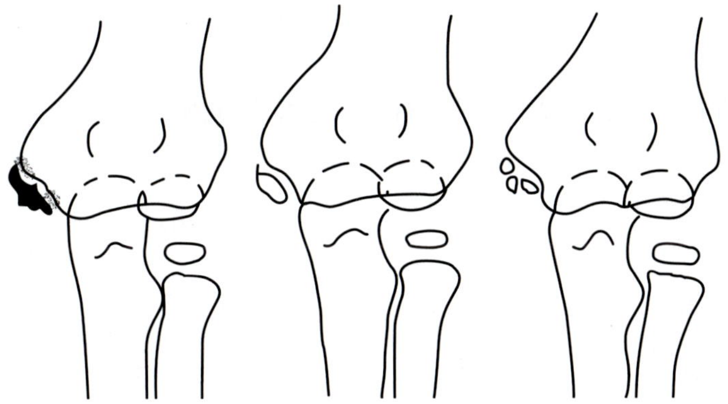

图 4-13-2-1

髁骨软骨病者，均可应用针刀闭合型手术治疗。禁忌证与针刀一般禁忌证一致。

2. 体位　仰卧位，患肢上举过头，屈曲肘关节 90°，使肱骨内上髁在上，充分暴露术野，保持体位稳定。

3. 体表标志　肱骨内上髁。

4. 定点　肱骨内上髁压痛点 1 点。

5. 消毒与麻醉　与肱骨内上髁炎相同。

6. 针刀操作（图 4-13-2-2）

肱骨内上髁骨软骨炎的针刀微创操作与肱骨内上髁炎的操作方法不完全相同，肱骨内上髁炎的操作在软组织上，而肱骨内上髁骨软骨炎的操作则在肱骨内上髁的骨骺上。刀口线与肢体纵轴一致，刀体与皮面垂直。快速刺入皮肤与皮下组织，刀锋进入骺软骨内。纵行切开 2~3 刀，不做剥离即出刀。

7. 手法操作　无需手法操作。

五、注意事项

本症治疗 3 次为 1 个疗程，可治疗 1~3 个疗程。注意事项请参阅大转子骨软骨炎章节。

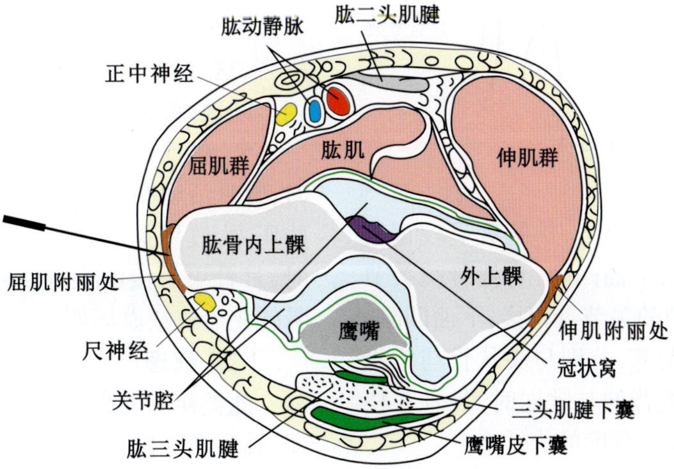

图 4-13-2-2

第三节 月骨坏死症

本病多发于青壮年,木工、铆工多见。右侧多于左侧,多由轻微外伤所致。过去多行手术治疗。应用针刀闭合型手术治疗,可改善症状,消除疼痛,疗效较好。

一、相关解剖

腕骨共8块,排成近、远侧两列。近侧列,由桡侧向尺侧依次为手舟骨、月骨(图4-13-3-1)、三角骨、豌豆骨。豌豆骨位于三角骨的掌侧面。远侧列依次为大多角骨、小多角骨、头状骨和钩骨。腕骨的背面突出,掌面凹进,形成腕骨沟,两侧高起,形成桡侧隆起和尺侧隆起,构成拱状。

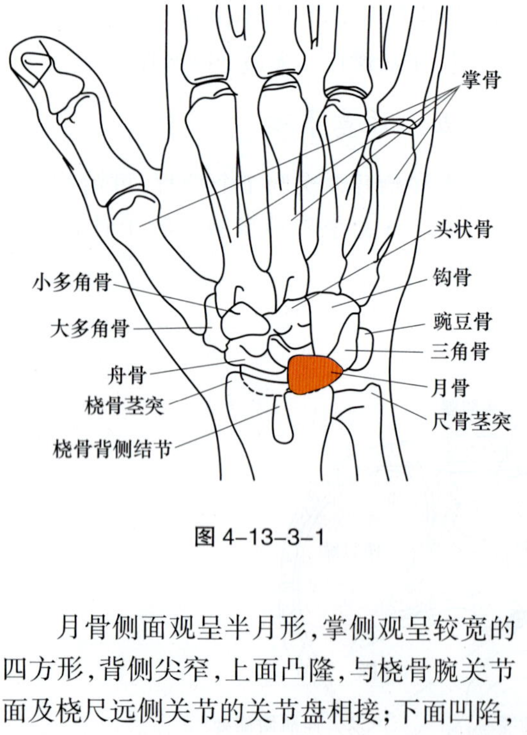

图 4-13-3-1

月骨侧面观呈半月形,掌侧观呈较宽的四方形,背侧尖窄,上面凸隆,与桡骨腕关节面及桡尺远侧关节的关节盘相接;下面凹陷,有微嵴分为内外两部,分别与头状骨与钩骨相关节。正常在腕背伸与掌屈时,月骨在桡骨腕关节面上有一定程度的旋转。

月骨处于腕骨近排的中段,月骨周围均为关节面,仅在掌背侧的韧带附着处有血管进入,因此血供不充足。这可能是月骨易坏死的原因之一。

二、病因病理

(一)病因

过度使用手致月骨损伤而导致月骨缺血坏死。其真正的病因尚不十分清楚,可能有下列因素导致月骨坏死。

1. 解剖学因素　营养血管只从掌侧和背侧的韧带附着处进入,在骨质内汇合,当月骨被挤压时易受损伤。如仅为背侧脱位,掌侧血管尚可供血;如掌侧同时断裂,月骨将失去血液供应,可发生月骨缺血坏死。

2. 月骨位置固定　位于桡骨、舟骨、头状骨与三角骨的中央,与上述各骨构成关节。月骨的四周均为关节软骨面,没有骨膜覆盖,很难依靠四周骨骼的供血而获得新生。

3. 月骨遭受挤压　正常情况下,在腕背伸与掌屈时,月骨可有一定的旋转度,当腕部极度背伸时,月骨则被挤压于桡骨下端和头状骨之间,易造成关节囊破裂,月骨向掌侧脱位。若完全脱位,则可引起月骨坏死。

4. 月骨髓内供血障碍　过度使用抓握动作,特别在腕屈位时做旋前动作,更易使中央位的腕骨受压,可使月骨的髓内供血遭受损害,这可能是月骨发生缺血坏死的主要原因。同理,头状骨也可发生坏死。

5. 在日常劳动中,桡腕关节活动度大时,月骨活动亦大,月骨经常承受桡骨关节面的压力,故易受到损伤。而在尺骨短、桡骨长时,月骨更易接触桡骨,导致月骨受损,引起骨软化症或缺血坏死。

(二)病理

此类疾病为骨骺——次发化骨中心的病变,其病理变化为侵犯骨骺,最终导致骨骺不同程度的缺血性改变或骨骺变形、碎裂等骨坏死的病理改变。

三、临床表现与诊断

1. 病史 往往不清，多认为系轻微外伤所致。

2. 症状与体征

(1) 疼痛：腕部疼痛为早期症状，于活动后加重，疼痛可逐渐加重。

(2) 肿胀：主要表现在腕部的背侧，肿胀处可有压痛。

(3) 活动受限：腕部活动受限，尤以腕背伸受限，伴有明显压痛。

3. 影像学检查 月骨在X线摄片正位片上呈方形，侧位片上为新月状。

早期，月骨形态可无异常表现。中期，月骨可呈不均匀致密阴影，而轮廓尚无明显改变。后期，月骨出现压缩、变小、变扁，前后径变宽，纵轴变短，甚至出现碎裂。关节间隙变窄，并出现创伤性关节炎表现。

4. 鉴别诊断 腕部疼痛易与腕关节炎、舟骨骨折、三角软骨损伤等疾病相混淆，应及时摄X线片即可鉴别。

四、针刀微创手术治疗

1. 适应证与禁忌证 凡月骨坏死均可应用针刀闭合型手术治疗。除一般禁忌证外无其他特殊禁忌。

2. 体位 仰卧位，患肢放于床边，手背朝上，腕下垫以脉枕或小沙袋，使腕部舒适、平稳。

3. 体表标志

(1) 桡骨腕背结节：参见第二篇桡骨茎突狭窄性腱鞘炎节。

(2) 拇长伸肌腱：患手拇指尽量背伸，在鼻烟窝尺侧隆起的肌腱即是。它的尺侧，桡骨腕背结节的远侧即是月骨。

(3) 腕背桡凹：患手轻度背伸，五指张开，在拇长伸肌腱的尺侧，桡骨背侧结节的远侧可出现一凹陷，此凹陷即为腕背桡凹，其下方就是月骨。

4. 定点（图4-13-3-2）

(1) 定点于腕背桡侧结节远侧关节间隙凹陷的压痛点上，定1~2点。

(2) 定点于坏死月骨（腕背结节远侧）的中心部1点。

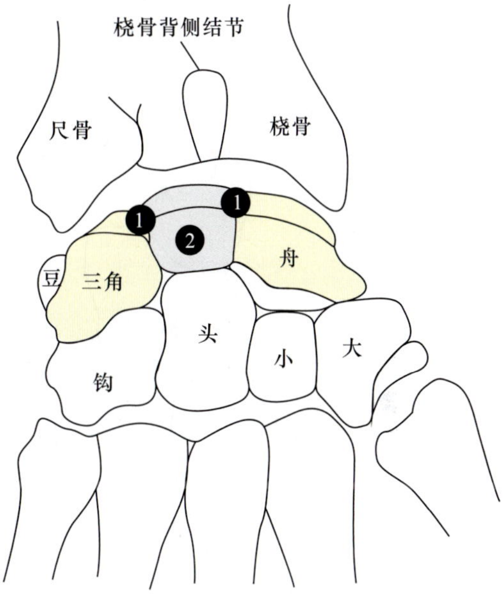

图 4-13-3-2

5. 针刀操作（图4-13-3-3）

(1) 关节间隙处进刀，刀口线与肢体纵轴方向平行，刀体与皮面垂直进刀。进入关节间隙后，切开2~3刀，纵行疏通、横行剥离后出刀。

(2) 此点操作应选用ϕ1.5~2.0mm针刀，针刀进入皮肤后，直达骨面，再以扭转方式进入骨内8mm左右，然后退出。

6. 手法操作 无需特殊手法处理。

五、注意事项

1. 本病非常见病，要提高对诊断的认识，提高警惕性，如有腕部疼痛的患者，一定要摄X线片，以免误诊。

2. 对本病的治疗要有耐心，3次为1个疗程。可在疼痛消失后，进行较长时期的观察，直到痊愈。

3. 本手术是骨内减压，无菌操作必须严格执行，不得马虎从事。

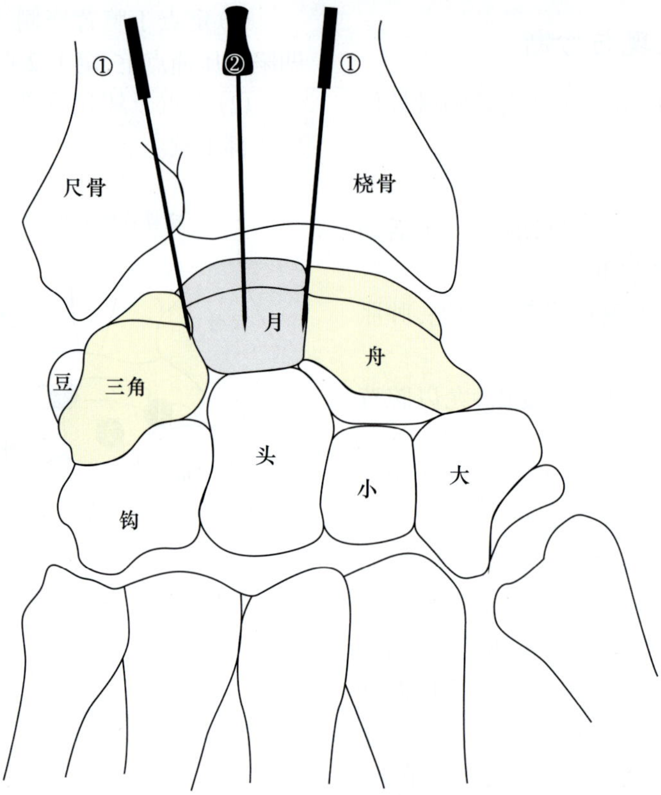

图 4-13-3-3

第四节 小儿股骨头骨骺坏死症

股骨头骨骺坏死症，亦称小儿股骨头缺血性坏死（简称 LCP）、股骨头骨软骨炎（病）、股骨头骨骺炎、假性髋关节痛、扁平髋症等。本病的特点是儿童期的股骨头骨骺骨化中心的缺血性坏死。这是一种常见的疑难病，到目前为止，仍然是尚未解决的问题。针刀闭合型手术的治疗开辟了一条简便而有效的新路，取得了确切的疗效。

一、相关解剖

生长期间股骨头血供特点（图 4-13-4-1） 从新生儿到成人，股骨头的血供发生很大变化，因而影响股骨头缺血性坏死的状态和病程。有报告称，后上支持带动脉变化与年龄无关。从小儿到成人，后下支持带动脉供血减少约 15%；前支持带动脉供血减少约 40%；而股骨头韧带动脉的供血则有更大变化。

1. 新生儿期　由正常各血管供血，股骨头韧带动脉仅供血给股骨头窝的小区域。

2. 儿童（幼儿）期（4 个月 ~4 岁）　骨骺出现，头、骺的血供为后上、下支持带动脉，股骨头韧带动脉几乎完全消失，甚至缺如。

3. 中间期（4~7 岁）　由于骺板成熟而出现骺板血运屏障现象，骺板失去来自干骺部的血供，干骺动脉向股骨头的供血减少，而股骨头韧带动脉也未到达头骺部。由于生长软骨板的隔绝，仅有外侧骺动脉营养头骺。当此血管受损（如外伤、炎症等）时，常发生小儿股骨头缺血性坏死。

4. 青年（少年）前期（8~10 岁）　此时成

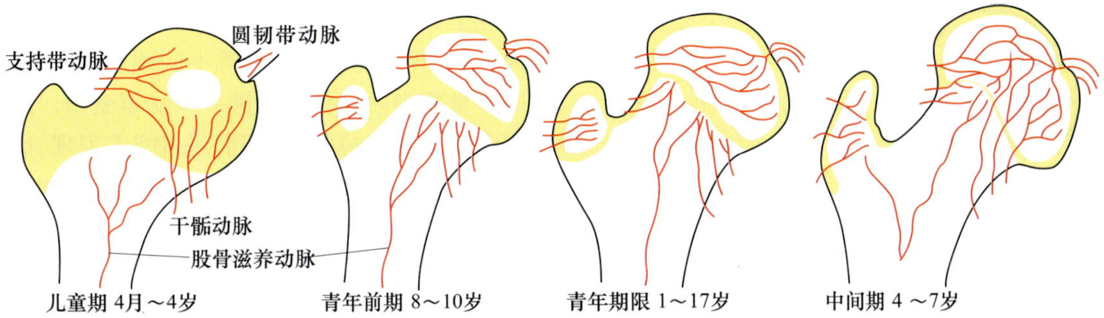

图 4-13-4-1

长软骨板消失，股骨头韧带动脉供给头骺的血液增加，各血管吻合无碍，已具备成人的三组血供。

5. 青年（少年）期（11~17 岁） 干骺端下动脉逐渐穿过骺板（线），恢复对股骨头的血供。此时，股骨头供血基本与成人一样。

但儿童的关节囊甚厚，关节囊与大转子之间的距离极窄，外侧颈升动脉易在此遭受损伤而栓塞，此时主要血管闭塞，股骨头不能维持营养，则易患股骨头缺血性坏死。

二、病因病理

（一）病因

儿童时期股骨头缺血性坏死的真正原因目前尚未阐明，可能与下列因素有关。

1. 解剖上的异常和缺陷 4~7 岁的儿童，圆韧带动脉尚未给股骨头供血，而来自干骺端的动脉又被新生的骺板阻隔。此时，只有一条骺外侧动脉供给股骨头血液，所以血供不充分。另一方面，骺外侧动脉的走行也很特殊：该动脉起自旋股内侧动脉，经过后侧转子窝关节囊，再转向外侧达头与颈的交界处，再进入骨骺周围血管网。由于该处关节囊特别肥厚，间隙又窄，故此段血管特别容易受压而栓塞。同时，在髋关节外旋肌紧张时，也可以压迫骺外侧动脉。因此，这一阶段的儿童易患股骨头缺血性坏死。

2. 囊内和髓腔内压增高 国内外不少学者通过对本病的关节内压和骨内压的测定、关节腔和骨内静脉造影、同位素骨扫描等动态骨显像法的研究，证实了骨内压和关节囊内压的增高，并且通过阻塞动物髋关节静脉实验，复制出股骨头坏死，肯定了静脉回流障碍在股骨头骨骺坏死发病机制中的作用。由于髋关节滑膜炎等原因，致关节囊内压增高时，将造成股骨近端静脉回流障碍，进而造成股骨头血运障碍和坏死。

3. 髋关节损伤 髋关节是负重关节，极易遭致不同程度的外伤。这些外伤，往往是导致股骨头供血障碍的重要原因。当然也还有许多其他因素。

（二）病理（图 4-13-4-2）

股骨头缺血性坏死的过程主要是骨坏死和骨修复交替进行的过程，即骨质坏死－死骨吸收－新骨形成－股骨头再塑形－后遗畸形的过程。虽然，成人与儿童的股骨头结构有一定的区别，但其病理过程基本一致。早期为髋关节滑膜肿胀、充血、关节积液、关节内压增高、骨化中心缺乏正常的血供，因而发生缺血性坏死。继而出现修复反应，肉芽组织长入髓腔，坏死组织为新骨替代。因该骨的可塑性很强，故易变形。在骨质改建时，有多量的骨质形成并进行改建，但股骨头变形和髋臼变大、变浅等畸形将永久存在。

在生物力学方面，由于股骨头形态上的变化，可引起整个髋关节功能上的改变。图中的绿色圆点是股骨头与髋臼的圆心。这个圆心的变化是股骨头缺血性坏死中的一个重要生物力学变化。

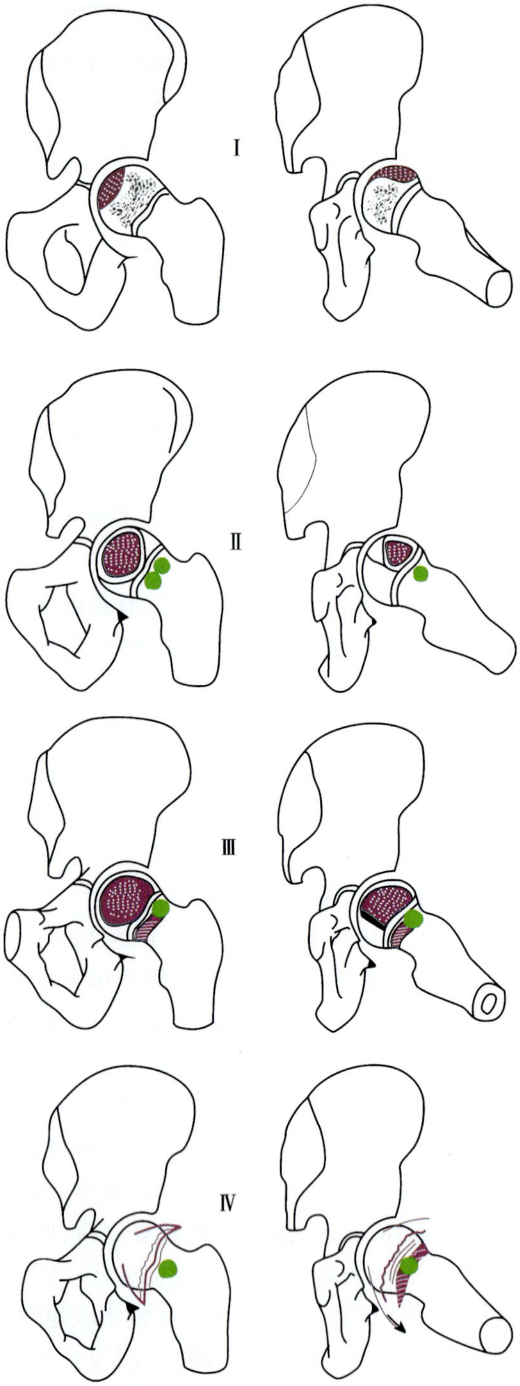

股骨头缺血坏死X线分期示意图

图 4-13-4-2

Ⅰ期为骨骺前方受累，没有塌陷和死骨出现，受累部分完全吸收无死骨，臼头同心。

Ⅱ期为骨骺前方更大面积受累。在吸收期后，受累部分出现崩塌及死骨形成。在侧位片上，死骨在后侧与正常骨分离呈“V”形为本期的特点。此期头臼既不同圆也不同心。

Ⅲ期为股骨头骨骺进一步受累变扁。此期中较早的正位片可见到“头中头”表现，后期可见萎缩的死骨位于中心，并见股骨颈增宽，其中心偏移。

Ⅳ期为整个股骨头骨骺受累、塌陷呈致密的线状，头扁平，骨骺向后移位，出现蘑菇状改变，其头臼的中心又恢复同圆同心状态，但头臼形态与正常相比则大不相同。从上述的病理改变中可以清楚地看到，病理改变与生物力学变化是密切相关的。

三、临床表现与诊断

（一）病史　本病好发于3~12岁的儿童，4~7岁为发病高峰期，偶尔见于年龄较大的儿童和少年，16岁仍有发病者。罹病者男性多于女性，约为5∶1。大多侵犯单侧，有15%侵犯双侧。约6%有家族史。可有外伤史，但绝大多数无明显外伤，在不知不觉中罹病。起病缓慢，病程长，病程一般为3~4年。发病年龄越小则病情越轻，预后越好。

（二）症状和体征

1. 疼痛　对4~7岁儿童不明原因的持续性髋关节、大腿前方、腹股沟韧带中点外下方有痛；活动后加重，休息后减轻；无诱因的持续膝部疼痛，检查膝部并无异常表现，走路多或劳累时疼痛；夜间髋或膝疼痛者，应高度怀疑此病。

2. 无痛性跛行，或轻度的步态异常。

3. 髋关节内旋、外展活动受限。

（三）骨和关节囊内压测定　正常骨内压为3.17kPa，正常囊内压为5.32kPa。超过此值，有助于早期股骨骨骺缺血坏死病的诊断。

（四）影像学检查（表4-13-4-1）

1. X线摄片　早期诊断需摄取高质量的X线片。表现为髋关节软组织肿胀，股骨头向外侧移位超过2mm以上者。应定期复查X线片，如出现骨密度改变等征象时，即可诊断本病。

祇建德将股骨头骨骺坏死X线片分为四度：

Ⅰ度：股骨头骨骺致密及囊性改变，但股骨头高度无改变，干骺端正常。

Ⅱ度：受累区占骨骺的一半以上，死骨明显，股骨头塌陷变扁，干骺部可见囊状吸收。

Ⅲ度：骨骺大部分形成死骨、碎裂、头扁平，股骨颈增宽，干骺端的改变为弥漫性。

Ⅳ度：头骺全部破坏，股骨头扁平、致密、碎裂，有时骨骺发生移位。晚期股骨头呈蘑菇状。髋臼也因之变形，可伴有半脱位，干骺端呈广泛囊性变。

2. 核素扫描　对早期诊断有重要价值。它可以早期发现骨坏死区，局部出现放射性稀疏或缺损。此种方法检查的阳性率比X线摄片检查出现阳性体征要提前2~3个月，准确率达到95%。同时，还可发现新生骨区，了解和观察坏死区的血管再生情况。

3. B超检查　可了解髋关节有无积液，关节囊及关节滑膜有无增厚及关节内软骨脱落等情况，对判断病情有参考价值。

4. CT、MRI检查　特别是MRI检查，可以发现Ⅰ期的病人，对早期诊断很有价值。

表4-13-4-1　小儿股骨头骨骺坏死症各期病理与影像学改变对照表

病期	病理生理	病理解剖	影像学改变	持续时间
滑膜炎期（早期）	关节囊肿胀，滑膜充血、水肿、渗出多	骨骺缺血坏死，骨小梁碎裂，骺核小关节间隙增宽	关节囊阴影，增厚软组织肿胀，密度较健侧为高；关节间隙加宽；股骨头轻度外移；骨骺骨化中心轻度骨质疏松	经3月~1年
坏死期	毛细血管和单核细胞、坏死区成骨细胞活跃，血管进入干骺端	新骨小梁细小为交织骨，逐渐成为骨板骨，并有生物塑形	股骨头骨骺的密度增高，骨纹理消失或密度不均骨；骺较健侧小干骺端增宽，有囊性变；骺板增宽关节间隙较对侧增宽	历时1~4年
修复期（碎裂期）	本病自限新骨形成，代替纤维肉芽组织	新骨形成由骨板骨代替，交织骨仍可变形	骨骺变扁，呈不均匀的骨密度影，甚至形成多数小致密骨块；骨骺线宽而不规则，有的提前闭合；股骨颈提前变粗、变短，大粗隆高位	
愈合期（后遗期）	骨愈合残留畸形	股骨头扁平颈增宽、髋内翻等	可见股骨头变大（巨髋症），形态各异超出髋边缘；臼相应变扁浅大，可呈半脱位，成年为骨关节炎	

（五）鉴别诊断

儿童股骨头骨骺缺血坏死，比较隐匿，需与髋关节结核、髋关节暂时性滑膜炎、股骨头骨骺骨髓炎、化脓性髋关节炎等疾病相鉴别。

1. 髋关节结核的早期症状与股骨头骨骺缺血坏死有相似之处，需仔细鉴别。关键是，结核具有明显的全身症状，如持续性低热、盗汗、全身消瘦、食欲减退、关节活动明显受限等。而这些症状，股骨头骨骺缺血坏死病人是不存在的。

2. 髋关节暂时性滑膜炎多发于3~9岁的儿童，病程较短，可能为病毒感染所致，可有发热。由于髋关节内积液，因而髋关节疼痛、活动障碍，患儿表现为跛行。有的患者表现为患肢变长，走路呈跨域步态（划圈状）。暂短的病程过后，应定期复查X线片，以排除股骨头骨骺缺血坏死。

3. 股骨头骨骺骨髓炎、髋关节化脓性关节炎等炎症性疾病，都会有发热、髋关节严重疼痛、关节活动障碍等较重的急性病情，与股骨头骨骺缺血坏死症很容易区别。

四、针刀微创手术治疗

1. 适应证与禁忌证 凡股骨头骨骺缺血坏死的儿童均可行针刀闭合型手术治疗。

2. 体位 治疗定点的不同采取不同的体位。即前外侧点为仰卧位；后外侧点为俯卧位；外侧点为侧卧位。

3. 体表标志 参见股骨头缺血性坏死章。

4. 定点（参阅股骨头缺血性坏死章节图） 与股骨头缺血性坏死定点完全一致，但需按身高的比例缩小距离。因此，为准确定点，最佳方法为借助影像设备，即拍片法或透视法定点，则可达到准确而安全的定点。

（1）前外侧点：腹股沟韧带与股动脉交叉点为标准点。在该韧带上的搏动点的下外10~20mm处，结合压痛点定点，松解髋关节囊前部。但儿童的年龄不同，其骨骼发育也不一样。因此，应借助于X线透视才能最准确地定点。

（2）外侧点：股骨大转子尖上方5~10mm处定点，松解髋关节囊外侧部。

（3）后外侧点：股骨转子间嵴（大转子后外缘）中点内5~10mm处定点，松解髋关节囊的后部。

（4）内收肌腱点：耻骨结节外下方，内收肌腱抵止处，内收肌挛缩时可在此点松解。

（5）外旋肌点：紧贴转子间嵴边缘，在上、下两部分的中点处各设1点，为松解髋关节外旋肌之用。

五、消毒与麻醉

局麻后行针刀闭合型手术治疗。在局部麻醉时应特别注意药物浓度和用量，要根据体重来计算（请见总论篇麻醉节），绝对不可超量。

六、针刀微创手术操作（参阅股骨头缺血性坏死章节图）

1. 前外侧点 刀口线与肢体纵轴平行，刀体与皮面垂直。快速刺入皮肤，匀速推进至股骨颈骨面。应体会到关节囊的厚度。提起刀锋至关节囊外，然后，切开关节囊2~4刀，纵行疏通、横行剥离，刀下有松动感后出刀。

2. 外侧点 刀口线与躯干纵轴平行，刀体与皮面呈45°~60°。快速刺入皮肤，直达股骨颈上面中段骨面。切开关节囊3~4刀，疏通、剥离，刀下有松动感后出刀。

3. 后外侧点 刀口线与躯干纵轴平行，刀体与皮面垂直。快速刺入皮肤，直达股骨颈后面骨面。调整刀口线与股骨颈纵轴线相垂直，切开关节囊2~4刀，再予纵行疏通、横行剥离，刀下有松动感后出刀。

4. 髋关节内收肌点 此点只在内收肌挛缩时处理。助手外展患肢，使内收肌稍紧张。术者先以手指压住内收肌腱根部，针刀沿其手指刺入，穿过肌腱到达骨面。提起刀锋，切开内收肌腱3~5刀，内收肌松解，髋关节外展改善后出刀。

5. 外旋肌点 刀口线与转子间嵴走向平行，刀体与皮面内侧呈60°~70°。快速刺入皮肤，直达骨面。切开外旋肌2~4刀，疏通、剥离，刀下有松动感后出刀。

七、手法操作

为增加髋关节的活动范围，可帮助患儿活动髋关节：屈曲、内旋、外旋、内收、外展及后伸等运动，以改善髋关节的功能。但要温和施力，不宜暴力操作，以免造成副损伤。

八、注意事项

1. 对儿童施术要取得充分合作十分不易，所以一定要有耐心。同时，应做好局部麻醉，争取达到无痛操作。

2. 术后一定要求病人至少半年内不可负重，必须拄双拐。要说服家长和患儿，取得充分配合。

第五节　股骨大转子骨软骨病

本病是少见病，多发于9~11岁的儿童，男性多于女性，约2∶1，常为单侧发病，偶有双侧发病者。

一、相关解剖

1. 股骨是人体中最长与最大的管状骨。股骨大转子呈长方形隆起，位于股骨体与颈连接处的外侧。大转子的前内侧为转子间线，为股骨小转子与股骨颈的分界线。后外侧有转子间嵴，其嵴的后内侧为转子间窝，亦为小转子与股骨颈的分界线。如果按临床需要，还可将股骨大转子分为大转子尖、大转子外侧突出部和大转子下缘。这更有利于定点标志的叙述。在大转子的外侧面，自后上斜向前下方的微嵴，为臀中肌的附着处。大转子尖部与其前后面均有梨状肌附着。转子间窝中有闭孔内肌、上下孖肌、闭孔外肌和股方肌附着。大转子的前面尚有臀小肌与股外侧肌等附着。在大转子间线的内下方有髂股韧带附着。在转子间嵴中部的上侧有一结节，为股方肌的附着部。

2. 股骨大转子的结构主要是骨松质，周围有丰富的肌层，血运充沛，其营养远较股骨头优越。

二、病因病理

外伤是主要原因。大转子是典型的牵拉型骨骺，3岁时出现，18岁时融合。骨骺可因被强有力的臀肌牵拉而发生骨软骨病。

三、临床表现与诊断

1. 主要症状为大转子局部疼痛，患肢活动减少并伴跛行。

2. 大转子后上方有明显压痛，但髋关节活动不受限。

3. 有时可出现臀中肌试验阳性。

四、影像学检查

X线检查（图4-13-5-1）可见大转子上方有刺状突起。在活动期，骨骺线增宽，大转子上极有碎裂状改变，或空洞形成，有时出现游离小骨片。

五、针刀微创手术治疗

1. 适应证与禁忌证　凡确诊股骨大转子骨软骨病者均可行针刀闭合型手术治疗。

2. 体位　侧卧位，患侧在上，肢体伸直，充分暴露术野，健侧屈膝屈髋，保持体位稳定。

3. 体表标志　股骨大转子。

4. 定点（参阅股骨头缺血性坏死章节图）

(1) 股骨大转子尖端压痛点。

(2) 股骨大转子外侧突出部压痛点，定1点。其目的为松解牵拉骨骺的肌腱组织。

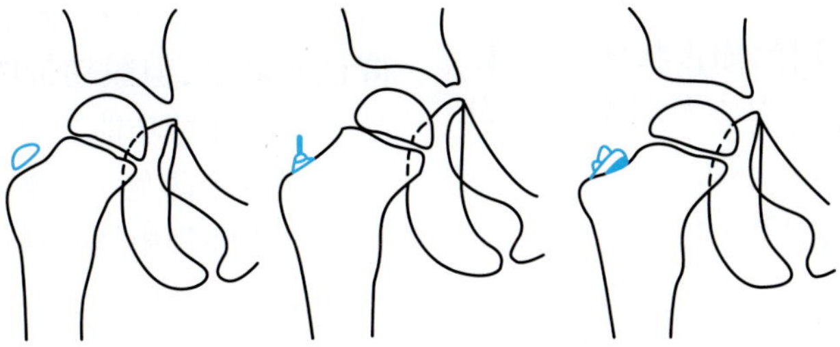

图4-13-5-1

六、针刀操作(参阅股骨头缺血性坏死章节图)

1. 股骨大转子尖端压痛点　刀口线与肢体纵轴平行，刀体与皮面垂直。快速刺入皮肤皮下组织，直达骨面。令刀锋自然浮起，行纵横疏通剥离。必要时，调转刀口线 90°，切开肌腱 2~3 刀。刀下有松动感后出刀。

2. 股骨大转子外侧突出部压痛点　刀口线与肢体纵轴平行，刀体与皮面垂直。快速刺入皮肤皮下组织，直达骨面。令刀锋自然浮起，行纵横疏通、剥离。必要时，调转刀口线 90°，切开肌腱 2~3 刀。刀下有松动感后出刀。

七、手法操作

屈伸髋关节多次。

八、注意事项

定点要准确，麻醉要充分，小儿的针刀闭合型手术才能进行。只有取得病儿的合作才有可能完成疾病的治疗。所以，在针刀操作上虽没有危险可谈，也须给予重视。

第六节　胫骨结节骨软骨炎

此病亦称胫骨结节骨骺坏死症，多发于 13~15 岁的少年。过去治疗此病常用激素封闭等方法，疗效欠佳。应用针刀闭合型手术治疗，疗效确切可靠。

一、相关解剖

胫骨粗隆(图 4-13-6-1)位于胫骨前缘的上端，呈三角形隆起，为髌韧带附着处。髌韧带与胫骨粗隆间有髌下深囊。胫骨粗隆可视为胫骨前缘的最高点。

胫骨上端骨化中心经过骨化形成胫骨两髁与胫骨粗隆。胫骨上端骺软骨板距关节面很近，骺的前部伸向下方如小舌，包括胫骨粗隆，内侧在半膜肌腱沟之下，外侧横过腓骨关节面，与股骨下端相接。

胫骨粗隆最初由一舌状软骨形成。自胫骨上端的骨骺向下方延伸，通常有一个骨化中心，于 11~12 岁时出现，但可发生节裂。18~19 岁时与干骺端愈合。胫骨粗隆在发育过程中，可有若干变异，如舌状软骨异常、两侧不对称、附加骨化中心及骨骺中心分离等。

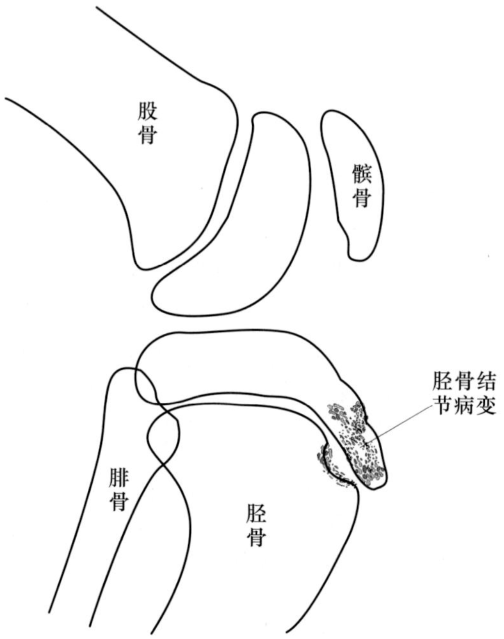

图 4-13-6-1

二、病因病理

1. 病因　胫骨结节骨软骨炎的发病原因众说纷纭。多认为系外伤引起，亦有认为发育障碍所致。虽然，髌韧带抵止处的胫骨粗隆已经断裂，但髌韧带的两侧扩张部仍可保持正常的伸膝功能。总之，当骨骺碎裂后，将引起胫骨粗隆处来自髌韧带的血供障碍，有可能造成胫骨粗隆的缺血性坏死。

在 18~19 岁以下的青少年，胫骨粗隆尚未发育成熟。当股四头肌强力收缩时，可将胫骨粗隆撕脱。胫骨粗隆如发育不良，胫骨粗隆往往变形、碎裂，失去正常的骨小梁。此时，髌韧带肥厚、肿胀、胫骨粗隆结构紊乱或密度增加。碎裂的骨片不一定坏死，撕脱后仍可接受髌韧带或周围软组织的营养，体积反而增大，同时碎裂的骨片可被髌韧带牵引发生移位，形成髌韧带内的骨化。有时胫骨粗隆的前上缘尚可见到较钝的牵引性骨赘。胫骨粗隆的碎裂状态的不同，可能与其愈合程度、髌韧带附着部位、受伤方式及活动习惯有关。

2. 病理（图 4-13-6-1）　本病的发病机制也争论颇多。过去许多人认为是外伤引起髌腱的附着点撕脱，也有人认为是髌腱外伤后，产生的血肿继发性钙化所致。而 Cole（1937）认为，在性成熟期骨骼生长较快，致使股四头肌及髌腱受到生理的牵扯，影响了髌腱的血运所致。在显微镜下可见髌腱中有纤维软骨，纤维软骨再钙化为骨。该人还认为，患者的疼痛或不适，是因为髌腱内压力增高所致。这是由于腱的周围组织增生，使腱变粗的结果。而胫骨结节的高起是髌腱的钙化和骨化，并不是骨板增生。

我国著名运动医学学者曲绵域教授认为，外伤性牵拉与局部的缺血改变同时存在，属髌腱末端病，只是作用于胫骨结节部的舌状骨骺而已。骨骺因腱止点的牵拉与血管的损害而出现无菌性骨坏死或镜下的撕脱性骨软骨骨折，或髌腱因损伤缺血而产生软骨岛，逐渐出现腱的异位钙化或骨化。其上、下滑液囊也与末端病一样，多同时出现炎症，有时甚至有较多的积液。这些病理上的发现，即髌腱内压力升高与腱末端病的观点的建立，为针刀闭合型手术治疗提供了强有力的理论依据，而针刀闭合型手术的实践也证明了这一理论的正确性。

三、临床表现与诊断

1. 病史　患病年龄多在 13~15 岁的青少年，多喜欢运动，或有剧烈运动史，如跳跃、急跑、踢球等踏、跳或股四头肌用力较多的项目。多起病缓慢，逐渐发生。

2. 症状

（1）胫骨结节部疼痛：踏跳或用力时表现明显。其疼痛在运动时加重，休息后减轻。有的病人自觉痛明显，因此不敢活动。

（2）胫骨结节处肿胀：其肿胀也随运动而增重，休息后减轻。少数病例局部肿胀明显，并同时合并胫骨粗隆处皮下或腱下滑液囊炎。

（3）跛行：此为保护性反应，主要为减轻疼痛。

3. 体征

（1）胫骨粗隆处肿胀　胫骨粗隆处明显比对侧肿胀，但肤色正常，无急性炎症的红、热表现。有的皮温稍高，但绝不同于急性炎症。

（2）胫骨粗隆部有固定性压痛　病程早期局部肿胀为软组织，故压痛明显；晚期时，随着年龄的增长，其肿块渐变为骨组织，因此，其压痛则明显减轻或消失。

（3）抗阻力伸膝疼痛　多在急性期明显，而晚期则减轻或消失。

4. 影像学检查

X 线摄片（图 4-13-6-2）：一般应双膝对比检查。

早期可见髌韧带附着处软组织和腱肿胀。

中期除软组织肿胀外，可见化骨核出现密度不均、断裂或向上移位。

晚期髌韧带也出现钙化与骨化。胫骨结节骨骺隆起、致密和碎裂，局部骨质疏松和软组织肿胀。

5. 鉴别诊断

本病诊断比较明确，但也不可马虎大意。一般应摄取 X 线片确认。同时排除其他疾病。

四、治疗

1. 适应证与禁忌证　凡无针刀禁忌证者，均可应用针刀闭合型手术治疗。

2. 体位　仰卧位，膝屈曲 70°~80°，足平放于治疗床上，要平稳、舒适。

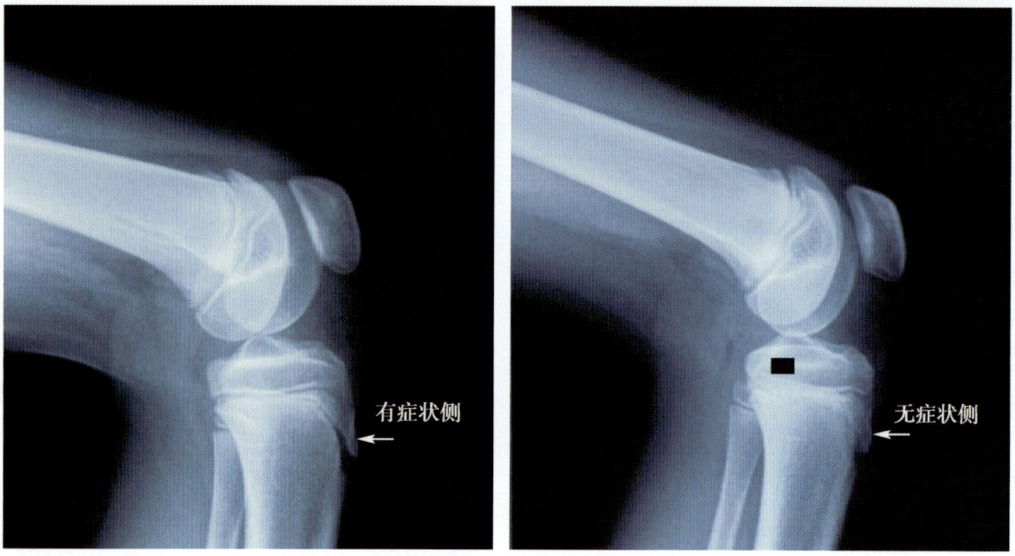

图 4-13-6-2

3. 体表标志　胫骨粗隆、髌韧带。

4. 定点

(1)胫骨结节最高点：取其肿胀最高、压痛最明显处定点。

(2)髌韧带中点：松解并引流肥厚的髌韧带及髌下深囊滑液囊炎。

五、针刀操作(图 4-13-6-3)

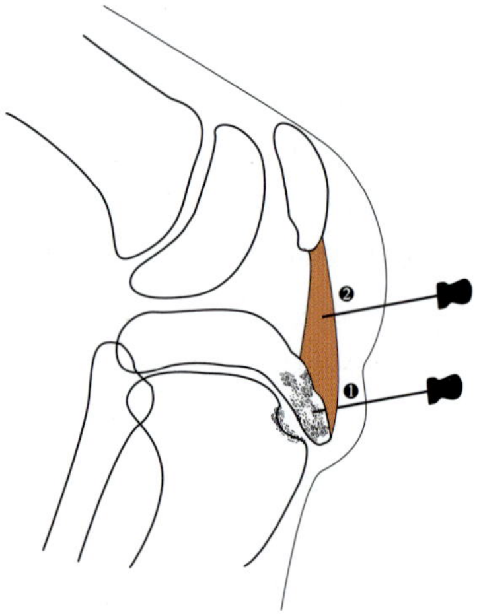

图 4-13-6-3

1. 胫骨结节最高点　刀口线与肢体纵轴平行，刀体与皮面垂直。快速刺入皮肤，直达胫骨结节骨面。胫骨结节表面为软骨组织，可以纵行切开 2~3 刀，从胫骨硬结表面，一直切至骨面后出刀。在此处，只做切开，不做剥离。

2. 髌韧带中点　刀口线与肢体纵轴平行，刀体与皮面垂直。快速刺入皮肤达皮下，先做纵行切开，切开髌韧带与脂肪垫。再在胫骨上端直到骨面，切开腱下深囊，计 2~3 刀，提起刀锋至髌韧带后面，行髌韧带通透剥离。刀下有松动感后出刀。

六、手法操作

可做膝关节的屈曲和伸直运动，但无需加力。

七、注意事项

1. 本病的诊断比较容易，但不可忽视鉴别诊断。一定要摄取 X 线片，以做鉴别诊断之用，一些恶性骨肿瘤，往往侵袭青少年，胫骨上端是个好发部位，应提高警惕性，以免误诊。

2. 应注意的是，本病在针刀操作上与常规有所不同，即在胫骨结节处的针刀操作只做切开，而不做剥离。因病变的胫骨结节虽不是完全坏死，但比较松软，所以不可纵、横疏通、剥离。针刀的切开已可达到减压的目的，其疗效是确切的。

第七节　足舟骨骨软骨病

本病的本质是足舟骨第一骨化中心出现迟缓，并被挤压或因缺血而坏死。

一、相关解剖

足舟骨（图 4–13–7–1）呈舟形，介于距骨头与三块楔骨之间，可分为上、下、内、外及前、后面。前面有三条微嵴呈三个关节面与三个楔骨相关节；后面稍凹陷与距骨头相接；上面粗糙而隆凸，有距舟、楔舟和骰舟三条背侧韧带附着；下面粗糙凹陷，有一沟通过胫骨后肌腱，下面的外侧有跟舟、楔舟和骰舟足底韧带抵止；外侧有时有一关节面与骰骨相关节；而内侧有一向下的圆形隆起，称为舟骨粗隆，为胫骨后肌的附着处。

与舟骨有关的肌如下：

1. 胫骨前肌　为三角形长肌，起自胫骨外侧面的上 2/3 处，肌束向下移行于长腱，绕过足的前内侧缘，止于内侧楔骨及第一跖骨基底部。此肌的作用是使足背屈、内翻及内收。

2. 踇长伸肌　位于胫骨前肌的外侧。起于腓骨内侧面，向下移行于长腱至足背内侧，止于踇趾趾骨内侧的背面。作用是伸踇趾及足，并使足内翻。

3. 腓骨长肌　起自腓骨头及腓骨上段，向下移行于长腱绕至足底，止于内侧楔骨和第一跖骨基底部跖侧面的外侧。此肌收缩时使足外翻、跖屈和足外展。

4. 胫骨后肌　起自胫骨、腓骨和小腿骨间膜的后面，长腱经内踝后到足底内侧，止于舟骨粗隆和内侧、中间及外侧楔骨。作用是屈踝关节和足内翻。

二、病因病理（图 4–13–7–2）

在骨的发育上，足舟骨是足部诸骨骨化最晚的跗骨。出现骨化中心的时间是 3~15 岁。它是构成足内侧纵弓的顶点，处于重心集中的部位。压力使骨化中心受到挤压，造成营养血管堵塞，导致缺血性坏死。病理显示，舟骨内有坏死区，同时有死骨吸收和新骨形成。

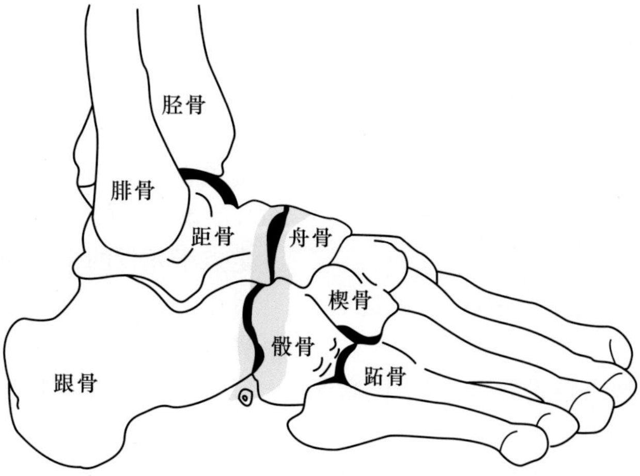

图 4–13–7–1

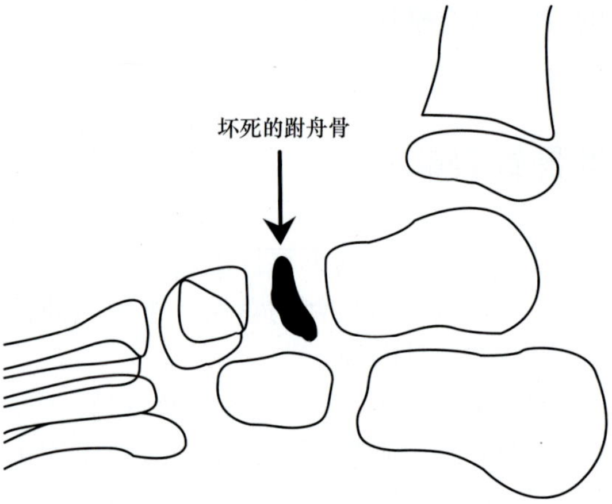

图 4-13-7-2

三、临床表现与诊断

本病好发于5~7岁的男孩,20%为双侧。

主要症状为足背与足内缘疼痛。患儿因疼痛而以足外缘负重行走。局部有轻度肿胀、压痛,足内、外翻时疼痛加重。症状可在持续数月后消失。

影像学检查:足舟骨骨化中心较正常为小,边缘不整齐,密度增高,舟骨与距骨、楔骨间间隙增宽。

四、针刀治疗

1. 适应证与禁忌证　凡确诊足舟骨骨软骨病者均可应用针刀闭合型手术治疗。

2. 体位　侧卧位,患侧在下,健侧屈膝、屈髋,充分暴露术野。

3. 体表标志　足舟骨结节,内踝前下方最突出部即是。

4. 定点(图4-13-7-3)　在足舟骨压痛点处定点。

(1)跟距舟关节点:定于压痛点上,可定1~2个点。

(2)楔舟关节点:定于压痛点上,可定1~3个点。

(3)胫骨后肌腱舟骨附着点:定于压痛点上,即肌腱附着点的上方1点。

(4)足舟骨骨减压点:定点于坏死骨的背面中点。

(5)足弓紧张压痛点:可定在跖腱膜压痛处1~3点。

(6)胫骨前肌、蹋长伸肌和腓骨长肌紧张、挛缩点:依具体情况而定。

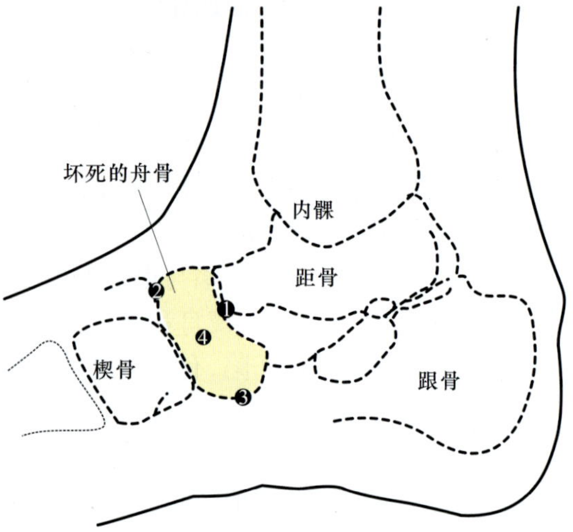

图 4-13-7-3

五、针刀微创手术操作(图4-13-7-4)

1. 跟距舟关节点　刀口线与足纵轴平行,刀体与皮面垂直。刺入皮肤与皮下组织,进入关节间隙后,调转刀口线90°,切开关节囊2~3刀,有松动感即可出刀。

2. 楔舟关节点　其操作方法与"1"相同。

3. 胫骨后肌腱舟骨附着点　如肌腱紧张,可在肌腱附着点的上方横行(刀口线与肌腱垂直)切开肌腱2~3刀。

4. 足舟骨骨减压点　在X线机透视下定点于死骨的中心部位,用Ⅲ型针刀,直达病骨中心,钻入骨皮质,有落空感后停止进刀,骨减压完成。

5. 足弓紧张压痛点　可将其部分切断。

6. 胫骨前肌、蹋长伸肌和腓骨长肌紧张、挛缩点　操作与"3"相同。

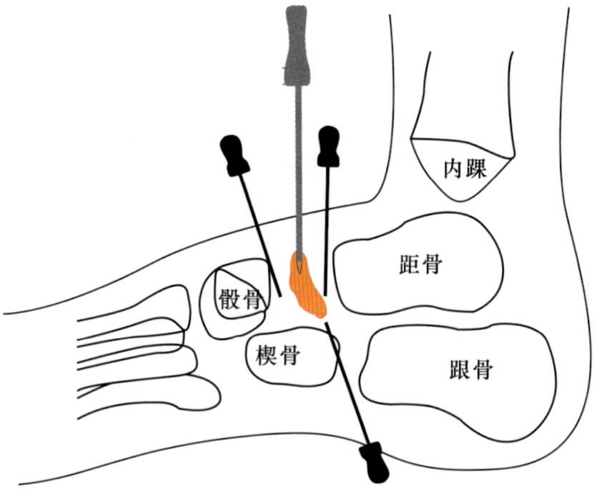

图 4-13-7-4

六、手法操作

手法操作视病变具体情况而定，均做拮抗手法，增加松解度。

七、注意事项

1. 所有松解的目的都是舟骨减压、改善舟骨的血液循环，绝不可过度破坏各肌腱的功能。因此，松解要有“度”，尤其是小儿更应注意。

2. 要严密观察病情，同时也要有计划地安排疗程。所有缺血的骨，其修复必有一定的过程要有耐心，善于观察。

第八节　跟骨骨骺骨软骨病

本病也与运动有关，也是青少年易患的疾病。

一、相关解剖

跟骨骨突是跟骨的第二骨化中心，属牵拉型骨骺。该部有强而有力的跟腱附着。骨骺于7~10岁时出现，先是一个或几个骨化中心，后合成一个半月状的骨化中心。在15~18岁时与跟骨融合。

二、病因病理

直接原因是在负重的情况下急性损伤骨骺，也可以是负重下的慢性牵拉骨骺骨突所致，而常见的是较硬的皮鞋后帮过度摩擦足跟所致，临床多以足跟疼痛为主要症状。

三、临床表现与诊断

1. 主要表现　足跟后部疼痛、肿胀和压痛。患儿用足尖行走，呈轻度跛行状。奔跑、跳跃、行走过久都可使症状加重。因此影响青少年的体育活动。

2. 检查　可发现跟骨后下方两侧有局限性压痛和肿胀。

3. 影像学改变（图 4-13-8-1）　X线检查可见跟腱附着处有软组织肿胀、跟骨体与骨突之间隙增宽。骨突形态不规整，变扁或碎裂，骨突较健侧为小，密度较高，有时呈斑点状、分节状致密影。与骨骺相对应的跟骨部分变得粗糙不平。骨突常为2~3个骨化中

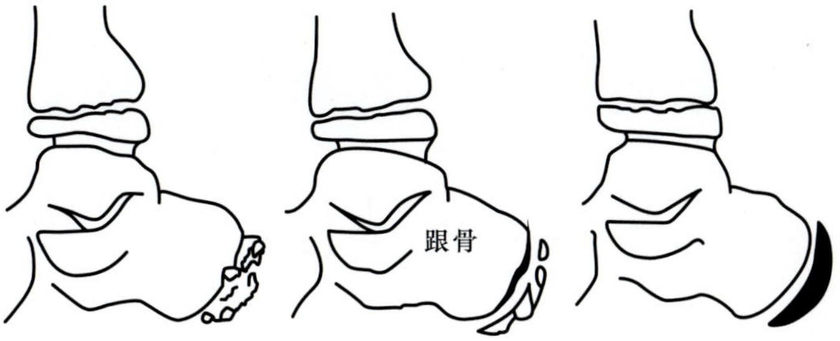

图 4-13-8-1

心，彼此不融合。需注意的是，正常跟骨骨化中心可为多个，且形态各异，密度也较高，边缘也不整齐，与本病有类似之处，故诊断应密切结合临床。

四、针刀治疗

1. 适应证与禁忌证　凡确诊跟骨骨骺骨软骨病者，均可应用针刀闭合型手术治疗。禁忌证与针刀一般禁忌证一致。

2. 体位　俯卧位，足跟朝上，踝关节下垫枕，充分暴露术野，保持体位稳定。

3. 体表标志　跟结节。

4. 定点　跟结节压痛点，定 1 点。

5. 针刀操作（图 4-13-8-2）　刀口线与肢体纵轴平行，刀体与皮面垂直，快速刺入皮肤与皮下组织。到达骨面后，应尽量刺入骨内一段距离（如 2~4mm）2~3 刀，但无需剥离。

6. 手法操作　无需手法操作。

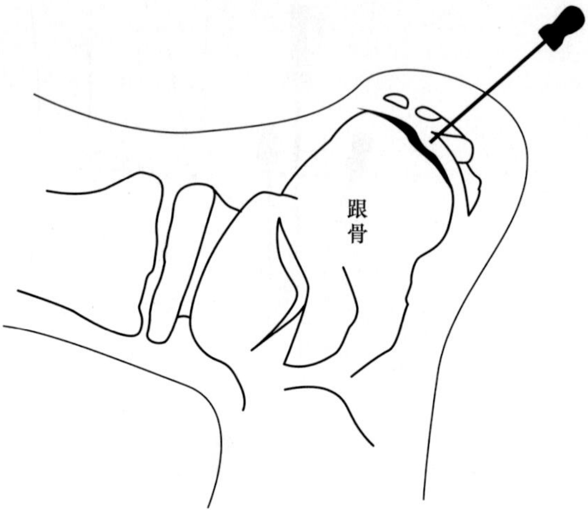

图 4-13-8-2

五、注意事项

值得注意的是，因无需疏通、剥离，故不要做无用功。

（刘希贵　卢党荣　庞继光　撰写）

第十四章

膝关节骨关节炎

骨关节炎亦被称为退行性关节炎、骨关节病、骨关节骨质增生症。此病为增生性关节炎的一种。实际上骨关节炎包括了一大组特发性、异质性关节病病谱。其概念仍不十分清楚，很难作出一个比较准确的定义。

目前比较通用的定义是：骨关节炎是滑膜关节以伴有关节周围骨质增生为特点的软骨丧失所致的疾病。这个定义的条件是：只有滑膜关节同时发生软骨病变和骨质增生才能称之为骨关节炎。

曲绵域教授等(1995)定义：骨关节病是关节软骨退行性改变的基础上，出现骨质增生和关节变形等引发的运动障碍。由老化退行性改变等引起的称为原发性骨关节病；由外伤、感染等已知原因引起的为继发性骨关节病。

1997全国骨关节病学术会议定义：骨关节病是一种以关节软骨变性和丢失，关节边缘和软骨下骨骨质再生为特征的慢性关节疾病。该病的始发部位在软骨。骨关节病分型方法：根据涉及的关节分类：单关节、小关节、多关节型；以受累关节分类：手、膝、髋、脊柱骨关节病；以病因分类：继发与原发性骨关节病。原发性骨关节病发病原因目前尚不明确。

美国国立卫生研究所综合了本病的临床、病理生理、组织学、生物学和生物化学特点为骨关节炎定义如下：临床上，骨关节炎是以关节痛、压痛、活动受限、弹响，有时伴有关节积液，以及不同程度的局部炎症，但无全身症状为特点的关节病。病理生理方面，本病多见于负重部位的不规则软骨丧失、软骨下骨硬化、囊性变、边缘骨赘、干骺端血流增多，以及不同程度的滑膜炎症为特点。组织学方面，以早期软骨表面碎裂、软骨细胞克隆形成、软骨垂直断裂、不同程度的结晶沉积和重建，以及最后血管侵入为特点；同时存在修复的表现，尤其是骨赘形成，以及后期的软骨全部丧失、硬化，软骨上骨板灶性坏死等表现。生物学方面，以软骨张力、压缩性和切变力以及透水性改变，含水量增加，过度肿胀为特点。软骨变化并伴有软骨下骨板硬度增加。生物化学特点为：蛋白聚糖浓度减少，体积和聚合性可能改变，胶原纤维丝体积和弹性改变，以及基质巨分子合成和降解等。定义已有，然而它仍然不能满足临床和科研的需要，尤其是很难达到早期诊断的目的。所以，人们正期待更简要、并有利于早期诊断的定义的出现。

骨关节炎在风湿病学中是一个主要疾病。在经济发展、科学进步、人类寿命延长的今天，我国已进入老龄社会阶段，研究骨关节炎尤为重要。但它的研究难度很大，这是由于骨关节炎的慢性、缓进性、退行性等特点决定的。同时，也由于临床研究的时间长、前瞻性强和追随观察难等种种原因，使骨关节病研究的进展较慢。尽管如此，骨关节炎的研究也有了长足进步。

现在，膝外科都倾向于把膝关节分为三部分，即髌股间、股胫内侧、股胫外侧关节。其中，髌股关节骨关节炎最为多见，其次为股胫内侧关节骨关节炎，再次为股胫外侧关节骨关节炎。股胫内侧关节骨关节炎为何远远高于股胫外侧关节骨关节炎的发病呢？这是股胫内侧关节结构特点所决定的。股胫内侧关节面相互凸凹相应，股骨内髁凸向下，胫骨内髁呈凹陷状，较之外髁的平面关节关系更易于受压；内侧半月板纤维结构也比外侧半月板相对薄弱，较外侧半月板易于磨损；另外，胫骨内髁平台骨质相对疏松，膝内侧股胫关节骨关节炎比股胫外侧关节骨关节炎要多得多，故膝内侧疼痛则比较多见。全膝关节骨关节炎时，虽然可累及膝关节三个部分，但由于上述原因也可能以膝关节内侧症状最为明显。

第一节　相关解剖

膝关节是人体最大的复杂关节，由股骨髁、胫骨髁和髌骨构成。其周围附有关节囊、韧带、滑液囊、肌腱、肌等结构，外包筋膜和皮肤。

通过膝关节，下肢有两条轴线：前面正中线为髂前上棘、髌骨中点、踝关节中点或第一趾蹼的连线；侧面身体重心垂线应通过股骨大粗隆、膝关节转动轴、足纵弓之中后段交界处。两线中的三点应在一条直线上。下肢线列出现异常即表明有畸形存在。

一、膝关节的骨结构

1. 膝关节的股骨关节面　股骨远端向两侧及后方膨大，分别形成半球形的股骨内、外髁。两髁末端的侧向及前后向均为弧形关节面。两髁的关节面在前方结合，形成一个矢状位的浅凹，即膝关节的髌内关节面，屈膝时容纳髌骨。股骨外侧髁的髌关节面较大，且比内侧髁高约 5mm，以便容纳较大的髌骨外侧部，并防止髌骨向外脱位。内外两髁中间以髁间窝相连。前交叉韧带附着于股骨外髁内面的后部，后交叉韧带则附着于股骨内髁外面的前部。髁间窝与腘平面之间有一条髁间线，有腘斜韧带与关节囊附着。股骨两髁的侧面高出部分为股骨内外上髁，其后面的粗糙部分为胫、腓侧副韧带附着处。内上髁上方三角形突起为收肌结节。其后上的三角形小面为腓肠肌内侧头的附着部。外上髁较小，其下有深沟，为腘肌腱沟，腘肌腱由此通过，其后上方有腓肠肌外侧头附着。在外上髁部，腘肌腱位于前下，腓侧副韧带位于其间，并越过腘肌腱，腓肠肌外侧头则位于后上方。

2. 膝关节的胫骨关节面　胫骨近端宽厚，为胫骨髁，上面称胫骨平台。平台向两侧膨大形成胫骨内、外侧髁，与股骨髁相对应。股、胫骨关节面并不完全对称，其间有半月板相隔。胫骨近端主要为松质骨，内侧髁的骨小梁尤少而稀松，加之内侧平台较凹陷，内侧半月板耐磨损性差，故老年人易成膝内翻。由两个髁间结节构成胫骨髁间隆起，亦称内外髁间嵴，呈圆锥状，其高常有变异。一个在前外侧，另一个在后内侧，它们不是交叉韧带的附着点。它们的作用是限制膝关节的侧向移动，还可使股骨在胫骨上旋转时升高，造成韧带紧张，从而限制膝关节过度旋转。髁间隆起的前后为前、后交叉韧带和半月板的附着区。

3. 髌骨结构和功能

(1)髌骨的结构：髌骨是人体中最大的籽骨，包围在股四头肌中，呈扁平三角形。

上缘宽阔肥厚称髌底，有股四头肌腱附着；内外两缘较薄，有股四头肌腱和髌内、外支持带附着；侧缘向下移行为髌尖，有髌韧带附着。髌前面被股四头肌腱膜所覆盖;后面光滑,有软骨面。关节面借一纵嵴分为内小、外大两部分,内外两部又各分为上、中、下三个小关节面。在内侧部三个关节面的最内侧还有一纵行小关节面,总共为七个关节面。

⑵髌骨的生理功能

1)保护膝关节,特别是保护股骨下端关节面及股骨髁。

2)股四头肌腱自髌骨向下展开成为髌韧带,附着于胫骨粗隆,故髌骨能传递股四头肌的力。

3)髌骨有"车链"作用,增加膝的旋转度。

4)膝关节在运动时,髌骨与股骨的关节面相互挤压与摩擦,关节面的持重点随身体重心的改变而移动,关节面所承受的压力也随膝关节屈曲角度的不同而改变。髌骨的各关节面与股骨髁的各部相接触,可减少摩擦,对运动有利。髌骨的存在可保护膝关节,特别是保护股骨髌面免受损伤。

5)髌骨保护膝关节在半屈位时的稳定性,防止膝关节的异常内收、外展及前、后活动,防止膝内翻和膝外翻。当半蹲位时,膝屈曲,小腿常外展外旋,侧副韧带松弛,此时,膝的稳定主要靠股四头肌和髌骨维持。屈膝时,胫骨粗隆稍外移,髌韧带向外倾斜,与股四头肌作用力方向构成角度,其合力迫使髌骨外移并压迫髌骨于股骨髌面上,从而保持膝的稳定。当下蹲时主要支配肌是股四头肌,而不是腘绳肌,因为顺地心引力运动时,股四头肌收缩以抵抗重力,从而维持关节的稳定,同时腓肠肌亦收缩。而当由蹲位起立时,股四头肌、腘绳肌、腓肠肌则一起收缩。

6)髌骨——伸膝装置组成的一部分,在伸膝中起杠杆作用,可使髌韧带远离轴线增加股四头肌的力矩,减少伸膝时的用力。同时可改变股四头肌作用力的方向,从而提高股四头肌的效应。尤其是在伸膝 150°~180°时作用更为明显。

总之,膝关节的关节面上附以软骨,使关节比较平滑,并有少量滑液,有减少摩擦和缓冲的作用。关节囊包裹在关节外周,外层为纤维层,比较坚强;内层为滑膜层,紧贴在纤维层内面。滑膜能分泌滑液起滑润作用。关节盘为位于关节面间的纤维软骨组织,使关节面的吻合性更好。韧带作为骨间连接,有增强关节稳定性的作用。肌腱是使肌紧密附着于骨骼上的纤维带,肌收缩使关节活动,从而完成人体各种动作。滑液囊位于关节附近肌腱与骨连接的交汇处或肌腱与肌腱的交叉处,有减少摩擦、利于关节活动的作用。

二、膝关节的肌结构

1. 膝关节(图 4-14-1-1)前部主要为股四头肌腱、髌韧带及两侧的髌内、外侧支持带。

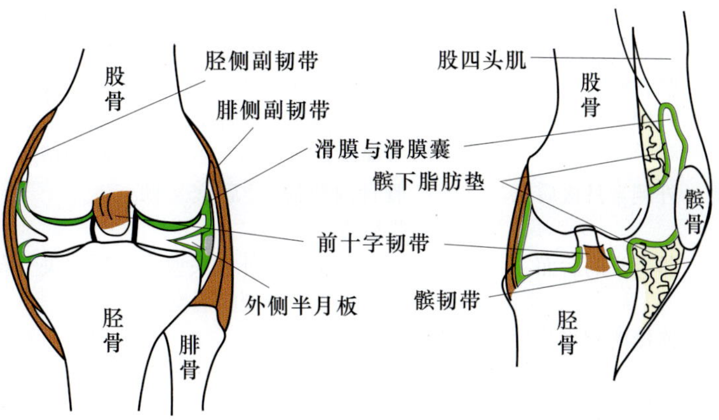

图 4-14-1-1

2. 膝关节内侧部主要为胫侧副韧带，其后内侧为缝匠肌和股薄肌。

3. 膝关节外侧部主要为腓侧副韧带，其后外侧为股二头肌。

4. 膝关节后面即腘窝。腘窝呈菱形，其后壁（顶）为腘筋膜；前壁（底）为股骨腘面、关节囊后部、腘斜韧带和腘肌等；上内侧壁为半膜肌和半腱肌；上外侧壁为股二头肌；下内侧壁为腓肠肌内侧头；下外侧壁为腓肠肌外侧头及不恒定的跖肌。腘窝内由浅入深为胫神经、腘静脉、腘动脉及其周围的大量脂肪组织和淋巴结等。沿腘窝上外缘有腓总神经通过。

膝关节囊薄而松弛，但却很坚韧。其纤维层，上起股骨髁关节面周缘及髁间窝后缘，下止胫骨髁关节面远侧 3~6mm 处。滑膜层宽阔，衬于膝关节囊纤维层内面。部分滑膜向关节腔内突出形成滑膜襞（翼状皱襞），充填于相邻关节面之间，起着防止摩擦、刺激及吸收热量、缓冲震荡等作用。部分滑膜向关节腔外突出形成滑膜囊（如髌上囊、髌下囊及腘肌囊等），其中以髌上囊最大。

三、膝关节半月板

膝关节半月板（图 4-14-1-1）是纤维软骨盘，有内侧和外侧两块。两侧半月板分别覆盖于胫骨髁上端的两个关节面上。半月板的外侧缘较厚，附着于关节囊的内面，向中心逐渐变薄而游离。内侧半月板呈“C”字形，前角薄而窄，后角宽阔而稍厚，其外侧缘与胫侧副韧带后方紧密相连，故胫侧副韧带损伤常合并内侧半月板撕裂。外侧半月板近似“O”形，前、后角相距较近，其外侧缘的股骨髁稍下方有一腘肌腱沟，腘肌腱从沟中通过，故腘肌腱将半月板与关节囊、腓侧副韧带隔开，从而使半月板有较大的活动度。半月板的主要功能是加深胫骨髁的关节面，使膝关节更加稳定，同时又有一定的活动性，有利于膝关节的运动，且有负重和缓冲震荡的作用。

四、膝关节的韧带结构

1. 膝关节囊内、外均有多个韧带加强，详见表 4-14-1-1 及表 4-14-1-2。

表 4-14-1-1 膝关节韧带表

名称	起点	止点	作用
髌韧带	髌骨下缘	胫骨粗隆	防止膝关节过屈
髌内侧支持带	股内侧肌腱	胫骨上端内侧面	防止髌向侧脱位
髌外侧支持带	股外侧肌腱	胫骨上端外侧面	同上
胫侧副韧带	股骨下端内上髁	胫骨内侧髁	限制膝关节外展和外旋
腓侧副韧带	股骨外上髁	腓骨头外侧面及下方	限制膝关节内收和旋转
腘斜韧带	胫骨内侧髁后部	股骨外上髁	加强关节囊后壁防止膝关节过伸
前交叉韧带	胫骨髁间隆起前部	股骨外侧髁内侧面上部	限制胫骨前移
后交叉韧带	胫骨髁间隆起后部	股骨内侧髁外侧面	限制胫骨后移
半月板股骨前韧带	外侧半月板的后部	股骨内侧髁（经后交叉韧带前方）	减少股骨外侧髁对外侧半月板的挤压
半月板股骨后韧带	外侧半月板后缘	股骨内侧髁（经后交叉韧带后方）	
腘弓韧带	腓骨头的后面	前部与腓肠肌外侧头愈合后部止于胫骨髁间后窝	增强关节囊后外侧壁
膝横韧带	连接两侧半月板的前端		对半月板前端起连接和稳定作用
冠状韧带	连接半月板周缘与胫骨髁边缘		对两侧半月板起连结固定作用

表 4-14-1-2　膝周韧带作用表

应力	膝关节位置	起限制作用的韧带(依作用主次排列)
外翻	伸直	胫侧副韧带 前后交叉韧带 内侧关节囊韧带
	屈曲	胫侧副韧带 前交叉韧带　后交叉韧带
内翻	伸直	前交叉韧带 腓侧副带 后交叉韧带
	屈曲	腓侧副韧带
过伸		前交叉韧带 后交叉韧带
前移		前交叉韧带 胫侧副韧带
后移		后交叉韧带
外旋	伸直	前交叉韧带 胫侧副韧带
	屈曲	胫侧副韧带 前交叉韧带 腓侧副韧带 内侧关节囊韧带
内旋	伸直	前交叉韧带 腓侧副韧带 后交叉韧带
	屈曲	前交叉韧带 后交叉韧带 腓侧副韧带

2. 膝交叉韧带(图 4-14-1-2)为膝关节稳定结构和旋转运动轴,它限制胫骨在股骨上的前、后活动,并协助胫骨在股骨上的内、外旋转。当膝关节内旋时可使交叉韧带弯曲;而外旋时则交叉韧带变直。

3. 前交叉韧带被从后方凹入的滑膜所包被,前方和两侧有滑膜覆盖,后部中央处纤维囊外没有滑膜覆盖。因此,前交叉韧带

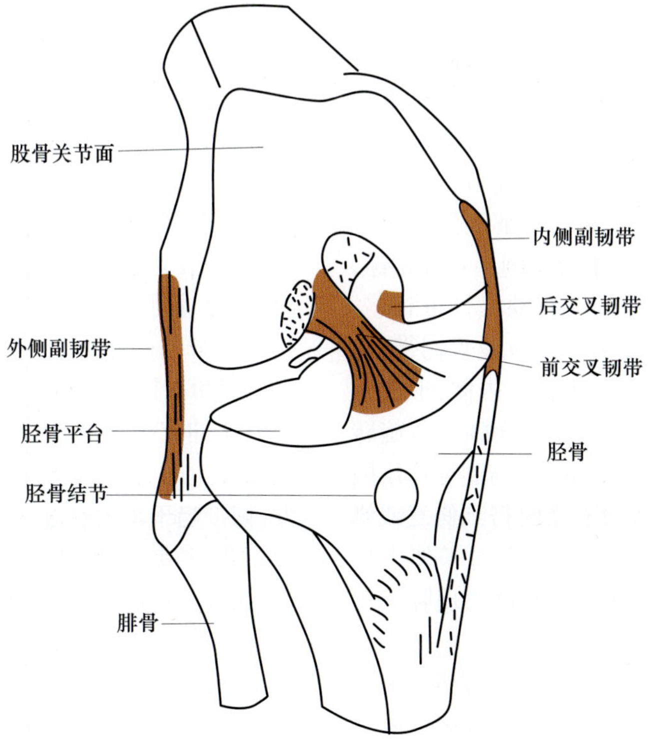

图 4-14-1-2

属滑膜外纤维膜内结构，位于双层滑膜皱襞之内。

（1）解剖特点：前交叉韧带起自胫骨髁间前内侧部，即髁间棘前方稍偏内侧部，由此斜向后上方，抵止于股骨外髁髁间窝内侧面的后上部。其胫骨端的附着点呈前宽后窄的卵圆形，较为粗大，附着面积约为 $30mm^2$，股骨端止点呈扇形相对细小，附着面积约为 $20mm^2$。前交叉韧带长 37~41mm（平均 39mm），宽 10~12mm（平均 11mm），韧带中段较两端稍细，在其近胫骨止点 10mm 处开始韧带逐渐增宽。因此，胫骨的附着面较宽大。前交叉韧带可分为三束：①前内束：屈膝时紧张，伸膝时相对松弛。②后外束：伸膝时紧张，屈膝时松弛。③中间束：屈伸过程中始终保持张力。前交叉韧带与胫骨平台保持一定的角度，屈膝 90° 时其夹角为 30°，伸膝时为 40°~45°。

前交叉韧带为无血管组织，营养由关节滑液供应，如有损伤则不易完整修复。前交叉韧带为胫神经支配。

（2）功能解剖：前交叉韧带是膝关节重要的静力稳定结构，其基本作用是防止胫骨前移，但并非起单纯缰绳似的作用，对阻止胫骨内旋也有特殊作用。前交叉韧带与后交叉韧带共同作用，保持胫股关节的正常运动。因此，也是具有特殊功能解剖的动力稳定结构。前交叉韧带纤维与内侧半月板相连，内外侧半月板前角之间又有膝横韧带相连，外侧半月板后角又发出半月板股骨韧带，与后交叉韧带相结合抵止于股骨内髁，形成一“8”字形的“绳”状结构，以制导膝关节旋转运动。如果膝关节韧带的限制与制导作用因某种因素受到破坏而没有及时得到修复或修复不当，长期慢性牵拉将继发膝关节肌肉韧带松弛，在某种运动状态下即可出现膝关节不稳。

（3）生物力学特性：目前研究表明，在不同外力与不同屈曲角度下，前交叉韧带的不同分束应力变化是不同的。屈曲运动中，当屈曲 15° 时前交叉韧带应力最大；在屈曲 90° 时应力最小。正常情况下，以股四头肌收缩为主，屈曲度较小的情况下，前交叉韧带受力最大；以腘绳肌收缩为主，屈曲度较大的情况下，前交叉韧带所受应力则很小。在步态循环中，其早期阶段（脚离地过程）前交叉韧带所受剪力较大，而应力最大；而后期阶段（脚着地过程）由于肌肉收缩、地面反作用以及胫骨 – 股骨之间的相互作用，此时前交叉韧带受力最小。

（4）主要功能：①屈膝时防止胫骨前移；②阻止膝关节过伸；③在一定程度上控制膝关节旋转；④不同屈膝角度时继发控制膝关节内外翻；⑤参与膝关节最后伸膝时的锁扣动作，具有稳定作用，即膝关节在伸直动作的最后 20° 过程中，胫骨外旋、前交叉韧带变直、放松时，出现所谓“过短现象”。

4. 后交叉韧带

（1）解剖特点：后交叉韧带位于膝关节腔后室，起自胫骨髁间后窝后部关节面下约 10mm 处，掩盖胫骨平台后缘斜向前内上方抵止于股骨内髁髁间内侧面前上部，呈圆弧形附着。后交叉韧带平均长 38mm，宽 13mm，其强度是前交叉韧带的两倍，是膝关节屈伸及旋转运动的主要稳定者，并起旋转轴的作用。后交叉韧带分为前外与后内两束。前外束位于胫骨附着部的外侧、股骨附着部的前方，该束较为粗大；后内束位于胫骨附着部的内侧、股骨附着部的后方，比前外束细小。后交叉韧带与内侧半月板无联系，但与外侧半月板后角有韧带（半月板股骨韧带）相连。膝关节从伸直到屈曲位过程中，后交叉韧带沿纵轴发生时针样旋转，前外束从前移向后上方，韧带趋于垂直状态。

（2）主要功能：①限制胫骨后移，尤其是在屈膝位时这一作用更为重要。后交叉韧带断裂不单纯引起胫骨后向不稳，还可出现后侧方旋转不稳。②限制膝关节过伸，辅助前交叉韧带起作用。③限制小腿内旋。后交叉韧带在小腿内旋时紧张，使胫股关节面密切接触，同时是稳定膝关节的重要结构，相当于膝关节旋转运动的轴而起作用。④限制膝关节的内收与外展，协同前交叉韧带与内、外侧副韧带共同起作用。

当膝关节屈曲时，胫骨上端受到由前向后的暴力可引起后交叉韧带损伤。当膝关节受外力作用过伸损伤时，亦可引起后交叉韧带损伤。若后关节囊同时损伤，出血可经关节囊裂损处进入小腿后间隔引起肿胀。

但是，在实验中的发现与解剖学一般推理并不完全一致，而动物实验与活体又有很大差别。一般认为，前交叉韧带在膝关节伸直、半屈曲或完全屈曲时均呈紧张状态。但仔细分析，膝完全伸直时，仅前部纤维紧张；开始屈曲时，胫骨内旋前部纤维松弛，而中部纤维紧张；完全屈曲时，后外侧纤维变得紧张。还有人研究发现，膝关节完全伸直、屈曲 5° 及 20° 时前叉韧带紧张；在屈曲 40° 和 50° 时最为松弛。但当屈曲 70~90° 时又变为紧张。在所有屈曲位置下，胫骨内旋、胫骨外旋和外展时均使前交叉韧带紧张，即使屈曲 40° 也是如此。所有这些研究可以判定一个问题：膝关节屈曲状态下，前交叉韧带是处于紧张状态，而当前交叉韧带损伤、瘢痕挛缩时，则会引起膝关节屈曲功能障碍。

五、膝关节的腱围结构

膝关节为承重关节，承负重荷，运动量大，肌和肌腱布满四周，因而有众多大小不等的滑液囊、脂肪垫布于膝关节各处，同时还有大量的疏松结缔组织及髌下软骨垫。

（一）滑液囊（图 4-14-1-3）

1. 髌前部的滑液囊

（1）髌上囊：位于髌底上方与股四头肌腱深面，并与关节腔广阔相通，可视为膝关节滑膜腔的一部分。髌上囊高出髌底 70~80mm，存在于股四头肌腱与股骨之间。囊前壁紧密贴附于腱的中央部，两侧借少量脂肪与股内侧肌和股外侧肌相贴；后方借脂肪垫覆盖于股骨前面；囊的上缘和两侧接受少许来自股

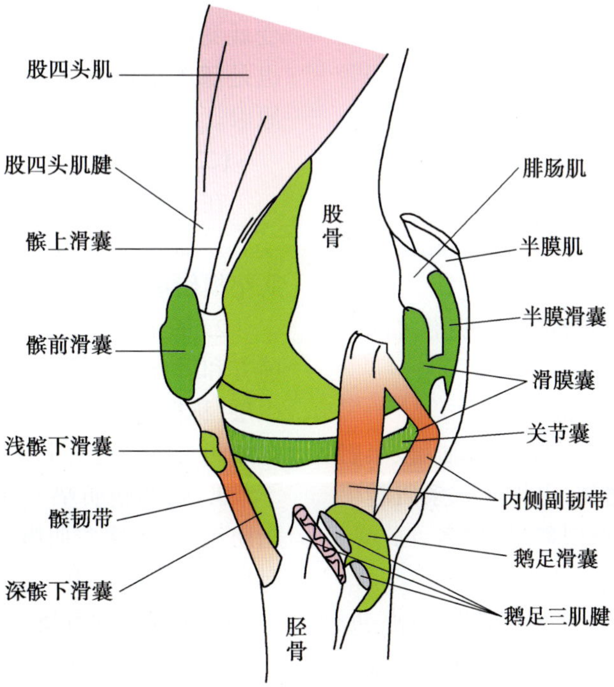

膝关节内侧滑液囊解剖结构示意图

图 4-14-1-3

四头肌的肌，称膝关节肌（亦称滑膜张肌），可向上牵引髌上囊。

⑵髌前皮下囊（包括髌前筋膜下囊、髌前腱下囊）：相当于肘部鹰嘴皮下囊。位于髌骨前方的深层皮下组织内，在髌骨下半和髌韧带上半与皮肤之间。有时可高过髌骨，位于股四头肌腱前方。髌前皮下囊有时位置深在，位于阔筋膜深面与股四头肌腱之间，故称髌前筋膜下囊；有时位于股四头肌腱覆盖髌骨上的部分与髌骨骨膜之间，称髌前腱下囊。

⑶髌下皮下囊：在胫骨粗隆下半与皮肤之间，跪位时与地面接触者即为胫骨粗隆、髌韧带及髌尖等部位。此时，髌下皮下囊可减少摩擦。

⑷髌下深囊：位于髌韧带深面与胫骨之间，是恒定的大囊，不与关节腔相通。

2. 膝外侧部的滑液囊

⑴股二头肌腱下囊：在股二头肌腱附着点与腓侧副韧带之间，是恒定的滑液囊。

⑵腓肠肌外侧头腱下囊：在腓肠肌外侧头起始处的腱下，出现率为1/6，有时与膝关节腔相通。

⑶腘肌腱下囊：常为膝关节下滑膜的延伸，此囊介于腘肌起始部、外侧半月板、胫骨外侧髁与胫腓关节之间，恰靠半月板边缘。此囊可使膝关节在半月板上下与关节腔相通。腘肌腱借伸展的滑液囊与外侧半月板、胫骨上端及胫腓关节相隔。有时，此囊与胫腓关节相通。

此外，还有腓侧副韧带与腘肌腱之间的滑液囊。

3. 膝关节内侧的滑液囊

⑴鹅足囊：位于缝匠肌、股薄肌腱、半腱肌腱与胫侧副韧带之间，由于此三条肌腱借致密的纤维膜相连，形似鹅足，故名。此囊，大而恒定。

⑵半膜肌囊：位于半膜肌腱附着点、胫骨内侧髁与腓肠肌内侧头之间，有时与关节腔相通，或与腓肠肌内侧头腱下囊相通。

⑶腓肠肌内侧头腱下囊：位于腓肠肌内侧头深面与覆盖股骨内侧髁的关节囊之间，与关节腔的内侧髁部相通，并与半膜肌囊相通。

⑷胫侧副韧带深面与关节囊、内侧半月板及胫骨之间有时存在多个滑液囊。

⑸腓肠肌内侧头浅面与关节囊之间、半膜肌腱与胫侧副韧带之间有时亦存在多个滑液囊。

4. 膝关节后侧的滑液囊

腘窝囊：此囊为腓肠肌与半膜肌间的滑膜憩室者占70%，一般发生于腘窝后内侧，与腓肠肌、半膜肌的腱性部密切相关。开口的位置相当于腓肠肌、半膜肌滑液囊与关节囊的交通口，紧贴腓肠肌内侧头之下。

这些滑液囊内分泌滑液。滑液的主要成分是蛋白和透明质酸。蛋白来自血浆，而透明质酸则由滑膜细胞生成。滑液除有滑润作用外，还有营养软骨的作用，在关节的活动中，可对肌腱运动起缓冲作用，与关节腔相通的滑液囊可扩大滑液分泌量并增大散热面积。但这众多的滑液囊同时也常是膝关节病变的主要发生部位。因为涉及部位众多，病变就变得很复杂，所以也比较难于治疗。这也是膝关节疾病在治疗上不易取得疗效的原因。

（二）脂肪垫

在膝关节周围尚有多个脂肪垫。

1. 髌下脂肪垫　请参阅第二篇髌下脂肪垫损伤章节。

2. 髌上囊前、后脂肪垫　在髌上囊壁的前方和后方的全长位置上都有较厚的脂肪组织层，称髌上前脂肪垫和髌上后脂肪垫。它在股四头肌的运动中具有良好的滑动作用。

3. 腘部脂肪垫　在腘窝中有较大量的脂肪组织，包绕着肌腱、血管等组织，它们具有良好的缓冲作用。

（三）髌下软骨垫

位于髌腱止点下方有一特殊的软骨垫结构，止于髌骨下极。其作用是在膝屈曲时，防止髌腱止点折曲受伤，有如电线接头处的橡胶保护部分一样，有防止电线被拉断或折断的作用，即有缓冲作用。

六、关节软骨

关节软骨可分为滑动带、过渡带、放射带、钙化软骨带和软骨下骨板等层次。滑动带位于最表层，厚约200μm，主要含有胶原纤维，与关节面呈平行方向排列，部分呈直角互相交叉。软骨细胞也呈长条状，与关节面呈平行排列。过渡带位于滑动带下，软骨细胞散在于富含胶原与蛋白聚糖的基质中。胶原走向由平行渐变为斜行。放射带占软骨下半部的1/3，上面是过渡带，下面是潮标和钙化软骨，软骨细胞垂直排列呈放射状。钙化软骨带上有潮标，下与软骨下骨板相连。潮标是一条呈波浪状的碱性线，有连接非钙化区和胶原纤维与软骨下骨板的作用。钙化带的软骨细胞大小不等，且表现为变性和坏死。钙化软骨带下是软骨下骨板，由致密的皮质骨与发育良好的哈氏系统构成，内含许多小而互相连接的骨小梁。目前研究证明，成年人的软骨也是处在不断更新的代谢过程中，软骨不断钙化为新骨，而新的软骨又不断形成，两者一直处于平衡状态。一般来说，60岁以前，进入钙化区的血管数目和软骨内骨化率随年龄增长而减少；但60岁以后又随年龄增加而增加。这种变化提示，老年人由于神经、肌退化，关节稳定性降低而导致重建需要增加。

关节软骨的营养主要来自关节囊的血管。关节囊的滑膜层有着活跃的滑液分泌与吸收功能。滑液内含有葡萄糖、盐类及低分子蛋白和透明质酸。这些物质是通过弥散机制进入关节腔的。关节的活动是发挥弥散机制——泵的作用的关键，它能使关节液中的营养进入软骨，又能使软骨的代谢产物受运动挤压而排除到滑液中。关节软骨就是这样来实现新陈代谢的。因此，任何影响血运、微循环及关节运动的因素，最终都将妨碍关节软骨的营养代谢。

损伤的软骨也存在修复过程。软骨的修复依损伤程度（深度）的不同而不同。软骨表层损伤，有细胞反应性增殖，可大致接近正常；中层损伤，即柱状及钙化层损伤，其软骨裂口缺损不能修复；损伤至软骨下骨板者，增生为新生肉芽组织，可化生为关节软骨；损伤达髓腔时，如无摩擦刺激，则新生肉芽不会化生成软骨。因此，关节软骨缺损深达骨髓时，应早期活动，否则不可能长出新的透明（或纤维）软骨关节面。在关节镜中也应用微骨折的方法来修复软骨，即将损伤软骨部位的软骨下骨板钻透，使骨髓腔开放，待骨髓中的具有分化能力的细胞充填缺损部位，再在关节面的机械摩擦下，细胞分化成为软骨细胞，分泌基质，成为软骨。这种办法虽尚有争论，但被临床证明是一种比较简单易行、效果较好的方法。

软骨的修复表现为瘢痕的形成与软骨肥厚。新生的幼稚软骨细胞一般不足以修复软骨裂伤形成的缺损，缺损部位由软骨表层的成纤维细胞填补，此为不完全修复的表现。在骨关节炎、类风湿关节炎等修复往往慢于破坏。但关节炎晚期、关节内骨折或软骨下骨板刮除或钻孔后，关节软骨可被来自松质骨或骨膜血管翳的纤维软骨所代替。

要提起注意的是：被动运动可促进关节软骨的纤维软骨性愈合。纤维软骨中的细胞为类软骨细胞和类成纤维细胞，细胞数量多，所含胶原和蛋白聚糖的比例也比正常关节软骨高，但其生物力学作用不如关节软骨，承受负荷能力也不如正常关节软骨。

七、血供和神经支配

膝关节的血液供应良好，主要来自腘动脉发出的膝上内侧和外侧动脉、膝中动脉以及膝下内、外侧动脉；此外，尚有股动脉分出的膝最上动脉、旋股外侧动脉发出的降支以及胫前返动脉。除膝中动脉穿关节囊后部进入关节腔供应囊内韧带外，其余动脉在髌骨上、下方互相吻合构成膝关节动脉网，以发挥代偿功能。当腘动脉上端被阻断时，侧副循环的建立主要有赖于膝最上动脉和旋股外侧动脉的降支。膝关节的前部由股神经支、闭孔神经前支及隐神经发出的关节支支配。后部由坐骨神经、胫神经、腓总神经及闭孔神经后支发出的关节支支配。这些分支通常随动脉进入膝关节，常互相吻合并重叠分布。

第二节 病因病理

一、病因

骨关节炎的病因至今尚未完全明了。大多数人认为与下列因素有关：年龄因素，年龄越大发病率越高；性别因素，女性多于男性；体重因素，肥胖人较多；气候因素，常居潮湿、寒冷环境的人发病率高；也可能与遗传因素有关。但也有许多难以解释的问题，如老年人，具有骨关节炎改变的人并非都有症状，而年轻人的关节改变又不一定很轻，有的症状还很严重。因此，不能仅从年龄上来研究病因。从下述的统计可以说明这个问题。一组数字提示：50 岁以上约 80%，60 岁以上约 90%，70 岁以上则有 100% 有骨质增生改变。其中有症状者不超过 15%~20%，而求医者则仅有 5%。经 X 线检查，有骨质增生者约 30% 有疼痛症状。而在临床中常见到 20 岁的人就可有明显的症状和 X 线片改变。因此，原发性骨关节炎在老人中虽多见，但病检发现，一些老年人中并不存在骨关节炎。所以说，骨关节炎并非衰老后的必然结果，年龄增大只是增加了发病的危险性。以前多猜测骨关节炎是由于关节软骨消耗性磨损所致。但这种观点却不能完全解释本病的发生、发展的全过程。

二、病理

（一）病理改变过程

1. 疾病的早期病变集中于软骨，软骨的厚度发生了变化，表面光滑度丧失呈毛刷状，或软骨面出现剥脱与溃疡。

2. 随着疾病的发展，软骨脱落使软骨下骨板裸露，还可以在软骨骨板下出现大小不等的囊性变，这些囊性变还可以穿破骨板破向关节腔内，使关节软骨面更残缺不全，此时，病变已从软骨扩展至骨组织，提示疾病进一步恶化。

3. 骨关节炎的病理变化不仅局限于软骨与骨组织，还可以影响到滑膜与韧带甚至关节囊。软骨破坏的同时还有修复与增生，滑膜与韧带的病变都可以使它们在附着点发生骨质增生。由于它们附着的部位与增生的位置都在关节的边缘，因此，可以在 X 线片上看到关节边缘有唇状骨质增生。关节因而变肥大、畸形以及运动受限。

（二）关节软骨改变

关节软骨是骨关节炎最早发生病变的部位。开始出现局灶性软骨表层软化，表面粗糙，呈灰黄色，失去正常弹性，并呈小片状脱落，表面有不规则的小凹或线条样小沟，多见于负荷最重处。进一步发展出现软骨面微小裂隙，明显粗糙和糜烂，逐渐形成溃疡。溃疡的大小、形态及深浅不一，深者可达骨质，受累广泛者可见软骨大部脱失，软骨下骨板暴露。在软骨破坏的同时，其软骨表面裂隙附近可见较多成堆的软骨细胞。此软骨细胞的增殖可能由于软骨裂隙与关节液接触而获得丰富营养所致，也可能因软骨撕裂而引起软骨细胞修复性增生反应的结果。

在关节软骨发生变性的同时，关节周围的骨膜也出现增生性反应：结缔组织增生、软骨骨化。关节软骨周围出现软骨和骨性突起（赘生物），赘生物可脱落于关节腔中成为关节游离体，即 X 线像所见的“关节鼠”。

（三）骨质改变

关节软骨变性由表层开始，逐渐向深层发展。坏死的软骨剥落后，由于关节活动的压力和摩擦等刺激作用，成纤维细胞开始增生，并形成骨基质贴附于原有骨小梁之上，致骨小梁逐渐变粗，骨髓腔变小，最后骨板壳硬化如象牙样。

骨质增生主要见于两个部位，即关节边缘和关节软骨下骨髓内。骨赘可位于关节囊和韧带的附着点上，也可以突入关节腔中。关节边缘骨赘往往沿韧带和关节囊的应力方向生长和排列，其基底为骨皮质或软骨下骨。有时表面还可见透明软骨或纤维软骨覆盖其上，并与关节滑膜相连。骨赘表面可因长期摩擦而变光滑呈象牙状；同时，也可出现因摩擦而发生表层骨细胞的渐进性坏死，并遗留空的骨细胞陷窝等改变。这些新骨从结构上看与正常骨的结构丝毫无异，骨赘中心为松质骨，且与骨端松质骨相连续，骨赘表面也被纤维软骨或纤维组织所覆盖。由于骨端的硬化、囊变和骨赘形成而致关节变形、肥大。

（四）软骨下骨板囊性变

此为本病的又一个特点。软骨下囊性变常为多发性，其大小为2~20mm不等。囊腔内容物也不一，可为黏液样或脂样物，也可为疏松纤维组织或蛋白样物质，周围为纤维组织或骨质包绕，其囊腔不一定与关节腔相通。一般认为囊性变系由于异常压力作用于软骨或软骨下骨板所致，也与骨质局部挫伤、坏死、关节内压力增高、关节液被挤入骨内有关。这种变化与类风湿关节炎的关节翳侵入所致骨囊变有本质的不同。

（五）滑膜改变

早期有滑膜充血，局限性、围管性淋巴细胞和浆细胞浸润；后期，由于软骨及骨质病变发展和增重，关节滑膜呈绒毛样增生并失去弹性，并可引起异物巨细胞反应。

关节运动和固定的意义：长时间固定关节可导致关节软骨变性。因为关节缺乏运动，血供减少，关节滑膜又无弥散作用。同时关节固定还能促进结缔组织增生、阻塞弥散通道；缺少运动刺激，软骨可变薄、硬化（骨化）。超负荷运动可造成软骨细胞坏死。因此，关节软骨缺乏运动、减少运动和过度运动都可引起骨与关节的病理改变。

（六）关节软骨组织与周围组织的关系

关节软骨损伤后不只是关节软骨本身的病变，关节软骨在修复的同时，周围组织也发生一系列增生性反应。其实，病理改变的范围要广泛得多。

局部超常压力→引起软骨下骨病变→脱落软骨细胞形成抗原→刺激滑膜炎症反应→滑膜血循环改变→腱止和腱周装置病变……

基础研究提示：任何部位组织的改变往往与周围组织的改变相关；运动与固定是相辅相成的，固定时间过长不行；超负荷运动也不行；没有运动则损伤的软骨又不可能修复。这就是关节及关节软骨损伤与修复、固定与运动的辩证关系。

现在的问题是导致关节各种病变的异常高应力是从哪里来的，为什么会出现这些病理改变？目前根据有无局部原因的存在，将膝关节骨关节炎分为原发性和继发性两种。凡由某种已知原因而导致的为继发性，而无明显原因逐渐发生的则称之为原发性。现在有人说继发者多，也有人说原发者多，莫衷一是。目前多认为，膝关节骨关节炎，主要病因是继发的，很少是原发的。其理由是：在伸直状态下，由于关节周围软组织的控制，膝关节在旋转或是内收、外展等各个方向上的运动都是稳定的。当软组织损伤后，引起了关节周围的软组织粘连、瘢痕、挛缩等改变，软组织就失去了对膝关节的控制能力，从而引起关节的不稳，关节面上的压力不均衡，使关节内产生了异常的高应力点。故在异常高应力点处出现了骨刺（骨赘）。这才是形成骨关节炎的根本原因。

临床经验提示，在炎症、损伤或长时间膝关节屈曲强直时，膝关节交叉韧带可形成屈曲性挛缩；而前交叉韧带的挛缩在膝关节屈曲挛缩中又起着重要的作用。所以,在膝关节屈曲挛缩中,松解前交叉韧带是必要的。

从以上理论与临床研究的发现中可以得出一个结论:应用针刀闭合性手术消除关节内、外的异常高应力来治疗骨关节炎是合理的;而处理交叉韧带的挛缩也是不可或缺的手段。

(七) 膝关节骨内压的变化(表 4-14-2-1)

国外学者 Phillips 等提出,骨内压是由骨内组织压和血管动力压两部分组成,任何使骨内血液淤滞或骨内组织容量增多的因素均可引起骨内压增高。但引起骨内压升高的主要原因是骨内静脉回流受阻所致的静脉淤滞。由于骨内高压及骨内静脉淤滞使骨内动脉灌注量减少,氧供不足,pH 值降低。滑膜也因骨内高压血流量减少,静脉淤滞导致滑膜分泌酸性滑液。软骨下骨和滑液的酸性改变引起组织中降解软骨蛋白多糖的中性蛋白酶释放而使关节软骨受到损害。这便是骨关节炎时骨内压增高的病理机制。在骨钻孔后淤血得到引流,压力迅速下降,疼痛得到缓解。同时,因钻孔开放了无数毛细血管床,为新生毛细血管的长入提供了通道,从而缓慢建立侧支循环而使静脉淤滞得到持久的改善。国内学者陈学明等(钻孔减压治疗早期退行性膝关节炎.中国矫形外科杂志,2000,7)认为,钻孔术仅适用于关节退变较轻、无膝内翻畸形的患者。对于关节间隙狭窄严重伴膝内翻的患者,不适合做此手术。但骨钻孔减压法简便易行,创伤小,对骨内高压所致的疼痛效果显著,只是应严格掌握适应证。

为了全面了解骨内压的状况,特将正常人膝关节骨内压测量值(表 4-14-2-1)附上,供参考。健康人膝关节骨内压不超过 1.33~2.66kPa(10~20mmHg)。不同情况下,胫骨髁、股骨髁骨内压不尽相同。骨内高压时,表现为胀痛、静息痛、休息痛(主要是夜间痛)、站立痛,以及体力活动后症状加重等。

在关节镜的研究中也提出关节软骨软化,可由于骨髓腔的高压所引起。因此,在非全层损伤病例中,可行胫骨或股骨髁的水平钻孔减压术。

表 4-14-2-1 股骨髁、胫骨髁骨内压正常值表 单位:kPa(mmHg)

分组	股骨髁		胫骨髁	
	平均值	范围值	平均值	范围值
总平均值	3.75 ± 2.20 (28.2 ± 16.6)	0.39~10.64 (3.0~80.0)	3.76 ± 2.20 (28.3 ± 16.5)	0.90~9.48 (6.8~71.3)男性
	3.76 ± 2.60 (28.3 ± 19.6)	0.39~10.64 (3.0~80.0)	3.63 ± 2.10 (27.3 ± 15.8)	0.90~9.48 (6.8~71.3)
平均年龄 35 岁	4.32 ± 2.50 (32.5 ± 18.8)	1.76~10.64 (13.3~80.0)	4.17 ± 1.88 (31.4 ± 14.2)	1.92~9.48 (14.5~71.3)
平均年龄 55 岁	3.14 ± 1.74 (23.6 ± 13.1)	0.39~6.65 (3.0~50.0)	3.55 ± 2.12 (26.6 ± 16.0)	0.90~9.43 (6.8~70.9)
收缩压 3kPa (160mmHg)	2.70 ± 1.10 (20.3 ± 8.3)	1.15~4.09 (8.7~30.8)	3.25 ± 1.95 (24.5 ± 14.6)	2.28 (17.1~44.2)
检查前行走 5km 以上	3.55 ± 1.90 (26.7 ± 14.3)	1.15~7.70 (8.7~57.9)	3.95 ± 1.78 (29.7 ± 13.4)	1.86~6.32 (14.0~47.5)
检查前行走 1km 以内	3.27 ± 1.83 (24.6 ± 13.8)	0.85~9.12 (6.4~68.4)	3.57 ± 1.99 (26.9 ± 15.0)	1.54~6.46 (11.6~48.6)

第三节　临床表现和诊断

一、病史

膝关节骨关节炎是一进展缓慢、逐渐发生的疾病，故病史可很长，往往几年或十几年，甚至几十年不等。病变常为双侧性，妇女和老年人多见。

二、症状

1. 疼痛　多为活动时疼痛，休息时缓解，呈隐匿性发作，持续性钝痛为特点。早期，活动后发生，休息后缓解；中期，休息也可能有疼痛发生；晚期，则以休息痛为其特征。

有的患者以屈曲（上坡、上楼）疼痛为主；有的病人以伸直（下坡、下楼）疼痛为主；更有的病人伸、屈膝关节均发生疼痛。伴有滑膜炎时可有全膝疼痛。其疼痛的程度也大不相同，有的较轻，有的却是十分严重，几乎不能承重、走路。

2. 晨僵和胶着感　一般晨僵不超过 15 分钟。晨起时膝关节僵硬，活动不灵。当活动一段时间（如 15 分钟）后便可恢复常态。而胶着感则时间稍长，经一段时间活动可有所缓解。

3. 关节挛曲　膝关节有了形态上的变化，说明病程已进入晚期。

4. 休息痛、胀痛、负重时疼痛加重（站立痛）、关节屈伸障碍　此等症状均为病程的晚期表现，也可能系骨内压增高的表现。

三、体征

1. 步态　观察行走中的步幅，如果步幅变小且伴有跛行应引起重视。

2. 站姿　注意膝间距和踝间距，注意有无膝外翻或内翻畸形。

3. 压痛　多发生在肌腱、韧带的附着点和滑液囊的部位。

4. 弹响　在关节伸、屈活动时可有咔嗒声，系关节面不整、软骨缺失致关节面吻合性差的结果。

5. 关节肿大　要测量股四头肌周径的变化。由于骨质增生、滑膜和滑液囊的炎症，关节边缘骨赘增生和滑液增加等原因致关节肿大。

6. 关节活动障碍　膝关节屈、伸均可受限，既不能完全屈曲，也不能完全伸直。

7. 髌骨活动受限　有的患者髌骨活动度减少，部分患者髌骨甚至已无活动性（纤维性或骨纤维性粘连）。

8. 关节畸形半脱位　关节面的破坏严重、关节软骨下骨板塌陷、骨囊变和骨增生及关节周围软组织挛缩的共同作用，产生关节畸形和半脱位。

9. 关节内游离体和关节绞锁　破坏和增生的关节软骨可以脱落成为关节游离体，它不仅可以进一步破坏关节面，且可以产生关节绞锁的严重症状。

四、影像学检查

1. X 线检查（图 4-14-3-1、表 4-14-3-1）

（1）正位片：髌骨的正常位置是髌骨中心点应位于下肢中轴线或稍外侧。正常的髌骨下极位于两侧股骨髁最低点连线之上。如髌骨下极在该连线之上 20mm 者，为髌骨高位。同时可以观察髌骨与髁的外形、骨质及骨赘等改变。

（2）侧位片：可显示有无髌骨；软骨下骨质硬化和骨关节病的征象。也可以作髌骨高位的测量（详见髌骨软化症）。

（3）髌骨轴位片

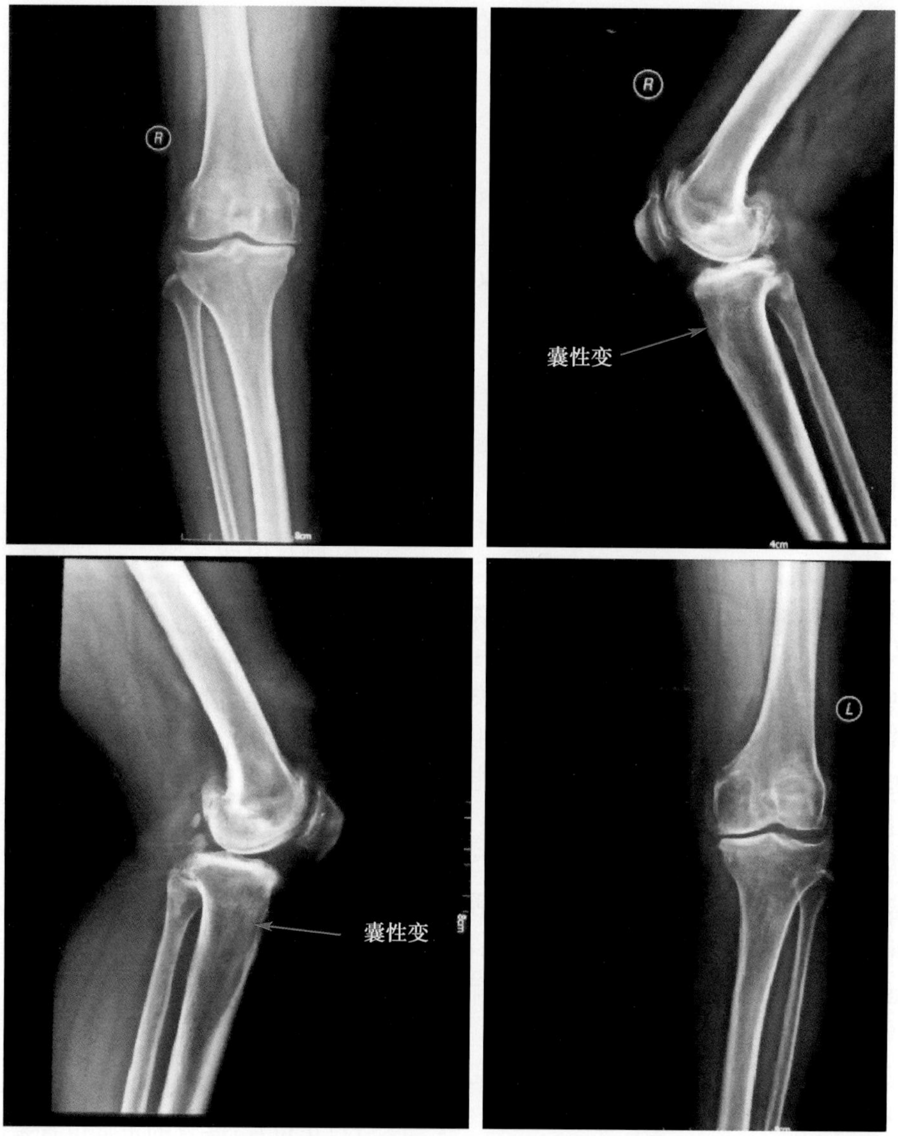

图 4-14-3-1

表 4-14-3-1 骨关节病的病理改变与 X 线评价

分级	分度	放射学改变	病理改变	说明
0	无症状	无改变	胶原网络破坏 导致关节软骨破裂 一些部位现进行性局灶性溃疡 伴细胞坏死	同时伴有软骨的修复过程
1	可疑	微小骨赘意义不肯定	伴随软骨变化的过程为软骨下骨改变→软骨下骨板表面裸露→局部压力↑→局限性骨小梁微骨折→关节内压力↑→骨质薄弱部位小囊变	伴随破坏的是修复过程 软骨下新骨形成软骨下骨硬化骨赘形成

续表

分级	分度	放射学改变	病理改变	说明
2	轻度	肯定有骨赘关节间隙无改变	骨赘 软骨下骨硬化	新骨形成
3	中度	关节间隙轻度狭窄	软骨丧失	关节软骨破坏变薄周围软组织挛缩
4	重度	关节间隙明显狭窄骨软骨下硬化畸形	软骨丧失	引起一系列综合性病理改变 包括关节软骨软骨下骨 周围滑膜组织腱装置等

2. CT、MRI 检查　与 X 线表现无大区别，有时可见骨内小囊肿等改变。MRI 主要表现为滑膜增厚、关节积液、半月板退变、骨的异常和软骨下骨的异常。在骨性关节炎的 MRI 检查中可见交叉韧带的信号增高，说明交叉韧带有部分撕裂的病变，亦可见交叉韧带内的假性瘤等改变，说明交叉韧带有瘢痕病变。

五、临床分期与分型

（一）临床分期

一般从 X 线片上可以将骨关节炎分为 4 期。

第 1 期：只有关节边缘骨质增生，关节间隙并不狭窄，说明关节软骨的厚度没有改变。

第 2 期：除有关节边缘骨质增生外，还有关节间隙变窄，说明由于磨损，关节软骨正在逐渐变薄。

第 3 期：除有上述变化外，还有软骨下囊性变，说明软骨下骨板亦因疾病的进展而累及。软骨下囊性变可有程度上差别。

第 4 期：关节已经毁坏变形，出现屈曲挛缩，“X”形腿或“O”形腿，并有不同程度的骨缺损。

一般认为，第一期属于病变早期，第二期与第三期处于病变的中期，而第四期处于病变的晚期。应该指出，X 线分期往往轻于手术时发现，说明疾病的实际情况要比 X 线表现重些。

（二）膝关节结构分型

在膝关节病变中，髌骨改变约占 81%，髁间滑车占 65%，股骨外侧髁占 64%，胫骨内侧髁占 55%，股骨内侧髁占 43%，胫骨外侧髁占 36%。通过 X 线片分析可以分为单室性改变、双室性改变（内或外侧髁 + 髌股间室）。在前交叉韧带完整时，内侧间室的前部改变最为显著，临床上很少见到内、外侧间室的对称性改变。

（三）针刀治疗分型

为治疗更有针对性，同时，由于软组织和骨组织的针刀操作有很大的不同，将膝关节骨关节炎的针刀微创治疗分为三类，即软组织类、骨组织类和混合类。与此同时，将它们分为五型：

1. 髌周型　即髌股关节骨关节炎。以髌骨周围症状为主，髌周具有明显的压痛，髌骨有程度不同的活动受限。

2. 膝周型　即股胫关节内侧、外侧型骨关节炎。围绕膝关节前、后、左、右均可有痛点。

3. 膝内型　以膝关节内的病变为主，特别是交叉韧带和髌滑膜襞的病变。其表现为半蹲位时疼痛，而在膝的外部无压痛点，或上、下楼困难。

4. 骨内型　以膝关节休息痛（夜间痛）为主的骨关节炎，X 线示有骨端囊肿改变者，经软组织各方面的处理仍有剧烈夜间痛者，可考虑为骨内压增高型病变。

5. 混合型 以上各型的相互结合而成。

六、鉴别诊断(表 4-14-3-2)

表 4-14-3-2 骨关节炎鉴别诊断表

病名	发病率	年龄	性别	发病情况	体温	关节液检查细胞数(N)	菌培养
骨关节炎	最常见	中老年	男<女	隐渐	正常	正常	(-)
类风湿性关节炎	较常见	中老年	男<女	隐渐	可稍高	增多	(-)
强直性脊柱炎	较常见	青壮年	男>女	隐渐	可稍高	增多	(-)
关节结核	较少见	童青年	男=女	隐渐	可稍高	增多	结核菌
化脓性关节炎	较少见	童多见	男=女	急性	高	很多	化脓菌

附:美国风湿病学会提出关于膝、手、髋关节骨关节炎的诊断标准

1. 膝关节骨关节炎的诊断标准

临床标准:①1个月来大多数日子膝痛;②关节活动时有响声;③年龄≥38岁;④晨僵≤30分钟;⑤膝关节骨性肿胀伴弹响;⑥膝关节骨性肿胀不伴弹响。符合上述第①~④项或第①~⑥者,均可诊断为骨关节炎。

临床加X线标准:①同上①;②X线关节边缘骨赘;③OA性滑液(透明黏性白细胞<2 000/ml);④不能查滑液,年龄≥40岁;⑤晨僵≤30分钟;⑥关节活动时有弹响声。符合①②③⑤⑥项或①④⑤⑥项者,均可诊断骨关节炎。

2. 手骨关节炎的诊断标准

①一个月来大多数日子手疼痛或僵硬;②10个手指关节中硬性组织肿大≥2个;③掌指关节肿胀≤2个;④1个以上远端指间关节肿胀;⑤10个关节中1个或1个以上畸形。

符合①②③④项或①②③⑤项者,均可诊断骨关节炎。

3. 髋骨关节炎的诊断标准

临床标准:①一个月来大多数日子髋关节痛;②髋关节内旋≤15°;③髋关节内旋>15°;④ESR≤45mm/h;⑤ESR未查,髋屈曲≤115°;⑥晨僵≤60分钟;⑦年龄>50岁。符合①②④项或①②⑤项或①③⑥项者均,可诊断骨关节炎。

临床和X线标准:①同上①;②ESR≤45mm/h;③X线股骨头或髋臼骨赘;④X线髋关节间隙狭窄。符合①②③项或①②④项或①③④项者,均可诊断骨关节炎。

第四节 针刀微创手术治疗

一、适应证与禁忌证

除有全身及局部禁忌证外,凡骨关节炎者,均适合针刀微创松解减压术治疗,包括已有关节功能障碍者在内。

二、体位

仰卧位,一般取膝关节屈曲80°位,足底平放于治疗台上。如关节屈曲功能障碍时,应在膝下垫一高枕,使膝关节周围暴露广阔。

如需做腘窝部操作，可再变换为俯卧位。

三、体表标志

1. 髌骨　位于膝关节的正前方，可以看到，其周缘可以较确切地摸到。

2. 象眼（膝眼）　位于髌骨下缘，髌韧带两侧的轻微凹陷处，扪之柔软，压之可下陷。

3. 髌韧带　髌骨下极至胫骨粗隆间的韧带，强劲有力，可以看到，更可清楚扪到。

4. 两侧关节间隙　在膝关节两侧约与髌骨下极相当的前后水平线上，屈、伸膝关节可扪及关节间隙及关节的活动。

5. 髂胫束结节　为胫骨外上髁前面的一圆形突起，恰位于髌韧带的外侧，胫骨粗隆外侧稍上方，该结节为髂胫束在胫骨上的附着处。

6. 腘部标志　腘横纹上两侧可扪及股骨髁，腘横纹下两侧可扪及胫骨髁。腘横纹正中可扪及腘动脉搏动。腘静脉与胫神经均在腘动脉的腓侧，故腘动脉的胫侧比较安全。

四、定点

参见图 4-14-4-1~3。

（一）髌周型（图 4-14-4-1）

在髌周的压痛点处定点。

1. 髌上正中点　定 1 点，松解股四头肌腱附着处。

2. 髌尖下正中点　定 1 点，松解髌后面下 1/3 脂肪垫附着处。

3. 髌骨两侧点　各定 2~3 点，松解髌内外侧支持带。

（二）膝周型（图 4-14-4-1~2）

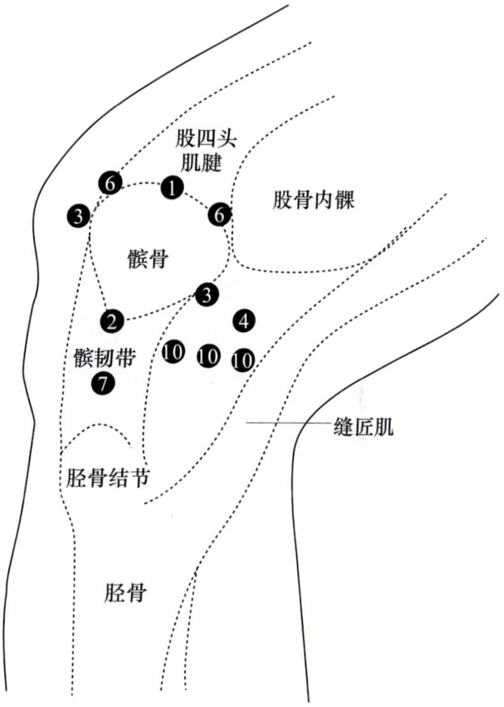

图 4-14-4-1

在膝周的压痛点处定点（参见膝内、外侧韧带损伤定点示意图）。

1. 膝关节内侧副韧带点　定 1~3 点，松解内侧副韧带的前纵束和后斜束。

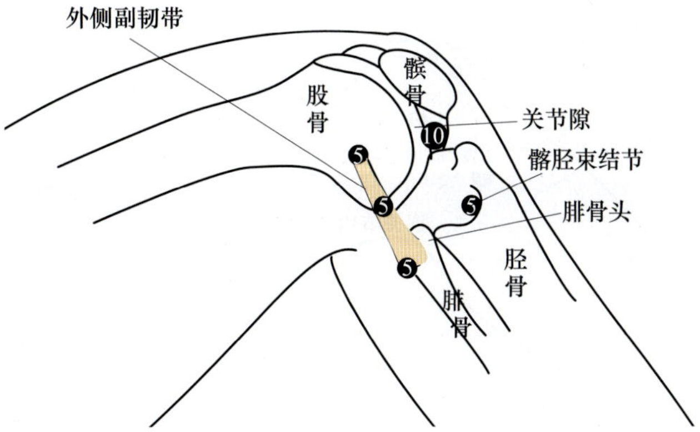

图 4-14-4-2

2. 膝关节外侧副韧带点 定1~3点,松解外侧副韧带和髂胫束的上、下点。

3. 股四头肌腱点 在髌骨上缘上10mm股四头肌腱正中和两侧20mm各定1点,松解股四头肌腱。

4. 髌下脂肪垫点 在髌韧带中点定1点,松解髌韧带与脂肪垫的粘连。

5. 腘部股骨内、外髁点 可定1~2点,松解腓肠肌内、外侧头的肌腱附着点。

6. 腘部胫骨内、外髁点 可定1~2点,在胫骨内髁松解半膜肌腱附着点;在胫骨外侧髁松解腘肌囊和腘肌腱。

7. 膝关节间隙点 可在膝关节间隙的内外侧定点,用以松解关节囊,增加关节间隙的宽度。

(三)膝内型(图4-14-4-1)

象眼点 每膝定1~2点,内侧或外侧点均可,或同时定内、外侧两点,松解前交叉韧带或髌滑膜襞。

(四)骨内型(图4-14-4-3)

定点于肢体的侧面相对于骨囊性变处。最好在X线下定点和操作。膝关节上、下骨端为其好发部位,目的是降低骨内压,即做骨内穿洞减压术。

(五)混合型

其定点即为各型之间相互的结合。但不是各型各点的单纯相加,而是它们之间的重新组合。因此,需要处理哪些点便做新的有机组合。

五、消毒与麻醉

腘部局麻要注意避开大血管和神经干,尤其要避开腓总神经。象眼点的麻醉,其进针方向和过程与针刀操作完全一致,请参阅“针刀操作”项。

六、针刀微创手术操作

(一)软组织的针刀操作(图4-14-4-4~8)

1. 髌上正中点(图4-14-4-5) 刀口线与股四头肌腱纤维走向平行,刀体与皮面垂直。快速刺入皮肤,直达股骨骨面或髌骨上缘骨面。松开刀柄,让刀体自然浮起,再捏住刀柄。行纵行疏通、横行剥离。必要时可调转刀口线90°,与股四头肌腱纤维呈垂直状态。沿骨缘切开股四头肌腱2~3刀,刀下有松动感后出刀。

2. 髌尖下正中点(图4-14-4-4) 刀口线与肢体纵轴平行,刀体与皮面垂直。快速刺入皮肤,直达髌骨下极。调整刀锋至髌骨下极骨边缘,使刀体与下端皮面呈30°角,刀口线平行于髌骨内侧面(即与人体冠状面平行),刀锋沿髌骨内侧面切开脂肪垫附着部3~5刀,纵行疏通、横行剥离,刀下有松动感后出刀。

3. 髌骨两侧缘点(图4-14-4-6) 刀口线与髌骨周缘的切线位平行,刀体与皮面

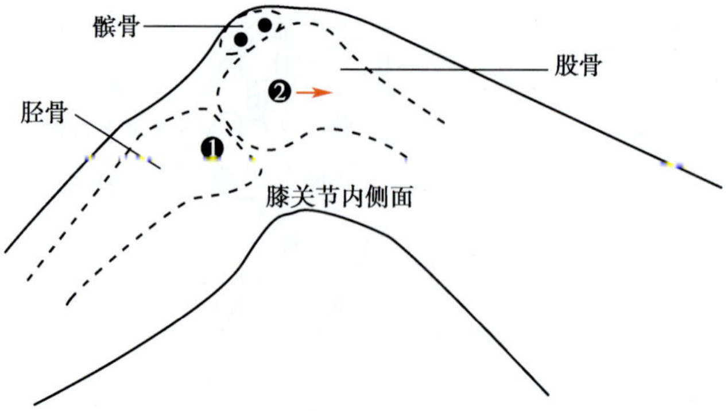

图4-14-4-3

呈 100° 角。快速刺入皮肤，直达髌骨边缘骨面。沿髌骨边缘切开髌周韧带各 3~4 刀，再行纵行疏通、横行剥离，刀下有松动感后出刀。此处可设 2~6 个松解点，各点均如此操作。

4. 膝关节内侧副韧带各点（图 4–14–4–4）　刀口线与肢体纵轴平行，刀体与皮面垂直。快速刺入皮肤，直达骨面。行纵行疏通、横行剥离。在内侧关节间隙狭窄，并有明显压痛时，在关节间隙点，经疏通、剥离后，可调转刀口线 90°，切开内侧副韧带和关节囊 1~2 刀后，出刀。

5. 膝关节外侧副韧带各点（图 4–14–4–5、4–14–4–7）　此处定点必须定点于韧带的末端，而不可定于韧带的中间部位，因为在韧带与关节囊之间有一间隙，其中有膝动脉和腘肌腱穿过，故不宜盲目进行针刀治疗操作。刀口线与肢体纵轴平行，刀体与皮面垂直。快速刺入皮肤，直达股骨髁或胫骨髁骨面。行纵行疏通、横行剥离，刀下有松动感后出刀。

6. 股四头肌腱点（图 4–14–4–4）　刀口线与股四头肌腱纤维平行，刀体与皮面垂直。快速刺入皮肤，穿过股四头肌直达股骨骨面。松开刀柄，使刀锋自然浮起，再捏住刀柄，在股骨骨膜外行纵行疏通、横行剥离 1~2 次，刀下有松动感后出刀。另两点的操作完全相同。

7. 髌下脂肪垫点　与髌下脂肪垫损伤节的操作完全相同，请参照。

8. 腘部股骨内外侧髁点　此为松解腓肠肌腱，此腱可以清楚扪得。刀口线与肢体纵轴平行，刀体与皮面垂直。快速刺入皮肤，穿过肌腱，直达骨面。先予纵行切开几刀，再行纵行疏通、横行剥离。如肌腱十分紧张，则可调转刀口线 90°，切开 1~2 刀后，出刀。两髁处定点均如此操作。

9. 腘部胫骨内、外髁点　两点的操作基本相同。刀口线与肢体纵轴平行，刀体与皮面垂直。快速刺入皮肤，直达骨面。纵行疏通、横行剥离。刀下有松动感时，出刀。

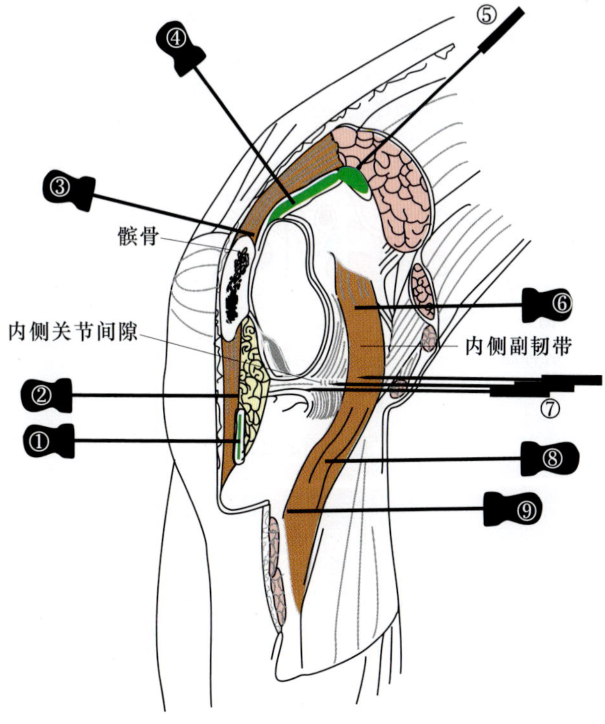

图 4–14–4–4

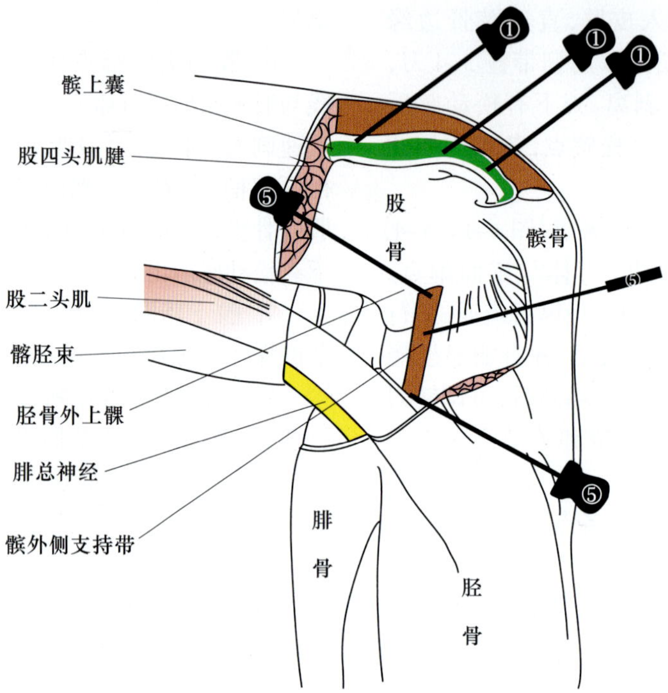

图 4-14-4-5

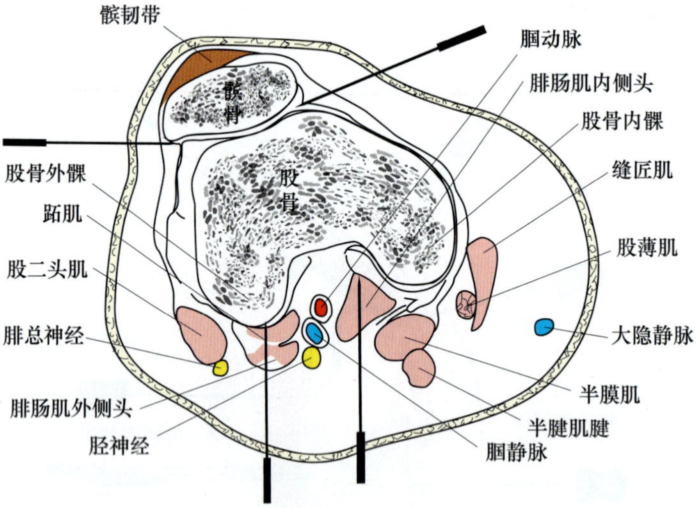

图 4-14-4-6

10. 内、外侧象眼点（图 4-14-4-8） 此二点的操作法基本相同，只是进刀方向不同。刀口线与肢体纵轴平行，刀体与皮面垂直（请注意：此处的皮面与冠状面不平行，有一定的倾斜角度），即刀口线的近中面与矢状面之间约呈 30°，而刀体与皮面则呈 90°。快速刺入皮肤，穿过关节囊与滑膜襞，达胫骨平台前交叉韧带附着点的骨面上（刀锋应有接触韧带上的柔韧感，而不是单纯的骨面），然后调转刀口线近 90°（即刀口线横行），退出刀锋至韧

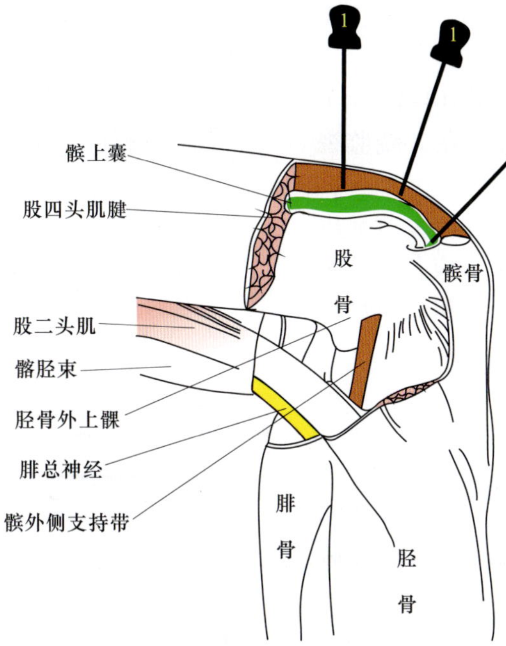

图 4-14-4-7

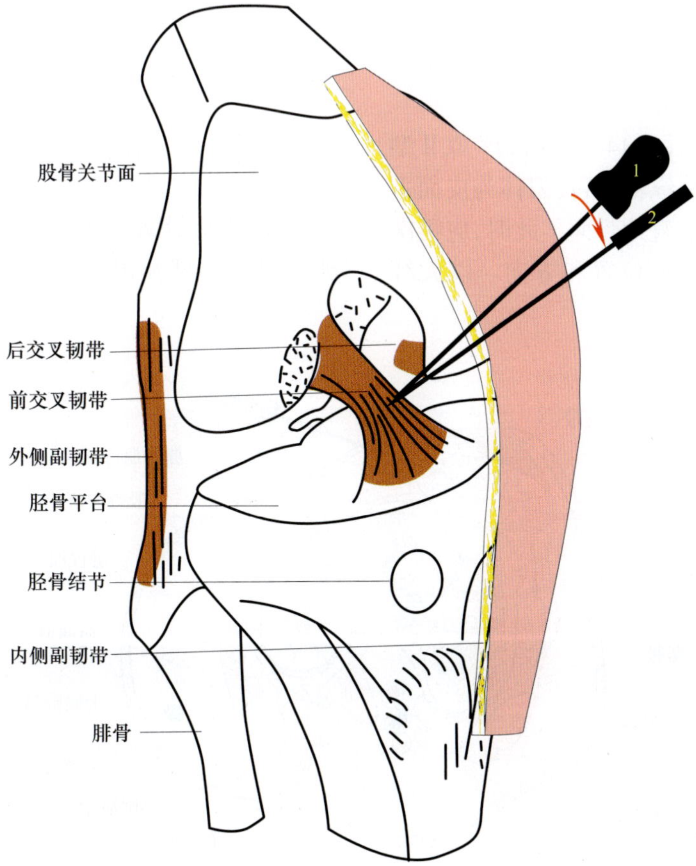

图 4-14-4-8

带表面,再切开韧带 1~2 刀即可。此处无需剥离。

（二）骨组织的针刀操作（图 4-14-4-9~11）

应用Ⅱ型针刀进行操作。在 X 线监视器观察下进行操作为佳。

1. 术前准备　备好 X 线片。关节部皮肤消毒后予以包扎,连续三天。应备好手术器械,如骨锤、Ⅱ型针刀或骨钻和骨圆针等器械。

2. 术中配合　应按骨科手术要求正规消毒、铺无菌单,骨膜的麻醉要充分,以达手术全程无痛。

3. 定点　可在股骨下端、胫骨上端或两处同时定点,每处可定 1 点,髌骨则定在其侧缘上。最好在 X 线透视准确定点,保证无误。胫骨上端定点必须在胫骨平台下 10mm 处以下,单凭手摸有时是不准确的。

4. 消毒与麻醉　皮肤常规消毒,要求施术段皮肤呈环形大面积严格消毒,并铺无菌单。医生应穿手术衣进行操作。定点处施与局部麻醉,麻醉要充分。

5. 施术方法（图 4-14-4-9~11）　取Ⅱ型针刀,刀口线与肢体纵轴平行,刀体与皮面垂直。快速刺入皮肤,直达骨面。此时,应再次在 X 线下确定针刀的位置和方向。以大纱布垫将针刀柄包好、握住刀体,以旋转方式或以骨锤敲击刀柄,直到刀锋进入骨囊腔内过中线或到对侧骨皮质为止。然后旋转退出,当刀退出骨面后,不再旋转而将其拔出。也可选用骨钻操作,更为简便。

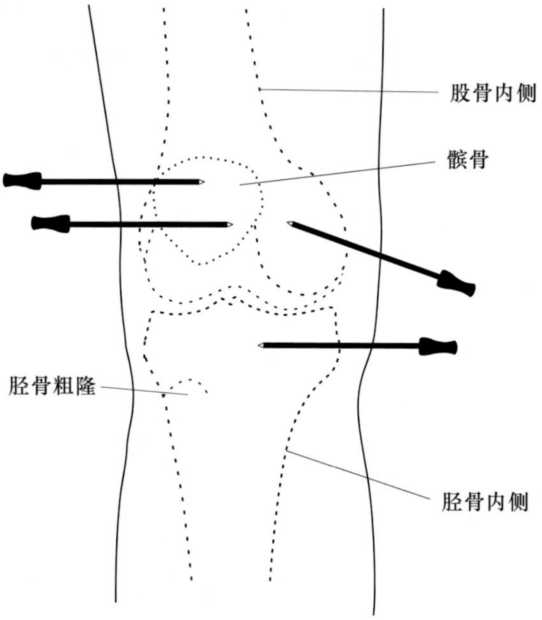

图 4-14-4-9

6. 术后处理　出刀后,如流出骨髓液,则可任其自然流出（20ml 以内无碍）,然后以

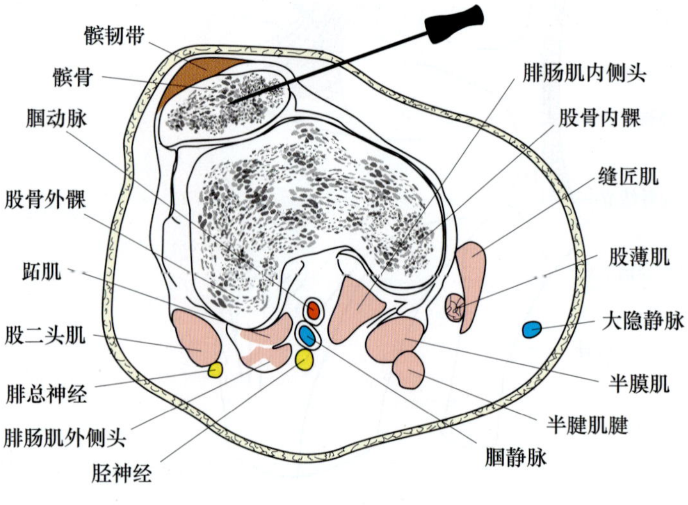

图 4-14-4-10

纱布压迫止血，直到无出血为止，局部以厚无菌敷料包扎，3天后更换敷料。术后，休息3~5天。

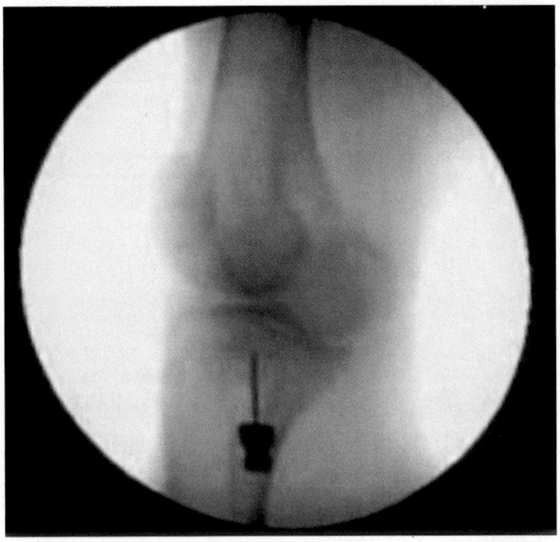

图 4-14-4-11

（三）混合型针刀操作

其操作是上述各型操作的有序组合，无需重述。

（四）手法操作

各型的手法操作虽不完全一样，但都是以达到进一步松解为目的。所以，方法也大同小异。

1. 髌周型　以增加髌骨的活动度为标准，故以手握持髌骨，上、下、左、右推动髌骨，使髌骨活动度进一步改善即可。

2. 膝周型　先屈、伸膝关节；然后，医生的前臂放于患肢的腘部作为支点，屈曲膝、髋关节，争取达到最大的屈曲度；再伸直膝关节，双手叠压于髌骨上面，弹压几次，使膝关节的伸直度尽量接近正常或达到正常。

3. 膝内型　同膝周型手法。

4. 骨内型　无需手法。

5. 混合型　手法是几型的综合。

第五节　注 意 事 项

1. 注意诊断问题。膝关节骨关节炎病人十分多见，但重要的是避免误诊。所以必须有X线照片，以除外骨折或肿瘤等疾病。

2. 应熟悉膝关节的解剖，特别是对重要的神经、血管的走行和投影。在进刀时，要做到胸有成竹。

3. 对于针刀微创松解减压术操作，不要以为操作的越多越好。尤其在做交叉韧带的松解时，应宁少勿多。因为，松解不足还可弥补；而松解过分则无法挽回。这一点，要切记。

4. 骨钻孔后血流淤滞得到疏解，骨内压力迅速下降，疼痛得到缓解。同时，因钻孔而促进了病变部位的创伤修复过程，使病理组织变为正常或接近正常的组织，疾病得以康复。病人摆脱了难以忍受的静息痛，使生活质量大大提高。故遇骨内高压的患者，应尽早给予骨减压治疗。

（苏支建　卢党荣　庞继光　撰写）

第十五章

髌骨软化症

髌骨软骨软化症亦称髌骨软骨病、髌股疼痛综合征。其病因病理，到目前为止仍是一个众说纷纭尚无定论的疾病，在治疗上也是一个难题。其根本原因在于，发病的原因还不清楚；对它的病理虽有了解，但还不深刻。针刀闭合型手术在生物力学原理的指导下，应用调整力学平衡的方法治疗髌骨软化症取得了可喜成绩。

第一节　相关解剖

髌骨是全身最大的籽骨，长 47~58mm，宽 51~57mm，最厚处可达 20~30mm，近似三角形，上部宽为髌底，下部尖为髌尖，还有前、后两面和内、外两缘。

一、髌骨后面

髌骨内侧面(图 4-15-1-1)，可分为上 3/4 和下 1/4 两部分。髌骨下 1/4 为无关节软骨覆盖部分，向下形成髌尖，该部的后面为髌下脂肪垫附着部，其下缘为髌韧带的附着处。髌骨后面上 3/4 有透明软骨覆盖，厚达 5~7mm，是人体最厚的关节软骨。该部以一条纵嵴分为内、外及最内侧三个部分。其内、外两部分又各分为上、中、下三个小关节面，

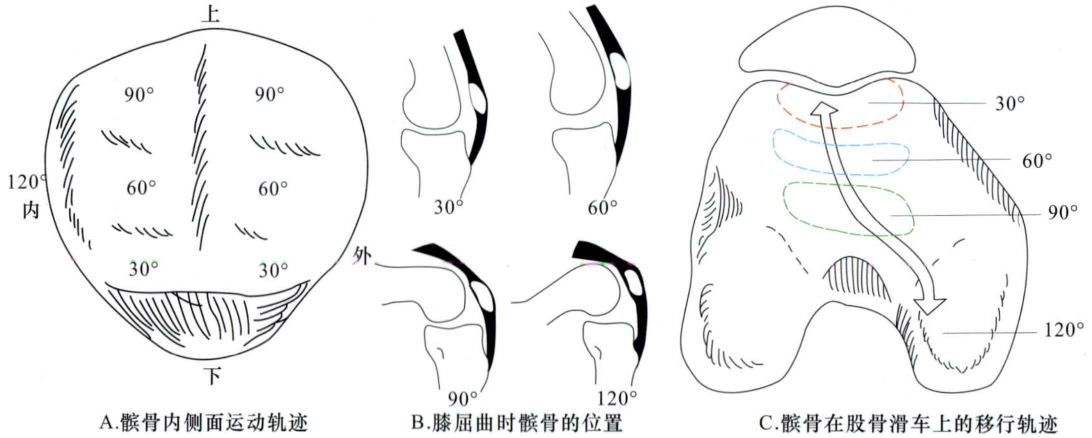

图 4-15-1-1

最内侧的部分为一个纵行小关节面，髌骨后面有七个关节面。这些关节面，是由于髌骨绕股骨滑车滑动时彼此相适应而形成的。膝关节在屈曲时，髌骨在股骨滑车上的移行轨迹是由外上向下内滑动；膝关节在伸直时，则呈相反方向滑动，其滑动轨迹长约 70mm。随着膝屈、伸度的不同，髌骨与股骨相互间的接触面和稳定程度也有变化。

当伸膝时，由于伸膝角度不同，股骨滑车与髌骨七个关节面的接触部位也各不相同：伸膝 0° 时，即伸直位，股骨髁间窝几乎受纳了髌骨上 2/3 的全部关节面。伸膝 0°~10° 时，髌骨进入髁间窝，仅髌骨下 1/3 关节面与股骨髌面接触，而其上部仍位于股骨髌面髁间窝中，此时髌骨支持带松弛，股四头肌的控制变得不稳定。伸膝 10°~30° 时，仍然只有髌骨下 1/3 关节面与股骨髌面上部接触，但已较稳定。伸膝 30°~60° 时，髌骨的中 1/3 关节面与股骨髌面中 1/3 接触，两者相互贴得很稳定。伸膝 60°~90° 时，髌骨的上 1/3 关节面与股骨髌面下 1/3 紧贴，非常稳定。伸膝 90° 以上，髌骨进入股骨髁间窝中，仅髌骨内、外边缘，特别是外缘与股骨接触，髌骨关节面中间的隆起骨嵴陷入股骨髁间窝中。伸膝 120° 以上时，髌骨内侧小面与股骨滑车接触。

在膝关节的伸屈活动中，髌股关节的接触面积也是不相同的：当膝完全伸直时，髌骨的下缘与股骨滑车的内髁软骨相平，髌骨的中部与股骨外髁软骨嵴相平。膝关节从伸直位到屈曲 90° 时，随屈膝角度的增大接触面积也增大。屈膝超过 90° 以后再继续屈曲时，则随着屈膝角度的增大而接触面积逐渐减小。只有在屈膝 90° 时，髌股关节接触面最大，约为 $50mm^2$。

二、髌骨前面

粗糙，无骨膜，髌骨包于股四头肌腱内。髌底有股直肌腱和股外侧肌腱附着；而股内侧肌及其腱膜以及髌内侧支持带则附着于髌骨的侧缘，并参与构成膝关节囊。股四头肌腱向下延伸为髌韧带，并形成髌内、外支持带。

髌骨及髌韧带的两侧为髌内、外支持带（髌副韧带）是坚强而有力的支持结构，能加强关节囊，并防止髌骨向侧方脱位。髌副韧带又分为深、浅两层，浅层垂直走向，向远端止于胫骨髁表面的结节和胫骨内侧面；深层呈水平走向，连接于髌骨和胫骨的两侧。

在髌副韧带的浅面有股四头肌的延续，止于胫骨内、外侧髁，形成髌骨内、外侧斜束支持带，宽约 10mm，有时增厚形成条索，可引起弹响，以外侧多见。

三、髌骨解剖结构的特点

1. 股四头肌是稳定髌骨的动力成分。其中股内侧肌最为重要，因为它附着在髌骨内缘的上 2/3 处。当其收缩时，有向内上牵引髌骨的作用，它可视为髌骨的内收肌，对防止髌骨向外脱位起重要作用。髌骨关节面的纵嵴与股骨凹形髁间窝相对，可阻止髌骨向左右滑动。

2. 髌骨是伸膝装置的不可缺少的组成部分，从动力学分析，髌骨的存在可增加股四头肌的力臂，加强股四头肌的伸膝力量。从静力学分析，在多数的活动中，股四头肌肌力和重力一同作用于髌股关节，其合力与关节接触面积成反比，接触面越大，合力越低；股四头肌力的大小与膝关节屈曲度有直接关系，屈曲度越大，股四头肌力也越大，髌股关节的反作用力也越大。

3. 在膝完全伸直状态下在平地行走时，髌股关节的反作用力因膝关节屈曲度小，其反作用力也较小，仅为体重的一半。上、下楼屈膝约 90° 时，髌股关节反作用力的峰值为体重的 3.2 倍，几乎是平地行走的 7 倍。

4. 髌骨具有较厚的关节软骨面，中心供血较差，因而髌骨经常遭到损伤。

5. 髌骨的损伤与膝关节的活动有关。膝关节屈曲 90° 时，只有股直肌一个头主要起伸膝作用；当超过 90° 以后，股四头肌的其他三个头才逐渐参与伸膝功能；膝关节在130°~150°时伸膝力量最大，几乎所有的跑跳动作都要在此范围内发动。此时的髌骨软骨面所承受的压力最大，关节面接触范围也最大，膝关节的稳定也主要靠髌骨维持。这些解剖生理特点都成为髌骨软骨在半蹲位受伤的潜在因素。

四、髌骨的生理功能

1. 保护股骨关节面。

2. 传递股四头肌的肌力。

3. 增加股四头肌的作用力矩，加强股四头肌的力量。其中参与机制有：股二头肌的松弛，髌骨向前滑动的力量，以及韧带的松弛。

4. 髌骨有链带作用，可增加股四头肌的回转能力。其中参与者有：小腿的外展外旋与髌腱的受拉力量。

5. 髌骨的一个最重要的作用是保护膝关节在半屈曲位置的稳定性，防止膝内收、外展以及前后错动。

解剖学观察证明，人体在半蹲位运动时膝关节的稳定性主要靠股四头肌与髌骨来维持。膝关节的生物力学研究证明，当膝关节屈曲小于90°，仅有股四头肌的直头起主要伸膝作用，超过90°之后，其他三个头才逐渐参与伸膝功能；在130°~150°时，伸膝力量最大。因而几乎所有的运动动作都是在屈曲130°~150°角时发力。由于发力点集中，故髌骨软骨面承受的压力最大，更由于膝关节屈伸于130°~150°之间时，髌股关节面接触的面积最大，而此时膝关节的稳定性又主要依靠髌骨来维持，所有这些解剖生理特点都成为髌骨软骨在半蹲位受伤的潜在因素。

第二节 病因病理

髌骨软化症的病因，有许多说法。可从以下几个方面考虑。

一、生物力学因素

1. 急性关节脱位(关节不稳、软骨骨折)。

2. 外力直接打击(如物体撞击或跌打损伤)。

3. 骨折后关节面不吻合。

4. 外伤后复发性半脱位(股骨发育不良、髌骨高位)。

5. 关节活动性增加。

6. 由于股内侧肌萎缩，股四头肌肌力不平衡。

7. 半月板术后。

8. 股骨干骨折对位不佳致膝关节力线不正。

9. 髌骨外侧支持带增厚致髌骨压力过高综合征。

10. 半月板损伤致膝关节运动协调改变，使膝关节不稳。

二、生物化学因素

与某些疾病的生化改变有关。

1. 类风湿关节炎。

2. 复发性出血性关节炎、关节血肿。

3. 黑尿酸病。

4. 结晶性滑膜炎。

5. 化脓或粘连。

6. 多次重复注射可的松类药物(医源性)。

7. 长期固定。

三、其他相关因素

1. 有人认为系直接外伤引起。

2. 也有人认为与年龄、内分泌有关。

3. 还有人认为，局部供血不足、营养障碍、老年性动脉硬化等也是引起此病的原因。正常髌骨营养主要来源于关节的滑液。髌骨软骨的弹性与软骨被挤压而产生唧筒作用是保证软骨获取营养的重要机制。如果长时间不超过软骨张力的压力反复施加于软骨上，即可破坏软骨的弹性，影响软骨从滑液中吸取营养，最后发生软骨变性。当滑膜受刺激后，分泌滑液增多，影响软骨的营养吸收。

4. 还有人指出，滑膜受伤后，渗透压改变，血浆酶可以更多地进入滑液，酶活性也增高，从而溶解软骨，使软骨中的硫酸软骨素降低，因而软骨变性，失去弹性。

5. 也有人认为，髌骨软化主要由于局部外伤与劳损所致，可能是软骨在局部被磨损的过程中，软骨细胞先被挤压死亡，失去正常代谢功能，硫酸软骨素产生减少或缺失，软骨表面受到轻微损伤不能正常交换营养物质而造成软骨变性。

四、髌骨软化的主要机制

当膝处在半蹲位，一次或反复扭转，使髌骨与股骨的相应关节面发生异常捻挫、撞击与摩擦。由于两个关节面之间产生“不合槽”的“挤压”与“捻挫”，而使软骨面的某一部分发生剥离。这种剥离多发生在髌骨关节面的中心区，而后再向外扩展。髌骨在长期重复遭受张力、压力磨损和不正常关节运动后，关节软骨面表现不同程度的变化。从15岁开始可分为四个阶段：

1. 一期　软化为主。软骨失去光泽，呈黄白色或灰白色，浅表凸凹不平，局限性软化(直径不超过10~20mm)，泛起、肿胀或纤维化。

2. 二期　裂变为主。有结节状或细索条状隆起或游离的薄膜。随着软骨局部变化，出现纵行纤维透明基质消失，软骨出现裂纹及龟裂；稍后，髌骨软骨的解体逐渐加剧。

3. 三期　溃疡为主。软骨糜烂、碎裂，剥脱以致骨质裸露。关节软骨面全部迅速解体，引起全部髌骨软化。如有大块软骨分离，造成软骨缺损，软骨床露出，有的形成剥脱性骨软骨炎；如全部关节软骨变薄，侵蚀骨质，软骨下骨板硬化，骨赘形成，关节间隙狭窄，即发生早期增生性病变。

4. 四期　晚期，即关节炎期(尤其是老年人)。关节软骨大部消失，髌骨变宽变厚且不规则，发生晚期增生性病变，髌骨边缘不规则和骨赘形成，成为创伤性关节炎，并可有关节积液、滑膜肥厚和关节内游离体形成。

总之，从生物力学上看，髌骨软化症可以发生在髌骨的急慢性损伤、骨折、脱位等造成的股四头肌肌力不平衡之后，或是股骨或胫骨骨折后、半月板损伤、神经营养不良以及不同原因引起的髌骨高位等。从生物化学上看，可以是反复的关节积液、血肿、炎症粘连、骨折时间过长、激素注射等原因所致。其病理过程主要是：当髌骨周围软组织因损伤而发生粘连、瘢痕、挛缩时，影响髌股关节面的吻合，髌骨将脱离原来的轨道运行。当偏离了原来的运行轨道后，髌骨与股骨关节面将发生摩擦、撞击，关节囊与脂肪垫被损伤，随之润滑关节和供给髌骨营养的滑液将得不到充分的供应。所有这一切病理改变导致髌股关节运动不灵活。

第三节　临床表现和诊断

一、病史

本病多发生于青少年或中年以前，女性较男性多见。可有外伤史，如股骨、胫骨各段的骨折，各种外伤等；大都有劳损史，尤其是女病人大多有繁重家务和生产劳作史。老年人也可发生此病，但应诊断为膝关节骨关节病，而不应再称之为髌骨软骨软化症。

二、症状

1. 膝关节疼痛　行路多时疼痛，上下楼酸软无力明显，休息时症状消失。膝痛的症状可逐渐加重。早期为膝前痛，有时膝的外下方或腘窝痛。这种疼痛多与气候有关，因此易误诊为"风湿症"或类风湿关节炎。

2. 半蹲痛(图 4-15-3-1A) 半蹲位疼痛是本症的重要特征。全蹲或完全伸膝状态下均无疼痛,只是半蹲位(膝关节屈曲 15° 左右)疼痛明显。

3. 膝软现象 有时有膝部酸软无力的症状,开始多为下楼时明显;病情增重后则活动时即出现症状,尤其在半蹲位时更为严重,特别是跳跃时表现无力,反应迟钝或失调,无法弹跳。

4. 假绞锁现象 轻微活动时,在髌骨下可出现清脆的响声,重时则有被卡住的感觉。主要是由髌骨软骨面不平而被"卡住"。它与膝关节绞锁的区别在于无关节游离体。假绞锁不会完全卡住关节的活动,只是活动有障碍感和疼痛。

5. 髌下摩擦音 在膝关节活动时,膝关节会发出沙沙的摩擦音,亦可有摩擦感。

6. 膝关节过伸痛 膝关节不敢过伸,主动或被动过伸均可产生疼痛,这是髌下脂肪垫反应性炎症与脂肪垫增厚的缘故。

三、体征

1. 髌骨压痛(图 4-15-3-1B) 约占 90% 以上有此表现。其做法是,在屈膝不同位置按压髌骨,并可在按压时上下、左右推动髌骨,有疼痛者为阳性。

2. 髌周指压痛(图 4-15-3-1C) 髌周韧带和髌下脂肪垫可有压痛,约占 90% 的病人均有此表现(为髌周脂肪垫无菌性炎症)。有统计表明,其中髌内侧压痛者约占 66%,髌外侧压痛者约占 10%,髌内外侧均有压痛者约占 16%,髌骨下极压痛者约占 8%。其检查法是,将髌骨向上、下、左、右推起,再用指压其髌骨下缘深处,有压痛者为阳性。

3. 关节面摩擦音 推动髌骨时,髌骨下出现活动响音者为阳性。

4. 脂肪垫损伤征 据统计约占 18%。

5. 股四头肌萎缩 较少,仅占 15% 左右。

6. 关节腔积液 约占 12%。

四、特殊试验

1. 髌骨软骨摩擦试验(图 4-15-3-1D) 按压髌骨再令病人伸、屈膝关节,髌骨有摩擦音者为阳性。

2. 髌骨研磨试验 膝关节平放于诊察床上,检查者两手掌重叠放在髌骨上,稍用力

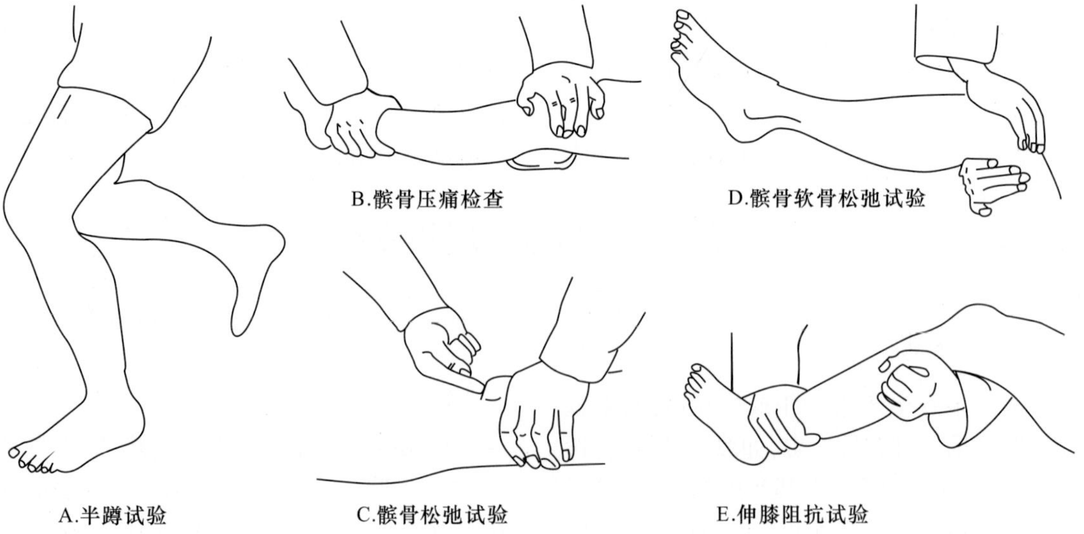

图 4-15-3-1

下压并旋转，髌骨有疼痛者为阳性。

3. 伸膝抗阻试验（图 4–15–3–1E） 本病多呈阳性。

4. 单足半蹲试验（图 4–15–3–1A） 让病人单足支撑，逐渐下蹲，出现膝痛膝软者为阳性。患本病者均有此征。

五、关节液检查

本症关节液白细胞总数一般都在 300/mm^3 以下，而类风湿关节炎都在 1 000/mm^3 以上（平均 2 000~3 000/mm^3）。

六、影像学检查

（一）X 线检查的要求与意义

1. 投照要求 采取髌骨侧位或轴位。

2. X 线检查的意义（图 4–15–3–2） 早期表现正常，对诊断的意义不大。晚期髌骨改变明显。软骨骨缘有唇样增生，骨有囊变硬化，关节面有时有骨质增生，髌骨也可有脱钙萎缩征象；同时，髌骨相对称的股骨关节面，即股骨骨干远端的前面、股骨髁的上方发生边缘光滑的扁形皮质糜烂凹陷，且在股骨远端外侧的骨侵蚀表现明显而广泛，因此，在侧位片上观察，股骨干远端前面可出现双重皮质边缘影像。当膝关节完全伸直时，髌骨恰好嵌于股骨下端的糜烂凹陷中，而膝关节本身，即股胫关节无显著改变。

（二）髌骨高位的测量

此征为髌骨软化症的重要诊断依据之一。髌骨高位的测量方法如图 4–15–3–3 所示。

（三）侧位片测量法与意义

1. 摄屈曲 20°~70° 膝关节侧位 X 线像（图 4–15–3–2B） 测量髌腱的长度与髌骨的长度之比。正常髌骨尖部至胫骨结节顶部的距离，与髌骨本身的最大纵径之比约为 1∶1，即（1.02~0.98）± 0.2。如果超过 1.2∶1，即 ≥ 1.2 为髌骨高位。

2. Labelle 法（图 4–15–3–2C） 摄膝关节屈曲 90° 位片，沿股骨干前缘画一直线。正常时，此线有 97% 恰好落在髌骨上方的水

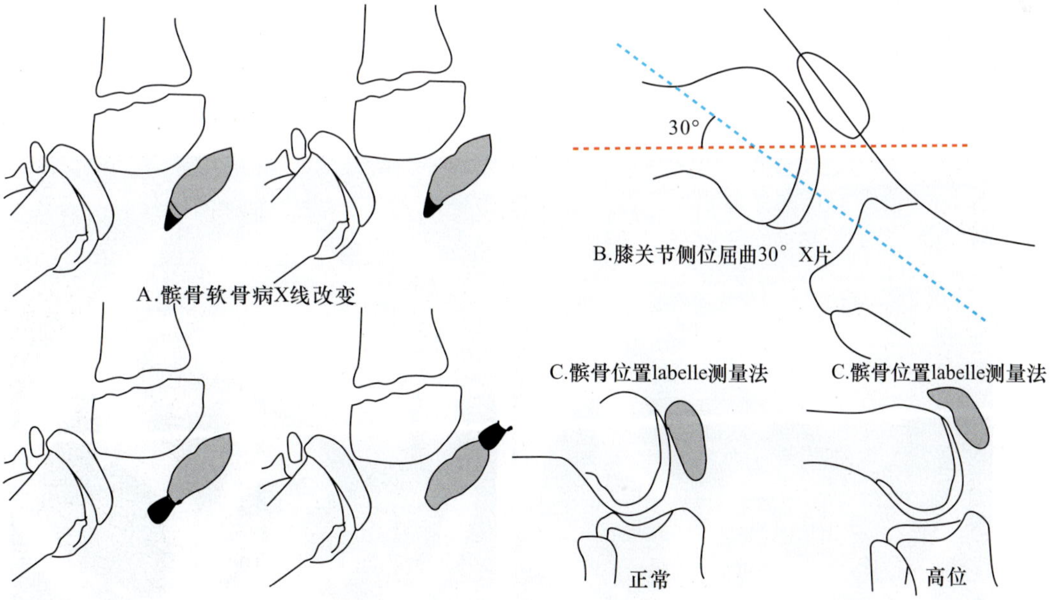

图 4–15–3–2

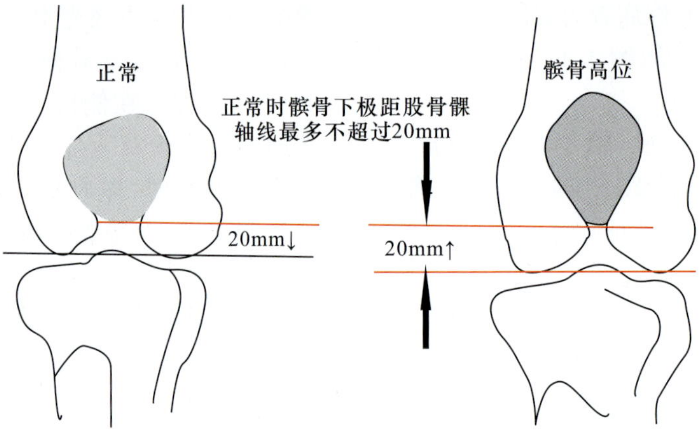

图 4-15-3-3

平线上，髌骨上缘高于此线者为髌骨高位，低于此线者为髌骨低位。

3. 正位片测量法（图 4-15-3-3） 摄立位膝关节前后位片，髌骨应位于股骨髁间沟的中线，髌骨下极恰在股骨髁轴线上方，最多不超过 20mm。如超过 20mm 则为髌高位。以上各测量值易受胫骨结节骨软骨炎、髌骨半脱位等的影响。

4. MRI 检查与意义（图 4-15-3-4） 髌骨软化表现为髌骨内缘软骨层变薄，T_2W Ⅰ上信号强度减低，软骨内皮质像呈波浪状。

七、临床分型

根据北大曲绵域教授的临床分型如下：

1. 轻型 膝无痛，主要表现为膝软。检查时只有髌骨内侧压痛，或髌骨下极内、外侧有酸痛感。此类病人一般不会就医。

2. 中型 上下楼疼痛，一般行路不痛。走路多时症状加重，休息后症状减轻。检查时，髌骨压痛及髌周指压痛明显，有时可有轻

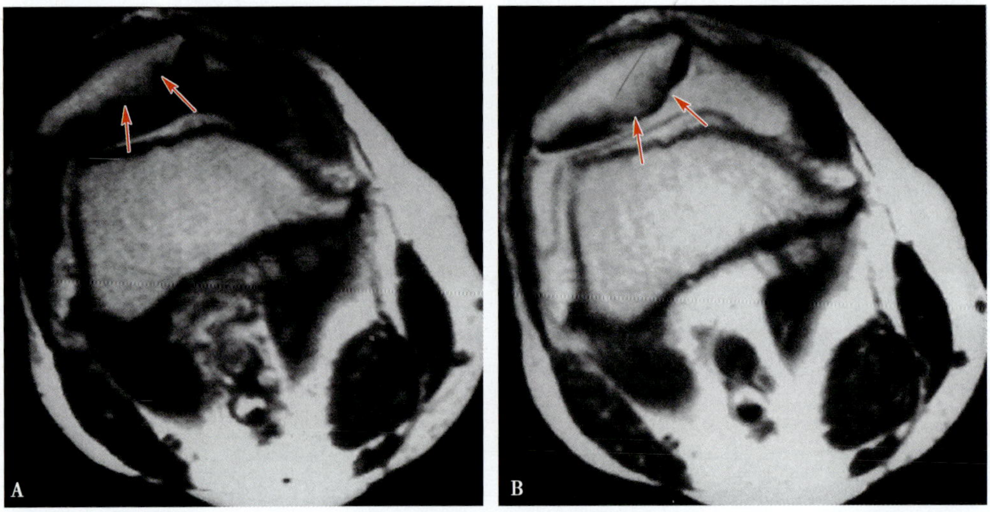

图 4-15-3-4

度关节积液。

3. 重型　走路就有疼痛出现，其他各种症状、体征均可出现。

八、鉴别诊断

本病应与半月板撕裂、脂肪垫损伤、滑膜炎、类风湿关节炎、骨关节病等病做鉴别（表4-15-3-1）。

表 4-15-3-1　半月板撕裂、脂肪垫损伤、滑膜炎、类风湿关节炎、骨关节病鉴别表

疾病	相似点	不同点	特异诊断	备注
半月板损伤	翼状皱襞和滑膜肿胀引起伸、关节间隙压痛和假绞锁，有时二病共存	以半月板症状为真绞锁	关节造影MRI检查	本病易与髌骨软化症相混淆，因为本病是前病的原因之一
脂肪垫伤	伸膝痛脂肪垫压痛	无髌骨症状		
假性髌骨软骨病	半蹲痛及髌骨摩擦音	病变在股骨关节面上缘的滑膜处	局部封闭后症状消失	
类风湿关节炎	髌骨软骨软化症的症状均可出现	关节游走性疼痛史、皮下结节、	ESR、RF、抗O等检查阳性	关节液检查白细胞数在1 000个/mm^3以上
髌副韧带损伤	髌骨下极两侧压痛、伸膝痛、半蹲痛	无髌骨症状	局部封闭后半蹲痛消失	

第四节　针刀微创手术治疗

一、软组织方面的治疗

1. 适应证与禁忌证　凡髌骨软化症，均可应用针刀闭合型手术治疗。

2. 体位　仰卧位，患肢屈曲80°左右，足底平放于治疗床上。

3. 体表标志　髌骨周缘，为髌副韧带的附着部、髌韧带、胫骨结节。

二、定点（图 4-15-4-1）

1. 股四头肌髌骨附着点　髌骨上缘正中定1点，或髌骨上缘两侧与股四头肌腱交接处各定1点，松解股四头肌腱。

2. 髌副韧带压痛点　即髌骨内、外缘压痛点，松解髌周韧带，可定1~4点。

3. 髌骨内、外斜束支持带压痛点　即髌尖两侧与髌韧带交接点外侧5mm处的压痛点，定1~2点，松解斜束支持带。

4. 髌韧带点　其中以髌尖下点最常见，其次为髌韧带中点，可定其中的1点或同时定点2点，松解髌韧带。

5. 髌前滑液囊点　如合并有髌前滑液囊炎，则定点于髌骨正中1点，松解髌前滑液囊。

6. 髌骨周围其他软组织损伤点　如内、外侧副韧带点等。

三、针刀操作

（一）股四头肌髌骨附着点（图 4-15-4-2）

刀口线与肢体纵轴平行，刀体与皮面垂直。快速刺入皮肤，直达髌（股）骨骨面。在股骨与髌骨之间纵行切开2~3刀，再行纵横疏通、剥离，刀下有松动感后出刀。

（二）髌副韧带点（图 4-15-4-3）

刀口线与髌骨缘平行，刀体与皮面切线位垂直。快速刺入皮肤，直达髌骨骨缘骨面。

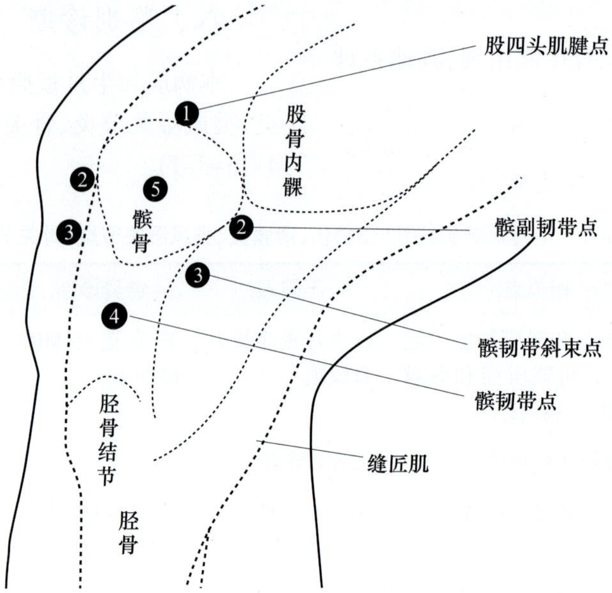

图 4-15-4-1

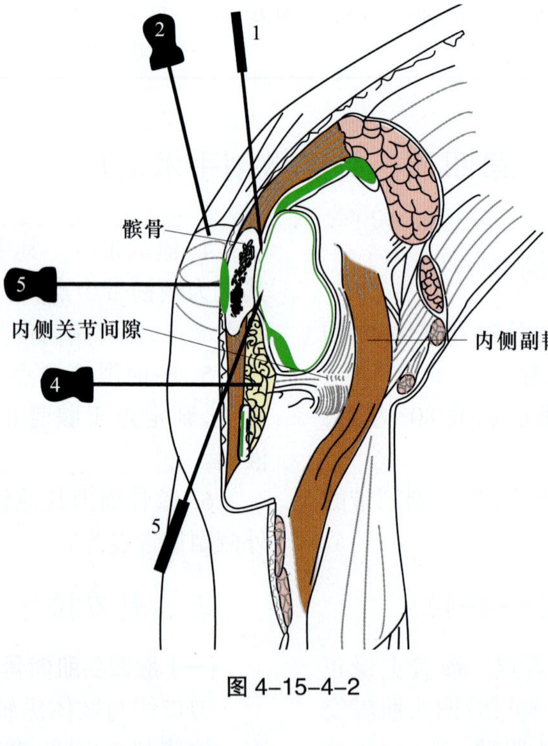

图 4-15-4-2

沿骨缘切开髌副韧带 2~4 刀。纵横疏通、剥离，刀下有松动感后出刀。围绕髌骨有几个痛点，做几个点，操作与上法相同。

（三）髌骨斜束支持带点

在髌韧带髌尖止点外 5mm 的髌骨骨缘处进刀，刀口线与髌骨的放射线平行，刀体与髌骨缘皮面切线位垂直，即与斜束支持带的腱纤维平行。快速刺入皮肤，直达髌骨骨缘。沿骨缘刺入韧带，穿过韧带即停止，行纵行疏通、横行剥离。必要时调转刀口线 90°，切开斜束 1~2 刀。髌内、外支持带的针刀操作方法完全相同，只是方向

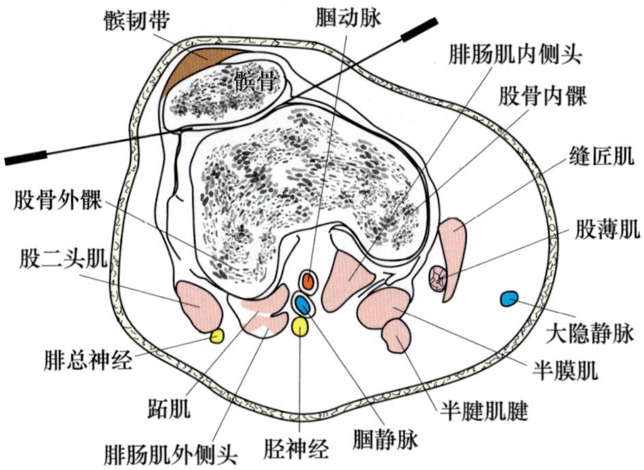

图 4-15-4-3

相反。

1. 髌韧带点(图 4-15-4-2) 髌尖点和髌韧带中点两点的做法与髌韧带损伤的操作方法相同。

2. 髌前滑液囊点(图 4-15-4-2) 有髌前滑液囊炎或有压痛时方可治疗。刀口线与肢体纵轴平行,刀体与皮面垂直。快速刺入皮肤,直达髌骨骨面,提起刀锋至滑液囊前壁表面,再切开滑液囊壁 2~4 刀,纵行疏通、横行剥离后,出刀。

3. 髌周其他软组织损伤点 各点操作与各软组织损伤的治疗完全相同。

四、手法操作

为进一步松解髌骨,消除髌周粘连,可做如下手法。

1. 上、下方向松动髌骨 病人仰卧位,患肢伸直。医生站于患侧床旁,一手张开,以手掌扣在髌骨上,五指握住髌骨,另一手重叠在手背上。沿肢体纵轴方向,以瞬时力推动髌骨,使髌骨向对侧滑动。然后,改变操作方向,同法操作,使关节囊和髌周韧带进一步松解。

2. 左右方向松动髌骨 当手法 1 做完后,以一手仍然握住髌骨,另一手握住小腿,两手向相反方向用力,即从内向外,再从外向内推动髌骨,进一步松解髌骨。

3. 进一步松解斜束支持带 膝关节屈曲 10°~15° 膝下垫枕,医生从上内向下外或从上外向下内方向推动髌骨,进一步松解髌骨。

4. 松解伸膝装置 膝关节有伸、屈功能障碍者加用下述手法:医生侧立床旁,将病人头侧方的前臂伸入患肢腘部,并尽量伸至肘关节处;另一手握住小腿下段;在病人无痛的情况下,最大限度地屈曲髋、膝关节;然后,瞬间加力,最大限度地屈曲膝、髋关节,达到进一步松解膝关节粘连的目的。一般 1~2 次即可。

第五节 髌骨骨组织减压的治疗

一、适应证与禁忌证

对于髌骨软骨软化面广泛,而经软组织方面的针刀闭合型手术治疗效果欠佳的病例,髌骨周围压痛明显,有确切的夜间痛,甚至很重,可考虑为髌骨软化症骨内高压,故具有髌骨骨减压适应证。可以应用Ⅱ型针刀(Φ2mm、刃宽 1mm)或 Φ1~2mm 克氏针行髌骨钻孔骨髓减压术治疗。

仰卧位，膝下垫高枕，使髌骨暴露面广泛，术野清晰，且便利于C型臂X线机操作。

二、体表标志

髌骨周围上下与前后骨缘是为髌骨的体外标志，应扪摸清楚，且应去除软组织的厚度；同时还要应用C型臂X线机透视验证。

三、定点与"C"型臂X线机设置

髌骨外侧缘，前后位的中点稍偏后的位置定1~3点。各点应在髌骨上、中、下三等分各分的中央，且稍偏髌骨中线的后侧一些的位置的中点处，不应偏斜。"C"型臂X线机设置应可做正、侧位透视确认。

四、消毒与麻醉

术前3天，按骨科手术前皮肤准备，做好术前消毒，并以无菌巾包裹固定。每天一次。术时，消毒等均按骨科手术要求。局麻要充分，直达骨膜，保证术中无痛。

五、针刀操作(图4-15-5-1~2)

在操作前，先要测量髌骨的左右宽度，以保证针刀不穿过对侧髌骨缘。刀口线与刀体均与髌骨内侧面平行，由定点处将针刀刺入

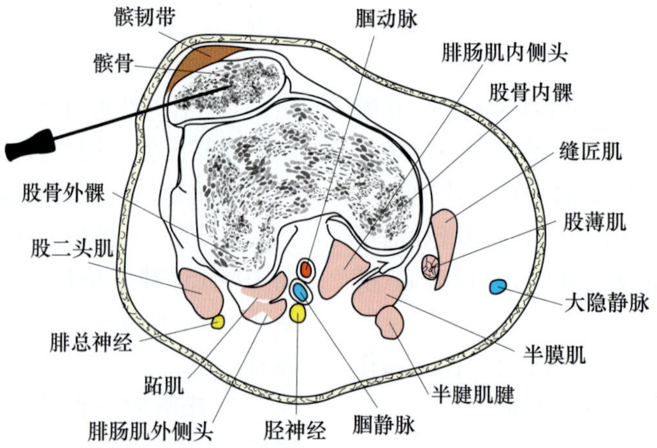

图4-15-5-1

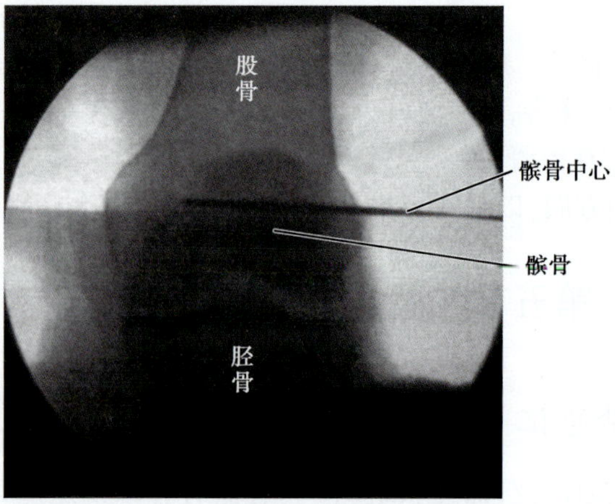

图4-15-5-2

皮肤，直达髌骨骨面。调整好针刀(或克氏针)的进刀点，正对髌骨侧面的中点骨面上；再调整好角度，即刀体与髌骨内侧面平行。以手锤敲击刀柄，直到髌骨对侧的皮质内侧边缘，然后退出。再在原骨孔处向髌骨近侧和远侧，以45°角打入，其深度与上同。退出针刀。应用三点进刀亦可。如用克氏针，需用骨钻进行操作。要求与上相同。曲绵域教授指出，髌骨骨减压操作时要注意，骨减压针要穿在骨质内面非在软骨层。这一点很重要，否则无效。同时还指出，髌骨骨减压对软化广泛但不太深的病变确实有效。本操作应在“C”型臂X线机电视监视下进行，以保证准确和安全。

第六节 注意事项

1. 本病的诊断比较复杂，应在确诊后才能进行针刀闭合型手术治疗。

2. 针刀操作并不复杂，但应注意定点要全面，操作要到位；在操作中要细致，要注意保护膝关节的软骨面不再受到损伤。

3. 在做髌骨髓腔钻孔减压时，特别要注意的是无菌操作，绝对不可马虎从事。

4. 在髌骨骨减压操作时，髌骨必须给予牢固的固定，其方法是要由助手向穿孔侧推去，并与对方在用力上保持平衡；如此，才能顺利完成减压手术。

5. 术后如有出血，应让其自然流出，对降低髌骨内压有意义，不必压迫止血。

6. 术后要指导病人做股四头肌康复锻炼，以保证病人膝关节功能的良好恢复。

（刘希贵　卢党荣　庞继光　撰写）

第十六章

膝外侧疼痛综合征

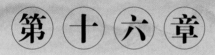

膝外侧疼痛综合征包括腘肌腱、髂胫束、膝外侧副韧带与其腱围结构损伤的全部内容。其中有腘肌腱损伤、腘肌滑液囊炎、膝关节外侧副韧带下滑液囊炎及髂胫束摩擦综合征等。这一疾病在临床中并非十分少见。腘肌腱的走行很特殊，是人体中仅有的位于关节囊内的两条肌腱之一（另一条是肱二头肌长头腱）。膝外侧疼痛性疾病相对于膝内侧疾病要少得多。但由于本病治疗方法不多，且大多为外敷药物等治疗，疗效不确切。针刀闭合型手术疗效较好，故予介绍。

第一节　相关解剖

膝关节外侧解剖包括膝腓侧副韧带、髂胫束、股二头肌、腘肌、腘肌腱、腘肌滑液囊等肌、腱、腱围结构以及神经、血管等组织。

一、腓侧支持带

亦称腓侧副韧带，位于膝关节的外侧。其上端附着于股骨外侧髁，紧靠腘肌沟的上方；向下止于腓骨头稍前，全长约为50mm。该韧带全长与关节囊并不相贴，在韧带与关节囊之间隔以腘肌腱及其滑液囊，并有膝下外侧动脉、静脉和神经通过。在腓侧支持带的表面有股二头肌腱将其大部分遮盖。腓侧支持带对于膝关节稳定性虽不起主要作用，但在膝完全伸直时，该韧带紧张，因其位于膝横轴后方并斜向下后，所以可防止膝关节过度后伸。在膝屈曲或膝伸直活动时，由于腓侧支持带受到关节囊和肌（如髂胫束、股二头肌等）的保护，所以腓侧支持带很少损伤。

二、髂胫束

髂胫束是阔筋膜向下的增厚部分，其前部纤维为阔筋膜张肌的腱膜，后部纤维为臀大肌腱的延续，是一条坚韧的韧带，止于胫骨上端外侧髁的髂胫束粗隆，即皮肤与骨膜之间。它有力地加强膝关节囊的外侧部分，是膝外侧重要的动力性稳定结构。当膝关节屈、伸时，髂胫束随之滑动（韧带上、下是松散的结构）。当它粘连时，即会影响膝关节的活动。

三、腘肌

1. 腘肌为小腿后群的深层肌，位于腓肠肌的深面，胫骨上端的后面，为扁平的小三角形肌。腘肌的起点位于关节囊内，该肌以细腱起自股骨外上髁外侧面腘肌沟的前部，并以肌束起自关节囊。然后，肌束斜向内下方，行经膝外侧副韧带和外侧半月板之间，到达

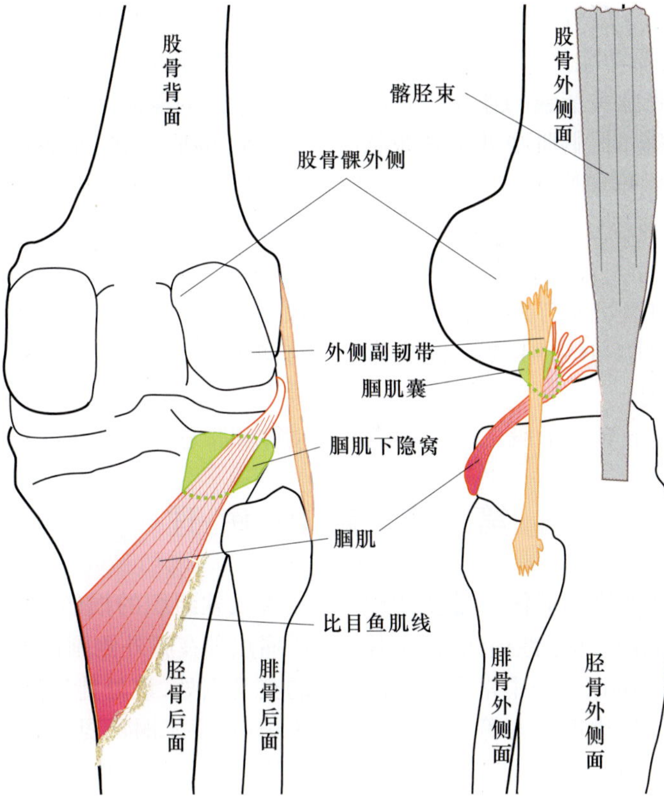

图 4-16-1-1

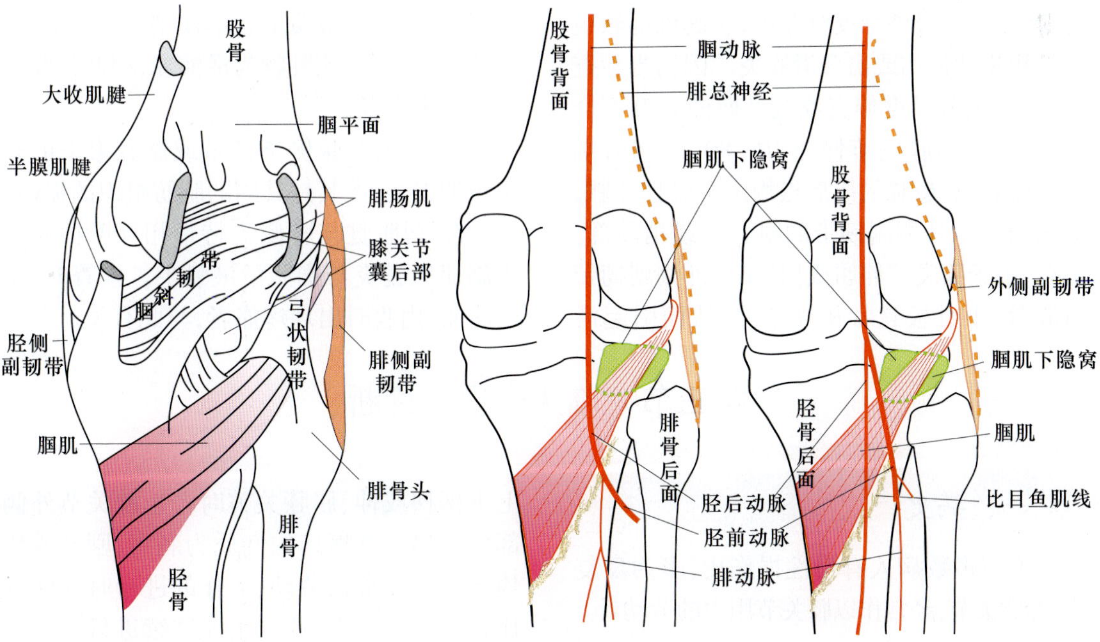

图 4-16-1-2

胫骨上端的后面，止于胫骨后面比目鱼肌线上方的骨面。其主要功能是屈曲膝关节，使小腿旋内，并有紧张膝关节囊的作用。在膝关节半屈和旋外姿势时，腘肌则处于紧张状态。如登高、下坡时，腘肌则显出其重要的作用。腘肌的血供与神经分别来自腘动脉与胫神经的小分支。

2. 在腘肌腱的起始处与关节囊之间有一恒定的腘肌囊（图 4-16-1-1~2）。此囊常与膝关节滑液囊交通。

3. 股二头肌腱下囊位于股二头肌附着点（腓骨头）与腓侧副韧带之间。

4. 腓肠肌外侧头腱下囊，在腓肠肌外侧头起始处的深面，有时与膝关节相通。

5. 腘肌下囊，常为膝关节滑膜的延伸，此囊位于腘肌起始部、外侧半月板、胫骨外侧髁与胫腓关节之间，靠近半月板边缘，与关节腔相通。腘肌借此伸展的滑液囊与外侧半月板、胫骨上端及胫腓关节相隔。腓侧副韧带与腘肌腱之间也有滑液囊。由腘窝解剖可以看出，在做腘肌下隐窝治疗时，特别要注意腘动脉和腓总神经。

第二节 病因病理

据学者研究，膝外侧部损伤与过度使用膝关节、长期反复劳作的积累性损伤有关，其中长跑运动员较多。临床工作中常遇到的病人多是体力劳动者，如建筑工人等。主要是膝关节屈曲、伸直长期反复劳损造成。其病理变化可能与下列因素有关。

1. 当人体行进时，膝关节反复屈曲、伸直，髂胫束反复摩擦。由于髂胫束不断地前后滑动，与股骨外髁反复摩擦，引起该部软组织的积累性损伤或出现滑膜炎。因而当检查时，在膝关节过度伸直或过度屈曲时都不产生疼痛；而当膝关节伸屈 10°~80° 之间时则有疼痛表现。患膝的压痛点均位于股骨外髁，即相当于膝外侧副韧带的附着点或稍前部。还有，由于膝关节伸屈或扭转时，外侧副韧带与股骨、半月板软骨相互摩擦，从而引起滑液囊或软组织的损伤性炎症。在检查时，其压痛点则在膝外侧副韧带与膝外侧关节间隙的交叉点处，该处能触及痛性小结节。此类小结节，手术时所见为一种半波动有包囊的肿块，位于外侧副韧带的下面，而且在韧带的前后方各露出一部分，与外侧副韧带和半月板无直接联系。该肿块的病理检查显示，其切面可见有大小不等的小囊，囊的周围系纤维组织，内侧面被覆形状不规则的星状细胞。这些特点说明，该肿物为滑液囊，因此诊断为滑液囊炎无疑。

2. 膝关节腓侧支持带或髂胫束下的软组织的损伤，尤其是其间的脂肪组织的损伤。

3. 腘肌腱与腓侧支持带相互摩擦而发生腘肌肌腱炎与腘肌滑液囊炎。检查时，小腿屈曲、内收时出现疼痛者，与此有关。

第三节 临床表现和诊断

一、病史

绝大多数病人有慢性损伤史，多为反复屈、伸膝关节，经常作以膝关节用力的劳动者。

二、症状和体征

1. 疼痛 大部分病人诉说，在劳动中、上下楼梯或伸、屈膝关节时产生膝关节外侧部的疼痛。其疼痛的性质为刺痛、剧痛或烧灼痛。疼痛常在劳动、工作的进行时或体育比赛中突然发生，并且不能继续进行工作或比赛。此种症状，往往在一般性治疗或休息后症状可缓解或自愈。而当再次重复其相似的劳作或运动时,其症状可以再发。

2. 膝外侧疼痛　个别病例表现为膝伸直并小腿外展时或膝屈曲小腿内旋时膝外侧疼痛。

3. 股四头肌萎缩　病人发现膝上部,即大腿下端肌萎缩。

4. 痛性结节　望诊可见腓骨头上方稍膨隆。触诊时大部分可触及痛性小结节,有5~10mm大小,质地硬韧或伴有波动感,位置比较固定,多位于副韧带与关节间隙之间,或相当于侧副韧带股骨外侧髁的起点处。

5. 压痛　所有的病例都有剧烈疼痛的压痛点。其部位分布如下:最多见的部位是腓侧副韧带与膝关节隙的交叉点;其次为股骨髁的外侧;再次为腓骨尖处。

6. 封闭诊断法　对于难以鉴别的病例,可用痛点封闭法,封闭后疼痛消失者可诊断之。

三、鉴别诊断

1. 膝外侧半月板撕裂　膝外侧半月板撕裂必有关节绞锁,且封闭治疗无效,足以鉴别。

2. 单纯膝外侧副韧带损伤　膝外侧副韧带损伤与本症的疼痛与压痛基本相似,它们之间的根本区别在于:膝外侧副韧带损伤为伸直位(韧带紧张时)分离试验阳性,而膝外侧疼痛综合征则是在膝关节屈曲位(韧带松弛时)疼痛。如能触及小结节,则诊断确立。

3. 股二头肌腱鞘炎或腱下滑液囊炎　本病的特点是仅出现在腓骨头附近。因股二头肌腱在膝关节伸、屈时,肌腱随之前后移动,故在检查时,其压痛点会随着腱的移动而改变位置。此点足以做出鉴别。

第四节　针刀微创手术治疗

一、适应证

凡诊断为本病者,均为针刀闭合型手术治疗适应证。

二、体位

侧卧位,病侧在上。患肢呈半屈曲位。

三、体表标志

1. 股骨外侧髁腓骨小头膝关节外侧隙　膝关节隙在不同屈伸状态下,其关节线是不同的。膝关节伸直位,髌韧带的中点相当于关节线平面。膝屈曲时,平以前面髌韧带横沟,关节隙可在胫骨髁上缘与股骨髁之间触及。在腘部关节线与腘横纹相当。在膝内侧可通过伸屈关节触摸股骨髁与胫骨髁之间得知。而在膝外侧,确定关节线则较难,一般在腓骨头上方约20mm处可以扪及。

2. 髂胫束结节(粗隆)　在胫骨外侧髁的表面可触及明显的骨性结节为髂胫束结节,该处为髂胫束的主要附着处。

3. 膝外侧支持带　交腿位,在股骨外上髁与腓骨头之间可看到并可扪及呈圆柱状的支持带,触及之硬韧。

四、定点(图 4-16-4-1)

1. 股骨外侧髁点　在股骨外上髁稍下方定1点,松解腓侧支持带起点。可先触及膝腓侧支持带,然后沿圆柱状支持带向股骨外上髁处扪触,韧带的端点即为定点处。

2. 腓骨小头顶端点　定1点,松解腓侧支持带的止点。

3. 膝外侧关节隙压痛点　腓侧支持带与关节隙的交叉点处定1点,此处往往有痛性结节,最好定点于结节上。

4. 髂胫束结节点　在结节的上端定1点,松解髂胫束止点。

5. 腘肌起点　股骨外侧髁前外下方,膝外侧支持带止点的后方压痛处,定1点。松

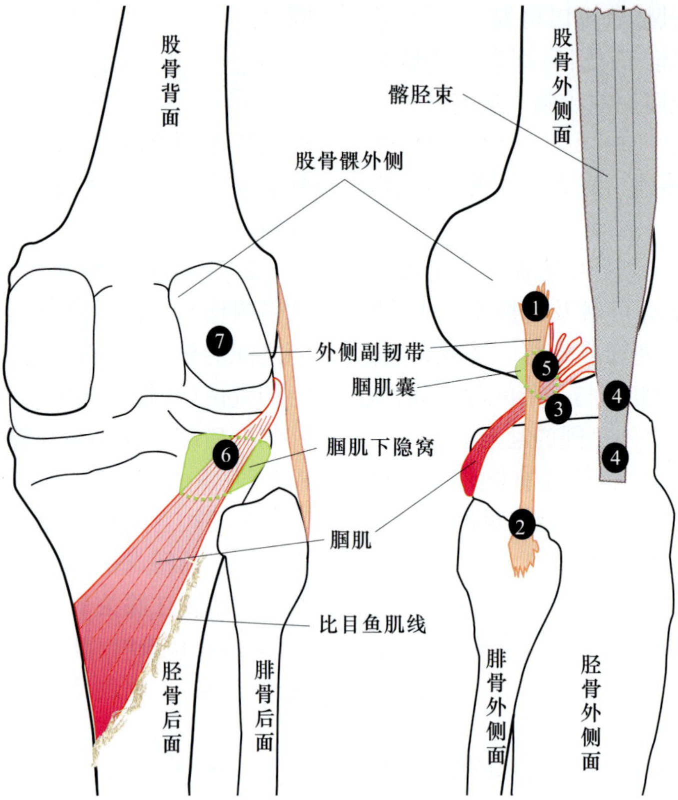

图 4-16-4-1

解腘肌和腘肌滑液囊炎。

6. 腘肌下隐窝点　定 1 点，松解腘肌下隐窝滑囊。

7. 腓肠肌外侧头损伤点　定 1 点，松解腓肠肌外侧头。

8. 其他合并损伤点　如合并有膝关节各肌、腱、腱围结构损伤者，可同时进行治疗。

五、消毒与麻醉

以 0.5%~0.75% 利多卡因局部施以麻醉。此处麻醉应注意回吸，不要把麻醉药注入血管内，因为在外侧副韧带与膝关节囊之间的空隙内有膝外侧动脉通过。

（一）针刀操作（参阅膝部损伤章节）

1. 股骨外侧髁点　刀口线与肢体纵轴平行，刀体与皮面垂直，快速刺入皮肤，直达骨面。松开刀柄，让刀体自然浮起至骨膜外，在骨膜外行纵行疏通、横行剥离，刀下有松动感后出刀。

2. 腓骨小头顶端点　刀口线与肢体纵轴平行，刀体与皮面垂直，快速刺入皮肤，直达腓骨小头顶端骨面。调整刀锋至腓骨小头顶尖部，再深入至肌腱中，行纵行疏通、横行剥离，刀下有松动感后出刀。

3. 膝外侧关节隙压痛点　刀口线与腓侧支持带走行一致，即与肢体纵轴平行，刀体与皮面垂直，快速刺入皮肤。然后，缓慢匀速推进，进入结节内，纵行切开 2~3 刀，再行疏通、剥离。再后，将刀锋推进关节囊内，有落空感后，纵横疏通、剥离后出刀。

4. 髂胫束粗隆点　刀口线与肢体纵轴平行，刀体与皮面垂直。快速刺入皮肤，直达髂胫束粗隆骨面。于骨膜外行纵横疏通、剥离，刀下有松动力感后出刀。如果经处理后仍觉紧张，则可调转刀口线 90°，切开髂胫束 2~3 刀。刀下确有松动感后出刀。

5. 腘肌起点（图 4–16–4–2）　刀口线与肢体纵轴平行，刀体与皮面垂直。快速刺入皮肤，直达骨面。稍提起刀锋，于肌腱下切开 2~3 刀。然后，于骨膜外行纵行疏通、横行剥离，松解开肌腱与外侧副韧带的粘连后出刀。

6. 腘肌下隐窝点　按肌损伤处理。

7. 腓肠肌外侧头起点损伤点　按肌损伤处理。

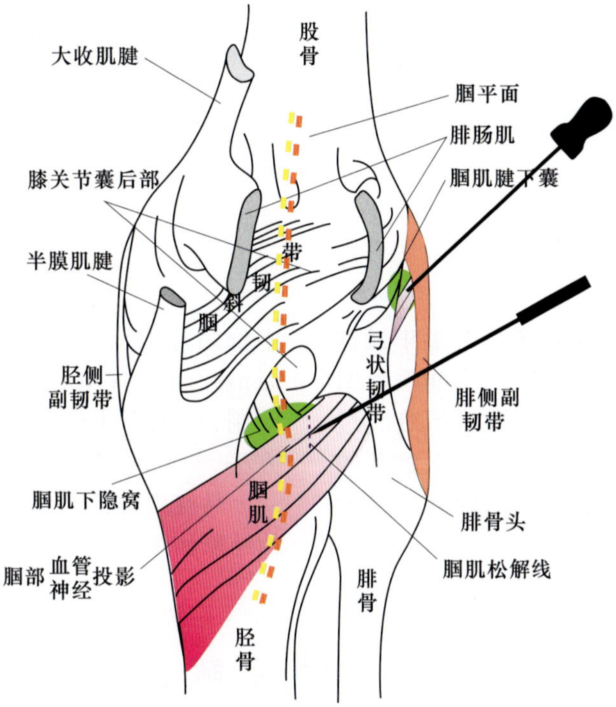

图 4–16–4–2

8. 其他合并损伤点　按各肌损伤的治疗方法进行。

（二）手法操作

一般无需手法操作。如有必要可做膝外侧分离试验相同的手法 2~3 次即可。

第五节　注 意 事 项

针刀操作没有危险，但对操作的各点要仔细斟酌，不要损伤膝外侧副韧带。针刀可以进入关节腔，这样可同时降低关节腔的内压。因此，严格执行无菌操作至关重要。

（刘希贵　苏支建　庞继光　撰写）

第十七章

先天性马蹄内翻足

先天性马蹄内翻足是足部畸形中最常见的一种,发病率约为0.1%。本病畸形明显,出生后即可发现,所以诊断不难。过去,多采用无衬垫石膏矫形位固定,病孩的足肿胀、不适。而以手术矫形则需骨骼发育基本成熟以后,又耽误了矫正时机,也给病人带来许多思想压力。如用手法按摩,不仅治疗时间长,而且疗效也不确切。针刀治疗先天性马蹄内翻足,可以不受年龄限制,也无手术切口,比较方便,是一个好方法。

马蹄内翻足可单独存在,也可伴有有其他畸形如多指、并指、髋脱位、脊椎裂等。

第一节 相关解剖

马蹄内翻足涉及的解剖内容比较复杂,下面分别介绍。

一、踝关节

由胫、腓骨下端与距骨滑车构成。胫骨下关节面及其内踝和后踝,与腓骨外踝共同构成一关节窝,称踝穴。距骨体上面及内、外面皆嵌合于踝穴内。关节周围有关节囊和韧带附着。

二、踝关节囊

两侧附着于关节软骨周围。前方延伸至距骨颈;后方至距骨后突;距骨颈被包在关节囊内。关节囊较薄弱,前后比较松弛。关节周围的韧带与关节囊无明显分界,均由关节囊纤维增厚所形成。

三、内侧韧带

亦称三角韧带或胫侧副韧带,起自内踝,呈扇形向下分别附着于舟骨粗隆、距骨颈、距骨后内侧部及跟骨的载距突。故可将内侧韧带分为四部分:

1. 胫舟韧带　位于浅层,起自内踝前缘,斜向前下,止于舟骨粗隆。

2. 胫距前韧带　位于胫舟部的深层,起自内踝前缘向前下,止于距骨颈后部,恰在距骨踝关节面的前方。

3. 胫距后韧带　起自内踝外面的窝,向后附于距骨内侧面及距骨后突内侧结节。

4. 胫跟韧带　位于中部浅层,肥厚而坚韧,起自内踝尖,向下止于跟骨载距突。

5. 外侧韧带　亦称腓侧副韧带,起自外

踝,分成三束止于距骨前外侧、距骨后方及跟骨外侧面,分别称其为距腓前、距腓后及跟腓韧带。

6. 足弓 是足部的跗骨、跖骨以及足底韧带、肌腱等共同构成的一个凸向上方的拱形结构。足弓具有缓冲震荡,有助于跳跃和负重,同时保护足底的神经和血管等功能。足纵弓有内、外弓之分;内侧纵弓由跟骨结节、跟骨载距突、距骨头、舟骨、三块楔骨及内侧三块跖骨组成。维持足弓的韧带有足底长韧带、跟舟足底韧带和跖腱膜。

7. 足底长韧带 是跟骰关节足底强有力的韧带之一,是足底最长的韧带。它从跟骨的下面延伸向前,分为深、浅两束纤维,分别附着于2~5跖骨底和骰骨足底侧。

8. 跟舟足底韧带 是一纤维软骨韧带,架于跟骨载距突与舟骨跖侧之间,参与足内侧纵弓的形成。因其弹性较强,故称弹簧韧带。

9. 跖腱膜 为足底肌表面深筋膜的浅层,该筋膜在足底中间特别坚厚的部分称跖腱膜,其后方附于跟结节;向前方展开分成五支,分别与相应各趾的屈趾肌腱鞘和跖趾关节侧面相融合;跖腱膜又向深面发出两个间隔,分别附着于第1、5跖骨,对维持足弓起着重要作用。跖腱膜如缩短,可使足弓弧度增大而成高弓足。

10. 跟腱 由腓肠肌和比目鱼肌组成,向下止于跟骨。由于腓肠肌腱的旋转,在做跟腱延长术时,在近侧宜切断内侧2/3,在远侧宜切断外侧2/3。

第二节 病因病理

先天性马蹄内翻足的病因很难确定,可能与下列因素有关:足在子宫内的位置不佳、发育异常;原发性骨骼、肌、纤维组织发育异常;神经、血管发育异常等。

表4-17-2-1 先天性马蹄内翻足肌挛缩一览表

肌名	起点	止点	作用
胫骨后肌	小腿骨间膜及邻近骨面	足舟骨及楔骨跖面	跖屈内翻足
胫骨前肌	胫骨外侧髁及体外侧面	第一楔骨及第一跖骨底	伸踝关节、内翻足
三头肌(跟腱)	股骨内外侧髁	跟骨结节	屈小腿、足跖屈
跗长屈肌	腓骨下部后面	跗趾远节趾骨底	跖屈内翻足及屈趾
趾长屈肌	胫骨中部后面	第2~5趾远节趾骨底	跖屈、内翻足及屈趾
跗长伸肌	腓骨体下部	远侧趾骨背面	伸踝、伸趾、内翻足

先天性马蹄内翻足的畸形表现为足内翻、内收、足跟内翻、踝与距下关节跖屈,故呈马蹄内翻畸形,有时合并高弓、仰趾等畸形。这些畸形的形成,有诸多组织参与,其中有骨、肌、韧带、关节囊等,它们各自的变化组合,使畸形十分复杂。

一、骨组织的病理改变

距骨向内侧、向跖侧偏斜。正常距骨颈轴线与距骨体长轴的交角为150°~155°,而马蹄内翻足时为115°~135°。距舟关节的距骨面偏向内侧和跖侧,舟状骨向内、向跖侧移位更大，导致距舟关节脱位。距骨的下关节面向内倾斜，舟状骨与骰骨及跟骨三者一起，在距骨下方向内面、跖面转移，使距骨、跟骨的正常交叉位置变为平行位置。由于距骨向内、向跖面倾斜，跟骨也随之内翻下垂，并内旋。但骰骨、楔骨和跖骨基本正常。

二、软组织的病理改变(表 4-17-2-1)

主要表现是足内侧的肌、韧带和关节囊均发生不同程度的萎缩和挛缩。在表中所列各肌是先天性马蹄内翻足中挛缩最重的肌，尚有踇收肌、踇短屈肌、趾短屈肌也因废用而有一定的挛缩。

三、韧带改变

足内侧和后侧的韧带，如跟腓韧带、后胫腓韧带、三角韧带、胫舟韧带、跟舟韧带等发生挛缩。足的跖腱膜挛缩可产生足高弓和第一跖骨头下垂。

四、关节囊改变

足内侧和后侧的关节囊也发生显著改变，尤其是踝关节后关节囊和距舟关节囊明显挛缩。

第三节　临床表现与诊断

一、病史

出生即可发现。

二、临床分型

临床可分为以下几型(图 4-17-3-1)。

1. 松弛型　畸形较轻，足跟和小腿均接近正常，被动外翻可矫正畸形。此型易矫正，矫正后也不易复发。

2. 僵硬型　畸形较重，足跟小、下垂、内翻均明显。冷眼看似无足跟，故称棒形足。前足内收、内翻；踝、跟内侧皮肤松弛，有明显的皱褶；凸侧皮肤较紧张，正常皮纹消失；小腿肌萎缩。

3. 高弓仰趾　马蹄内翻往往合并高弓和仰趾畸形。高弓者系足底韧带和跖腱膜挛缩所致；仰趾系长伸肌腱挛缩造成。

三、影像学检查

摄踝、足正侧位 X 线片。距骨和跟骨纵轴线交角之和称距骨总指数。正常为 40° 以上。先天性马蹄内翻足在 40° 以下，严重者可减少为 0°，即距、跟骨纵轴线平行，正常交叉消失。

四、鉴别诊断

应与可引起马蹄内翻足畸形的疾病相鉴别，如小儿麻痹后遗症、周围神经损伤、腓骨

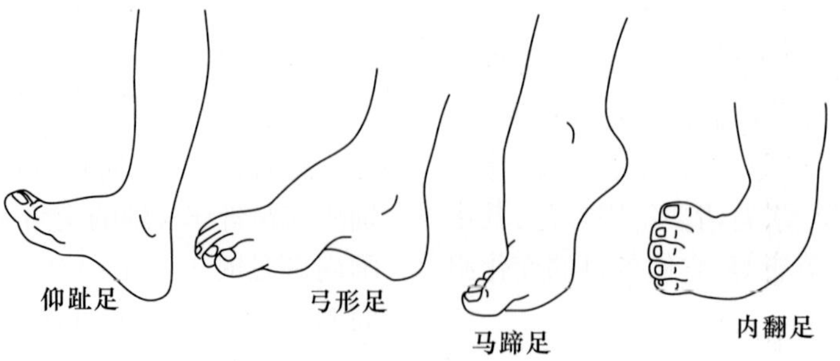

图 4-17-3-1

肌型营养不良等症。以上疾病，均有神经系统的运动或感觉的改变，而先天马蹄内翻足则无神经系统改变，因此，易于鉴别。

第四节　针刀微创手术治疗

一、适应证与禁忌证

先天性马蹄内翻足的治疗原则是越早越好，最好于生后立即开始。故先天马蹄内翻足均为针刀闭合型手术治疗的适应证。如经针刀数次治疗无效者，可改行手术治疗。

二、体位

仰卧位，踝下垫枕，患足外翻，使足、踝内侧面术野开阔。

三、体表标志

1. 内踝　位于胫骨下端内侧皮下，可以清楚看到和摸到。

2. 距骨头　在足内翻时呈圆形隆凸，在外踝前方约 25mm 处可摸到。

3. 跟骨载距突　在跟骨内侧的隆起，在内踝下方约一横指处可扪及，为跟周足底韧带或弹性韧带的附着处。

4. 跟结节　为跟骨后方的隆起处，其内侧突较大，有蹈展肌、短屈肌附着。跟腱附着在跟结节的内侧。

5. 舟骨粗隆　在足内侧，内踝前下方 25~30mm 处，相当于足跟后面与趾根部连线的中点，可触及。此粗隆的稍后方为距舟关节。当足跖屈、内翻时，在内踝前尚可摸到距骨颈及头。

四、定点（图 4-17-4-1）

1. 内踝尖前缘中点

2. 内踝尖后缘中点　以上两点松解三角韧带，矫正内翻畸形，为主要松解点。

3. 足底跟结节点　此点系为松解跖腱膜与足底长韧带，矫正高弓畸形。

4. 长伸肌腱止点　即远侧趾趾骨基底背面或其韧带的全长均可定点，矫正仰趾畸形。

5. 跟舟足底韧带点　定点于舟骨结节

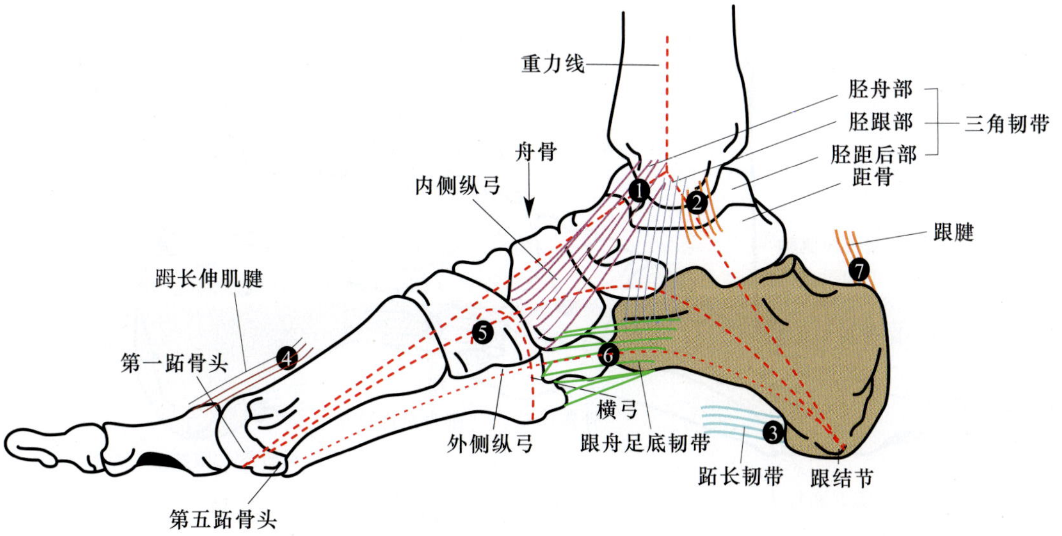

图 4-17-4-1

的前方1点,松解跟舟足底韧带。

6. 跟腱点 定点于跟结节后内侧,跟腱止点稍上1点,松解、延长跟腱。

7. 各挛缩肌点 依矫正后具体病情而定,在纠正畸形时张力最大处即是进一步的松解点。

五、消毒与麻醉

婴幼儿局麻要注意药量和浓度。

六、针刀操作(图4-17-4-2)

1. 内踝尖前缘中点 刀口线与足纵轴平行,刀体与皮面前下方呈70°~80°角,快速刺入皮肤,直达内踝尖前缘骨面。调转刀口线,使其与内踝尖前缘平行。沿内踝尖前缘骨面,向上、向下依次切开三角韧带的胫舟部及部分胫跟部。其切开的程度要视畸形的程度而定,可先切开2~4刀,再予疏通、剥离,刀下有松动感后出刀。

2. 内踝尖后缘中点 刀口线与足长轴平行,刀体与皮面下后方呈70°~80°角,快速刺入皮肤,直达内踝尖后缘骨面。调整刀口线与内踝尖后缘骨缘平行,切开踇三角韧带的胫距后部和胫跟部的后侧部分。可先切开2~4刀,再予疏通、剥离,刀下有松动感后出刀。

3. 足底跟结节点 此点为松解跖腱膜和足底长韧带。刀口线与足底纵轴平行,刀体与皮面垂直,快速刺入皮肤,直达跟骨结节骨面。调转刀口线90°,与足底韧带纤维呈垂直状态。提起刀锋,沿跟结节前缘骨面切开跖腱膜和足底长韧带4~6刀,纵横疏通、剥离,刀下有松动感后出刀。在操作中,最好有助手帮助,将患足始终固定于背伸状态,以便针刀松解时可以明确感觉到松解的效果。

4. 长伸肌止点 在趾基底节背面,可见挛缩的长伸肌腱紧张的绷起。可选择应用各种肌腱松解法做肌腱延长术(请参阅总论篇)。

5. 跟舟足底韧带点 刀口线与足纵轴平行,刀体与皮面垂直,快速刺入皮肤与皮下组织,直达跟结节骨面。调转刀口线90°切开足底长韧带3~5刀。刀下有松动感受后出刀。

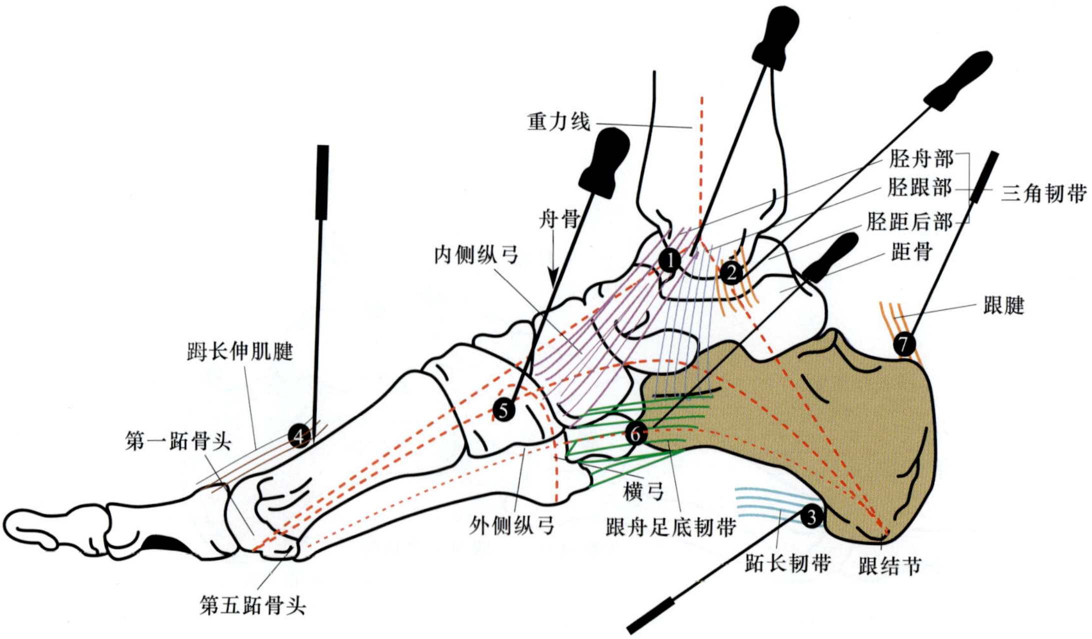

图4-17-4-2

6. 跟腱点　以跟腱内侧半为中心，做横行或斜行（下内上外）方向切开剥离，延长跟腱。

7. 各挛缩肌松解点　依挛缩情况而定，并做相应针刀松解操作。

七、手法操作与固定

在针刀松解的操作中，时时做足外翻程度的试验，可判断松解是否达到要求。但松解不应过分。松解术后，应以手法继续给予矫正。其手法矫正的方式则依医生所熟悉的方法处理即可。然后，依病人内翻、挛缩和足僵硬的程度选择适当的固定方式固定（如粘膏固定、夹板固定、石膏固定等）即可。固定时间至少 1 个月。

第五节　注 意 事 项

1. 要正确判断畸形的类型和程度，施以相应的矫正术，方能取得较好的疗效。

2. 针刀治疗点的设计十分重要，除三角韧带的松解外，还须松解高弓足点、仰趾足点。如果所有各点松解后仍不足以矫正畸形时，应继续松解其他挛缩肌点。

3. 针刀操作的松解程度需要认真考虑，边做边试是个好办法。

4. 适当的固定是保证治疗效果的重要条件，所以不能忽视。

附：麻痹性高弓仰趾马蹄内翻足

麻痹性高弓仰趾马蹄内翻足是小儿麻痹症后遗症的一种。除运动障碍外，其畸形表现与先天性马蹄内翻足（可有高弓仰趾）的表现完全一样。过去，治疗的基本方法是肌腱替代手术。这种手术是以牺牲一条或几条正常的肌腱为代价，换取矫正某些畸形的效果，有时疗效并不理想。曾遇几例儿童和少年的病例，应用针刀松解术加石膏托或夹板固定取得了较好的疗效。该方法简便易行，无痛苦，故病人及家属均较满意。

目前，由于小儿麻痹症的预防接种长期普遍实行，此类病人已十分罕见。故只做简单提示。小儿麻痹后遗症所致高弓仰趾马蹄内翻足畸形的矫正与先天肌性马蹄内翻足的治疗完全一致。但由于该病的本质是麻痹，所以它不可能达到先天性马蹄内翻足所收到的疗效。具体方法请参阅先天性马蹄内翻足章节。

（卢党荣　王建秀　庞继光　撰写）

第十八章

跗骨窦高压症

跗骨窦高压症也称跗骨窦综合征。跗骨窦是一个陌生的名称。其实,此病十分常见。有人认为本病的实质是距骨下关节轻度不稳所致,其病理改变包括窦内软组织瘢痕和退行性变。然而,在临床的实践中发现,这种病是跗骨窦内的内压增高的结果。只要内压降低,疼痛会很快减轻或消失。而在临床上,很多医生往往将此病诊断为软组织损伤,并以"休息休息就好"的方式处理,其结果是,小病却带来绵延不休的痛苦。针刀闭合型手术疗法对跗骨窦高压症的治疗,既简便,疗效又十分突出,故予推荐。

第一节　相 关 解 剖

一、距下关节(图 4-18-1-1~3)

距下关节由距骨体全部、距骨颈一部分及跟骨前 2/3 构成,位于跟骨稍前。在跟骨前 1/3 部的内侧有一个小关节面,为跟骨前距关节面;在它的后内侧与载距突的较大关节面(跟骨中距关节面)相续;中 1/3 关节面(跟骨后距关节面)的凸度向上,与前两个关节面向下凹进的情况恰恰相反。这三个关节面与距骨下端相应的关节面彼此相接,在中、后关节面之间,由距、跟两骨相接面的距骨沟与跟骨沟形成一条向外开口的漏斗形隧道称之为跗骨窦与跗骨管。

二、距骨沟与跟骨沟

距骨沟位于距骨下面的中后 关节面之间,由外踝的前下方向内踝的后下方走行。跟骨沟位于跟骨上面关节面的前内方;距骨沟与跟骨沟相对,由前外侧斜向内后侧,两沟相对组成跗骨窦。在沟的两侧,距骨与跟骨相关节。

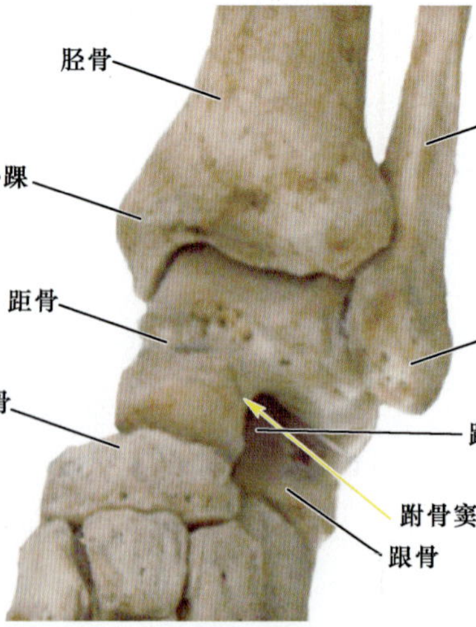

图 4-18-1-1

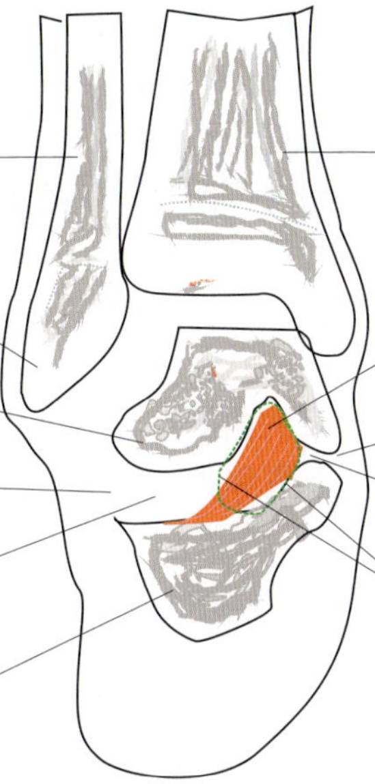

图 4-18-1-2

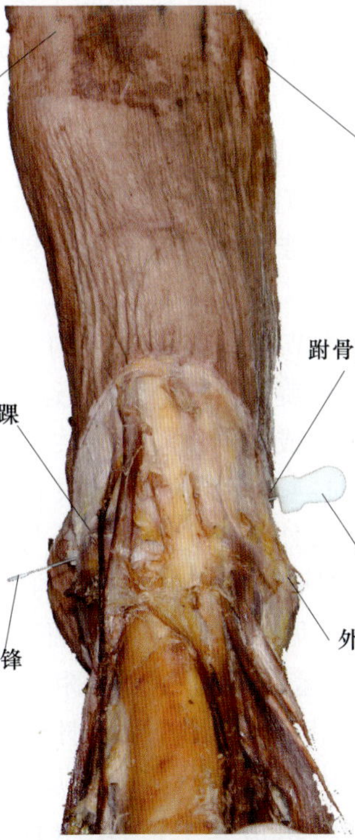

跗骨窦内外开口照

图 4-18-1-3

三、跗骨窦与跗骨管

跗骨窦是一锥形腔隙，位于足外侧面距骨颈与跟骨前外侧面之间。其界限是底为跟骨上面，恰在跟骰关节面后方，内界为距骨颈，上界为距骨体，外界为距骨外侧突。跗骨窦的四壁不规则，骨壁有许多血管孔。跗骨窦的外侧开口位于外踝的前下方。跗骨管为跗骨窦向后内侧缩窄形成的管，开口于跟骨载距突后方，即内踝的后下方。管长15~20mm，宽3~5mm，高10~15mm。其管的前界为距跟舟关节后壁，后界为距下关节囊前壁，顶为距骨沟，底为跟骨沟。

跗骨窦和跗骨管的长轴与跟骨外侧面形成约45°角。窦和管的容积为10ml。在这狭窄的间隙中，紧密配列着一些韧带、结缔组织和血管。韧带有距跟骨间韧带、颈韧带、跗骨管韧带和伸肌下支持带的三个根。

跗骨窦外侧的开口较大，但内侧的开口甚窄，恰在内踝之后下，即载距突之下。窦内除有跟距骨间韧带外，还含有脂肪垫、距跟关节滑膜，并常有一滑膜囊。骨窦内几乎被宽而坚强的距跟骨间韧带及脂肪组织所充满。

四、距跟骨间韧带(跗骨窦韧带)

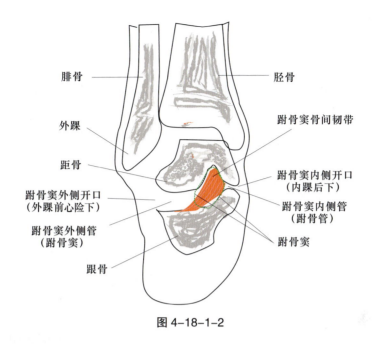

由许多坚韧的纤维束构成，起于跗骨窦

顶部,斜向外下方,止于跟骨后跟距关节面的前方,连接于距骨颈下外侧和跟骨上面之间,与跟距关节囊的前壁相移行。此韧带可防止足向后脱位。在足内翻时该韧带紧张,可防止足过度内翻。距跟前韧带位于跗骨窦开口的后侧,连接距、跟二骨之间。跗骨窦开口处,除皮肤、皮下组织外,没有其他肌组织覆盖。两韧带间有脂肪充填。距跟骨间韧带的内侧为一完整的纤维带,但外侧被含有血管和神经的脂肪垫劈为两半,在距跟骨间韧带与距跟前韧带之间有一个滑液囊——跗骨窦滑液囊。

五、距跟前韧带

亦称颈韧带。它是一强韧而具有弹性的韧带,平均长 1.96mm,宽 11.6mm,厚 2.8mm,宽为厚的 4 倍。此韧带完全位于跗骨窦内,但居关节囊外,连接跟骨上面与距骨颈下面。下方附于跟骨上面的颈嵴,恰在趾短伸肌的前方,向上内行,止于距骨颈下外面的结节,颈韧带与水平面成45° 角。此韧带易于弯曲,富有弹性,它的作用可限制足的内翻。

六、跗骨管韧带

位于跗骨管内,关节囊外,韧带平均长 15mm,宽 5.6mm,厚 1.6mm。外端附于跗骨管的底,纤维向内上行约 5mm;内端附于跗骨管的顶。跗骨管韧带的位置由于靠近距跟舟关节运动轴,因此,它对足的内翻或外翻起的限制作用很小或不起作用,主要维持距骨和跟骨在各种位置中的并列。

七、距跟斜束

此束外端与伸肌下支持带一道,附于跟骨上面上结节后方,向外行,外端与跗骨管韧带一道抵于跗骨管的顶。此束较小,功能意义不大。

八、跗骨窦的血液供应

足部动脉铸型显示:足背动脉外侧发外踝前动脉,跗外侧动脉发跟外侧动脉,腓动脉远端发腓动脉穿支,腓动脉穿支的降支与外踝前动脉、跟外侧动脉在跗骨窦处吻合,供应跗骨窦的血液。

九、距跟关节的生物力学作用

距跟骨间韧带将距下关节分为两半,其两面均覆盖有滑膜,在滑膜的后面形成小的上、下隐窝和前面的隐窝。由于距跟骨间韧带有较多的神经末梢,对后足有重要的生物力学作用。因为,距跟骨间韧带正位于小腿负重轴线的延长线上,在距下关节的每一个运动中均起重要作用,承受着牵引和扭转的应力。足外旋时紧张,足内旋时松弛。跟腓韧带、距跟骨间韧带及窄小的距跟外侧韧带对距下关节的稳定性特别重要。可以说,所有这些韧带都要对距跟骨间韧带起保护作用。

距跟关节与距跟舟关节均可做一定范围的滑动和旋转运动。但在运动时,两个关节共同形成联合关节,沿共同的运动轴(图 4-18-1-1 箭头示)贯穿跟骨后面与距骨颈上面和外侧面之间,跟骨与舟骨连同其他全部足骨,在距骨上做足的内、外翻运动。由此可见,距骨在内、外翻运动中是中心;而内翻运动时主要是受距跟骨间韧带外侧部的限制。因此,距跟骨间韧带可防止足过度内翻。但从另一角度去看,如有过度内翻的损伤发生,则距跟骨间韧带则最易造成损伤。

第二节 病因病理

跗骨窦综合征的产生,一般认为是距下关节的轻度不稳所致。其实,主要是损伤的结果。如踝关节的各种扭、挫伤,尤其是足的内翻损伤最易引起。跗骨窦内韧带损伤后则产生滑膜炎、脂肪垫增厚等炎症；而后，损伤的组织则可产生瘢痕。由于炎症和血液循环障碍，特别是静脉回流受阻，使跗骨窦内压明显增高，从而产生了一系列症状和体征。而当施以针刀微创手术后，即将跗骨窦切开几刀之后，其疼痛就消失了的事实证明，跗骨窦综合征的产生，根本不是距下关节不稳，而是跗骨窦内高压所致。所以，本书将此病称之为“跗骨窦高压症”。

第三节　临床表现和诊断

一、病史

可有外伤史，如踝关节扭伤、挫伤等病史。而绝大部分病人是无外伤史的。此病往往是慢性、积累性损伤所致，如汽车司机就常患此病。

二、疼痛

患肢踝关节外侧、外踝前下方疼痛，走路多时则有疼痛发生。疼痛向足趾放射，小腿不自主地抖动。跗骨窦封闭可使疼痛缓解。曾遇几位汽车司机患此病，主诉为踩刹车时外踝下疼痛，因脚不敢踩刹车而不得不休息。

三、放射痛

其疼痛可向足部放射，同时小腿可发生不自主的抖动。

四、感觉异常

小腿部常有异常感觉，如发凉、发热、酸困、乏力等。

五、跛行

个别病人疼痛较重者可出现跛行。

六、固定性压痛

跗骨窦开口处，即外踝前下的凹陷处有显著的压痛。有时在此点的周围也有较轻的压痛，可能系踝关节周围的韧带亦有损伤所致。检查时，病人可坐或卧于检查床上，患肢放于自然体位。检查者，手食指放在外踝前缘，当手指轻轻地推向足底时，可触摸到一凹陷，即为跗骨窦外踝部的开口。如令趾短伸肌放松(即脚趾不上翘)，更易于触及。

七、试验性治疗

应用局麻药做跗骨窦局部封闭，疼痛症状应缓解或消失。

八、影像学检查(图 4-18-3-1)

1. X线片　应摄踝关节X线片，除外骨关节疾病。

2. MRI检查　可见跗骨窦病变包括跗骨窦和管韧带撕裂，合并外侧副韧带撕裂的异常MRI表现。其他跗骨窦综合征的表现包括弥漫的纤维化改变、滑膜炎的弥漫浸润(T_1加权像上呈低信号和T_2加权像上呈高信号)和多发性滑膜囊积液(T_2加权像上呈高信号)。胫后韧带撕裂也可见于跗骨窦综合征。

九、鉴别诊断

此病诊断比较容易，也不易与其他疾病相混淆。但应注意踝关节的各韧带损伤的鉴别诊断。

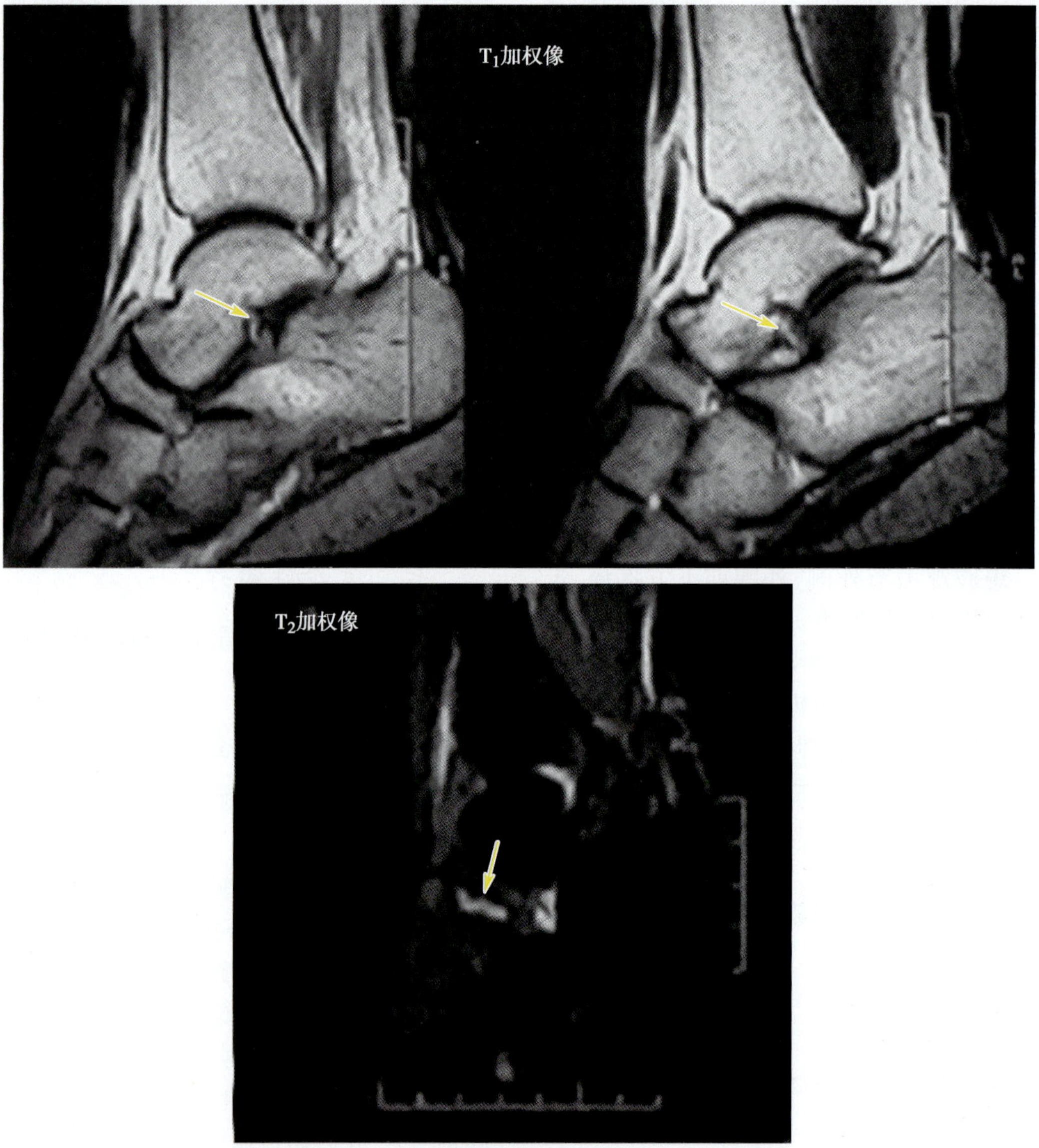

图 4-18-3-1

第四节 针刀微创手术治疗

一、适应证与禁忌证

此病变范围不大，对病人的侵袭很小，不管病人的条件如何都是可以进行治疗。

二、体位

仰卧位，患肢呈内旋状，足跟稍上部垫一薄枕，使外踝部暴露良好。

三、体表标志

1. 外踝　腓骨下端为外踝，可以清楚看到，也可扪得它的周围形态。外踝呈锥形，窄而长，比内踝小。外踝尖比内踝尖低约10mm且偏后约10mm。

2. 跗骨窦口　外踝前下方，即外踝前缘斜线的中上1/3交界处的前方皮肤皱褶上。表面上看，该处虽看不见凹陷，但深压之则有明显的凹陷，该处便是跗骨窦的外口。

四、定点（图 4-18-4-1）

1. 定于跗骨窦外口处1点。

2. 定于跗骨窦内口处1点。如果病人疼痛位置在内踝后下部位较重，亦可在该处定点。因为该处管道较细小，进刀相对困难。该类病人亦可从外踝前下点进针刀进行治疗，疗效是相同的。

五、消毒与麻醉

皮肤常规消毒，戴手套，铺无菌巾，局麻后行针刀治疗。局麻药可注入跗骨窦内。

六、针刀操作（图 4-18-4-2~3）

刀口线与足纵轴平行，刀体与皮面垂直。

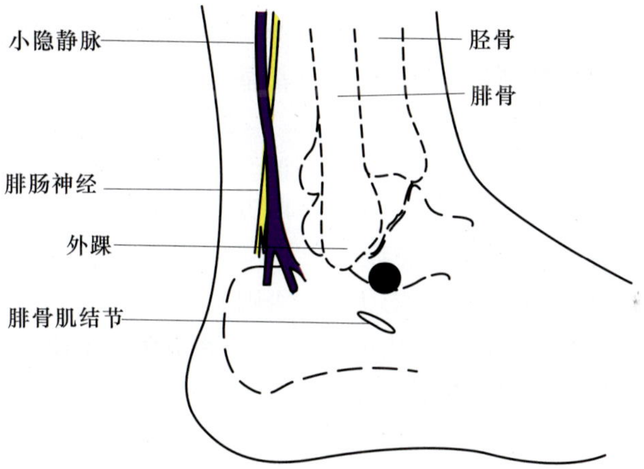

图 4-18-4-1

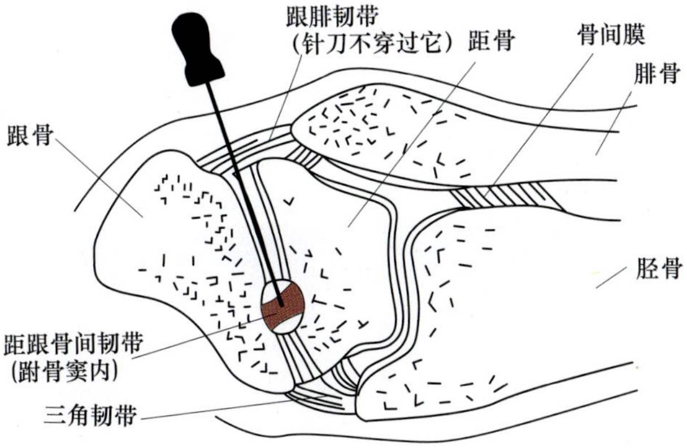

图 4-18-4-2

快速刺入皮肤，通过伸肌支持带和距跟外侧后韧带，继续深入至跗骨窦内。在进入窦口时，有阻力感处为窦口的筋膜，应多切开几刀，使窦口开放。继续向内深入，切开窦内组织，如脂肪组织、滑液囊组织等，再予纵行疏通、横行剥离，使窦内增高的压力与无菌性炎症渗液得以降压和内引流。

七、手法操作

术者将患肢踝关节内翻数次即可。

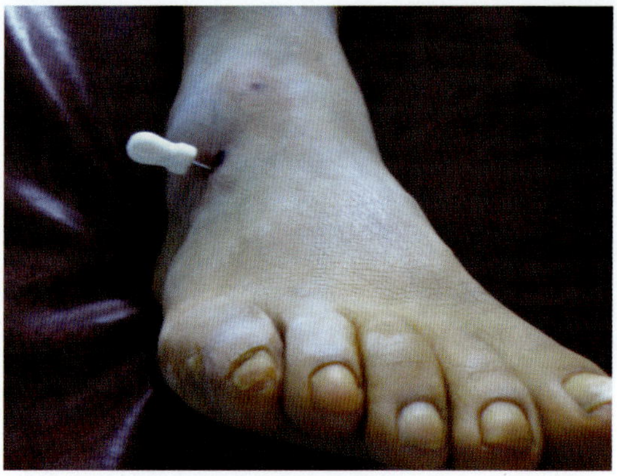

图 4-18-4-3

第五节 注意事项

1. 第一例跗骨窦病人是一位汽车副司机。男，三十岁，右脚外踝部痛痛。经检查，外踝前下方的凹陷处有明显而局限的压痛。经针刀治疗第三天症状消失。经查证，该病是跗骨窦综合征。为什么切几刀就好了？原因很简单，跗骨窦损伤后，出现无菌性炎症，充血水肿，形成窦内无菌性炎症，高压状态无法解除，导致窦内高压。针刀切开后，窦内高压得以释放，炎症得到消除，所以该病能够痊愈。多年来，患有这种疾病的病人，绝大部分都是一次治愈。

2. 此处无重要组织器官，无危险性可谈。但可有周围处的其他损伤与之相混淆，所以必须将病变找准，否则治疗无效。

3. 切开应到位，刀必须进入跗骨窦内，否则无效。

（卢党荣　王建秀　庞继光　撰写）

第十九章

跟痛症

跟痛症是使一个病人备受痛苦的疾病，尤其是夜间更加显著。有的人合并有跟骨刺，故按跟骨刺反复治疗也未能取得疗效。因为跟痛症与跟骨刺本不是一个病。何谓跟痛症？跟痛症是由于外伤、炎症、压迫、累积性损伤等造成跟骨血管痉挛、淤塞等原因，致局部血液循环障碍，引起骨内压力增高，进而引起骨内不同程度的破坏、局部骨质坏死、代偿性增生等病理改变，临床上以静息痛、广泛的跟骨压痛、活动痛等为主要表现的综合征候群。应用Ⅱ、Ⅲ型针刀进行骨内减压，收到很好的疗效。

第一节　相关解剖

跟骨(图4-19-1-1)　跟骨为最大的足骨，近似长方形，位于距骨的下方，主要由松质骨组成。跟骨后部肥大的部分称跟骨体，跟骨后方突出的部分称跟结节。跟骨有上下、内外和前后六个面，与距、舟、骰骨形成三个关节面。后关节面的前侧有一深沟称跟骨沟，与距骨沟构成跗骨窦。

跟骨的血液供应来自足背动脉、胫后动脉、腓动脉及跗骨窦动脉。这些分支在松质骨内形成宽网眼状动脉网，关节面的下面尤其致密，在跟结节后部其动脉网的排列与骨小梁方向一致。

跟骨的三个关节各有其功能：

1. 跟距关节　具有前、中、后三个关节，司足内翻与外翻。

2. 距舟关节　亦具有内、外翻的功能，所以将两个关节合称为跟距舟关节。

3. 跟骰关节　有辅助足内、外翻的功能。

站立时，足主要有三个持重点，即跟结节、Ⅰ与Ⅳ跖骨小头，它们支撑着全身的重量。

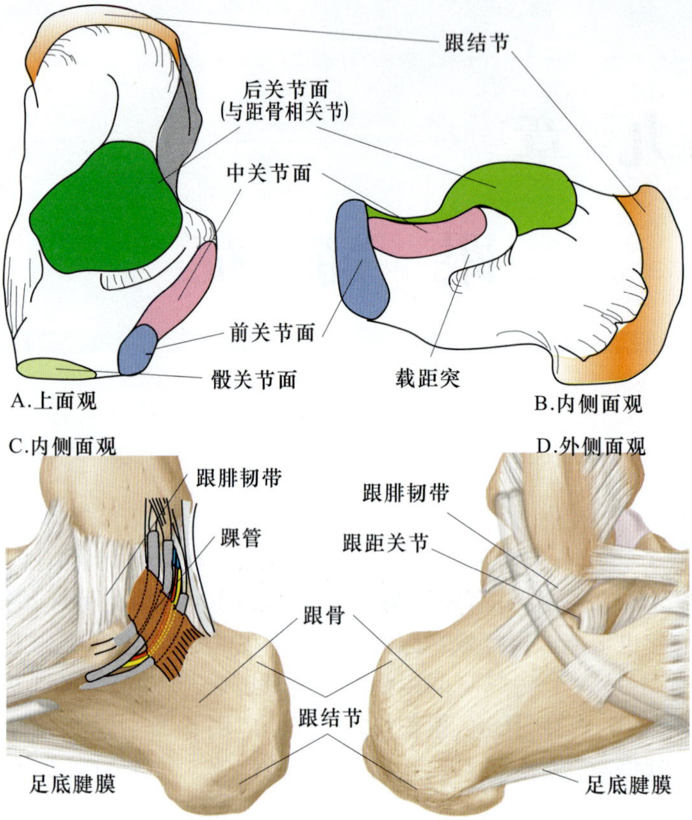

图 4-19-1-1

第二节　病因病理

正常跟骨主要由海绵样骨松质组成，髓腔内静脉窦很大。由于跟骨位于身体最低处，受重力影响，动脉血易注入，而静脉血回流困难。正常情况下，跟骨动、静脉血流平衡，骨内压恒定。随着年龄的增长，跟下脂肪垫的胶原纤维发生变性。由于长期受压或急性挫伤等因素，可引起纤维间隔破裂，造成出血；同时，脂肪外溢，跟骨的外周环境改变，跟骨内血液循环发生障碍，导致跟骨内压增高。由于跟骨皮质增厚，跟骨髓内静脉压亦随之增高。这些便是引起跟骨内压增高产生跟痛的原因。

通常，骨内高压多发生在负重大、活动差的下肢，由于下肢直接承受全身重量，剧烈运动或久站久立、直接冲击或压迫，跟骨成为直接受力点或力的转换点而使血管受压或损伤。压迫过久则局部代谢物堆积，引起血管痉挛；而血管损伤则导致血液循环障碍。病变初起时，动脉受到的影响较小，而主要的病理改变是静脉回流障碍。因此骨内组织间液集聚，导致骨内压增高。此时，如能及时解除压迫与损伤，得到及时修复，血液循环恢复正常，则不至造成骨质永久性破坏；若损伤或压迫持续不能解除，则跟骨内压将继续增高。有研究认为，骨犹如一个密闭的腔室，骨皮质是坚固的外壳，骨内血管则如通过腔室而又不直接开口于腔室的软管，骨髓组织压力增高则压迫血管壁，增加了血管的外周阻力，降低血流量，进而引起骨髓内组织水肿，因而骨髓内压力进一步增加，形成恶性循环。这便是跟痛症的发病机制。

第三节 临床表现和诊断

跟痛症可单独存在，但它常跟骨骨刺合并存在(图 4-19-3-1)。

跟痛症症状较重，其疼痛为持续性，休息不仅不能减轻，反而有增重趋势，夜间尤重，休息痛(或称静息痛)是其突出的特点。轻时，肢体抬高，经过 1~2 周休息可能得到缓解。同时，此症的压痛也有其特殊之处，即在跟骨的内侧、外侧、跖侧等整个跟骨均有压痛存在，并有叩击痛。这也是区别于跟骨刺的主要之点。正因为有此区别，故认为此病与跟骨刺无关，是一个单独存在的疾病。

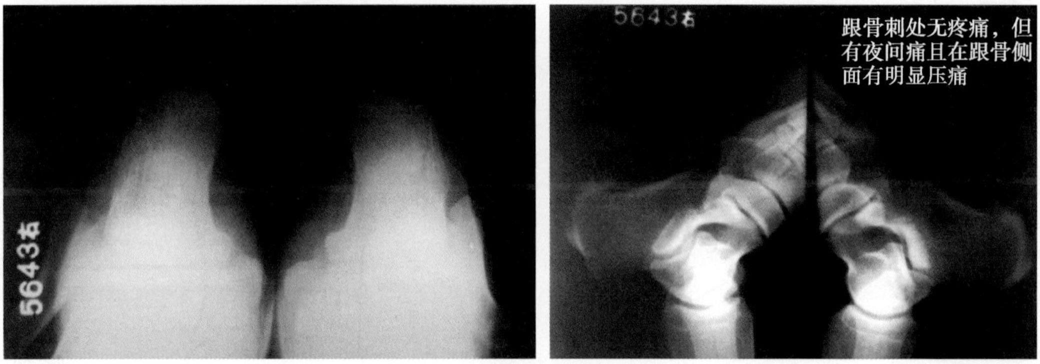
5643右
5643右
跟骨刺处无疼痛，但
有夜间痛且在跟骨侧
面有明显压痛

图 4-19-3-1

第四节 针刀微创手术治疗

一、跟骨减压原理

有学者(1982)已经发现，对“跟骨内高压症”施以钻孔减压术后，骨内高压下降，原来由于骨内静脉淤滞而不显影的跟骨内外静脉重新显影，并有新的回流通路，这在术后 3~9 个月随访复查骨内静脉造影时已经证实。说明骨内减压术确实可解除骨内静脉淤滞。因此，可以说核心减压术可阻断骨内缺血，并能阻断骨坏死过程中的恶性循环。

二、适应证与禁忌证

确诊为跟痛症无全身和局部禁忌证者，均可做跟骨骨内减压术治疗。

三、体位

侧卧位，患侧在下(在跟骨内侧面进刀)，健侧腿呈半屈曲位，体位要稳定舒适。如在跟骨外侧面进刀则采取相反的体位。

四、体表标志

1. 内、外踝尖　此骨性标志可以清楚辨认。

2. 跟骨结节　即跟骨的最低点的增高处。

五、定点(图 4-19-4-1)

跟骨骨内减压术可在跟骨外侧面或内

侧面定点，各有优点。作者常以跟骨外侧面定点，认为操作方便、比较安全。其方法有二：一是X线下直接定位法。此法简单而准确，不必多述。二是摄片定点法。此法是先在跟骨外侧面以甲紫做好标记，在标记处再固定好金属物，摄跟骨侧位像。按照片上的标记做骨穿孔减压定点，一般定3~4点，最多6点。

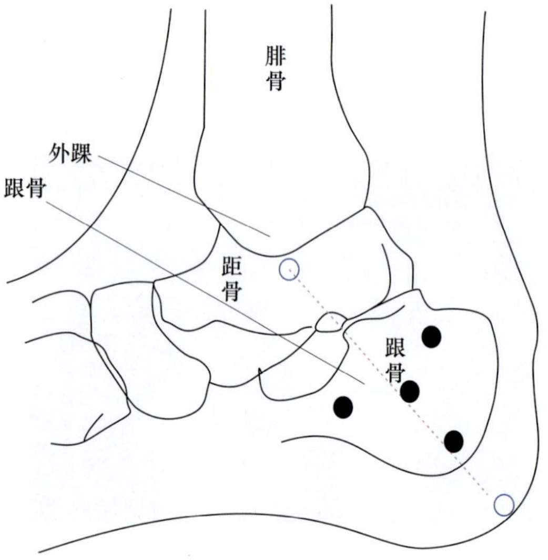

图 4-19-4-1

1. 中心点　在外(或内)踝尖至跟骨最低点连线的中点处定为中心点。

2. 四周点　以中心点为圆心，以10~15mm为半径画一圆，取其等分的三点作为周围部各点(共计定4点)。

六、消毒与麻醉

皮肤常规消毒，要求足部全部消毒。铺巾，要求与骨科一样的严格。

局部麻醉要充分，骨膜亦要麻醉。只有这样才能保证骨内减压术无痛。

七、针刀操作(图 4-19-4-2~3)

跟骨骨内减压应用Ⅱ、Ⅲ型针刀操作。

在跟骨外侧面进刀，刀口线与足纵轴平行，刀体与皮面垂直，快速刺入皮肤，直达骨面。然后可用扭转的方式将针刀送入骨质内。当刀进入骨髓内时应有落空感。为省力省时，可用骨圆针(ϕ=3mm)和骨钻操作之，更为方便。钻孔时切勿伤及对侧的血管、神经。关键之点在于不穿透对侧骨皮质，一旦有落空感即马上停止进刀(或克氏针)。各点均以同法操作，应放出骨髓液10~20ml。术毕，创口以厚敷料包扎。

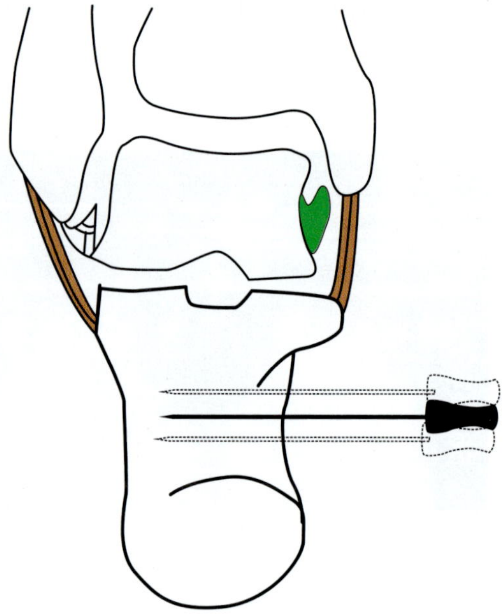

图 4-19-4-2

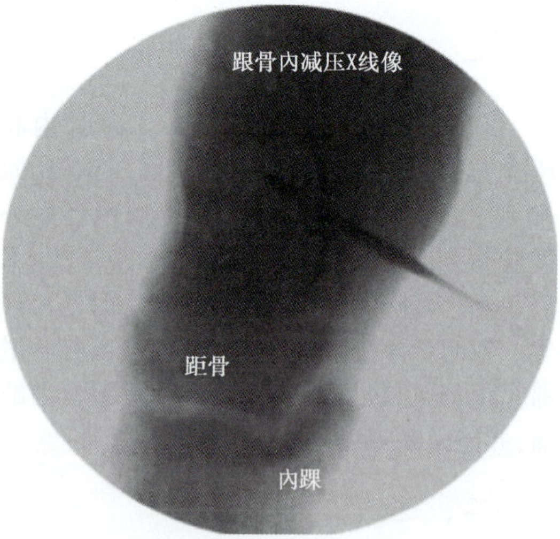

图 4-19-4-3

八、手法操作

无需手法操作。

九、术后处理

在做跟骨内钻孔减压后,应注意术后有无刀口出血。除良好的包扎外,还要患肢抬高,并作下肢肌的静力锻炼。24 小时后更换敷料。当即可步行活动,3 周内禁止剧烈活动。

第五节 注 意 事 项

1. 诊断一定要正确,否则不会取得治疗效果。

2. 消毒一定要严格,保证无菌操作。要做好局麻,要将骨膜充分麻醉,保证无痛。

3. 一般设计为 4 点,如果 1 次减压疗效不佳,再做骨内减压时可设 4~6 点,一点为中心,其余 5 点呈圆周排列,以保证手术的疗效。

4. 治疗点选在跟骨内侧面时,一定要摸清胫后动脉。该动脉的搏动是清楚的。要画出动脉的走行记号。治疗点选择外侧面时,比较安全,此处无重要神经、血管走行;但对侧则有较多的血管和神经,要注意避免神经、血管损伤。

(卢党荣 王建秀 庞继光 撰写)

第二十章

踇外翻与踇囊炎

踇外翻是踇趾极度向足中线内收，合并第一跖骨内翻的畸形性疾病。而踇外翻后，由于长期摩擦而致踇滑液囊（简称踇囊）炎，故两病往往合并存在，发病者较多。除手术之外，尚无其他有效方法治疗，是一个医疗上的难题。针刀闭合型手术治疗踇囊炎、踇外翻也取得较好疗效。

第一节 相关解剖

一、踇趾跖趾关节

踇趾跖趾关节面由第一跖骨头的凸形关节面与第一节趾骨底凹形关节面共同形成。关节囊背侧为伸肌腱所加强，两侧为扇形侧副韧带，跖侧为连接跖骨头与第一节趾骨的韧带所加厚，与跖深横韧带相融合，横行连接各跖骨头。在关节囊跖面，踇长屈肌腱位于内、外侧籽骨形成的沟内。以后向远侧止于远节趾骨底。籽骨位于踇短屈肌腱内，将此肌腱分为两部分，分别经籽骨止于第一节趾骨底的内、外侧跖面，与跖侧关节囊相融合。踇短屈肌内侧腱与踇展肌相融合，其共同腱与内侧籽骨相关。

二、与踇趾及跖趾关节相关的肌（图 4-20-1-1）

足部，尤其是足底部肌如手部一样复杂。此处仅就与踇趾有关的肌做一简述。

1. 踇长伸肌　止于踇趾末节趾骨底，有伸踇趾、足背屈和趾内翻的作用。

2. 踇短伸肌　止于踇趾近节趾骨底，有伸踇趾的作用。

3. 踇长屈肌　止于末节趾骨底，有足跖屈、踇趾跖屈的作用。

4. 踇短屈肌　止于踇趾近节趾骨底，有屈踇趾的作用。

5. 踇展肌　止于近节趾骨底及内侧籽骨，可外展和微屈踇趾。

6. 踇收肌　起点有两个头：斜头起自跖长韧带、腓骨长肌腱、第 3 楔骨和第 2、3 跖骨底，横头起于第 3~5 跖趾关节囊。止于踇趾近节趾骨底及外侧趾骨。在踇外翻的治疗中，踇收肌横头是关键部位。

三、踇趾外翻角（图 4-20-1-2）

正常人踇趾、趾跖和趾间关节中立位时，外翻角为 0°。踇趾伸直时，跖趾关节可跖屈

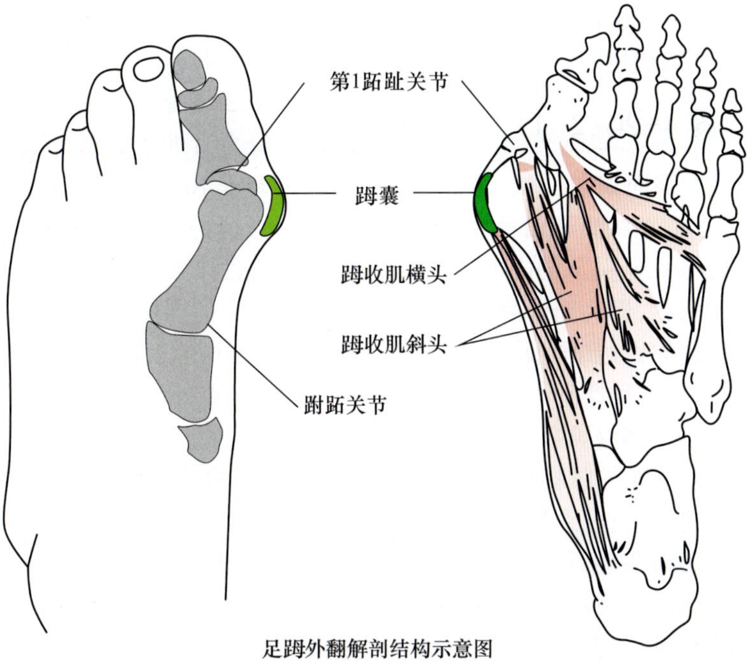

足踇外翻解剖结构示意图

图 4-20-1-1

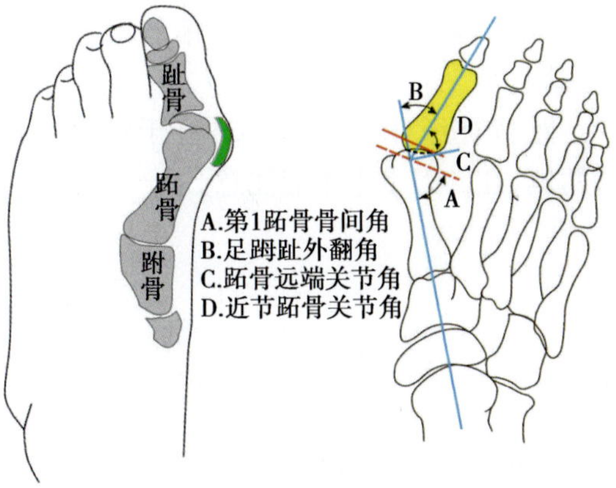

图 4-20-1-2

35°，趾间关节可跖屈 60°，踇趾外翻倾斜度为 14°~15°，小于 15° 为正常。踇趾跖趾关节被动屈曲可达 90°，但主动屈曲仅为 35°，被动背伸范围极小，主动背伸几乎不存在。

在踇趾跖趾关节的内侧有一个小的滑液囊称为踇囊，穿鞋不合适或其他摩擦等刺激可引起滑液囊炎。

第二节　病 因 病 理

一、病因

踇外翻均合并第一跖骨内翻。解剖学发现，胫骨后肌有一条腱带与踇短屈肌和踇收肌相连，成为形成这一畸形的原因之一。

穿尖头、瘦型鞋挤压踇趾跖趾关节，促使踇趾外翻。特别是穿高跟鞋更易发生。在穿高跟鞋走路时，足前部受力最大，踇趾被挤向外侧，促使本病加重。如长期处于站立状态，使足横弓减小也是病因之一。

踇长伸肌和踇收肌挛缩使趾畸形逐渐加重，致使第一趾骨与第一跖骨头的外侧形成关节，第一跖骨头的内髁突出，与鞋帮摩擦而出现摩擦囊，其外有增厚的胼胝。这一隆起，包括跖骨头内侧、滑液囊和胼胝统称之为滑液囊炎。本病有明显的遗传倾向，约占50%。

二、病理（图4-20-2-1）

由于蹞趾强度挛缩而偏向外侧，足横弓变宽下陷，前半足增宽，蹞趾离开跖骨纵轴线向外做高度倾斜，第1跖趾关节的内侧隆起，形成一个隆起的球状物，即为蹞外翻。而在鞋帮的压迫与摩擦下可发生蹞滑液囊炎。在站立位时，趾远端不能被动摆到与第1跖骨头呈直线的位置上，说明蹞收肌挛缩。

第1跖趾关节关节囊与肌腱均短缩，内侧的关节囊与韧带则被拉长，致使第1跖骨头脱出关节，其上的软骨发生纤维变性，并有骨赘形成，因而形成骨关节病。足的内在肌发生紊乱，出现前跖骨痛。摩擦囊易于发炎，可出现局部红、肿、热、痛，甚至化脓。蹞外翻畸形增重，处于第2趾的跖侧，顶起第2跖骨，形成锤状趾。

蹞趾和第1跖骨内翻的力学原理是蹞趾内、外侧拉力不平衡所致，是维持第1趾骨、蹞趾及第1跖趾关节正常解剖位置的应力发生变化所致。蹞长伸肌、蹞长展肌、蹞短屈肌外侧头呈弓弦状紧张，止于蹞趾近节趾骨近端的蹞收肌挛缩等形成一种蹞外翻的拉应力。第1、2跖骨轴线的夹角正常小于10°，这种拉应力有助于使第1跖骨产生内翻，使内翻角大于10°。在有先天第1跖骨内翻的情况下，这种拉应力会使蹞外翻更加严重。从另一方面来看，蹞展肌是唯一能对抗外翻的拉应力。但即使此力不弱（它的肌力毕竟有限），也不可能有力地对抗蹞趾向外偏移的拉应力。当蹞外翻时，关节囊变得松弛，更无力拮抗蹞外翻。另外，足横弓在蹞外翻时明显减小，足的弓背降低，因此，足的承重中心外移，使第2、3跖骨头下陷。

另一种病变是关节偏斜与半脱位。蹞收肌的横头起于第3~5跖趾关节囊；止于蹞趾近节趾骨底及趾骨外侧。该3束蹞收肌横头在关节偏斜与半脱位畸形中起重要作用，当然在蹞外翻的治疗中，也起着重要的作用。蹞趾腓侧籽骨向外脱位及跖趾关节跖外侧结构挛缩是造成这种偏斜的另一主要原因。

趾背神经（图4-20-2-2）行于趾蹼与趾背两侧，在针刀手术中应注意。

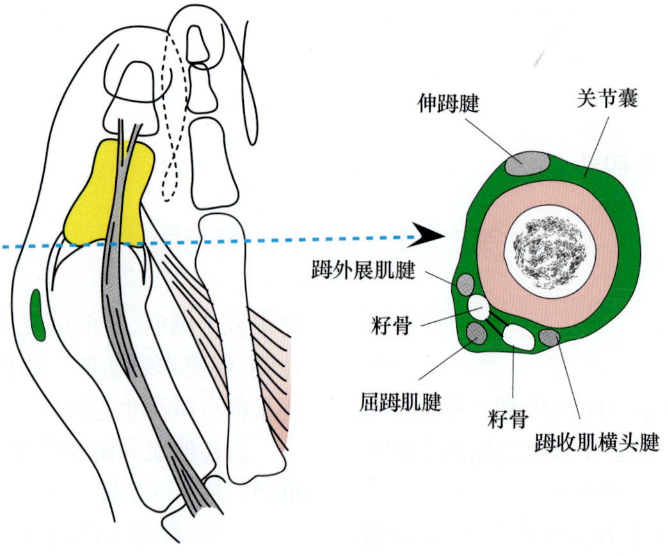

图4-20-2-1

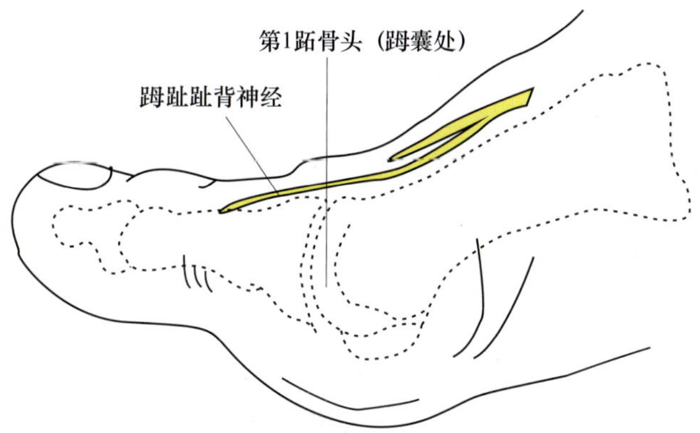

图 4-20-2-2

第三节　临床表现与诊断

一、病史

中老年常见，尤其是中年妇女最多见。一般无外伤史。

二、症状

一般畸形不大者无症状，畸形与出现症状并不平行。疼痛主要因踇滑液囊炎和胼胝所致。鞋不适脚而被挤压产生疼痛。当骨关节畸形形成以后，踇外翻可出现四组症状：①因压迫或摩擦而引起踇囊炎；②骨关节病将影响踇趾的关节活动；③已波及籽骨的骨关节病，将加重踇外翻的症状；④第 2、3 跖骨头下方皮肤可发生痛性胼胝。

三、体征

1. 局部畸形　踇趾远端关节固定角过大或趾骨间踇趾外展，为构成畸形的主要组成部分。踇趾内侧压迫性胼胝、踇趾趾间关节内侧面明显隆起及甲板向外偏斜则是踇趾和跖趾关节畸形的标志。

2. 第一跖趾关节活动范围　其正常活动范围为：背伸 70°~90°，跖屈约 30°，踇趾应达到全范围的活动度，但没有矢状面上的内、外偏斜活动。活动受限是关节内退变及骨赘凸起或关节周围结构挛缩的标志。

四、临床分度

根据踇外翻程度，临床上可分为三度。

Ⅰ度　踇趾与其他趾不发生挤压。

Ⅱ度　踇趾与其他趾发生挤压。

Ⅲ度　踇趾与第二趾发生重叠。

五、影像学检查

（一）X 线检查

要观察以下项目。

1. 软组织表现　由于有滑液囊炎存在，故可表现为跖趾关节的水肿、囊肿、钙化等慢性刺激征象和炎症改变。

2. 骨质表现　注意骨密度、骨皮质厚度和骨小梁的形态。可有骨质疏松、骨囊性变、软骨下骨化、普遍肥大及唇样骨赘，还有关节间隙变窄。

3. 踇趾外展角（图 4-20-1-2）　患足站立位（负重位）、背跖位 X 线摄片，测量第 1 跖骨长轴与近节趾骨长轴的夹角，正常踇趾外翻角 <15°，超过 15° 者为异常。

第 1 趾跖关节在 X 线上可表现为三种关系，即和谐关节、关节偏斜、关节半脱位：

（1）和谐关节：跖骨头关节软骨面与近节趾骨基底关节面平行。

（2）关节偏斜：表现是两条关节面划线在

关节外相交。

(3)关节半脱位:关节面两条划线相交于关节内。

4. 籽骨位置　踇趾与第 2 趾骨间的籽骨向外移位可造成腓侧籽骨明显力学优势,成为踇趾偏斜的主要致畸力。而跖骨头为圆形者最易发展为踇外翻畸形,但亦最易于复位。

5. 跖骨间角　第 1 跖骨偏离第 2 跖骨是踇趾外展外翻畸形时的一个最有意义的征象。第 1 跖骨间角 <9°(正常为 8°~12°)。当第 1 跖骨内翻,第 1、2 跖骨夹角大于 9°,即可诊断为踇外翻。

6. 趾骨远端关节角　正常 <15°。

7. 近节趾骨关节角　正常外翻角 <5°。

8. 跖骨内收角　跖骨与跗骨的位置关系正常范围为 8°~12°。此角增大表明足更易发展为踇趾外展外翻畸形。

踇外翻可根据外翻的情况分级、分度:

(1) 正常:外翻约 10°,无趾旋转,关节正常。

(2)轻度踇外翻:外翻角 <25°;

(3)中度踇外翻:外翻角 25°~40°;

(4)重度踇外翻:外翻角 >45°。

(二) 鉴别诊断

本病不易与其他疾病混淆。

第四节　针刀微创手术治疗

一、适应证与禁忌证

踇外翻角在 30° 以内,无感染,腓侧籽骨不大者,均可行针刀闭合型手术治疗。

二、体位

仰卧位,患肢足跟下垫以薄枕,使足部稳定舒适。

三、体表标志

1. 第 1 跖趾关节　该关节为主要标志。活动跖趾关节即可明确。

2. 踇长伸肌腱　踇长伸肌起于腓骨体下部,止于踇趾远侧趾骨背面,具有伸踝、伸趾、内翻足的作用。

3. 踇收肌横头　横头起于第 3~5 跖趾关节囊;止于踇趾近节趾骨底及趾骨外侧。该抵止处亦为矫形的重要部位,当活动跖趾关节时,就可以明确踇收肌横头所在。

4. 跗跖关节　由第 1、2 趾蹼间向近端触摸,当有骨间隙存在时,该处即为跗跖关节间隙。

四、定点(图 4-20-4-1)

(一) 松解关节囊和收肌定点

1. 跖趾关节胫侧间隙定 1 点,松解关节囊、踇滑液囊。

2. 跖趾关节腓侧间隙定 1 点,松解关节囊。

3. 踇收肌踇趾近节基底部腓侧及底面的踇收肌抵止处踇定 1~2 点,松解踇收肌横头。

(二) 松解踇长伸肌腱定点

当踇长伸肌腱过度紧张时,可定 1~2 点松解。

1. 踇趾近节趾骨背面,踇长伸肌腱止点处定 1 点。

2. 踇长伸肌腱跖骨背面部分也可定 1 点。

(三) 松解第 1 跗跖关节定点

1. 第 1 跗跖关节背侧关节间隙定 1 点。

2. 第 1 跗跖关节腓侧关节间隙定 1 点。

3. 第 1 跗跖关节胫侧关节间隙处定 1 点。

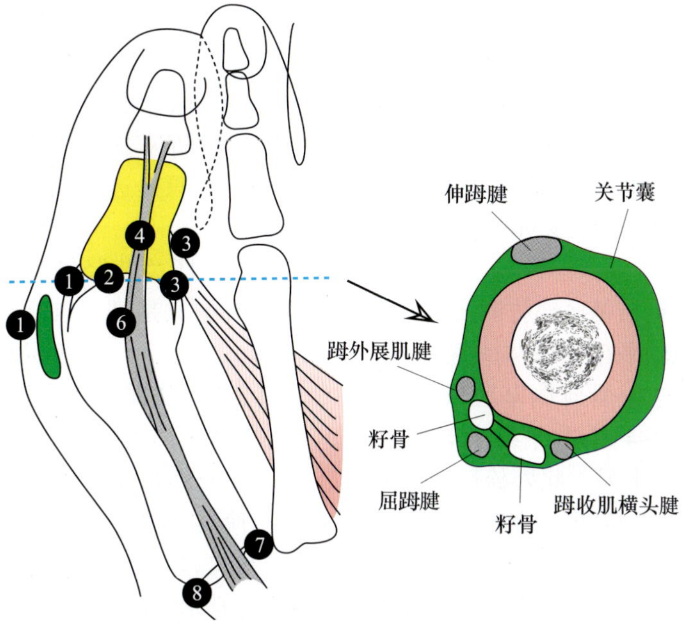

图 4-20-4-1

五、消毒与麻醉

局部麻醉应充分，有足够的肌松弛，有利于跖趾关节的复位。

六、针刀操作(图 4-20-4-2)

(一) 松解跖趾关节

1. 跖趾关节胫侧间隙点　刀口线与足

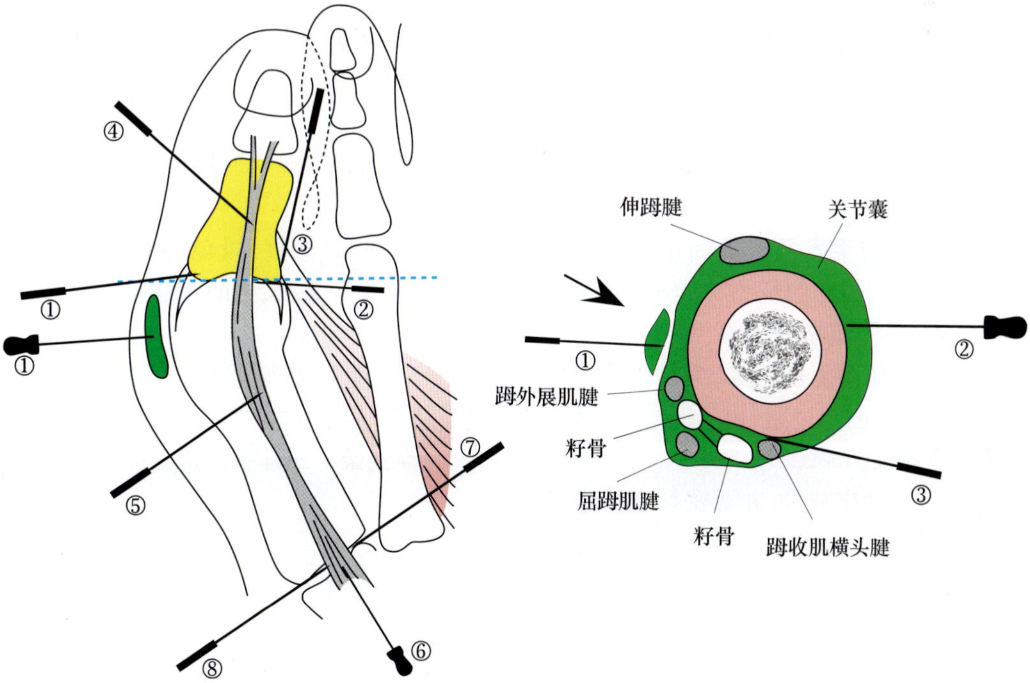

图 4-20-4-2

纵轴平行，刀体与皮面垂直。快速刺入皮肤，直达关节骨面。先切开踇滑液囊2~4刀，然后调转刀口线90°，切开关节囊2~4刀即可。

2. 跖趾关节腓侧间隙点　刀口线与足纵轴平行，刀体与皮面垂直。快速刺入皮肤，直达关节骨面。调转刀口线90°，切开关节囊2~4刀。

3. 踇收肌踇趾近节基底部腓侧及足底面点　刀口线与足纵轴平行，刀体与皮面垂直，快速刺入皮肤，直达趾骨腓侧基底骨面，沿骨缘切开踇收肌腱2~4刀，并予纵横疏通、剥离，刀下有松动感后出刀。此处松解应注意避开趾背神经，不要损伤，进刀点应定点于趾蹼间，即可避开趾背神经。

4. 松解踇长伸肌腱　刀口线与肌腱平行，刀体与皮面垂直。以手指固定肌腱，刺入皮肤，穿过肌腱正中。调转刀锋90°，切开肌腱的腓侧半1~3刀，应把肌腱切透为佳。两点均应如此操作。

5. 踇长伸肌腱跖趾关节背面点　刀口线与肌腱走行平行，刀体与皮面垂直，刺入皮肤，直达肌腱，调转刀口线90°，在肌腱的腓侧切断肌腱2~3刀即可出刀。

（二）松解第1跗跖关节

1. 跗跖关节背侧面点　刀口线与跖骨纵轴平行，刀体与皮面垂直。刺入皮肤，直达跗跖关节骨面。调转刀锋90°，切开跗跖关节的关节囊，以松解为度。

2. 跗跖关节腓侧关节间隙点　与1点操作相同，只是进刀点应在关节侧方的正中部位。

3. 跗跖关节胫侧关节间隙点　与1点操作相同，只是进刀点应在关节侧方的正中部位。

（三）手法操作和外固定

即跖趾关节复位和外固定，方法如下：

首先，做跖趾关节的拔伸牵引，然后予以扶正，使其外翻的关节复位。

其次，以竹（木制）夹板一块，以踇趾尖至足舟骨结节远侧面凹陷处为其长度，宽度为跖趾关节前、后面之间的厚度。骨凸处垫以棉垫，敷以橡皮膏胶布固定，但不可环形缠绕，以免影响血运。

再次，在跗跖关节处的第一、二跖骨基底部放一适当的分骨垫（以软纸或纱布卷为佳），其上加盖长50mm、宽15mm的小夹板，也以橡皮膏胶布固定（皮肤与粘膏间应以纱布保护，亦不允许环形缠绕固定）。此固定应维持20~40天为佳。此间可穿拖鞋活动，无需休息。

第五节　注意事项

1. 本病针刀手术及复位固定操作比较复杂。挛缩组织的松解操作一定要到位，才能为跖趾关节复位创造条件。

2. 松解到位则复位不难，关键是固定要正确、可靠，不可固定过紧，更不能过松，两者均影响治疗效果。

3. 术后活动应减少，并要密切观察患足情况。患肢要抬高，以免肿胀。术后第1、2天尤其要十分重视，随时与病人沟通，以免固定造成血运障碍。

4. 定期复查很重要，术后第3、7、15天应予复查，适当调整夹板及其松紧度。

（卢党荣　王建秀　庞继光　撰写）

第二十一章

创伤性关节强直

创伤性关节强直是骨科中的疑难病。虽然有关节置换等方法治疗此病，仍未能完全解决这个难题。尤其是开放型手术的方法治疗关节强直，其疗效尚不能令人满意。由于针刀闭合型手术无切口无需缝合，因此，在关节强直的治疗上显示了较大的优越性。只要不是骨性强直（骨性融合），尚有活动度，就有希望获得程度不同的疗效。所以，针刀闭合型手术治疗关节功能障碍是一个值得推荐的好方法。

第一节　肘关节强直

肘关节强直在创伤性关节强直疾病中最为常见。本病发病率高有多方面的原因，其中解剖学因素是绝对不可忽略的。肘关节强直的治疗是十分棘手的。有的病人采用按摩等手法治疗，被暴力屈伸而造成骨化性肌炎，不仅未治愈关节强直，反而加重了病情。针刀闭合型手术治疗肘关节强直是在充分松解各粘连、挛缩组织的基础上进行的，所以疗效较好。

一、相关解剖

肘关节的骨和连结（图 4-21-1-1）。

1. 肘关节构成　由肱骨下端与尺、桡骨上端组成。包括肱尺关节、肱桡关节及桡尺近侧关节，并被包在一个共同的关节囊内。囊外被有韧带、滑膜囊和肌等组织结构，对关节起着支持、保护和运动的作用。

2. 肘关节关节囊　关节囊的纤维层前后部较薄而松弛，两侧和中部较厚。前壁上方起自肱骨内上髁的前面、桡窝及冠突窝的上方；向下止于尺骨冠突的前面和桡骨环状韧带，两侧移行于尺侧副韧带；后壁上方止于肱骨小头后面、肱骨滑车外侧缘、鹰嘴窝及内上髁的后面；向下止于鹰嘴上缘与外侧缘、桡骨环状韧带和尺骨桡切迹的后面。两侧壁肥厚，形成桡、尺侧副韧带。因此，肱骨内、外上髁居于囊外。关节囊的滑膜层广阔，除关节软骨的表面外，纤维层的内面、鹰嘴窝、冠突窝和桡骨颈等处，均有滑膜覆盖。在关节囊纤维层与滑膜层之间，特别是鹰嘴窝与冠突窝内均有移动性脂肪，可维持关节内压力的平衡，如半月板一样，具有一定的缓冲作用。肘关节囊与肘部三条神经的关系如下：桡神经与关节囊贴近；尺神经与尺侧副韧带相贴；而正中神经与关节囊之间尚有肱肌相隔。

3. 肘关节的韧带（图 4-21-1-1）

（1）尺侧副韧带：肥厚，呈三角形。从内侧加固稳定肘关节。上方起自肱骨内上髁的前面和下面，向下呈扇形放射到尺骨滑车切

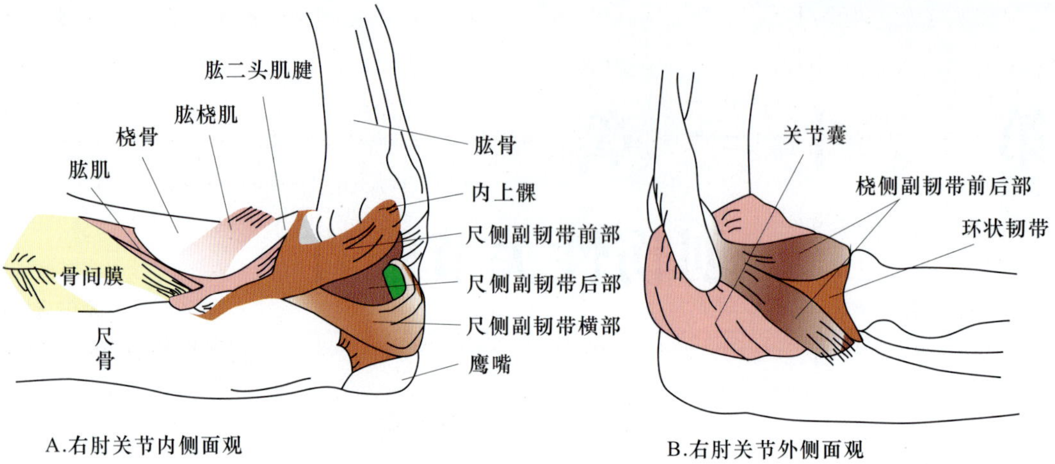

图 4-21-1-1

迹内侧，分为前、中、后三部：前束自内上髁至尺骨冠突的内侧缘，圆而坚韧。此韧带伸肘时紧张。其起点的上方有指浅屈肌起始。中束较薄，止于鹰嘴与冠突之间的骨嵴上。后束向后方，止于鹰嘴的内侧面，较弱呈扇形，屈肘时紧张。

(2) 桡侧副韧带：呈扇形，从外侧加固肘关节，自肱骨外上髁至桡骨环状韧带侧面及桡骨外侧面，后部纤维延至旋后肌嵴，其上有旋后肌及桡侧腕短伸肌部分起始，可防止桡骨头向外脱位。

(3) 桡骨环状韧带：附着于尺骨的桡切迹前后缘，构成 3/4 的圆环，与桡切迹共同围绕并把持桡骨颈，此韧带呈杯状，上口大，下口小，可防止桡骨头脱出。

(4) 方形韧带：薄而松弛，连接在桡骨颈与尺骨桡切迹的下缘之间。

4. 肘关节的肌(图 4-21-1-1、表 4-21-1-1) 臂肌的止端和前臂肌的起端覆盖着肘关节。根据肌的经过、与关节的关系可分为四组。

表 4-21-1-1　前臂前群肌表

层次	名称	起点	止点	作用	神经支配
浅层	肱桡肌	肱骨外上髁上方	桡骨茎突	屈肘	桡神经($C_{5\sim6}$)
	旋前圆肌	肱骨内上髁及前臂深筋膜	桡骨中部外后面	前臂旋前	正中神经($C_{6\sim7}$)
	桡侧腕屈肌	同上	第二掌骨底前面	屈肘屈腕手外展	同上
	掌长肌	同上	掌腱膜	屈腕紧张掌腱膜	同上
中层	尺侧腕屈肌	同上	豌豆骨	屈腕手内收	尺神经($C_8\sim T_1$)
深层	指浅屈肌	同上	第 2~5 中节指骨底	屈指间关节掌指关节	正中神经($C_6\sim T_1$)
	拇长屈肌	桡骨中段骨间膜前面	拇指远节指骨底	屈拇指	同上
	指深屈肌	尺骨和骨间膜前面	第 2~5 指远节指骨底	屈指间关节掌指关节及腕	同上
	旋前方肌	尺骨远侧 1/4 前面	桡骨远侧 1/4 前面	前臂旋前	同上

(1) 前组为屈肌：肱肌、肱二头肌、肱桡肌和旋前圆肌，以肱肌最重要，由肌皮神经支配。

(2) 后组为伸肌：肱三头肌，由桡神经支配。

(3) 内侧组为旋前屈肌群：桡侧腕屈肌、掌长肌、尺侧腕屈肌、指浅屈肌和旋前圆肌，由正中神经和尺神经支配。

(4) 外侧组为旋后伸肌群：肱桡肌、桡侧腕长伸肌、桡侧腕短伸肌、指伸肌、小指伸肌、尺侧腕伸肌、肘肌及旋后肌，由桡神经和骨间后神经支配。按层次排列，见表 4–21–1–2。

在不同神经支配的肌间存在着神经界面，是手术切口的理想入路。针刀闭合型手术虽无需大的切口，但不等于无切口，只是切口小到可以忽略不计。然而，针刀入路切口到底选择在何处却是必须根据人体解剖学来科学设计的。神经界面就是最好的进刀部位。

表 4–21–1–2　前臂后群肌表

层次	名称	起点	止点	作用	神经支配
浅层	桡侧腕长伸肌	肱骨外上髁	第 2 掌骨底背面	伸外展桡腕关节	桡神经深支 $C_{6\sim7}$
	桡侧腕短伸肌	同上	第 3 掌骨底背面	同上	同上
	指伸肌	同上	第 2~5 指中节和远节指骨底	伸指伸腕	骨间后神经 $C_{6\sim8}$
	小指伸肌	同上	小指指背腱膜	伸小指伸腕	同上
	尺侧腕伸肌	同上	第 5 掌骨底	伸、内收桡腕关节	同上
深层	旋后肌	肱骨外上髁及尺骨	桡骨前面上 1/4	前臂旋后	桡神经深支 $C_{5\sim6}$
	拇长展肌	桡尺骨背面	第 1 掌骨底	外展拇指与桡腕关节	骨间后神经 $C_{6\sim7}$
	拇短伸肌	同上	拇指近节指骨底	伸拇指	同上
	拇长伸肌	同上	拇指远节指骨底	伸拇指	同上
	示指伸肌	同上	示指指背腱膜	伸示指	同上

5. 肘关节的腱围结构　肘关节的滑液囊大多不与关节囊相通，但都能影响关节的活动功能，所以不能忽视它。

(1) 肱二头肌桡骨囊。

(2) 鹰嘴皮下囊：以上二囊不与关节腔相通，但在有炎症时可影响关节活动。

(3) 鹰嘴腱下囊：请参阅第二篇有关章节。

(4) 肱三头肌腱下囊。

(5) 肘关节滑膜囊(参阅肘关节囊)。

(6) 肘关节脂肪垫：肱二头肌腱下、肱三头肌腱下均有脂肪垫；在桡骨小头与肱骨小头间有滑膜皱襞和脂肪垫占据；在冠突窝与鹰嘴窝内的非关节部分也有滑膜和脂肪组织占据；在关节囊纤维层与滑膜之间，特别是鹰嘴窝、冠突窝有移动性脂肪垫。

(7) 肱二头肌腱膜：由肱二头肌腱起始部发出的肱二头肌腱膜向下内放散，跨越旋前圆肌和前臂屈肌表面，进入并增强前臂筋膜。此腱膜紧张之时，可压迫其下部的肱动脉和正中神经。

6. 肘前面——肘窝的解剖(图 4–21–1–2)

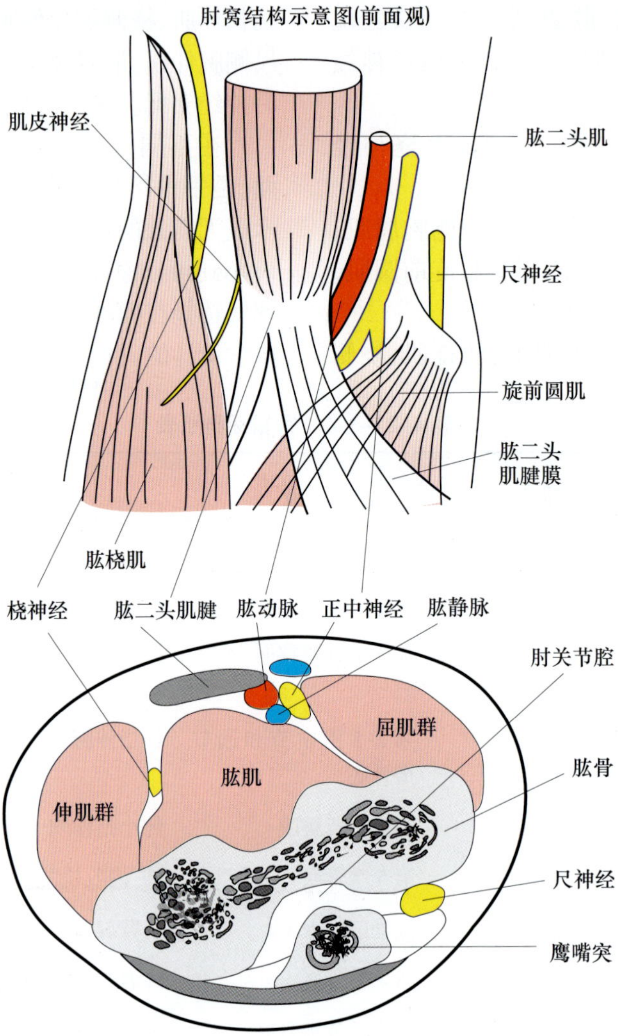

图 4-21-1-2

(1)肘窝表面解剖:肘前区皮肤较薄,隐约可见一三角形凹窝,为肘窝。当前臂旋后、肘关节伸直时,在肘前部可见三个肌隆起:

中部肌隆起为肱二头肌,近肘窝时变成一窄腱,向深处止于桡骨粗隆(在桡骨头下缘远侧 25~30mm 处向前内侧突出的隆起)的后部。其深面为肱肌,抵止于尺骨粗隆(在尺骨冠突的基底部桡侧)。肱肌两侧各有一浅沟和两个肌隆起;内侧肌隆起为旋前圆肌、桡侧腕屈肌和掌长肌;外侧肌隆起为肱桡肌和桡侧腕伸肌。内、外侧两组肌隆起向下汇合之点为肘窝的下角。肘窝的上界为内、外上髁的连线(肱二头肌和肱肌),下外侧界为肱桡肌和桡侧腕伸肌,下内侧界为旋前圆肌与前臂屈肌。窝内浅静脉隔皮可见,肘部两侧可明显触到肱骨内、外上髁,内上髁比外上髁稍低。当屈肘成直角、前臂极度旋后时,于肘窝中部可清楚摸到肱二头肌腱及其腱膜,并可用手捏起。恰在腱的内侧可扪及肱动脉的搏动,并可用指尖滚动居于动脉尺(内)侧的正中神经。肘前区的皮下组织中,可见头静脉行于外侧,贵要静脉行于内侧,肘正中静脉连于其间,皮神经多走在静脉的深面。

(2)肘窝的血管和神经:肘部的重要血管

和神经均通过肘关节的前面和内侧。肱动脉在肱肌的表面、正中神经的外侧(桡侧)进入肘窝,在肘窝的中央分为桡动脉和尺动脉。桡动脉经肱二头肌腱内侧转向前,行于旋后肌和旋前圆肌止点处的前方。尺动脉斜向下内穿过旋前圆肌两头的深面下行。正中神经在肘关节及肱二头肌腱的内侧跨越关节的前方,在肘窝内被肱二头肌腱膜覆盖;穿旋前圆肌二头之间离开肘窝。桡神经在肘关节的外侧,肱肌与肱桡肌间沟中跨越肘关节的前方。该神经在肘窝内肱桡关节线(外上髁下方 10mm)处分为两支:骨间后神经进入旋后肌;而桡神经浅支沿前臂的外侧和肱桡肌的深面下降。尺神经在内上髁后方的尺神经沟中走行,易于扪到。它向前穿过尺侧腕屈肌两头之间进入前臂并分支支配该肌。

7. 肘后面的解剖(图 4-21-1-2)

(1)肘后表面解剖:肱三头肌从后面止于尺骨鹰嘴,尺骨鹰嘴为重要骨性标志,明显突出。伸肘时,鹰嘴与肱骨内、外上髁三点在一条直线上;屈肘 90° 时,此三点构成等腰三角形。鹰嘴下续尺骨后缘全长。尺骨后缘的桡侧为肘肌和桡侧腕伸肌隆起;尺侧为指深屈肌和尺侧腕屈肌隆起。伸肘时,鹰嘴桡侧有一小凹窝,指按此窝可扪及肱桡关节的桡骨头;若旋转前臂可感到桡骨头在指下滚动,肘关节穿刺可在此窝进行。进针点在屈肘位的肱骨外上髁、桡骨头和鹰嘴三点的中心。在肱骨内上髁下面的尺神经沟中可触及尺神经,此处为尺神经最易损伤的部位。肘关节隙的表面投影相当于肱骨外上髁下方 10mm 至肱骨内上髁下方 25mm 的连线上。肘后皮肤厚而松弛,皮下组织较薄。鹰嘴滑液囊位于鹰嘴后方与皮肤之间。

(2)肘后部肌:肘部皮下为长方形的肱三头肌浅层腱板,同深层纤维共同止于鹰嘴尖、后面及侧缘,并与尺骨骨膜及前臂背侧深筋膜融合。肘肌起于外上髁后方和桡侧副韧带,肌纤维呈扇形向内侧覆盖肱桡关节的后面,止于鹰嘴外侧面、尺骨上 1/3 背面和肘关节囊。肘肌桡侧有尺侧腕伸肌和指伸肌,尺骨尺侧有指深屈肌和尺侧腕屈肌。肘肌与肱二头肌内侧头同源,上端与内侧头肌质相续。

肘后深层组织为肘关节囊后壁,较薄。上方起于肱骨小头后面肱骨滑车外侧缘、鹰嘴窝及内上髁后面,向下止于鹰嘴上缘及外侧缘、桡骨环状韧带和尺骨桡切迹的后面。

(3)易损伤的部位:肘关节最易损伤的部位:第一是尺神经沟中行走的尺神经;第二是桡神经,它行于肱骨后面中段的桡神经沟中,此沟距肱骨外上髁约一手掌宽;此处也可以用三角肌止点的对侧面确认,即三角肌止点凹陷处的对面就是桡神经沟;由该点至肱骨外上髁的连线即为桡神经的投影。

8. 肘内侧面解剖(图 4-21-1-3)　屈肘呈直角,肱骨内上髁显著突出于肘的后下方,内上髁上续肱二头肌内侧沟,沟后方为肱三头肌内侧头,沟前方为肱二头肌。前臂屈肌由内上髁起始走向前臂。尺侧腕屈肌以二头起自内上髁和鹰嘴,居于臂内侧皮下。由上外向下内依次为旋前圆肌、桡侧腕屈肌、掌长肌和指浅屈肌。内上髁后方为尺神经沟,内行尺神经。尺神经在臂内侧中部穿臂内侧肌间隔后,紧贴肱三头肌内侧头表面下降至内上髁后方的尺神经沟中;在尺神经沟浅面仅被一坚韧的纤维膜和皮肤所掩盖,此处应十分注意。

9. 肘外侧面解剖(图 4-21-1-4)　肘后外侧面骨性标志有肱骨外上髁、鹰嘴和桡骨头。肱骨外上髁上续臂外侧肌间隔的凹沟;沟前方为肱桡肌和肱肌,沟后方为肱三头肌外侧头。自外上髁延至前臂的隆起为桡侧腕长伸肌、桡侧桡伸短肌和指伸肌。外上髁前下方约 25mm 处,恰在伸肌隆起后缘的凹窝内为桡骨头所在。当前臂做旋前、旋后运动时,可触及桡骨头的活动。肘外侧面,由前向后依次有肱桡肌、桡侧腕长伸肌、桡侧腕短伸肌、指伸肌和肘肌。旋后肌在上述各肌的深面。旋后肌起自肱骨外上髁和尺骨,向下止于桡骨上端。关节的滑膜层衬于纤维层内面,

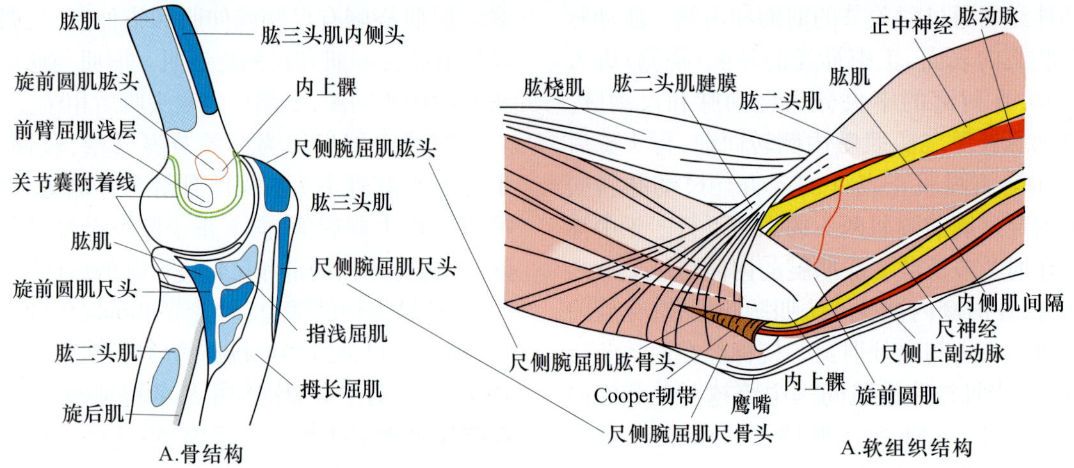

图 4-21-1-3

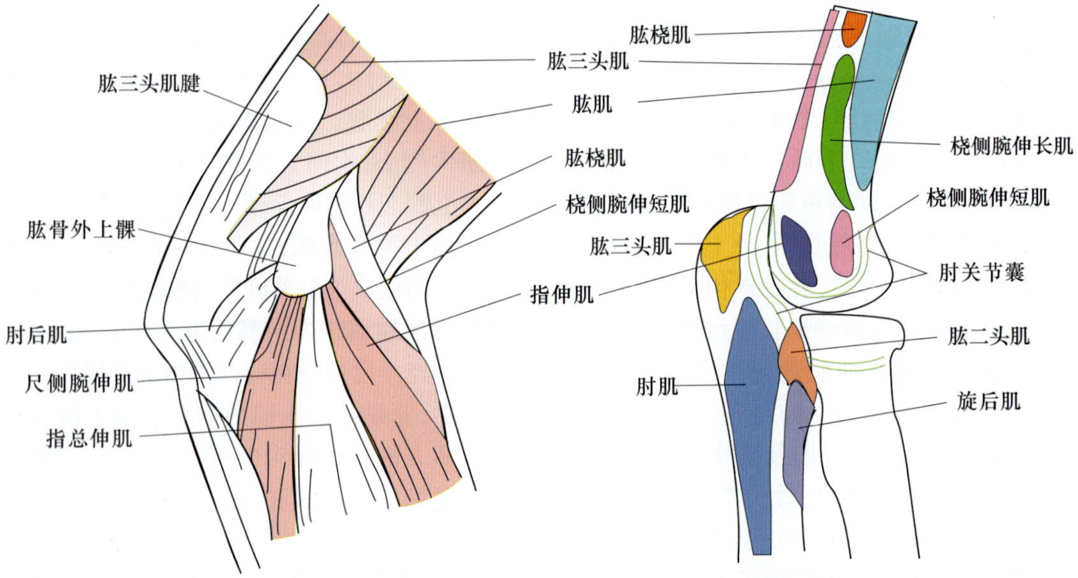

图 4-21-1-4

在桡窝、冠突窝和鹰嘴窝处呈皱褶状，且在滑膜层与纤维层之间有脂肪填充。

二、病因病理

肘关节强直的原因多很明确。肘关节的挫伤、血肿、骨折、脱位等后遗症是肘关节强直最多见的原因；同时，肘关节的伸、屈肌可以与肘关节周围组织发生粘连；各腱围结构组织也发生瘢痕和粘连而致肘关节变僵硬和短缩，故强直很容易发生。术损，亦称医源性损伤，即由于手术或固定后产生的肘关节强直确实为数不少。因此，要求手术时要尽量减少副损伤，减少关节强直的发生。创伤治疗中固定不当是肘关节强直的另一个重要原因。由于应用不当、固定时间过长、动静结合不合理或病人配合不够等原因致关节功能障碍者较多。

肘关节强直易发生与肘关节的解剖学特点密切相关。肘关节腔狭小，各种挫伤、内出血与波及关节面的骨折、脱位等损伤后，由于吸收不全、机化、粘连、瘢痕挛缩等而致关节腔更加狭小，故易于引起关节强直。

曲绵域教授指出，肘关节造成活动障碍的原因远非钙化块等单一因素所致，其周围软组织瘢痕增生、炎症、挛缩与嵌顿，也是造成肘关节活动障碍的原因。例如，肘内侧韧带钙化，看起来很小，但肘却不能伸直。如能细查，常可见尺神经沟饱满、硬韧，说明有新生的瘢痕充填与嵌入。切除后肘关节囊多能伸直。这是非常有价值的临床经验，对应用针刀微创术治疗肘关节强直具有指导意义。

三、临床表现与诊断

肘关节强直的诊断虽一目了然，但必须与恶性肿瘤、血友病性关节炎、类风湿关节炎、强直性脊柱炎等疾病引起的关节强直相鉴别，因与预后有关。因此，必须摄取X线像片，除外肿瘤和血友病等疾病。在体查中，应注以下各点：

1. 准确记录关节活动范围　正常肘关节的屈伸运动为：0°（伸直位）~150°（屈曲位），少数人可屈155°~160°，有人可过伸5°~100°，称反肘，亦属正常。在记录中值得注意的是，相同的运动范围不一定有相同的功能。如肘关节屈、伸运动为50°~110°和100°~160°，活动范围均为60°，但前一种情况肘关节功能较好，日常生活几乎不受影响；而后一种情况肘关节伸直明显受限，日常生活甚为不便，即使吃饭、穿衣也很困难。

肘关节的旋转运动范围为：中立位（旋前、旋后的中立位应使拇指伸展并垂直向上）为0°，一般人旋前、旋后各为90°，整个旋转范围为180°；也有人旋前70°，旋后110°。应用下述方法记录：

旋前为0°~90°，记录为 –/–°（对侧）；旋后为0°~90°，记录为 –/–°（对侧）。分子代表中立位度数，分母代表旋转度数，并以括弧内数字代表对侧活动范围，以做比较。

2. 详细记录瘢痕状态　某些关节强直瘢痕起重要作用，详细检查和记录，对针刀闭合型手术的定点设计有指导意义。

四、针刀治疗

（一）适应证与禁忌证

肘关节尚有微小的活动度，关节两端的骨小梁尚未连通者为适应证；由于种种原因，肘关节的骨与骨之间已有骨小梁相通，关节内的骨端已有骨性融合时，为禁忌证。

针刀治疗时机的选择是一个比较重要的问题。在临床实践中体会到，关节强直的针刀治疗应选择在下列时机进行为最佳：

1. 新鲜骨折基本愈合后。

2. 四肢创伤手术治疗的病人，关节功能锻炼开始后。

3. 四肢关节损伤固定治疗解除后。

4. 某些疾病关节功能障碍形成后即应开始进行治疗。所以，针刀闭合型手术治疗时间应尽早开始，而不应在一年或数年后才做治疗。一般在骨折固定解除后一两个月就应做针刀松解术。此时，施术既简单，疗效又好，一两次治疗就可完全恢复。更为重要的是，对关节和肌、韧带等组织损伤极小。而那些功能障碍时间很长的病人，针刀闭合型手术治疗相对复杂一些。

（二）体位

仰卧位或侧卧位，肘部放于胸前。因为手术操作涉及肘关节的前、后及外侧面等处，施术中需要多次变动患者肘部的位置，以侧卧位更方便。

（三）体表标志

1. 尺骨鹰嘴。

2. 肱骨内上髁，是肱骨远端内侧较大的骨性突起。

3. 肱骨外上髁。

4. 肱二头肌腱和肱动脉。

（四）定点（图4-21-1-5）

由于针刀要松解多方面的粘连、挛缩，因此定点较多。

1. 肱三头肌腱止点　在三头肌腱止点上5mm处定1点，松解肱三头肌腱和腱下滑

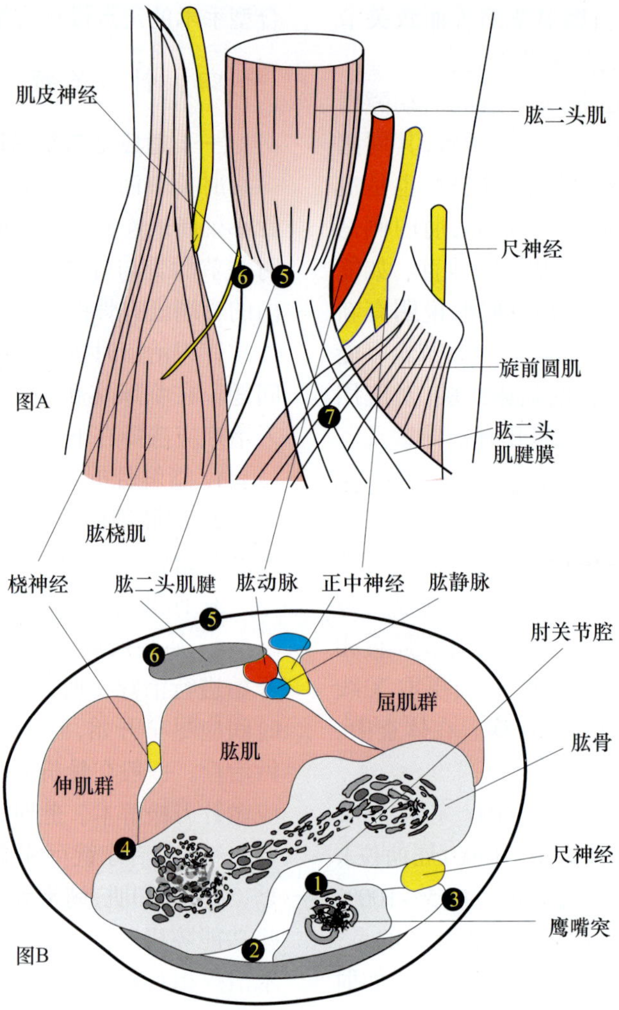

图 4-21-1-5

液囊的粘连。

2. 尺骨鹰嘴桡侧点　定 1 点，松解后关节囊。

3. 尺骨鹰嘴尺侧点　定 1 点，松解尺侧后关节囊。

4. 肘桡侧凹窝点　定 1 点，此处为尺骨鹰嘴、肱骨外上髁与桡骨头三者围成的凹窝，为肱桡关节所在。伸肘时，指按此窝可伸入窝内并能扪及肱桡关节的桡骨头；若旋转前臂可感到桡骨头在指下滚动。进刀点在屈肘位的肱骨外上髁、桡骨头和鹰嘴三点的中心。该点为进入肘关节腔的最佳部位。

5. 肱二头肌腱正中点　定 1 点，松解肱二头肌与肱肌的粘连和肘前面关节囊。

6. 肱二头肌腱桡侧缘点　定 1 点，松解肘前面关节囊。

7. 肱二头肌腱膜点　在旋前圆肌上段表面，松解肱二头肌腱膜，此处应定 1~3 点，以全面松解肱二头肌腱膜。

8. 手术瘢痕粘连点　手术切口瘢痕的粘连部位，按需要给予定点，可能不止一点。定点时应在切口近旁，因切口线多为神经界面，比较安全，但要避免与瘢痕重叠，因为在做针刀手术时易使瘢痕裂开，影响愈合。

9. 肌挛缩松解点　在手术进行过程中，如有肌挛缩，通过以上松解术尚不能完全达到关节活动的目的,可在肌挛缩部位进行肌松解。此类定点多在肱三头肌或肱二头肌肌腹上的某个紧张处,应根据具体情况而定。

(五) 消毒与麻醉

关节强直的针刀闭合型手术的消毒与麻醉与骨科开放性手术完全相同。术前三天应做正规皮肤术前准备,常规皮肤消毒并予无菌巾包扎,连续三天。术时消毒要求整个上肢全部消毒,正规铺各种无菌单,将患肢的手以无菌单包扎,再铺以大单,手臂露于单外,保证手术中患肢体位变动的需要。

此手术的麻醉选择有多种,除局麻外,均应请麻醉师进行,以策安全。

(六) 针刀微创操作(图 4-21-1-6)

1. 肱三头肌腱止点　刀口线与肢体纵轴平行,刀体与皮面垂直。快速刺入皮肤,直达肱骨骨面。首先纵、横剥离鹰嘴窝中脂肪垫;松动后,调转刀口线 90°,刀柄向头侧倾斜,与皮面呈 45° 角,沿鹰嘴突上缘骨面切开肘关节囊后壁。一般来说,至少 3~5 刀,以有松动感为准。

2. 尺骨鹰嘴桡侧点　此点是比较安全的点。刀口线与肢体纵轴平行,刀体与皮面垂直。快速刺入皮肤,直达肱骨外上髁骨面。调整刀锋与肱骨外上髁骨缘平行,切开关节囊 3~5 刀,刀下有松动感后出刀。

3. 尺骨鹰嘴尺侧点　尺神经由鹰嘴内侧通过,应特别注意勿伤尺神经。刀口线与肢体纵轴平行,刀体与皮面垂直。快速刺入皮肤,直达肱骨内上髁骨面。调整刀口线与肱骨内上髁骨缘平行,紧贴骨缘切开关节囊 2~3 刀,纵横剥离即可。

4. 肘桡侧凹窝点　刀口线与肢体纵轴平行,刀体与皮面垂直。快速刺入皮肤,可直达肘部外侧关节囊。调转刀口线与外上髁骨面平行,切开关节囊 3~5 刀,以松动为准。

5. 肱二头肌腱正中点　此点为进入前侧关节囊的最佳路径。首先扪清肱动脉和肱二头肌腱,且证明肱动脉的搏动在肱二头肌腱的尺侧无疑时才能进刀。刀口线与肱二头肌腱纤维走向平行(绝对不可垂直或呈某种角度),刀体与皮面垂直。快速刺入皮肤,匀速推进达骨面。此时,方可调转刀口线 90°,寻找肘关节间隙,切开关节囊前壁 3~5 刀,再

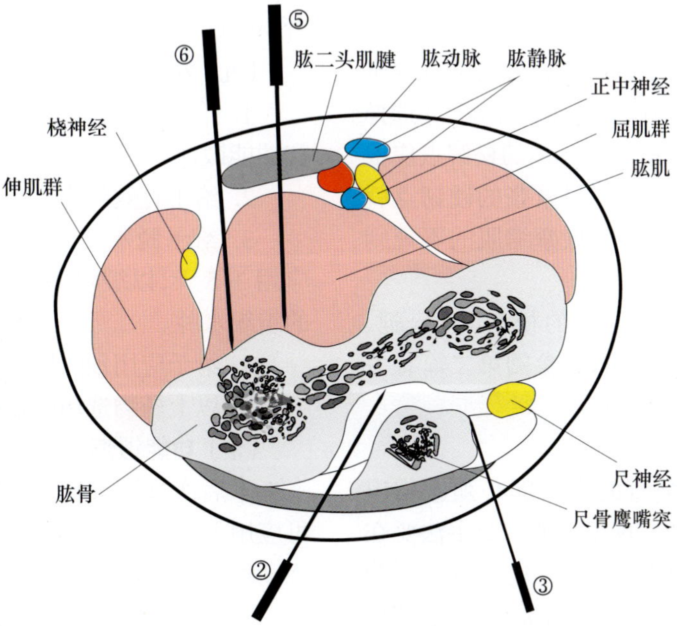

图 4-21-1-6

予纵横疏通、剥离；然后，调整刀口线，仍与腱纤维平行，提起刀锋至关节囊外，疏通、剥离肱肌与关节囊的粘连；再提起刀锋至肱肌与肱二头肌之间，亦行疏通、剥离，将肌间的粘连松解开。

6. 肱二头肌腱桡侧缘点　此点为松解肘关节前关节囊最重要之点。在肱二头肌腱的桡侧缘进刀。刀口线与肢体纵轴平行，刀体与皮面垂直。快速刺入皮肤，直达尺骨冠突骨面。调整刀锋至尺骨冠突上缘，调转刀口线 90°，横行切开肘部关节囊前壁 3~5 刀，刀下有松动感后出刀。

7. 肱二头肌腱膜点　刀口线与旋前圆肌肌纤维平行，刀体与皮面垂直。快速刺入皮肤、皮下组织，当穿过肱二头肌腱膜时有明确的落空感。稍提起刀锋，调整刀口线与腱膜纤维走行垂直，切开肱二头肌腱膜。如有腱膜与旋前圆肌的粘连，则在腱膜与肌表面间行通透剥离。如有皮下组织与腱膜的粘连，将刀锋提至腱膜表面，在皮下与腱膜间做通透剥离即可。

8. 手术瘢痕粘连点　依针刀闭合型手术的一般原则与手术瘢痕对关节功能的影响而定点并予松解。

9. 肌挛缩松解点　这些点的设计是在以上各点松解完了之后，关节活动仍有困难之时，说明有某些肌腹有严重的挛缩，才选择肌挛缩点进行肌松解。其具体的松解点应根据具体情况设定，即那些肌紧张的硬韧点就是。其具体的操作，多是做挛缩肌的不规则的横行切断，十分奏效。

另外，肘部滑液囊点的松解与肌、腱、腱围结构损伤完全一致，请参阅第二篇有关章节。

（七）手法操作

所有肘关节强直的病人都必须做相应的手法操作才能使其恢复功能。此手法要在手术台上进行。可以单人做，也可以双人配合作。先嘱病人自己伸、屈肘关节，医生随病人活动的方向协助病人增加其活动度。以此反复的伸、屈肘关节的手法逐渐加大伸屈度。如活动度不能加大，可配合肌挛缩处的针刀松解，以求获得最佳治疗效果。如以肘后突出部为支点的话，要以术者的手(掌心朝上)垫于其下，这样可以限制手法的力度。其操作有以下要求：

第一，在做手法时必须注意手法的力度。关键是以适当的力做持续的屈肘或伸肘动作，禁止粗暴或较大瞬时力的操作。

第二，保护好肘关节上、下的骨质薄弱的部位。肱骨髁上和尺骨鹰嘴是比较薄弱的部位，做手法时两手(肱骨干上和前臂上的手)把握的部位要尽量靠近。这样，以尺骨鹰嘴为中心所做的杠杆力则相对较小，可减少或避免副损伤。

第三，如果确实在一定力度的作用下仍不能恢复到理想的关节功能的话，也不可强求达到目的，可以分期治疗。

（八）夹板固定

一般来说，无需做夹板固定，应鼓励病人多做功能锻炼；确需做夹板固定者，松紧度十分重要，不可强求达到完全伸直状态，这是第一要求。第二要求是必须安排专人严密观察，如有疼痛严重、患肢远端血运不佳或麻木感者，必须立即解除夹板固定，并做相应处理。

（九）术后药物治疗

1. 给予应用止痛药物，以保证病人休息和功能锻炼。

2. 给予有效的止血药物 3 天。

3. 给予脱水剂，可用 20% 甘露醇，一般应用 3~5 天，以缓解术后或功能锻炼时所致的组织水肿。

4. 给予应用预防感染的药物。

5. 以上药物选用应依据手术方式而定。

（十）功能锻炼

术后次日即可行肘关节功能锻炼，一般可应用上肢关节活动器辅助锻炼。由曲度 0°逐渐增加至 150° 不等，每日 2 次，每次 40 分钟。时间为 1~2 周，同时嘱病人行肘关节屈曲及旋转活动，只有刻苦的功能锻炼才能保证针刀闭合型手术的治疗效果。

五、注意事项

1. 诊断不难，但要全面了解关节强直情况，精心设计治疗点。

2. 肘窝处器官结构复杂，神经血管多。臂部的血管神经几乎全部通过肘窝，尤其是血管网极其丰富，故在施行针刀闭合型手术治疗时，必须以肘窝解剖特点为依据，避开重要血管和神经，否则很易造成副损伤。这一情况，更易在施以麻醉后发生。

3. 在肘窝的针刀操作难度较大，而肘后的操作相对容易些。在肘两侧的操作中，桡侧则相对安全度大，而尺侧则极易损伤尺神经。

4. 在肘关节尺侧操作中，不可剥离尺侧的肌及韧带的附着部。原因是肘肱骨髁和髁上部的前面无直接进入骨内，而是靠肘后部的滋养动脉供血，因此，必须保护尺侧的肌和韧带附着部的动脉，以保证肱骨下端的血供。

5. 在做手法时，用力要循序渐进，不可暴力扳动。应以试探式用力的方法，逐渐持续加力，以求达到最大的伸、屈度，不可盲目追求一次成功。

6. 做夹板固定的患者必须专人负责观察，如出现血运不佳、神经受压表现时，要及时果断处理，绝不可马虎大意。

7. 术后功能锻炼非常重要。只有刻苦的功能锻炼才能保证针刀闭合型手术治疗的效果。这一点一定要向病人反复讲清楚，并且认真做好功能锻炼。

第二节　髋关节强直

髋关节强直是关节强直疾病中比较常见的一种。髋关节强直的治疗又有其特殊性，既要保持其稳定性，也要兼顾其灵活性。这一要求对于针刀闭合型手术来说，则是它的优势所在。因此，针刀闭合型松解术便是治疗髋关节强直的好方法，侵袭小而效果好。

一、相关解剖

（一）骨与连结（图 4-21-2-1）

髋关节是全身最深的关节，也是全身最大和最完善的球窝（杵臼）关节，由髋臼和股骨头构成，连接骨盆与下肢。关节周围有关节囊、韧带和肌保护。髋关节的构造既坚固又灵活，主要功能为负重，将躯干的重量传达至下肢，能进行相当范围的运动并减轻震荡。髋关节位于全身的中部，担负着因杠杆作用而产生的强大压力。

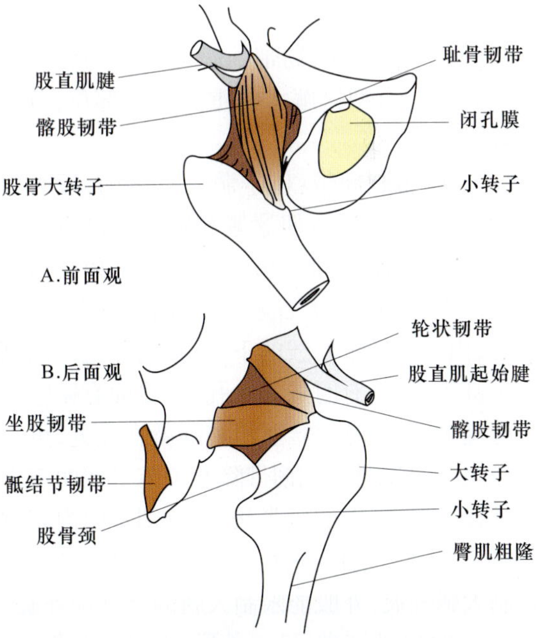

图 4-21-2-1

1. 髋臼　为髂骨、坐骨和耻骨共同形成的半球形杯状陷窝，直径约为 35mm，髋臼呈倒置杯形，约占球面的 2/3，髋臼关节面呈马蹄形，称为月状面，较厚，被覆以关节软骨；底部粗糙为髋臼窝，内有被滑膜覆盖着的纤维弹性脂肪垫填充。髋臼周缘为骨质隆起，镶有软骨唇，其下缘有一缺口为髋臼切迹，切迹上横架有髋臼横韧带，臼缘与髋臼横韧带之间有髋臼孔，内有髋臼血管通过。这样，增加了髋臼的深度，加之关节盂缘倾斜，口小，可将股骨头牢牢地固定于髋臼内。

2. 股骨头　呈半球形，朝向前内上方，约在头的中央有股骨头凹，凹内有股骨头韧带附着，余者为关节面，为透明软骨覆盖。

3. 髋关节囊　近端附着于髋臼缘、髋臼唇及髋臼横韧带；远侧在前面止于股骨转子间线；后面止于股骨转子间嵴内侧约 10mm 处（相当于股骨颈外、中 1/3 交界处）；上、下方则分别止于大转子和小转子附近。故股骨颈前面全部都在关节囊内，而后面只有内侧 2/3 在关节囊内。关节囊由浅面的纵行和深面的横行纤维构成，部分纤维呈螺旋形、斜行或呈扭转状态。关节囊的厚度也不一致，在关节囊后部（髂股韧带后部）显得特别坚厚，而在髂腰肌腱下则很薄弱，甚至部分缺如。但此处有髂腰肌腱加强。关节囊的前、后均有韧带加强。

4. 髋关节的韧带　髋关节囊与各韧带是针刀闭合型松解术的重点解剖部位，分述如下：

（1）髂股韧带：位于髋关节之前，股直肌的深面，并与股直肌紧紧相贴。该韧带呈倒"V"形，长而坚韧。起于髂前下棘和其后的髋臼缘，向下分为二股，外股至转子间线的上部，内股至转子间线的下部；在两股之间的韧带甚为薄弱，有时成为一孔，其浅面有髂腰肌腱覆盖其上，且髂腰肌滑液囊就在此处，可与髋关节腔相通。此韧带除髋关节呈屈曲姿态外，均维持一定的紧张状态，特别是髋内旋时张力更大。不仅如此，髂股韧带的内股能限制大腿外展，外股能限制大腿的外展和外旋。

（2）耻骨韧带：呈三角形，起自髂耻隆起、耻骨上支、闭孔嵴及闭孔膜，斜向下外方，移行于关节囊及髂股韧带的内侧部，能限制髋关节的外展和外旋。

（3）坐股韧带：较薄，起自髋臼的后部和下部，向外上经股骨颈后面，移行于股骨大转子根部和轮匝带，能限制髋关节内收和内旋。

（4）轮匝带：呈环形，紧贴关节囊滑膜层的外面，由关节囊纤维层的环形纤维构成，环绕股骨颈的中部，其外侧部肥厚，略向关节腔内突出。此韧带一部分纤维分别与耻骨韧带和坐骨韧带愈合，但不直接附着于骨上。

（5）髋臼横韧带：在关节囊内，很坚韧，呈桥状横跨于髋臼切迹的两端，二者间围成一孔，孔内有股骨头韧带、血管和神经通过。此韧带与关节囊和股骨头韧带愈合。

（6）股骨头韧带：是关节囊内呈扁平三角形的纤维带。其基底部附着于髋臼横韧带及髋臼切迹两侧，其尖部连接于股骨头凹的前上部。

（二）腱围结构

髋关节周围有较多的滑液囊。

1. 髂耻囊　是其中最大的一个。位于髂腰肌腱与髂耻隆起之间，80% 与关节囊相通。

2. 臀大肌转子囊　在臀大肌腱膜与大转子之间，滑液囊较大。

3. 臀中肌转子囊　共两个，在前方的位于臀中肌止腱与大转子之间，在后方的位于臀中肌止腱与梨状肌之间。

4. 臀小肌转子囊　位于臀小肌止腱与大转子之间。

5. 梨状肌囊　位于梨状肌止腱与大转子之间。

6. 转子皮下囊　位于大转子外侧突出部的皮下。

7. 臀大肌坐骨囊　位于臀大肌与坐骨结节之间。

8. 闭孔内肌坐骨囊　位于闭孔内肌腱与坐骨小切迹的软骨面之间。

9. 坐骨皮下囊　位于臀大肌坐骨囊下方，坐位时，介于坐骨结节与皮肤之间。

10. 闭孔内肌腱下囊　位于闭孔内肌抵止部深面，即转子间窝的下方。

11. 臀肌股骨囊　亦称臀肌间囊。臀大肌转子囊的下方有 2~3 个小的滑液囊，位于臀肌粗隆附近与臀大肌肌腱之间。

12. 股方肌囊 位于股方肌深面与股骨之间。

13. 股二头肌上囊 位于股二头肌长头起始部和半膜肌起始部之间，即坐骨结节部。

这些滑液囊都直接或间接有助于髋关节的运动，减少肌腱与关节的摩擦。当然，当它们粘连时，也会影响髋关节的活动。

（三）髋关节的肌结构（图 4-21-2-2）

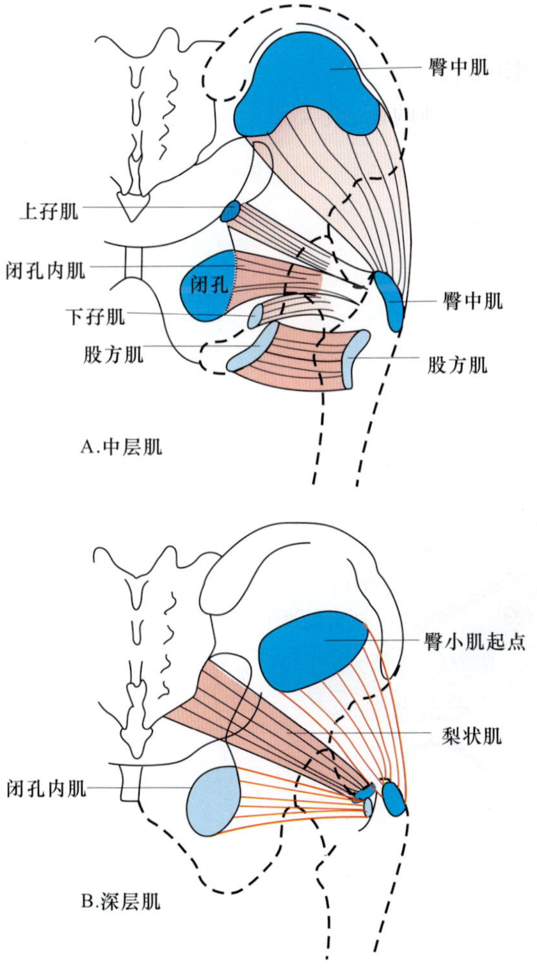

图 4-21-2-2

髋关节周围有众多的肌，是维持髋关节稳定的重要因素，有些肌则直接覆盖关节囊和关节周围的韧带上。

1. 髋关节囊前面 由外向内依次为耻骨肌、腰大肌和髂肌（髂腰肌）；在髂肌的外侧为股直肌，其直头覆盖髂股韧带的上端，返折头覆盖于髂股韧带的前部；股直肌的外侧为阔筋膜张肌，其间只隔一薄层纤维脂肪组织。

2. 髋关节囊的后部 有一组外旋肌，由上至下为梨状肌、上孖肌、下孖肌、闭孔内肌及股方肌。

3. 髋关节囊的外侧 有臀中肌、臀小肌和阔筋膜张肌等外展肌。

4. 髋关节囊的上面 有臀小肌覆盖关节囊上面。

5. 髋关节囊的下面 有闭孔外肌靠近关节囊的下面及股骨颈，髂腰肌腱在关节囊下部的下面。

6. 髋关节的内侧 股内侧肌群为髋关节的内收肌群，有耻骨肌、长收肌、短收肌、大收肌和股薄肌。

（四）髋关节周围的血管和神经（图 4-21-2-3~5）

前面在股三角之内，后面在梨状肌上、下孔之中。

1. 股三角 是股前内侧上 1/3 的一个三角区，其界限是：上界为腹股沟韧带，外侧界为缝匠肌的内侧缘，内侧界为长收肌的外侧缘。股三角的尖在缝匠肌的内侧缘与长收肌的外侧缘相交处。三角的底由髂腰肌、耻骨肌和长收肌构成，故股三角为向后凹陷的槽。在髂骨耻骨交界处的髂耻隆起与腹股沟韧带之间，由髂筋膜形成一髂耻弓（髂耻骨梳韧带），此弓将腹股沟韧带至髋骨之间的空间分为外侧的肌腔隙和内侧的血管腔隙两部分。

2. 股三角的肌腔隙 髂腰肌充满整个肌腔隙，并有两条神经通过：

（1）股外侧皮神经：在肌腔隙的外上方，从髂前上棘内侧，经腹股沟韧带深面的骨纤维管（88%）进入股后部，于髂前上棘下内方 12~25mm 处穿缝匠肌起端至阔筋膜张肌之间，并在阔筋膜内下行并分为前、后两支。后支在髂前上棘下 50mm 处穿出阔筋膜，分布于大腿前外侧皮肤；前支则由后支浅出穿出

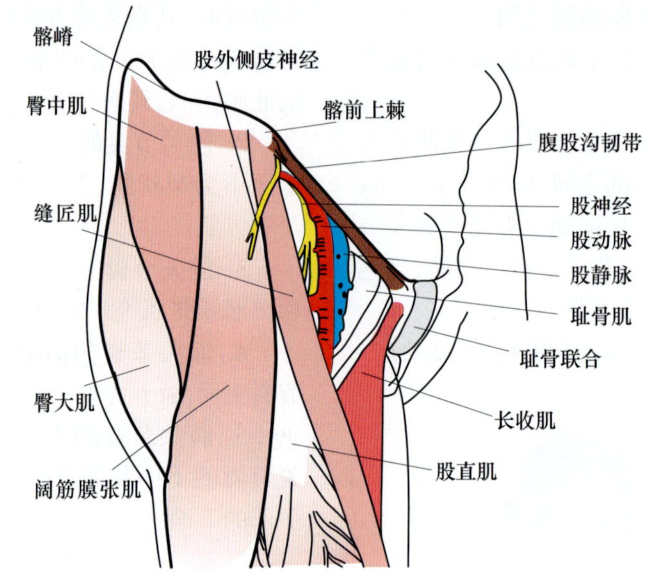

图 4-21-2-3

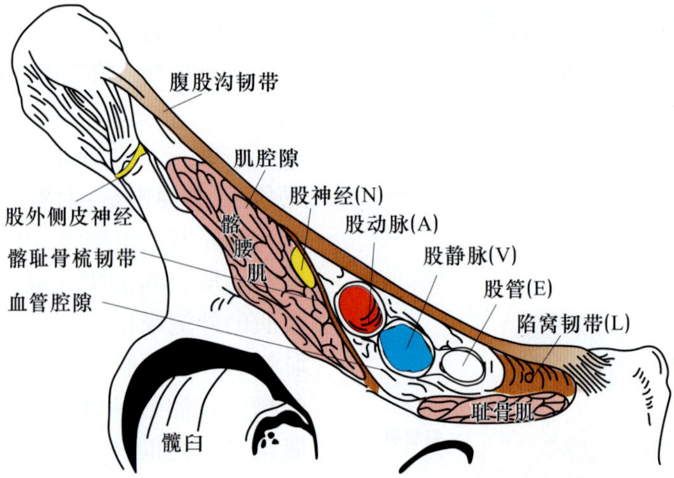

图 4-21-2-4

点下 50mm 处穿出深筋膜，分布于大腿前外侧皮肤。

(2) 股神经(N)：位于肌腔隙内侧部，股动脉的外侧。股神经发自腰丛，经腹股沟韧带深面，在髂前上棘至耻骨联合中点的外侧 12mm 处入股部。股神经干的体表投影是：由股神经入股点向下做一长 20~25mm 的垂直线即是。此后，股神经如马尾一样分为许多细小分支。

3. 股三角的血管腔隙　参见股骨头缺血性坏死章。

4. 髋后部的血管和神经　参见股骨头缺血性坏死章。

与髋后部有关的血管、神经几乎均由梨状肌上、下孔进出。

(1) 梨状肌上孔：位于梨状肌上缘投影线的中内 1/3 交界处以内，远离髋关节，有臀上血管、神经穿出。

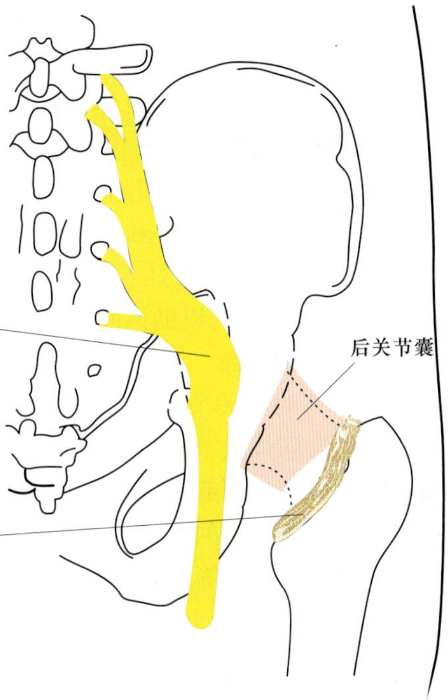

图 4-21-2-5

(2) 梨状肌下孔：位于梨状肌下缘投影线的中内 1/3 交界处以内，与髋关节稍近一些，有坐骨神经等重要血管、神经穿出。而梨状肌上、下孔以外的软组织中，则无重要的神经干和大血管。

(3) 坐骨神经：自梨状肌下缘出盆后，在股骨大转子与坐骨结节连线的中点偏内侧处下降，直至腘窝。

（五）髋关节的运动

髋关节可沿三个轴做运动，其各运动的动力肌及其管制结构如下：

1. 沿额状轴运动（经过髋臼中心与股骨头中心之间）　前屈，屈曲的范围由膝关节的姿势决定。膝伸直时，由于腘绳肌（股二头肌、半腱肌、半膜肌）紧张，主动屈曲可达 80°，被动屈曲约为 120°；膝屈曲时，腘绳肌松弛，主动屈曲可达 125°，被动屈曲可达 140°。其屈肌位于髋关节的前方，有髂腰肌、股直肌、阔筋膜张肌、缝匠肌和耻骨肌，而最有力者为髂腰肌；后伸，由于受髂股韧带和髋屈肌紧张的限制，伸展范围比屈曲范围小。主动伸展为 20°，强力被动伸展为 30°。而膝屈曲时其后伸的范围还要小，因腘绳肌主要效应是屈膝。

2. 沿矢状轴运动（经过股骨头中心）　外展范围为 0°~60°。一侧下肢外展必伴有对侧下肢同样的外展，主要是受髂股韧带、耻股韧带和股内收肌群的限制。参与外展的肌为臀中肌、臀小肌和阔筋膜张肌，臀大肌上部纤维和梨状肌亦起辅助作用。内收范围为 0°~60°。两下肢相贴时不发生内收。当一侧下肢跨越支持腿的前方或后方向对侧运动时，则为内收兼屈曲或内收兼伸展的联合运动。参与内收的肌包括耻骨肌、长收肌、短收肌、大收肌和股薄肌。此外，臀大肌、股方肌、闭孔内肌、闭孔外肌和腘绳肌也有内收大腿的作用。

3. 沿垂直轴运动（经过股骨头中心与髁间窝之间）　外旋范围为 0°~60°，参与肌有梨状肌、闭孔内肌、上下孖肌、股方肌、闭孔外肌、臀大肌后部、内收肌上部及缝匠肌。外旋受髂股韧带外侧部限制。内旋范围为 0°~30°，内旋为臀中、小肌前部和阔筋膜张肌的作用。屈髋时内旋受坐股韧带和关节囊后部螺旋纤维的限制，伸髋时则受髂股韧带内侧部的限制。

沿额状轴和矢状轴的运动相合而形成的运动为环转运动。

二、病因病理

髋关节创伤的病理改变依其受损程度的不同而不同，因此，关节强直的程度也不一致。它的病理改变可分为以下几个方面：

1. 关节囊和韧带改变　轻者变厚、变硬，重者可进一步瘢痕挛缩，犹如橡皮一般，几乎没有弹性。因此，关节间隙狭窄，髋关节的活动极度受限，有的基本没有活动度。

2. 肌粘连与挛缩　因固定不当或时间过长等原因，髋关节周围的肌呈废用状态，可产生废用性肌萎缩，又加之创伤，则肌与肌之间，肌与腱之间或肌与骨、关节囊之间都可发生程度不同的粘连和挛缩，关节运动功能遭致严重损害。

3. 创伤或切口瘢痕、粘连与挛缩　有的瘢痕与骨直接粘连，挛缩严重。所以，关节运动功能障碍亦十分严重。同时它常与关节囊粘连在一起，造成关节运动功能障碍。

针刀闭合型手术治疗关节强直就是要处理关节囊、关节周围的韧带、关节周围的肌和腱等组织的粘连、瘢痕和挛缩病变，将它们松解、剥离开来，恢复关节的运动功能。

三、临床表现与诊断

（一）临床表现

髋关节的功能障碍可表现为伸直式与屈曲式两种，而大多既有伸直功能障碍，同时伴随有内收、外展和内旋、外旋的功能障碍。因此，治疗比较复杂。

1. 要细致检查髋关节的各项运动功能，并做完善的记录：髋关节的中立位为髋关节伸直，无外展、内收，且无旋转的状态。正常屈曲150°，伸直为0°，过伸为15°。正常内收为30°，外展为45°。正常内旋为40°，外旋为60°。

2. 检查关节有无炎症表现，有无肿胀、关节积液。

3. 检查肌有无肿胀等炎症表现，萎缩的程度（与健侧对比）。

4. 检查创伤或切口的瘢痕状态，瘢痕与关节障碍的关系。

5. 检查皮肤的挛缩程度，皮肤与其深部软组织和骨组织的关系。

当关节周围软组织的创伤、骨折、脱位或开放性手术等已治愈，关节周围的软组织肿胀已有消退，但尚有轻度肿胀或浮肿时，说明创伤组织的无菌性炎症尚未完全吸收，也就是说软组织内的瘢痕尚未完全形成，组织的粘连不是晚期状态，而是正在形成之中。所以，它们之间的粘连也不甚牢固。这种组织粘连状态，正是应用针刀闭合型手术松解、剥离的最佳时机。此时，粘连的剥离比较容易，因此，应认真检查组织的炎症吸收情况以决定手术时机。

对于创伤或切口的瘢痕状态也应仔细观察和分析。瘢痕时间越长，吸收越好，瘢痕面则越小，手术松解相对容易；但也可能时间越长瘢痕形成更牢固，应做具体、辩证的分析。

（二）影像学检查

X线检查可摄骨盆正位像、髋关节的侧位像和后前斜位像，以正确判断髋关节、股骨头、股骨颈等部位的骨质情况。必要时也应做CT、MRI等检查，以助诊断和鉴别诊断。

（三）鉴别诊断

有必要对髋关节的病变性质仔细分析，尤其是血友病性关节炎、强直性脊柱炎、类风湿关节炎等疾病引起的关节强直必须鉴别清楚，有利于对预后的判断。另外，对髋关节结核、髋关节肿瘤等疾病更应注意，绝不能混淆。

四、针刀治疗

（一）适应证与禁忌证

1. 适应证　创伤性髋关节强直，包括骨折、脱位、各种方式固定后所产生的关节强直，只要关节无骨性融合均为适应证。尽管关节已经没有活动度，也可以考虑做进一步的努力。

2. 禁忌证　关节间隙有骨小梁相通，已有骨性融合者为禁忌证。

（二）体位

做单侧手术，可选择侧卧位；也可先仰卧位做腹侧面，再以俯卧位做背侧面手术或相反。

（三）体表标志

髂前上棘、耻骨结节、腹股沟韧带、股动脉、髂后下棘、股骨大转子尖各骨性标志请参阅股骨头缺血性坏死相应章节。

股骨大转子外侧突出部　此标志是新的提示。股骨大转子是一个较大的骨性标志，它可以分为：

1. 转子尖，为大转子的最上端；

2. 转子间线为大转子前内侧线状的骨凸，在体外不易扪清；

3. 转子间嵴为大转子后内侧一条比较

凸出的骨嵴，在体外可以清楚摸到；

4. 大转子突出部，为大转子外侧骨凸(大转子叩痛的部位)，以与大转子其他部位相区别，此处是阔筋膜张肌纤维延续为髂胫束之处。

5. 大转子下端为大转子骨凸的最下端。

(四) 定点(图 4-21-2-6~7)

1. 髋关节前外侧点　即腹股沟韧带中点(股动脉的搏动处)向下、向外侧各 20~25mm 处定 1 点，松解髋关节前面关节囊和韧带。

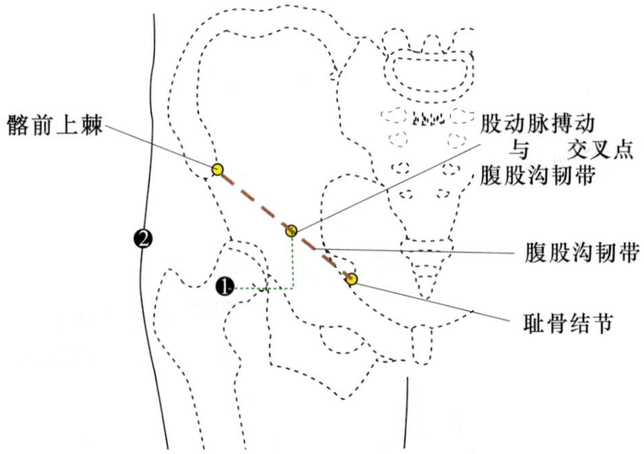

图 4-21-2-6

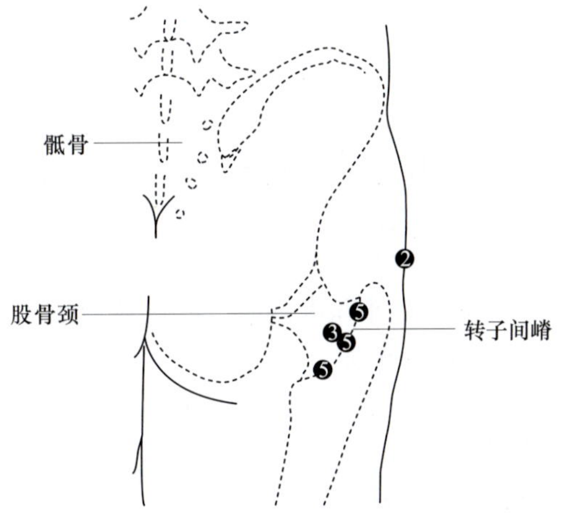

图 4-21-2-7

2. 髋关节外侧点　大转子尖上 10mm 处定 1 点，松解髋关节外侧关节囊和韧带。

3. 髋关节后外侧点　股骨大转子后外侧的转子间嵴中点内侧 10mm 处定 1 点，松解髋关节后面关节囊和韧带。

4. 必要时可在 1~2、2~3 点间再加点，以较彻底地松解髋关节囊。

5. 内收肌点　定于耻骨下支内收肌附着点，紧张的肌腱与耻骨骨面之间定点，松解内收肌群，改善髋外展功能。

6. 外旋肌点　定于股骨大转子的转子间嵴内侧缘处定 1~3 点，松解外旋肌群，改善髋内旋畸形。

7. 切口瘢痕挛缩点　如有切口瘢痕，且有瘢痕挛缩者可选择粘连最紧张处定点，一般多在股外侧肌部位，可定 1 点或多点。

8. 阔筋膜张肌挛缩点　如有挛缩可在挛缩紧张处或起止点处定 1~3 点。

9. 股四头肌挛缩点　可在股四头肌起止点或股四头肌腱的挛缩处定 1~3 点。

10. 腘绳肌挛缩点　可在股二头肌或半膜半腱肌的起止点处定 1~4 点。

(五) 消毒与麻醉

髋关节是个大而重要的关节，在术前必须做好皮肤准备，三天前开始皮肤常规消毒，无菌单包扎。术前准备与髋关节开放性手术要求相同。由于此手术涉及面广，组织深在，故需进行充分的麻醉。如行硬膜外麻醉、腰麻等麻醉时，应请麻醉师执行，以保证病人的安全。

（六）针刀操作

本章的各项操作请参阅股骨头缺血性坏死章。

髋关节囊操作点，由于关节囊增厚、瘢痕挛缩严重等原因，往往用Ⅰ型针刀不能完成其松解任务，多选择Ⅱ、Ⅲ型针刀进行操作。其他各点一般应用Ⅰ型针刀松解即可。

1. 髋关节前外侧点　刀口线与肢体纵轴平行，刀体与皮面垂直。快速刺入皮肤，匀速推进，探达股骨颈骨面。调整刀口线与股骨颈纵轴呈垂直状态，先切开关节囊数刀，再纵行疏通或撬剥关节囊，使之有较大的松解。

2. 髋关节外侧点　刀口线与肢体纵轴平行，刀体与皮面头侧呈60°角左右，快速刺入皮肤，匀速推进直达骨面。调转刀口线90°，切开剥离关节囊，再行撬剥，有松动感后出刀。

3. 髋关节囊后外侧点　刀口线与臀大肌纤维平行，即与躯干纵轴尾侧呈45°角，刀体与皮面垂直。快速刺入皮肤，匀速推进，直达股骨颈骨面。调转刀口线约45°，行切开剥离，然后撬剥，有松动感出刀。

4. 为1~2、2~3点之间的加点，其操作方法与1、3点的操作方法完全相同。

5. 内收肌点、外旋肌点的操作与股骨头缺血性坏死的操作完全一样，请参阅。

6. 同上。

7. 切口瘢痕挛缩点　针刀操作要看定点的位置为何处，如在股外侧肌腹上，且为垂直切口时，刀口线应与肢体纵轴平行，刀体与皮面垂直。快速刺入皮肤，穿过股外侧肌直达骨面，行纵行疏通、横行剥离，刀下必有松动感后方可出刀。各点均如此操作。

8. 阔筋膜张肌挛缩点　可以选择在阔筋膜张肌的紧张部位，多为起止处（如髂前上棘）。刀口线与躯干纵轴平行，刀体与皮面垂直。快速刺入皮肤直达骨面（即髂骨或股骨大转子骨面），行纵行疏通、横行剥离。如果剥离后松解仍不理想，可调转刀口线90°，提起刀锋至阔筋膜表面，将其紧张处切断几刀，刀下有松动感后出刀。

9. 股四头肌挛缩点　此肌挛缩主要表现在股直肌或股中间肌的肌腹上，也可在股外侧肌止点以上的回旋部。可在肌腹紧张处定点。刀口线与肢体纵轴平行，刀体与皮面垂直。快速刺入皮肤直达股骨骨面，行纵行疏通、横行剥离。一般说来，这样的松解肯定不够，可调转刀口线90°，切开肌腹几刀，使肌腹确有松解为止。

10. 腘绳肌挛缩点　股二头肌和半膜肌、半腱肌均起自坐骨结节。定点于挛缩的肌腹。刀口线与肢体纵轴平行，刀体与皮面垂直。快速刺入皮肤，直达股骨骨面。行纵行疏通、横行剥离，刀下有松动感后出刀。如挛缩较重，可调转刀口线90°，予以切开几刀，确实得到松解即可。

（七）手法操作

手法操作是髋关节强直治疗中的一个组成部分，在针刀充分松解的情况下，应用手法将剩余的粘连组织松开以消除关节活动障碍。手法操作需在充分麻醉下进行，以保证肌松弛，手法操作才能从容进行，病人也会全力合作。

首先，做小角度的屈、伸、旋转等活动，逐渐增大活动范围。

其次，在活动的过程中可发现未松解开的部位，即粘连较重、十分紧张的部位。此时，可继续松解粘连、挛缩之处。

第三，在进一步松解的情况下再增加手法力度，增加屈、伸、旋转的活动范围。

第四，对于功能改善的程度事先要有所估计，不可盲目追求所有病例均一次成功。病情较重者，应分期处理。

五、注意事项

1. 必须选择适当的适应证，如果病例选择不当，不仅疗效不佳，甚至可酿成严重后果。如关节骨小梁已经长通，关节已达融合程度者为针刀闭合型手术禁忌证。

2. 本病的针刀操作较为复杂,事先要做比较周密的安排,预想达到的目标应有所保留。不要把手术看得太简单。这样,有较充分迎接困难的准备,方能做到有条不紊,从容应对。既不会无疗效,也不会发生意外。

3. 应用Ⅱ、Ⅲ型针刀进行操作是初学者常有的难题。其实很简单,用Ⅰ型刀松解不能达到改善关节功能的目的时,便可用Ⅱ、Ⅲ型针刀。当然,后两型刀的操作方法是有一定的区别的。在基本功的章节里已经有详细说明,请参阅。但必须注意的是,Ⅰ型刀主要作用是切割,无撬剥作用;而Ⅱ、Ⅲ型针刀主要作用不是切割,而是撬剥,将髋关节囊部分撬剥开,达到松解关节囊的目的。

4. 提出10个定点,这是髋关节强直可能涉及的治疗范围,应按照每个病人、每个髋关节病变的具体情况决定应用点。治疗点是根据病情需要而灵活设定的,非一成不变。

5. 对关节囊各点除应用切开法外,主要应用撬拨法松解关节囊。关节囊各点均如此操作,以求髋关节囊有较充分的松解。这是关键性的操作。

6. 髋关节强直的Ⅱ、Ⅲ型针刀操作虽比开放性手术的损伤要小得多,但仍然有一些渗血。如何防止失血?术前必不可少地要检查凝血时间、血小板、凝血酶等检验项目,同时手术前后给予止血剂。

7. 髋关节的手法要用力适当,不可蛮干。要在针刀闭合型松解手术上多下功夫,手法必须轻柔,不可暴力。如果不能一次达到预期目的,可分次解决。一定要避免副损伤。

第三节　外伤性膝关节强直

外伤性膝关节强直是发病率仅次于外伤性肘关节强直的关节强直性疾病。受伤的膝关节大多固定于10°~0°的屈伸位置上,失去了屈、伸的功能。目前,对于这一疾病的治疗,虽然有多种方法,但其疗效确实不够理想。手法、按摩、理疗等保守疗法的疗效,既慢又差自不待说,就是开放性关节松解术,有的病例多次手术,而强直的程度越严重。所以,外伤性关节强直这类疾病一直是矫形外科的一大难题。针刀闭合型手术为关节强直这一世界范围的难题开辟了一条新路,疗效颇佳。

一、相关解剖

膝关节是人体最大的复杂关节,其骨结构是由股骨的内、外侧髁与半月板的上面,胫骨的内、外侧髁与半月板的下面,以及股骨的髌面与髌骨的关节面之间三个部分共同组成了膝关节。关节周围被有关节囊、韧带、滑膜囊、肌和肌腱等结构,外包筋膜和皮肤。

(一) 膝关节的关节囊和韧带(图4-21-3-1)

膝关节的关节囊薄而坚韧,由纤维层和滑膜层构成。其纤维层上起股骨髁关节面周缘和髁间窝后缘,下止胫骨髁关节面远侧3~6mm。滑膜层宽阔,衬于纤维层内面。部分滑膜向关节腔内突出形成滑膜襞(如翼状襞),充填于相邻关节面之间,起着防止摩擦、刺激和吸收震荡的作用;部分向关节腔外突出形成滑膜囊(如髌上囊)。其中以髌上囊最大,并与关节腔相通,有助于关节的运动。

在膝关节两侧,关节囊附着于股骨髌面边缘,向上延伸到距关节边缘12.5mm处。股骨内、外上髁位于关节囊之外。在内侧面,关节囊与胫侧副韧带后部纤维交织在一起。在内上髁与内侧半月板凸缘之间,囊增厚形成内侧关节囊韧带,居胫侧副韧带深层;在外侧面纤维膜附着于腘肌起点上方,滑膜附着于起点下方。所以,腘肌居于纤维性关节囊之内,但腓侧副韧带与关节囊分离。

在膝关节后方,关节囊附着于股骨髁关

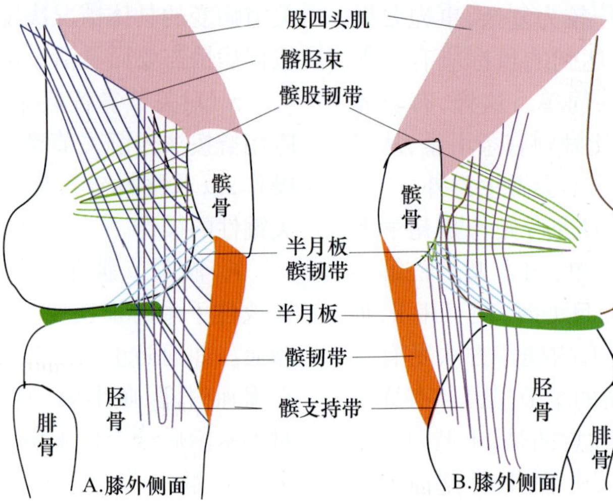

图 4-21-3-1

节面后上缘，恰在腓肠肌两个头起始处下方。因此，关节囊处于肌深面，并把肌与股骨髁分开。在髁间切迹处，滑膜沿股骨髁关节面的后缘并向前达切迹深部，附于两髁对面，关节囊附着于前交叉韧带起点下方与关节面之间。关节囊的滑膜沿股骨髁间后窝边缘向前凹入，然后行于两个髁间结节中间，达髁间前窝，并包绕前交叉韧带的抵止处，因此，前、后交叉韧带及其在股骨和胫骨的起止皆被滑膜所包裹，为滑膜外位器官。实际上，交叉韧带即是居于关节腔之内，又是居于关节的滑膜之外。

膝关节囊后壁，上方被腓肠肌两个头增强，中部被腘斜韧带增强，在腘斜韧带下方，关节囊被由关节腔内出现的腘肌腱所贯穿。膝关节囊的纤维膜深面附着于内、外侧半月板周缘，连接半月板于胫骨的纤维称冠状韧带。

股骨下端的骺线位于膝关节腔内，只有它的两侧部位于关节囊外。胫腓骨上端的骺线皆位于关节囊外。

（二）膝关节前部结构

主要为股四头肌腱、股内外侧肌的回旋部、髌骨、髌韧带与髌两侧的髌内、外支持带。

1. 表面解剖　股四头肌腱长约 50mm，中点正位于膝关节线上。股直肌的两侧为股内侧肌和股外侧肌的扩张部。髌韧带没有伸缩性，故不管膝关节屈、伸均不会发生长度的改变，即髌骨下缘与胫骨结节之间永远保持固定的距离。在髌骨与股骨之间，有两纵行凹陷，称内、外侧髌旁沟，皮下脂肪多时此沟消失。被动伸膝股直肌松弛时，内、外侧髌旁沟与髌骨上缘的浅沟三者在髌周共同围成马蹄形，当关节肿胀时，此沟消失。在内、外侧髌旁沟之下，髌韧带的两侧有两个隆起，股四头肌收缩时更明显。此隆起为介于股骨髁与胫骨髁之间的膝关节外脂肪垫。该脂肪垫在伸膝时明显，有波动感，不要误认为是关节积液。

2. 髌骨　参阅髌骨软骨软化症章。

3. 膝前深筋膜　与其下方的肌腱紧相贴连，在外侧与髂胫束的下端相融合，在内侧与缝匠肌腱相融合。在膝内侧，隐神经在缝匠肌腱与股薄肌腱之间由深筋膜穿出。在穿出前发出一髌下支，向前走行，约在膝关节下面一横指处，与股外侧皮神经、股中间皮神经、股内侧皮神经吻合共同形成髌丛，如神经损伤，可能有暂时性感觉障碍，但不会成为永久性感觉缺失。

4. 伸膝装置（图 4-21-3-2）　位于膝关

节的前面，由股四头肌、股四头肌腱、伸肌筋膜、髌韧带、胫骨粗隆和髌骨共同组成。股四头肌四个头在股骨远端汇聚成股四头肌腱，长约50mm，附着于髌骨基底。肌腱在髌骨止点处可明确的分为三层：①浅层为股直肌止点，位于髌骨底的前区，延伸至髌骨前面的上1/3，大部分浅部纤维越过髌骨前面形成一个连续而坚韧的纤维组织桥过渡到髌腱内。这表明股直肌直接抵止于胫骨粗隆。②中层，股内侧肌与股外侧肌在股直肌腱旁形成两个隆起，其腱汇聚后形成坚韧的腱膜，止于髌骨基底恰在股直肌止点之后，并继续向下延伸，使股四头肌和髌骨与周围的筋膜牢固地结合，最后抵止于髌骨外侧的上1/3与髌骨内侧的上2/3，其附加纤维仍向下延伸至胫骨内、外侧髁，移行于髌内、外侧支持带。③深层是股中间肌腱，其肌腹下部深面有少许肌束形成膝关节肌，止于髌上缘和膝关节囊，其余的肌通过一个宽而薄的腱止于髌骨基底，位于股内、外侧肌之后，膝关节囊之前。股四头肌的扩张部从股内、外侧肌的下缘在髌骨前交叉，并向前越过股直肌髌部的纤维，此扩张部与深筋膜相连，加强膝关节囊并维持膝关节的稳定。髌骨和髌韧带两侧为髌内、外侧支持带，亦称髌副韧带。髌支持带分为深、浅两层。浅层为垂直支持带，其外侧部向远端止于胫骨髁表面的结节，内侧部附着于胫骨内侧面。深层为水平支持带，连接髌骨两侧的胫骨。由膝内、外侧肌延续的膝固有筋膜至胫骨内、外侧髁处形成髌内、外侧斜束支持带（斜束），宽约10mm，有时增厚成条索，甚至引起弹响。

5. 股四头肌滑动装置　股四头肌周围的疏松结缔组织和脂肪垫、股四头肌各肌间的肌间隙、髌上囊及其深面的脂肪垫是股四头肌的滑动装置。再从股部中下段的镂空解剖图中可以清楚地了解，股前部软组织中无重要的大血管与神经干。同时，我们早已了解到在股四头肌深面有大面积的髌上囊与脂肪垫，这些组织结构都为股四头肌松解术做好了解剖结构的准备。如有外伤、骨折、肌挫伤等原因损伤此装置，导致股四头肌粘连，则使膝关节伸、屈受限时，松解它们就能使关节恢复功能。

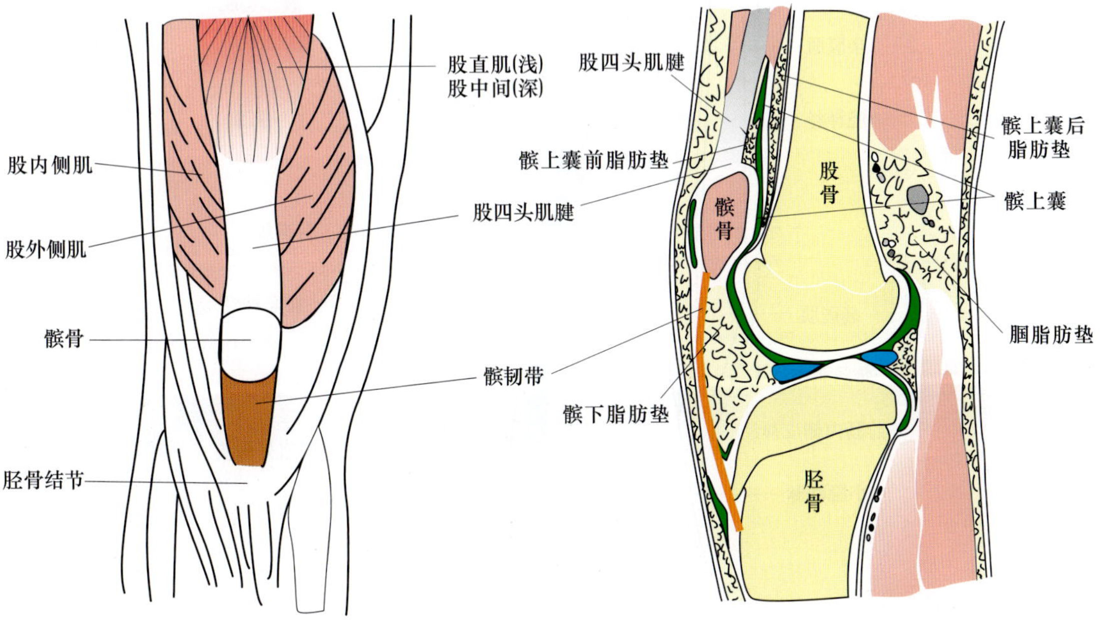

图 4-21-3-2

6. 膝关节内侧部　主要为胫侧副韧带、内侧稍后的缝匠肌、股薄肌。

7. 膝关节外侧部　主要为腓侧副韧带、后内侧的腘肌腱和后外侧的股二头肌腱及髂胫束。髂胫束是膝外侧浅层结构，是大腿深筋膜即阔筋膜外侧向下的增厚部分，其前部纤维为阔筋膜张肌的腱膜，后部纤维为臀大肌腱的延续，是一条坚韧的韧带，止于胫骨上端的髂胫束粗隆皮肤与骨膜之间。它有力地加强膝关节囊的外侧部分，是膝外侧重要的动力稳定结构。由于髂胫束的深部和浅面是疏松结缔组织结构，当膝关节屈、伸时，髂胫束随之滑动。当它粘连时，即会影响膝关节的活动。

（三）膝关节后部（腘窝）结构（图4-21-3-3）

腘窝上外侧界为股二头肌；上内侧界为半膜半腱肌，另有缝匠肌、股薄肌及大收肌腱参与；下内、外侧界为腓肠肌内、外侧头围成。腘窝的底为股骨腘面、腘斜韧带、腘肌及其筋膜，其顶为筋膜覆盖。腘筋膜位于膝关节的后面，是大腿阔筋膜的延缓，向下移行于小腿固有筋膜。腘筋膜分深、浅两层。浅层遮盖腘窝浅面，其深面有腘血管和神经通过。它们从内（深）向外（浅）依次为腘动脉、腘静脉与胫神经，在股二头肌的内侧缘有腓总神经走行。同时，浅筋膜内又有小隐静脉、皮静脉、淋巴管及股后皮神经穿过。小隐静脉行于腓肠肌两头之间，其深面即是股神经的皮支。筋膜深层覆盖腘肌，此层筋膜由于有横竖纤维交织排列，故非常致密。如内压增高则有明显的疼痛症状出现。腘窝内围绕血管和神经有脂肪组织填充，起保护作用。

腘窝内移行一凹陷，称为 Jober 窝。屈膝时，半腱肌腱、半膜肌腱与大收肌腱构成一个三角。此窝的前面为大收肌腱，后面为半腱

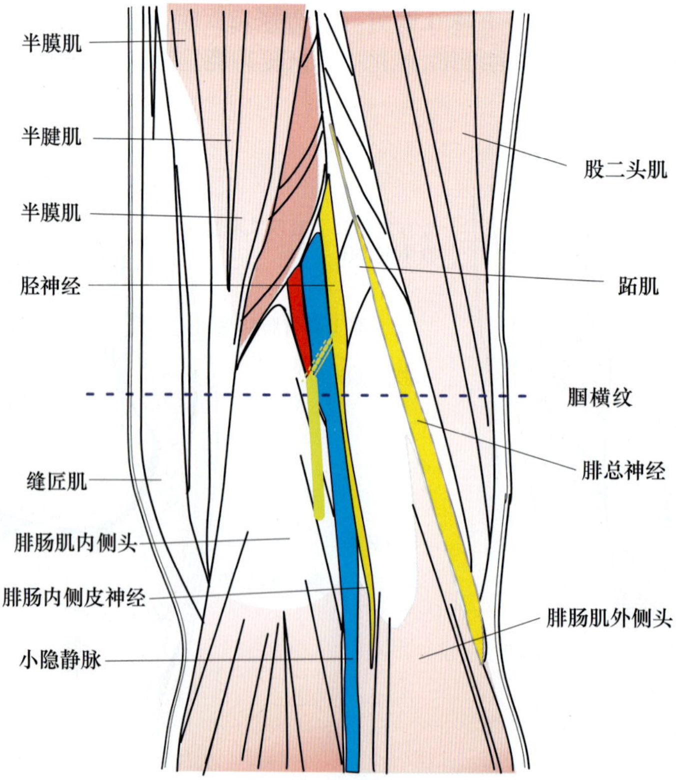

图 4-21-3-3

肌腱、半膜肌腱与股薄肌腱，上方为缝匠肌边缘，下方为腓肠肌内侧头和股骨内侧髁。其窝下为疏松结缔组织。

腘动脉位于腘窝的底，上段与股骨的腘面相接，中下段紧贴膝关节囊及腘肌筋膜的后面，几乎占据腘窝正中，且可清楚扪及动脉搏动。腘动脉的投影是：由膝关节后面中点向下做一垂直线即是其走行方向。上端起于收肌结节平面之上 76mm、腘窝正中线之内 10mm 处，其下端止于腓骨小头平面以下 25mm、腘窝正中线外 10mm 处，上、下（起、止）两点间的连线即为腘动脉的投影。在腘肌的下缘（即比目鱼肌上缘）腘动脉分为胫前、后动脉。

（四）膝关节腱围结构　有滑液囊和脂肪垫。

1. 膝前部腱围结构（参阅膝关节相关章节）

（1）髌上囊：为膝部最大的滑液囊。位于髌底上方与股四头肌深面，通常与膝关节滑膜腔广泛相通，可视为关节滑膜腔的一部分。髌上囊的上界高出髌底 70~80mm，位于股四头肌腱与股骨前面之间。囊前壁紧贴于股四头肌腱的中央部，两侧借少量脂肪与股内侧肌、股外侧肌相贴，后方借脂肪垫覆于股骨前面。

（2）髌前皮下囊：位于髌骨前方的深层皮下组织内，在髌骨下半和髌韧带上半的皮肤之间。此囊的位置深、浅可有不同，位于股四头肌腱浅面的称髌前筋膜下囊；位于股四头肌腱深面的称髌前腱下囊。

（3）髌下皮下囊（髌下浅囊）：在胫骨粗隆下半与皮肤之间，是跪位的接触处。

（4）髌韧带下囊（髌下深囊）：位于髌韧带深面与胫骨之间，是恒定的大囊，不与关节腔相通。

（5）膝前部脂肪垫：

1）髌下脂肪垫：前已叙述，请参阅肌损伤章节。

2）前髌上脂肪垫：在股四头肌腱之后与髌上囊前壁之间。

3）后髌上脂肪垫：在股骨下端前面骨膜与髌上囊后壁之间。

2. 膝外侧滑液囊（续膝前部滑液囊）

（1）股二头肌腱下囊：在股二头肌附着点（腓骨头）与腓侧副韧带之间。

（2）腓肠肌外侧头腱下囊：在腓肠肌外侧头起始处的深面，有时与膝关节相通。

（3）腘肌下囊：常为膝关节滑膜的延伸，此囊位于腘肌起始部、外侧半月板、胫骨外侧髁与胫腓关节之间，恰在半月板边缘，与关节腔相通。腘肌借此伸展的滑液囊与外侧半月板、胫骨上端及胫腓关节相隔。

（4）腓侧副韧带与腘肌腱之间滑液囊。

3. 膝内侧滑液囊

（1）鹅足囊：前已有述。

（2）半膜肌固有囊：位于半膜肌腱附着点分为三趾处（深鹅足）与覆盖胫骨内侧髁的关节囊之间，此囊大而恒定，常与关节腔相通。

（3）半膜肌囊：在腓肠肌内侧头浅部与半膜肌腱之间；

（4）半膜肌腱与半膜肌腱之间的滑液囊：有时有三个滑液囊，即在胫侧副韧带与关节囊之间、在胫侧副韧带与内侧半月板之间、在胫侧副韧带与胫骨之间。

（5）腓肠肌内侧头腱下囊：位于腓肠肌内侧头深面与覆盖股骨内侧髁的关节囊之间，与膝关节腔的股骨内侧髁部及半膜肌囊相通。

（6）腓肠肌内侧头浅面与半膜肌腱之间：半膜肌腱与胫侧副韧带之间；胫侧副韧带深面与关节囊、内侧半月板、胫骨之间均有多个小滑液囊。

4. 腘部脂体　腘脂体，位于腘肌囊之前。

这些腱围结构如有粘连、瘢痕等病变发生，将使膝关节的运动功能发生障碍。而这些病变部位又是针刀松解术常用的部位。

二、病因病理

（一）病因

外伤性膝关节强直的原因是比较明确

的：如膝关节软组织损伤、膝关节周围的骨折、膝周骨与软组织的手术后、膝周围外伤后骨化性肌炎、膝关节外伤后固定或功能锻炼不当而导致的关节强直等。

（二）病理

外伤和手术都会造成程度不同的出血、血肿、渗出等病理改变。在修复过程中，有可能导致肌、腱、腱围结构、韧带、关节囊与滑膜等组织的粘连、瘢痕、挛缩以及该部位的血管的淤塞。这种改变的本身就可致关节功能障碍，再加长时间固定和缺乏功能锻炼而造成废用性组织挛缩，使膝关节功能障碍，甚至强直。

具体的病理改变将有如下各种表现：

1. 皮肤的瘢痕性挛缩　在有皮肤损伤时，就会形成瘢痕；而没有开放性伤口时，关节被固定强直后，皮肤会出现废用性挛缩。后一种变化也不可忽视，没有这方面的充分估计也易造成针刀闭合型手术的失败。

2. 皮下组织的缺少和瘢痕化　这也是人们易于忽视的改变。往往由于皮下组织的缺少，皮肤则缺乏活动性，也助长了皮肤的挛缩，使皮肤与皮下组织间缺乏滑动性。有的皮肤瘢痕几乎与骨组织连在一起，就更增加了活动与手术的难度。

3. 伸膝装置的改变　这里包括股四头肌、股四头肌腱、髌骨、髌副韧带、髌韧带和胫骨粗隆的改变，分别叙述如下。

(1) 肌与腱组织的改变：在强直关节周围的肌和腱组织都会呈现挛缩改变。除瘢痕外，主要是废用性挛缩，特别是股中间肌的粘连和挛缩最为严重，也是最为重要的病变；其次为股四头肌的内、外侧头的挛缩。膝关节的屈肌，在伸直型关节强直中多无明显的挛缩与粘连，即使在屈曲型的强直中，其屈肌的挛缩相对较轻。这种挛缩只要打开与周围的粘连，肌和腱就可随着关节活动的增加而改善。如肌确已挛缩，在关节松解过程中也可以通过切开法予以延长。这不是很难解决的问题。

(2) 腱围结构的改变：在所有关节功能障碍的病人中，腱围结构的粘连、瘢痕和挛缩是最重要的改变，也是关节强直处理中最关键的问题。在总论中已经述及，腱围结构是损伤中首当其冲的组织。关节周围、肌与腱的周围有许多疏松结缔组织、滑液囊，尤其是膝关节更加复杂。但是，这些结构又给关节松解术创造了有利的条件。只要把腱围结构松解开来，那么膝关节功能障碍的治愈就会大有希望。这里最关键的是髌上囊的松解。髌上囊的前后，即其浅面和深面有前髌上脂肪垫和后髌上脂肪垫，它是松解术中最好利用的组织结构。在脂肪垫的部位进行松解，将会取得事半功倍的效果。只要把它们松解开来，关节强直松解术便成功了一半。

(3) 髌骨和髌副韧带的改变：如果髌副韧带无明显粘连，髌骨本身与股骨和胫骨无粘连时，髌骨的活动度将不会受限；相反则髌骨活动度将产生不同程度的受限，甚至有髌骨与股骨之间呈纤维骨性粘连的情况，那时，髌骨则无活动度。

(4) 髌韧带的改变：如无髌韧带损伤，髌韧带则不会挛缩。

4. 膝关节骨和关节囊的改变（图 4-21-3-4）　如有骨折，加之愈合不良，可造成关节间隙狭窄，胫骨平台的骨刺增生。曾遇到两个股骨干骨折的病人，在治疗（手术与固定）的三个月内，胫骨平台的前方长出 15mm 高的骨刺（有外伤前后及手术切除骨刺后的照片相对照）。这充分说明，关节间隙的狭窄改变，引起关节内压力增高时，高的压应力导致了骨刺增生。关节间隙狭窄可能是关节囊废用与挛缩的结果。

5. 腘部的改变　一般说膝关节屈侧改变不重。当膝关节功能改善后，膝关节的伸直功能将可恢复。

6. 膝关节周围神经血管的改变　膝关节周围的血管和神经大部分在膝关节的屈侧和两侧的后部。除腘部有瘢痕挛缩外，一般不会受到压迫。

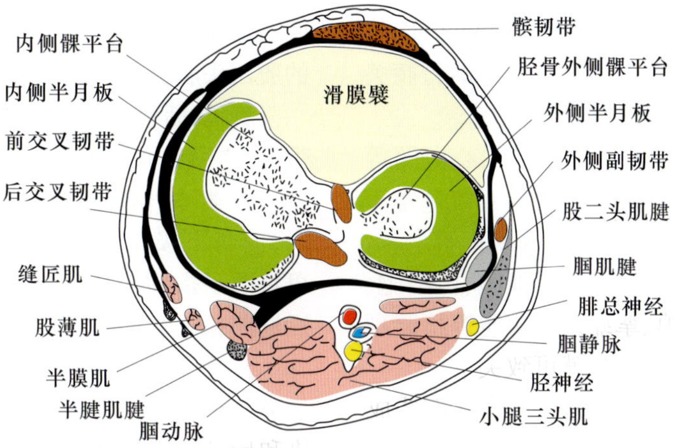

图 4-21-3-4

三、临床表现与诊断

(一) 临床表现

外伤性膝关节强直的诊断一目了然。但需注意下列各点：

一是功能障碍程度的精确测量；二是皮肤有无瘢痕、挛缩及其状态；三是髌骨的形态与活动度；四是关节间隙是否狭窄及有无纤维骨性或骨性粘连；五是有无骨质疏松表现。以上各项临床表现，对针刀闭合型手术适应证的选择及实施有重要意义，故应认真了解情况，做各种检查与测量，准确记载，并以此与术后对比来判断疗效。具体检查如下：

1. 膝关节的外观检查　膝关节的中立位是髋关节伸直，无外展、内收，也无旋转的状态，检查有无关节畸形。

2. 检查关节有无炎症表现　有无肿胀、关节积液等。

3. 肌有无肿胀等炎症表现　或萎缩的程度(与健侧对比)。

4. 创伤或切口的瘢痕状态　瘢痕与关节障碍的关系。

5. 皮肤的挛缩程度　皮肤与其深部软组织和骨组织的关系。

(二) 关节活动情况

要按膝关节的运动功能细致地检查各项功能，并做完善的记录。

膝关节正常屈曲 145°~150°，伸直为 0°，过伸为 5°~10°，外翻角 5°~7°。膝关节强直，往往以伸直位为主，亦有呈轻度屈曲位的；呈半屈曲位者少。

(三) 影像学检查

通过 X 线检查，可了解关节周围的骨组织情况：

1. 有骨折者，骨折愈合情况，髌骨与股骨、胫骨的关系，有无骨性粘连等。

2. 骨质情况。骨折骨性愈合情况，有无严重骨质疏松。

3. 除外其他疾病。

四、适应证与禁忌证

(一) 适应证

1. 无骨折，只有软组织外伤或手术后，软组织(伤口)已愈合良好 1 个月以上者。

2. 骨折已骨性愈合或骨折迟延愈合，骨痂生长良好者。

3. 膝关节处的皮肤有足够长度(无论有无瘢痕)，可满足膝关节屈、伸运动需要者。

4. 髌骨与股骨有骨纤维性粘连，但无骨性愈合者。

5. 膝关节的关节间隙狭窄者应有一定的间隙，估计能够保证膝关节屈、伸运动需要者。

6. 股骨中下段、胫骨中上段骨折内固定术后强直，在摘取固定钢板时，可同时行膝关节针刀微创松解术。

7. 病人一般状态良好，血压、心电图等检查表明病人的心、脑血管、神经系统基本正常，估计能耐受膝关节针刀闭合型松解术者。实验室检查，无禁忌者。即红细胞、白细胞、血小板、凝血四项、血糖、肝肾功能等检验项目基本正常，无禁忌者。

（二）禁忌证

1. 不能满足上述各项要求者为禁忌证。

2. 有医疗纠纷未解决并与手术有关者，应视为相对禁忌证。

五、针刀操作

（一）体位

以仰卧位为主。做膝前部手术取仰卧位；做腘部手术则用俯卧位；在做手法时，可随时按需要改变体位。

（二）体表标志（图 4-21-3-5）

1. 髌骨　上、下极及两侧缘。

2. 股四头肌腱正中线与两侧缘　当股四头肌用力时，在髌骨上方可扪及宽厚有力的股四头肌腱及两侧的边缘。

3. 髌韧带　髌骨下极至胫骨结节的韧带，扪之突出而坚韧，可以看到，也可以摸清。

4. 膝关节内外侧间隙　当膝关节屈曲时，髌骨下极水平线的两侧为膝关节间隙。可将两手指（拇、食指）分别置于关节两侧，然后屈曲膝关节，可清楚扪及关节间隙。

5. 腘窝　位于膝关节背侧面，即关节的屈侧，是一个上长下短的菱形窝。其外侧界上端为股二头肌外侧头，下端为腓肠肌外侧头；内侧界上端为半膜半腱肌腱，下端为腓肠肌内侧头。

6. 腘横纹　在腘窝部正中可见横行的腘横纹，它相对应的是膝关节间隙。因此，腘横纹两端的上方的骨突即为股骨内、外上髁；而其腘横纹两端下方的骨突即为胫骨内、外侧髁。

（三）定点（图 4-21-3-5）

可分为两部分定点：即关节周围软组织与关节内组织两部分。

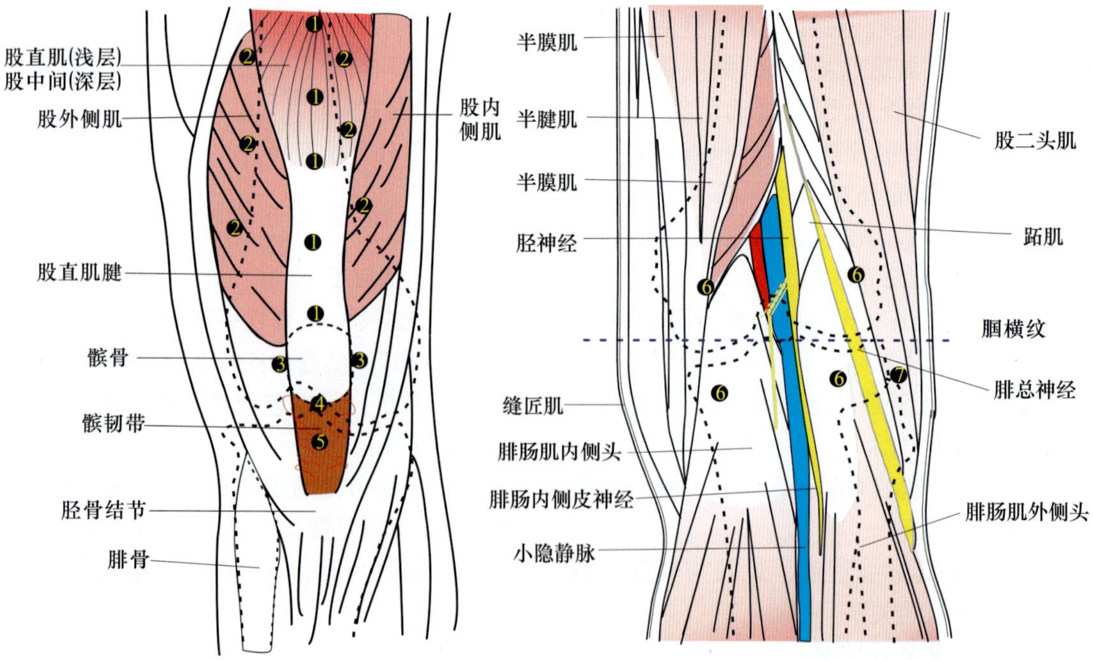

图 4-21-3-5

1. 关节周围软组织的定点

(1)髌上股直肌正中线上点:可定1~4点,各点间的距离在20~30mm为宜。此线上的定点分为两部分,即:

1)髌骨上缘正中点:松解髌周韧带。

2)髌上股四头肌正中线各点:松解股四头肌,特别是松解股中肌与髌上囊、前髌上脂肪垫、后髌上脂肪垫的广泛粘连。这是膝关节强直针刀闭合型手术中最关键的操作。

(2)髌上股四头肌腱两侧缘点:可各定2~4点,每点间距为20~30mm,松解股四头肌粘连。股四头肌中线点是由中间向两侧进刀,而两侧缘点是由两侧向中线进刀,目的是一样的,方法不同。依不同情况,二者可选择其一。

(3)髌骨两侧缘点:内、外侧各1~3点,一般两点间可相间15~20mm即可。松解髌副韧带。

(4)髌骨下极点:定1点,松解髌下脂肪垫与髌骨的粘连。

(5)髌韧带中(或髌韧带两侧缘)点:定1点,松解髌韧带与髌下脂肪。

(6)腘窝部粘连点:

1)股骨内上髁点:在菱形窝横径上两端的稍下方可扪及股骨髁,在股骨内上髁的中点稍下方定1点。松解腓肠肌内侧头附着点的粘连。

2)股骨外上髁:在股骨外上髁上定1点,松解腓肠肌外侧头、腘斜韧带的粘连和挛缩。

3)胫骨内侧髁:在腘横纹的稍下方,可扪及膝关节隙,关节隙两端的下方为胫骨内、外侧髁,在内侧髁上定1点,松解半膜半腱肌及腘斜韧带的粘连。

4)胫骨外侧髁点

(7)腓骨小头上点:松解股二头肌、腘斜韧带的挛缩。

(8)切口的瘢痕粘连挛缩点:依瘢痕不同状态和粘连、挛缩的程度可定多点。定点时应注意,尽量不要把点定于瘢痕中心线上,应定点于中心线的旁边。这样,不会在剥离时将脆弱的瘢痕撕裂,对整个手术将产生不良影响。

(9)其他粘连点:膝关节邻近部位的肌、腱、腱围结构等组织器官有粘连、瘢痕和挛缩改变者,亦应同时定点,予以松解处理。

(10)股四头肌本身粘连挛缩点:这些点,在术前一般是无法确定的。只有在手术中做相应手法时才能发现这些障碍关节活动的粘连挛缩点。因此,这些点都是根据当时情况而定,无一定的规律性。然而,有时这些粘连挛缩点的处理却是非常有效地解决了关节的活动问题。

2. 关节内组织的定点　即应用针刀镜对关节内的挛缩组织进行松解。请参阅关节镜的操作。

以上各点,可依不同病情给予不同的组合,灵活使用,所以不可死搬硬套。

(四)消毒与麻醉

膝关节强直针刀闭合型松解术的消毒与麻醉与骨科开放性手术完全相同。术时要求上气囊止血带,消毒要求整个下肢行次全长消毒,铺各种手术单。患者足部以无菌巾包扎再铺以大单,下肢露于单外,保证手术中患肢体位变动的需要。此手术的麻醉选择,一般选用腰硬联合麻醉方式,并请麻醉师进行,以策安全。

(五)针刀操作(图4-21-3-6~7)

1. 髌上股直肌正中线上点　这条线上各点的操作可分为两种情况,即髌骨上缘正中点和髌骨以上正中线上各点的操作有所不同。

2. 髌骨上点

(1)髌骨上缘正中点:此点多以Ⅰ型刀操作。刀口线与肢体纵轴平行,刀体与皮面垂直,快速刺入皮肤,匀速推进,直达股骨骨面。先行纵行疏通、横行剥离,直到刀下有松动感。然后,将刀柄向头侧倾斜,刀锋指向髌骨上缘正中,深入达髌骨骨面。调转刀口线

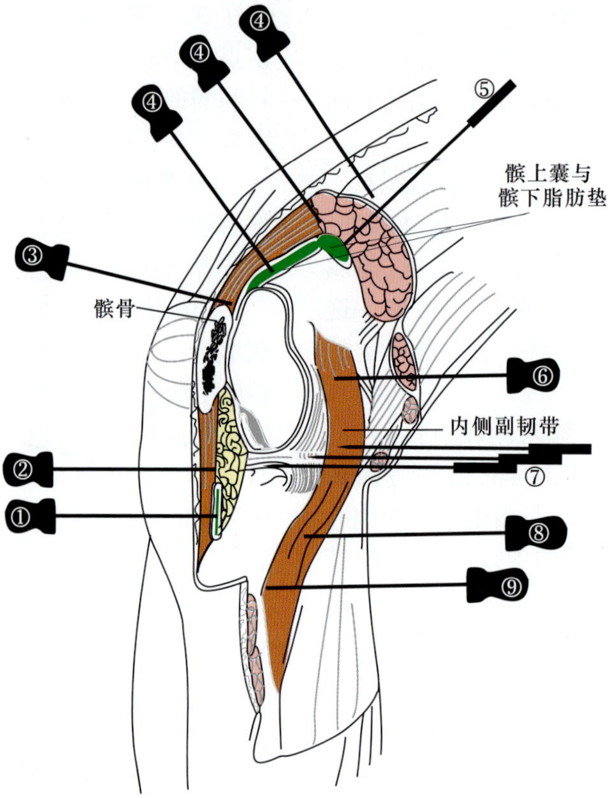

图 4-21-3-6

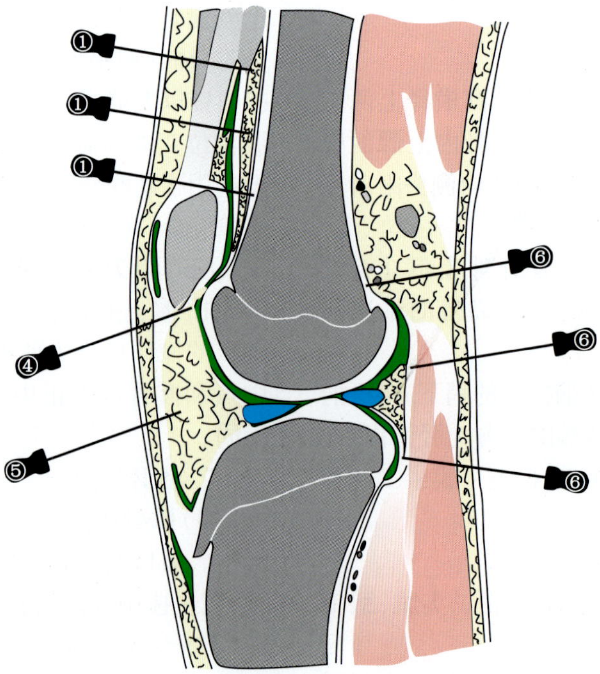

图 4-21-3-7

90°,深入至髌骨上缘内侧面,切开髌周韧带,刀下有松动感为止,出刀。

(2)髌上正中线上各点:多以Ⅱ型和Ⅲ型刀进行操作。刀口线与肢体纵轴平行,刀体与皮面垂直,快速刺入皮肤,匀速推进,直达股骨骨面。放松刀柄,令刀体自然浮起,固定针刀于自然浮起的位置上,即股骨骨膜外。先纵行疏通1~2下,再将刀体向侧方倾斜,几乎与水平面平行,刀锋向髌上囊的外侧,到髌上囊的边缘处为止,行通透剥离。刀下有松动感后出刀。每点均如此操作。如作股四头肌两侧缘点,刀口线与肢体纵轴平行,刀体与皮面垂直。快速刺入皮肤,通过股四头肌腱,直达股骨骨面。刀柄向远中面侧方倾斜,与前正中矢状面呈15~30°角(即与股骨面平行)。刀锋深入至股四头肌腱的中线部,行通透剥离。刀下有松动感后出刀。余下各点均同样操作。对侧各点亦同法操作,只是方向相反。

3. 髌骨两侧缘点　刀口线与肢体纵轴平行,刀体与皮面垂直,刺入达髌骨骨面。调整刀锋至髌骨内侧面边缘,刀口线与髌骨缘平行,切开髌副韧带。刀下有松动感后出刀。髌骨缘所定各点均同法操作。

4. 髌骨下极点　刀口线与肢体纵轴平行,刀体与皮面垂直,快速刺入皮肤,直达髌骨下极骨面。刀柄向肢体远端倾斜,几乎与皮面平行,刀锋深入至髌尖内侧面,调转刀口线90°,切开剥离脂肪垫与髌骨下极内侧面的粘连。

5. 髌韧带中点　与髌韧带损伤操作相同,请参阅第二篇相关章节。

6. 腘部粘连点

(1)股骨内侧髁点:刀口线与肢体纵轴平行,刀体与皮面垂直。快速刺入皮肤,匀速推进,直达骨面。让刀锋自然浮起,固定刀体,行纵行疏通、横行剥离。刀下有松动感后出刀。

(2)股骨外髁点:刀口线与肢体纵轴平行,刀体与皮面垂直,快速刺入皮肤,直达骨面。行纵行疏通、横行剥离。刀下有松动感后出刀。

(3)胫骨内侧髁点:刀口线与肢体纵轴平行,刀体与皮面垂直。快速刺入皮肤,直达骨面。行纵行疏通、横行剥离,刀下有松动感后出刀。

(4)胫骨外侧髁点:刀口线与肢体纵轴平行,刀体与皮面垂直。快速刺入皮肤,直达骨面。行纵行疏通、横行剥离,刀下有松动感后出刀。

7. 腓骨小头上点　刀口线与肢体纵轴平行,刀体与皮面垂直。快速刺入皮肤,直达腓骨小头骨面。调整刀锋至腓骨头尖部,穿过股二头肌腱,行纵行疏通、横行剥离,刀下有松动感后出刀。

8. 瘢痕粘连挛缩点　此瘢痕指开放性创口、手术切口所致的瘢痕。刀口线与肢体纵轴平行,刀体与皮面垂直。快速刺入皮肤,试探式匀速推进,直达瘢痕之底部(可能是软组织,也可能是骨组织)。以下的操作可分为两种情况:

(1)线形瘢痕:瘢痕较小者,行纵行疏通、横行剥离,瘢痕被松解。

(2)片形瘢痕:瘢痕较大者,先行纵行疏通、横行剥离,瘢痕并未被松解;进一步则需松解大片瘢痕。先将刀体向瘢痕中心线的一侧倾斜,几乎与皮面平行,深入至侧方的瘢痕中,行通透剥离。刀下有松动感后出刀。瘢痕的另侧同样处理。

9. 其他粘连点　此粘连点包括膝关节远隔处的粘连点。如这些粘连点有碍关节活动也应予以疏通剥离。

10. 股四头肌挛缩点　这些点,在术前不易估计到。但在术中,如果当松解术完成后,仍不能使关节改善活动功能的话,说明膝关节尚存在瘢痕、挛缩、粘连之处。此时,要在股四头肌上寻找较重的瘢痕、挛缩、粘连点,只有把它们松解开才能达到整个膝关节松解的目的。当找到这些紧张点时,可在股四头肌上给予纵、横疏通,剥离或横行切开剥离,往往立竿见影。

(六)术后引流

针刀微创手术后,对于创口的出血与渗血的多少应有所估计。对于可能有较多渗血者应放置引流管或引流条,以防淤血造成感染。其引流条或管在出血停止后(1~3日之内)及时去除,以免继发感染。

六、手法操作

(一)执行手法操作的条件

一是针刀闭合型手术对膝关节周围的粘连、瘢痕和挛缩松解得比较彻底,只有较少的粘连时;二是具有良好的肌松弛,往往在较好的麻醉下进行,一般采用腰硬联合麻醉方式;三是应有良好的保护,要保护好膝关节上、下的骨骼不受损伤。

(二)手法扳动

1. 仰卧位实施手法　将患膝置于手术台边缘,使膝关节腘窝横线与台边平行,一助手保护好股骨下端,施术者一手握住胫骨上端,一手扶持小腿的下段,以渐进的施力方式,逐渐增加屈曲力度使膝关节增加屈曲度数。如股四头肌确实紧张,可找到最紧张的部位予以松解,达到改善膝关节屈曲度的目的。如果膝关节已近屈曲90°的状态,可改变体位,以屈髋、屈膝位,继续进行手法操作,直到膝关节屈曲最大限度为止。

2. 俯卧位实施手法　病人俯卧位,一助手双手保护股骨下端,施手法者握住小腿中下段,缓慢屈曲膝关节,并逐渐加力,使膝关节屈曲至最大限度。

(三)外固定

当手法扳动结束后,给予膝关节屈曲外固定。其方法可自己选定。常用的方法是患肢小腿上1/3、膝部和大腿下1/3以清洁敷料覆盖加弹力绷带包扎。然后屈曲膝关节至术后手法时最大限度,以石膏托外固定,此法固定准确,不易压迫血管、神经,故优于"8"字绷带外固定法。但不管用何种方法做术后固定,都必须保证固定处肢体血液循环畅通,且神经功能正常。

七、术后药物治疗

因为本手术属大型骨科手术,在针刀闭合型手术中,属侵袭较大者,而且进入关节腔,故一切均按照骨科术后处理原则进行。

1. 给予足够的止痛药物。如病人疼痛较重,应给予足够的止痛药物,量应足,时间应及时。只有这样才能使病人休息好,康复好。

2. 给予有效的止血药物三天。

3. 给予预防感染的药物。预防感染是手术成功的关键。除在无菌操作上严格要求外,必要时也可以给予足量有效的抗生素3~5天。

4. 给予脱水剂。可用20%甘露醇,一般应用3~5天,以缓解术后或功能锻炼时所致的组织水肿。

八、护理与康复锻炼

1. 注意观察生命体征和变化　病人返回病房后,要对病人的各项生命体征进行密切观察,及时测量脉搏、呼吸、血压等,及时发现病人的异常变化,及时处理。特别是麻醉尚未消失时,更应仔细观察。

2. 密切观察患肢血运情况　患肢的血运与肢体的位置、固定物的位置和松紧程度有着密切的关系。有时固定物特紧导致血运障碍者,需及时调整松紧度,既要保持循环正常,也要保证肢体固定的角度。有时,由于固定物未加衬垫,直接压迫皮肤,很易发生血运障碍,值得注意。

3. 密切观察患肢感觉改变　这里有两个方面,一是疼痛较重,一是无疼痛。这都不是很正常的表现。术后疼痛,一般来说都要有,但剧烈疼痛就要提高警惕,要认真检查肢体的循环状况,神经有无受压的表现。当除外神经受压和血供不良情况后,可以给予足量止痛药物。

4. 如有硬膜外导管,要注意无菌管理,

避免污染。

5. 术后次日即可行膝关节功能锻炼　一般应用下肢关节功能活动器（CPM）辅助锻炼，由屈曲 70° 逐渐增加至 120° 不等，每天 2 次，每次 40 分钟，时间为 1~2 周。同时嘱病人下地行走。在功能锻炼时，关键是要把动作做到位，应做到关节的最大屈曲和伸直度，以保证关节功能的顺利恢复。

九、注意事项

1. 外伤、术后的关节强直是医疗上的一大难题，膝关节尤其如此。故在选择适应证时一定要慎重。不符合条件者，如关节已有骨性融合、关节间隙特别狭窄（似乎无关节间隙）时，不宜做针刀闭合型手术。在不具备条件时，如皮肤瘢痕大、粘连重、皮肤长度不够等情况下，应先做各局部松解治疗，待条件成熟时再做关节松解术。

2. 既然关节强直是一个老大难问题，而强直的关节情况又千差万别，因此不能希图所有病例在一次针刀闭合型手术中解决全部问题。应当具体问题具体分析，分别对待。也就是说，不能一味勉强要求一次针刀闭合型手术后达到完全正常状态。如果强直确实特别严重，则可以通过分次手术来解决。这样既符合客观实际，更符合病人的利益。相反，一味追求一次成功的做法，往往会出现失误或造成严重的副损伤，那时，则悔之晚矣。

3. 同骨科关节手术一样，认真做好术前的备皮、消毒及严格的无菌操作，严防感染。一旦出现感染将前功尽弃，这是手术成功的关键。

4. 对于关节周围重要的神经、血管解剖必须要有清晰的认识，一定要避免坐骨神经或腓总神经、胫神经的损伤。

5. 要充分估计到骨质疏松的程度，这对手法扳动时的力度有着极重要的意义。严重的骨质疏松，在实施手法时，随时可能产生病理性骨折，而且完全可能并没有响声。所以，在施行手法时用力一定要柔和，增加力度时要循序渐进，不可暴力，以免造成骨折并发症。为了及时发现副损伤，在膝关节矫正术后应及时摄膝关节正侧位片，如有损伤也可以尽早处理。

6. 术后要严密观察病人的全身状态，更要细致观察患肢的皮肤温度、肤色、动脉搏动及感觉改变，及时发现神经、血管并发症。

7. 病人下地以后，关节有接触痛或有足跟叩击痛而高度怀疑骨折时，要及时摄取 X 线片，早期发现，妥善处理。

8. 术后功能锻炼是关节功能恢复良好的重要步骤，不可小视。要做好病人的思想工作，刻苦进行功能练习，才能保证关节功能的正常恢复。

第四节　外伤性踝关节强直

外伤性踝关节强直是比较常见的疾患。踝关节和足是下肢支持体重、保持身体平衡、传递冲击至地面的重要组织器官。由于其特殊的解剖结构和功能，所以常致损伤。由于治疗和康复方法不当，则常造成踝关节强直。而踝关节一旦强直，治疗就比较困难。针刀闭合型手术的应用，为踝关节强直的治疗提供了一个较好的方法，在临床实践中取得了较好的疗效。

一、相关解剖

1. 踝关节的组成（图 4-21-4-1~2 及表 4-21-4-1）　踝关节，即距小腿关节，由胫、腓二骨下端与距骨上面的滑车组成。踝关节线位于外踝尖上方 25mm 处的横线上。关节囊附着于两关节面的周围。其两侧有韧带加强，周围被有皮肤、筋膜及肌腱等结构，并有血管、神经通过其间。在内踝下 15mm 处，能扪到的骨面即为跟骨载距突（此处平外踝尖）。

2. 踝关节的皮肤与筋膜　踝关节处的皮肤较薄，浅筋膜内缺乏脂肪，皮下组织疏松。大隐静脉及隐神经通行于内踝前方。小隐静脉伴腓肠神经通过于外踝后方。腓浅神经经外踝前方至足背。踝部的深筋膜在前面和内、外侧均增厚，形成支持带，有约束肌腱与保护神经、血管的作用。

3. 踝关节前面解剖

踝前面有伸肌上支持带（小腿横韧带）和伸肌下支持带（小腿十字韧带）。伸肌上支持带在踝关节稍上方，横向张于胫腓两骨前缘之间。伸肌下支持带，位于伸肌上支持带的下方，呈横置的“Y”形，分为单一的外侧束和上、下内侧束。各支持带分别形成了外侧纤维管、中间纤维管及内侧纤维管。中间纤维管和外侧纤维管的后壁与踝关节囊之间的潜在性裂隙称前跗管，98% 的腓深神经和足背血管通行于前跗管中。

4. 踝关节内侧面解剖

在踝部内侧有屈肌支持带（分裂韧带），位于内踝与跟骨内侧面之间。分裂韧带为一

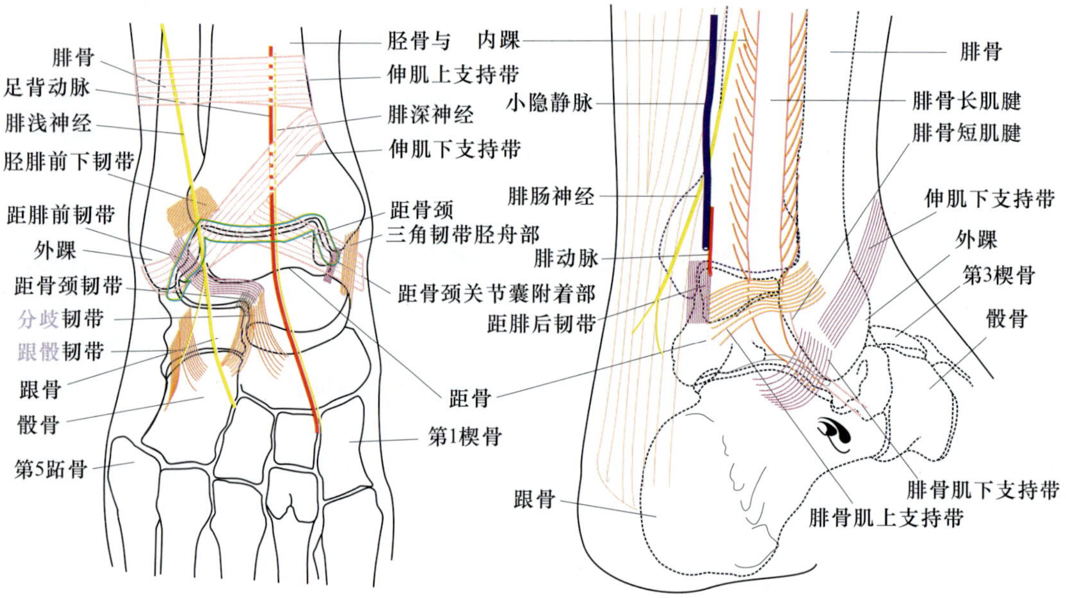

图 4-21-4-1

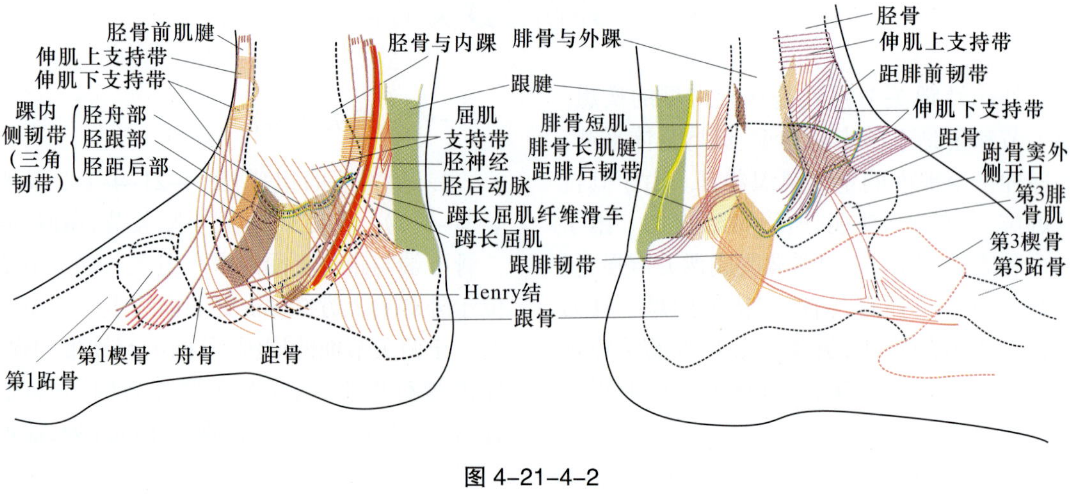

图 4-21-4-2

斜行带状结构，在跟骨与内踝之间形成骨纤维管，称踝管（参考踝管综合征节）。

5. 踝关节外侧面解剖　在踝关节外侧有腓骨肌支持带，分上、下两部分，分别称腓骨上支持带和腓骨下支持带。上部附着于外踝后缘至跟骨外侧面，约束腓骨长、短肌腱于外踝后侧。下部位于跟骨外侧面，前上方续于伸肌下支持带的外侧束，固定腓骨长、短肌腱于跟骨的外侧面。当腓骨支持带松弛、破裂，腱沟过浅或腓骨长肌过于松弛时，腓骨长、短两肌腱可向前滑脱至外踝的前部。

表 4-21-4-1　与踝关节有关的小腿肌表

肌群	名称	起点	止点	作用	神经支配
前群肌	胫骨前肌	胫骨外侧髁及体外侧面	第 1 楔骨及第 1 跖骨底	伸踝关节内翻足	腓深神经（$L_{4\sim5}$）
	长伸肌	腓骨体下部	远侧趾骨背面	伸踝伸趾内翻足	同上（L_4~S_1）
	趾长伸肌	胫骨腓骨的上部	第 2~5 趾背腱膜	外翻足	同上
	第 3 腓骨肌	腓骨体下 1/3	第 5 跖骨背面	外翻足	同上
外侧群肌	腓骨长肌	腓骨外侧面上 1/3	第 1 楔骨与第 1 跖骨	跖屈外翻足	腓浅神经（L_5~S_1）
	腓骨短肌	腓骨外侧面下 1/3	第 5 跖骨粗隆	同上	同上
后群肌	腓肠肌	股骨内、外侧髁	跟骨结节	屈小腿和足	胫神经（$S_{1\sim2}$）
	比目鱼肌	胫腓骨的后上部	同上	跖屈足	同上
	跖肌	股骨外侧髁腘斜韧带	同上	同上	同上
	胫骨后肌	小腿骨间膜与附近骨面	足舟骨楔骨跖面	跖屈内翻足	同上（L_5~S_1）
	趾长屈肌	胫骨中部后面	第 2~5 趾远节趾骨底	跖屈内翻足屈趾	同上
	长屈肌	腓骨下部后面	趾远节趾骨底	同上	同上（L_5~S_2）

6. 踝关节后面解剖　踝关节后面的皮肤活动性大，浅筋膜疏松，脂肪组织较多。跟腱位于踝关节后方，是小腿三头肌（腓肠肌与比目鱼肌）的总腱，向下附着于跟骨结节。跖肌的细长腱移行于跟腱内侧或单独抵止于跟骨。跟腱长约 168mm，上、中、下段各宽约 47mm、35mm、16mm，其厚度分别为 1.3mm、1.3mm、6mm。跟腱在止点稍上方的皮下有跟腱皮下滑液囊，在跟骨间有跟腱下滑液囊。在跟腱之前尚有一甚厚的脂肪垫，内有胫后血管埋于其中。

7. 踝关节的运动功能　踝关节背屈为 20°~30° 跖屈为 40°~50°。中跗关节外翻 30°~35°，内翻 30°。跖趾关节背屈 45°，跖屈（屈）30°~40°。

8. 踝关节血液供应与神经支配　踝关节的血液供应来源于胫前动脉分出的内踝前动脉和外踝前动脉，胫后动脉分出的内踝后动脉、内踝后动脉的跟内侧支及腓动脉分出的外踝后动脉及其跟外侧支等。它们相互吻合形成踝关节动脉网。踝关节的神经支配主要来自胫神经分出的踝关节支及腓深神经的分支。在踝前方正中，长伸肌腱外侧有胫前血管神经束，即足背动脉（可扪到搏动）和腓深神经(支配第1趾蹼间感觉)。

9. 踝关节的结构特点 踝关节由胫、腓骨下端与距骨滑车构成。胫骨的下关节面及其内踝和后踝,与腓骨的外踝共同构成一关节窝称踝穴。距骨体的上面及内、外侧面皆嵌在踝穴内,关节周围有软组织加强。从踝关节表面看,内踝较大且较突出。足中立位时,在内踝之前所摸到的骨性部分相当于距骨颈及距骨头的内侧面;足跖屈时,跖骨体滑出踝关节之外,而显露于外踝之前。胫骨的下关节面呈凹形,内侧有内踝经距骨内面向下凸出,但仅覆盖距骨内侧的1/4,后唇较长,形成后踝。胫骨上、下端的冠状面不在同一平面上,下端稍向外扭转,即踝关节的矢状面与人体的冠状面约呈120°角。腓骨下端的外踝较内踝长,遮盖整个距骨体的外侧面。距骨是一与小腿骨相连的唯一的足骨,其体前宽后窄,相对的踝穴也是前宽后窄与之相适应,因此不易发生距骨向后脱位。但当跖屈时,距骨体窄部进入踝穴的宽部,此时距骨在踝穴中便有少许侧方活动,故踝关节易在跖屈位时发生损伤。

踝关节囊两侧附着于关节软骨周围,前方延伸于距骨颈,后方至距骨后突,因此,距骨颈被包在关节囊内。关节囊较薄弱,前后较松弛。关节周围的韧带与关节囊无明显分界,均由关节囊纤维增厚所形成。关节内侧有内侧韧带,称三角韧带或胫侧副韧带。此韧带起内踝,呈扇形向下分别附着于舟骨粗隆、距骨颈、距骨后内侧部及跟骨的载距突,故可分为胫舟、胫距前、胫距后及胫跟韧带四部。当足强力内翻时,可使内侧韧带由内踝附着处撕脱。外侧韧带(腓侧韧带)起自外踝,分成三束止于距骨前外侧、距骨后方及跟骨外侧面,分别称其为距腓前、距腓后及跟腓韧带。由于踝关节的解剖结构是内踝短,外踝长,距骨窄部进入踝穴宽部时关节处于不稳定状态;腓侧副韧带薄弱易于撕裂及内翻肌力强于外翻肌力等特点,在足内翻跖屈状态时,踝关节易发生损伤。

二、病因病理

(一) 病因(图 4-21-4-3)

外伤性踝关节强直的原因:

1. 踝部的骨折错位。

2. 踝关节的扭挫伤后,关节囊、腱及腱围结构损伤。

3. 踝关节及附近部位的手术后形成切口瘢痕及粘连。

4. 踝关节固定时间过长或固定不正确。

5. 踝关节康复锻炼不得当致尖足畸形等。

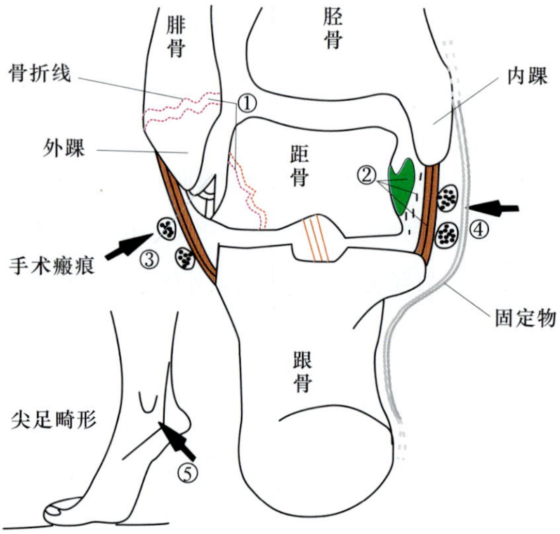

图 4-21-4-3

(二) 病理

由于踝关节关节囊和周围韧带几成一体,各支持带与肌腱、滑液鞘联系紧密,缺少腱围结构组织(疏松结缔组织等)的缓冲,因此,当踝关节及其邻近组织损伤后,出血、渗出等病理改变不易被吸收。加之修复中的机化、粘连或关节的长时间固定等因素混合在一起,更易造成关节与各支持带、肌腱之间及关节内的粘连。尤其是跟腱与周围组织之间的粘连。如有外伤或手术瘢痕,则易致皮肤、损伤的组织与骨关节间产生严重的瘢痕与挛缩,而使本来活动度就不大的踝关节造成功能障碍,甚至关节强直。

踝关节损伤可能出现以下情况，如图4-21-4-3所示：

1. 外侧韧带裂伤后，有的可嵌入关节（似半月板破裂）。

2. 距胫前韧带裂伤后瘢痕挛缩。

3. 腓骨肌损伤后挛缩。

4. 胫骨后肌与趾长屈肌两组肌收缩时，都有可能嵌入组织并挤压入关节间隙，从而产生疼痛。

三、临床表现与诊断

（一）临床表现

踝关节关节强直的诊断应无困难。其注意事项与膝关节关节强直完全一致，不再重复。具体检查如下：

1. 踝关节的外观检查，皮肤瘢痕状态与有无关节畸形，如内、外翻畸形，跟足畸形，高弓马蹄畸形等。

2. 检查关节有无炎症表现，有无肿胀、关节积液等。

3. 检查肌有无肿胀等炎症表现，或萎缩的程度（与健侧对比）。

4. 检查创伤或切口的瘢痕状态，瘢痕与关节障碍的关系。

5. 检查皮肤的挛缩程度，皮肤与其深部软组织和骨组织的关系。这一点在踝关节这一特殊部位尤其重要。如果皮肤的长度不够，往往松解术不易收到良好的效果。

（二）关节功能情况

要按踝关节的运动功能细致检查各项功能，并做完善的记录。踝关节正常屈曲145°~150°，伸直为0°，过伸为5°~10°，外翻角5°~7°。踝关节强直往往以伸直位为主，也有呈轻度屈曲位的，呈半屈曲位者少。

（三）影像学检查

通过X线检查，可了解关节周围的骨组织情况。

1. 有骨折者，骨折愈合情况、胫腓骨内外踝与距骨的关系、有无骨性粘连等。

2. 骨质疏松情况。骨折骨性愈合情况，有无严重骨质疏松。

3. 除外其他疾病。

四、针刀治疗

（一）适应证与禁忌证

1. 适应证

（1）无骨折，只有软组织外伤或手术后，软组织（伤口）已愈合良好1个月以上者。

（2）骨折已骨性愈合，或骨折迟延愈合而骨痂生长良好者。

（3）无论有无瘢痕，踝关节处的皮肤应有足够长度，可满足踝关节屈、伸运动需要者。

（4）双踝与距骨有骨纤维性粘连，但无骨性愈合者。

（5）踝关节尚有一定的间隙，估计有踝关节屈、伸运动可能性者。

（6）病人一般状态良好，血压、心电图等检查表明病人的心脑血管、神经系统基本正常，估计能耐受踝关节针刀闭合型松解术者。

（7）实验室检查无禁忌者，即红细胞、白细胞、血小板、凝血、血糖、肝肾功能等检验基本正常者。

2. 禁忌证

（1）不能满足上述各项要求者为禁忌证。

（2）有医疗纠纷未解决并与手术有关者，应视为相对禁忌证。

（二）体位

踝关节关节强直针刀闭合型手术治疗的体位选择要根据手术部位的要求来决定。如在踝关节前面手术，应用仰卧位，如需在跟腱部位手术则需俯卧位。可以先俯后仰，也可以先仰后俯卧位。其踝部应垫以枕垫，使手术野开阔，便于消毒、铺巾和施术。

（三）体表标志（图4-21-4-4）

1. 内踝　为胫骨下端近似三角形的骨突起，大而突出，明显可见，清楚扪及。内踝较外踝位高10mm。内踝前方有大隐静脉通过。内踝前方横列的骨性部为距骨颈和距骨头的内侧面，在内踝下方一指宽处下按可触及跟骨载距突，它的位置与外踝尖居于同

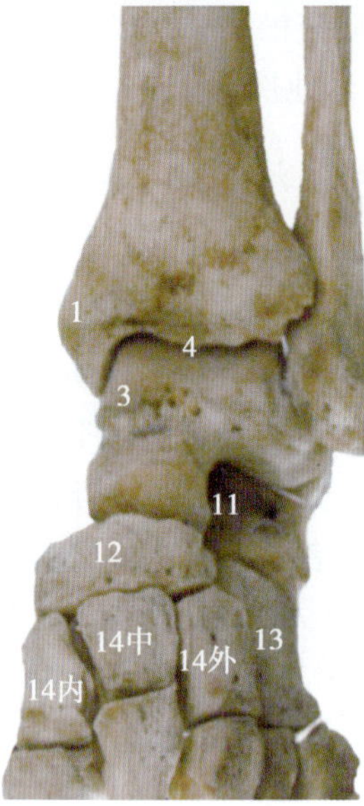

1、内踝
2、外踝
3、距骨头颈内侧面
4、踝关节隙
5、足背静脉弓
6、足踇长伸肌腱
7、趾长伸肌腱
8、腓骨第3肌腱
9、趾短伸肌肌腹
10、胫骨前肌腱
11、跗骨窦外侧开口
12、舟骨
13、骰骨
14、楔骨（内中外）

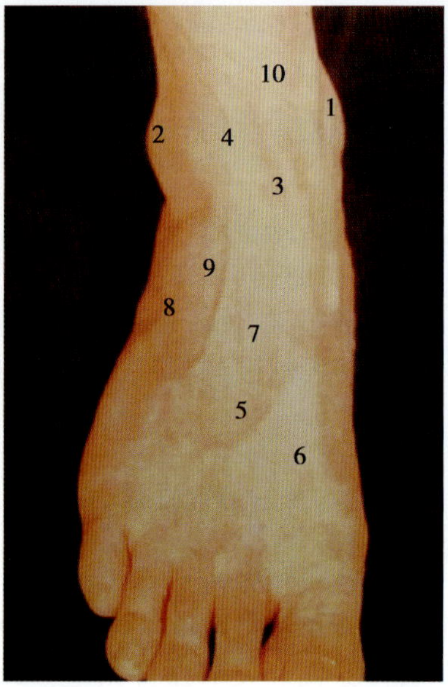

图 4-21-4-4

一水平面上。儿童时期，内踝处常有一独立的骨骺，在成人时称胫下骨或副距骨。不要将此骨误为骨折，特别是在外伤后更需加以鉴别。

2. 外踝　为腓骨下端呈锥形的骨突起，窄而长，比内踝小。其骨突尖端较内踝骨突尖端偏低、偏后 10mm，且易于扪清。

3. 距骨　位于胫、腓骨与跟骨之间。当足处于中立位时，紧靠内踝下端所摸到的骨面是距骨头与颈的内侧面。

4. 距小腿关节平面　在外踝尖上方 25mm 处与内踝上方 10mm 画一横线，此线为距小腿关节平面线。外踝与第三腓骨肌之间有一较浅的凹陷，内踝与胫骨前肌之间亦有一凹陷，此二凹陷与距小腿关节腔很近，是进入关节腔的安全部位。如关节腔有积液时，则两凹陷变平或凸出。

5. 跟骨　是跗骨中最大者，位于距骨的下方，呈不规则长方形，前部狭小，后部宽大，在跟骨的最后端形成膨大，称跟结节，顺着跟腱向下摸可清楚触及。有跟腱附着于跟骨结节的稍内侧。跟骨结节的上缘与距下关节面有一结节关节角，正常为 30°~45°。

6. 跟腱　为位于跟骨后方正中稍内一点向上延伸的肌腱，正常时可以清楚看见。跟腱与跟骨间有一甚厚的脂肪垫(其中有胫后血管通行)，所以，跟腱可以用手指捏起来。跟腱是身体最长、最坚强的肌腱，长约 150mm。该腱起于小腿中部，由腓肠肌和比目鱼肌合成。肌腱由上向下逐渐增厚变窄，在踝部最窄，止于跟骨结节后面的下部。

7. 足背动脉　胫前动脉下行至距小腿关节前方，内外踝连线中点的下方更名为足背动脉。其体表投影为：在踝关节线上，足背动脉位于踇长伸肌腱与趾长伸肌腱之间，足背动脉内侧紧贴踇长伸肌腱，其外侧为趾长伸肌腱的第 1 条肌腱与腓深神经，可以清楚触及搏动。

（四）定点

1. 关节隙前正中点(图 4-21-4-5)　定 1 点于距小腿关节的正中、足背动脉的外侧。松解距小腿关节囊的前侧。

2. 跟腱点(图 4-21-4-6)

(1)跟腱上正中点：松解跟腱与周围的粘连，在腱正中可定 1~4 点。

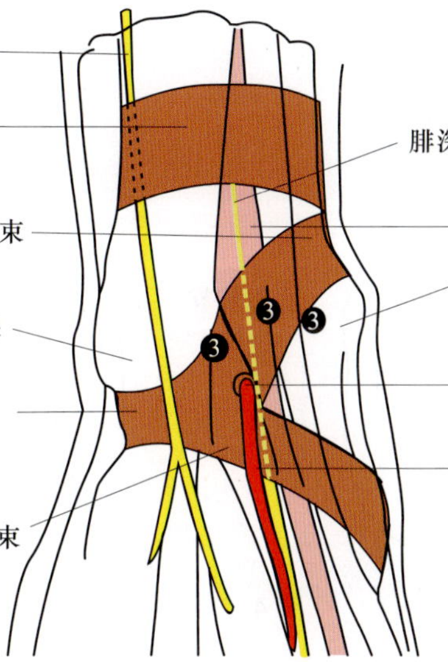

图 4-21-4-5

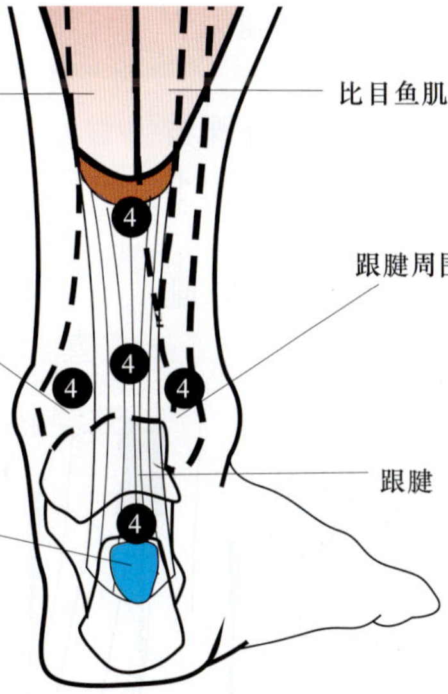

图 4-21-4-6

(2) 跟腱两侧点：即定点于跟腱两侧边缘上，两侧各定 1~3 点，目的同(1)，松解跟腱与周围脂肪垫的粘连。

(3) 跟腱延长点：在做跟腱延长时，其定点有位置上的特殊要求。方法一：可在跟腱附着点以上① 30mm 处腱内侧 1/2；② 60mm 处腱外侧 1/2；③ 90mm 处腱内侧 1/2；④ 120mm 处腱外侧 1/2 处定点。请参阅第二篇总论部分。方法二：只取①处跟腱内侧缘点与④处的跟腱外侧缘点，两点连成一条斜线，此线为跟腱切开延长线。

3. 内踝点（图 4-21-4-7）

(1) 内踝前关节隙点：定 1 点，即内踝与关节间隙前内侧的交汇点，松解距小腿关节前内侧关节囊。

(2) 内踝后关节隙点：定 1 点，即内踝与关节间隙后内侧的交汇点，松解距小腿关节后内侧关节囊。

(3) 内踝尖点：定 1 点，松解胫侧韧带（三角韧带或胫侧副韧带）。

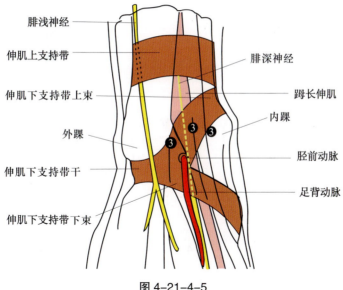

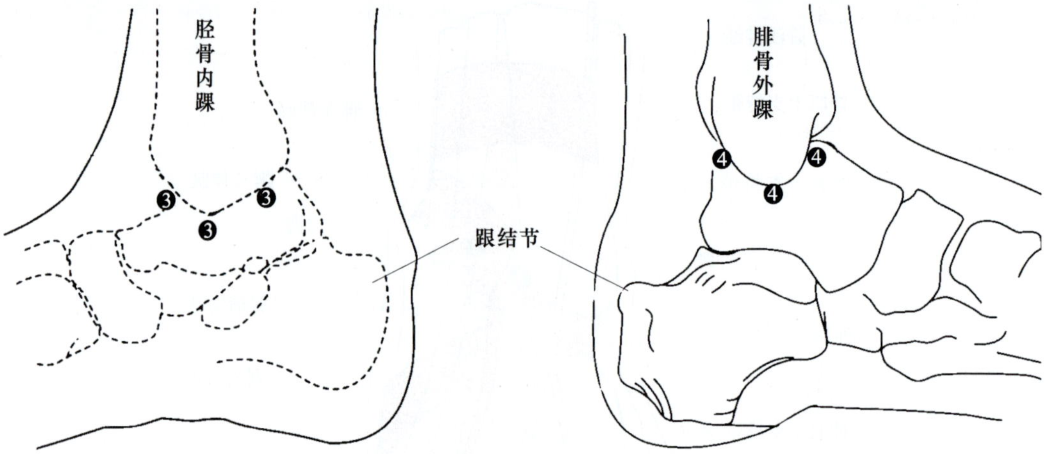

图 4-21-4-7

4. 外踝点(图 4-21-4-7)

(1) 外踝前关节隙点：定 1 点，即外踝与关节间隙前外侧的交汇点，松解距小腿关节前外侧关节囊。

(2) 外踝后关节隙点：定 1 点，即外踝与距小腿关节后外侧间隙的交汇处，松解距小腿关节的后外侧关节囊。

(3) 外踝尖点：定 1 点，松解外侧韧带(腓侧副韧带)前、中、后三束。

5. 瘢痕粘连点 在瘢痕中心线的近旁每 15~20mm 定 1 点，松解瘢痕粘连。

6. 其他软组织粘连点 依病情而定。

(五) 消毒与麻醉

与膝关节强直要求相同。

(六) 针刀操作

1. 关节隙前正中点(图 4-21-4-8) 刀口线与肢体纵轴平行，刀体与皮面垂直。在足背动脉的外侧，趾长伸肌腱内侧的

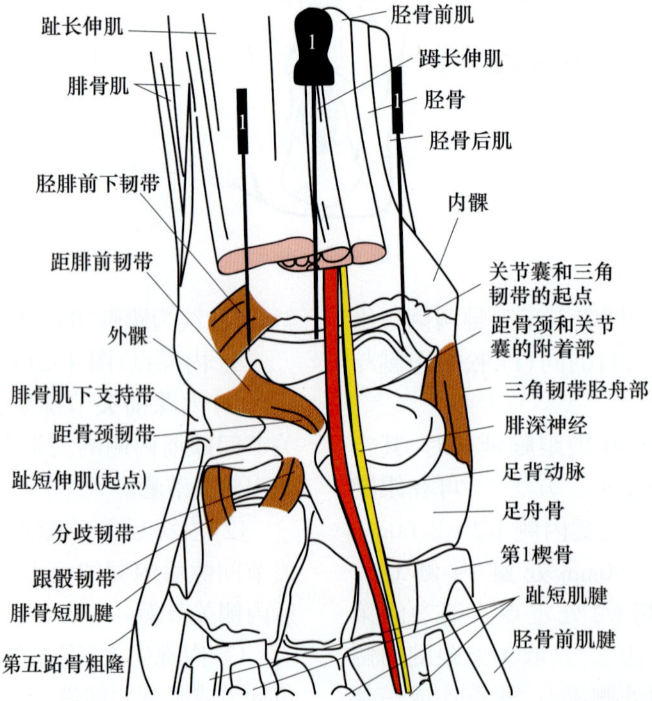

图 4-21-4-8

关节间隙进刀。快速刺入皮肤,直达距骨骨面。调转刀口线 90° 沿关节隙切开关节囊。然后,在关节内与关节隙平行方向做柔和的通透剥离,打开关节内的粘连。松解距小腿关节的前方关节囊。

2. 跟腱点(图 4-21-4-9)

(1) 跟腱正中点:刀口线与肢体纵轴平行,刀体与皮面垂直。快速刺入,穿过肌腱,达腱下脂肪垫,纵行疏通、横向剥离。1~4 点均如此操作,使跟腱与跟腱下脂肪垫间的粘连松解开来。

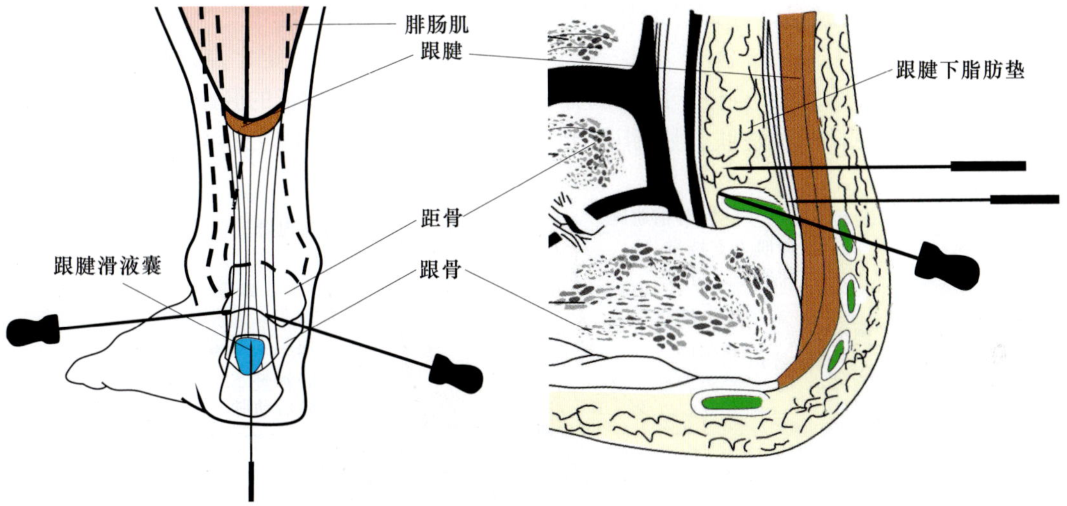

图 4-21-4-9

(2) 跟腱两侧点:刀口线与肢体纵轴平行,刀体与肢体矢状面平行。快速刺入皮肤。进入皮下组织后,向腹侧倾斜刀体,与跟腱前缘平行,紧贴跟腱边缘深入达跟腱最深处,行通透剥离,松解跟腱与周围脂肪垫的粘连,刀下有松动感即出刀。目的同(1),只是操作方法有别。

(3) 跟腱延长点:其方法可任选下述操作方法之一。方法一操作:刀口线与肢体纵轴平行,刀体与皮面垂直。快速刺入,达跟腱表面。对跟腱行切开,a、c 点切开内侧 1/2,b、d 点切开外侧 1/2 部,每刀都要切透肌腱,但只能切开一次,不可反复切割。各点均如此操作。部分切开肌腱可达到延长跟腱的目的(图 4-21-4-10)。

方法二操作:刀口线与肢体纵轴平行,刀体与皮面垂直。快速刺入皮肤,达肌腱表面。调整刀口线与肌腱切开线一致,行切开操作。每刀都要把肌腱切透,沿切开线有序切开即可。

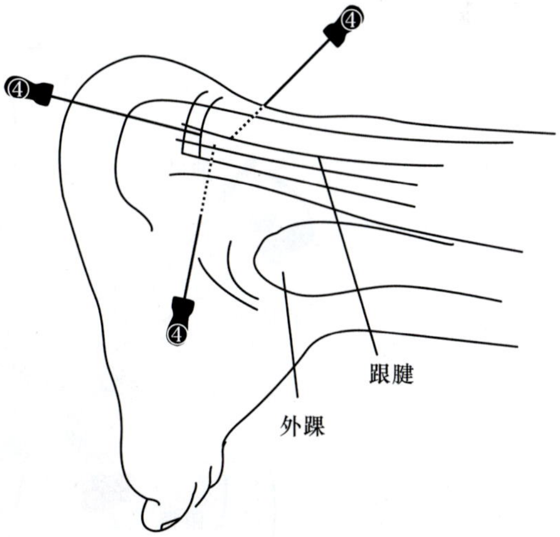

图 4-21-4-10

3. 内踝点(图 4-21-4-11)

(1) 内踝前关节隙点:刀口线与肢体纵轴平行,刀体与皮面垂直。快速刺入皮肤,通过皮下组织，到达跗骨骨面或关节囊。如到达后一部位，则有一种阻力感。将刀锋调整至跗骨骨面边缘，从关节的一端先向远侧的内踝与距骨间切开剥离，再向水平关节间隙切开，两个方向各切开 5~8mm 的距离即可。松解距小腿关节前内侧关节囊及胫侧韧带的前部（包括三角韧带的胫舟部和部分胫跟部），刀下有松动感后出刀。

（2）内踝后关节隙点：此点位于跟腱侧方的凹陷处，即深压凹陷处的皮肤，触到距骨上缘之关节间隙，即在此处进刀。刀口线与肢体纵轴平行，刀体与皮面垂直。快速刺入皮肤，通过皮下疏松的腱围组织，到达距骨骨面。调整刀口线与距小腿关节隙平行，沿距骨骨缘切开距小腿关节后内侧关节囊（包括三角韧带的胫跟部后侧部及胫距后部）。刀下有松动感后出刀。

（3）内踝尖点：定 1 点，松解关节囊及胫侧韧带（即三角韧带的胫跟部）。

4. 外踝点（图 4-21-4-12）

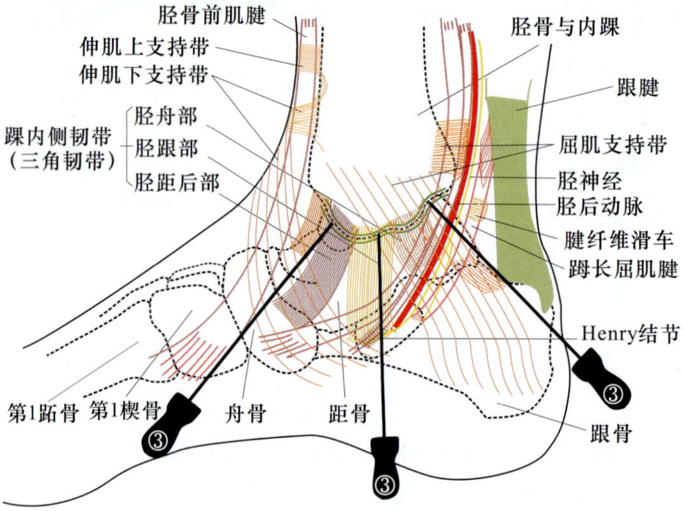

图 4-21-4-11

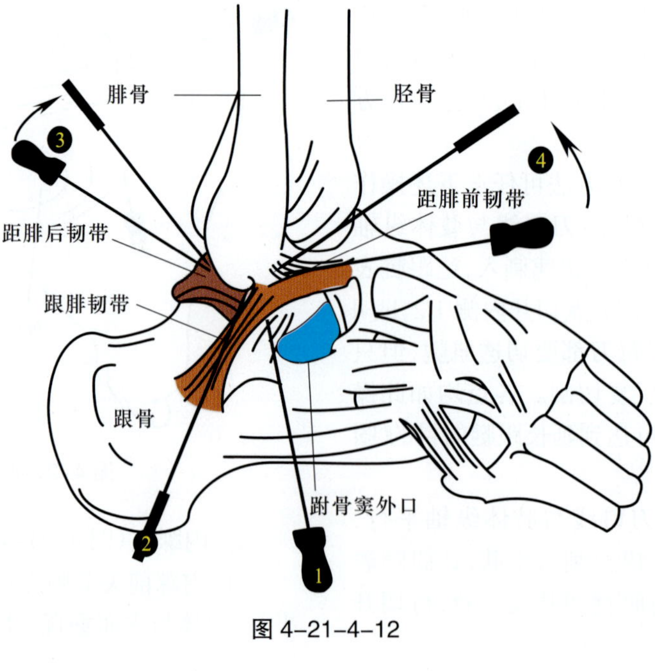

图 4-21-4-12

(1) 外踝前关节隙点：刀口线与肢体纵轴平行，刀体与皮面垂直。快速刺入皮肤，通过皮下组织，到达距骨骨面。调整刀口线与外踝内侧缘骨面平行，向下切开关节囊与距腓前韧带。然后，将刀锋移至关节间隙水平线外侧端，调转刀口线与关节隙水平方向一致，切开关节囊与距腓前韧带。松解距小腿关节前外侧关节囊与距腓前韧带。

(2) 外踝后关节隙点：此点在跟腱外侧的皮肤凹陷处，深压皮肤，触到关节间隙。刀口线与肢体纵轴平行，刀体与皮面垂直。快速刺入皮肤，通过皮下组织，到达距骨骨面。寻找与外踝斜面平行的关节隙，沿距骨骨缘切开关节囊与距腓后韧带。然后，将刀锋调至与关节水平线平行，向内侧切开关节囊，松解距小腿关节的后外侧关节囊。

(3) 外踝尖点：刀口线与肢体纵轴平行，刀体与皮面垂直。快速刺入皮肤，皮下组织。调整刀体角度和刀口线与外踝前内缘骨面平行，沿骨的内侧面，深入骨间隙切开距跟外侧韧带及关节囊。

5. 瘢痕挛缩点　刀口线与肢体纵轴平行，刀体与皮面垂直。快速刺入皮肤，穿过瘢痕与周围组织的粘连。需做几点，就做几点，以瘢痕松解为标准。

6. 其他软组织粘连挛缩点　依不同情况做相应处理。

（七）手法操作

首先让病人仰卧、患肢平放于治疗床上。助手双手握住患肢膝下，手法操作的医生一手托住患足跟部，另一手握住足背部，四指在足背，拇指在足底，行对抗牵引 3~5 分钟。其次，助手握住小腿下 1/3，使小腿固定。医生在维持牵引下摇动踝关节，并施以伸屈、内外翻及旋转运动，使踝关节增加活动度。再让病人俯卧位，将膝关节屈曲 90°。助手固定小腿，施以保护，医生以持续均匀增加的力屈曲踝关节，以期达到踝关节最大的屈曲度。最后，将踝关节在最大屈曲位予以固定。其固定方法依个人习惯而定。最简单的方法是"8"字绷带固定，也可以用石膏掩固定。时间为 1 周左右即可。

可参阅膝关节章节。

五、护理与康复锻炼

1. 术后，患肢抬高 20°~30°，腘部和跟部要垫以软垫，使患肢舒适、肢体稳定，减轻或避免肢体肿胀。

2. 严密观察病人的生命体征，如体温、脉搏、呼吸、血压及尿量等。尤其年龄较大，又有心、脑血管疾病的病人更应加倍关注，及时发现问题及时处理。

3. 密切观察固定后的肢体血运。如足趾皮肤的颜色、趾甲的血循环状态、肢体末梢感觉有无改变、足趾的运动情况等，及时发现及时处理。

4. 治疗本病的目的在于改善踝关节的运动功能，增加踝关节的活动度。因此，不宜长期固定不动。在固定期间，每天要松开固定 1 次，开始时在 1 小时之内，以后逐渐增加松开固定的时间，在此时间内做踝关节各个方向的活动，然后再予固定。

5. 解除固定后，每天至少要做 6 小时的踝关节牵引(重量在 10kg 左右)，并让病人下床走路、做下蹲起立等动作，锻炼踝关节的跖屈、背屈功能。功能锻炼应刻苦，并要坚持不懈，方能取得好的疗效。

六、注意事项

1. 保护好胫神经、腓深神经、腓浅神经等，不可损伤。如有损伤则可造成小腿的感觉、运动等障碍。这在术前必须有充分的思想准备和技术准备。当然，足背动脉等血管也不可损伤，这一点较容易做到。

2. 针刀微创术后，对于创口出血的多少，术后的渗血情况应有正确的估计。如考虑渗血可能较多，应给予预置引流条或管，将渗血引流出，以防感染。

3. 解除固定后，每天行踝关节牵引，并在牵引下行踝关节的运动，以保证关节功能顺利恢复。

4. 针刀闭合型松解术可分期进行，如不能一次达到预期目的，则不必强求。

5. 手法扳动要在彻底针刀松解的条件下进行，不可用力过猛造成新的损伤。

6. 严格无菌操作，不可马虎从事。

（翟忠信　孙振洪　王春久
庞继光　撰写）

第五篇

其他疾病

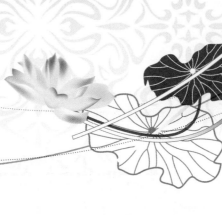

第一章

面肌痉挛症

面肌痉挛症是一侧面部发生的阵发性不规律的群发性肌收缩性疾病，也称面肌抽搐症。这是一个病因尚不明确的疾病。对本病的治疗方法虽然也有一些，但其疗效均不理想，有的尚有严重并发症。根据面神经的解剖学研究，结合针刀医疗实践提出针刀切断部分面神经或/和三叉神经末梢的方法来治疗，通过临床病例验证取得了较好的疗效，故介绍同道，共同探讨，加以提高。

第一节　相关解剖

面部骨骼

在治疗面肌痉挛症时所能接触到的面部骨骼有：

1. 颞骨　位于眼窝与下颌骨的后上方，它参与构成颧突，并为颞肌的附着部。

2. 额骨　构成前额与眉弓。

3. 颧骨　为面侧部、眶窝下外最突出的骨，近似菱形，介于额骨与上颌骨之间，在面上部与眶的外下方可触及。其额突与额骨的颧突构成眉弓，与颞骨的颧突构成颧弓。

4. 下颌骨　可分为下颌骨体与下颌支，为面部最下方的骨。

（一）面部皮肤与皮下层构造

面部皮肤薄而柔软，富于弹性。皮肤有皮纹，即皮肤分裂线，亦称张力线，且有不同的走向。此外，皮肤还有自然的屈曲线，通常表现为皱纹。面部的皱纹是由于表情肌反复地和习惯性收缩而皮肤并不相应收缩的结果。皱纹与其下面的肌肉收缩方向呈直角交叉。张力线与皱纹在很多区域是平行的。

皮下有浅筋膜，由疏松的结缔组织构成。浅筋膜与皮肤间有皮下支持带与肌束连接。面部浅筋膜内有表情肌、血管、神经、淋巴管、腮腺管等。面部的小动脉有丰富的血管与运动神经分布。眼睑部皮下脂肪少而疏松。在浅筋膜的深部，绝大部分表情肌和翼内、外肌表面仅有肌外膜包绕，无深筋膜。

（二）面肌

面肌（图 5-1-1-1、表 5-1-1-1）亦称表情肌，属于扁薄的皮肌，位置表浅。大多起自颅骨的不同部位，肌束薄弱而纤细，多被脂肪结缔组织包裹，止于皮肤。因而该肌收缩时，可使皮肤产生不同的皱褶和凹陷而有助于各种表情，并参与咀嚼与语言运动，故称表情肌。表情肌主要分布于颜面眼、鼻、口、耳等自然孔、裂周围。肌纤维走行方向有两种，

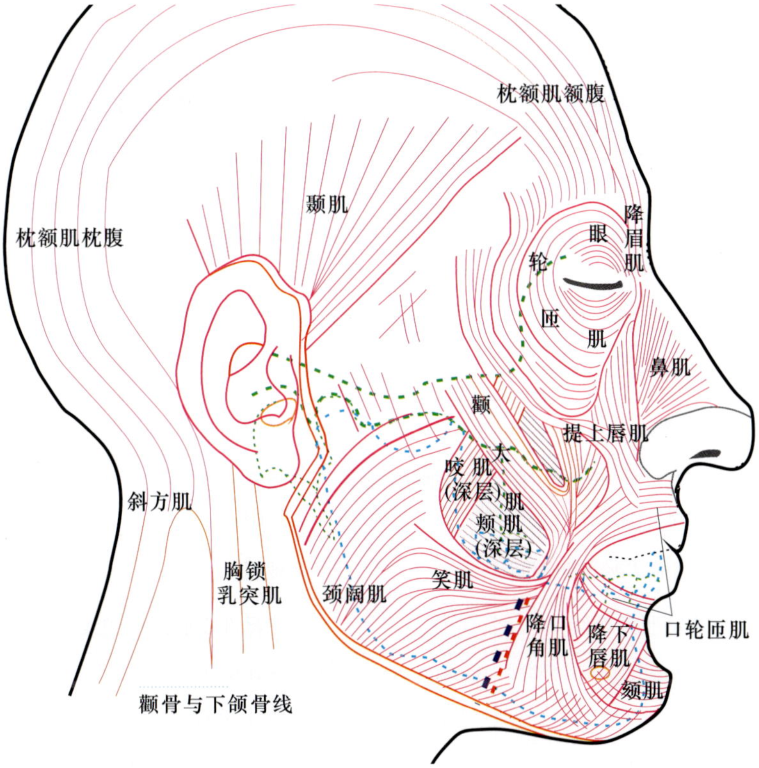

图 5-1-1-1

即环形和辐射状排列。表情肌按所在部位分为口、鼻、眶、耳周围与颅顶的肌，共五组。表情肌的运动由面神经支配，面神经至各肌的肌支大都紧靠该肌的后缘，自深面进入肌内。这一结构为针刀松解术带来有利条件。而面部的感觉神经纤维则来自三叉神经。

面肌包括眼周围肌、口周围肌和颊肌。

1. 眼轮匝肌　位于眼裂周围的皮下，呈扁椭圆形，包括眶部、睑部和泪囊部等三部分。眶部，为眼周围肌最外围部分，收缩时眶周皮肤产生皱纹。睑部纤维可眨眼，与眶部纤维共同收缩可使眼裂闭合。泪囊部纤维可扩大泪囊，使泪囊内产生负压，以利于泪液的引流。

2. 口周围肌　人类的口周围肌结构上高度分化，形成复杂的肌群，包括辐射状肌和环形肌。辐射状肌分别位于口唇的上、下方，即有提上唇肌、颧肌、笑肌、提口角肌、降口角肌和降下唇肌，可上提上唇、降下唇或拉口角向上、向下或向外。

3. 颊肌　在面颊深部有一对颊肌，该肌紧贴口腔侧壁，可外拉口角，使唇颊紧贴牙齿，帮助咀嚼和吸吮。与口轮匝肌共同作用，能作吹口哨动作，故称吹奏肌。

4. 口轮匝肌　为环绕口裂的环形肌，收缩时可闭口。

（三）面神经干及分支

面部表情肌的活动由面神经的分支支配；面部咀嚼肌的活动主要为三叉神经支配；面部的感觉神经主要为三叉神经的皮支司理。面神经（图 5-1-1-2）是一对脑神经，为混合性神经。该神经于延髓脑桥沟的外侧部附于脑，经内耳门入内耳道，穿过颞骨内耳岩部骨骼中弯曲的面神经管，经茎乳孔出颅（约在乳突前缘中点的深方 20mm 处），此为面神经进入面部的起点。面神经的颅外行程可分为三段：

第一段，面神经出乳孔到进入腮腺前的

表 5-1-1-1　面表情肌表

<table>
<tr><th colspan="2">肌名</th><th>起点</th><th>止点</th><th>主要作用</th><th>面神经支配</th></tr>
<tr><td rowspan="2">额顶区</td><td>额肌</td><td>帽状腱膜</td><td>眉部皮肤</td><td>提眉下牵皮肤</td><td>颞支</td></tr>
<tr><td>枕肌</td><td>上项线</td><td>帽状腱膜</td><td>后牵头皮</td><td>颈支</td></tr>
<tr><td rowspan="4">颞区</td><td>耳上肌</td><td>帽状腱膜</td><td>耳郭软骨</td><td>上提耳郭</td><td>耳颞神经</td></tr>
<tr><td>耳前肌</td><td>帽状腱膜</td><td>耳郭软骨前部</td><td>牵耳郭向前</td><td>耳颞神经</td></tr>
<tr><td>耳后肌</td><td>乳突外面</td><td>耳郭软骨后面</td><td>牵耳郭向后</td><td>枕小神经</td></tr>
<tr><td>颞肌</td><td>颞窝全部</td><td>下颌骨冠突</td><td>提拉前进后退下颌骨</td><td>下颌神经</td></tr>
<tr><td rowspan="3">眼周围肌</td><td>眼轮匝肌</td><td>眶部　环绕眼裂周围
睑部　泪部</td><td>环绕眼裂周围</td><td>闭合眼裂
眨眼</td><td rowspan="2">颞支与颧支</td></tr>
<tr><td>皱眉肌</td><td>位于眶与睑部肌深面</td><td></td><td>皱眉</td></tr>
<tr><td>降眉肌</td><td>为额肌的延续</td><td></td><td>使鼻部皮肤产生皱纹</td><td>颞支</td></tr>
<tr><td>鼻周围肌</td><td>鼻周围肌</td><td>横部
翼部</td><td>两侧联合在一起</td><td>鼻孔缩小
鼻孔开大</td><td>颊支</td></tr>
<tr><td rowspan="7">口周围肌</td><td>口轮匝肌</td><td>环绕口裂周围</td><td>环绕口裂周围</td><td>闭合口裂，吹口哨，吹奏</td><td>颊支与下颌缘支</td></tr>
<tr><td>提上唇肌</td><td>颧骨外侧面、眶下缘、上颌骨额突上部</td><td rowspan="6">口角</td><td rowspan="2">提口角与上唇</td><td>颊支
与颧支</td></tr>
<tr><td>提口角肌</td><td>上唇上方</td><td>颧支</td></tr>
<tr><td>颧肌</td><td>颧颞缝前方</td><td rowspan="2">牵拉口角向外显示笑容</td><td>颧支</td></tr>
<tr><td>笑肌</td><td>腮腺咬肌筋膜</td><td>颊支</td></tr>
<tr><td>降口角肌
降下唇肌</td><td>面颊深层</td><td>降口角与下唇</td><td>下颌缘支
颊支</td></tr>
<tr><td>颊肌
（深层肌）</td><td>下颌颊肌嵴上颌牙槽突外侧面翼突下颌缝</td><td>使唇颊贴紧牙齿，帮助咀嚼吸吮牵口角向外，吹奏</td><td>颊支</td></tr>
</table>

一段，此段长 10~15mm。

第二段，腮腺内段，面神经向前内经耳垂下方进入腮腺内（相当于横过耳垂上部的一段短水平线的投影）向前横过颈外动脉和面后静脉浅面，至下颌颈后方，常分为两个干，即上干（颞面干）与下干（颈面干）。此后，反复分支，又互相合并，从而形成腮腺丛，最后，形成 5 个终支。该分支由腮腺浅部的上缘、前缘与下端穿出。

1. 颞支　自颞面干，经下颌骨髁状突浅面或前缘，距耳屏 10~15mm 出腮腺上缘，在皮下紧贴骨膜表面，常为 3 个分支。再越颧弓向前上斜行至颞部，支配眼轮匝肌、额肌和耳郭肌，并有吻合支与上颌神经的颧颞神经、下颌神经的耳颞神经、眼神经的眶上神经及泪腺神经相交通。

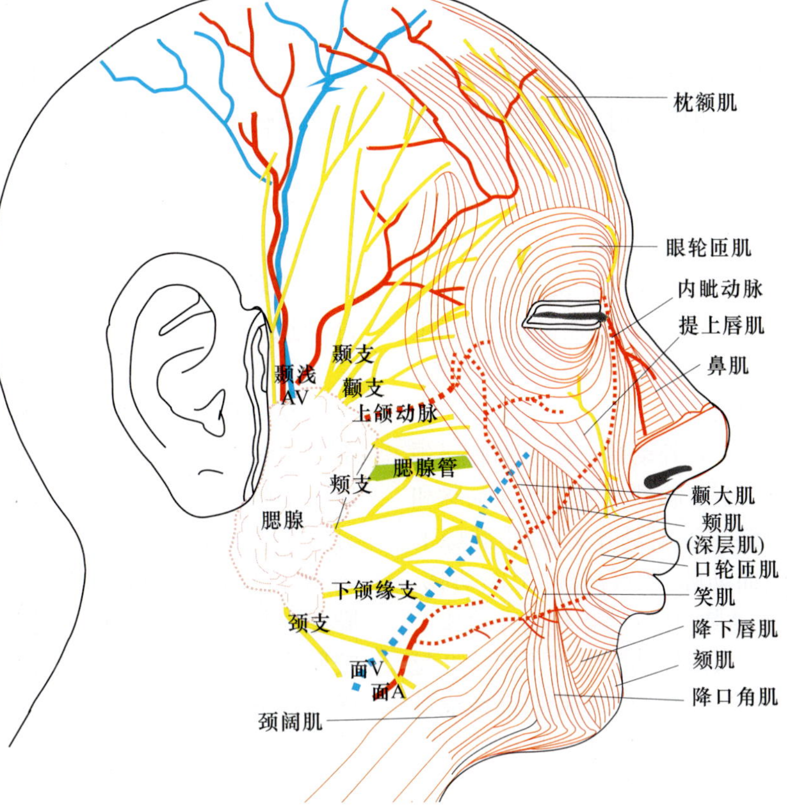

图 5-1-1-2

2. 颧支　发自颞面干，出腮腺上、前缘，常为1~4个分支。上部分支较细，行向前上方，越颧骨表面，约在颧弓下缘向前达外眦，支配上、下睑的眼轮匝肌。下部分支较粗，沿颧弓下方向前至颧肌与提上唇肌的深面支配该肌。

3. 颊支　发自腮腺内上、下两干，出腮腺前缘，紧贴咬肌筋膜，常为2~6个分支。各分支于眼裂和口裂之间水平向前，支配颧大肌、笑肌、颊肌、尖牙肌、降口角肌、口轮匝肌、提上唇肌、鼻肌和提口角肌。

4. 下颌缘支　发自颈面干，常为1~3支，沿下颌缘前行，分布于降口角肌、降下唇肌与颏肌，支配下唇诸肌。

5. 颈支　是颈面干的终支。发自腮腺下缘，在下颌角后10mm处向前下行，至颌下三角，沿途分数支至颈阔肌深面，支配颈肌。

面神经末梢分布特点：据韩震等面神经分布的解剖学研究，面神经(即上述五个分支)在进入表情肌之前，呈网状交织，相互吻合后再浅出，进入肌纤维束间。每个肌束间都有许多神经肌门，即每条肌纤维束均有来由不同方向的神经多重支配。这与人体其他部位的神经支配方式有所不同。所以，当面部的面神经分支横断性损伤以后，该神经支配的肌组织不至于引起麻痹瘫痪，而仅仅是功能减弱，并可能在以后得到功能代偿，以至恢复正常。利用面神经末梢在面部分布的特殊解剖结构和功能特点，有选择性地切断部分面神经末梢，既能削弱面神经的兴奋性过高所引起的面肌痉挛，又不至于引起面肌功能障碍性瘫痪和表情肌功能异常。

由于面神经的行程复杂，损伤可发生于不同部位，其表现自然亦各有不同。面神经管外损伤主要表现为损伤侧表情瘫痪，如笑时口角偏向健侧、不能鼓腮；说话时唾液从口角流出；患侧额纹消鼻唇沟变平坦；眼轮匝肌瘫痪使闭眼困难、角膜反射消失等症状。面神经管外损伤并同时伤及管内段的分支时，除上述面肌瘫痪症状外，还出现听觉过敏、舌前 2/3 味觉障碍、泪腺与唾腺分泌障碍等症状。另外，下颌缘支虽可与下颌神经的颏神经、面神经的颊支与颈支相交通，但在损伤主干后仍可产生同侧下唇运动障碍，值得注意。

（四）面部血管

面部动脉来自颈外动脉。颈总动脉→颈外动脉→穿腮腺至下颌颈处分为颞浅动脉和上颌动脉两个终支。主要分支有：甲状腺上动脉、舌动脉、面动脉、颞浅动脉、上颌动脉、脑膜中动脉、枕动脉、耳后动脉和咽升动脉。

1. 面动脉　从颈外动脉约平下颌角处起始，向前经下颌下腺的深面，于咬肌前缘绕过下颌骨下缘至面部，再沿口角与鼻翼外侧迂曲上行到内眦，易名为内眦动脉。面动脉在咬肌前缘处，绕下颌骨下缘转至面部，移行于面动脉的面段。在下颌骨下缘处，面动脉多位于面静脉的前方。面静脉与面动脉的浅面仅覆以皮肤、颈阔肌以及由后向前走行的面神经分支——下颌缘支。所以面动脉在下颌骨下缘处位置表浅，可清楚扪及其搏动。面动脉至面部后，渐与面静脉分开，在颈阔肌、笑肌、颧肌的深面与颊肌、提口角肌的浅面间迂曲行向前内上方，经口角外侧、鼻外侧，至眼内眦部，与眼动脉的分支——鼻背动脉吻合。面动脉在面部可发出许多分支，依其起始位置与走向的不同，可分为前后 2 组。

(1) 后组分支自下而上有：咬肌支至咬肌；颊支至颊部；眶下支至眶下部。此组分支可与面横动脉、上颌动脉的同名分支吻合。

(2) 前组分支自下而上有：①下唇动脉，在近口角处发出，斜向上前，经降口角肌深面至口轮匝肌的实质内，迂曲行至下唇的腺体、黏膜和下唇诸肌，与对侧同名动脉吻合。②上唇动脉，自口角外上方处发出，较下唇动脉稍大，穿口轮匝肌行于此肌与上唇黏膜之间，与对侧同名动脉吻合。③鼻翼支，为面动脉向鼻翼的分支。④鼻外侧动脉，由面动脉的终支——内眦动脉发出，至鼻翼和鼻中隔，与上唇动脉、眼动脉等吻合。⑤内眦动脉，为面动脉的终支。当面动脉经过提上唇肌的眶下部深面，进入提上唇肌的内眦头时即改名为内眦动脉。内眦动脉鼻外侧向上至眼内眦部，与眼动脉的鼻背动脉在鼻背部吻合。

2. 颞浅动脉　在外耳门前方上行，越颧弓根至颞部皮下。分支布于腮腺、额、颞与顶部软组织。在外耳门前上方颧弓根部可摸到颞浅动脉搏动。在面部的分支有：①腮腺支：分数小支至腮腺内。②咬肌动脉：起于面横动脉，自咬肌后缘进入该肌。③面横动脉：在腮腺内起自颞浅动脉，向前穿腮腺实质，横过咬肌表面，经颧弓与腮腺管之间，并有 1~2 条面神经分支与之伴行，最后分为数支进入腮腺、腮腺管与咬肌与附近皮肤。④颞中动脉：在颞弓稍上方发出，穿颞筋膜进入颞肌。⑤颧眶动脉：在颧弓平面或其稍上方发出，沿颧弓上缘，经颞筋膜的两支之间至眶外侧，分布于眼轮匝肌。⑥耳前动脉：在耳郭前方，由颞浅动脉发出，分 2~3 小支分布在耳郭与外耳道。

3. 上颌动脉　经下颌深面进入颞下窝，在翼内、外肌之间向前内走行至翼腭窝。沿途分支至外耳道、鼓室、牙及牙龈、鼻腔、腭、咀嚼肌、硬脑膜等处。以上各支动脉均在颧骨下方且在深面，与眼轮匝肌与口轮匝肌无密切关系。

4. 面部静脉　位置表浅。在面前部，从鼻部起有眶上静脉、内眦静脉，注入面前静脉；在面后部，从颞浅静脉起，有耳前静脉、耳后静脉而至面后静脉，在面动脉的后方下行。在下颌角下方跨过颈内、外动脉的表面，下行至舌骨大角附近面前、后静脉均注入颈内静脉。面静脉通过眼上静脉和眼下静脉均注入颈外静脉，并与颅内的海绵窦相通，并通过面深静脉与翼静脉丛相通，进而与海绵窦相交通。面静脉缺乏静脉瓣。因此，面部发生感染时，若处理为当可导致颅内感染。

综上所述，除下颌骨面上的面动脉、颞浅动脉、与内眦动脉比较表浅，可以扪及搏动以及相伴的静脉外，其余面部动、静脉均在颧弓与下颌骨的深面走行，并以细小的分支与末梢进入各肌内，并与细小的静脉伴行而返回面部主要静脉。而在肌内一般无粗大的血管通过。因此，在面部肌内的针刀操作中，只要注意认真压迫止血，不会有出血与血肿之虞。

5. 腮腺　腮腺位于面部的下外侧的腮腺间隙内，可分为浅部和深部。浅部略呈三角形，上界为外耳道与颞下颌关节，达颧弓；下界至下颌角下方与下颌支后缘，并深入颈动脉三角中；前界为咬肌后 1/3 的浅面，后续腮腺深部。深部深入下颌支与胸锁乳突肌之间的下颌后窝内，后界为胸锁乳突肌的前缘。腮腺管自浅部前缘发出，于颧弓下一横指处前横越咬肌表面，至咬肌前缘处弯向内侧，斜穿颊肌，开口于平对上颌第 2 磨牙牙冠颊黏膜上的腮腺管乳头。腮腺内有面神经、颌外动脉及其终支——颞浅动脉与上颌动脉等。当腮腺肿大（炎症或肿瘤等）时，可压迫相应的神经与血管。

第二节　病 因 病 理

面肌痉挛症的病因尚未清楚。有人认为由中枢刺激引起。在痉挛时肌的放电，与该随意肌平时的放电比较是高频率的，故认为此病发生于中枢。但不能解释皮质延髓传导路发生脑出血时不发生面部痉挛，而面肌痉挛的病人发生脑出血时面肌痉挛不变的临床现象。目前多认为，在多数情况下，面肌痉挛是由于桥脑小脑角异常血管刺激面神经引起。还有一些其他学说认为，可能有一些诱发因素，如精神紧张与不安、面部随意运动、饮食、眼过度疲劳等。

但不管该病的面神经病变发生在哪个部位，面肌的痉挛是由面神经兴奋性过高所致，这一致病因素没有变。因此，以这一发病机制为根据来进行治疗是符合医学原理的。也就是说应用针刀切断一部分面神经（或许有部分三叉神经）末梢来降低面神经的兴奋性，进而达到治疗面肌痉挛的目的是合理的，临床实践证明疗效确切。而且，迄今为止未见不良反应与副作用。

第三节　临床表现与诊断

一、发病特点

本病女性多见，小儿不发生。发病在 20 岁以后，40~50 岁居多。病变均为单侧，左右侧基本相当，有谓左侧多于右侧者。

二、临床特点

1. 阵发性一侧面部肌肉不自主地抽动。多数病人发病由眼部开始，缓慢发病。大部病人由眼轮匝肌痉挛起，即先从下眼睑抽搐开始。以后逐渐波及至一侧面部，甚至包括同侧颈阔肌在内的面部表情肌。额肌一般不受累。亦有面神经麻痹后并发痉挛者。

2. 常为进行性发展。开始时抽动较轻，短时内即能缓解，间歇期较长；以后发作逐渐频繁，甚至可出现患侧面肌强直性痉挛、睑裂闭合不全及口角向上提的“怪像”。其面肌的抽动部位也有扩展，一般 2 年内口轮匝肌也开始痉挛，其进展较快，不能缓解。晚期可发生面肌无力。

3. 抽动发作时面部一般无痛感，也不伴有颈部与肢体的抽搐。

4. 病人在疲劳、精神紧张、情绪激动、谈笑等情况下可诱发或加重发作。

5. 病人自己不能控制抽动地发作，同时病人也不能模仿其发作状态。

6. 个别病人可有头痛与同侧耳鸣、听觉过敏，患侧面部血管收缩紊乱等情况（如有镫骨肌发生痉挛者），则可引起耳鸣，但无听力下降。

7. 临床检查：神经系统检查，面部感觉基本正常，亦无其他神经系统受侵害的表现；肌电图可出现纤维震颤与肌束震颤波；脑电图正常，无癫痫波。

8. 临床上也发现有 8% 的病人伴有三叉神经痛或三叉神经区域感觉减退。

三、临床分级

按 Cohen 等制定的痉挛强度分级：

0 级：无痉挛。

1 级：外部刺激引起瞬目增多或面肌轻度颤动。

2 级：眼睑、面肌自发轻微颤动，无功能障碍。

3 级：痉挛明显，有轻微功能障碍。

4 级：严重痉挛和功能障碍，如病人因不能持续睁眼而无法看书，独自行走困难。神经系统检查除外面部肌肉阵发性的抽搐。

四、鉴别诊断

面肌痉挛是症状诊断，要辨别病因。多数情况下，此症状是由于桥脑小脑角异常血管刺激面神经引起，属原发性；然而，如为桥脑小脑角肿瘤引起，则为继发性。病因不同，处理方法迥然不同。所以，必须做全面检查，寻找病因，除外继发性疾病，以免误诊。本病应与下列疾病鉴别诊断。

1. 痉挛症：小儿多见。不仅面神经支配区可出现痉挛，面神经支配区以外的部位亦可出现痉挛。但这种痉挛是面部各部分出现的微动，而且这种微动可以有意识地加以控制。

2. 特发性眼睑痉挛、面部肌肉抽搐、儿童面肌习惯性跳动等疾患为双侧性，易与之鉴别。

3. 皮质性癫痫：亦称 Jackson 癫痫，其表现是在面神经支配区以外的部位出现较大的间歇性痉挛。

4. 颅脑肿瘤：如听神经瘤、面神经瘤、岩部胆脂瘤、桥脑小脑角肿瘤、脑膜瘤等，应做脑高分辨率 CT、MRI 等检查以鉴别之。

第四节 针刀微创手术治疗

一、适应证与禁忌证

凡确诊为面肌痉挛症的病人，除全身和局部禁忌证外，均为针刀闭合型松解术治疗的适应证。

二、体位

仰卧位，项部垫以薄枕，患侧面部朝上。

三、体表标志

1. 眉弓 是眶上缘内侧上方的骨性弓形隆起，表面皮肤长有眉毛。眉弓深面有额窦，并适对大脑额叶前端下缘。

2. 眶上孔（切迹） 位于眶上缘中、内 1/3 交界处，距中线约 25mm。有眶上神经和血管由此通过。

3. 眶下孔 位于眶下缘中点下方 5~10mm 处，有眶下神经、血管通过。

4. 颧骨 位于眶下方，呈菱形，形成面颊的骨性突起。

5. 颧弓 位于外耳前方呈水平位的狭长骨板，较突出于皮面，可以扪到。该弓由颞骨的颧突与颧骨的颞突共同构成，架于颞窝与颞下窝之间，全长 50~60mm（2 横指），并均可扪及。其体表投影位于耳屏至眶下缘的连线上。

6. 下颌支髁突　位于外耳门前下方。将手指按住外耳门前下方，做开口、闭口活动时，可触知其前、后滑动，该滑动的骨性物即是髁突。

7. 下颌角　为下颌底和下颌支后缘相移行的部位。

8. 面动脉　其投影如下：以咬肌前缘与下颌底相交点为面动脉进入面部的起点，由此至口角外侧约 10mm 处引一线，并将引线延至内眦（眼内角）。上述三点间的两条连线即为面动脉的体表投影。亦可应用下法确定面动脉，即首先确定咬肌前缘——位于下颌角与颏正中线之中点附近，以手指压在此点上，用力咬紧牙关，可清楚扪及咬肌前缘，其内侧便可扪及动脉搏动，此为面动脉。

四、定点

面肌痉挛可应用两种方法定点：其一，寻找扳机点；其二，根据面神经走行分布径路。但都必须首先画出面动脉的搏动与走行的标记，认定该处不得损伤，即针刀穿行切割时不可通过该处，以保证面动脉不受损伤。基本定点（图 5-1-4-1）如下：

1. 眉弓内端点　眉毛内侧端点骨面上定 1 点。

2. 眉弓中点　眉毛中间点稍上眉弓骨面上定 1 点。

3. 眉弓外端点　眉毛外侧骨面上定 1 点。

4. 眼裂外端点　于骨面上定 1 点。

5. 颧突点　于最突出的骨面上定 1 点。

6. 颧弓前点　颧弓起始部骨面上定 1 点。

7. 颧弓中点　颧弓中点处骨面上定 1 点。

8. 颧弓后点　颧弓后部骨面上定 1 点。

9. 上颌骨面点　颧骨下方上唇部定 1 点。

10. 下颌面动脉前点　下颌骨面面动脉搏动前方（内侧）10mm 处定 1 点。

11. 下颌面动脉后点　下颌骨面面动脉

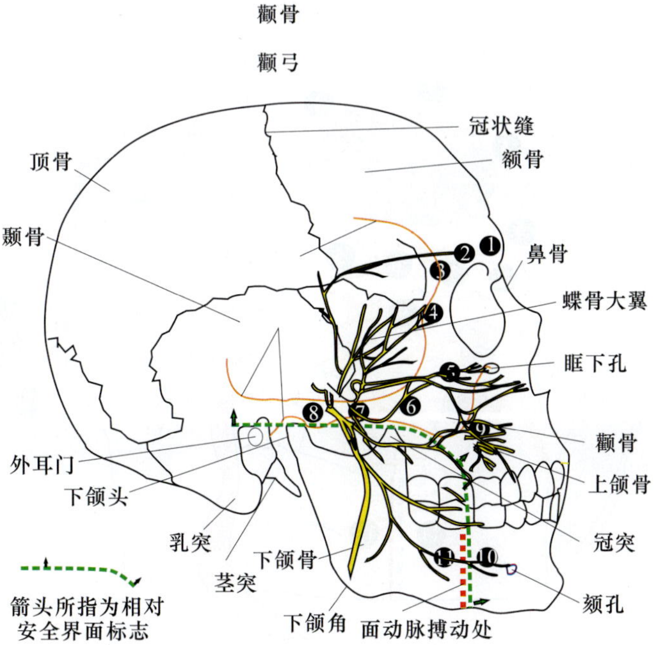

图 5-1-4-1

搏动后方(外侧)10mm 处定 1 点。

同时画出面动脉的搏动处,下颌骨第二三磨牙交界处,咬肌前缘(用力咬合可扪及紧张的咬肌前缘)的动脉搏动处即为面动脉,可沿其搏动走行方向画一线,此线即为面动脉搏动线,以作定点标志。同时,在动脉搏动处相邻的后方有面静脉走行。

以上各点均定点于骨面上,而不是定点于非骨面的软组织处。这一点往往与其他定点所取位置不一样。因为,在骨面处,除面动脉起始处是较大的血管外,其他面部血管虽然丰富,但都是小动脉,而静脉亦小且较深在,故针刀在肌内穿行切开时,虽然对血管、神经有所损伤,只要认真压迫止血,并无血肿出现。医疗实践已经证明了这一点。

五、消毒与麻醉

皮肤常规消毒,戴无菌手套,铺无菌巾。局麻后行针刀松解术。此处局部麻醉有特殊要求。各点进针到骨面,稍退出,至骨膜外之肌内,回吸无血,呈扇形予以麻醉。各点均如此进行。达到麻醉充分,针刀操作时确保无痛。

六、针刀操作(图 5-1-4-2)

1. 眉内侧端点　以定点为中心,向额侧、眉间及鼻侧进行松解术。刀口线与眉间皱纹平行,刀体与皮面垂直,快速刺入皮肤,直达骨面。让针刀自然浮起,再提出 1~2mm,固定于此高度,将刀体向鼻侧倾斜,几乎与皮面平行,向额部推进针刀,针刀在肌层中呈扇形肌内穿行针刀松解术 3 刀。然后,再行眉间与鼻侧肌内穿行针刀松解术各 3~5 刀。针刀穿行于肌层中时应有切断某种纤维(可能是神经末梢)的感觉才好。

2. 眉中间点　以定点处为中心,向四周进行松解术。刀口线与皮纹平行,即与眉弓走行一致;刀体与皮面垂直。快速刺入皮肤、皮下组织,直达骨面。让刀锋自然浮起,并稍提起针刀 1~2mm,固定于此位置。将刀柄向

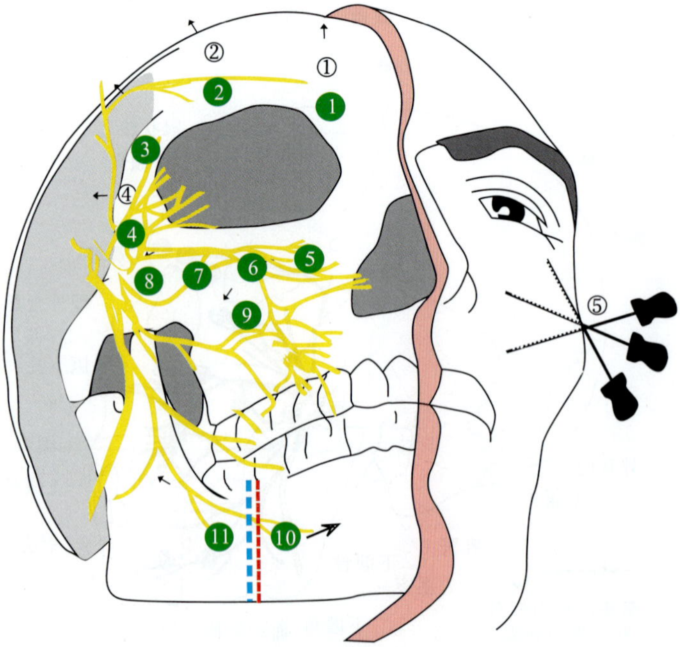

图 5-1-4-2

尾端倾斜，几与皮面平行，沿骨膜面向头端、外侧与内侧做扇形肌内穿行针刀松解术，各3~5刀。然后压迫止血，保证无出血。

3. 眉外侧点 刀体与皮面垂直，刀口线与皮纹平行，即与眉弓走行一致；快速刺入皮肤、皮下组织，直达骨面。让刀锋自然浮起，再提起1~2mm并固定于此位置。调转刀口线使与皮面平行，将刀柄向中轴线方向倾斜，几与皮面平行，以定点处为中心，向内侧眉上方、外上方、外方、外下方进行针刀扇形肌内穿行松解术各3~5刀。然后压迫止血，保证无出血。

4. 眼裂外侧端点 以定点处为中心，向四方进行肌内松解术。刀口线与皮纹平行，刀体与皮面垂直。快速刺入皮肤、皮下组织，直达骨面。让刀锋自然浮起，再提起1~2mm并固定于此位置。调转刀口线与皮面平行，将刀柄向某方向倾斜，几与皮面平行，然后，进行对侧的扇形针刀肌内穿行松解术各3~5刀。每做一刀都要压迫止血。各方向都做完后，再以纱布压迫止血1分钟以上，保证无出血。

5. 颧突点 以定点处为中心，向上方、下方、前方及后方进行扇形肌内松解术。刀口线与皮纹平行，即与额状面平行；刀体与皮面垂直。快速刺入皮肤、皮下组织，直达骨面。让刀锋自然浮起，再提起1~2mm并固定于此位置。然后，倾斜刀体于某一侧，始终以刀体与皮面平行的方式，向其对侧做扇形针刀肌内穿行松解术3~5刀。每做1刀后即要压迫止血。各方向均完后，要较长时间(1分钟以上)压迫止血，保证无出血。

6. 颧弓前点 以定点处为中心，向上、下、前、后进行肌内松解术。刀口线与皮纹平行，即与额状面平行；刀体与皮面垂直。快速刺入皮肤、皮下组织，直达骨面。让刀锋自然浮起，再提起1~2mm固定于此位置。调转刀口线与皮面平行，将刀柄向中轴线方向倾斜，几与皮面平行，沿骨水平面向四周行扇形针刀肌内穿行松解术各3~5刀。然后以纱布压迫止血1分钟以上，保证无出血。

7. 颧弓中点 以定点处为中心，向上、下、前、后进行肌内松解术。刀口线与皮纹平行，刀体与皮面垂直。快速刺入皮肤、皮下组织，直达骨面。让刀锋自然浮起，再提起1~2mm固定于此位置。将刀柄向某一方向倾斜，几与皮面平行，沿骨平面向其对侧行扇形针刀肌内穿行松解术各3~5刀。然后以纱布压迫止血1分钟以上，保证无出血。

8. 颧弓后点 以定点处为中心，在肌内向外上方、外方、内上方与内侧进行肌内行扇形针刀穿行松解术。刀口线与皮纹平行，刀体与皮面垂直。快速刺入皮肤、皮下组织，直达骨面。让刀锋自然浮起，再提起1~2mm，并固定于此位置。将刀柄向某方向倾斜，几与皮面平行，沿骨平面向对侧行扇形针刀肌内穿行松解术各3~5刀。各方向针刀松解均做完后，压迫止血，保证无出血。请注意，在向颧弓下方松解时，进刀要少，不可向颧弓下软组织中进行松解，以免损伤较大的血管、神经腮腺与腮腺管等重要器官。

9. 上颌骨面点 以定点为中心，向口角方向进行松解术。必要时以手指伸入上唇内做支撑，其针刀刀口线与皮面平行，在肌层中穿行，并行扇形松解，但绝对不可穿破上唇黏膜。

10. 下颌面动脉前点 以定点为中心，向口角方向进行松解术。刀口线与面动脉走行方向平行，刀体与皮面垂直。快速刺入皮肤与皮下组织，直达骨面。让刀锋自然浮起，再提起针刀1~2mm，并固定于此肌层处。然后，将刀柄向远中面倾斜，几与皮面平行，刀体仍与下颌骨水平面平行。再沿骨面中线方向，在肌层内呈扇形向口角的上、中、下进行扇形肌内穿行针刀松解术，其深度不超过面正中线，每个方向不超过3~5刀，更不可穿透口腔黏膜(见注意事项6)。

11. 下颌面动脉后点 该点稍上方有腮腺，如此处无肌痉挛则无需定点。如有肌痉挛表现可定点并行条针刀肌内松解术。其方法与 9 点相同，只是方向相反。但进刀深度要减少，以免产生副损伤。

术毕，压迫止血至少五分钟，保证无出血。

第五节　注意事项

1. 诊断必须准确，尤其是面肌痉挛这类疾病更不可疏忽。书中所列颅内疾病一定要排除，以免误诊。针刀所作的手术是要将部分面神经分支的末梢予以切断，以此来治疗肌痉挛。如果误诊，治疗必然错误，其后果可想而知。

2. 要熟悉面部解剖，应该知道哪里有神经干和血管走行。要在肌内做针刀穿行切开，不可在重要动、静脉的走行之处松解软组织，绝对不可损伤神经干和较大的血管。因本手术是在肌间进行，必然损伤到微小血管，故必须做好压迫止血，时间要足够，以免出现血肿。如损伤血管，轻者出现一个小血肿，重者则可出现面部大片肿胀。

3. 本书列出的定点是能使用到的所有各点，并非 1 次要全部做治疗操作。所以，可根据病情选用一些点，也可以交替使用各点。

4. 本病定点有一个突出的特点，那就是所有各点都是定点在骨凸上，而不是定点于凹陷处。此处，软组织相对较薄，其神经末梢也易于被切到，治疗目的也就易于达到。此外，在颧骨与颧弓下方的松软组织处是腮腺、腮腺管、面部动静脉网等重要组织器官。所以，在面部，除骨面上的软组织以外的部位不宜进行深入肌内剥离，以免造成较大血管、神经干等组织器官的损伤。

5. 本病治疗的针刀操作也有其特点，即所有各点都是以扇形肌内穿行针刀松解术的方式进行，这是本术的根本目的。但同时，也不做通透剥离，其原因是要尽量减少较大的血管和神经干的损伤，避免产生并发症。

6. 在做口周围肌痉挛松解时，为避免穿破唇部黏膜，可将某手指伸入唇内，在针刀松解相对应的部位做唇内支撑，保证针刀操作的准确与安全，避免穿透颊黏膜。

7. 还要提醒操作医生的是，不要急躁，要耐心。每做完一点一定要很好地压迫止血，这一点不可疏忽。

（宋兴刚　庞继光　撰写）

第二章

慢性扁桃体炎与咽炎

慢性扁桃体炎是临床上最常见的疾病之一。在儿童多表现为腭扁桃体的增生肥大，在成人多表现为炎症性的改变。本国调查资料显示，在6~14岁的儿童中，本病的发病率为22%。慢性咽炎是咽部黏膜、黏膜下及其淋巴组织的慢性炎症。弥漫性炎症多为上呼吸道慢性炎症的一部分；而局限性炎症则多为咽淋巴组织的炎症。此病极为常见，多见于成年人。病程长，症状易反复发作，往往给人们以不易治愈的印象。由此可见，慢性扁桃体炎与慢性咽炎是极为常见的疾病。既往多采用药物或手术切除，或采用激光等方法行损毁治疗。但扁桃体是人体的免疫器官，是呼吸道与消化道防御系统的第一门户，损毁治疗可能于人体免疫功能不利，故摘除手术绝不是一个最佳方案。针刀疗法为这两种疾病的治疗开辟了新的道路，应用针刀松解减压术，可以松解粘连、瘢痕，并对病变体具有确切的减压作用，从而改善微循环、消除炎症，取得较好疗效，故推荐同道。因两种疾病部位相邻、病理变化相近，针刀微创治疗也极为相似，故两病在同一章节叙述。

第一节 相关解剖

一、咽

1. 咽(图5-2-1-1)是一个漏斗形肌性管道，前后扁平，位于第1~6颈椎之间的前方，是呼吸道与消化道的共同通道。咽的后壁与侧壁完整，前壁与鼻腔、口腔及喉腔相连。咽可分为三部分，即颅底以下、软腭游离缘以上称鼻咽；介于软腭与会厌上缘平面之间称口咽；口咽以下、食管入口以上称喉咽。鼻咽为上咽，口咽为中咽，喉咽为下咽。

2. 口咽的顶为软腭，下界为会厌上缘，前方经咽峡与口腔相通。咽峡，上为悬雍垂与软腭游离缘，下为舌根，两侧为腭舌弓与腭咽弓共同构成的一个狭窄部分。

3. 口咽的侧壁由软腭向下分出两腭弓：居前方者伸展至舌根称腭舌弓，内有腭舌肌。居后方者，伸展至咽侧壁下方称腭咽弓，内有腭咽肌。两腭弓之间有一三角形深凹，称扁桃体窝，内有腭扁桃体。咽腭弓后方有纵行条索状淋巴组织构成的咽侧索。在口咽黏膜上常有散在的淋巴滤泡。舌根和其上的舌扁桃体以及两会厌谷构成不完整的口咽前壁。会咽谷位于前方，左右各一，居舌会厌外侧襞和舌会厌正中襞之间。

4. 咽壁从内向外分四层：即黏膜层、纤

维层、肌层与外膜层。各层内有丰富的血液供应、淋巴循环与神经分布。

二、扁桃体

包括咽、腭与舌扁桃体（图 5-2-1-2），分述如下。

（一）咽扁桃体

位于鼻咽顶部与后壁交界处，外形似半个橘子，表面不平滑，表面不平，且有 5~6 条纵槽，居中的槽最深，形成中央隐窝；其下方尚有一凹陷称咽囊，发炎时称咽囊炎。此扁桃体在出生后即已发育，6~7 岁时最大，而在 10 岁以后呈逐渐萎缩状态，成年后可完全消失或仅有少许残余。

（二）腭扁桃体

习惯称扁桃体，左右各一。它位于口咽两侧腭舌弓和腭咽弓之间的三角形扁桃体窝内，是咽淋巴组织中最大者。扁桃体窝的前界为腭舌弓，后界为腭咽弓，外界与扁桃体周围隙相隔，与咽上缩肌为界。

1. 腭扁桃体的结构　腭扁桃体分内侧面（游离部）和外侧面。外侧面较大，为结缔组织包膜所包绕，其附着并不紧密。因此，该包膜与咽上缩肌之间形成一潜在间隙，此隙称扁桃体周围隙。腭扁桃体内侧面有 6~20 个隐窝，各窝深浅不一，称扁桃体隐窝。其中有一个体积最大、位置最高的隐窝，开口于半月襞之下，称扁桃体上隐窝，常为扁桃体脓肿的发源地。扁桃体隐窝内无黏液腺，此不同于咽扁桃体与舌扁桃体。故当腭扁桃体发生炎症时，脱落上皮、淋巴细胞、白细胞与各种细菌，可堆积于隐窝的开口处，此时表现为扁桃体表面有点状豆渣样物附着，即是隐窝栓。扁桃体上、下均有黏膜皱襞，位于腭舌弓与腭咽弓相交处，覆盖扁桃体上端，扁桃体上隐窝开口于其下方。下端为三角襞，由腭舌弓向下延伸，以广基止于舌根，包绕扁桃体下段，成人可无此襞。

2. 腭扁桃体的功能　扁桃体是一个免疫活性器官，与脾脏和机体的其他淋巴组织一样具有相同的反应能力，可产生淋巴细胞并使整个机体产生免疫。而且，扁桃体处于外源病菌入侵机体的门户位置。现已认识到，机体的免疫防御功能依赖淋巴细胞，同时

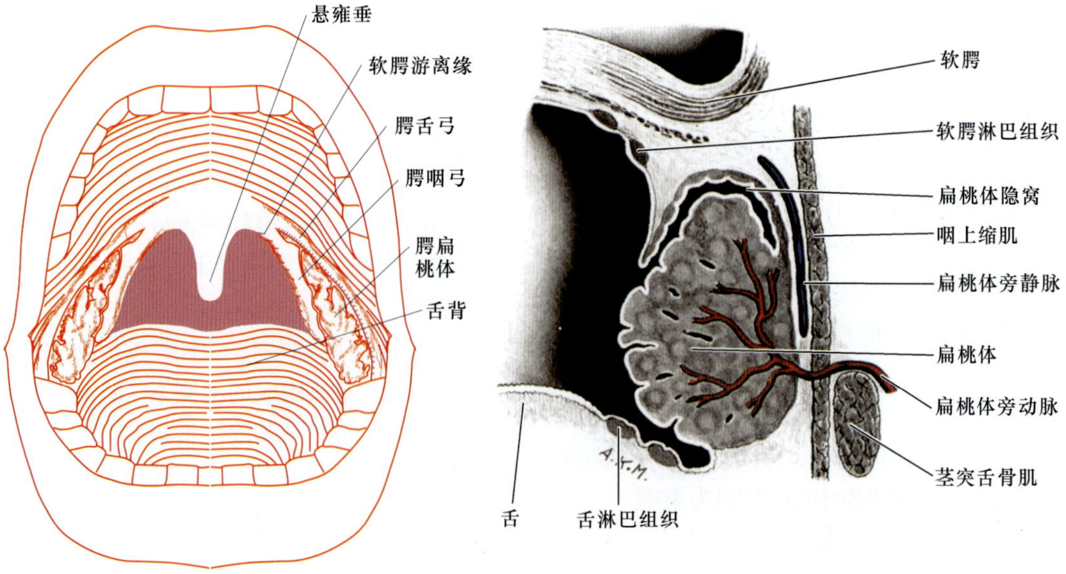

图 5-2-1-1

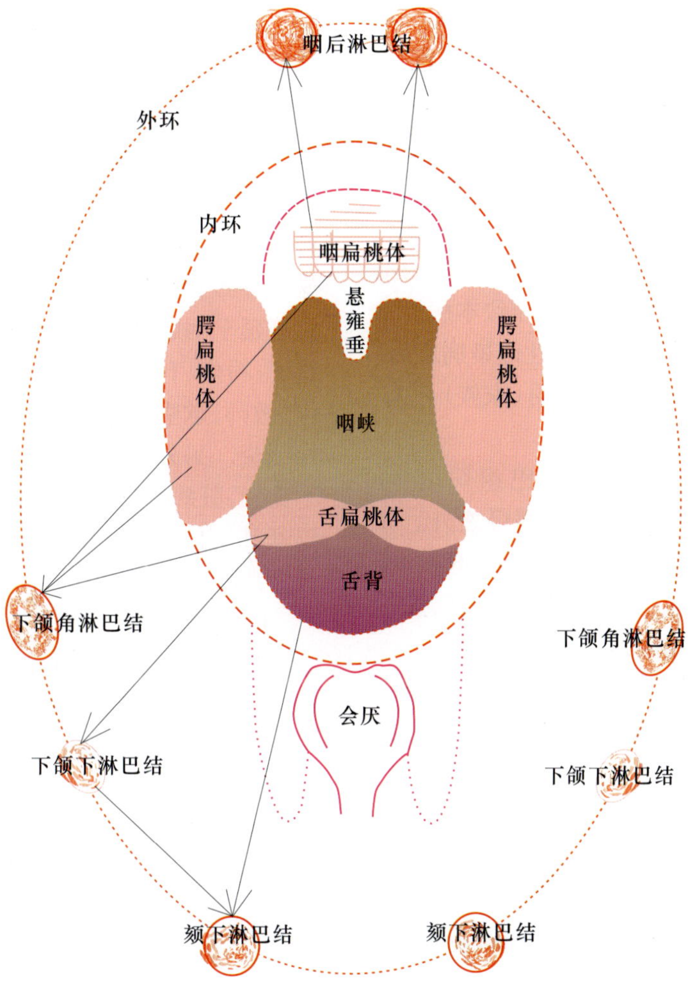

图 5-2-1-2

也已经证实扁桃体组织中存在全部免疫球蛋白，IgG 最多，IgA 次之，IgM 居第三位，IgD 含量与年龄有关，儿童较成人多，IgE 最少。

3. 舌扁桃体　位于舌根部，呈颗粒状，大小因人而异。组织特点与腭扁桃体相似。它的隐窝较短，每个隐窝及其周围的淋巴网状组织形成一个滤泡，许多滤泡组织构成了舌扁桃体。

4. 咽淋巴环　咽部有丰富的淋巴组织，可分为内、外两环。其内环由包括扁桃体与淋巴滤泡等淋巴组织组成，包括咽扁桃体（腺样体）、鼻咽部的咽鼓管扁桃体、腭扁桃体、舌扁桃体、咽侧索、咽后壁淋巴滤泡、咽黏膜散在的淋巴组织等，并排列于呼吸道与消化道的进口处；其外环包括咽后淋巴结、下颌角淋巴结、下颌下淋巴结、颏下淋巴结等组成。扁桃体与淋巴结的区别在于前者缺乏淋巴窦与输入管。

三、血供与神经支配

血供来自颈外动脉发出的咽升动脉，还有面动脉、上颌动脉与舌动脉的分支，其扁桃体动脉均走行于器官的深面；而静脉则与其动脉伴行。其淋巴的回流如图 5-2-1-2 所示，进一步的回流则进入颈部与椎前淋巴网络。

第二节 病因病理

一、慢性扁桃体炎的病因与病理

(一) 病因

是由于屡发急性扁桃体炎,使机体的抵抗力降低,细菌在隐窝内繁殖,导致本病的发生和发展,也可继发于某些急性传染病之后。此外,肥大型扁桃体炎常与体质(家族)有关。

(二) 病理可分为三型

1. 增生(肥大)型　为淋巴组织增生。可见扁桃体显著肥大,突出于腭弓之外。如为儿童扁桃体色淡红、质软者多属生理性,至青春期后多可萎缩。若因反复感染者,扁桃体肥大,结缔组织增生,质地则较硬。

2. 纤维(萎缩)型　扁桃体内纤维组织增生,继而纤维组织收缩,扁桃体缩小,淋巴组织萎缩。

3. 隐窝型　其病变藏于扁桃体隐窝之内,其隐窝内集聚脓栓;或隐窝口被瘢痕组织封闭而造成隐窝内容物引流不畅,以致隐窝明显扩大,形成小的囊肿或脓肿;或淋巴组织萎缩。

二、慢性咽炎的病因与病理

(一) 病因

主要原因是急性咽炎反复发作。除此之外,主要是上呼吸道慢性炎症长期刺激的结果。如鼻腔、鼻窦与鼻咽部的炎症与鼻中隔偏曲等,其分泌物可流至咽部而刺激黏膜;亦可因其病人长期张口呼吸,引起黏膜过度干燥而导致慢性咽炎;也可因慢性扁桃体炎直接蔓延至咽后壁而引起慢性咽炎。还有烟酒过度、粉尘、有害气体、辛辣性食物、职业性工作(教师、歌唱者……)等的刺激均可引起慢性咽炎。另外,尚有全身因素,如贫血、消化不良、心脏病、慢性气管炎、支气管哮喘、内分泌紊乱、自主神经功能失调等亦与萎缩性与干燥性咽炎有关。

(二) 病理

1. 慢性单纯性咽炎表现为咽部黏膜慢性充血,黏膜下结缔组织增生,黏液腺肥大等。

2. 慢性肥厚性咽炎亦有上述改变,且改变较重。同时,黏膜与其下有广泛的结缔组织和淋巴组织增生。表现在咽后壁上有多数颗粒状隆起,其表面形成囊状白点,常累及咽侧索淋巴组织,使其呈条索状增生肥厚。

3. 萎缩性、干燥性咽炎初起表现为黏液腺分泌减少,分泌物稠厚而干燥,继而黏膜下层发生机化与萎缩,压迫腺体与血管,分泌减少与营养障碍,导致腺体萎缩变薄。咽后壁上可有干痂附着或有臭味。

第三节 临床表现与诊断

一、慢性扁桃体炎(图 5-2-3-1)

1. 有反复发作咽痛、易感冒或扁桃体周围脓肿史,或伴有扁桃体源性全身性疾病的症状史。其症状有咽部经常不适或口臭,如在扁桃体隐窝内有脓栓则口臭更重。由于扁桃体具有丰富的末梢神经感受器,故易产生反射失调现象。如阵发性咳嗽、咽异物感、刺痛感或各种感觉异常。如扁桃体过大可引起呼吸困难、咽下困难或语言不清(少见)。也可因脓栓被咽下而引起消化不良者,也可因慢性炎症毒素吸收而引起头痛、低热易疲劳等症状。

2. 检查时,扁桃体有硬感,表面不平或呈白色网络细纹。隐窝口封闭或开大,扁桃体与周围粘连。其腭舌弓有明显的慢性充血。隐窝口有黄白色脓栓,挤压时可有脓液流出,如是豆渣样物则可确诊。同时,可伴有一侧或双侧下颌淋巴结肿大。

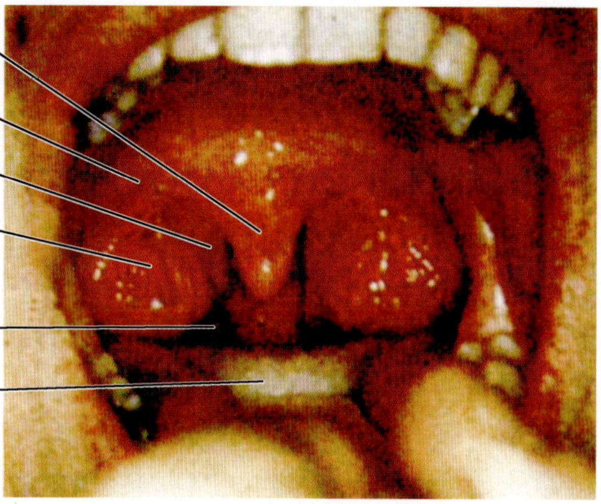

图 5-2-3-1

临床上将扁桃体肥大分为Ⅲ度：

Ⅰ度肥大为扁桃体不超过腭咽弓与腭舌弓。

Ⅱ度肥大为超出腭咽弓。

Ⅲ度肥大为两侧扁桃体接近或相贴。

但慢性扁桃体炎不能仅凭大小诊断，因为儿时扁桃体可肥大，但到成年后则可萎缩；相反，成年人的扁桃虽不很大，如有慢性炎症灶则有很大的危害。

二、慢性咽炎

全身症状不明显，是以局部症状为主，且各型咽炎的症状相似。其症状则多种多样：咽部不适、异物感、痒感、灼热感、干燥感与刺激感，还可有微痛。常有晨起时出现频繁的刺激性干咳，伴恶心，或仅有颗粒状藕粉样分泌物咳出。长时咳嗽可使炎症加重，甚至咽侧索肿胀而且伴有疼痛感。有时黏膜可出血而引起病人惊恐，并来就诊。慢性咽炎可向上蔓延波及咽鼓管，出现耳鸣或听力减退症状；也可向下累及喉部出现声嘶；也有部分病人虽见明显咽炎变化，但无任何自觉症状。

检查所见如下：

1. 单纯性咽炎表现为黏膜呈斑点状或片状慢性充血，水肿样肿胀，有时有小静脉曲张。咽后壁常有黏稠分泌物与软腭附着，两腭弓也有慢性充血，悬雍垂可增粗并下垂。

2. 肥厚性咽炎表现为慢性充血与增厚，色如新鲜牛肉。咽侧索增粗且呈条状隆起。

3. 萎缩性咽炎表现为咽黏膜干燥、萎缩变薄、色苍白且发亮。咽后壁黏膜常有黏稠黏液或有臭味的黄色痂皮附着。

三、鉴别诊断

在慢性咽炎与慢性扁桃体炎的诊断中应注意与结核病、淋巴肉芽肿、食管癌与白血病等恶性肿瘤等作鉴别诊断。

第四节　针刀微创手术治疗

确诊为慢性扁桃体炎、慢性咽炎，而无全身禁忌证者，均可施行针刀微创手术治疗。有一点值得提出的是，要注意询问病人有无出血史，必要时应做血液检查。此外，对于5岁以下的小儿要谨慎，以防发生意外。因为，小儿扁桃体肿大者年龄大些后有可能吸收而变小，或恢复正常，故不一定都需要针刀治疗。

(一) 体位

坐于有靠背的椅上，头后仰，由护理人员用手在背后将头部固定。

(二) 体表标志

张口可见悬雍垂两侧有前后两腭弓，两弓间有扁桃体窝。

1. 腭咽弓　口咽的侧壁由软腭向下分出两腭弓，居前方者伸展至舌根称腭舌弓。

2. 腭舌弓　居后方者，伸展至咽侧壁下方称腭咽弓。

3. 扁桃体窝　两腭弓之间有一三角形深凹，称扁桃体窝，内有腭扁桃体。

4. 咽侧索　腭咽弓后方有纵行条索状淋巴组织构成的咽侧索。

(三) 定点(图 5-2-4-1)

1. 扁桃体炎点　在扁桃体最突出部每隔 10mm 定 1 点，可定 2~4 点。

2. 桃体隐窝点　在扁桃体与其外侧的隐窝壁之间，可定 1~3 点。

3. 咽炎点　在腭咽弓稍上方与咽侧索上，或在腭舌弓上的肿大处，每隔 10mm 定 1 点，可定 2~4 点。

(四) 消毒与麻醉

1. 口腔消毒　可应用碘伏或碘甘油局部消毒。

2. 麻醉　可应用 2%~4% 利多卡因或 1%~2% 丁卡因溶液(其内可加 1∶1 000 肾上腺素)向咽峡手术部位喷雾麻醉，喷雾 2~4 次，等待片刻即可起效，并可起到止血的作用。亦可给予口腔科特殊麻醉剂，麻醉时可保证无痛，但麻醉剂含有肾上腺素。在使用含有肾上腺素的麻醉剂时，应注意对心脏的影响，要

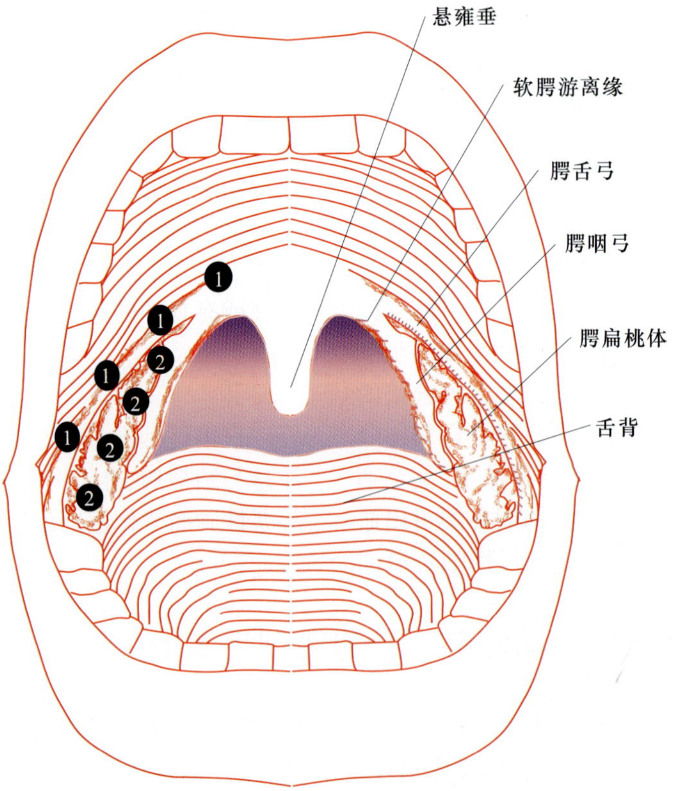

图 5-2-4-1

密切观察病人反应，并注意对剂量的控制。

（五）针刀微创手术操作（图 5-2-4-2~3）

因口咽部深在，故选用 3 号针刀，刀刃应锋利。

1. 扁桃体炎点　刀口线与腭咽弓平行，刺入黏膜，小心深入，直到有落空感，停止进刀。一般都有落空感；如落空感不明显，以深入实体内 5mm 为限，每点切开 2~4 刀，即可

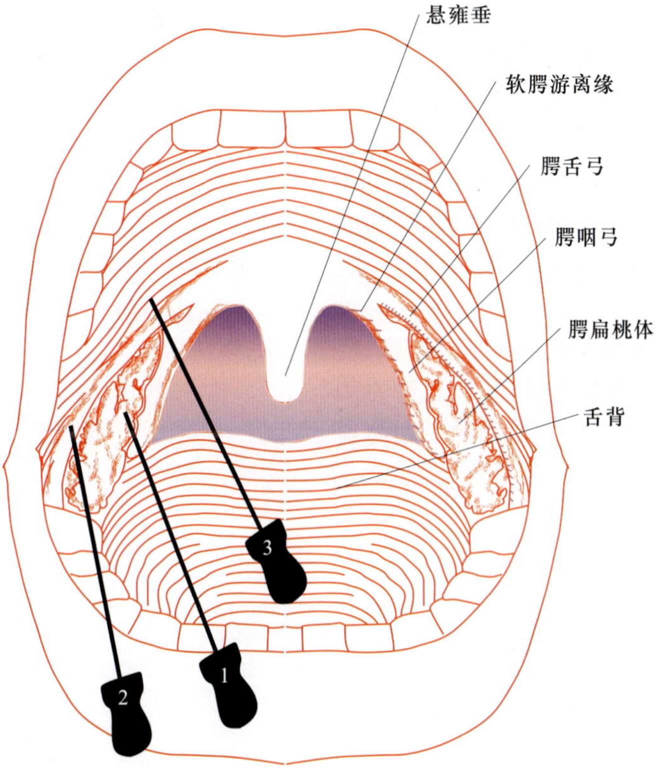

图 5-2-4-2

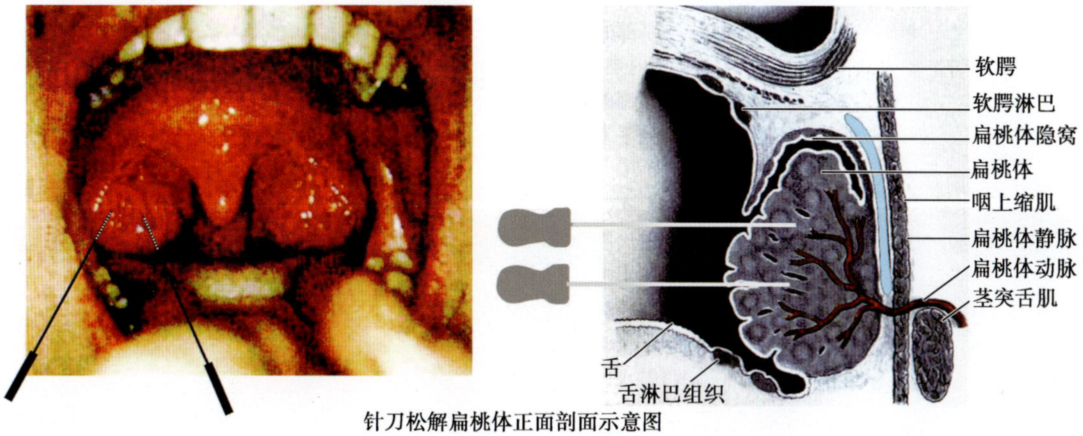

针刀松解扁桃体正面剖面示意图

图 5-2-4-3

出刀。每点均如此重复操作。

2. 扁桃体隐窝点 刀口线与扁桃体边缘平行,定点处进刀,刺入后有落空感时为止,切开 2~4 刀即可。

3. 咽炎点 在定点处进刀,刀口线与腭咽弓平行,进入黏膜下即有落空感,沿腭咽弓切开 2~4 刀即可。

每点均可有出血,如为一般性出血可任其自然,令病人吐出,一般无需止血。如有出血不止或有喷涌式出血者,则行压迫止血。

第五节 注意事项

1. 慢性咽炎与慢性扁桃体炎是十分常见的疾病,但其诊断并非容易。应特别注意它的鉴别诊断。这两种病的临床表现很可能是全身结核、恶性肿瘤、白血病等重大疾病的局部表现之一。所以,在作出该诊断时一定要慎重。

2. 咽与扁桃体的血液供应虽然丰富,但在施术部位无重要神经血管通过,且针刀刺入也不深,一般不会损伤主要动脉。咽与扁桃体在针刀切开时有少许出血是正常的,一般不必压迫止血。

3. 术后应很好休息,一般走动不受限制,如卧位则多取侧卧位,易于引流痰液,更不至造成误吸。

4. 因麻醉关系,术后两小时之内应禁食水,以防误呛。

5. 按病情,可行 1~3 次针刀治疗。

(庞继光 许光东 撰写)

第三章

先天性肌性斜颈

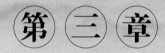

先天性肌性斜颈是指由于胸锁乳突肌先天性挛缩所引起的畸形。其表现为头倾斜向患侧，下颌和面部转向健侧。既往此症均行手术治疗。针刀治疗先天性肌性斜颈，方法简单，疗效确切，是一个很值得推荐的方法。

第一节 相关解剖

1. 胸锁乳突肌（图 5-3-1-1） 起于颞骨乳突，止于锁骨胸骨端和胸骨柄锁骨端。

2. 前斜角肌 全部位于胸锁乳突肌的深面。由四条肌束以腱性束（占 75%）起于第 3~6 颈椎横突前结节的后外侧缘，其纤维稍向下外走行，止于第一肋骨内侧缘和斜角肌结节。

3. 中斜角肌 起于 C_1 或 $C_{2\sim6}$ 横突后结节，约有 10% 的人腱性束起自 $C_{2\sim4}$ 横突前结节，止于第 1 肋骨上面锁骨下动脉沟之后。

4. 后斜角肌 在中斜角肌的深面，起于 $C_{4\sim6}$ 横突后结节，止于第二肋骨外侧面的肋骨粗隆。两侧后斜角肌犹如吊桥的斜拉钢索一样，与其他结构共同作用，防止胸廓下陷。

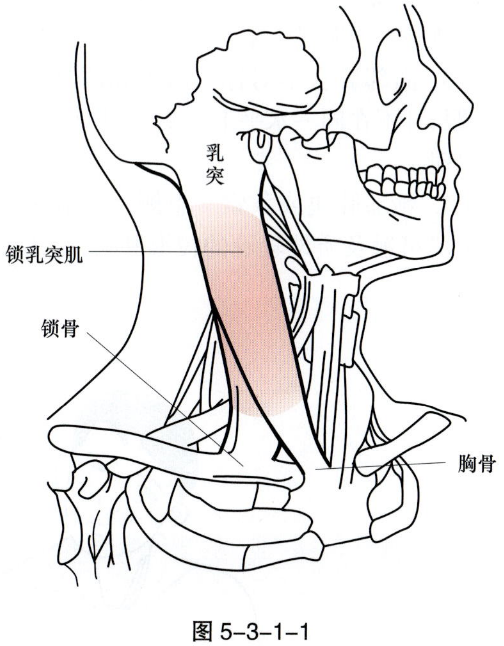

图 5-3-1-1

第二节 病因病理

胸锁乳突肌挛缩所致斜颈的原因尚不清楚，多年来一直存在着各种学说，如宫内学说、产伤学说、遗传学说、血运障碍学说等，莫衷一是。近年来倾向子宫内外混合学说，但均不能全面解释各种临床现象。这说明引起肌性斜颈的原因可能并非单一，而是很多因素共同形成的。如患侧（倾斜侧）各种软组织都产生相应的挛缩改变，如前斜角肌、中斜角肌挛缩等使颈部的歪斜程度更重。

第三节 临床表现与诊断

一、病史

从诞生时起，颈部即有歪斜的表现。出生后症状即可出现，且逐渐加重。因此，该病为先天性疾病。

二、症状和体征（图 5-3-3-1）

1. 头斜向患侧　下颌和面部与头歪斜的方向相反，下颌与面部转向健侧。

2. 颈部活动受限　颈部向患侧旋转和向健侧倾斜均明显受限。

3. 面部五官不对称　两眼和两耳不对称，眼、耳不在同一水平上。儿童和少年有明显表现。

4. 颈部肿块或条索　患侧胸锁乳突肌的中段可触及质地较硬的梭形肿块，是为挛缩的胸锁乳突肌。此肿块在生后 2~4 周内可逐渐增大，6~7 个月后近于消失。此后，胸锁乳突肌开始挛缩并形成硬韧的条索状物，先天性肌性斜颈形成。

5. 前中斜角肌挛缩　在其起止点处可扪及紧张的肌纤维或有压痛。

三、影像学检查

颈部 X 线摄片　除颈椎可能有侧凸表现外，无其他异常发现。

四、鉴别诊断

本病应与能引起颈部歪斜的疾病相鉴别。

1. 颈部淋巴结炎　此病可引起婴儿发生

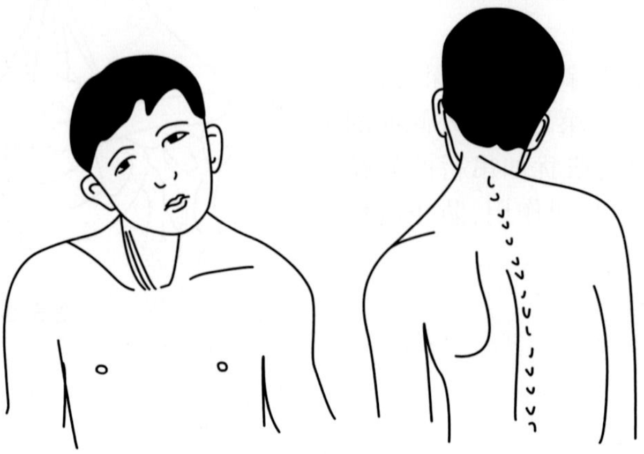

图 5-3-3-1

斜颈，但肿块不是在胸锁乳突肌上，胸锁乳突肌正常，在胸锁乳突肌以外可触及痛性肿块。

2. 颈椎先天性畸形　颈椎可发生先天半椎体、先天性短颈畸形等。这些疾病与先天性肌性斜颈最大的不同是，它们的胸锁乳突肌是正常的，再摄颈椎 X 线片即可鉴别。

3. 自发性寰枢椎半脱位　此病也可以引起斜颈的表现，但它的主要表现是颈部旋转受限，但胸锁乳突肌正常。摄颈椎 X 线片即可确诊。

第四节　针刀微创手术治疗

一、适应证与禁忌证

凡确诊为先天性肌性斜颈的病人，即使是婴儿亦可应用针刀治疗。但有血液系统疾病者应视为禁忌证。

二、体位

仰卧位，患侧肩背部垫枕，颈部后仰，头向健侧转，使患侧颈部暴露宽敞。如做斜角肌松解应取仰卧位，肩部垫薄枕，面部转向健侧。

三、体表标志

1. 枕骨乳突、胸锁关节　请参见肌损伤相关章节。

2. 颈椎横突及前后结节　参见颈椎病章第一节。

3. 在颈部前正中线上有几处可触知的结构，有助于判断颈部椎体的平面。

(1)硬腭——寰椎前弓。

(2)下颌骨下缘——第 2~3 颈椎体。

(3)舌骨——第 3 颈椎体。

(4)甲状软骨——第 4~5 颈椎体。

(5)环状软骨——第 6 颈椎体。

四、定点(图 5-3-4-1)

1. 婴儿期矫正定点　①胸骨头点；②锁

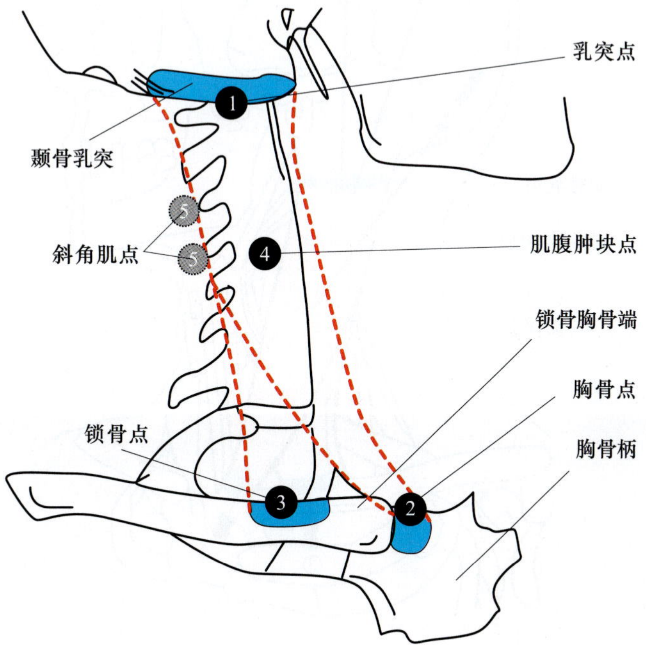

图 5-3-4-1

骨头点;③胸锁乳突肌肿块点:定点于肿块中央处。

2. 幼儿期矫正定点 ①乳突点;②胸骨头点;③锁骨头点。

3. 少年期矫正定点 ①乳突点;②胸骨头点;③锁骨头点;④斜角肌点:视斜角肌挛缩情形而定,可定1~3点。

五、消毒与麻醉

皮肤常规消毒,戴手套,铺无菌巾。局麻时,对婴幼儿应特别注意药液的浓度和药量。按体重计算药量,不得超过极量。施麻方法不变。

六、针刀操作(图5-3-4-2~3)

1. 枕骨乳突点 刀口线与躯干纵轴平行,刀体与皮面垂直,快速刺入皮肤达乳突骨面。调转刀口线90°,与胸锁乳肌肌腹垂直,切开剥离,以尽量切断全层为佳。

2. 胸骨头点 刀口线与躯干纵轴平行,刀体与皮面垂直,快速刺入皮肤直达胸骨或锁骨骨面。调转刀口线90°,与肌腹纤维走行垂直,切开纤维化的肌腹,以尽量切断为佳。

3. 锁骨头点 与胸骨头点作法相同。

4. 胸锁乳突肌腹肿块点 此点为婴儿胸锁乳突肌呈肿块状态时应用。刀口线与胸锁乳突肌肌纤维走向平行,刀体与皮面垂直,快速刺入皮肤,匀速推进达肌腹包块处。纵行切开2~4刀,再予疏通、剥离,有松动感后出刀。

5. 斜角肌点 如上述各点处理后仍然有斜角肌紧张牵扯,可行前、中斜角肌松解术。进刀前,先以一手指压于颈前部侧方,逐渐下压,一直压至颈椎体旁的骨面上,指下应为皮肤、压缩的皮下组织与骨面。此处即为颈椎横突的前结节。刀口线与躯干纵轴平行,刀体与皮面垂直,刀锋紧贴指甲旁刺入皮肤,匀速推进至颈椎椎体骨面。调整刀锋至横突

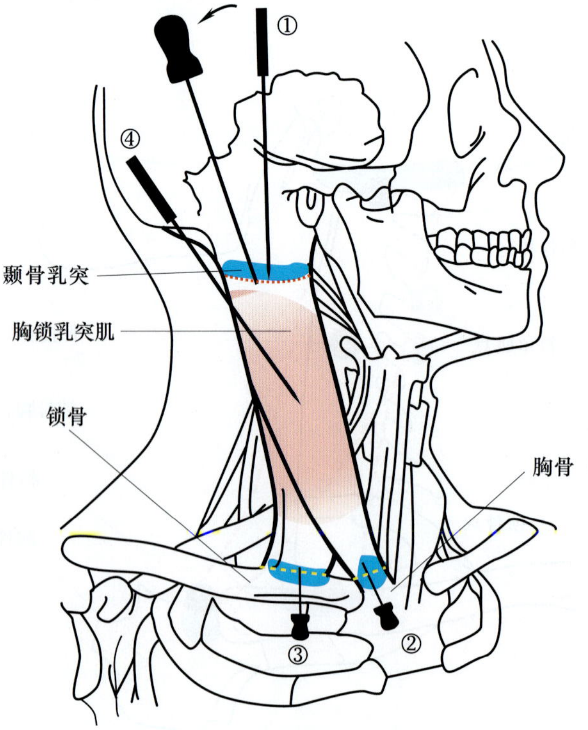

图5-3-4-2

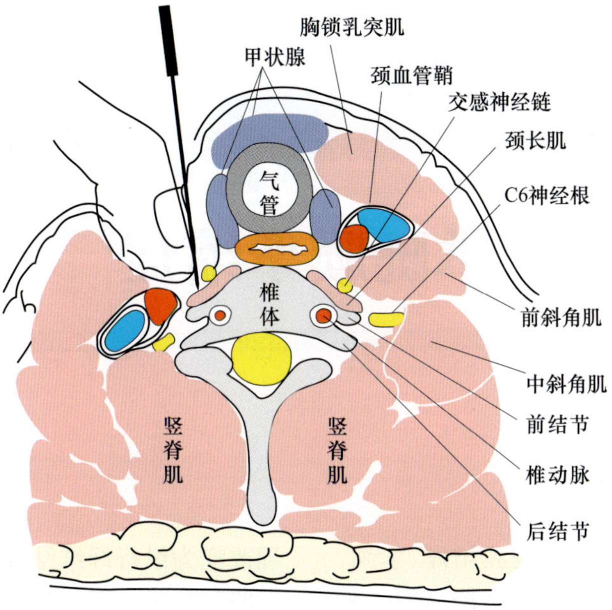

图 5-3-4-3

前结节骨面，调转刀口线 90°，沿横突前结节下外缘切开斜角肌起点 2~3 刀，斜角肌张力大减后出刀。

七、术后固定

视术后病情改善而定。必要时给予矫形位固定。

第五节　注 意 事 项

1. 婴儿先天性肌性斜颈的诊断应十分慎重，尤其是胸锁乳突肌肿块期，要做好鉴别诊断。

2. 婴幼儿先天性肌性斜颈是针刀治疗的最佳适应证，方法简便，疗效好。

3. 婴儿时期，胸锁乳突肌处于肿块阶段，如诊断确立，即可采用针刀治疗。方法是肿块点的疏通、剥离方法。经数次松解、剥离，肿块变小至消失者，有可能保留胸锁乳突肌；如无效再做胸锁乳突肌起、止点的处理。

4. 儿童时期也可以做针刀治疗，但由于涉及的挛缩组织较多，需做较多部位的松解。至于成人，多半需手术松解及严格的矫形固定。而针刀的治疗，往往不够彻底，只可试用。

5. 关于斜角肌点的操作，因颈前侧血管、神经复杂，针刀操作难度较大，需仔细琢磨。

（王岩　庞继光　撰写）

第四章

掌腱膜挛缩症

掌腱膜挛缩症是以掌腱膜增厚、挛缩，继而出现尺侧手指屈曲挛缩为特点的一种进行性疾病，偶尔伴有臀筋膜挛缩和阴茎筋膜挛缩。1614 年 Plater 首先认识此病，1831 年 Dupuytren 较全面地描述了此病，并提出手术治疗，但术后复发率较高。故目前一般将其称之为杜布伊特伦挛缩（Dupuytren's Contraction）。杜布伊特伦挛缩是一种原因尚未研究清楚，发病缓慢，主要侵犯掌腱膜，病理改变为纵行纤维结缔组织增生，继而发生屈曲挛缩的病症。常表现为掌侧皮下组织的纤维增生，呈结节和条索状，可继发手指各关节进行性和不可逆性的屈曲挛缩。其他继发性改变包括皮下脂肪变薄、皮肤粘连、后期皮肤成坑窝状或出现皱纹。真正的病因目前尚不清楚，但其发病率与种族、性别、年龄、遗传等因素有关。

第一节 相关解剖

一、腕前区

皮肤松弛，适应桡腕关节的屈伸运动，并有腕横纹。手掌皮肤厚而紧张，其中央的凹陷处称为掌心。掌心两侧呈鱼腹状的隆起分别称为大鱼际和小鱼际。

二、掌浅筋膜

在掌中央部，皮肤、皮下脂肪之下即为浅筋膜。浅筋膜部为手指掌侧浅筋膜内的疏松结缔组织，积聚成小球状，有纤维隔介于其间。纤维隔将皮肤连于指腱鞘和远节指骨掌侧面的骨膜上，故手掌皮肤厚而紧张。掌心部浅密，并有纤维隔将皮肤连于掌腱膜，故手掌皮肤不易滑动。

三、掌深筋膜

手掌的深筋膜分浅、深两层。浅层被覆于大鱼际、小鱼际者，分别称为大鱼际筋膜和小鱼际筋膜；覆于掌心部者肥厚，同时有掌长肌腱纤维参加，故称掌腱膜。故掌腱膜为掌深筋膜的浅层。深层覆盖于各掌骨及骨间肌前面者，称为骨间掌侧筋膜；覆盖于拇收肌表面者，称为拇收肌筋膜。

四、掌腱膜

掌腱膜（图 5-4-1-1）由手部深筋膜浅层增厚而成，位于手掌中间部皮下脂肪层的深面，为有光泽的腱膜性的纤维组织膜，呈三角形。掌腱膜分为三部，两侧部较弱，分别覆盖

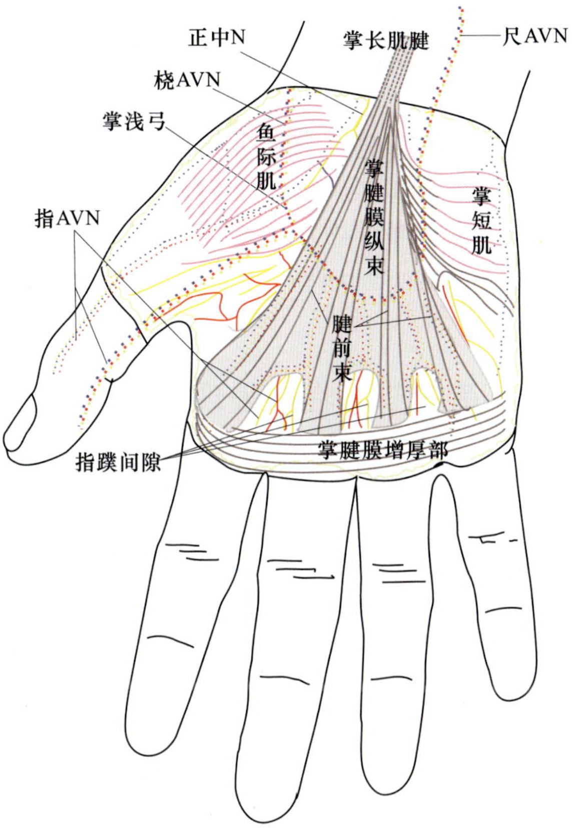

图 5-4-1-1

于大鱼际及小鱼际的肌肉上，形成大鱼际筋膜与小鱼际筋膜。中央部对掌骨小头又分为四条增厚的纵行纤维带，称为腱前束，呈放射状，和指屈肌腱方向一致，与相应手指的腱鞘及掌指关节韧带相融合，其近端的纵行纤维直接由掌长肌延长。掌腱膜的尖向近侧端，与屈肌支持带和掌长肌腱相连；底向远侧分为 4 个纵行束至第 2~5 指的近节指骨底。在掌骨头处，由位于指蹼深面的掌浅横韧带与腱膜纵、横纤维束，围成 3 个指蹼间隙。指蹼间隙是指手指的血管、神经穿过的部位，又是手掌、手背与手指三者之间的通道。若掌长肌缺如，掌腱膜更为发达，直接连于屈肌支持带。掌腱膜向两侧覆盖鱼际肌，名鱼际筋膜，无腱膜性质，仅是一层很薄的结缔组织膜。掌腱膜的作用是协助屈指。外伤或炎症时，可引起掌腱膜挛缩，影响手指运动。

五、掌部血管与神经

在掌腱膜的深面，各指屈肌腱和蚓状肌的浅面，存在着掌浅弓及其伴行静脉、正中神经终支和尺神经浅支等。在各指屈肌腱和蚓状肌深面，则有掌深弓和尺神经深支。其中有掌浅弓、尺动脉及其伴行静脉，在尺神经的桡侧行经腕尺侧管。尺动脉在管内发出向后下行的掌深支后，即在掌腱膜深面向桡侧横过各指浅屈肌腱和指掌侧总神经的浅面，其末端与桡动脉的掌浅支吻合，共同构成掌浅弓。但是在我国多数个体桡动脉掌浅支不发达。掌深弓则由桡动脉终支和尺动脉掌深支吻合而成，位于骨间掌侧筋膜与骨间掌侧肌之间。桡动脉从手背穿第 1 掌骨间隙达手掌后，先发出拇主要动脉，然后穿拇收肌横、斜头之间，横过第 2~4 掌骨底稍远侧。拇主要动脉分为三支，分布于拇指两侧缘和食指桡侧缘。掌深弓全长有同名静脉和尺神经深支伴行。

正中神经终支，正中神经经腕管走向手掌，通常在走出腕管之后立即分为三支，与掌浅弓同位于掌腱膜深面、屈肌腱浅面。

第二节 病因病理

本病原因不清，有人认为是遗传原因，也有人认为与风湿有关，还有人认为与劳动有关。近年，有学者认为与外伤有关。在运动员中，也偶有所见，但尚难证实与运动的关系。

第三节 临床表现与诊断

一、病史

本病发病缓慢，无疼痛。

二、症状与体征（图 5-4-3-1）

早期症状为皮肤增厚，最初掌腱膜只有挛缩，以后在环指掌指关节平面掌侧皮肤出现小结节，掌腱膜逐渐挛缩，并与掌皮粘连。皮下渐形成纵行挛缩束，尺侧两束较明显，并逐渐产生环指与小指的掌指关节伸直受限，进一步发展为掌指关节屈曲畸形，以后累及中指。当手指筋膜被累及时，近侧指间关节发生继发性屈曲挛缩。此病特点是指远侧很少受累，且从不影响屈肌腱的滑动。

三、体格检查

按掌腱膜挛缩程度分 5 级：

0 级：结节和纤维束在掌部，无屈曲挛缩。

1 级：伸展受限总和为 0°~45°。

2 级：伸展受限总和为 45°~90°。

3 级：伸展受限总和为 90°~135°。

4 级：伸展受限总和为 >135°。

每个指的挛缩程度加在一起就是全手的挛缩程度。

四、鉴别诊断

根据病史一般即可确诊。

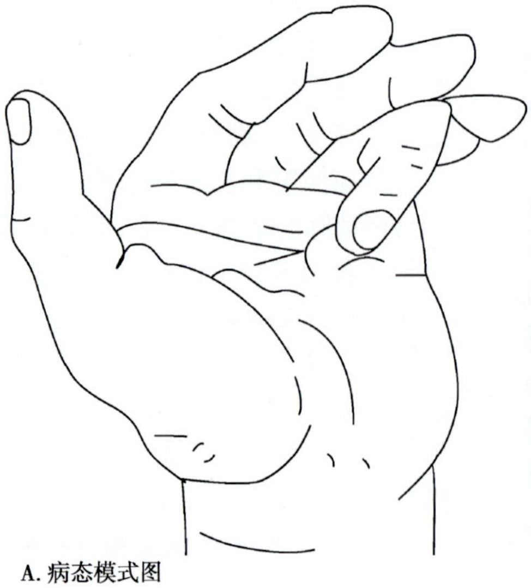

A. 病态模式图

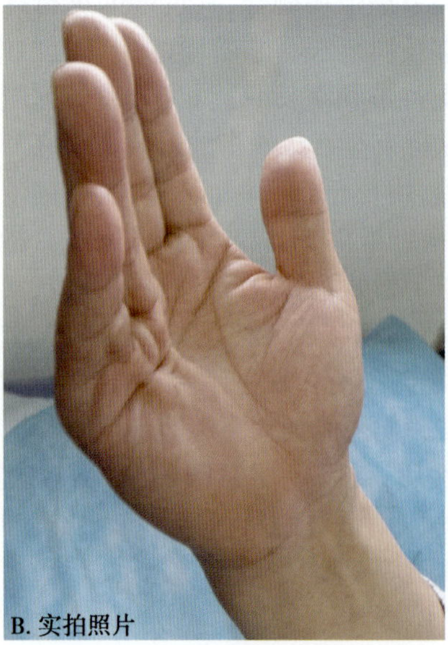

B. 实拍照片

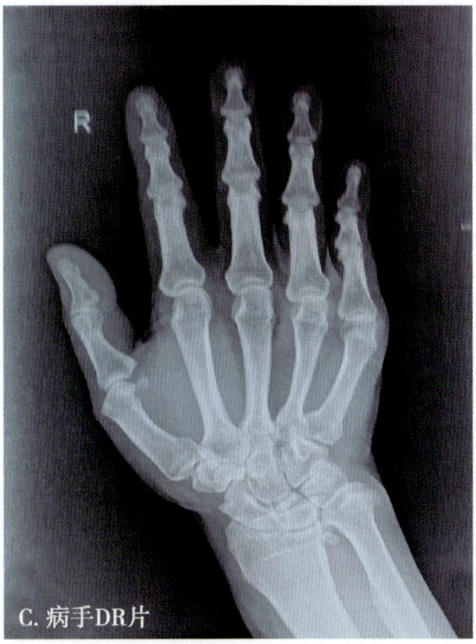

C. 病手DR片

图 5-4-3-1

第四节　针刀微创手术治疗

既往对此病的治疗是：病的早期当挛缩最初显现时，只要将指被动扳直，一天数次往往收效。有人报道用 60% 的二甲基亚砜局部涂抹，每日 2 次可治愈。对晚期病例可手术治疗。方法有二，轻者可行掌腱膜挛缩处切断术。重者应将掌腱膜挛缩部分切除或全切除。有了针刀后，无论早期还是晚期都可应用针刀微创手术治疗，方法简单，其疗效应比手术的方法更好。

一、适应证与禁忌证

确诊掌腱膜挛缩症而无全身和局部禁忌证者，均可行针刀微创手术治疗。

二、体位

仰卧位，手掌向上。

三、体表标志（图 5-4-4-1）

（一）腕横纹

腕前区皮肤形成三条横纹，近纹约平尺骨头，中纹不恒定，远纹最明显。

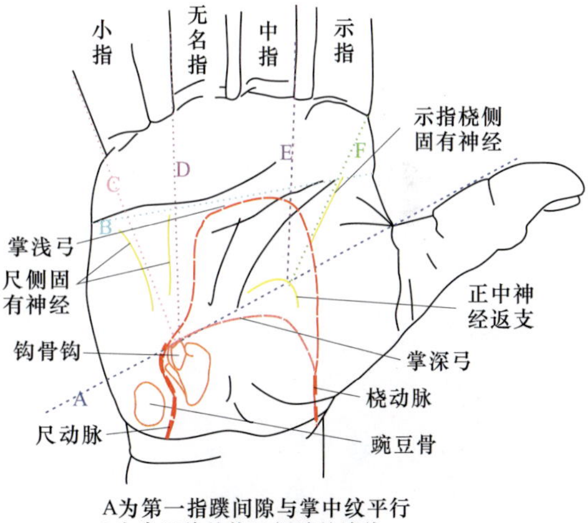

图 5-4-4-1

（二）腱隆起

当屈腕、握拳时，腕前面可见到四条纵行腱隆起：近中线者为掌长肌腱，桡侧为桡侧腕屈肌腱，最尺侧者为尺侧腕屈肌腱，在掌长肌腱和尺侧腕屈肌腱之间者为指浅屈肌腱。

(三) 掌纹

主要有以下三条。

1. 鱼际纹　斜行于鱼际尺侧，其近端与腕远横纹中点相交，相交处深面有正中神经通过。如果应用掌长肌腱做标志，则其下方即是正中神经。

2. 掌中纹　略横行于掌中部，其桡侧端与鱼际纹重叠。

3. 掌远纹　横行，起自手掌尺侧缘，走向桡侧，适对第 3~5 掌指关节平面，其桡侧端稍弯向第 2 指跨蹼处。

掌浅弓的体表投影：当拇指充分外展时，掌浅弓约与拇指根部远侧缘平行，一般不超过掌中纹。

掌深弓的体表投影：约在掌浅弓投影的近侧 1~2cm 处。

掌指关节体表投影：位于掌远横纹上。此处为手掌动脉掌浅弓与掌深弓的最远界线。

四、定点(图 5-4-4-2)

1. 掌腱膜挛缩结节点(定 1~2 点)　一般定于掌指关节平面掌侧皮肤出现小结节处，即在掌远侧横纹远侧的环指与小指的皮肤发硬或结节部位定点，有几个部位就定点几个点。

2. 掌腱膜挛缩条索点(定点 C)　定点于硬韧条索处，该条索应与指屈肌腱走行方位完全一致，只是掌腱膜位于屈指肌腱的浅面。哪里有条索就定点于该处。

3. 掌腱膜挛缩起始点(定点 A 与 B)　所有掌腱膜紧张处都可定点，以解除掌腱膜挛缩。可在下列各处掌腱膜上定点：

(1) 腕远横纹稍远可扪及挛缩之条索结节样物，并与掌长肌腱交接处。

(2) 掌远横纹(掌浅弓)以近的掌腱膜挛缩处。

(3) 掌远横纹(掌浅弓)以远的掌腱膜挛缩处。

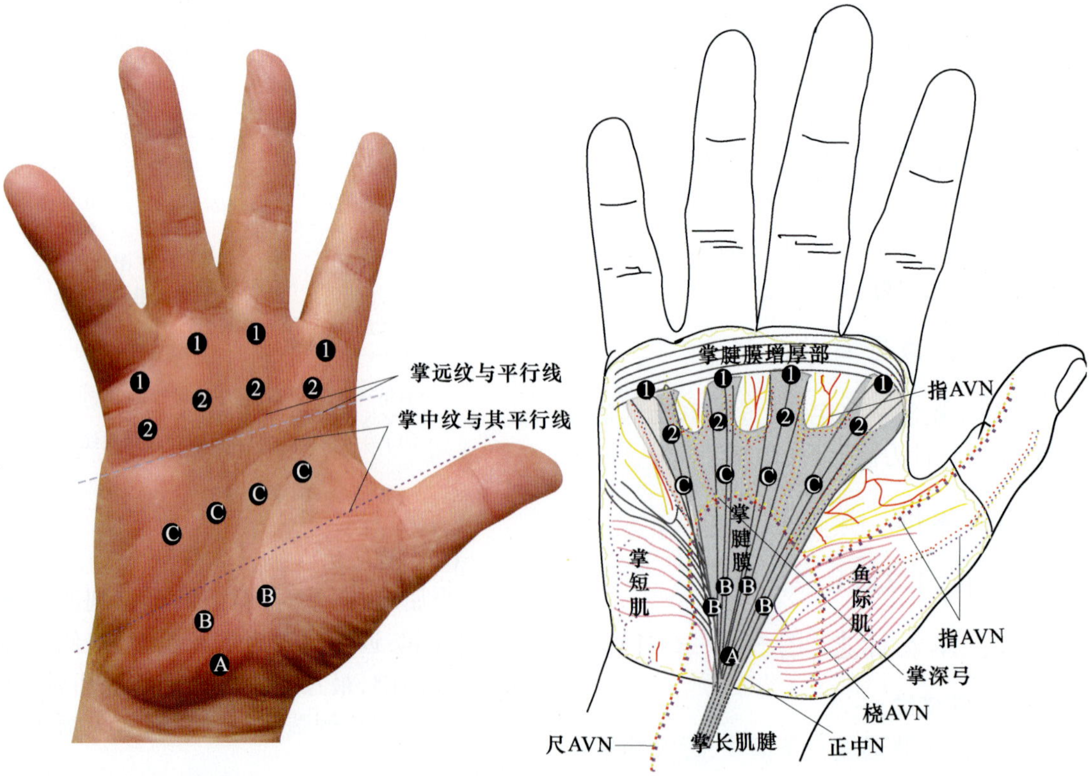

图 5-4-4-2

五、消毒与麻醉

消毒法无特殊要求，必须严格执行无菌操作，如手部感染将使手的功能丧失殆尽，不能掉以轻心。各点的麻醉要麻醉于掌腱膜挛缩处与浅部组织中，保证操作中无痛，无需过深。

六、针刀微创操作(图 5-4-4-3)

1. 掌腱膜挛缩结节点　此点操作以纵行切开结节瘢痕组织为主，顺着掌腱膜的走行方向切开，以全结节长度切开为准；其次，结节大者可考虑在结节最大横径处横切 1~2 刀。此处切开要注意的是，只能切开挛缩之腱组织，特别是横行切开时，不要切断在它之下的屈指肌腱。

2. 掌腱膜挛缩条索点　此处操作可与掌腱膜挛缩结节点相同方法操作，亦可对条索行间断横(斜)切，使掌腱膜延长。

3. 掌腱膜挛缩起始点　在掌腱膜挛缩处，选择与掌长肌腱交接处、掌远横纹(掌浅弓)以远的掌腱膜挛缩处做切开松解部位。其切开方法可做点式纵横切开，亦可行横行松解。但所有操作均在掌腱膜上，不要切断腕横韧带，更不能切伤走行于其深面的正中神经。

请注意，以上定点根据病情不同，可单独操作，亦可多点联合操作。

七、手法操作

在针刀操作结束后，可行手法操作，即将屈曲的手指尽可能伸直，促进肌腱延长。

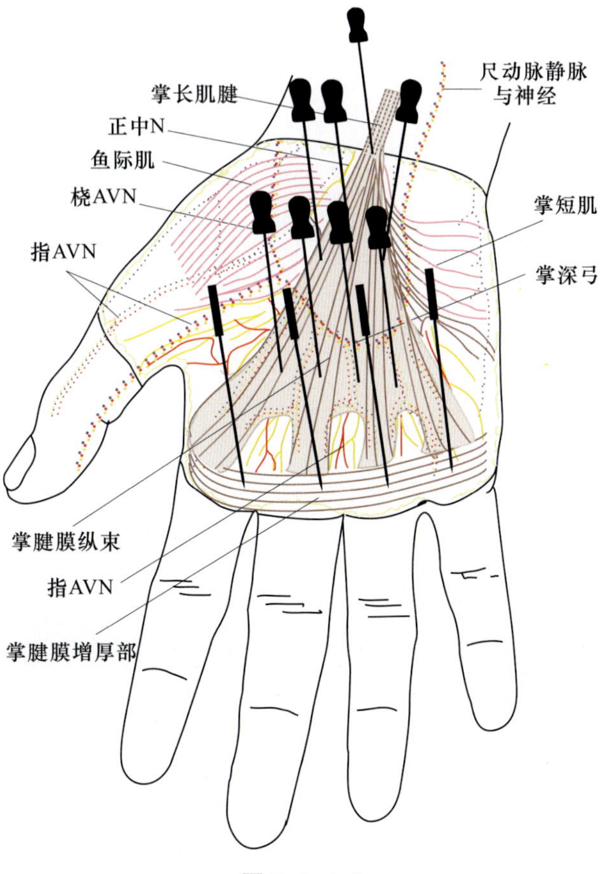

图 5-4-4-3

第五节　注意事项

1. 掌腱膜挛缩症诊断不难,但必须认识方能确诊;只有确诊才能做针对性治疗。

2. 掌腱膜挛缩的松解术操作要求严格,在松解挛缩的掌腱膜时只能松解掌腱膜本身,而不可将其深部的腕横韧带、屈指肌腱鞘,或其更深的正中神经与屈指肌腱损伤。其中最主要的是位于掌腱膜之下的掌浅弓(动脉血管)。因此,对其针刀刀法要求极严,即只能切开松解掌腱膜,而不可误切血管,故必须苦练基本功。

3. 掌腱膜挛缩症是原因不明疾病,故针刀微创治疗方法也不是唯一的、最好的方法。但针刀却是一个较好的方法。

(王岩　赵新娜　庞继光　撰写)

第五章

髂胫束挛缩症

髂胫束挛缩症（又称弹响髋）是不明原因的髂胫束发生挛缩，影响髋关节功能的一种疾病。可单独存在或与臀肌筋膜挛缩共存。既往处理髂胫束挛缩均需应用开放式手术，现在完全可应用针刀微创松解减压手术来治疗，且应比开放型手术更为合理，损伤也更小。

第一节 相关解剖

大腿深筋膜亦称阔筋膜，包被整个股部。阔筋膜向上附着于腹股沟韧带，向后续于臀筋膜，向下延长至股四头肌腱及膝关节囊，续于小腿筋膜。阔筋膜的内侧，止于耻骨结节内下方30~40mm处，阔筋膜最为薄弱的部位形成一裂孔（卵圆窝）。而阔筋膜的外侧增厚，分两层包裹阔筋膜张肌，向下两层并成髂胫束。在大腿外侧因接受臀大肌及阔筋膜张肌来的纤维，特别坚韧，是全身最厚的筋膜。向下止于胫骨外侧髁，称为髂胫束，与覆盖股四头肌的深筋膜相续。在髂胫束的深面有股直肌和股外侧肌。

阔筋膜张肌（图5-5-1-1）起于髂前上棘及髂嵴外唇之前，位于缝匠肌与臀中肌之间，肌腹呈梭形，纤维向下而稍向后走行，至大粗隆上方移行为腱性组织，成为髂胫束的前上部分的起始。臀大肌起自髂后上棘到尾骨尖的部位，肌纤维平行斜向外下方，其止点腱膜的外上方（大部分）移行于髂胫束，为髂胫束的后下部分的起始，而臀大肌止点腱膜的后下部（小部分）止于股骨的臀肌粗隆。阔筋膜张肌从髂前上棘下行，臀大肌从髂嵴后1/3和骶尾交界面斜向下前行，两肌分别止于髂胫束前后缘，形成一广阔的扇形，尖指向下，覆盖髋区外面，宛如肩部三角肌。因之，臀大肌浅层、臀中肌与阔筋膜张肌及其移行的髂胫束构成三角形肌，它们被合称为髋（股）三角肌。两肌协调收缩，髂胫束沿其长轴被牵拉，可引起大腿单纯外展。因此，可以说，髂胫束上方起自髂嵴外唇，由阔筋膜张肌深、浅两层筋膜较薄的环行纤维，中间夹以一层坚韧的纵行纤维而成，为一纵行的带状腱膜，后部与臀大肌腱相续，它越过大转子后方，附着于股骨嵴，与外侧肌间隔密切相连，向下止于胫骨外侧髁，一部分纤维延续于髌外侧支持带。因此，在解剖上，髂胫束可认为是阔筋膜张肌与臀大肌的结合腱，位于髋关节轴线的前外侧及膝关节轴线的后外侧。

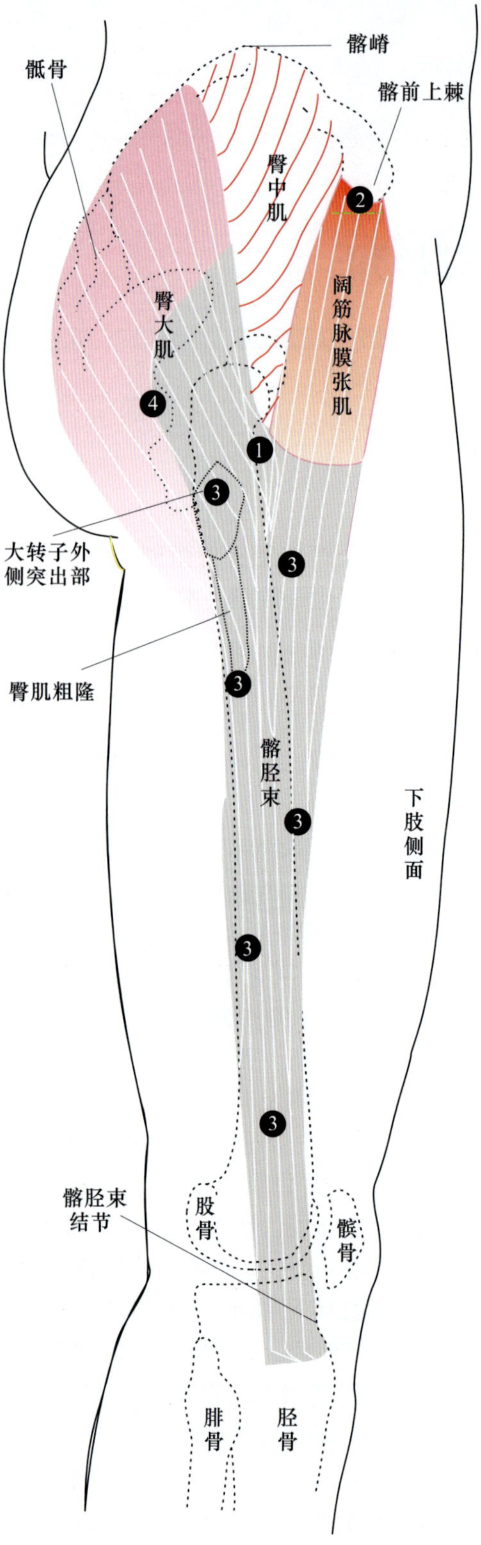

图 5-5-1-1

在髂胫束与大粗隆之间有一滑囊，另在髂胫束浅面有一皮下滑囊，外伤或反复摩擦可引起滑囊炎症。髂胫束的下端止点分为两部分，其主要部分止于胫骨上端外侧的髂胫束结节，另有小部分斜形腱性纤维尚止于髌骨外侧缘、腓骨小头及膝关节囊。因此，髂胫束挛缩所致的大粗隆部弹拨感有时可下传至膝关节外侧，而被误认为是膝关节外侧盘状软骨弹响。

在髋外侧面，皮下组织比臀区稍薄，在皮下组织较深层由前向后有股外侧皮神经、肋下神经外侧皮支、髂腹下神经外侧皮支和臀上皮神经分布。此区肌肉前为阔筋膜张肌，中为臀中肌，后为臀大肌。臀筋膜（臀部深筋膜）内侧附着于骶骨背面，上方附着于髂嵴外唇，向下前移行于阔筋膜。覆盖臀大肌的筋膜较薄，向深面发出许多小隔，分隔各个肌束，因而筋膜与肌肉结合牢固。覆盖臀中肌的筋膜坚厚致密，臀中肌肌束起于其上，实为髂胫束的一部分。阔筋膜张肌则夹于两层阔筋膜中间。臀上神经发支支配臀中、小肌和阔筋膜张肌。臀筋膜损伤时可引起腰腿痛，是腰痛的原因之一。

第二节 病因病理

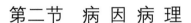

髋关节弹响有多种原因，本节所述的弹响髋，指髂胫束挛缩所致的大粗隆部位弹响症。

有关髂胫束挛缩所致弹响髋的原因有多种看法。

1. 先天性髂胫束肥厚紧张，患者多为幼年发病，双侧对称，病理检查见大粗隆部的髂胫束肥厚，有的可厚至5mm左右，镜下可见致密的纤维束，部分组织有纤维软骨样变。

2. 臀大肌内药物注射引起，有人称为注射性臀大肌挛缩症，病理变化为臀大肌上半部分肌肉组织发生纤维瘢痕化。

3. 个别病人可能与运动活动有关，有乒乓球运动员，其持球拍一侧下肢逐渐出现弹响髋症状，可能与每次攻球时屈髋屈膝后用力跺地等动作有关。

4. 髂胫束挛缩多发生于髂嵴及大转子尖端之间，一旦松解病情即可改善。

5. 髂胫束下部过于挛缩或有附着于髌骨外方止点的异常时，往往可能是髌骨向外脱位的原因，松解后可减少一部分向外牵引髌骨之力，因而是治疗髌骨习惯性脱位的一种有效方法。

弹响髋的病理除上述的髂胫束和臀大肌的变化外，还常合并有髂胫束腱下滑囊的炎症，表现为滑囊壁的肥厚、充血和滑囊积液，因此，会产生急慢性滑囊炎的疼痛、压痛等症状体征。

第三节 临床表现与诊断

一、病史

发病缓慢，青少年居多，有明显疼痛者少。大多数有髋部屈伸时弹响，少数无弹响，多因影响跑步或运动后髋膝部疼痛而就诊。

二、临床表现

1. 股骨大粗隆部有弹响，合并滑囊炎症时，大粗隆部有疼痛和压痛。患者屈髋屈膝位先做髋内收内旋后再伸直下肢时可闻及弹响或在大粗隆处触及弹拨感。患者主动引发的弹响有时较医生被动检查的更明显。个别患者可无弹响征。

2. 步态异常，特别是跑步时，双下肢呈外旋、外展状。

3. 站立位时，双下肢不能完全并拢或并拢困难，曾遇一病人，不能做立正姿势。

4. 坐位时双膝分开，不能做膝关节重叠动作(翘二郎腿)。有的卧位直腿不能做仰卧起坐。

5. 下蹲时屈髋关节过程中必须分开双膝关节再蹲下，轻者蹲下后还能并拢，重者双膝不能并拢。

6. 有的患者沿臀大肌纤维走行方向可触及一挛缩束带，当髋关节内旋内收时更为明显。

三、体检及辅助检查

1. 髋外上方髂胫束纤维成条索状，屈伸髋时可见条索状带在大粗隆上滑移并弹响，在屈髋60°~90°时膝关节不能贴附床面。

2. 髂胫束紧张试验阳性(参阅股骨头缺血性坏死章)。

3. 脊柱侧凸系髂胫束长期挛缩、骨盆长期畸形所致。

四、影像学表现

骨盆正位X线片可见“假性双髋外翻”，股骨颈干角大于130°，股骨小粗隆明显可见。

髂胫束挛缩能导致骨盆倾斜和代偿性脊柱侧凸。双侧髂胫束挛缩可引起腰前凸明显加大。X线像显示腰椎凸向患侧，骨盆向患侧并向前倾斜，因而，闭孔显影变小。由于骨盆向侧方倾斜，常导致对侧髋关节继发性半脱位或脱位。同时，X线摄片也可排除髋关节病。

第四节 针刀微创手术治疗

一、适应证与禁忌证

髂胫束挛缩所致的弹响髋并非每例都必须治疗。一般青少年患此症，对日常生活和体育运动若无明显影响，仅有大粗隆部弹响而无疼痛者，不一定需要治疗。而症状明显、日常生活感觉不便、体育运动受到妨碍者，可考虑手术。如病人为运动员，一旦其训练或动作的质量受到影响，即应考虑治疗。无论年龄大小，只要无全身与局部禁忌证者，均可做针刀微创手术治疗。

二、体位

侧卧位，患侧在上。

三、体表标志

1. 髂前上棘　为阔筋膜张肌的前部起点，骨凸明确，易于确定。

2. 股骨大转子　为股外侧上段最突出部位，可明显看到。

3. 确定阔筋膜张肌的位置　在仰卧位，患肢抬高30°，令其足用力背屈、下肢内旋，并控制其髋关节外展的情况下，检查者反复内旋下肢，以拇、示指扪其髂前上棘与大转子后缘，可清楚扪及阔筋膜张肌的紧张，即可确定阔筋膜张肌的起点位置。

4. 股骨臀肌粗隆　位于大转子之下，为大转子外侧突出部向下的延长，是臀大肌的下外部分的止点。

5. 髂胫束结节　胫骨外侧髁前方的骨性结节，即位于腓骨小头上内方，可以清楚扪及，是髂胫束的止点。

四、定点（图5-5-4-1）

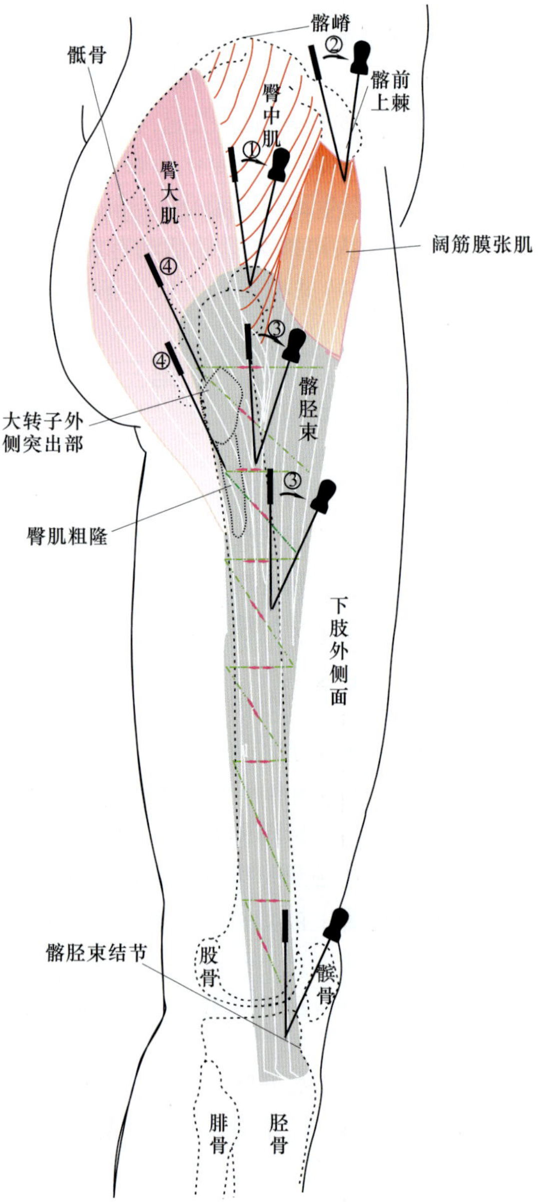

图5-5-4-1

1. 阔筋膜张肌与髂胫束交界处之点　这里等于髂胫束的起点。许多肌、腱的病变多在起、止点处病变为主，如在这里有明显的病变，便在这里设点。事实上，髂胫束挛缩也多发生于髂嵴与大转子尖端之间，一旦松解，病情可即刻得到改善。

2. 阔筋膜张肌起点　这是为髂胫束与阔筋膜张肌本身同时有病变者设计的治疗点。

3. 髂胫束点　髂胫束是病变的主要部分，故为针刀松解的主要部位，可设置多点。

(1) 病变轻者，可在主要病变部位设置1~2个点，如大转子的滑动或弹响处。

(2) 如病变较重，则可增加松解定点，甚至可在髂胫束全程定点，其每个点的距离也可疏可密，这样有原则、有根据地设置松解点才能有效地松解病变。

4. 臀大肌与髂胫束交界点　亦即髂胫束的另一个起点，同1之理，亦可设松解点。

5. 髂胫束结节点　胫骨顶端前外侧的骨性突起——髂胫束结节定一点。

五、针刀微创手术操作(图5-5-4-1)

(一) 阔筋膜张肌与髂胫束交界处点

此点也是易发生病变之处，可设1~3个点。此处无重要血管、神经，故操作应无风险。刀口线与肢体纵轴平行，刀体与皮面垂直，快速刺入皮肤、皮下组织，深入至有阻力的髂胫束表面。调转刀口线90°，横行切开髂胫束。可依病变的轻重，来确定切开的程度，松解后病情应有所改善。

(二) 阔筋膜张肌起点

如阔筋膜张肌同样有病变，则在其起点处松解。刀口线与躯干纵轴平行，刀体与皮面垂直，快速刺入皮肤与皮下组织，当进入髂胫束时会有明显的阻力消失感，刀锋到达此处则为最佳位置。提起针刀至阔筋膜张肌起点的浅面，调转刀口线90°，按顺序切开阔筋膜张肌起点。其切开的程度，依其病变的轻重而定。

(三) 髂胫束点

1. 髂胫束滑动与弹响处　多在大转子处。首先扪清其滑动与弹响最明显的位置，即在此处松解。刀口线与肢体纵轴线平行，刀体与皮面垂直，快速刺入皮肤与皮下组织，一直达到大转子骨面。调转刀口线90°，与髂胫束长轴垂直。提出刀锋达髂胫束表面，然后切开髂胫束，以切透髂胫束的全层为最佳。应根据病变不同程度可切开部分或全部，或切开前侧或后侧。在切开时，应只切开病变的组织，而不涉及正常组织为最佳。

2. 全程松解髂胫束　由于病变程度较重，涉及髂胫束全长，又因针刀的刀刃太窄，故需多设松解点，以达到治疗目的。一般两点间的距离为20~40mm。其切开方式可横切，可斜切，也可"Z"形切开。其操作方法同上。

臀大肌与髂胫束交界点：其处理方法同上。

(四) 髂胫束结节点

刀口线与肢体纵轴平行，刀体与皮面垂直，快速刺入皮肤，直到骨面。将滑囊切开3~5刀，纵横疏通、剥离，刀下有松动感后出刀。

第五节　注意事项

1. 髂胫束虽然不是一个重要器官，但患病的人在心理上却多有负担。对此类病人应耐心解释，增强其治疗信心，针刀的疗效是确切的。

2. 阔筋膜张肌与髂胫束部位的解剖虽不复杂，的确无重要器官，但髂胫束下却有丰厚的肌肉(股外侧肌与股中间肌)，且肌内的血管是十分丰富的。所以应注意的是，针刀操作要精细。也就是说,针刀只能切开髂胫束,而不应该损伤髂胫束下的任何组织。否则,则易出现血肿。

3. 此松解术为多次治疗方法,不要企图一次完成。

4. 对于髂胫束挛缩引起的严重畸形,如脊髓灰质炎后遗症的畸形——形成髋屈曲、外展、外旋以及膝屈曲和外翻、小退外旋,以致足下垂、内翻、骨盆倾斜脊柱侧弯等畸形,并非均为髂胫束挛缩所致。此类畸形的产生系髋屈肌、阔筋膜张肌、髋外展肌和股二头肌挛缩后继发的。故应及时矫正肌挛缩、充分活动关节,其髂胫束挛缩畸形完全可以矫正。故对于此类畸形应区分其性质分别对待。

5. 髌骨习惯性向外脱位时,如有髂胫束下部过于挛缩或有附着于髌骨外方止点的异常时,往往可能是髌骨习惯性脱位的原因,故松解髂胫束后可减少一部分向外牵引髌骨之力,因而是治疗髌骨习惯性脱位的一种有效方法。

6. 髂胫束所处位置表浅,其下方为丰厚的肌肉,股部的肌肉具有丰富的血液供应,所以在行髂胫束针刀松解术时,应只松解髂胫束本身,针刀不可深入其下的肌层内,否则有可能造成血肿。因此,在针刀松解操作中要控制好进刀的深度。

（刘希贵　卢党荣　庞继光　撰写）

第六章

下肢骨－筋膜室综合征

所谓骨－筋膜室综合征系指在一封闭的骨－筋膜腔中压力增高，导致骨－筋膜室内的血管、神经受压所引起的一组症状和体征，有急性和慢性之分。急性骨－筋膜室综合征早已被认识。此症病程发展较快，甚至迅速发生间室内组织缺血坏死，急需进行有效的筋膜腔内减压治疗，针刀闭合型手术是否可行，有待探讨。而慢性骨－筋膜室综合征，则是由肌－筋膜室缺血而引起的间室内压升高压迫神经所导致的综合征。但至今尚未被重视，似乎骨－筋膜室综合征只有急性型一种。但在临床中并非没有这种疾病。此类病人经针刀处理后，症状即刻缓解，有的一次治愈，远期疗效亦佳。应用针刀闭合型手术治疗慢性骨－筋膜室综合征取得了良好的疗效，值得推荐。

第一节　相关解剖

一、大腿筋膜及鞘

大腿筋膜包括浅筋膜、深筋膜、筋膜鞘和腘筋膜。

1. 大腿浅筋膜　上续腹壁浅筋膜，向下连接小腿浅筋膜，含脂肪组织较多。膜性层菲薄。大腿深、浅筋膜之间含有皮静脉、皮神经和淋巴等。

2. 大腿深筋膜　又称大腿固有筋膜或阔筋膜，为全身最厚的筋膜，与全身其他处的深筋膜一样，附着于下肢的骨性部和韧带上。其上端附着于髂前上棘、腹股沟韧带、耻骨结节、耻骨联合、耻骨弓、坐骨结节、骶结节韧带、骶正中嵴、髂嵴外唇，并与臀筋膜相续。下端附着于胫骨内、外髁，胫骨粗隆和膝关节周围的韧带和肌腱，并有一部分移行于小腿深筋膜和腘筋膜。骨与各筋膜之间形成的间隔为骨－肌筋膜室。

二、小腿骨－筋膜室(图 5-6-1-1~2)

在横断面上，由小腿胫、腓骨骨间膜，小腿前肌间隔及小腿后肌间隔将小腿分为四个间隙，在间隙内有肌、血管、神经。这四个间隙从立体上延伸为 4 个锥形的骨－筋膜室：前部有前鞘(前室)和外侧鞘(侧室)；后鞘有浅后室和深后室。小腿筋膜的特点是鞘壁坚硬、缺乏弹性，极少有伸缩余地。

1. 前鞘　由胫骨前外侧面、前肌间隔与小腿深筋膜共同形成前鞘(前室)。前室内含有胫骨前肌、长伸肌、趾长伸肌、第三腓骨肌、胫前动脉、胫前静脉及腓神经等。其四壁是：前为深筋膜，后为骨间膜和腓骨前面，内为胫骨前缘和内侧面，外为小腿前肌间隔，顶部为胫腓关节，下界为小腿伸肌上支持带。正常组织内压为10mmHg。

2. 外侧鞘　在小腿的外侧面，由筋膜深面向腓骨的前缘和后缘发出两个肌间隔，前方者称小腿前肌间隔，后方的称小腿后肌间隔。由前、后肌间隔和腓骨外侧面形成外侧鞘(侧室)。此鞘中含有腓骨长短肌及腓浅神经。

3. 后鞘　由骨间膜的后面、胫腓骨的后面、后肌间隔和小腿深筋膜的后面围成后鞘，鞘内含有小腿屈肌群。此区又分为浅、深

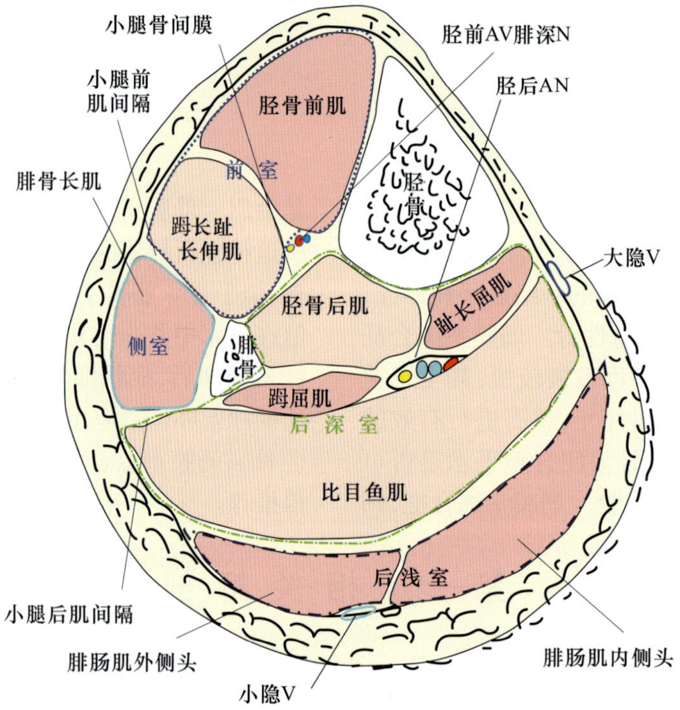

图 5-6-1-1

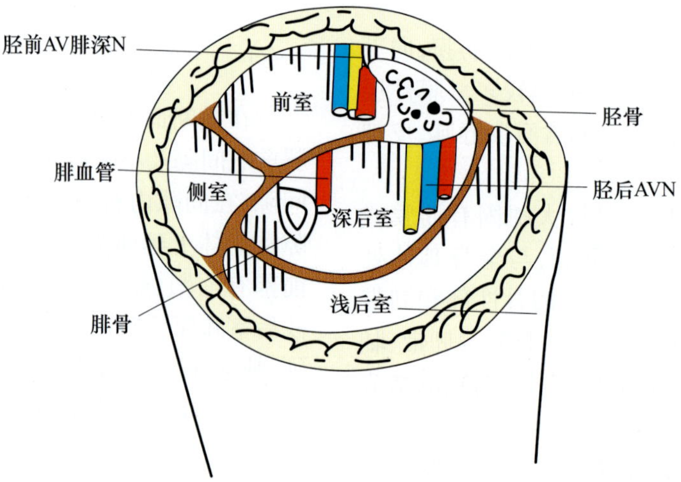

图 5-6-1-2

两区。

后浅区，在小腿上、中部，此区体积较大，其中存在比目鱼肌和腓肠肌腹。在小腿下1/3部间隙较窄，仅围绕跟腱。

后深区，即后筋膜室。由胫、腓骨，骨间膜及小腿深层筋膜围成。在小腿远侧半，其内、外侧界分别由小腿筋膜的浅层和深层围成。比目鱼肌几乎完全围绕筋膜室，只给胫后血管、神经束以较窄通道。此筋膜室内含有上方的腘肌、中间的胫骨后肌（后深区深层）、外侧的长屈肌及内侧的趾长屈肌（后深区浅层）。

第二节　病因病理

一、病因

小腿位于身体下部，极易遭受外伤而产生骨－筋膜室综合征，其骨－筋膜室压力增高的原因可能有以下几个方面：

1. 过度疲劳　过度疲劳可引起细胞外液的积聚，使肌的重量增加20%。

2. 小腿外伤　由于直接损伤（可伴有或不伴有小腿骨折）致出血、渗出过多而增加筋膜鞘的内压，或过度运动引起与外伤相似的病理变化。

3. 血管内因素　在间室内血管相邻接的上方，间室外的大血管发生损伤，如刺激、挤压、穿破或断裂等。此时，首先引起血管痉挛和栓塞。此种反应将向其远、近和侧支循环发展。这虽是生理性反应，但却可向病理性状态发展。如静脉近端淤塞，则远端静脉压上升，将有大量血浆和液体从远端的毛细血管中外渗，软组织严重水肿，压迫微循环，导致骨－筋膜室综合征的发生。

4. 静脉回流受阻　在血液循环中，静脉系统的重要性日益受到重视，任何静脉回流障碍都会造成动脉血供应的减少，甚至停止。这种病理机制应当给予充分重视。

二、病理（图5-6-2-1）

在四肢，由骨、骨间膜、肌间隔和深筋膜等组织组成一些腔隙，这种骨－筋膜室很少有弹性。四肢的肌、神经和血管大多数成组分居于各间室中。由于肢体的挤压伤、骨折等原因，可导致各室中组织内压增加，血液循环发生障碍，从而造成肌肉坏死、神经麻痹，严重者可引起肾功衰竭，甚至死亡。

急、慢性骨筋膜室综合征的发病机制可能完全一致。急性骨－筋膜室综合征的病理过程早已为人们所熟知。因为外伤、骨折、挤压等原因所致的小腿内出血，骨－筋膜室出现内压的急骤增高，不仅阻断了静脉的回流，动脉的血供也被阻断。其结果是小腿缺血的组织必然坏死。

慢性骨－筋膜室综合征暂称之为肌－筋膜室综合征。此类病人在一天工作和劳动之后，于休息时，股后部和小腿后部产生严重的酸、胀、痛等不适症状，有的难以入睡，甚至辗转反侧，夜不能寐，搅得家人不安。从病人的症状来推测，这些症状的产生可能系由于某些因素所致的静脉（特别是微循环）回流受阻，或筋膜的通透性改变造成肌－筋膜室内压增高所致。而在休息时，因为无明显肌收缩（只有肌张力），下肢各筋膜鞘内的新陈代谢放缓，肌－筋膜室内的内压不仅没有下降，反而因体液的淤滞而使肌－筋膜室的内压继续增高，这时便显露出一系列症状和体征。

国外对慢性骨－筋膜室综合征已有报道，如Peeze、Beckgam等从生理、病理、解剖学方面研究后提出：在静息时，当骨骼肌内压高达8mmHg时，即可发生慢性骨－筋膜室综合征。同时指出，慢性骨－筋膜室综合征是重复性的骨－筋膜室内压增高所导致的骨骼肌慢性缺血性损害。其主要原因是，长期重复性劳动或重体力劳动导致的骨骼肌肥

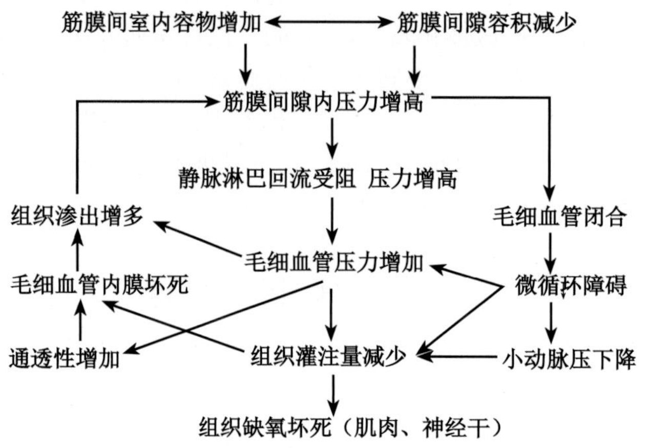

图 5-6-2-1

大，并引发毛细血管和组织间的液体交换发生紊乱所致。这种改变是一种恶性循环，最终导致了慢性骨－筋膜室综合征。从临床上看，应用针刀闭合型手术进行松解、减压治疗有良好的疗效也证明了肌－筋膜室高压这个推测是有一定实践根据的。

第三节　慢性肌－筋膜室综合征

一、病因病理

下肢的慢性骨－筋膜室综合征的病因还有特殊性。在下肢，膝关节附近的解剖结构与他处有所不同，如股动脉呈螺旋状围绕股骨干下行，进入股收肌管后由骨收肌纤维固定于股骨上，故股动脉在此处易于受伤，容易发生动脉痉挛，从而引起小腿骨－筋膜室综合征。而腘动脉在紧贴腓骨进入比目鱼肌腱弓后，就在腘肌下缘分为胫前和胫后动脉。胫前动脉被比目鱼肌腱及骨间膜所固定，如在小腿上 1/3 损伤时易压迫胫前动脉，进而引发小腿骨－筋膜室综合征。

除解剖学特点以外，还有长期过度的劳作、长途跋涉、激烈运动等均可引起毛细血管痉挛，血管通透性增加，导致下肢组织水肿，以致造成“缺血－水肿”的恶性循环。

慢性骨－筋膜室综合征是由肌－筋膜室或肌间隔内压升高所导致的肌、神经、血管受压而引起的综合症候群。下肢筋膜间隔缺乏顺应性，当肌收缩和细胞内液增多时，肌容积增大，以致肌纤维强烈收缩而致肌纤维撕裂，以及静脉、淋巴管等因素，都能使间室内压力增高。此病可以发生在每块肌的肌外膜之内，即一块肌的肌筋膜室肉，多块肌的肌筋膜室内，也可以发生在骨－肌筋膜室之间的间隙内。不管发生在哪一块肌肉、多块肌的肌筋膜室内或骨－肌筋膜室内，它的基本病变应是由肌筋膜内的静脉回流不畅，筋膜室壁的通透性不佳，肌筋膜室内或室间的血液循环和组织液的通透性（代谢）障碍开始，即各种原因引起微循环减弱或障碍，造成红细胞聚集，体液由微血管外渗，组织肿胀，导致组织间内压增高。而这一系列变化又进一步影响微循环，最后导致各种临床表现，常见的是下肢肌－筋膜室综合征。当下肢活动时，它们的静脉回流、新陈代谢和肌－筋膜室的通透过程尚可完成（有人测定，运动时肌体积增大）；而在无活动时（如卧床休息时），静脉回流减缓，而筋膜通透性又不佳，导致肌－筋膜室内的新陈代谢过程变缓慢，甚至几乎停止，以致代谢产物堆积，故产生一系列临床表现。此病多半发生在小腿背侧(小腿后浅室)，次为大腿背侧等部位。

曲绵域教授指出：慢性间隔综合征是运动医学中较大问题。它在较紧的肌间隔中都可发生，除常见于小腿间隔外，前臂及手也可以发生。其诊断常依靠病史及检查。但有些病例诊断并不容易。检测组织内压力是较好的方法，但技术上仍存在问题，也有伤痛。MRI 成像查技术，不仅无放射性反应，而且骨及各种软组织均可测试。运动员间隔综合征多是运动过劳所致。运动时肌肉的容积增大，加上其他机械因素致使间隔中的压力增加，进而使肌肉缺血产生疼痛。但是有些病例，肌肉中的压力并不增加。在 MRI 检查中，有人报道在肌肉中的压力并不增加。有人报道在肌肉的周围，也就是说在肌肉与肌肉的筋膜之间有水肿，MRI 可辅助诊断。

在针刀治疗中，我们只在四肢有压之不适感的部位，将肌筋膜室的浅筋膜予以切开，绝不涉及肌内组织，其疗效令人惊奇。因此推论，此病可能系肌筋膜室高压所致。

二、临床表现与诊断

慢性骨－筋膜室综合征的主要症状是下肢（小腿后、大腿后侧）酸胀，甚至胀痛难忍。可以分为胫前室、外侧室、小腿后浅室及小腿后深室不同的病变。其中，以慢性小腿后浅筋膜室综合征为最常见，分述如下。

1. 慢性小腿后浅肌－筋膜室综合征　室内含有比目鱼肌、腓肠肌。主要表现为夜间卧床后腓肠肌胀、痛，有的半有触痛。其胀感十分严重，以至难以忍受。其痛，为因胀而痛。胀与痛交织在一起，令病人整夜难熬。触之小腿背侧皮肤无明显硬韧感，亦无严重的触痛，而以压之酸胀感为主要体征。此类胀痛，喜被按摩、捶打，捶打后自觉舒服很多。该病并无足下垂等严重病变出现。

2. 慢性小腿后深肌－筋膜室综合征　此间室中含有屈趾肌、屈肌、胫后肌、胫神经血管等。其主要表现是小腿后部疼痛，被动伸趾可引起小腿后部疼痛加重。亦可引起足底麻木、足趾痉挛等。上两组症状综合在一起，即组成慢性小腿后部骨－筋膜室综合征。

3. 慢性小腿前肌－筋膜室综合征　亦称慢性胫前间室综合征。症状多发生在剧烈运动和长途行走与劳作等停止之后，病人感到极度疲劳，卧床休息后才发生症状，有的人从睡梦中痛醒。患肢前方皮肤紧张而有触痛。

4. 慢性小腿外侧肌－筋膜室综合征　又名腓骨间室综合征，极为罕见。主要表现为足外翻受限或不能。腓浅神经支配的足背及小腿前方下 1/3 的感觉出现异常或麻木。

5. 慢性肌筋筋膜间隔室综合征　常见于训练过程中有疼痛或缺乏神经体征的长跑者，多为双侧或不对称的累及。如运动后肌从筋膜缺损处突出，则可得出明确诊断。

6. MRI 扫描　在诊断不能确定的情况下可行 MRI 扫描检查。可行横断面 STIR 序列或 T_2 加权扫描，这些检查对室间隔早期改变较敏感，其表现为浸润或羽毛状高信号。筋膜附近也可见到肿胀的高信号。

三、骨－筋膜室测压与诊断

需仔细询问病史，明确原发损伤的机制、性质、范围。熟悉骨－筋膜室综合征的临床表现和病理生理是诊断本病的关键。许多学者强调直接测定骨－筋膜室内压力（也称肌内压或组织内压）对诊断以及手术选择有决定意义。如应用 Wick 导管检测，可做如下判定：运动前测量，间室压≤ 2.0kPa（15mmHg）为正常。运动后 1min 测量，间隔压≥ 4.0kPa（30mmHg）；或运动后 5min 测量，间室压≥ 2.7kPa（20mmHg），均可提示诊断。

四、针刀微创手术治疗

（一）适应证与禁忌证

凡诊断为慢性骨－筋膜综合征的病人，

均可应用针刀闭合型手术治疗。

（二）体位

前室及侧室病变者采取仰卧位；后室病变者采取俯卧位，踝上垫薄枕。

（三）体表标志

1. 腘横纹 在俯卧位时，腘窝处常可看到皮肤横纹，为腘横纹，与关节线基本一致，是大腿与小腿的分界线。

2. 胫骨嵴 仰卧位，小腿前方最突出的部分，扪之为骨性物者为胫骨嵴。它将小腿肌分为内、外群。也是骨－筋膜室主要的分界标志之一。

（四）定点（图 5-6-3-1~2）

1. 后浅室小腿正中线上点 由上而下，每间隔 20~30mm 定 1 点，可定 3~5 点。

2. 后浅室小腿两侧点 中线外 10~20mm 处，由上而下，每间隔 20~30mm 定 1 点，可定 6~8 点。

3. 后深室点 与浅室同，只是针刀操作的深度不同。如疑有后深、浅室病变共同存在，则①②同时处理。

4. 侧室点 腓骨外侧软组织的压痛点（即酸胀痛点），由上而下，每间隔 20~30mm 定 1 点。

5. 前室点 胫骨与腓骨中间部位，由上而下，每间隔 20~30mm 的压痛处定 1 点，可定 2~4 点。

（五）消毒与麻醉

皮肤常规消毒，行局麻。局麻针穿至筋膜下即可注入麻药。

（六）针刀微创手术操作（图 5-6-3-3）

1. 后浅室小腿正中线上点 刀口线与肢体纵轴平行，刀体与皮面垂直。快速刺入皮肤、皮下组织，然后，切开浅筋膜（注意进入筋膜时的落空感），并做多次筋膜切开，再予大幅度疏通、剥离。以下各点均如此操作。

2. 后浅室小腿两侧点 刀口线与肢体纵轴平行，刀体与皮面垂直（即切线位，与正中矢状面呈 30° 角）。快速刺入皮肤、皮下组织，然后，切开浅筋膜（注意进入筋膜时的落空感），并行多次筋膜切开，再予大幅度疏通、剥离。两侧均如此操作。

3. 后深室点 操作同 1，只是深度增加，剥离的幅度增加。

4. 侧室点 操作同 1。

5. 前室点 操作同 1。所有的剥离均在筋膜鞘内进行，疏通、剥离面要足够，但动作要轻柔。

（七）手法操作

无需进行手法操作。

五、注意事项

1. 在诊断问题上可能存在不同见解。

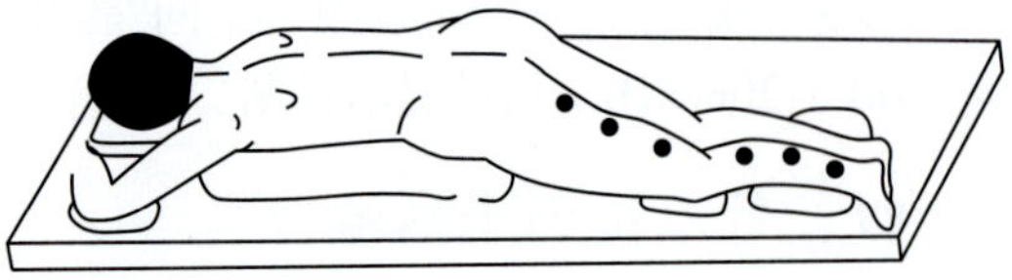

图 5-6-3-1

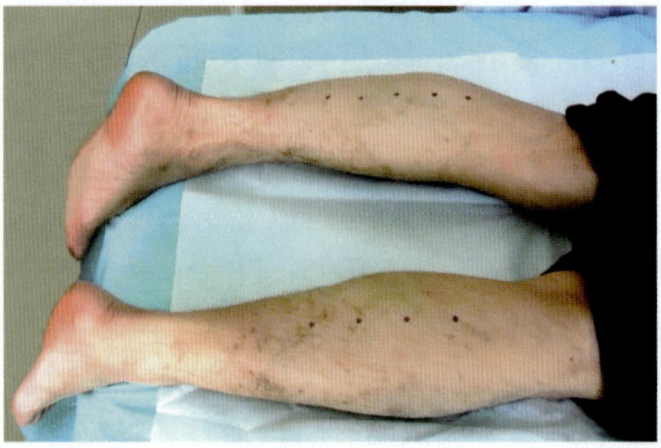

图 5-6-3-2

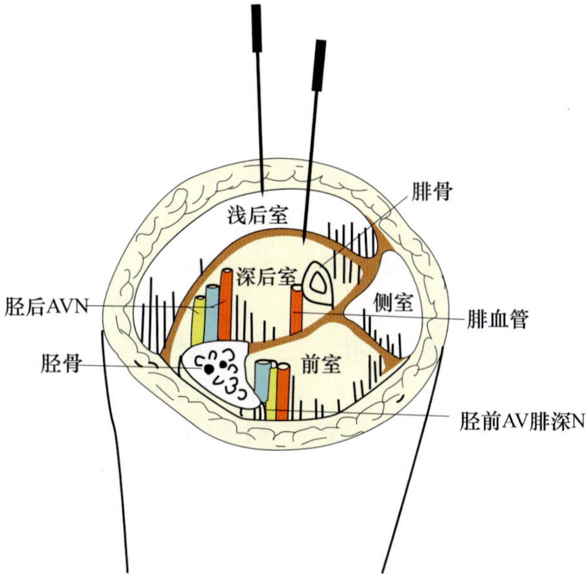

图 5-6-3-3

但只要认真观察临床上出现的类似表现，并加以深入思考，不难发现慢性骨－筋膜室综合征的病人。

2. 针刀操作应注意的是针刀松解的是筋膜，不是肌组织。所以，在操作时只需切开筋膜，而不应损伤肌组织。这样，既可以达到松解的目的，又不会增加正常组织的损伤。

第四节　急性下肢骨－筋膜室综合征

一、临床表现与诊断

(一) 病史

所有的急性骨－筋膜室综合征都有急性外伤史。最易引起此病的是严重的挤压伤。其次是骨折后未得到及时有效的固定。其中，最常见的是骨折后又经长途颠簸，待到达医院时，已经形成了急性骨－筋膜室综合征。

(二) 临床表现

早期以局部为主，若未能及时处理则会发展为全身症状。

1. 局部表现

(1) 局部疼痛麻木：肢体骨－筋膜室内压力增加，血运受阻。神经对缺血最为敏感，因此最早出现感觉异常、过敏或迟钝，进而局部肿胀加剧，出现剧烈而持续的灼性痛。至缺血晚期，神经功能丧失，其疼痛反而减轻或消失。

(2) 受累肌无力，被动活动可引起疼痛加剧。

(3) 患肢肿胀，局部有异常紧张感。

(4) 局部触痛明显。

(5) 受累神经支配区感觉异常，如两点分别觉消失和轻触觉的异常(出现较早)，具有诊断意义。

(6) 足背动脉搏动可能存在，毛细血管充盈可能正常，这是因为主要动脉的血流没有受到影响。故不能以足背动脉仍可触及，而认为血运尚好，便长时间观察，从而延误抢救时机。当然，有足背动脉搏动减弱和消失，毛细血管充盈时间延长和消失则诊断易于确立。

2. 全身表现

(1) 在将有或已有肌坏死的情况下,病人全身症状可表现为体温升高、脉搏增快、血压下降、血沉加快等。

(2) 如有肾功衰竭出现,则可出现下列症状:

1) 病人疲倦无力、烦躁不安、恶心呕吐、尿少、腰痛,甚至昏迷等。

2) 出现肌红蛋白尿,其尿为"红棕色"或"褐色"。

3) 由于肌坏死释放大量钾,故形成高钾血症。

4) 出现酸中毒和氮质血症。

5) 可能出现休克。

二、针刀治疗

凡病情严重者应及时进行有效的手术治疗。这里,要提出一个值得探讨的问题。既然,切开减压法是治疗骨-筋膜室综合征的可靠方法,那么,针刀切开减压法,可否一试呢?现在的问题是,何种病例应该用针刀闭合型手术多点切开的方法来治疗?关键在于手术时机的选择。在作者看来,针刀闭合型手术的适应证应更宽些,可以早期应用多点切开的方法来进行松解、减压;而不是在接近坏死时才去作大范围的切开减压。因此,建议在确立骨-筋膜室综合征之后,就应该立刻进行针刀闭合型手术治疗。这样,既可以早期阻断病程的恶性循环,达到对该病有效的减压治疗,也可以避免巨大的皮肤切口,日后形成瘢痕挛缩而造成功能障碍。所以,针刀闭合型手术应该是治疗急性骨-筋膜室综合征的有效方法。

(一) 适应证与禁忌证

凡确立骨-筋膜室综合征者,应早期即进行针刀闭合型手术,达到松解、减压的目的。但针刀闭合型手术治疗无效或已有坏死者,应立即进行开放型手术,大切口减压并清除坏死组织。

(二) 体表标志

即肿胀的肢体部位。

(三) 体位

视病变间室不同而异。后筋膜室(包括深、浅室)应用俯卧位或侧卧位;前及侧室者应用仰卧位。

(四) 定点

急性骨-筋膜室综合征的定点与慢性骨-筋膜室综合征的定点方法完全一致。分别是:①后浅室定点;②后深室定点;③侧室定点;④前室定点。

(五) 针刀操作

慢性与急性骨-筋膜室综合征在针刀治疗操作没有本质的区别。但在使用的器械和松解、剥离程度上却有很大的不同。因为急性骨-筋膜室综合征与慢性肌-筋膜室综合征两者病变程度(或者说病变本质)不完全相同,量变可以引起质变。所以,在切开松解和剥离程度上有显著的不同。慢性者应用Ⅰ型针刀,剥离幅度相对要小些;而急性者则要求应用Ⅱ或Ⅲ型针刀,定点要多,剥离幅度要大。

1. 刀具不同　视病情不同,选择不同型号的刀具。如病情轻者,可用Ⅰ型;病情重者适用Ⅱ型;而后深室又病情严重者,可用Ⅲ型刀具。

2. 松解方法不同　不仅刀锋要到达骨面,而且要做全层的、大幅度的剥离,不仅要达到筋膜的减压,而且要达到肌内的减压。

3. 可反复进行松解剥离　视不同病情进展情况可多次作松解、剥离手术治疗。

4. 各点的操作方法相同,不再赘述。

三、手法操作

无需手法操作。

四、注意事项

1. 急性骨-筋膜室综合征与慢性肌-筋膜室综合征的病变程度有很大的不同,当然，处理方法也有很大的不同。急性者一经确立诊断，要立即处理，不容丝毫拖延。可以这样说，时间就是肢体，时间就是生命。

2. 特殊护理，密切观察病情发展。按时记录生命体征、进行血液生化指标检查，一旦出现变化则要及时处理。

3. 可以反复进行针刀松解、减压手术，以达到治疗目的。

4. 如病情发展急转直下，经针刀松解减压病情不见好转，应及时行外科手术减压处理。

（王建秀　赵新娜　庞继光　撰写）

第七章

类风湿关节炎

类风湿关节炎是以多发性和对称性增生性滑膜炎为主要表现的慢性和全身性自身免疫疾病。由于炎症的加剧和缓解反复交替进行，引起关节软骨与关节囊的破坏，最终导致关节强直畸形。此种疾病虽有多种治疗方法，但均收效甚微，许多患者处于痛苦不堪的境地。针刀闭合型手术对类风湿关节炎的急性期或慢性期的急性发作有明显疗效，对后遗症期的关节功能障碍、关节强直疗效尤佳。曾收治坐十年轮椅的多关节强直畸形（肘腕关节强直、髋膝踝关节呈直角强直、髋关节无外展）的病人，不但站了起来，而且可以生活自理。针刀闭合型手术疗法已使许多因类风湿关节炎而残废的病人恢复了生活能力。这是有目共睹的事实，可以说，针刀闭合型手术治疗类风湿关节炎后遗关节功能障碍，是医疗上一个突破性的进展，值得推荐。

第一节　概　　论

一、病因病理

类风湿关节炎的病因至今尚不清楚，它的发生可能与感染（主要是链球菌感染）、代谢障碍、内分泌失调及遗传因素有关。中认为，类风湿关节炎属痹证范围。其原因其一是体质虚弱，腠理空虚，风寒湿邪侵袭而发；其二是劳累受邪、辛苦过度、触冒风雨、寝处潮湿，以及阳光不足、营养缺乏等因亦可促发本病；其三是风寒湿邪侵袭关节，邪郁发热。近年来的研究表明，类风湿关节炎与自身免疫障碍有关，自身免疫学说已被多数学者所接受。在某些微生物（细菌、病毒、支原体等）和某些环境（潮湿、寒冷等）因素的作用下，在滑膜表面或附近形成免疫复合物。在中性粒细胞吞噬免疫复合物的过程中，被激活的蛋白水解酶进入关节，使滑膜及软骨组织分解，产生降解物和炎性因子，引起炎症反应，造成滑膜、关节软骨和邻近组织的损害。类风湿关节炎最早出现的病变是急性滑膜炎。滑膜血管充血、水肿和纤维蛋白渗出，有淋巴细胞和浆细胞浸润，滑膜细胞和间质增生，滑膜组织呈乳头状和绒毛状肥大。随着急性炎症的消退，受累关节转变为慢性滑膜炎。其表现是：①滑膜细胞增生肥大，呈多层，有时可形成绒毛状突起。②滑膜下结缔组织有多量淋巴细胞、巨噬细胞和浆细胞浸润。③血管新生明显，其内皮细胞可表达高水平黏附因子。④处于高度血管化、炎细胞浸润、增生状态的滑膜覆盖于关节软骨表面形成血管翳。⑤关节渗出液逐渐吸收、滑膜绒毛可坏死脱落，滑膜边缘肉芽组织形成的血管翳延伸至关节内，覆盖于关节软骨表面，使之与滑液隔离，阻碍软骨从关节滑液中吸取营养。正常压力就可使这种缺乏营养与受损的软骨面发生机械性破坏。在蛋白水解酶的作用下，软骨和骨骺结构破坏，软骨细胞基质溶解、死亡，以至关节软骨被侵蚀，产生关节骨破坏和缺损。关节囊的纤维化导致关节腔狭窄。关节面之间的肉芽组织和纤维组织的粘连，造成了纤维性关节强直。由于部分关节内纤维组织的骨化，可以形成纤维骨性关节强直。一些病人纤维组织可全部骨化，最终导致骨性关节强直。关节周围的肌、韧带、关节囊的粘连、瘢痕、挛缩或关节囊、韧带松弛和肌萎缩，将导致关节畸形或脱位。以上所述，便是类风湿关节炎的全部病理过程。

二、临床表现和诊断

（一）病史

缓慢发病，女多于男，男：女＝1:4，多为40岁以上的妇女，且绝经期为发病高峰。临床上还发现未产妇发病率高，而产后3个月内发病率尤高。本病多发于春季，隐渐发病较多，急性和中间型发病者较少。

（二）前驱症状

疲倦无力、胃纳不佳、体重减轻、低热多汗和手足麻木、刺痛等。

（三）全身症状

少数病人全身症状明显。常见的有发热、倦怠、无力、全身肌肉酸痛、食欲减退及关节疼痛剧烈、肿胀显著，至后期则消瘦、贫血等。部分病人症状与气候变化和劳累有关。其中，发病时无发热者居多，低热者居中，高热者最少。其病情发展也大不一样，多数病人症状轻且可长期保持稳定，而少数病人的症状和体征却持续地或间歇地向严重发展，个别病人的病情则可迅速恶化。

（四）关节症状

1. 对称性多关节炎　以双手的小关节（2~5指掌指关节与近侧指间关节）为最多，其次为拇指关节肿胀、积液，局部皮温升高。大多是从掌指关节与近侧指间关节开始，然后侵及大关节。当气压下降、湿度上升时疼痛加剧，劳累后症状也加重。本病具有自发性缓解和复发的特点，症状起伏，有的可突然加重，因此其病程长短与预后难以预料。少数病人可以完全康复，多数病人程度不等地丧失关节功能，部分病人成为残废。

2. 晨僵　关节僵硬以晨起最明显，活动后减轻，称之为晨僵。晨僵程度及持续时间常作为判断病情活动性的指标之一。

3. 关节梭形肿胀　关节肿胀，有压痛，活动受限，关节形如纺锤样。

4. 肌萎缩　受累关节附近肌萎缩，因此，关节肿胀则显更为突出，往往关节呈半脱位畸形。

5. 关节畸形　至晚期由于关节软骨糜烂造成骨端缺损，肌腱、韧带等破坏而挛缩或松弛造成肌力平衡失调和肌痉挛，可出现各种关节畸形，最后发生关节强直。严重影响病人生活质量，甚至生活不能自理。

6. 上肢常见畸形

（1）掌指关节屈曲、尺偏，近侧指间关节伸直状，在掌心可摸到肿胀的蚓状肌，具有压痛，如常见的手指鹅颈畸形（图5-7-1-1）。

（2）腕关节呈掌屈，尺偏的典型畸形。

（3）前臂常旋前，肘关节屈曲。

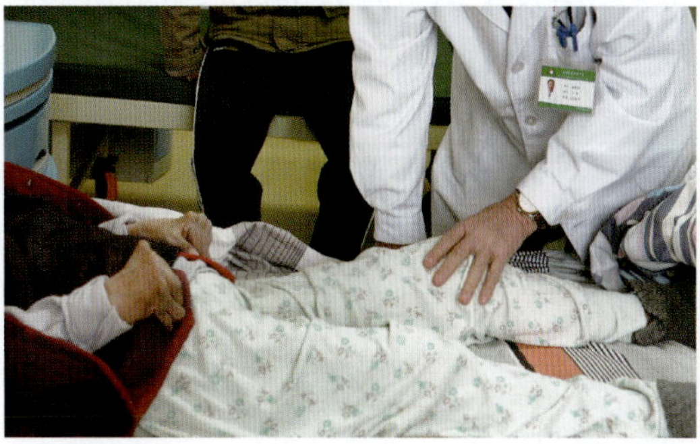

图5-7-1-1

(4)肩关节内收、内旋。

(1)(2)两种畸形最为常见。

7. 下肢常见畸形

(1)足下垂、内翻、高弓。

(2)膝屈曲(图5-7-1-1)。

(3)髋屈曲和内收。这些关节畸形,可以是纤维性、纤维骨性(多见),也可以是骨性强直(少见)。

关节畸形也可侵及下颌关节及颈椎等处。其实,关节畸形就是关节强直,这里所说关节强直是严重的功能障碍,但无骨质明显缺损,关节间隙尚存在的病人。此类病人是针刀手术的适应证。

8. 骨关节肿痛

(1)关节肿胀:在类风湿关节炎发作时,关节肿胀是最突出的症状之一,可以是软组织本身的肿胀,更可以是关节积液的表现。有时关节积液很多,可达数十至数百毫升,其液体多为淡黄色,亦有较深浓者。青壮年男性病人的跟骨、坐骨结节、第5跖骨基部等具有坚强韧带、肌腱附着的骨凸部,于发病早期局部软组织肿胀疼痛,系骨炎、肌腱炎与滑囊炎的表现,至晚期则因骨质增生和肌腱钙化而表现为骨性粗大。

(2)关节端部位静息痛:部分病人关节疼痛,且静息痛严重,表现为夜间疼痛与骨四周均有压痛。此类症状表明病人已有骨内压增高。

9. 关节外表现　有关节外表现者较少。据统计,无关节外表现者为62%,有皮疹者为10.4%,有皮下结节者为17.5%,有心脏病者为6.8%,有眼病者为3.3%。

10. 特殊试验——手镯试验　检查者侧压或以手握尺桡骨远端时出现疼痛,即为阳性。

11. 实验室检查　多有中度贫血、白细胞增高、血沉增快、类风湿因子阳性率达60%~80%。关节穿刺液稍混浊,呈黄色或黄绿色。中性粒细胞可达10^7~15^7/L。中性多形核可达75%。炎症常使关节液的黏稠度降低,凝块形成不良,易碎裂。滑液中的葡萄糖及补体的含量均减少。滑液的鉴别见表5-7-1-1。

12. X线检查　除颅骨外,全身骨骼均有程度不同的骨质疏松和萎缩,故本病又称之为萎缩性关节炎。

(1)早期:仅见关节周围软组织肿胀及轻度骨质疏松,无骨质破坏。

(2)中期:骨质疏松明显,松质骨可出现囊肿样吸收区,可见关节软骨破坏和关节间隙变窄,骨端破坏。骨内囊样变为骨内高压的表现。

(3)晚期:关节面边缘骨质大部分破坏。在关节边缘滑膜附着区的骨破坏为边缘锐利,呈穿凿样(常见于掌骨头、尺骨茎突、跟骨及指骨基底部),发生畸形、脱位或关节模糊不清,呈纤维性、纤维骨性或骨性强直。

受累骨凸部的改变,早期表现为骨纹理模糊与不规则的吸收区,以后在骨凸周围的骨膜、韧带、肌腱附着处有新骨增生。最后,局部骨质增大、致密。跟骨后侧可增大变形为"鸡尾"状,跟骨底部跖腱膜也可骨化形似"鸡腿"。

在典型X线表现未出现之时,具有以下

表5-7-1-1　关节液检验鉴别表

病因	肉眼所见	黏蛋白凝块	白细胞计数	中性白细胞数	葡萄糖含量
创伤性	澄清或出血性	良好	0.5万	<50	<10mg/100mL
类风湿性	澄清或乳白	良好至不良	1.5~2.5万	50~90	10~25/100mL
感染性	云雾状或乳白	不良	5~10万	>90	>50mg/100mL

两项者可以确诊:①两个以上关节肿胀、疼痛,或同一关节有两次以上发作者。②有贫血、体重下降等全身症状和阳性化验结果者。

13. 诊断依据

(1)最常侵及四肢小关节,晨起手指关节僵硬,不能紧握拳。

(2)至少有一个以上关节在活动时有疼痛和压痛。

(3)至少有一个关节有肿胀。

(4)3个月内至少有一个关节相继肿胀。

(5)同时有对称性关节受累。

(6)有皮下类风湿结节。

(7)有典型的X线表现。

(8)类风湿因子阳性。

(9)关节渗液的纤维蛋白凝固力差。

(10)滑膜和关节组织和活组织检查有典型的组织学改变。

其中(1)~(5)应持续1.5个月,此为主要诊断根据。已有3项应疑为本病,已有5项则肯定本病,有7项者则为典型病例。

14. 鉴别诊断(表5-7-1-2)

类风湿关节炎应与易相混淆的慢性痛风性关节炎相鉴别。痛风也有全身诸多关节肿痛、畸形,痛风结节。但痛风的结节与类风湿关节炎的结节有本质的不同。后者的结节大多形状不整,急性期肤色微红,皮温高,可为硬性物,也可以是软性物,其结节肿块内有痛风结石,即尿酸结晶。而类风湿关节炎的皮下结节则相对较小且隐蔽,肤色正常,直径多在10mm之内。结节在皮下有移动性,一般无压痛。痛风多有诱因,如进食含嘌呤较多的食物等。

三、针刀治疗

(一)适应证与禁忌证

类风湿关节炎的急性期、慢性期、后遗症期均可应用针刀闭合型手术治疗,但其治疗目的和方法各有不同,在各论中叙述。

(二)体位

根据病变的不同关节,采取施术方便、病人舒适的体位。

(三)定点

在四肢各关节周围有肿胀、疼痛、功能障碍部位,亦即肌腱起止点,关节囊附着点,滑液囊、腱鞘等软组织受损处,均可定为治疗点。

(四)消毒与麻醉

对于不同部位、不同病变应用不同的麻醉方法,可选择局麻、硬膜外等麻醉,以适应针刀闭合型手术的要求。对于要求完全肌松弛者,即应选择硬膜外或腰麻等麻醉方法,应请麻醉师执行。

表5-7-1-2 慢性痛风性关节炎与类风湿关节炎的鉴别表

	类风湿关节炎	慢性痛风关节炎
性别、年龄	多见中年女性	多见于肥胖的中青年男性
与关节损伤的病期	多一致	不一致
颞下颌关节、髋关节	侵犯	一般不侵犯
类风湿因子	70%~80%阳性	5%~10%阳性,滴度较低
血尿酸	多不增高	增高
X线检查	晚期软骨下骨侵蚀性破坏关节融合、强直	可见痛风石沉积,骨质呈穿凿性破坏
关节液检查	无结晶	见尿酸盐结晶
病理活检	皮下结节为血管炎和白细胞浸润	痛风结节中可见尿酸盐
肾结石	少见	10%~20%并发肾尿酸结石

（五）针刀微创手术操作的基本要求

1. 设计安全、捷径而有效的进刀点，避开重要血管、神经或其他不宜通过的组织和器官。

2. 在进刀、运刀的过程中，要适当调整针刀的刀口线，以适应大血管、神经干、肌腱等特殊组织的要求，以免造成副损伤。

3. 类风湿病情复杂，病变部位多，应分期分批有计划地进行针刀治疗，应有耐心、有信心，争取最佳疗效。具体操作在以下各节中叙述。

4. 配合相应的手法和必要的手术后用药，如预防感染、止痛及抗风湿等药物，以求最佳效果。

5. 搞好术后护理和观察，包括全身和局部两个方面：

（1）某些关节障碍的针刀闭合型松解术的侵袭范围比较大，可能有较多的渗血，应密切观察病人的各项生命体征的变化。

（2）膝、肘、踝等关节针刀术后要选择不同方式固定和功能锻炼（动静结合）。关节固定后要密切观察神经、血管的反应，以免造成神经卡压、缺血坏死的严重并发症。同时要安排好功能锻炼，防止关节功能障碍反弹。

（3）对于有全身反应或并发症的病人（如病情急性发作等）需及时处理。

四、注意事项

1. 病变侵犯多关节，应做出治疗计划，分出轻重缓急，顺序治疗。一次治疗定点不宜过多，以病人能耐受为度。

2. 针刀闭合型手术治疗时，要明确大血管、神经干的解剖及体表定位，一定要避开。尤其在施以麻醉后做治疗时更应注意。

3. 急性期治疗效果可立竿见影，有关节活动障碍者可给予适当手法治疗，但要十分注意骨质疏松病变，以免造成不良后果。

第二节　肘关节类风湿关节炎

一、相关解剖

（一）体表解剖

1. 肘前区体表解剖　肘部内上髁比外上髁位置略低。通过内、外上髁上、下各二横指画二环行线即为肘部的上下界。肘前部皮肤较薄，隐约可见一三角形凹陷，为肘窝。肘窝上界为肱二头肌（内侧）和肱肌（外侧）；下外界为肱桡肌和桡侧腕伸肌；下内界为旋前圆肌和前臂屈肌的肌隆起。此处浅静脉隔皮肤可见。肘窝中部有肱二头肌肌腱，当屈肘 90° 前臂极度旋后时，隐约可见并可清楚扪及肌腱，还可用两指捏起。恰在腱的内侧（尺侧）可扪及肱动脉的搏动。在动脉的内侧可扪及滚动的正中神经。在抗阻力屈肘时，肘窝外侧界的肱桡肌和桡侧腕长伸肌显著紧张，可见肱桡肌与内侧的肱二头肌、肱肌之间的肌间沟，沟内有桡神经通过。

2. 肘后区体表解剖　肘关节间隙的表面投影相当于外上髁下 10mm 至内上髁下 25mm 的连线上。屈肘时，肘部尖端为尺骨鹰嘴，肱三头肌由上方向下抵止于鹰嘴上。伸肘时，肱骨内、外上髁与鹰嘴在一条线上；屈肘 90° 时，此三点呈等腰三角形。尺骨后缘的桡侧为肘肌和伸腕肌隆起，后缘的尺侧为指深屈肌和尺侧腕屈肌隆起。伸肘时，鹰嘴的桡侧有一凹窝（在肘屈位，肱骨外上髁、桡骨头和鹰嘴突三骨点中心，称肘后窝，可做肘关节腔穿刺安全进针点），在此窝内可触及肱桡关节和桡骨头及其滚动。在肱骨内上髁内侧的骨沟中可触及尺神经。

（二）骨结构

肘关节由肱骨远端与尺、桡骨上端构成，属复合关节，可分三部分。

1. 肱尺关节　由肱骨滑车和尺骨滑车

切迹构成,绕额状轴屈、伸。

2. 肱桡关节 由肱骨小头和桡骨小头凹构成,能在额状轴上屈、伸,并在垂直轴上旋转。

3. 桡尺关节 由尺骨桡切迹和桡骨环状关节面构成,可在垂直轴上旋转。

(三)关节囊及韧带

1. 关节囊 以上三个关节包绕在一个关节囊内,关节腔隙较小为肘关节解剖特点之一。肘关节囊在近端附着于前面的冠状窝和桡骨窝的上缘,两侧为内、外上髁的基底,后面的鹰嘴窝底及内、外侧缘;在远端,囊附着于滑车切迹的两侧及桡骨的环状韧带上。肱骨内、外上髁在关节囊外,桡骨头及尺骨冠状突均位于关节囊内。关节囊内面衬有滑膜,但滑膜无明显向外延伸,只在腔内呈皱褶状态,只有桡骨头部滑膜稍突出,达环状韧带下缘6~7mm,利于桡骨头的旋转。

2. 韧带 肘关节的韧带主要有三个,与关节囊紧密附着。尺侧副韧带自内上髁呈扇形放散到尺骨滑车切迹内侧缘。另有由鹰嘴到冠突的横行纤维束参与。桡侧副韧带,由肱骨外上髁起,分两束包绕桡骨头,止于环状韧带和尺骨桡切迹前后缘。在肘前下方另有肱二头肌腱膜,由肱二头肌腱肘正中处发出,向下内放散,以薄而韧的腱膜越过旋前圆肌和前臂屈肌表面,在肘内侧进入前臂筋膜。从病理角度看,可促使内上髁骨折片移位,压迫其下方的肱动脉,损伤组织的出血不能外渗,增加组织的紧张度,进而压迫血管神经导致缺血挛缩或功能障碍;如有慢性粘连等现象,也可影响肘关节功能。

(四)滑液囊

肘关节的滑液囊均不与肘关节腔相通,但均可影响肘关节的活动功能。

1. 肱二头肌桡骨囊(参看肱二头肌桡骨囊滑囊炎节)。

2. 鹰嘴皮下囊,位于鹰嘴表面,皮肤与肌腱之间。

3. 鹰嘴腱内囊,位于肱三头肌肌腱与鹰嘴之间。

4. 肱三头肌腱下囊,位于鹰嘴与肌腱和关节囊之间。

(五)肘窝的血管与神经

肘部的主要血管、神经均通过肘窝。

1. 正中神经 在肘关节及肱二头肌腱的内侧跨越关节的前方,在肘窝内被肱二头肌腱膜覆盖,穿旋前圆肌二头之间进入前臂,即夹于肱二头肌腱与旋前圆肌的沟中。肱动脉在其桡侧相伴。桡神经,在肘窝桡侧出现于肱肌与肱桡肌之间的沟中。在肱骨外上髁的上方,桡神经从肱骨后面向前穿外侧肌间隔,经肱肌与肱桡肌之间,行至桡侧腕长伸肌前面,在外上髁前下方10mm处分为深、浅支。浅支沿肱桡肌前缘深面下行,深支穿旋后肌两层之间,绕桡骨颈达背面。

2. 尺神经 沿肱三头肌内侧头表面,行于背内侧肌间隔和肱骨内上髁后面的尺神经沟中,继之转向前,通过尺侧腕屈肌的肱、尺二头之间在肘前下降。

3. 肱动脉 沿肱二头肌腱内侧伴静脉及正中神经下行,于平肘横纹下10mm处,分为桡动脉和尺动脉下行。

在神经损伤时将出现功能改变,在它们的绝对供应区则有明确的表现,其感觉绝对障碍区是:正中神经为大鱼际,拇、食指末节掌面;尺神经为小鱼际,小指末节;桡神经为虎口区。以上各神经、血管在施术时均应严格保护,不得损伤。

二、临床表现与诊断

见本章第一节。

三、针刀治疗

(一)急性期的针刀治疗

针刀治疗的主要目的是缓解疼痛、关节炎症(肿胀)与关节积液的内引流,兼顾恢复关节功能。

1. 体位 侧卧位,患侧在上,屈曲肘关节,肘部贴于身体侧方。

2. 体表标志 尺骨鹰嘴。在肘后方,屈肘时尖端处便是。

3. 定点 参阅肘关节相应章节定点图。

(1)尺骨鹰嘴点:定1点。如肿胀、有波动感者为鹰嘴滑囊炎。

(2)尺骨鹰嘴两侧面点:鹰嘴尺、桡侧(紧贴鹰嘴处)各定1点,松解、引流关节囊。

4. 针刀操作

(1)尺骨鹰嘴点:刀口线与肱三头肌纤维走向平行,刀体与皮面垂直刺入,经皮肤、皮下组织,进入鹰嘴滑囊。有落空感后,提起刀锋,反复切开囊壁3~4刀。提起刀锋至皮下,倾斜刀体几乎与皮面平行,深入皮下,行通透剥离,以利渗液吸收。如对侧同时患病可同法处理。

(2)尺骨鹰嘴两侧点:刀口线与肢体纵轴平行,刀体与皮面垂直刺入直达鹰嘴骨面,倾斜刀体与鹰嘴骨面相贴深入至关节腔(在内侧应躲开尺神经)。有落空感后,切开剥离关节囊2~3刀。然后,提起针刀至皮下,调转刀口线与皮面平行,深入皮下,行通透剥离,以利渗出液吸收。两侧均如此操作。

5. 手法操作 医生双手环抱肘部,双拇指压住鹰嘴肿胀处进行按压,反复几次。然后,屈、伸肘关节数次。

6. 术后处理 与本章第一节相同。

7. 护理与康复锻炼 请参阅本章第一节。

(二)肘关节功能障碍期的针刀治疗

针刀治疗主要目的为改善肘关节屈、伸功能。

1. 体位 仰卧位,患肘屈曲放于胸前或侧方。

2. 体表标志

(1)尺骨鹰嘴。

(2)肱骨内上髁。

(3)肘后窝(肘外侧三角):即屈肘90°时,尺骨鹰嘴、肱骨外上髁与桡骨头三点连线所成的三角形区。当伸肘时,上述三点间呈一凹陷,称肘后窝,窝的内侧为肘后肌,外侧为桡侧各伸肌;其深面适对肱桡关节并可触及桡骨头。此区内无血管、神经走行,是进入肘关节最直接、最安全的部位,也是肘关节的针刀最佳入路。

(4)肘窝:为肘关节前方的三角形凹窝。该窝外侧的隆起为肱桡肌,内侧的隆起为旋前圆肌,在窝内摸到肱二头肌腱。当前臂半屈时,不仅可以摸索到肱二头肌腱,而且可以摸到肌腱的内侧面。在肱二头肌腱的内侧还可以摸到肱动脉的搏动。

(5)肱二头肌腱:屈肘90°时,在肘窝正中可扪及肱二头肌腱。在肌腱的桡侧,紧贴腱缘有前臂外侧皮神经下行。在腱缘尺侧10mm内可扪及肱动脉的搏动,在动脉的尺侧有肱静脉和正中神经伴行。

3. 定点

(1)尺骨鹰嘴正上方点:尺骨鹰嘴上方约10mm处定1点,松解肱三头肌腱。

(2)(3)尺骨鹰嘴桡尺侧点:尺骨鹰嘴两侧各定1点,松解肘关节后面(背侧)关节囊。

(4)肘后窝点:肱骨外上髁、桡骨头与鹰嘴之间的凹陷处(即位于肱外上髁稍下的凹窝)定1点,松解肘外侧关节囊。

(5)肱二头肌腱肘正中点:松解肘前面关节囊。

(6)肱二头肌腱桡侧点:肘窝横纹上5mm肱二头肌腱桡侧缘定1点,松解肘前侧关节囊。

(7)肱二头肌腱膜点:肱骨内上髁前下10~20mm旋前圆肌、桡侧腕屈肌沟中定1~3点,松解肱二头肌腱膜的粘连。

(8)软组织粘连点:外伤、手术切口等瘢痕处的定点,可定多点,以松解肌与肌、肌与骨之间的粘连处。

4. 消毒与麻醉 参阅创伤性肘关节强直章。

5. 针刀操作(图5-7-2-1~2)

(1)在鹰嘴上方点10mm处施术:刀口线与肱三头肌肌纤维平行,刀体与肱骨滑车背面呈90°角刺入,直达骨面,先纵行剥离1~2下,

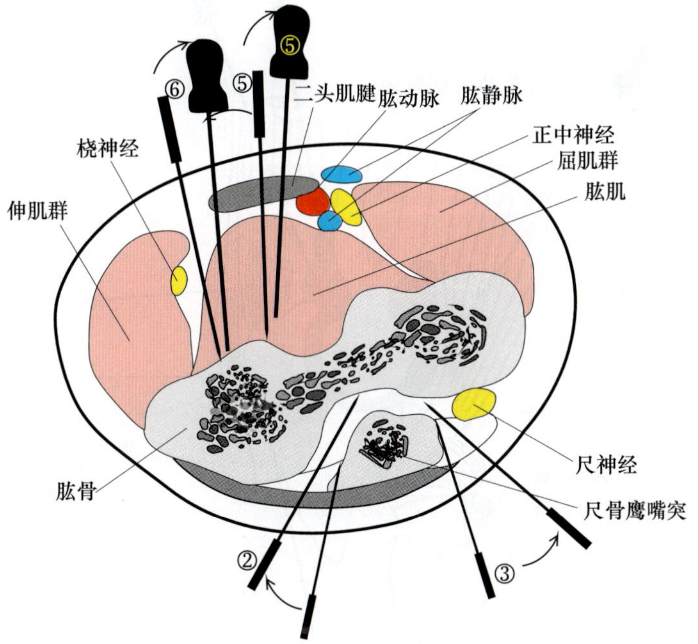
⑥
⑤
⑤
二头肌腱
肱动脉
肱静脉
桡神经
正中神经
屈肌群
伸肌群
肱肌
尺神经
肱骨
尺骨鹰嘴突
②
③

图 5-7-2-1

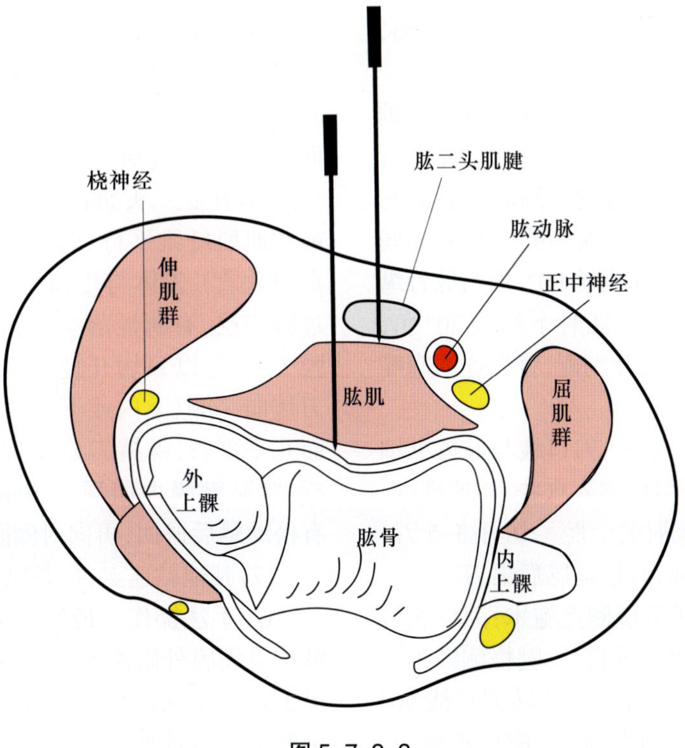
肱二头肌腱
桡神经
肱动脉
正中神经
伸肌群
肱肌
屈肌群
外上髁
肱骨
内上髁

图 5-7-2-2

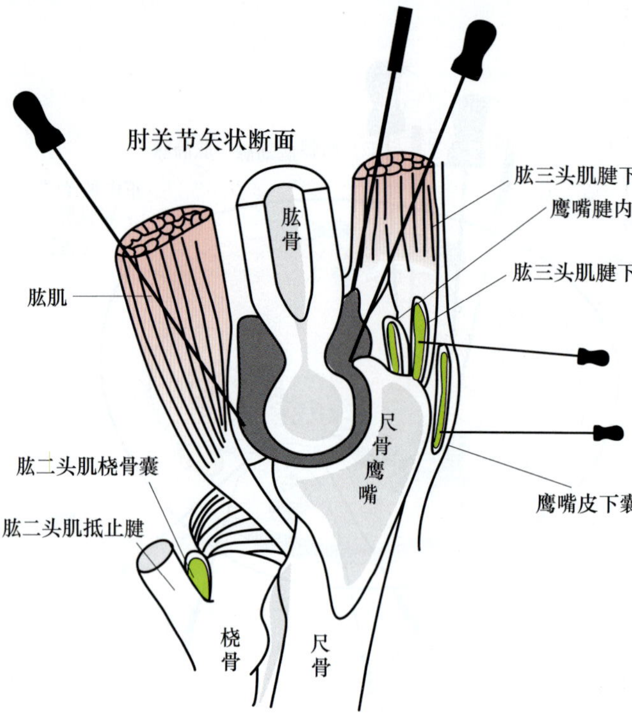

图 5-7-2-2(续)

再将刀体倾斜与骨面约呈 30° 角，将肱三头肌腱一侧从骨面上铲起，同时进行通透剥离，并用同法铲起另一侧。

(2) 在鹰嘴尖点施术：刀口线与肱骨纵轴平行，刀体与皮面垂直刺入达骨面。先纵行疏通 1~2 下，再将刀体向侧方倾斜和骨面约呈 30° 角，铲剥一侧肘后深筋膜。对侧亦同法治疗。最后将刀口线调转 90°，即与肱骨纵轴呈 90°，将刀体倾斜和肱骨干约呈 30° 角，深入鹰嘴窝方向，做切开剥离，将粘连的鹰嘴下滑囊切开。

(3) 在肘后窝点施术：刀口线与肢体纵轴平行，刀体与皮面垂直，刺入皮肤，匀速推进，有落空感即为进入肘关节腔。切开 3~5 刀，纵行疏通，横行剥离，有松动感后出刀。

(4) 在肱二头肌腱桡侧点施术：刀口线与肌腱平行，刀体与皮面垂直，沿腱桡侧缘刺入皮肤、皮下组织，直达骨面。调转刀口线 90° 切开关节囊 3~5 刀，纵行疏通，横行剥离，刀下有松动感后出刀。

(5) 在肱二头肌腱肘正中点施术：刀口线与肌腱纤维平行，刀体与皮面垂直刺入，达肌腱下，行纵横剥离；再继续前进达关节囊骨面，调转刀口线 90°，切开关节囊 2~4 刀即可。

(6) 在肱二头肌腱膜点施术：刀口线与旋前圆肌肌纤维平行（即与肱二头肌腱膜纤维走向垂直），刀体与皮面垂直刺入，经皮下穿过腱膜层，有明显落空感。提起刀锋切开腱膜 3~5 刀，以只切开腱膜组织为度。然后将刀体向一侧（上内或下外方向）倾斜，约与皮面几乎平行，保持刀口线与腱膜纤维走向平行，紧贴腱膜内面深入 10mm，行通透剥离，有松动感后退回，再向对侧同法处理。

(7) 其他粘连点：按各肌损伤处理。

6. 手法操作　最好给予适当麻醉（可做臂丛或硬膜外阻滞麻醉），在肌充分松弛的情况下进行手法操作。病人仰卧于治疗台上，患肢放于身体侧方。患肢肘窝朝上，鹰嘴下垫枕，上臂放平稳。医生一手压住肱骨干下端，另一手握住前臂中段。嘱病人自己伸屈肘关节，医生随病人活动的用力方向协助用力。活动度在逐渐增加时，医生可适当加力活动，待活动到最大限度时，也可稍加弹压力，使肘关节活动范围增加到最大限度。

7. 夹板固定　一般无需夹板固定。如选择夹板固定，其方法与要求与骨折小夹板固定完全相同。但在固定时间上与骨折固定则完全不同。1~3 周后即应解除固定，做主动功能锻炼。

8. 术后处理

9. 护理与康复锻炼

10. 注意事项　均请参见创伤性肘关节强直章。

第三节　手关节类风湿关节炎

一、相关解剖

包括桡腕关节、腕骨间关节、腕中关节、腕掌关节、掌骨间关节、掌指关节和指间关节。

1. 桡腕关节　居腕近侧横纹深面，由桡骨腕关节面、关节盘与下面的舟骨、月骨、三角骨上面构成，为二轴性椭圆关节。关节囊薄而松弛，囊周围有桡腕掌侧韧带，桡腕背侧韧带，腕桡侧副韧带、腕尺侧副韧带增强。在关节窝有关节囊内半月板，在半月板与关节盘中间有恒定的腔隙，称茎突前滑膜隐窝。类风湿关节炎的早期，茎突的滑膜首先受累，腕尺侧出现疼痛、肿胀。当半月板骨化时，在 X 线片上可出现“骨半月”。

2. 腕骨间关节　近侧列腕骨间关节由舟骨、月骨、三角骨相互构成，属微动平面关节。在豌豆骨与三角骨之间形成关节，有独立的关节腔，远侧列由大多角骨、小多角骨、头状骨和钩骨构成，属微动关节，各关节都有许多韧带增强。

3. 腕中关节　介于两排腕骨之间，形如横卧的“S”状弯曲。外侧的大多角骨和小多角骨形成凹面与舟骨相接，内侧的头状骨和钩状骨形成凸面与舟骨、月骨、三角骨相接。关节腔甚大，左右完全相通，尚可与近侧列与远侧列腕关节腔相通。关节囊借腕辐射状韧带和腕骨间背侧韧带增强。

4. 腕掌关节　由远侧列腕骨远侧面与掌骨底构成。第一掌骨底与大多角骨构成拇指腕掌关节，为鞍状关节面，关节囊肥厚松弛；第二掌骨底与大、小多角骨与部分头状骨相关节；第三掌骨底与头状骨相关节；第四掌骨底与钩骨和部分头状骨相关节；第五掌骨底与钩骨相关节，其各关节腔与腕近侧关节腔相通，关节囊松弛，运动灵活。

5. 掌骨间关节　介于第 2~5 掌骨底之间，形成 3 个关节腔，有关节囊，其关节腔与腕掌关节腔相通。

6. 掌指关节　鱼际纹远侧（横部）平对示指掌指关节；掌远纹稍远侧平对中、环、小指掌指关节；拇指近侧纹稍远侧平对拇指掌指关节。该关节由掌骨小头与近节指骨底构成，运动灵活，关节囊有韧带增强。

7. 指间关节（图 5-7-3-1）　指中间纹正对近侧指间关节，指远侧纹稍远侧平对远侧指间关节，拇指远侧纹平对拇指指间关节，共九个横纹（九个关节）。该关节由近节指骨头与中节指骨底及中节指骨头与远侧指骨底构成。关节囊松弛而薄，有韧带增强。在手指的关节上，指神经、血管并行，分布在指骨两侧上、下缘的平面处。指掌侧固有动脉、神经在指两侧，沿指骨掌侧平面行走，其动脉在指固有神经的浅面（外侧）。指背动脉、静脉及指背神经的走行，则位于指骨背侧平面的两侧，且以静脉为主。因此，将指侧面正中线定为针刀入路最为安全。

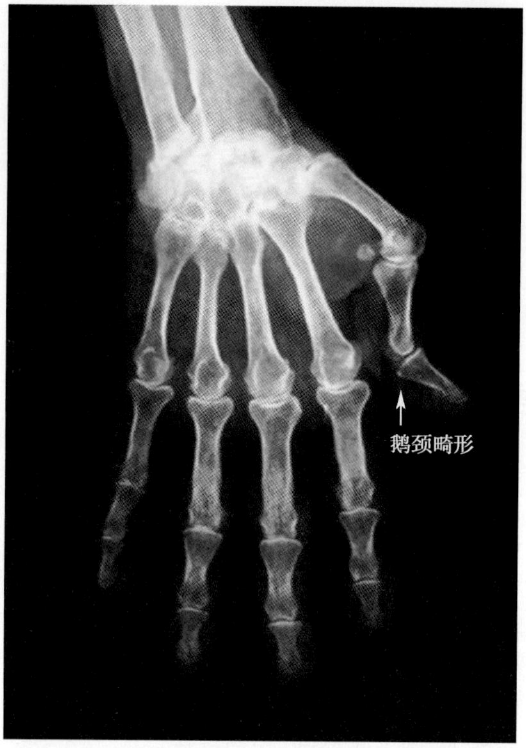

图 5-7-3-1

8. 桡尺远侧关节　由尺骨头的环状关节面和桡骨的尺切迹组成。关节囊松弛，前后有韧带增强。关节囊的滑膜向上突出于桡尺两骨之间约 6~7mm，形成囊状隐窝。其远侧囊底为关节软骨盘，封闭了关节腔。当关节软骨盘穿孔时，桡腕关节便与此关节相通。手背部皮肤薄而柔软，皮下组织疏松。手背部可触及桡骨茎突、桡骨背侧结节（Lister 结节）、尺骨远端背面尺骨茎突、第 1~5 掌骨的底、体、头及各节指骨。在距 Lister 结节远侧 35mm 处，为第 3 掌骨底的隆起处。在手背桡侧有桡神经浅支，位于伸拇长肌和 Lister 结节的桡侧；在尺侧有尺神经手背支，位于尺骨茎突外侧的掌面下行至手背。因此，在桡骨 Lister 结节的尺侧和尺骨茎突的桡侧之间进针刀是安全的，在手背只有静脉网应予注意。

9. 腱鞘　为包围在肌腱外面的鞘管，多为深筋膜增厚所形成，大部分存在于活动多的关节处，如腕、指、踝、趾等关节附近。腱鞘可分为纤维层与滑膜层两部分。腱鞘的纤维层又称腱纤维鞘，多形成骨纤维管，起滑车和约束肌腱的作用。腱鞘的滑膜层又称腱滑膜鞘，位于腱纤维鞘的内面，为双层圆筒状独立封闭的鞘管。腱滑膜鞘的内层称脏层，包在腱的表面；其外层称壁层，紧贴腱纤维层的内面和骨面。脏、壁层之间含有少量滑液，以助肌腱在鞘内滑动。当外力经常挤压、摩擦腱与鞘而发生损伤时，导致腱鞘炎的发生。一些疾病也产生腱鞘损害，产生滑膜炎、滑膜囊积液等病理改变。此类病理改变为类风湿关节炎最为重要和突出的临床表现。

二、临床表现与诊断

见本章第一节。

三、针刀治疗

1. 急性发作期的针刀治疗　此期以治疗腕、手、指关节炎症、渗出为主，兼顾功能障碍问题。

（1）体位：仰卧位，手腕部放于胸前或身体侧方床上或治疗台上均可，以病人舒适、施术方便为准。

（2）体表标志：①桡骨茎突。②尺骨茎。③ Lister 结节各点参见第二篇相应章节。④腕背横纹。⑤掌远横纹。⑥掌侧指间横纹，均在相关章节有记述，不再赘述。

（3）定点（图 5-7-3-2）

1）腕关节点

Lister 结节远端点：拇长伸肌腱的尺侧、Lister 结节的远端凹陷处定 1 点，松解腕关节囊。

尺骨茎突背远侧点：尺骨茎突背侧的远端凹陷处定 1 点，松解腕关节囊。

腕背正中点：背部正中，两肌腱间的凹陷处可定 1 点，松解腕关节囊。

2）掌指关节背侧骨突两侧点：掌指关节背侧骨突两侧各定 1 点，松解掌指关节关节囊。

3）指间关节侧面正中点：指间关节侧面

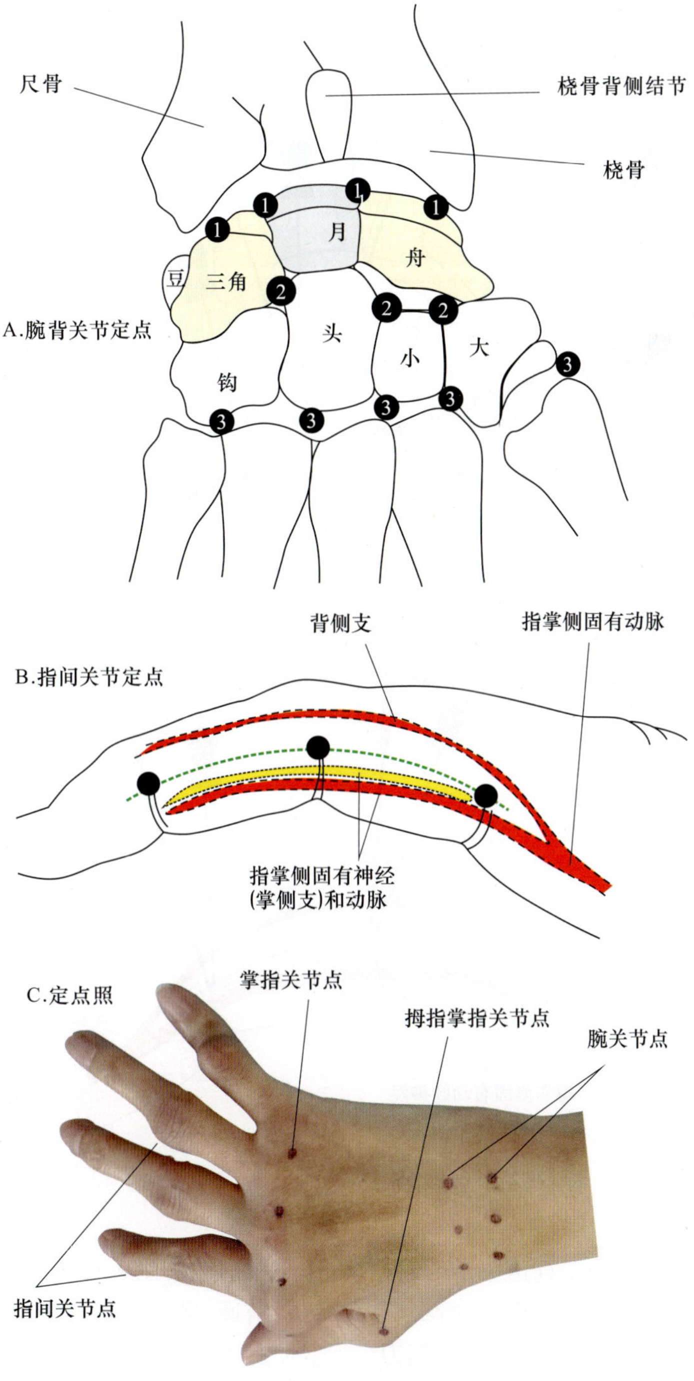

图 5-7-3-2

正中各定 1 点，松解指间关节关节囊。

4）腕背滑膜鞘点：与腕背腱鞘炎定点相同。

5）屈指肌腱滑膜鞘点：与屈指肌腱鞘炎针刀松解术定点相同。

（4）针刀操作（图 5-7-3-3）

1）腕关节点

Lister 结节远端点：刀口线与肢体纵轴

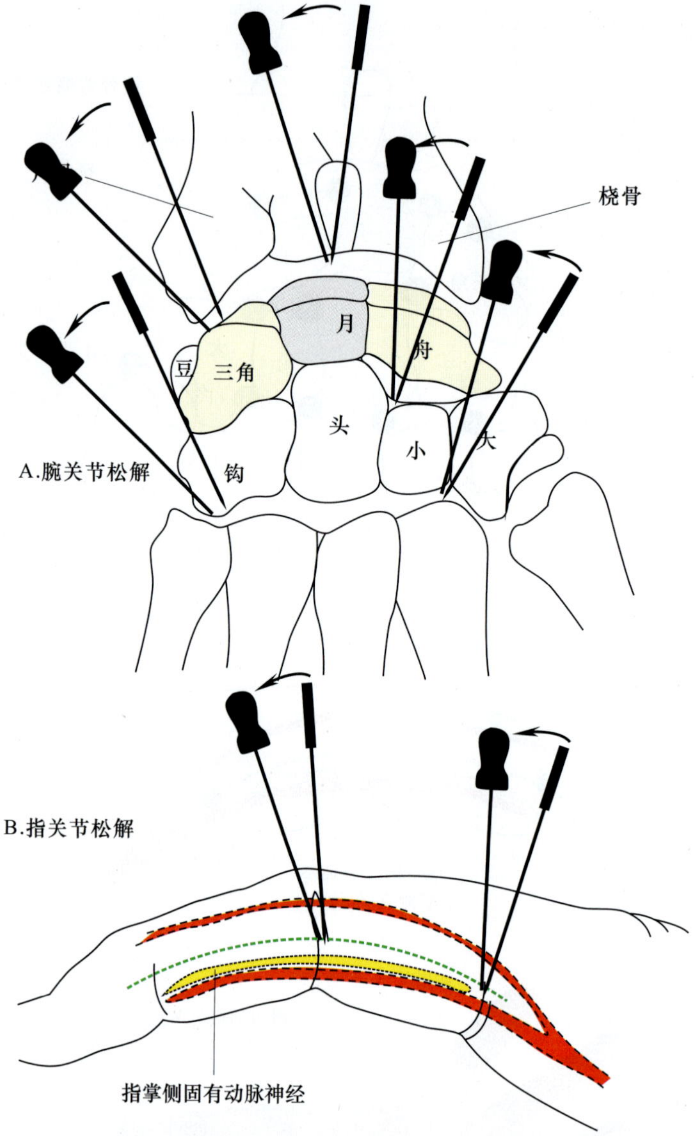

图 5-7-3-3

平行，刀体与皮面垂直刺入，直达关节腔，此时有落空感，对关节囊（亦是滑膜囊）行纵行切开数刀，并加纵横剥离，扩大切口。提起刀锋到皮下，向肢体侧方倾斜刀体与皮面约呈15°角，将刀锋深入皮下10~20mm，行通透剥离。再提起刀锋，以同法再向对侧对称部位行通透剥离。

尺骨茎突背远侧点：刀口线与肢体纵轴平行，刀体与皮面垂直刺入，直达关节腔。

腕背正中点：刀口线与肢体纵轴平行，刀体与皮面垂直刺入直达关节腔，切开1~2刀，纵行疏通、横行剥离1~2次即可。

2）掌指关节背侧骨突两侧点：刀口线与肢体长轴平行，刀体与骨突中心两侧面呈90°角（即与切线位垂直）刺入，直达骨面，行关节囊切开1~2刀。每个关节处可定2个点，均用此法操作。

3）指间关节侧面正中点：刀口线与手指长轴平行，刀体与皮面垂直刺入，直达骨面。调转刀口线90°与关节间隙平行，切开指间关节关节囊行 1~2 刀,再予纵横剥离后出刀。

4)腕背滑膜鞘点:与腕背腱鞘炎针刀松解术完全相同。

5)屈指肌腱滑膜鞘点:与屈指肌腱鞘炎针刀松解术完全相同。

(5)手法操作:出刀后,由针孔内将流出关节囊的积液。施术者以双手拇指压其肿胀的腕背部,并屈、伸其腕部和手指,使其液体尽量流出。然后,针刀口再次消毒后,以无菌敷料覆盖、固定。

(6)术后处理

1)针刀闭合型手术后,为预防感染应给予抗生素治疗。

2)可应用治疗类风湿关节炎的相应药物,如常用的非激素性药物,如卡托普利 75mg,日 3 次,口服,连续 20 天后可控制症状。

3)服中成药,依各地区不同,可应用适当方剂。

4)如疼痛重者,可应用非麻醉性止痛药。

(7)护理与康复锻炼

1)急性发作期病人,多有发热、疼痛等明显症状,要密切观察,定时监测,以便掌握病情发展情况。对于其他各生命体征亦应注意。

2)针刀闭合型手术的部位如有较多渗液,给予消毒后无菌敷料包扎,保证局部不受污染。

3)嘱病人自主功能锻炼。医护人员应协助进行腕与手的功能练习,每天至少 3 次。

(8)注意事项

1)类风湿关节炎是难治的慢性病,在做针刀治疗时应有足够的耐心,有计划的设计手术定点,分期分批进行。

2)类风湿关节炎的积液不易吸收,因此在做针刀的同时,也可以给予适当的药物以控制症状。但不宜应用激素,特别是长期、大量应用就更应避免。因为激素可导致关节的骨,特别是软骨的破坏更加严重,预后不良。

3)本节所列定点,并非每次都要使用,而是按病情、部位的需要而选择其中的一部分定点进行治疗。

2. 关节畸形功能障碍期的针刀治疗　此期主要解决腕、手、指关节的功能障碍,矫正关节畸形。

(1)体位:以仰卧位为主,适当调整患肢的位置以配合手术的需要。

(2)体表标志:与急性期针刀治疗的体表标志相同。

(3)定点(参阅肌、腱、腱围结构损伤相应章节定点图)。

1)2)3)手背部的定点已如前述。

4)桡侧腕屈肌腱近中面与腕远侧横纹交叉处定 1 点,松解腕掌侧、桡侧部关节囊。

5)尺侧腕屈肌腱近中面与腕远侧横纹交叉处 1 点,松解腕掌侧、尺侧部关节囊。

6)掌远侧横纹屈指肌腱粘连点,可定 1~5 个点,松解屈指肌腱与腱鞘的粘连。

7)指间关节两侧面正中各定 1 点,松解指间关节关节囊。

8)掌侧指间关节正中定 1 点,松解屈指肌腱的粘连。

(4)消毒与麻醉:皮肤常规消毒,戴手套,铺无菌巾,局麻后行针刀闭合型手术。

(5)针刀操作

1)Lister 结节远端点:刀口线与肢体长轴平行,刀体与皮面垂直刺入,直达骨面。调刀口线 90°,切开剥离关节囊,刀下要有松动感后方可出刀。

2)尺骨茎突背远侧点:操作法同 1)。

3)腕背正中点:操作法同 1)。

4)桡侧腕屈肌腱近中面与腕远侧横纹交叉点:刀口线与肢体长轴平行,刀体与皮面垂直刺入,直达骨面。调转刀口线 90°,切开关节囊,刀下必有松动感才可出刀。

5)尺侧腕屈肌近中面的腕远侧横纹点,操作法同 4)。

6)掌远侧横纹处屈指肌腱粘连点:刀口线与肌腱走行一致,刀体与皮面垂直刺入直达骨面。提起刀锋,切开屈指肌腱腱鞘,并行纵横剥离,刀下有松动感即可。有时屈指肌腱鞘内有大量积液(可扪及肿块及波动,张力很大),当切开关节囊液体流出后,屈曲的手指便可伸直。有几处粘连点做几个粘连点。

7)指间关节两侧面正中点:此点为关节侧副韧带。刀口线与指长轴平行,刀体与皮面垂直刺入,直达骨面,行纵行疏通、横行剥离。粘连重者,可行通透剥离,刀下有松动感即止。当此关节疼痛、肿胀时,只要将此点松解便可达到止痛、消肿的目的。

8)掌侧指间关节正中点:此为屈指肌腱通过处。刀口线与指长轴平行,刀体与皮面垂直刺入,直达骨面,切开关节囊和腱鞘1~2刀,行纵行疏通和横行剥离,刀下有松动感为止。术毕,针刀口无菌敷料覆盖,固定。

(6)手法操作:医生一手握住尺桡骨茎突之上的前臂部,另一手握住病人的腕下端,以持续力小幅度向掌侧屈,再向背侧伸,逐渐增加活动度,但不一定一次达到正常活动范围。掌指关节和指间关节亦用同法操作。

(7)术后处理:有类风湿活动表现者,可适当给予药物治疗;无类风湿活动者,则无需用药。

(8)护理与康复锻炼

1)针刀闭合型手术后,要密切观察生命体征的变化,尤其是感染情况。

2)严密观察肢体的温度、肤色、桡动脉搏动、肿胀情况,要及时发现及时处理。

3)要教会病人做肢体的功能锻炼,除主动功能锻炼外,还要协助做被动功能锻炼,以取得良好的效果。

(9)注意事项

1)类风湿关节炎的后遗症期,多为纤维性或纤维骨性强直,因此,对于这样的关节到底能不能活动,活动到什么程度,应先有个估计,对于根本无望的骨性强直不能勉强进行手法操作。

2)类风湿关节炎的后期,骨质疏松严重,应充分估计到在做手法时可能发生骨折并发症的可能。这类严重骨质疏松的骨,就是不加折屈力量都有可能形成病理性骨折,所以一定要很好地交代病情。要在妥善的保护下行手法扳动。

3)有的病人不仅关节骨质疏松严重,甚至各骨的界限亦不十分清楚,几乎融合在一起。但这样的关节并非绝对不能活动。所以,对这样的关节,应在充分针刀松解后,在正确的保护下,给予适当的手法扳动,只是用力要恰当,有的疗效亦很满意。但不可无准备无把握贸然行事。

第四节　膝关节类风湿关节炎

一、相关解剖

参阅外伤性膝关节强直节(图5-7-4-1)。

二、针刀治疗

请参阅膝关节强直的针刀微创治疗。

(一)急性期的针刀治疗

在此期,针刀的主要目的是治疗滑膜炎症、膝关节积液、骨内压增高,并兼顾改善关节功能。

1. 体位　仰卧位,依病人膝关节病变的具体情况,可采取屈膝70°~80°位,足平放于治疗台上;如病人膝关节为固定体位,也只好采取相应体位。按需要也可为俯卧位或侧卧位。

2. 体表标志

(1)股四头肌腱。

(2)髌骨。

(3)髌韧带:髌韧带两侧隆起为脂肪垫的位置,两侧有两个凹陷,称膝眼(有的称象眼),在膝关节积液多时,髌韧带两侧则膨隆。

3. 定点(参阅膝关节骨关节炎章定点图)

(1)股四头肌腱正中点:可定1~4点,以

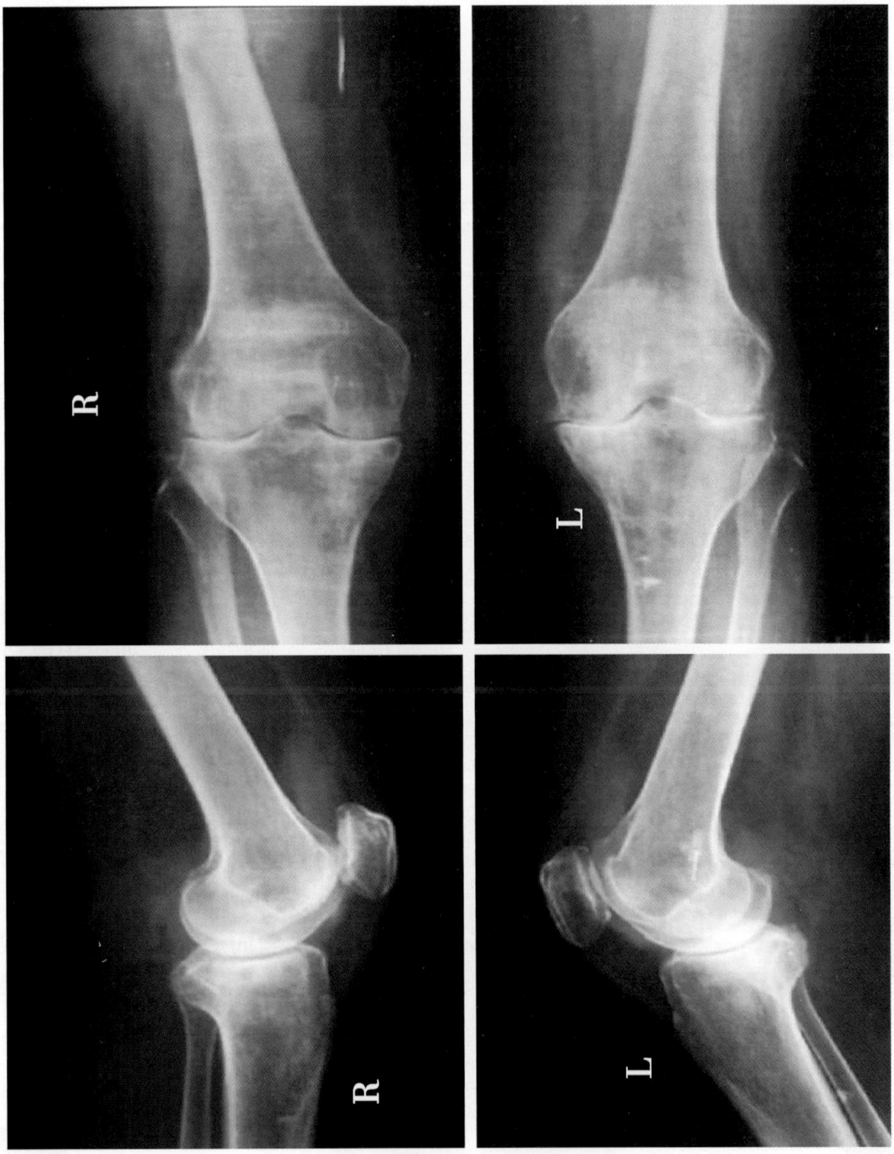

图 5-7-4-1

髌上缘为准向上，每间隔 20~30mm 定 1 点，以松解髌上囊，并做内引流。

(2) 股四头肌两侧（此处为髌上囊）点：按膝关节肿胀程度，可在股四头肌腱两侧，髌骨以上 100mm 内，由髌骨上缘起，每相隔 20~30mm 定 1 点，即可定 2~4 点。

(3) 膝眼（亦称象眼）点：定 1~2 点（内或外膝眼定 1 点，或内、外膝眼各定 1 点）。为进入关节腔内之点，可松解髌滑膜襞或交叉韧带，并可做关节内引流。

(4) 膝周点。

(5) 骨减压点：大都在胫骨上端、股骨下端，多在内侧面，其压痛为四周都有压痛，但在骨端的内侧面压痛最为明显处定点。如只有一个骨端有压痛点，即定 1 点；如胫骨、股骨端都有压痛，即两处全部定点，同时进行骨减压。

4. 消毒与麻醉　一般针刀治疗的麻醉，无特殊要求。对于骨减压的麻醉则有特殊要求。骨减压时的麻醉要求是：一是要进行充分的局部麻醉，必要时要选择硬膜外或全身麻醉，以保证手术操作的无痛。

5. 针刀操作（图 5-7-4-2~3）

（1）股四头肌腱两侧点：刀口线与肢体纵轴平行，刀体与皮面垂直（或刀体稍倾向外侧）直达髌上滑液囊内，有落空感证明已进入积液的滑囊。做囊壁切开剥离 2~4 刀。然后提起刀锋至皮下，再向一侧倾斜刀体，几乎与皮面平行，再深入刀锋于皮下，在皮下层深入约 20mm 后，行通透剥离，刀下有松动感后退出至原进刀口的皮下处。随后，刀体向另一侧倾斜，亦深入皮下约 20mm，做通透剥离后，出刀。其他各点同法操作，内侧点和外侧点只是刀体的倾斜方向相反。

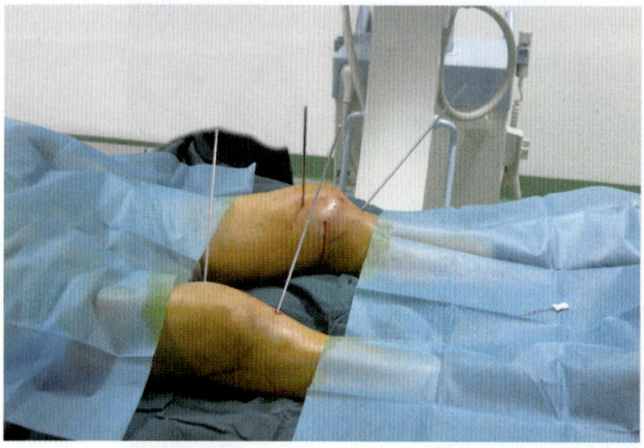

图 5-7-4-2

（2）膝眼点：刀口线与肢体纵轴平行，刀体与皮面垂直刺入，直达滑膜腔。切开剥离滑 2~4 刀后，出刀。对侧膝眼同法操作。

（3）髌周点：刀口线与髌周切线位垂直，刀体与皮面约呈 60° 角（即与髌周皮面弧形角度的中分线相平行）刺入，直达骨面，调整刀锋进入滑膜腔。然后，调转刀口线 90°，切开髌周韧带及滑膜 2~4 刀，纵横剥离，扩大切口，使关节囊内与皮下相通。各点均如此操作。术毕，刀口无菌敷料或创可贴覆盖，固定。

（4）膝周点。

（5）骨减压点：此点操作应用Ⅲ型针刀，其操作中的无菌要求十分严格，不得有半点疏忽。刀口线与肢体纵轴平行，刀体与骨面呈切线位垂直，刺入皮肤，直达骨面。在这步操作中不需旋转进入。如应用电钻，在进入皮肤时也只能刺入，而不得钻入，特别是不可用带有螺纹的钻头钻入（这个作法等于绞肉机）。此时，应在影像设备导航下调整好减压刀的位置。而后，直接钻入骨内，直至出现落空感时停止进入，反向退出减压刀。退出减压刀后，先让其自然流出骨髓液，证明骨减压操作正确。而后，应用大注射器吸出淤血 30~50ml。减压孔可用棉垫包扎，必要时钻孔内可放置细小引流条，避免皮下淤血。

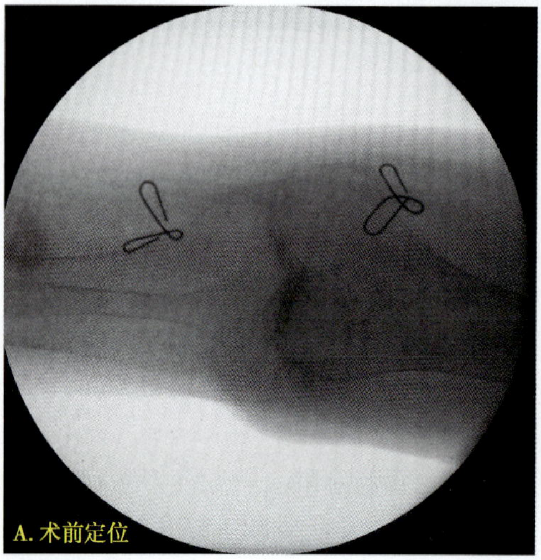

A. 术前定位

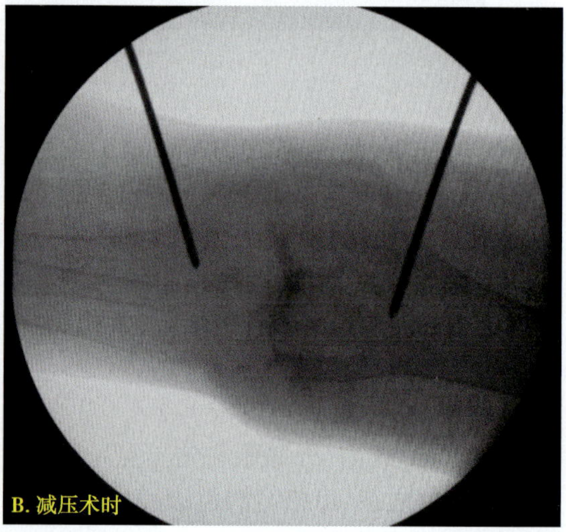

B. 减压术时

图 5-7-4-3

6. 手法操作

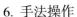

(1)对抗牵引，两名医生分别拉住大腿上段和踝关节上缘，行对抗牵引 2~5min。

(2)在病人能够耐受的情况下，行患膝关节的屈、伸活动，达到最大限毒度的屈伸度即可，反复 2~3 次。

(3) 每日做 1~2 次牵引即可，每次 30~120min。

7. 护理与康复锻炼

(1)必要时可给予预防感染的药物。

(2)主动做股四头肌锻炼。伸直位做股四头肌收缩。每次收缩以持续到最长时间后放松为 1 次。每日收缩次数可逐渐增加。每回做 50~100 次，每日做 1~3 回。

(3)手术 1 日后，可做直腿抬高和膝关节伸、屈锻炼。

8. 注意事项

(1)本病的针刀治疗为关节内施术，所以必须严格无菌操作，绝不可马虎大意。一旦感染，则后果严重，将造成关节的永久性强直。

(2)本病为慢性病，治疗应有耐心，考虑全面，有序治疗，保证疗效。

(3)一定要动静结合，坚持关节功能锻炼，促进关节功能恢复。

(二) 功能障碍期的针刀治疗

类风湿关节炎膝关节功能障碍是医疗界一大难题。关节强直期针刀治疗的目的是改善关节功能。

1. 体位　仰卧、俯卧、侧卧位，依病情和手术需要而定。常在手术的不同阶段变动体位。按膝关节强直的角度不同，可以在膝下垫枕。或将小腿伸出治疗床头，以腘窝处为支点。总之，以既舒适、又不妨碍手术操作，还不影响手法复位为准。

2. 体表标志

(1)髌骨周围。

(2)股四头肌腱。

(3)膝关节关节间隙：在膝关节尚有部分活动度，屈、伸膝关节时，在关节的内外侧可触知关节间隙。但在关节无活动度时，一般则不易扪及关节间隙。此时可以从腘窝最凹陷的横线两端向髌骨下缘连线，此线可视为膝关节的两侧方间隙。

(4)胫骨粗隆：为位于髌下 4 横指处的圆形隆起，其上有髌韧带附着。

3. 定点(请参阅膝关节骨关节炎定点图)

(1)髌骨上缘正中点：定 1 点。

(2)髌骨两侧中点：各定 1 点。

(3)髌骨下 1/3 处两侧点：各定 1 点。

(4)髌韧带中点：定 1 点。

(5) 髌骨上股四头肌腱正中点：每隔 20~30mm 定 1 点，计 2~3 点。

(6)腘窝线腘动脉搏动胫侧点：定 1 点，松解后面膝关节囊。

(7)腘窝股骨内侧髁点：松解腓肠肌腱的内侧头。

(8)腘窝股骨外上髁点：松解腓肠肌的外侧头。

(9)腘窝胫骨内侧髁点：松解半膜半腱肌腱。

(10)腘窝胫骨外侧髁点：松解股二头肌腱。

4. 消毒与麻醉　消毒要求与骨科手术完全相同，面积要足够，消毒要彻底。麻醉则按针刀术的范围和大小来确定。松解范围大又需要做扳动手法者，应选择硬膜外等肌充分松弛的麻醉法；如做小范围的松解则用局麻方法。在局麻时，对腘窝部的穿刺要特别注意，不可注入腘血管或刺伤神经干，特别是腓总神经更要给予格外注意。

5. 针刀操作

(1)在髌骨上缘正中点进针刀：刀口线与肢体纵轴平行，将刀体倾斜与股骨干呈 40° 角，快速刺入皮肤，直达髌骨骨面。调整针刀至髌骨边缘的股骨面上。调转刀口线 90°，切开剥离髌骨上缘下面与股骨面交界处的滑膜粘连，给予彻底切开剥离，使粘连全部松开。然后将刀体向相反方向倾斜，与髌骨面呈 40° 角，刺入髌上囊下面，进行广泛的通透剥离。

(2)在髌骨两侧中点进针刀:刀口线与肢体纵轴平行,刀体与皮面垂直刺入,穿过皮肤、皮下组织至骨面,将髌周筋膜切开剥离。然后调转刀口线90°,与侧副韧带纤维平行,倾斜刀体几与皮面平行,深入至膝关节侧副韧带下,沿骨面将筋膜和侧副韧带用通透剥离法予以剥离。对侧同法操作。

(3)在髌骨下1/3的两侧点上进针刀:刀口线与肢体纵轴平行,刀体与皮面垂直,进刀直达骨面,将刀体向外侧倾斜,使与髌面呈130°角,沿髌骨下面深入刀锋约3mm,进行切开和通透剥离。

(4)在髌韧带中点进针刀:将髌韧带与脂肪垫的粘连彻底剥离开。

(5)在髌上股四头肌腱正中点进针刀:刀口线与肢体长轴平行,刀体与皮面垂直刺入,直达骨面,行纵、横疏通、剥离。然后,刀体向一侧倾斜约与皮面呈30°角,沿骨面深入刀锋约25mm(至少达股四头肌腱侧缘),行通透剥离,待刀下有松动感时结束。再把刀锋抽回,以同法向对侧骨面上进刀,亦同样行通透剥离。余下几点同法处理。全部针刀闭合型手术完成后,以无菌敷料覆盖针刀口,固定。

(6)腘窝腘动脉胫侧点:刀口线与肢体纵轴平行,刀体与皮面垂直。以左手指摸到并压住腘动脉,在手指的胫侧将针刀快速刺入皮肤。然后匀速推进直达腘部骨面。调转刀口线90°,调整刀锋至关节间隙,切开关节囊3~5刀。

(7)腘窝股骨内侧髁点:以左手拇指或示指压在股骨内侧髁骨面上,刀口线与肢体纵轴平行,刀体与皮面垂直。快速刺入皮肤,直达骨面。行纵行疏通、横行剥离。必要时,可调转刀口线90°,切开腓肠肌内侧头1~3刀。

(8)腘窝股骨外侧髁点:与7)的操作方法基本相同,但需特别注意的是,必须避开腓总神经的走行处,即腘窝外上界的股二头肌腱内侧缘,绝对不可损伤。

(9)腘窝胫骨内侧髁点:以左手拇指压住内侧髁骨面,刀口线与肢体纵轴平行,刀体与出刀。

(10)腘窝胫骨内侧髁点:与(9)的操作相同。

必要时,可在Ⅱ、Ⅲ型针刀口处安置细引流管,以免产生於血和血肿。

6. 手法操作　为手法操作方便,避免肌紧张造成用力过大,肌的松弛应十分充分,所以应给予适当麻醉,并要调整好麻醉的深度。可用以下方法做膝关节扳动手法操作。

(1)当膝关节强直的角变在0°~80°时,可用如下方法行手法复位:将腘部置于治疗台一端,小腿伸至台外,助手双手紧握股骨下端,固定于治疗台面上,保护好股骨下端,免受损伤;术者一手握踝上部,一手压于膝关节下方,以试探性用力,逐渐加大,持续下压,并屈曲膝关节,达到屈曲度增加的目的。

(2)当膝关节屈曲达80°以上时,可应用下述方法操作。患肢置髋屈曲位,同时屈曲膝关节;助手要保护好股骨下端。术者用力要均匀,根据肌张力状态、膝关节所能达到的屈曲度当适可而止,不应强求达到正常功能。

(3)当膝关节屈曲度较小时,也可采取俯卧位的方式做手法复位,助手压住腘上部,保护好股下段。术者双手握住患肢小腿踝上和膝下部,以均匀之力屈曲膝关节。以这种方式做手法复位的优点是股骨下端的保护比较容易,不易出现骨折并发症。

手法操作完毕,患肢要做膝关节屈曲状宽绷带"8"字固定。凡绷带绕过的部位,都要垫以软厚棉垫,以免勒伤皮肤,更重要的是避免压迫血管和神经,造成腓总神经损伤或血运障碍。术后固定要恰当,屈曲度足够则即可防止出血,又能达到保证手术疗效的目的。

7. 术后处理

(1)要设特护及有经验的医生值班,及时处理所发生的一切问题。

(2)膝关节功能障碍,是一种关节强直,只是强直的程度各有不同。除部分定点可用

Ⅰ型刀具外，多应用Ⅱ、Ⅲ型刀具。本手术涉及面广，术后有时可能有较多的渗血。因此，术后要密切观察各项生命体征，按时测量体温、脉搏、呼吸、血压，详细记录。同时在膝关节屈曲固定时，更要注意观察有无神经、血管受压的表现，要及时发现，果断处理，绝对不可犹豫不决，错过时机，留下终生遗憾。

(3) 如有较多渗血，可给予止血药物。

(4) 依病人体质情况可适当给予抗生素。

8. 护理与康复锻炼

(1) 注意生命体征的变化，体温、脉搏、呼吸、血压等，应定时测定，有变化及时反映，及时处理。

(2) 观察麻醉恢复过程，特别要注意病人的呼吸情况，肢体感觉和运动的恢复。

(3) 患肢抬高，注意固定肢体的血运、感觉情况，如出现异常马上报告，果断处理。

(4) 解除固定的时间，依病人耐受情况和肢体的血运情况而定，最好固定 24 小时，然后间断放开或固定，3 天后则下地做功能锻炼。

(5) 功能锻炼要循序渐进，逐渐增加膝关节活动幅度和活动次数，以消除肿胀，防止肌萎缩，保证膝关节功能的恢复。每天至少练习 100 次，每天可分 3~5 次进行。

9. 注意事项

(1) 要选好适应证。对于关节破坏严重、有明显缺损、估计关节松解术后关节不能稳定者；或骨质疏松严重，估计经不起手法扳动者，则为禁忌证。至于关节已无活动度或呈骨性强直者为禁忌证。

(2) 不宜切断膝关节侧副韧带、股四头肌腱与髌韧带，否则将造成关节不稳定。

(3) 针刀闭合型手术后，为将剩余关节粘连全部松解，可用手法扳动。手法扳动时，要配合适当麻醉。扳动手法要柔和，因类风湿关节炎的骨变化是以破坏为主，骨质疏松可很重，故需很好保护股骨下端和胫骨上端，绝不可施以突然的暴力，以防意外。

(4) 类风湿关节炎的关节强直是当代医疗上的一大难题，不可希图全部关节强直病例均一次针刀闭合型手术便恢复正常功能。可制定切实可行的治疗计划，分阶段进行，逐渐恢复关节功能。针刀闭合型手术后一定要进行功能训练，否则将前功尽弃。

第五节 踝关节类风湿关节炎

一、相关解剖

1. 踝关节　踝关节的相关解剖请参阅“创伤性关节强直”章节。

2. 足关节　足部皮肤较薄，皮下组织不发达。足背浅静脉呈网状。在足背正中有踇短伸肌和趾短伸肌。在其浅面有胫骨前肌、踇长伸肌、趾长伸肌及第三腓骨肌。在踝关节前面明显可见此四条肌腱，由内侧向外侧的排列是：胫骨前肌腱、踇长伸肌腱、趾长伸肌腱和第三腓骨肌腱。胫前动脉，胫前静脉和腓深神经在踇长伸肌腱的深面经过，腓深神经位于动脉的外侧(胫前动脉行至关节前方后称足背动脉)。在外踝前方，趾长伸肌的浅面有腓浅神经通过。该神经司理足背感觉。在踇趾跖趾关节处，隐神经的终末支位于踇跖关节背内侧，腓深神经的终末支则位于第 1 跖骨外侧和踇跖关节的外侧及第 1 趾的背内侧。该神经司理趾的感觉。腓浅神经的终末支分四支，分别布于第 2、3、4 趾背的两侧及第 5 趾的背内侧，而腓肠神经的终末支则分布于第 5 趾的背外侧。

二、针刀治疗

(一) 急性期的针刀治疗

1. 体位　仰卧位，屈膝 70°~80°，足底平放于治疗台上，或下肢伸直，小腿中段垫高，踝部悬起。

2. 体表标志

(1) 外踝：腓骨远端皮下的骨性隆起，易于触知。

(2) 内踝：胫骨远端内侧面皮下的骨性隆起。

(3) 足背动脉：踝前正中稍偏内侧、踇长伸肌腱的外侧可以扪及。

3. 定点

(1) 外踝前下、后下点：各1点，松解踝关节外侧关节囊。

(2) 内踝前下、后下点"各1点，松解踝关节内侧关节囊。

(3) 足背踝关节点：动脉的内侧(踇长伸肌腱内侧)与内踝最高处水平线交叉处，即在踝关节背屈成角皮肤皱褶处定1点，松解踝关节前侧关节囊。

4. 针刀操作

(1) 外踝前下、后下点：刀口线与下肢纵轴平行，刀体与皮面垂直刺入，直达关节腔，有落空感后调转刀口线90°，向内上和内下方向行切开剥离2~3刀，切开关节囊，再行纵横剥离。然后，提起刀锋达皮下，将刀体向内侧倾斜，几与皮面平行，深入皮下行通透剥离。再向外侧皮下深入行通透剥离。另点同法处理。

(2) 内踝前下、后下点：刀口线与下肢纵轴平行，刀体与皮面垂直刺入，直达关节腔，有落空感后调转刀口线90°，向内上和内下方向行切开剥离2~3刀。再行纵横剥离。然后提起刀锋至皮下，使刀体向外侧倾斜，几乎与皮面平行，向内侧皮下深入10~20mm，做通透剥离。另点同法处理。

(3) 足背踝关节点：刀口线与足背动脉走向平行，刀体立于踝屈曲角的中分线上，刺入皮肤、皮下组织，进入踝关节腔，行纵、横疏通、剥离。然后，调转刀口线90°，切开关节囊1~2刀。将刀锋提至皮下，使刀体向内或外侧倾斜，与皮面呈15°角，在皮下行通透剥离。术毕，刀口无菌敷料覆盖，固定。

5. 手法操作　在针刀操作结束时，医生以双拇指挤压关节处并屈、伸关节，使积液尽量排除。如无液体排除也无妨，液体将在皮下吸收。如有必要，可做关节加压包扎，减少滑液渗出。

6. 术后处理　参阅上节各项。

7. 护理与康复锻炼

(1) 按时观察体温、脉搏、呼吸、血压的变化，密切关注病情发展。因为急性发作期病人的体温波动很大，各器官的变化比较复杂，一定要加强基础护理工作。

(2) 患肢抬高，注意肢体远端血运和感觉情况，发现异常及时处理。

(3) 关节积液消退后，增加关节运动，循序渐进，防止强直发生、发展。

8. 注意事项

(1) 只要严格按照定点方法去定点并操作，应无并发症。

(2) 治疗急性期病人，应有耐心，必要时可配合一定的药物配合治疗。

(3) 必须强调无菌操作，绝不可马虎大意。

(二) 踝关节功能障碍的针刀治疗

请参阅创伤性关节强直章节。

(翟忠信　孙振洪　庞继光　撰写)

第八章

强直性脊柱炎

第一节 概 论

强直性脊柱炎(AS)是一种病因未明的常见关节疾病,是一种主要累及骶髂关节和脊柱的慢性炎症性疾病,并常累及中轴外系统,也可波及其他关节及内脏,也是一种自身免疫性疾病。本病后期脊柱或关节强直,股骨头与髋臼之间已有骨小梁融合时则病情不可逆转,造成畸形与残废,是严重危害人类身体健康的疾病。因此,要改善预后、提高疗效,关键在于早期诊断和有效的治疗。迄今为止,强直性脊柱炎的诊断标准均不利于本病的早期诊断。在治疗上,药物和手术关节置换等疗效十分有限。针刀闭合型手术在疾病的早期可治疗滑膜炎症性疼痛问题,中晚期可矫正部分脊柱畸形与关节功能障碍,是一个很有价值的治疗方法,值得研究和应用。

一、脊柱关节病与未分化脊柱关节病的概念

脊柱关节病是指以中轴和外周关节受累为主,具有家族聚集倾向,血清类风湿因子阴性,并且与 HLA-B_{27} 呈不同程度相关为特点的一组疾病。脊柱关节病以强直性脊柱炎为原型,包括瑞特综合征、银屑病性关节炎、反应性关节炎、炎性肠病性关节炎、贝赫切特综合征、肠道脂质障碍病、滑膜炎－痤疮－脓疱－骨肥厚－骨炎综合征,部分儿童慢性关节炎,尤其是寡关节发作型者。

未分化脊柱关节病,是指具有脊柱关节病的某些临床特点,而又未分类为某种明确的脊柱关节病的临床情况。现已证明,不少未分化脊柱关节病经过一定时间后发展为强直性脊柱炎。此概念的提出,拓展了人们对与强直性脊柱炎相关的一类疾病的认识,并使将来很可能发展为强直性脊柱炎疾病的一部分病人得到正确处理。这部分病人将通过密切随访达到早期诊断、早期治疗的目的。

二、发病概况

1. 发病率 强直性脊柱炎的发病与种族、地区、性别、年龄等都有密切关系。白种人患病率高达 1%,而非洲、美国黑人、日本人及中国人患病率为 0.5‰~0.6‰。

2. 性别特点 男性明显多于女性。男∶女 = 3∶1~20∶1,中国约 9∶1。资料表明,本病多发生于智力良好的男性。

3. 年龄特点 多为中青年,16~25 岁发病者最多占 90% 以上。

三、病因病理

（一）病因

强直性脊柱炎的病因虽有多种解释，但是真正的病因仍未确定。有关学说如下。

1. 自身免疫学说　在强直性脊柱炎病人中，人类白细胞相关抗原（HLA-B_{27}）检查阳性率高达90%~96%，部分病人的免疫球蛋白升高，本病应用免疫抑制剂（如激素）有效，说明强直性脊柱炎与自身免疫有关。

2. 感染学说　有人强调与感染有关，如泌尿系感染、肠道感染、上呼吸道感染、扁桃体炎等。有人认为泌尿系感染可通过淋巴系统扩散到骶髂关节、脊柱及其他关节。

3. 遗传学说　强直性脊柱炎有明显的家族遗传倾向。临床上常有兄弟同患、父子同患者。

4. 内分泌学说　强直性脊柱炎男性发病率高，女性很少发病，性别差异提示与内分泌有关。

5. 其他因素　部分病人有外伤史，中医学则认为本病主要是潮湿和寒冷所致。

（二）病理

1. 关节改变　强直性脊柱炎早期病理改变主要是关节滑膜部位的慢性炎症。表现为滑膜增生肥厚，肉芽组织增生，绒毛形成，淋巴细胞和浆细胞浸润。这种改变最早侵犯骶髂关节。但强直性脊柱炎的关节软骨和滑膜腐蚀破坏较轻，不像类风湿那样发生骨吸收、脱钙、关节变型及脱位。相反，本病的关节软骨和关节囊、韧带、纤维环等关节周围组织逐渐纤维化，进而骨化、最终形成纤维性、纤维骨性或骨性关节强直。这种改变常在脊柱上见到“竹节”样变，而髋、膝等大关节则出现不同程度的功能障碍，甚至完全骨性强直。

2. 关节外改变　本病常有内脏改变。心脏改变主要为主动脉瓣肥厚、关闭不全，心传导系统纤维化变性，心包及心外膜血管常有慢性炎症，肾可有淀粉样变。

四、临床表现与诊断

1. 发病特点　本病的发病多呈隐袭性、渐进性起病。好发于16~30岁之间男性。其高峰期在16~25岁。50岁以后绝少发病。发病似与感染有关。

2. 早期全身症状　可以有周身不适、乏力、食欲减退、消瘦、低热等全身症状。发病早期多为腰骶部疼痛、僵硬或坐骨神经痛，多为夜间发作，晨起时脊柱僵硬感明显。进而疼痛由间歇性转为持续性，病变部分可由骶髂关节向上扩展至胸椎、颈椎，亦可由上向下扩展。病变累及胸椎与肋椎关节时胸部扩张活动受限，以致影响呼吸，可测最大胸围差判断之。

3. 脊柱表现　早期病人感到腰骶部发板、疼痛和不适。此时病人可能尚未发现脊柱活动受限，测量其脊柱活动度则已经出现异常。进而表现为坐骨神经痛、椎旁肌痉挛、腰椎变直。晚期可形成脊柱部分或全部“竹节”样变，导致脊柱强直或“驼背”畸形。其驼背的程度则各不相同，严重者可呈前屈90°或头与脚几乎相贴。最典型的驼背体态为：胸脊柱上段后凸，完全僵硬，头部前伸。

4. 脊柱以外的关节表现　脊柱以外的关节均可受累，但以大关节、不对称为特点。下肢多于上肢。关节疼痛、肿胀，关节周围纤维化，最后形成关节强直。

5. 骨关节外表现　常有眼部疾患，可发生复发性虹膜炎。心传导功能紊乱，常有窦性心动过速，偶见心肌炎和心包炎。胸廓活动受限，可有肺纤维化。尿蛋白常阳性，或有泌尿道感染表现。尚可出现消化、神经系统的改变。少数病人可出现病理反射，为脊髓受累所致。

6. 免疫学检查　95%的病人HLA-B_{27}呈阳性反应。

7. 特殊检查

（1）最大呼吸差：测量胸围吸气之末与呼气之末差，正常值为60~80mm。

(2)脊柱活动度：为矢状面内脊柱活动度数。检查方法如下：直立位，在胸脊柱上标记出相距 300mm 的两个棘突。病人弯腰 90°后再测两点间的延长距离。正常值，胸段脊柱为 300~320mm，腰段脊柱为 100~140mm(此时病人尚未发现脊柱活动受限)。

五、影像学检查

(一) X 线检查(表 5-8-1-1)

骶髂关节病变与椎间隙边缘处的骨桥样韧带骨赘是本病的 X 线特征。

表 5-8-1-1　强直性脊柱炎 X 线片分期简表

分期	症状体征	X 线表现
早期	脊柱活动功能受限	骶髂关节间隙模糊，脊椎关节正常或关节间隙改变
中期	脊柱活动受限甚至部分强直	骶髂关节呈锯齿样改变，部分韧带钙化，形成方椎，小关节骨质破坏，间隙模糊
晚期	脊柱强直或驼背畸形固定	骶髂关节融合，脊柱呈竹节样变

1. 骶髂关节改变　早期由于脱钙和松质骨吸收可出现不规则的关节间隙假性变宽，关节边缘不平呈锯齿状，有链珠样排列的腐蚀征象。软骨下松质骨斑点样硬化致密，关节间隙模糊乃至整个关节间隙不清、变宽或变窄，关节间隙消失，且有骨小梁通过，直至关节间隙完全融合为止。其侧位片显示更清楚。

2. 椎体与椎间盘纤维环改变　椎间盘纤维环、黄韧带、棘上棘间韧带、前后纵韧带均有不同程度的钙化与骨化。骨桥样韧带骨赘好发于 T_{10}~L_2 之间，至晚期整个脊柱受累，X 线片表现为似“竹节”。因骨质疏松，椎体呈磨砂玻璃样，并有自行变形的趋向。胸椎可呈楔形变形，腰椎可以成为上下两面凹陷的“鱼尾状”椎。

3. 关节改变　耻骨联合关节、胸骨柄体关节处的软骨可骨化。在骨盆、坐骨、耻骨部附着的肌、腱等软组织也常钙化、骨化，其典型表现称“带刺的骨盆”。髋关节边缘毛糙，骨质疏松可有囊状破坏区，关节间隙变窄，髋臼面及股骨头可有增生。骨性强直，关节间隙消失，甚至头臼有骨小梁通过。下颌关节亦可强直，张口困难。

(二) MRI 对骶髂关节炎的早期诊断

近年来，强直性脊柱炎影像学诊断进展最重要的表现是动态 MRI 的应用。因 X 线与 CT 均不能显示关节软骨，故诊断骶髂关节炎时，病程已不是早期。而 MRI 检查可显示软骨，检出骶髂关节软骨病变，并可检出关节旁水肿、硬化和脂肪沉积等骶髂关节炎的早期病变征象，其敏感性比 X 线、CT 显著提高。骶髂关节炎 MRI 的基本表现包括：①骶髂关节软骨和骶侧、髂侧软骨下骨板呈“低信号 - 中等信号 - 低信号”的三层平行线状结构，出现不同程度破坏，软骨线影增粗、扭曲、皮质中断、凹陷。②关节旁脂肪沉积、水肿、硬化。

MRI 在强直性脊柱炎的临床应用具有以下几方面的价值。

1. 骶髂关节炎的分级　根据关节间隙、关节囊、软骨下骨板、关节旁骨髓等病变，骶髂关节炎分为 0~ Ⅳ级。

0 级　无异常改变。

Ⅰ级　骨髓局限性脂肪堆积，和 / 或局限性软骨下硬化，病灶少于 2 处。

Ⅱ级　中度脂肪堆积、中度软骨下硬化，病灶多于 2 处，但无融合。

Ⅲ级　关节间隙假性扩大，和 / 或轻度部分强直，严重软骨下硬化，并呈普遍脂肪堆积。

Ⅳ级　肯定强直。达到Ⅰ级以上者，提示存在骶髂关节炎。

2. 关节炎程度的分级　根据动态 MRI 的增强程度对骶髂关节炎的严重程度可分为：X 级，增强不到 25% 为无炎症；A 级，增强 25%~70% 为中度骶髂关节炎；B 级，增强大于 70% 为严重骶髂关节炎。

3. 评估关节炎的活动性 MRI 可以根据动态增强的信号强度、时间曲线，来估计骶髂关节炎的活动程度。其计算结果如下：①增强因子 <20%，增强斜率 <10%，提示无炎症。②增强因子 >20%，增强斜率 >10%，提示存在隐性或慢性炎症。③增强因子 >90%，增强斜率 >40% 提示严重活动性炎症。

附：强直性脊柱炎国际和国内诊断标准和临床分期

（一）1968 年纽约临床诊断标准

1. 各平面的腰椎活动（前屈、后伸、侧弯）完全受限。

2. 胸腰段或腰椎过去痛过，现在仍痛。

3. 在第 4 肋间测量，胸廓扩张度 <25mm 或更少。

具有以下条件则肯定诊断为强直性脊柱炎：

（1）双侧重度骶髂关节炎，加上上述至少 1 条临床指标。

（2）单侧重度或双侧轻度骶髂关节炎加第 1 条或第 2 第 3 条临床指标。

具有以下条件可能诊断为强直性脊柱炎：仅有重度双侧骶髂关节炎而无临床指标。

（二）国内标准强直性脊柱炎的临床分期

1. 症状 以骶髂关节、腰背部反复疼痛为主。

2. 体征 早、中期患者脊柱活动不同程度受限，晚期患者脊柱出现强直、驼背、固定，胸廓活动度减少或消失。

3. 实验室检查 血沉多增快，类风湿因子（RF）多阴性，HLA-B_{27} 多强阳性。

4. X 线检查 具有强直性脊柱炎和骶髂关节炎的典型表现。

六、鉴别诊断（表 5-8-1-2）

表 5-8-1-2 强直性脊柱炎与类风湿关节炎的鉴别表

项目	强直性脊柱炎（AS）	类风湿关节炎（RS）
性别	男：女 = 9：1	男：女 =1：7
好发年龄	20~30 岁为高峰	30~50 岁为高峰
家族史	可有	不明显
好发部位	以脊柱为主下肢关节多于上肢，大关节多于小关节	四肢小关节为主，多对称，上肢多于下肢
病变特点	骨性强直为主	关节腐蚀破坏为主
骶髂关节炎	95% 以上都有	罕见
皮下结节	少见	多见
眼部并发症	结膜炎、葡萄膜炎	干燥综合征或巩膜炎
肺部并发症	肺部纤维病变	胸膜炎、肺部结节
心脏并发症	主动脉瓣	二尖瓣
RF	少数阳性（15~20%）	70%~90% 以上阳性
HLA-B_{27}	90% 以上阳性	多阴性（与正常对照相同）
X 线片	钙化、骨化、骨强直	骨质疏松、骨侵蚀
放射治疗	有效	无效
金属盐治疗	无效	有效

七、针刀治疗

强直性脊柱炎的治疗，可分为活动期和后遗症期。

1. 活动期的治疗，除做相应部位的针刀治疗外，还可以配合药物治疗。

2. 后遗症期的治疗，见各论。

3. 护理与康复锻炼和注意事项均见各论。

八、疗效判定

关于疗效判定有以下10项指标：①生理功能；②疼痛；③脊柱活动度；④脊柱僵硬；⑤病人总体评价；⑥外周关节和/或附着点病；⑦急性时相反应物；⑧脊柱X线像；⑨髋关节X线像；⑩疲劳。

根据不同情况采用不同组合进行评价：即对物理治疗、改善症状的抗风湿药的评价需包括1~5条；控制疾病的抗风湿治疗应包括1~10条。

其中，改善症状的抗风湿治疗定义为：能够改善强直性脊柱炎症状和炎症反应所致的临床表现。控制疾病的抗风湿治疗的涵义则包括：通过减轻炎症反应而改善临床症状和维持关节功能，以及防止或明显降低关节结构进展性损害的发生率两个方面。上述改变应维持1年以上。

应用上述原则评价针刀闭合型手术治疗强直性脊柱炎的疗效是完全合适的，其临床疗效绝不亚于任何一种方法。

第二节 强直性脊柱炎驼背

驼背是一种症状，它不是病名。但它是某些疾病给人体造成畸形或残废的突出症状。目前，在世界范围内，强直性脊柱炎所致的驼背畸形的矫治仍是一大难题。开放性脊椎截骨术可以改善驼背畸形的角度。但手术要冒极大风险。应用针刀闭合型手术方法矫治驼背是一大进展。在这一组疾病中，真正有临床治疗意义的是强直性脊柱炎和外伤造成的驼背。

一、病因病理

强直性脊柱炎的病因现在仍未确定。目前认为与基因、感染等因素有关。其家族遗传阳性率达23.7%，人淋巴细胞组织相容抗原（人体白细胞表面抗原）——HLA-B_{27}阳性率达90%~96%。

强直性脊柱炎早期病理改变虽与类风湿关节炎相似，都是以增殖性肉芽组织为特征的滑膜炎开始。其独特的组织病理改变在韧带和关节囊的附着部，由于炎症变化，在韧带、骨膜、骨小梁等处有肉芽组织增生并逐渐纤维化。但在疾病的发展过程中，强直性脊柱炎的滑膜炎病变程度较轻，关节侵蚀破坏较少，很少发生骨质缺损或脱位，而关节囊和韧带的骨化却十分突出。能动关节发生骨性强直的倾向比类风湿关节炎大得多。它的特点是：脊柱的病变集中在韧带与骨的附着处，产生非特异性炎症。这种炎症肉芽组织既破坏关节部位的松质骨，又向与之结合的韧带、肌腱、关节囊组织内蔓延。在组织修复过程中，骨质生成过多、过盛。新生骨组织不但填补松质骨缺损处，还向附近的韧带、肌腱、关节囊，向椎间纤维环及椎体软骨板内延伸，形成骨赘，甚至造成关节的骨纤维性粘连或骨性粘连。在脊椎节段之间，骨间韧带处形成骨桥，成为“竹节”脊柱，最终使脊柱、大关节形成某种角度的关节强直或驼背畸形。

肌、腱附着点病变为强直性脊柱炎的特征性病理变化，也是本病的重要特征之一。由于胸肋关节、柄胸联合等部位的附着点炎症，其胸痛在咳嗽时加重。吸气时胸廓扩展受限是本病的另一特征。肌腱附着点病变也见于胸肋连接、脊椎骨突、髂嵴、大转子、坐骨结节、胫骨结节与跟骨等部位。

在病情的发展中，腰痛和活动受限可由腰部上行至胸椎，最后上行至颈椎，此种病理发展过程称上行扩展型，大多数病人属此型。也有一小部分病人，其脊柱病变从胸部开始，再由胸椎扩展到腰椎和骶髂关节，此为下行扩展型，此型多为女性病人。

强直性脊柱炎是一种全身性慢性炎症性疾病。本病除了累及脊柱、外周关节和肌腱、韧带附着点外，还可累及其他器官，如眼、心血管、肺、神经、肌、肾及前列腺等。

有学者发现，这种造成脊柱关节强直的骨化韧带，其质地较“脆”，用力伸直脊柱时易于断裂而致脊柱骨折。然而，在强直性脊柱炎发病过程中，如果仅仅是骨、关节的软骨、关节囊、韧带等组织的骨化的话，那么它的结果必然是各骨关节的强直，而在临床中见到的不仅仅是强直，而更多的是驼背畸形。临床中发现，驼背型强直性脊柱炎的患者，在发病初期就显出驼背的征象，而且随着病情的加重，病程的延长，驼背就愈发加剧。临床中还发现，这种驼背畸形病人的前纵韧带、横突间韧带和后纵韧带、棘上韧带的硬化和骨化并非同步进行，有的在静止期才硬化，或根本没有硬化和骨化的征象，而前纵韧带的主要病理变化是挛缩。由于前纵韧带主要是挛缩，而硬化、骨化则较少，在漫长的病理发展过程中，人体各种支持脊柱前、后平衡的组织器官，都无力阻止脊柱前屈的趋势。由于脊柱的逐渐前屈，前面的肌也发生废用性萎缩，同时背部肌又被强制性拉长，故形成了驼背畸形。根据以上驼背形成的原因和病理改变，则认定应用针刀闭合型手术再配合相应手法，就有了矫治某种程度驼背的可能性。

二、临床表现与诊断

(一) 病史

多发于男性青壮年，男 : 女 = 10 : 1，家族遗传以父子较多，以 16~25 岁以病率最高，起病多缓慢。约有 20% 的病人，起病急骤。

(二) 症状和体征

1. 病变部位　侵犯部位最多见的是骶髂关节和腰椎，其次为髋、膝关节和胸、颈椎。

2. 疼痛　初起常感腰臀和髋部疼痛，有弥漫性肌痛。病人早期就可查出腰椎生理前凸减少或消失——“平腰”；腰部活动受限。这是两个诊断本病极为重要的体征。疼痛部位多在腰臀部，严重者常位于骶髂关节，有时可出现一侧或双侧坐骨神经痛。随着病情的发展，病人可在睡眠时从疼痛中惊醒，甚至要下床活动后才能重新入睡。此种疼痛为病情活动的指标之一。

3. 晨僵　活动受限，晨僵明显。此征象为病情活动的指标之一。病人早起时觉得腰部僵硬，活动后可以缓解。热敷、热水浴等可使晨僵减轻。病初症状为发作性，病情严重时症状则呈持续性。

4. 束胸感　累及胸椎则呼吸受限，有束胸感。一般认为，相当第 4 肋间胸廓的周径扩张度少于 30mm，表示其扩张度受限。

5. 活动受限　累及颈椎则颈部活动不灵，头部转动不利。重者可完全没有活动度。

6. 关节僵直　晚期病人可出现髋、膝，脊柱的颈、胸、腰椎等关节屈曲强直。其中，髋关节强直者较多。

7. 驼背畸形　由于脊柱的屈曲强直而逐渐形成驼背畸形，使病人呈现一种固定的姿态——“乞讨姿势”，更严重者则可呈“尻以代头，脊以代踵”的残废畸形，终年不见天日。

8. 全身症状　体温升高，全身症状明显。强直性脊柱炎病人也可能有关节外的病变，如眼结膜炎、虹膜炎，心、肺、肾、神经系统等改变。

三、影像学诊断

X 线表现（图 5-8-2-1）　放射线表现明显。早期骶髂关节骨质疏松，关节轮廓模糊，间隙不规则增宽，软骨下方有磨砂玻璃样增生带。继之关节边缘呈不规则锯齿状，软骨

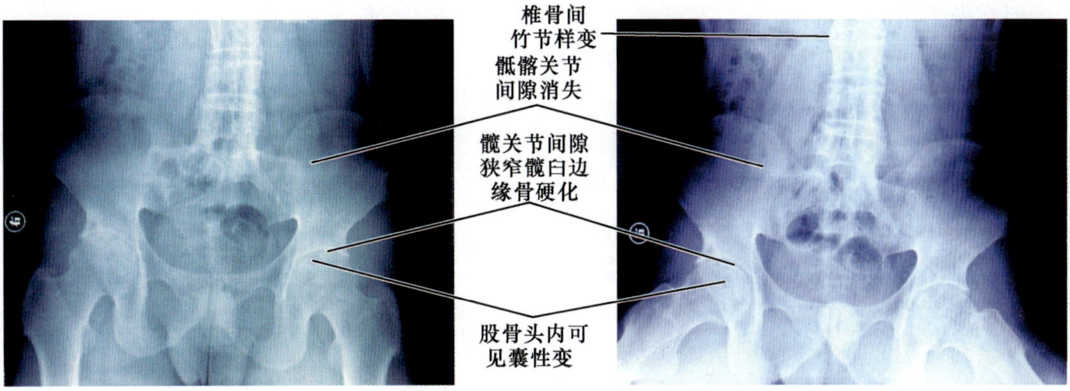

图 5-8-2-1

下硬化带增宽，界限模糊，晚期则关节间隙变窄或消失，有骨小梁通过。其他部位如胸椎、颈椎则逐渐呈“竹节”状。黄韧带、椎间纤维环、前后纵韧带与棘上韧带亦可骨化。各关节早期间隙变宽或变窄，关节边缘囊性改变，骨赘生成。晚期则可形成骨性强直。虽然X检查不如MRI敏感，但仍不失为检查的好方法，特别是在对比观察上有价值。

四、驼背的测量

1. 身高　测量体位为：双足跟紧靠墙壁，后背贴于墙上，测其人体高度（不一定是头）；如足跟靠墙站立不稳者，要以站稳的部位测量，同时测足跟至墙的距离。

2. 枕墙距　按1.测量体位，测枕外隆凸至墙壁的水平距离。

3. 颏剑距　颏下缘起至剑突下缘的距离。

4. 剑耻距　剑突下角尖端至耻骨联合上缘的距离。

5. 驼背角的测量　摄颈、胸、腰、骶全长X线侧位像：第1条线，骶中嵴最高点至第3腰椎棘突顶连成一条线；第2条线，驼背最高棘突顶与第5颈椎棘突顶连成一条线。两线交叉的上、下方夹角即为驼背角度数：

Ⅰ度驼背20°以内。

Ⅱ度驼背20°~40°

Ⅲ度驼背40°~60°。

Ⅳ度驼背60°~80°。

Ⅴ度驼背80°以上。

五、针刀治疗驼背的原理

1. 松解棘间韧带、横突间韧带、横突间肌。

2. 松解弹性下降的背腹部肌、腱，使之恢复原来的弹性。

3. 配合手法、按摩，连续牵引使前纵韧带舒展。

4. 松解各关节软组织广泛的粘连、挛缩。

六、针刀治疗驼背的目标

1. 松解脊椎运动单位后部滑膜关节，以内引流方式治疗滑膜炎症，缓解患病部位不适，消除疼痛。

2. 矫正驼背畸形，改善驼背状态，使脊柱部分或全部直立起来，尽可能达到病人可以平视，提高生活质量。

七、适应证与禁忌证

（一）适应证

1. 以中胸段驼背畸形矫正效果最佳；颈胸段、胸腰段次之。

2. 颈段强直也是针刀闭合型手术适应

证。但在做手法时要特别注意,不可强行、暴力,而是让病人自己进行颈部各方向的活动,医生给予助力即可。

3. 驼背角在Ⅲ°以内,易于矫正,是针刀闭合型手术的适应证。

4. 胸腰段驼背为针刀闭合型手术治疗的相对适应证。因胸腰段是最不易掌握复位力度的部位。胸腰交界处是脊柱不稳定的部位,因此,对该处的治疗,特别是做手法复位时一定要倍加小心。

(二) 禁忌证

1. 长期应用激素,停药即有严重反应(如高热、疼痛等)者。

2. 骨质疏松严重,易发生病理性骨折者。

3. 有前纵韧带钙化和棘上韧带钙化,此种病人不易手法复位,如果复位又易发生前纵韧带断裂或骨折等并发症者。

4. 驼背角大,Ⅳ度 ~ Ⅴ度估计复位有困难者。

八、针刀治疗

(一) 体位

俯卧位。必要时腹下垫枕。有时需要处理腹部相关点则宜仰卧位。

(二) 体表标志

驼背最高点的定位,要抓住以下几个标志:

1. 第七颈椎棘突:为颈部下段,胸椎与颈椎交界处最突出点,以此棘突向上、下数。

2. 两髂嵴最高点的连线:为第四腰椎棘突或 $L_{4\sim5}$ 棘间。

3. 两侧肩胛下角连线:平第7胸椎棘突。

4. 两肩胛骨上角连线:恰好通过第3胸椎棘突。

5. 以手指沿着第12肋骨向脊柱触摸至与脊柱相交处,该处为第11胸椎。

6. 第12肋下缘连线平第3腰椎横突,即平行 $L_{2\sim3}$ 棘间水平。以上3点在同一水平线上。

九、手术程序安排

第1次手术,定点于驼背最高点1排(棘间1点、横突左右各3点)及上、下各1排,可定3~9点。

第2次手术定点于第1次手术的上段,仍为棘间、横突3点,可定1~4排,计3~12点。

第3次手术定点于第一次手术的下段,仍为棘间、横突3点,可定1~4排,计3~12点。

第4次手术定点于第2次手术的上段,仍为棘间、横突3点,可定1~4排,计3~12点。

第5次、第6次……依此类推。当脊柱驼背段全部松解完毕后,可重新再从最高点开始,定1~4排,计3~12点,继续治疗,直到畸形改善或矫正为止。

十、定点(图 5-8-2-2)

请参阅颈椎病、腰椎间盘突出症的定点。

1. 棘间点　定于两棘突间的中心点,松解棘间韧带。

2. 横突点　一般定于棘间点水平线旁开25~30mm处。此处为各椎骨的横突部位,在脊柱的颈、胸、腰段的定点距离各不相同。分述如下:

(1) 颈椎关节柱点:定于颈椎棘间正中线旁开15~25mm处。松解关节突关节囊。

(2) 胸椎横突点:定于胸椎棘间正中线旁开15~25mm处。松解横突上、下缘,以及肋横突关节的关节囊。

(3) 腰椎横突、关节突关节点:定于 $L_{1\sim3}$ 棘突间正中线旁开20~35mm处。松解横突间韧带、关节突关节囊、横突上缘脊神经后内侧支骨纤维管(乳 - 副突韧带)等。L_4~S_1 的横突定点应按腰椎间盘突出症定点方法处理。

以上三点为矫治强直性脊柱炎驼背的基本点;以下各点为矫治驼背的辅助点,即在矫治脊柱驼背畸形的同时,会产生一系列胸、腹、髂骨翼等处的痛点。这些痛点就是在矫正驼背时所产生的肌、腱、筋膜等处新"挛缩

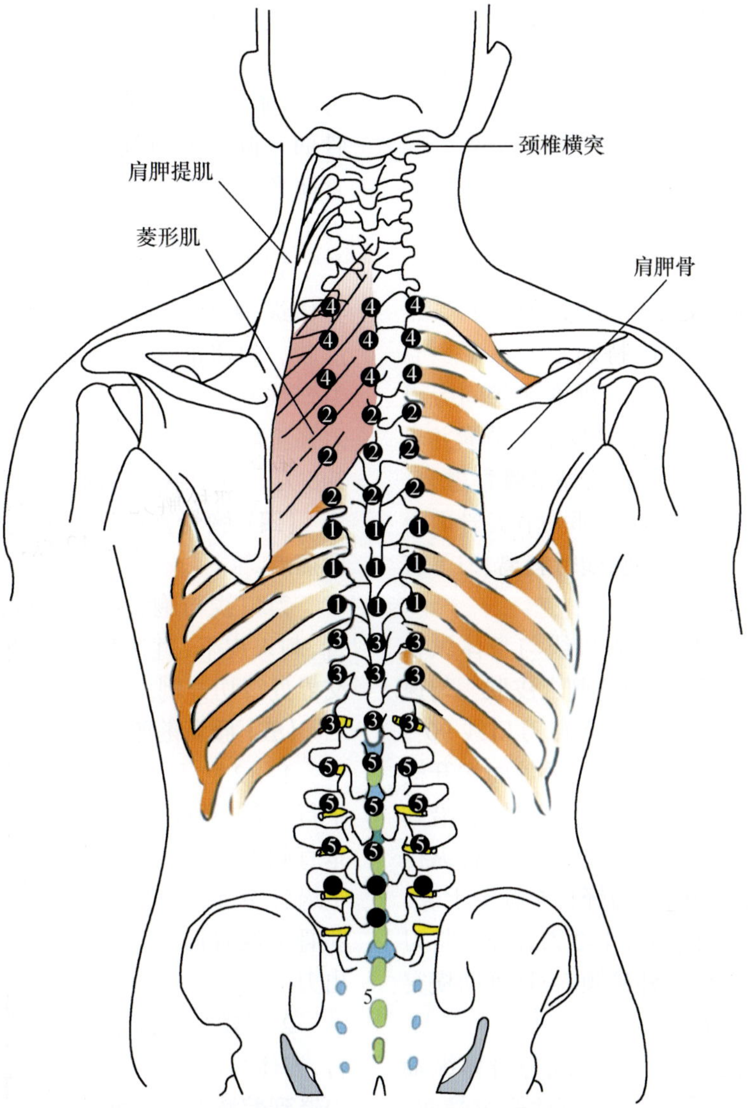

强直性脊柱炎驼背松解疗程顺序定点示意图

图 5-8-2-2

点”，这些点在驼背时是已经挛缩了的组织；在驼背矫正后，它们的挛缩状态便显现出来，出现了新的痛点。所以，还必须治疗脊柱以外各软组织的挛缩点，方能治疗成功。

3. 腹部定点（痛点）

(1) 肋弓下点：松解腹直肌鞘及腹壁筋膜肋弓附着处，可定 1~4 点。

(2) 腹直肌鞘点：松解腹直肌鞘局部损伤点，可定 1~4 点。

(3) 耻骨联合上点：松解腹直肌鞘耻骨联合附着点，可定 1~4 点。

4. 胸部痛点　胸骨与肋软骨交界处压痛点，可定 1~4 点。

5. 腰背筋膜压痛点

(1)12 肋下痛点，可定 1~3 点。

(2) 髂骨翼上压痛点，可定 1~3 点。

6. 其他软组织挛缩点　如腹内斜肌、腹外斜肌、下后锯肌等，均可按肌损伤定点。

十一、消毒与麻醉

常规皮肤消毒，戴手套，铺无菌巾，局麻后行针刀闭合型手术。其麻醉的具体要求与各肌损伤的麻醉要求完全一致,请参阅相关章节。

十二、针刀操作

(一)棘间点

刀口线平行脊柱纵轴,刀体与皮面垂直刺入。针刀达棘间韧带后,调转刀口线 90°,沿下位棘突上缘骨面,行切开剥离数刀。

(二)棘间旁点

1. 颈椎棘间旁点　与颈椎病棘间旁点的操作法完全相同。尽量寻找小关节囊并予充分切开。如关节突关节已经呈骨性融合,找不到关节隙时,则松解颈部关节突骨面上的软组织。给予纵行疏通、横行剥离,刀下有松动感即可出刀。

2. 胸椎棘间旁点　刀口线与身体纵轴平行,刀体与皮面垂直,快速刺入皮肤。匀速推进直达胸椎横突骨面。调转刀口线 90°,首先寻找横突下缘,沿横突下缘骨面切开横突间韧带;其次,提起刀锋至横突骨面,沿其横突根部切开关节突关节囊 2~4 刀,行纵行疏通、横行剥离;再次,将刀锋移至横突上缘,切开横突上缘横突间韧带 1~2 刀;随后,将刀锋移至横突尖,刀柄向外稍倾斜,切开肋横突关节关节囊 2~3 刀。

3. 腰椎棘间旁点　刀口线与身体纵轴平行,刀体与皮面垂直刺入,直达横突骨面。调转刀口线 90°,调整刀锋到横突下缘,沿横突下缘切开剥离横突间韧带,至刀下松动为止;提起刀锋至横突根部骨面,切开乳 - 副突韧带 2~3 刀;再次提起刀锋,向正中线移动 5mm 左右,寻找关节突关节囊,切开关节囊 2~5 刀;随后,将刀锋移至横突上缘根部,切开横突间韧带 2~4 刀即可。

(三)腹部痛点

1. 肋弓下点　刀口线与身体纵轴平行,刀体与皮面垂直刺入皮下,将刀锋紧贴肋骨下缘,摸索深入,遇有硬韧筋膜样组织即到达了腹直肌前鞘,调整刀口线与肋弓平行,沿肋弓下缘骨面切开腹直肌鞘数刀,再行纵横剥离,有松动感为止。

2. 腹直肌鞘点　刀口线与身体纵轴平行,刀体与皮面垂直刺入,直达耻骨联合上缘骨面。调转刀口线 90°,使与耻骨联合上缘骨面平行,沿骨面对腹直肌前鞘做切开剥离,刀下有松动感后出刀。

3. 腹直肌前鞘耻骨联合点　刀口线与身体纵轴平行,刀体与皮面垂直,快速刺入皮肤。匀速推进,直达耻骨联合骨面。调转刀口线 90°,与耻骨联合骨上缘平行。调整刀锋至耻骨联合上缘,沿骨面切开腹直肌鞘 3~5 刀。再予纵行疏通、横行剥离后出刀。

(四)胸骨点——胸骨与肋软骨交界处压痛点

刀口线与胸骨纵轴平行,刀体与皮面垂直,刺入皮下,直达骨面,对肋软骨与胸骨的交界处行切开剥离,深度不超过 5mm。

(五)腰背筋膜痛点

1. 12 肋下缘点　刀口线与躯干纵轴下平行(或与脊柱下段呈 15°~30°),刀体与皮面垂直刺入,直达 12 肋骨面,调整刀锋至 12 肋下缘骨面,调转刀口线使与肋骨下缘平行,沿肋骨下缘骨面行切开剥离,刀下有松动感后出刀。

2. 髂嵴上缘点　刀口线与躯干纵轴平行,刀体与皮面垂直,刺入达髂嵴骨面。调整刀锋到髂嵴上缘骨面,调转刀口线,使与髂骨上缘骨面平行,对腰肋韧带行切开剥离,刀下有松动感后出刀。

(六)其他软组织挛缩点

如腹外斜肌、腹内斜肌、下后锯肌等起止部位的痛点,均按相应各肌损伤处理。请参阅各节内容。术毕,刀口以无菌敷料或创可贴覆盖,固定。

十三、手法操作

以中胸段驼背畸形为例,手法操作如下:

(一)仰卧位复位法

病人仰卧位,两医生对抗牵引。一人双手插入患者双侧腋下扶住背部,挽住胸肋侧面，双前臂压于患者双侧肩部。另一人双手握住病人双踝关节上部将病人在牵引下固定，对抗牵引一分钟。然后，挽胸肋压肩部的医生不动，握踝的医生改为固定髂前上棘，两人瞬间同时下压 3~5 次即可。送回病房后，仰卧位骨盆牵引。胸中上段病变者除牵引外，可下地行走，胸腰交界处和腰段者，3 周内不得下床。

（二）俯卧位复位法

病人俯卧位，胸腹下适当垫以枕垫，其高度应与驼背的角度相适合，并稍低于驼背的高度。可以下述两种手法做驼背矫正 .

1. 术者站于病人头侧，双手掌重叠，放于驼背最高点稍上方。嘱病人与术者相互配合。术者数："一"，让病人深吸气，直到吸气之末；再数"二"，让病人深呼气，直到呼气之末，在呼气时，术者需顺胸廓回缩的过程逐渐加力；再数"三"，在呼气之末时突然加力，其加力的方向应为向术者朝向的前下方向，即向尾侧、向胸侧用力复位。至于用力的大小，应由小到大逐渐加大，不可突然一次用力过大。在做手法时，可能听到一定的响声，同时可看到驼背畸形不同程度的改善。此种手法用力是间接的，不易造成过度用力的失误。

2. 术者站于病人的侧方，双手掌重叠，手掌放于以驼背的最高点处。依然用"一、二、三"的节奏，在"三"时用力下压，可能听到一定的响声。随之驼背畸形有所改善。用力亦应由小到大。此种方法的力是直接作用，因此，力度要有所控制，不可猛然用力过大造成失误。

上胸段驼背的手法操作与上相同。

胸腰段驼背的手法操作虽与上方法基本相同，但只能用"B"式，其用力一定要适当控制，不可过大，以免发生意外。对于那些有前纵韧带钙化者，在手法后必然会发生断裂。有此种情况时，要及时对病人加以保护。如再做手法，其张开之处仍为原断裂之处，一定要更加注意。

颈段强直者，一般不做旋转手法，任其病人自己活动，绝大部分病人颈椎活动度都有改善。

十四、护理与康复锻炼

1. 每次针刀闭合型手术返回病房后，都必须密切注意观察生命体征：血压、体温、脉搏、呼吸、肢体感觉和运动等，发现异常情况，及时报告，及时处理。

2. 针刀治疗结束返回病房后，立即行仰卧位骨盆牵引，重量为 10~15kg，持续牵引最好，只少每天 6 小时。应注意的是：

（1）在牵引重量放好以后，护理人员要双手握住病人踝上用力下拉病人，把胸部牵引带拉紧，正确使用牵引带，保证牵引效果。

（2）强直性脊柱炎病人多消瘦，加之持续牵引，易致褥疮。因此，凡受力大的骨点，都应以软垫垫好。要及时做好褥疮的预防和护理。

（3）病人不能平卧时，枕头可加高。枕头应逐渐降低，直至免枕，以保证牵引效果。

（4）在牵引时，每 2 小时放开牵引带 1 次，休息 1 小时。此时可行按摩。

3. 按摩促进肌弹性恢复。在驼背治疗后给予背、腹部及四肢肌按摩。其方法同一般按摩术。每天 1 次。

4. 自我练功。在驼背畸形基本矫正后，病人要刻苦练功，方法如下：

（1）做广播体操，每个动作尽量完成。

（2）做脊柱后伸、前屈运动，达到最大幅度。早起后和睡觉前各做 1 次，每次 10~50 遍。

（3）做飞燕式练功。俯卧硬板床上，下肢伸直，面部贴床面，双上肢伸直放于身体两侧。先将头抬起，再将双上肢向背后伸起，最后将双下肢抬离床面，达到最大限度，并持续一段时间，一起放下。然后再重复进行，每天至少做 15~50 次，以增进肌力。此种功能锻炼，绝非十天半月，要半年一年，常年进行，才能保证疗效，避免复发。

十五、注意事项

1. 选好适应证是治疗成功的最重要的条件。治疗要有计划有耐心地进行，不能急躁冒进。强直性脊柱炎驼背畸形的矫治是世界医学的难题之一，不能希图简单的一两次针刀治疗，就会完全治愈，所以应持之以恒，坚持治疗才有好的效果，千万不可半途而废。

2. 在棘间针刀操作时，不可超过棘间韧带，严防刺伤脊髓；做横突间韧带时，不可超越横突下缘的骨面，以防刺伤胸、腹腔脏器。对腹直肌前鞘的切开剥离，要掌握好切开的深度，只能切开腹直肌前鞘，而不能再向内部深入。总之，只能切开韧带、腱鞘，不可切入胸、腹腔。

3. 手法用力的方向、力度必须适当控制，着力方向应是非垂直方向，避免直接用力。这样用力可有缓冲余地。要使用瞬间力进行弹压，力量适度，以防意外。

4. 术后牵引是治疗的必要手段，只有持之以恒，才能得到好的疗效。部分强直性脊柱炎病人，身体消瘦，易出现褥疮，应注意预防。

第三节 强直性脊柱炎脊柱强直

强直性脊柱炎脊柱强直与驼背畸形是一种疾病的两种表现形式，其本质是完全一样的。因此，脊柱强直畸形的解剖、病理、临床表现和诊断等都与驼背畸形是一致的，就连针刀闭合型手术治疗操作和要达到的目的也是完全一样的。只是手法操作有所不同。脊柱强直者，以病人自己加强活动为主，不做手法扭转等操作，不再重复叙述。

值得注意的是，既往对此类病人多采用竖脊肌松解法，虽然总例数不多，但却有两例病人出现血尿。一例是18岁男性，另一例是25岁女性病人，均在第二次针刀闭合型手术治疗后出现，因出现血尿而终止治疗。由于当时检验条件所限，未能检出是否有肌红蛋白，实为遗憾。

第四节 强直性脊柱炎四肢关节强直

强直性脊柱炎四肢关节强直与创伤性关节强直虽然病因、病理完全不同，但针刀闭合型手术治疗程序则完全相同，故请参阅关节强直章，不再赘述。

（翟忠信 孙振洪 庞继光 撰写）

主要参考文献

1. 朱汉章 . 小针刀疗法[M]. 北京:中国中医药出版社,1992.
2. 中国医科大学 . 实用解剖图谱[M]. 上海:上海科学技术出版社,1985.
3. 钟世镇 . 临床应用解剖学[M]. 北京:人民军医出版社,1998.
4. 杨克勤 . 脊柱疾患的临床与研究[M]. 北京:北京出版社,1993.
5. 王桂生 . 骨科手术学[M]. 北京:人民卫生出版社,1982.
6. 中国医科大学 . 人体解剖学[M]. 北京:人民卫生出版社,1979.
7. 徐峰 . 人体断面解剖学图谱[M]. 北京:人民卫生出版社,1989.
8. 北京医学院附属人民医院外科骨科组放射科 . 骨科临床及 X 线检查的基本知识和方法[M]. 北京:人民卫生出版社,1976.
9. 郭世绂 . 临床骨科解剖学[M]. 天津:天津科学技术出版社,1988.
10. 徐恩多 . 局部解剖学[M]. 北京:人民卫生出版社,1989.
11. 刘润田 . 脊柱外科学[M]. 天津:天津科学技术出版社,1981.
12. 顾德明,缪进昌 . 运动解剖学图谱[M]. 北京:人民体育出版社,1986.
13. 苗华,周建生 . 骨科手术入路解剖学[M]. 合肥:安徽科学技术出版社,1995.
14. 聂绪发,严振国 . 临床应用表面解剖学[M]. 上海:上海科学技术出版社,1998.
15. 吴林生,金嫣莉 . 膝痛[M]. 北京:人民卫生出版社,1997.
16. 黎云清 . 四肢神经卡压综合征[M]. 南昌:江西科学技术出版社,2000.
17. 曲绵域 . 实用运动医学[M]. 北京:北京科学技术出版社,1996.
18. 尚天裕,董福慧 . 实用中西医结合骨伤科学[M]. 北京:北京医科大学中国协和医科大学联合出版社,1998.
19. 饶书诚 . 脊柱外科手术学[M]. 北京:人民卫生出版社,1993.
20. 邵光湘,杨淮云 . 股骨头缺血性坏死[M]. 石家庄:河北科学技术出版社,1999.
21. 宣蛰人 . 软组织外科理论与实践[M]. 北京:人民军医出版社,1994.
22. 任月林,任旭飞 . 实用针刀医学治疗学[M]. 北京:人民卫生出版社 .2005.
23. 曹来宾 . 实用骨关节影像诊断学[M]. 济南:山东科学技术出版社,1998.
24. 江浩 . 骨与关节 MRI [M]. 上海:上海科学技术出版社,1999.
25. 郑宝森,倪家骧 . 关注颈源性疼痛[J]. 中国疼痛医学杂志,2003,1(1):60.
26. 张宗峰,姚猛,贾志强,等 . 颈源性头痛的研究现状[J]. 中国疼痛医学杂志,2004,2(2):120.
27. 王小标,苗华 . 枕大神经(卡压)痛的解剖学研究[J]. 颈腰痛杂志,1993,14(1):14.
28. 李义凯,朱清安,钟世镇 . 牵引对颈椎髓核内压力影响的实验研究[J]. 中华理疗杂志,1998,(2):94.
29. 王震寰,苗华 . 肩胛上神经卡压综合征的应用解剖学研究[J]. 颈腰痛杂志,1993,14(4):215.
30. 张维龙 . 肩胛上动脉及神经与冈上肌的关系[J]. 吉林医科大学学报,1981,4(1):96.
31. 张克勉 . 正中神经与肌皮神经的变异及正中神经与有关血管的位置关系[J]. 解剖学通报,1965,2(4):34.
32. 王启华,刘庆麟,钟伟雄 . 腕管的应用解剖学[J]. 临床解剖学杂志,1987,5(3):145.
33. 苗华,严麟书 . 国人背下部和腰部脊神经后支的解剖学观察[J]. 蚌埠医学院学报,1981,6(1):7.
34. 王启华 . 闭孔神经髋关节支的应用解剖[J]. 解剖学通报,1984,7(增刊):94.
35. 苗华,尹正银,黄恭康 . 梨状肌的应用解剖与坐骨神经痛[J]. 解剖学报,1983,14(3):274.
36. 薛振东,林奇,安世德 . 四肢肌肉的形态观察及其测量值[J]. 解剖学杂志,1986,9(2):148.
37. 苗华 . 国人股骨上端几种测量及其在临床上之应用[J]. 中华骨科杂志,1966,10(2):123.
38. 魏锡云,林元问,黄国海,等 . 腓总神经压迫综合征的解剖学研究[J]. 临床解剖学杂志,1987,5(4):196.
39. 张枫 . 骨间背侧神经受压综合征(附病例报告)[J]. 中华骨科杂志,1982,2(5):283.
40. 张源亮,王可读,赵炳章,等 . 踝管的应用解剖[J]. 解剖学杂志,1985,8(3):2291.
41. 吴波,杨柳 . 前交差韧带解剖和生物力学特性[J]. 中国矫形外科杂志,2006,14(22):1725.
42. 宓士军,高景春 . 椎体成形术穿刺定位导向器临床应用体会[J]. 中国矫形外科杂志,2006,14(22):1751.
43. 董飞,陈鸿辉 . 骨 - 肌腱结合部位损伤后愈合的研究进展[J]. 中国矫形外科杂志,2006,14(24):1882.
44. 吉士俊,潘少川,王继孟 . 小儿骨科学[M]. 济南:山东科学技术出版社,1998.
45. 张荔子 . 治疗骨性关节炎药物的利与弊[J]. 中国全科医学,2004,7(22):1643.
46. 王艳春,谢鸿光,林美金 . 强直性脊柱炎所致骶髂关节炎 X 线与 CT 早期诊断的比较[J]. 中国误诊学杂志,2007,7(6):1237.
47. 周翠英 . 风湿病中西医诊疗学[M]. 北京:中国中医药出版社,1998 :723.
48. 章瑛,周江南,周锦财,等 . 枕后腱弓在颈源性头痛中的发病机制[J]. 颈腰痛杂志,2005,26(5):342.
49. 李英平,郭瑞芳 . 颈神经在椎间孔及脊神经沟处受嵌压致颈椎病的关系比较[J]. 颈腰痛杂志,2003,24(3):132-134.
50. 宗立本,左金良 . 神经根在牵拉作用时的位移变化及其临床意义[J]. 颈腰痛杂志,1998,19(4):252.
51. 郑清波,施杞 . 颈椎与头痛的关系[J]. 中国中医骨伤科,1995,3(3):55-59.
52. 李义凯,钟世镇 . 颈源性头痛有关的神经解剖学分析[J]. 中国中医骨伤科,1996,4(5):54-55.
53. 党洪胜,王平年,邢登凯,等 . 颈椎前路手术并椎间孔减压的疗效探讨[J]. 颈腰痛杂志,2006,27(1):35-37.
54. 邵振海,周林球,舒小秋,等 . 腰背痛患者的冷冻治疗 1997 例报告[J]. 中华外科杂志,1991,29(12):721-723.

52检